MANUEL

DE

MÉDECINE LÉGALE

ET DE

JURISPRUDENCE MÉDICALE

PRINCIPAUX TRAVAUX DU MÊME AUTEUR

Traité clinique des maladies des femmes, de G. Thomas, traduit et annoté sur la 4e édition américaine par le docteur Lutaud, un volume in-8° de 800 pages. — 1887, Steinheil, éditeur.

Du vaginisme, suivi d'une leçon clinique du professeur Lorain, in-8° de 80 pages. — 1874.

Traité élémentaire de l'art des accouchements, par X. Delore et A. Lutaud. Un volume in-8 de 552 pages. — Paris, 1883.

Étude sur les hôpitaux d'isolement, un volume de 300 pages avec 50 plans. Paris, 1886 (en collaboration avec le Dr W. Douglas Hogg).

Étude médico-légale sur les Assurances sur la vie. Assurances contre les accidents. Rentes viagères. Un volume in-12. — 1882. Steinheil, éditeur.

Traité de la fièvre typhoïde de Ch. Murchison, traduit de l'anglais par le docteur Lutaud. In-8° de 400 pages. — 1878.

Manuel de chirurgie antiseptique de Mac Cormac, traduit de l'anglais par le docteur Lutaud. Un volume in-8° de 400 pages. — 1881.

De l'ovulation dans ses rapports avec la menstruation (Annales de gynécologie, juin 1876).

Mémoire sur un cas d'hermaphrodisme bisexuel, lu à la Société de médecine légale le 11 décembre 1876.

Articles SAGE-FEMME, GAZ HILARANT, SPÉCULUM, etc., du *Dictionnaire encyclopédique des sciences médicales.* — 1878, 1880, 1881.

La profession médicale en Angleterre (Gazette hebdomadaire, mai 1873).

Des mesures sanitaires et répressives dirigées contre la prostitution en Angleterre (Gazette hebdomadaire, mai 1874).

De l'ovariotomie normale ou opération de Battey (Archives générales de médecine, mai 1879).

De la fécondation artificielle (Courrier médical, mai 1879).

Étude critique sur l'ovariotomie vaginale (Gazette hebdomadaire, juin 1879).

De l'anesthésie par le protoxyde d'azote (ib., 1879 et 1880).

Du secret médical et des déclarations de naissances (Société de médecine de Paris, 1881. *Journal de médecine de Paris,* 1883).

Note sur l'empoisonnement par les collyres au sulfate d'atropine (Union médicale, 1880).

Imp. Peyre frères, 19, rue Tholosé, Paris.

MANUEL

DE

MÉDECINE LÉGALE

PAR

A. LUTAUD

Expert près le Tribunal de la Seine
Médecin adjoint de Saint-Lazare
Membre de la Société de Médecine légale de France.

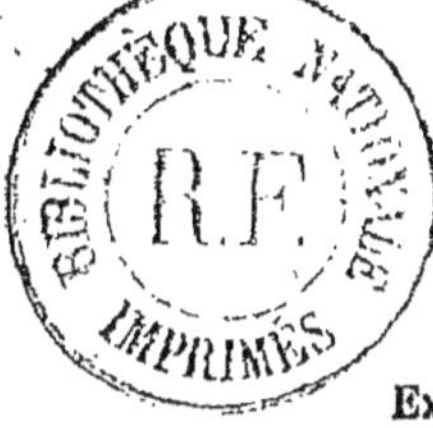

CINQUIÈME ÉDITION

CONTENANT

1° **Les Rapports** de médecine légale empruntés à la clinique de **M.** le professeur **Brouardel;**

2° **Un Manuel** de médecine légale militaire.

3° **Les lois nouvelles** sur l'exercice de la médecine et de la pharmacie.

PARIS

G. STEINHEIL, ÉDITEUR

2, RUE CASIMIR-DELAVIGNE, 2

1892

A M. P. BROUARDEL

Professeur de Médecine légale et doyen de la Faculté de Paris.

Je suis heureux de dédier cet ouvrage au sympathique professeur qui a si bien compris le rôle du médecin légiste et dont le nom est pour tous synonyme d'honneur et de dévouement professionnels.

PRÉFACE

DE LA CINQUIÈME ÉDITION

———

Qu'il me soit d'abord permis de remercier mes confrères et les élèves qui ont accueilli ce livre avec bienveillance et lui ont valu un succès dont cinq éditions, publiées dans un court délai, constituent la meilleure preuve.

Les témoignages d'approbation que j'ai reçus des maîtres compétents, la bienveillance si honorable de la presse médicale et les nombreuses observations qui m'ont été adressées, m'ont engagé à n'épargner aucun effort pour tenir ce livre au courant de la science et le rendre digne de la faveur dont il a été l'objet.

Depuis la mort de Tardieu la médecine légale est entrée dans une voie pour ainsi dire nouvelle. Grâce aux efforts de M. le professeur Brouardel, un enseignement pratique médico-légal a été organisé à la Morgue de Paris et plusieurs générations d'élèves ont déjà pu recueillir le fruit de cette utile innovation. Le savant professeur s'est également efforcé de ramener à leur juste valeur quelques points auxquels ses prédécesseurs avaient accordé une importance exagérée. C'est ainsi que les questions relatives à la pédérastie, à la suffocation et aux empoisonnements ont été de nouveau étudiées et élucidées dans un sens plus conforme à l'esprit d'examen qui caractérise notre époque.

Mais la réforme introduite en médecine légale, par le professeur Brouardel, porte non seulement sur l'enseignement, mais encore sur la pratique de cette science. Tandis que son prédécesseur s'efforçait d'étendre l'influence de la médecine dans le prétoire et s'appliquait parfois à l'étude des questions étrangères à notre art, M. Brouardel a concentré tous ses efforts pour placer l'expert médical sur le terrain purement scientifique. « Le médecin légiste peut et doit connaître la loi, mais il n'a pas autorité pour l'interpréter et la discuter ; il ne doit pas oublier un seul instant qu'il est médecin et qu'il n'est que médecin. » En formulant un tel précepte et en l'appliquant rigoureusement dans sa pratique, l'éminent professeur a donné un exemple salutaire **aux experts** de tous les pays.

C'est en nous inspirant de ces sages préceptes que nous avons rédigé cette cinquième édition. La part que nous avons prise aux travaux de la *Société de médecine légale*, notre collaboration aux *Annales d'hygiène* publiées par le professeur Brouardel, la rédaction du *Journal de médecine de Paris* qui nous a été confiée depuis sa fondation, nous ont permis de nous tenir scrupuleusement au courant des progrès de la science et d'introduire dans cette édition d'importantes et utiles modifications.

Ces modifications portent sur deux points principaux :

1° La *médecine légale militaire* à laquelle nous avons consacré un chapitre spécial. Le service militaire étant aujourd'hui obligatoire pour tous il nous a paru indispensable de développer tous les points qui se rattachent au recrutement et aux maladies pouvant occasionner la réforme ou l'exemption.

2° L'*exercice de la médecine et de la pharmacie*. Les nouvelles lois discutées devant la Chambre en 1891 et 1892 ont amené d'importantes modifications dans l'exercice de ces deux professions et ont établi d'une façon précise la sanction pénale qui manquait aux législations antérieures.

Grâce à la bienveillance de M. le professeur BROUARDEL, nous avons pu réunir à la fin de l'ouvrage une série de Rapports empruntés à la pratique médico-légale de cet excellent maître. Ces documents qui appartiennent à la médecine légale contemporaine, constituent de véritables modèles que les élèves et même les praticiens pourront consulter avec fruit.

Un chimiste qui a rapidement conquis une place importante dans l'enseignement de la Faculté et la pratique du parquet, M. OGIER, a bien voulu revoir pour nous la *Chimie légale* et faire à cette partie de l'ouvrage des additions dont nos lecteurs apprécieront toute la valeur.

Un confrère aussi savant que sympathique et dont les avis font loi depuis longtemps devant les tribunaux, M. Motet, nous a donné quelques conseils pour le chapitre consacré à l'étude des maladies mentales. Les additions faites à ce chapitre par cet excellent maître, sont pour nous une marque précieuse de la bienveillance qu'il nous témoigne depuis longtemps.

Ainsi préparée, revue et augmentée avec le concours de tant de maîtres sympathiques, la cinquième édition de ce Manuel retrouvera, je l'espère, le même accueil que les précédentes.

A. Lutaud.

Mars, 1892.

MANUEL

DE

MÉDECINE LÉGALE

INTRODUCTION

DÉFINITIONS — CLASSIFICATIONS — HISTORIQUE ENSEIGNEMENT.

I

Bon nombre de définitions ont été appliquées à la médecine légale. Orfila la définit : « l'ensemble des connaissances médicales propres à éclairer diverses questions de droit et à diriger le législateur dans la composition des lois » ; et Trébuchet : « l'application de la médecine et des sciences accessoires à la confection et à l'exécution des lois, ordonnances ou règlements émanant d'une administration publique ». D'après Devergie, la médecine légale « est l'art d'appliquer les documents que nous fournissent les sciences physiques et médicales à la confection de certaines lois et à la connaissance et à l'interprétation de certains faits en matière judiciaire ». D'autres auteurs, plus anciens, l'avaient simplement définie « l'art de faire des rapports en justice ». Comme on le voit, la plupart des auteurs ont embrassé dans la même définition la médecine légale et la médecine publique.

Prunelle a donné le nom de *Médecine politique* à la « partie de l'art médical qui traite des rapports qui existent entre les institutions sociales et la nature humaine ». Il divisait ensuite le sujet en deux branches : *la Médecine légale* et la *Police médicale*. M. Tourdes a suivi la même voie dans son remarquable article du *Dictionnaire encyclopédique des sciences médicales* ; il admet une *médecine publique*, qui est l'application des connaissances médicales à toutes les questions d'intérêt général, de législation et d'administration, et qui comprend l'*hygiène publique* et la *médecine légale*.

L'*hygiène publique* se rattache spécialement au droit administratif et comprend l'étude des questions relatives à la santé publique ; c'est elle qui dirige le législateur dans la confection et l'application des lois sanitaires, dans la promulgation des mesures locales et générales destinées à combattre et à prévenir les épidémies. Comme on le voit, le programme de l'hygiène publique est très étendu et diffère suffisamment de celui de la médecine légale pour être traité dans les livres spéciaux.

La *médecine légale* se rapporte presque exclusivement au droit civil et au droit criminel. Ne comportant pas l'étude de connaissances qui lui soient propres, elle ne saurait être considérée comme une science. En effet, toutes les sciences physiques et médicales peuvent être employées à éclairer la justice ; le pathologiste, le chimiste, le physiologiste seront tour à tour appelés à fournir le contingent de leurs connaissances spéciales. *C'est donc l'art d'appliquer ces connaissances au fonctionnement de la justice qui constitue la médecine légale.*

Sous le nom de *Jurisprudence médicale* on entend généralement l'ensemble des lois et règlements qui régissent l'enseignement et la pratique de la médecine. Elle comprend une série de questions très importantes sur la responsabilité médicale, le secret en médecine, l'exercice illégal, le paiement des honoraires, les donations testamentaires faites au médecin, la vente des médicaments, de la clientèle, etc. En un mot, c'est la connaissance des principes du droit appliquée à la pratique médicale. La jurisprudence médicale diffère donc de la médecine légale, dont elle doit être considérée, non pas comme une branche, mais comme une annexe.

II

De nombreuses tentatives de *classification* ont été faites pour faciliter l'étude de la médecine légale. On a proposé une division médicale correspondant aux diverses branches de la médecine, puis une division légale s'appuyant sur le droit ; d'autres enfin ont proposé une division physiologique correspondant aux âges et aux sexes. Il nous a paru difficile d'adopter aucune de ces classifications et nous avons suivi, dans la confection de ce Manuel, une division employée par la plupart des auteurs modernes et basée sur l'analogie des faits. Dans une première partie, nous traitons les attentats à la pudeur et à la vie, les questions relatives au mariage, à la grossesse et à l'accouchement, la folie, l'identité et quelques questions accessoires. La seconde partie traite des empoisonnements, de la toxicologie et des autres recherches chimiques et micrographiques qui se rattachent à la médecine légale. Enfin, nous avons consacré quelques chapitres à la jurisprudence médicale et placé à la fin de l'ouvrage les modèles de Certificats et de Rapports.

III

Ce n'est qu'à la fin du siècle dernier, ou plutôt au commencement de celui-ci, que la médecine légale est devenue l'objet d'une étude régulière dans nos Facultés, où elle fut aussitôt élevée au premier rang par les professeurs Mahon, Fodéré et Prunelle. C'est également de cette époque que datent en France les premiers traités complets, parmi lesquels nous citerons ceux de Fodéré (1797), de Belloc et de Mahon (1801).

Mais les nations voisines nous avaient beaucoup devancés dans cette étude. L'ouvrage de Zacchias, publié à Rome en 1621, peut être considéré comme le premier traité complet et véritablement scientifique qui ait paru sur le sujet. L'Allemagne avait, dès la fin du XVIe siècle, créé des experts et organisé la pratique et l'enseignement de la médecine légale ; mais les travaux d'une valeur scientifique incontestable ne firent leur apparition que beaucoup plus tard, et il faut arriver jusqu'au commencement du siècle dernier pour trouver dans la littérature allemande un traité général. D'après M. Tourdes, c'est Teichmeyer qui publia en 1722 le premier ouvrage de ce genre.

L'Angleterre est venue longtemps après, mais elle a apporté son génie pratique dans l'étude de beaucoup de questions importantes. Les travaux de Taylor, Christison, Robert Lee, Watson, publiés vers le milieu de ce siècle, ont enrichi la science d'un grand nombre de faits nouveaux. Comme le fait remarquer M. Tourdes, « la médecine légale anglaise qui, au commencement du siècle, s'alimentait surtout par des compilations étrangères, fournit aujourd'hui à la science générale un remarquable contingent ».

Plusieurs excellents traités ont vu le jour aux États-Unis d'Amérique. Le plus ancien, et peut-être le meilleur, est celui de Beck. Publié en 1823, il a eu de nombreuses éditions et est encore en usage aujourd'hui dans les écoles de la République.

L'Espagne a produit également quelques bons livres. Nous citerons celui de Pedro Mata, ouvrage fort complet et dans lequel les questions relatives à la folie sont remarquablement traitées.

Nous n'avons pas la prétention, par ce court aperçu, de faire l'histoire de la médecine légale. Il faudrait pour cela remonter à une époque que nous considérons comme trop éloignée ou trop obscure pour être sérieusement étudiée au point de vue scientifique. On s'accorde à considérer Moïse comme le premier législateur qui se soit appuyé sur des connaissances médicales pour la confection des lois. D'après Plutarque, les lois égyptiennes ne permettaient pas d'infliger des peines corporelles aux femmes enceintes. Les historiens romains relatent aussi quelques faits médico-légaux. C'est ainsi que nous apprenons que le médecin Antistius, après avoir examiné le corps de César, déclara que sur vingt-trois blessures une seule avait causé la mort. Mais, nous le répétons, ce ne sont là que des traces parmi lesquelles il est impossible de découvrir aucun document sérieux.

On reconnaît dans la période du moyen âge l'intervention directe du médecin. On trouve dans les *Capitulaires* de Charlemagne des détails sur les blessures et sur la réparation qui est due suivant leur degré de gravité. La *loi Salique* porte des peines spéciales pour les violences commises envers les femmes, et les peines sont plus graves si la femme est enceinte et si l'enfant a succombé. Mais ces institutions disparaissent après la mort de Charlemagne et sont remplacées par des épreuves absurdes et barbares : crémation des cadavres, combat judiciaire, épreuve du feu, etc.

Le *droit canon*, qui a profondément modifié la législation à la fin de la période du moyen âge, ne semble pas avoir eu une grande influence sur les progrès de la médecine légale. Les décisions religieuses connues sous le nom de *Décrétales* s'occupent de l'impuissance, du mariage, de l'accouchement, etc., et sollicitent l'intervention médicale pour la solution de ces questions. C'est de cette époque que date l'institution du *Congrès* dont parle Guy de Chauliac (1363), «... Il sera ordonné que le mari et la femme couchent ensemble en présence d'une matrone qui leur oindra les parties génitales avec un onguent approprié devant un feu de sarment et rapportera fidèlement au médecin ce qu'elle aura vu. » On a peine à croire qu'une pareille pratique se soit conservée pendant les temps modernes. Dans le procès Debray, dont parle Tagereau (1612), « trois médecins, trois chirurgiens assistaient à l'épreuve, le juge étant au même logis en une salle ou chambre à part, avec les procureurs et praticiens en cour d'Eglise, attendant la fin de l'acte ». L'épreuve du Congrès ne fut définitivement abolie qu'en 1677 par le Parlement.

Il était du reste impossible que la médecine légale prît en France un développement régulier à une époque où l'organisation du corps médical était si défectueuse et où les expertises étaient confiées à des chirurgiens illettrés et maintenus dans une position subalterne par la jalousie des médecins. La médecine légale n'était enseignée dans aucune Faculté française et les tribunaux, trop habitués à l'ignorance des experts, n'attachaient que peu d'importance aux renseignements scientifiques qui leur étaient fournis.

Malgré ces circonstances défavorables, un grand nombre de travaux étaient publiés à la fin du XVIIIe siècle par Louis, Lecat, Antoine Petit, Lafosse et Chaussier. La réforme de la législation permit alors à la médecine légale de se constituer, et c'est à partir de cette époque (1789-1810) qu'elle n'a cessé de se développer sous l'influence des hommes éminents chargés de son enseignement. Aux noms de Fodéré, Prunelle,

Belloc et Mahon, que nous avons cités plus haut, il faut ajouter ceux de Chaussier, Marc, Orfila, Adelon, Bayard. Parent-
Duchâtelet, Capuron, Esquirol, Guérard, Brierre de Boismont,
Olivier d'Angers, Tardieu, Devergie. Pour compléter cette liste,
il faut encore citer quelques noms qui appartiennent à l'époque contemporaine et dont l'enseignement et les travaux font
le plus grand honneur à la médecine française : Tourdes, Legrand du Saulle, Ernest Chaudé, Charles Robin, Motet, Brouardel.

IV

Nous terminons cette notice en signalant quelques particularités relatives à l'enseignement et à la pratique médico-légale. Il existe une chaire spéciale dans toutes les facultés
françaises, mais le côté pratique est parfois un peu négligé.
Cette lacune que nous signalions déjà dans notre première
édition a heureusement été comblée à Paris grâce à l'initia-
tive de M. le professeur Brouardel qui a institué à la Morgue
un enseignement clinique très intéressant et très suivi ; mais
il n'en est pas de même dans toutes les facultés françaises.

Il est une autre anomalie sur laquelle il suffira d'appeler
l'attention pour la faire cesser. Dans certaines facultés de province le professeur de médecine légale n'est pas chargé des
expertises et des autopsies par le parquet ; celles-ci sont plus
souvent confiées à des médecins qui ne présentent pas toujours les conditions requises pour remplir de semblables
missions. C'est ainsi qu'il y a peu de temps le parquet de
la ville de N....... où un des médecins légistes les plus éminents occupe la chaire de médecine légale, chargeait un officier de santé des expertises au lieu de les confier au professeur de la faculté. Les faits de ce genre présentent en outre
l'inconvénient de priver l'école des sujets nécessaires à l'enseignement pratique de la médecine legale.

L'enseignement médico-légal *pratique*, inauguré avec tant de
succès à Paris par M. Brouardel avait déjà été institué à Stras-
bourg en 1840 et continué jusqu'en 1870 sous la direction des
professeurs de cette faculté. « Combien n'est-il pas utile, dit

M. Tourdes, de substituer la démonstration à la description et de faire passer sous les yeux des élèves les pièces matérielles de tout débat. Le jeune docteur, en quittant les bancs de l'école, doit être capable de résoudre un problème de médecine légale, comme il est apte à traiter un malade ; c'est un prélude à l'expérience personnelle qu'aucune théorie ne devance, mais que prépare une bonne méthode d'observation. De même que la clinique complète les études théoriques de la pathologie, de même aussi une observation spéciale, une véritable clinique médico-légale est nécessaire pour initier l'élève à l'art des expertises et pour le mettre en état d'exercer dignement cette partie si délicate des devoirs du médecin ».

Abordons un dernier point relatif à l'enseignement. La médecine légale doit-elle faire partie de l'instruction du légiste, doit-elle être enseignée dans les Facultés de droit ? A cette question, qui a été l'objet de vives controverses, nous répondrons par l'affirmative. Sans doute le légiste n'a pas fait les études nécessaires pour approfondir les questions purement médicales ; mais la connaissance des sciences naturelles, qui font aujourd'hui partie de toute éducation libérale, peut le mettre à même d'apprécier certains faits et d'acquérir en médecine légale quelques notions générales. « La médecine résout les questions, la justice les pose », dit **M.** Tourdes ; or il est incontestable que le légiste qui connaîtrait quelques points de médecine légale serait mieux à même de diriger une expertise et éviterait d'adresser au médecin bien des questions inutiles. Les connaissances médico-légales sont également indispensables aux membres du barreau, qui pourraient alors discuter les rapports des médecins sans tomber dans des exagérations ou des appréciations parfois ridicules. Pour n'en citer qu'un exemple, nous rappellerons l'hystérie qui est souvent invoquée dans les procès en adultère ou en divorce. Le plus souvent l'avocat essaye de défendre la femme compromise et d'excuser le libertinage et la débauche en invoquant l'hystérie, névrose dont la nature lui est souvent inconnue. C'est alors qu'il donne plein essor à son imagination, énumère des symptômes fantaisistes et appuie toute sa plaidoirie sur les erreurs et les préjugés qui ont cours parmi les gens du monde. Il nous semble que les inconvénients de cette nature pourraient être évités ou atténués si la médecine légale était enseignée dans les Facultés de droit.

Nous pensons également que le médecin doit se familiariser avec les questions de droit qui se rattachent à la médecine, et connaître les lois et règlements qui régissent sa profession. Ces connaissances sont indispensables non seulement au médecin légiste, mais encore au praticien qui, souvent isolé au milieu d'une population routinière et ignorante, aura fréquemment l'occasion de les appliquer.

PREMIÈRE PARTIE

MÉDECINE LÉGALE

CHAPITRE PREMIER

ATTENTATS AUX MŒURS ET VIOL.

Nous diviserons les attentats aux mœurs et à la pudeur en trois groupes. Dans le premier, nous placerons les simples *outrages publics à la pudeur* ; dans le second, les *attentats à la pudeur et le viol* ; enfin, dans le troisième, les attentats contre nature : la *pédérastie* et la *sodomie*.

§ 1er. — Outrages publics à la pudeur.

LÉGISLATION. — *Code pénal*, ART. 330. — Toute personne qui aura commis un outrage public à la pudeur sera punie d'un emprisonnement de trois mois à un an et d'une amende de 16 à 200 francs.

INTERPRÉTATION. JURISPRUDENCE.

Par outrage public à la pudeur, on doit entendre tout acte, fait ou geste attentatoire à la pudeur commis dans un lieu public ou accessible au public. — « Ainsi un homme ou une femme marchant nus dans la rue, un homme ou une femme se livrant séparément et publiquement à des attouchements honteux, un homme et une femme se faisant publiquement des attouchements, voilà autant d'actes dans lesquels il y a outrage à la pudeur » (Devergie).

L'outrage à la pudeur n'a donc pas besoin pour être commis du concours des deux sexes. Il existe également lorsque les actes incriminés n'ont pas été commis en présence de témoins, mais par le seul fait que le lieu était accessible au public, lorsque les auteurs des actes se sont exposés par volonté ou négligence à être vus. La publicité, quelles que soient les circonstances qui l'accompagnent, constitue seul le crime. C'est ainsi que la Cour de cassation a considéré qu'il y avait attentat à la pudeur lorsque l'acte sexuel était pratiqué en chemin de fer, c'est-à-dire dans un lieu où *il aurait pu* être aperçu du public.

Devergie a prétendu qu'il est fort rare qu'on s'adresse à la compétence médicale pour des faits de ce genre, « car les actes se sont nécessairement passés en présence de témoins et les preuves ressortent des témoignages mêmes ». Mais nous ne saurions accepter cette opinion. Les outrages publics à la pudeur peuvent être l'effet d'un dérangement intellectuel ; ils peuvent être la conséquence d'une maladie ou d'une infirmité locale, telles que dartres au pourtour des parties sexuelles, affections des voies urinaires, etc. Il appartiendra donc au médecin d'expliquer les causes qui, chez les personnes inculpées, auront pu faire croire à des actes impudiques. C'est, par exemple, un vieillard que la difficulté d'uriner retiendra trop longtemps dans certain point de la voie publique et chez lequel des mouvements propres à faciliter la miction ont pu éveiller l'attention du public et être pris pour des actes impudiques. C'est quelquefois un prurit intense qui aura porté les accusés à des attouchements qui ne sauraient être considérés comme attentatoires à la pudeur. Les faits de ce genre sont nombreux.

Ce n'est donc pas pour fournir la preuve des faits que le médecin pourra être consulté, mais pour expliquer leur nature et leur gravité, ainsi que pour apprécier les raisons présentées par la défense.

Ce sont souvent des vieillards qui se rendent coupables de ces sortes d'outrages, souvent aussi des prostituées que l'ivresse ou les mauvaises passions font sortir des règles des convenances. Nous croyons néanmoins que le médecin ne sera appelé à donner son avis que dans un petit nombre de cas d'outrages publics à la pudeur et lorsqu'ils auront été entourés des circonstances que nous avons signalées plus haut.

Les individus accusés d'outrages publics à la pudeur invoquent souvent pour leur défense l'aliénation mentale. Le rôle de l'expert devient alors très délicat. MM. Lasègne et Magnan ont décrit une variété de vésanie qui consistait uniquement dans l'exhibition des organes génitaux sans autres manœuvres lubriques. Voici quelle était l'opinion de Lasègne sur ces individus qu'il désignait sous le nom d'*exhibitionistes* : « Ces faits (exhibition des organes génitaux) portent l'empreinte d'un état pathologique ; leur instantanéité, leur périodicité, leur non-sens reconnu par le malade, l'absence d'antécédents génésiques, l'indifférence aux conséquences qui en résulteront, la limitation de l'appétit à une exhibition qui n'est jamais le point de départ de lubriques aventures, toutes ces données imposent la croyance à la maladie. »

Quoi qu'il en soit, nous pensons qu'il serait difficile de conclure à une vésanie chez des individus coupables d'outrage public à la pudeur n'ayant jamais présenté d'autres troubles mentaux. C'est donc en se basant sur les antécédents morbides de l'accusé, sur sa moralité, sur les circonstances qui ont précédé et suivi l'outrage que l'expert arrivera à se faire une opinion. On trouvera dans une autre partie de cet ouvrage (Aliénation mentale) d'autres données permettant de résoudre cette question.

§ 2. — Attentats à la pudeur et viol.

LÉGISLATION. — *Code pénal*, ART. 331. — Tout attentat à la pudeur consommé ou tenté sans violence sur la personne d'un enfant de l'un ou l'autre sexe, âgé de moins de treize ans, sera puni de la réclusion. Sera puni de la même peine l'attentat à la pudeur commis par tout ascendant sur la personne d'un mineur, même âgé de plus de treize ans, mais non émancipé par le mariage.

ART. 332. — Quiconque aura commis le crime de *viol* sera puni des travaux forcés à temps. Si le crime a été commis sur la personne d'un enfant au-dessous de l'âge de quinze ans accomplis, le coupable subira le maximum de la peine des travaux forcés à temps. Quiconque aura commis un, attentat à la pudeur, consommé ou tenté avec violence contre des individus de l'un ou de l'autre sexe, sera puni de la réclusion. Si le crime a été commis sur la personne d'un enfant au-dessous de l'âge de quinze ans accomplis, le coupable subira la peine des travaux forcés à temps.

Art. 333. — Si les coupables sont les ascendants de la personne sur laquelle a été commis l'attentat, s'ils sont de la classe de ceux qui ont autorité sur elle, s'ils sont ses instituteurs ou ses serviteurs à gages, ou serviteurs à gages des personnes ci-dessus désignées, s'ils sont fonctionnaires ou ministres d'un culte, ou si le coupable, quel qu'il soit, a été aidé dans son crime par une ou plusieurs personnes, la peine sera celle des travaux forcés à temps, dans le cas prévu par le paragraphe 1er de l'article 331, et des travaux forcés à perpétuité, dans les cas prévus par l'article précédent.

Art. 334. — Quiconque aura attenté aux mœurs en excitant, favorisant ou facilitant habituellement la débauche ou la corruption de la jeunesse de l'un ou de l'autre sexe, au-dessous de l'âge de vingt et un ans, sera puni d'un emprisonnement de six mois à deux ans et d'une amende de 50 à 500 francs. Si la prostitution ou la corruption a été excitée, favorisée ou facilitée par leurs pères, mères, tuteurs ou autres personnes chargées de leur surveillance, la peine sera de deux à cinq ans d'emprisonnement et de 300 à 1000 francs d'amende (plus l'interdiction de certains droits civils et surveillance de la haute police, s'il y a lieu, art. 335).

Interprétation. — Jurisprudence.

La loi établit une distinction bien tranchée entre le viol et les autres attentats à la pudeur et elle spécifie également les cas où l'attentat aura été commis sur un enfant et par des personnes dont les fonctions ou la situation peuvent augmenter la culpabilité. On pourrait donc, à la rigueur, scinder l'étude des crimes énoncés dans l'article 332 ; mais, outre qu'il est souvent très difficile d'établir les caractères physiques qui distinguent le viol du simple attentat à la pudeur, la question de viol se présentera rarement d'une manière isolée et sans être accompagnée des circonstances qui sont propres à l'attentat.

Devergie dit à ce sujet : « C'est à tort que dans les ouvrages de médecine légale on pose constamment la question de viol ; car cette question n'est jamais adressée au médecin d'une manière aussi générale, puisqu'elle se compose d'un grand nombre de documents nécessaires à sa solution que le médecin ne doit pas et ne peut pas posséder ». En se plaçant au point de vue de la criminalité, il est également fort difficile d'établir une différence entre certains attentats à la pudeur et le viol proprement dit, car souvent l'accusé, qui avait en vue le viol, n'a commis que le simple attentat, parce que la résistance de la victime ou toute autre circonstance l'aura arrêté dans son projet. Mais cette question est purement légale et le médecin, n'étant appelé qu'à constater les résultats matériels, n'aura jamais à la trancher. La tentative de viol est, du reste, bien distincte du viol consommé ; car si, dans certains cas, la résistance de la victime a empêché l'accomplissement du crime, cet accomplis-sement a pu aussi être empêché par le désistement volon-taire de l'accusé.

Par attentat à la pudeur, on doit donc entendre *tout acte impudique exercé par une personne, non-seulement dans le but de satisfaire une jouissance vénérienne, mais encore par curiosité, vengeance ou dépravation.* — Des ouvriers qui procèdent vio-lemment à l'examen des parties sexuelles d'un de leurs cama-rades, une femme qui commet des actes impudiques sur une autre femme ou sur un enfant, un mari qui exerce sur sa femme des actes contraires aux fins légitimes du mariage, soit en employant la violence, soit en lui déguisant le côté impudi-que desdits actes, sont autant d'attentats à la pudeur et ont été considérés comme tels par les tribunaux.

Le viol est l'acte par lequel un homme abuse d'une femme avec violence, que cette femme soit vierge ou déflorée. — Par violence la loi entend non seulement l'usage de la force physique, mais aussi l'emploi des substances anesthésiques et narcotiques capables de produire momentanément la résolution muscu-laire et de priver la femme de ses moyens de résistance [1]. La possession d'une femme sans son consentement, que cette pos-session ait lieu par ruse ou par violence, tombe sous l'appli-cation de l'article 332. Un individu qui s'introduirait clandes-tinement dans le lit d'une femme et se substituerait au mari se rendrait coupable de viol (Arrêt de la Cour de cassation du 25 juin 1857.) Le sommeil hypnotique ou, pour mieux dire, l'é-tat de stupeur obtenu chez certaines hystériques par la fixité du regard ou autres procédés, a été considéré comme annihi-lant suffisamment la volonté pour permettre le viol ou l'atten-tat à la pudeur. Un dentiste de Rouen, L..., a été condamné à dix ans de réclusion pour avoir eu des rapports avec la fille B... en présence de sa mère. Il était arrivé à placer la jeune fille dans une sorte de stupeur et avait surtout abusé de la rare innocence de sa cliente en lui persuadant que ce qu'il fai-sait était nécessaire (Brouardel, *Annales d'hygiène*, 1879, p. 39).

---

1. Les expériences faites par Dolbeau ont démontré qu'il est à peu près impos-sible d'anesthésier une personne à son insu ; mais des exemples de viol et d'at-tentats à la pudeur ont été observés pendant l'anesthésie pratiquée en vue d'une opération chirurgicale ou même pendant l'anesthésie pratiquée uniquement dans le but de commettre un attentat.

Le caractère distinctif du viol et de l'attentat a été posé d'une manière très nette par Tardieu : « *L'intromission complète, avec ou sans défloration, caractérise le viol ; la non-intromission est propre au simple attentat.* »

Cette distinction a été admise par la plupart des tribunaux étrangers. En Angleterre et en Écosse, la loi contre le viol n'est appliquée que lorsque l'intromission est complète ; lorsque l'expertise médicale démontre que l'entrée du vagin n'a pas été forcée, le cas est considéré comme un simple attentat, quelles que soient les circonstances qui l'aient accompagné [1].

La législation prussienne concernant le viol est assez obscure, Le Code pénal ne parle pas même du viol proprement dit, il signale simplement « les actes impudiques ayant pour but la satisfaction du désir sexuel. » Il ne faut donc pas trop s'étonner d'entendre Casper affirmer que, sur 136 cas de viol, 99 avaient été commis sur des enfants agés de deux ans et demi à douze ans. Il est évident que la plupart de ces cas doivent être rapportés à des attentats à la pudeur [2].

Malgré la distinction si nette établie par Tardieu et admise par la plupart des législations européennes nous pensons que la distinction entre le viol et le simple attentat à la pudeur basée sur la présence ou l'absence de l'hymen est défectueuse. On verra plus loin que rien n'est plus variable que la forme et la consistance de l'hymen. Cette membrane peut exister intacte après un avortement ou un accouchement à terme, une rupture centrale du périnée ayant, dans certains cas, donné passage au fœtus : M. Destarac en a rapporté deux exemples dans sa thèse inaugurale (Paris, 1890).

Puisque la défloration n'est pas caractéristique du viol, on devrait admettre, avec Taylor, Delens, Garimond, que les deux termes sont identiques au point de vue médical, appeler attentats à la pudeur tous les actes coupables commis sur l'un ou l'autre sexe en dehors de la sphère génitale de la femme, et réserver la dénomination de viol à toute violence, de quelque nature qu'elle soit, exercée sur les organes sexuels de la femme.

DES PARTIES GÉNITALES CHEZ LES ENFANTS ET LES FILLES VIERGES.

Quoique la description des organes génitaux féminins se

1. TAYLOR, *Méd. jurisprudence*, 1873, t. II, p. 442.
2. CASPER, t. VIII, ch. II (trad. angl. de Balfour).

trouve dans tous les traités d'anatomie descriptive et topographique nous avons cru néanmoins devoir en donner un court aperçu et faire ressortir les points les plus importants, surtout en ce qui concerne les constatations médico-légales. Mais avant d'entrer dans cette description, nous ferons remarquer qu'il est presque impossible de trouver un type unique auquel on puisse rapporter tous les autres, vu la multitude des différences individuelles.

L'observation anatomique a conduit Dolbeau à établir la division suivante dans la description des organes génitaux de la fille vierge. Ces organes peuvent se diviser en deux parties, l'une vaginale et l'autre vulvaire. La partie vulvaire, située en avant de la membrane hymen, est décrite par cet auteur sous le nom de *canal vulvaire*. Elle comprend les grandes et les petites lèvres, le bulbe et les corps caverneux sur les côtés, en haut le clitoris, en bas la fourchette et la fosse naviculaire. C'est sur la déformation plus ou moins considérable de ce canal que roulent beaucoup de constatations médico-légales relatives aux attentats à la pudeur chez les enfants.

Nous décrirons successivement les grandes et les petites lèvres, le clitoris, l'hymen, le vagin et enfin les os du bassin dans leurs rapports avec ces parties.

Les *grandes lèvres* sont deux replis volumineux et arrondis qui limitent l'ouverture antéro-postérieure désignée sous le nom de *vulve*. Leur face interne est rose et lisse et leur face externe se recouvre de poils à l'époque de la puberté. La bride membraneuse qui réunit inférieurement les deux lèvres se nomme la *fourchette*. En arrière de la fourchette est une petite cavité qui la sépare de l'entrée du vagin, c'est la *fosse naviculaire*.

Devergie a noté une disposition spéciale de la partie supérieure des grandes lèvres chez les jeunes enfants qui consiste en un élargissement de la vulve en haut. « Chez les enfants, les grandes lèvres sont chargées exclusivement de l'émission de l'urine et elles doivent offrir une disposition plus prononcée en avant qu'en arrière, tandis qu'ayant plus tard à accomplir l'acte de la génération, une disposition contraire doit avoir lieu. » Nous ne pensons pas qu'on puisse reconnaître dans la pratique une très grande importance à cette disposition qui est loin d'être constante.

En dedans des grandes lèvres et complètement recouvertes

par celles-ci, se trouvent les *petites lèvres*. Ce sont deux feuil-
lets muqueux qui, partant du prépuce du clitoris, vont se terminer en avant de la membrane hymen.

Le *clitoris* est un petit organe érectile situé au point supérieur de jonction des petites lèvres ; il présente beaucoup d'a-
nalogie avec le pénis de l'homme, tant au point de vue de sa
structure que de sa forme.

C'est sur les grandes et les petites lèvres que portent principalement les différences individuelles dont nous avons parlé
plus haut. Les petites lèvres peuvent acquérir, même chez la
fille vierge, un grand développement et dépasser de beaucoup
les grandes. Le médecin est, jusqu'à un certain point, autorisé
à attribuer cet allongement à des habitudes d'onanisme. Mais
il doit toujours se tenir dans une grande réserve dans les appréciations de ce genre. Nous avons vu chez des jeunes femmes
qui ne pouvaient guère être soupçonnées d'habitudes d'onanisme
les petites lèvres présenter une longueur de 3 à 4 centimètres.
La même remarque peut être faite à l'égard du clitoris dont il
est impossible de donner, même d'une manière approximative,
les dimensions normales. Sur un grand nombre de prostituées
observées à St-Lazare et notoirement adonnées à l'onanisme
ou au saphisme nous avons été frappé du petit volume du clitoris. Quoiqu'on puisse dire, en thèse générale,' que l'onanisme
et les excitations vénériennes aient pour résultat d'augmenter
le volume du clitoris, le médecin expert ne peut déduire de
ces signes que de simples présomptions.

L'*hymen* est une membrane formée par un repli de la muqueuse et qui borde l'entrée du vagin. Sous le rapport de sa
forme et de sa consistance, cette membrane peut présenter de
grandes variétés. Dans les cas les plus ordinaires elle affecte la
forme d'un croissant, à concavité antérieure, qui occupe la
moitié postérieure de l'orifice vulvaire et dont les extrémités
viennent se perdre sur les côtés du méat urinaire (fig. 1). Elle
peut être formée par une membrane adhérente dans toute sa
circonférence à l'entrée du vagin et interrompue vers le tiers
supérieur par une ouverture de dimension variable.

D'autres fois, cette membrane présente une disposition labiale, dont les bords, séparés par une fente verticale, font saillie
à l'entrée du vagin et le ferment en manière de cul-de-poule.
Tardieu regarde cette forme comme étant assez fréquente. Dans
quelques circonstances on ne trouve qu'une bandelette étroite

et frangée qui borde l'ouverture du vagin ; cette dernière disposition, pouvant quelquefois permettre l'entrée d'un corps étranger sans produire la défloration, doit être notée avec soin (hymen frangé). La membrane hymen peut se présenter sous la forme d'un diaphragme régulièrement circulaire et pourvu d'un orifice central (fig. 2) ; cette disposition, ainsi que la précédente, se rencontre plus rarement. Enfin, dans quelques cas plus rares, la membrane hymen présente un grand nombre de petits trous (hymen criblé, *cribriformis*).

Dans quelques cas la membrane n'est pas perforée, ou ne présente qu'un pertuis imperceptible (atrésie hyménéale).

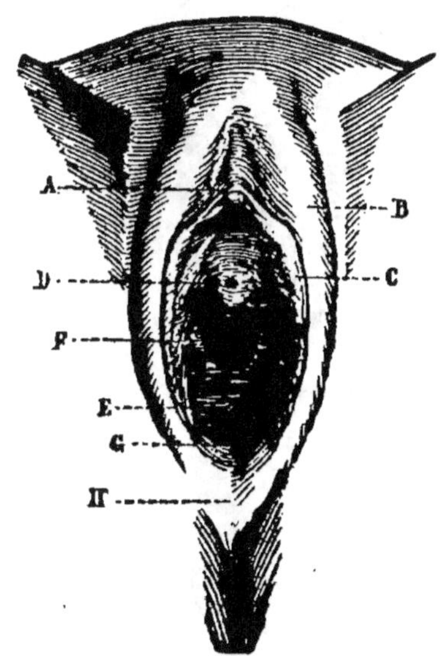

Fig. 1. — Hymen semi-lunaire. A, clitoris ; B, grandes lèvres ; C, petites lèvres ; D, méat urinaire ; F, orifice vaginal ; E, hymen ; G, fourchette ; II, périnée.

Malgré les affirmations de quelques écrivains célèbres, parmi lesquels il faut citer Buffon, on peut aujourd'hui affirmer que l'existence de cette membrane est constante. Tardieu n'a jamais manqué de la trouver dans ses recherches, portant sur plus de cinq cents cas. Orfila en a constaté la présence dans deux cents observations. Casper affirme également l'avoir toujours rencontrée. Elle existe même au moment de la naissance, mais, chez les enfants très jeunes, elle est assez profondément située et il faut pour l'apercevoir écarter fortement les grandes lèvres.

Cette disposition se modifie avec l'âge et l'hymen se rapproche davantage de la vulve chez les filles qui atteignent de la puberté.

Si la présence de l'hymen est constante au point de vue *anatomique*, il faut dire que cette membrane peut persister après la défloration. J'ai pu constater sa présence dans deux cas d'avortement survenant au 2e mois de la grossesse et M. Destarac a rapporté dans sa thèse inaugurale (1890) des cas où l'hymen a été constaté à la suite d'accouchements où le passage de la tête fœtale avait eu lieu par une rupture centrale du périnée.

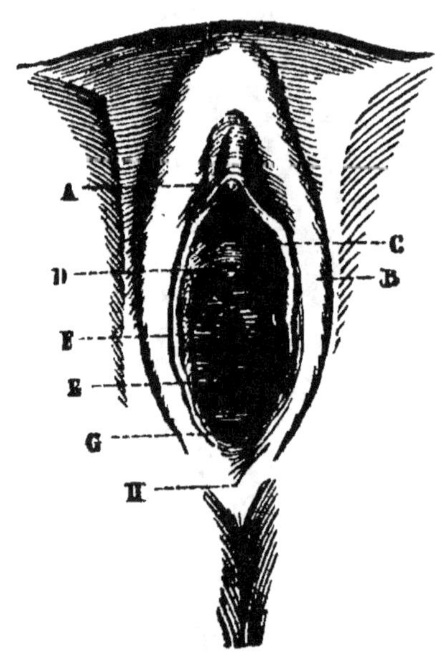

FIG. 2. — Hymen circulaire. A, Clitoris ; B, grandes lèvres ; C, petites lèvres ; D, méat urinaire ; F, orifice vaginal ; E, hymen ; G, fourchette ; H, périnée.

L'orifice du vagin peut présenter des dimensions variables suivant le développement et la position de la membrane hymen, suivant les habitudes, l'état de santé ou de maladie, etc. Chez les enfants, on ne peut faire pénétrer par cet orifice que les corps d'un très petit calibre, l'extrémité d'un tuyau de plume, par exemple ; chez la fille qui approche de la puberté, l'introduction du petit doigt est à peine possible, et chez la femme adulte et vierge on peut difficilement introduire l'extrémité du doigt indicateur sans s'exposer à déchirer la membrane hymen. Mais, nous le répétons, ces considérations sont tout à fait générales, car il existe un grand nombre de causes, autres que le coït, qui peuvent altérer les dimensions et la résistance de l'hymen et amener de grandes variations dans les dimensions de l'orifice vaginal.

Les généralités que nous venons de décrire présentent une importance réelle en médecine légale, mais il convient de dire que la présence de l'hymen n'a pas toute la valeur que lui avaient attribuée les anciens auteurs. Il est incontestable en effet que le coït peut avoir lieu sans que la membrane disparaisse. Sur 75 accouchées primipares, M. Budin a constaté 13 fois la présence d'un hymen intact. Tout en considérant cette proportion comme exagérée, nous pensons avec le professeur Brouardel que la constatation de l'hymen ne permet pas de conclure à l'impossibilité d'un coït antérieur et que *le problème à résoudre est tout à fait individuel.*

La *disposition des os du bassin* mérite aussi quelques considérations. Chez les petites filles, le faible écartement de l'arcade pubienne présente un obstacle invincible à l'intromission et rend par conséquent impossible la défloration complète. A quel âge cet écartement permet-il l'accomplissement du coït? Nous ne saurions répondre d'une manière précise à cette question, les auteurs n'étant pas d'accord sur ce sujet. M. Toulmouche pense que le viol ne peut être consommé au-dessous de l'âge de treize ans, mais Tardieu estime que cette limite doit être reculée jusqu'à dix ans. Il a même pu constater la défloration complète chez une enfant âgée de six ans, M. Colles a publié un cas dans lequel l'intromission complète a été pratiquée chez une petite fille de huit ans [1]. Il est bien évident que le développement des os du bassin peut présenter, chez des enfants du même âge, des différences notables.

DES ORGANES GÉNITAUX CHEZ LES FEMMES DÉFLORÉES
ET CHEZ CELLES QUI ONT EU DES ENFANTS.

L'état des parties génitales chez les femmes déflorées varie suivant l'époque plus ou moins ancienne de la défloration et suivant les habitudes de continence ou de débauche. Sans tenir compte de ces circonstances ainsi que des différences

1. *Med. Times and Gaz.*, 2 juin 1869.

individuelles, nous allons décrire cet état tel qu'il se présente dans les cas les plus ordinaires.

Les *grandes lèvres* sont aplaties et présentent un développement assez considérable ; elles n'ont plus la couleur vermeille et l'aspect ferme que l'on trouve chez la fille vierge ; il existe entre elles un écartement variable et l'ouverture produite par l'écartement des cuisses est plus prononcée à la partie inférieure de la vulve. La fosse naviculaire a diminué de profondeur ; quelquefois même elle a disparu complètement. A la place de l'hymen, qui a été détruit, on trouve les *caroncules myrtiformes*.

Il est nécessaire de dire quelques mots sur ces *caroncules* dont la nature a souvent été mal appréciée. Ce ne sont pas, comme quelques auteurs l'ont affirmé, les traces rudimentaires d'un hymen incomplètement développé, mais bien les débris de l'hymen déchiré. Ces débris persistent souvent plusieurs années après la défloration et affectent les formes les plus variées. Il est même impossible d'en donner une description exacte ; ils se présentent tantôt sous la forme d'excroissances épithéliales placées à l'entrée du vagin, tantôt sous la forme de languettes, de tubercules, de crêtes de coq ou de petites tumeurs polypiformes. Dans quelques circonstances, ces débris peuvent devenir le point de départ de l'affection qu'on a récemment décrite sous le nom de vaginisme [1].

Chez les femmes qui ont eu des enfants, l'ensemble des parties génitales est plus saillant ; le vagin présente une ampleur beaucoup plus considérable ; ses rides et ses plis sont plus marqués. La fourchette, qui, chez les femmes nullipares, est plus ou moins intacte, se trouve déchirée. Les caroncules myrtiformes sont moins apparentes, quelquefois même les traces de l'hymen ont complètement disparu.

L'utérus présente des caractères importants sur lesquels nous reviendrons en parlant de l'accouchement.

DE LA VIRGINITÉ ET DE LA DÉFLORATION RÉCENTE OU ANCIENNE.

Quelles que soient les objections plus ou moins judicieuses faites à ce sujet, il est admis aujourd'hui par tous les auteurs que *la présence de l'hymen est un signe certain de virginité et que son absence constitue une preuve de défloration.*

1. LUTAUD, *Du vaginisme.* Paris, G. Masson, 1874.

Nous avons déjà dit que, chez un certain nombre de femmes, ón a trouvé la membrane hymen au moment de l'accouchement, mais nous avons fait observer que les observations de ce genre ne prouvent qu'une chose, c'est que la fécondation peut avoir lieu sans l'intromission complète du membre viril ou que le coït peut être pratiqué un certain nombre de fois en refoulant simplement la membrane sans la déchirer complètement.

Les opinions qui tendent à établir que l'hymen disparaît avec l'âge et qu'il peut manquer dans un grand nombre de cas, ne sont nullement fondées. On ne saurait non plus admettre, avec Severin Pineau [1], que le relâchement de cette membrane, pendant l'époque menstruelle, est assez considérable pour permettre, chez une vierge, l'accomplissement facile du coït.

D'après ce qui précède, on peut donc dire, en thèse générale, que la virginité est l'état dans lequel se trouve une fille qui n'a jamais pratiqué le coït. Mais on doit distinguer la *virginité physique*, la seule qui doive occuper le médecin légiste, de la *virginité morale*. En effet, une jeune fille peut s'être livrée à la masturbation et même avoir subi les attouchements ou les approches incomplètes d'un homme et conserver encore les signes physiques de la virginité.

Défloration. — L'absence de l'hymen en est le signe principal. Il est quelquefois important de connaître l'époque à laquelle la défloration a eu lieu, et l'examen des organes génitaux peut fournir à cet égard des données utiles. Si la défloration est récente et surtout si elle a eu lieu avec quelque violence, on trouve les bords de la déchirure hyménéale, saignants et frangés, et les parties molles environnantes sont le siège d'une inflammation plus ou moins intense. Ces phénomènes persistent pendant un temps très court, au bout duquel il est presque impossible de distinguer si la défloration est récente ou ancienne. Nous reviendrons un peu plus loin sur cette

1. « Deux hommes judicieux ayant épousé deux filles de pudicité notable dans la circonstance où l'hymen permet à une jeune fille le plaisir sans défloration, furent sur le point de quitter leurs femmes; mais les choses ayant changé de face, ils eurent grand'peine à rentrer dans une carrière qu'ils avaient parcourue d'abord avec tant de facilité, et ils reconnurent l'injustice de leurs soupçons ».

question, lorsque nous étudierons les désordres produits par la destruction de l'hymen dans les cas de viol.

On sait que la défloration est presque toujours accompagnée d'un écoulement sanguin ; on connaît également l'importance accordée dans tous les temps à ce signe, et les soupçons plus ou moins justifiés auxquels son absence a donné et donne encore lieu. Rappelons seulement que, d'après la loi de Moïse, lorsque ce signe manquait, la jeune fille était punie de mort. Comme le fait spirituellement remarquer M. Tourdes, la faculté de la fraude tempérait sans doute la rigueur de la loi.

TRACES DE VIOLENCE ET AFFECTIONS LOCALES POUVANT SE RENCONTRER A LA SUITE DU VIOL ET DES ATTENTATS A LA PUDEUR.

La défloration étant le signe le plus important qui puisse révéler le viol, c'est sur ce point que l'expert portera tout d'abord ses investigations. Il aura à constater : 1° l'absence ou la présence de la membrane ; 2° l'état des lambeaux et les traces de cicatrisation.

Sur 197 viols observés par Tardieu, la défloration complète a été rencontrée 155 fois et la défloration incomplète 42 fois. Cette série d'observations a démontré d'une manière manifeste l'influence de l'âge. La défloration complète, rare chez les enfants, s'est montrée plus fréquemment à mesure qu'on approchait de l'âge de 20 ans.

Les lambeaux de l'hymen peuvent se présenter sous des aspects variables qui tiennent à l'étendue et à la forme qu'avait cette membrane avant sa déchirure. La rupture s'opère souvent de haut en bas, de manière à laisser deux lambeaux, un de chaque côté de l'entrée du vagin. Cette disposition correspondrait à la forme labiale de l'hymen. Dans d'autres circonstances, la déchirure laisserait après elle trois et même quatre lambeaux, ce qui aurait lieu lorsque l'hymen affecte la forme semi-lunaire ou diaphragmatique.

Les lambeaux peuvent persister des mois et même des années sans subir de rétraction notable, si l'acte qui a produit la déchirure n'est pas suivi d'un commerce sexuel régulier. Dans le cas contraire, ils disparaissent et sont remplacés par les caroncules myrtiformes. Dans quelques cas, ils forment à l'entrée du vagin une espèce de bourrelet ou de repli muqueux.

La cicatrisation de l'hymen peut fournir des indices importants en indiquant la date plus ou moins récente du crime. La durée de cette période de cicatrisation a donc été, à juste titre, l'objet des recherches des auteurs. Devergie et Orfila ont prétendu que toute trace de cicatrisation disparaissait au bout de deux ou trois jours ; mais Toulmouche et Tardieu, se fondant sur des recherches plus récentes et plus pratiques, assurent que cette cicatrisation s'opère dans l'espace de huit ou dix jours. Schrœder, dont M. Brouardel appuie l'opinion, estime que, malgré le nombre et l'importance des déchirures de l'hymen, il y a toujours un rapport entre les divers lambeaux de la membrane. C'est-à-dire qu'il existe toujours une portion circulaire de l'hymen qui ne disparaît complètement qu'après l'accouchement pour être alors remplacé par les caroncules myrtiformes.

La déchirure de l'hymen donne lieu à une plaie contuse dont la constatation est facile si l'examen a eu lieu immédiatement après l'attentat. L'inflammation et la suppuration qui accompagnent la formation de cette plaie peuvent, dans certains cas, en retarder la cicatrisation d'une manière notable.

Chez une enfant de sept ans qui fut apportée à M. Hicks à *Guy's hospital* une demi-heure après avoir subi les violences d'un garçon de seize ans, la déchirure de l'hymen avait donné lieu à une hémorragie tellement abondante que la chemise de la victime était saturée de sang. Le coupable fut examiné une heure plus tard par MM. Hicks et S. Taylor, et on ne put découvrir ni sur ses parties génitales, ni sur ses vêtements la moindre tache de sang. S'il n'avait été pris en flagrant délit et gardé à vue depuis l'accomplissement du crime, ce fait aurait pu fournir une preuve de non-culpabilité. Il est probable que, dans ce cas, l'hémorragie n'est survenue que quelques instants après la rupture de la membrane et lorsque le coupable avait cessé ses tentatives [1]. Un cas analogue est cité par le docteur Sawyer [2].

Les autres traces de violence ou maladies que nous avons encore à signaler sont le plus souvent communes au viol et aux attentats à la pudeur. Parmi celles-ci nous citerons l'in-

---

1. Taylor, *Med., jurisprudence*, 1873, vol. II, p. 445.
2. *New-Orléans Med., Gaz.*, 1858, p. 283,

flammation et l'irritation vulvaires, la déformation de la vulve et les maladies vénériennes.

Inflammation de la vulve. — Dans un bon nombre de cas, et surtout chez les enfants, on voit se développer très rapidement une inflammation vulvaire assez intense. Les grandes et les petites lèvres, ainsi que l'entrée du vagin, présentent des érosions superficielles et quelquefois de véritables ecchymoses qui, dans ce cas, ne doivent pas être considérées comme la conséquence de l'inflammation, mais doivent reconnaître comme cause directe les violences exercées sur les parties.

Cette inflammation vulvaire est bientôt suivie d'un écoulement d'un jaune verdâtre, et assez abondant pour agglutiner les lèvres de la vulve en se desséchant.

Il est malheureusement difficile, dans beaucoup de cas, de distinguer l'inflammation et la suppuration vulvaires, suites de l'attentat à la pudeur, de la simple inflammation catarrhale que l'on observe assez fréquemment chez les enfants. Il est encore plus difficile de la distinguer de l'inflammation blennorrhagique. Néanmoins, il est rare que les inflammations se rapportant à des causes étrangères au viol présentent cette rapidité dans le début, ces excoriations, ce gonflement et ces douleurs vives qui sont le propre de l'inflammation par violence directe.

L'expert devra, dans les cas de ce genre, procéder avec la plus grande circonspection, répéter l'examen aussi souvent que cela est nécessaire et suivre pendant plusieurs jours la marche de l'affection avant de se prononcer. Il devra surtout avoir présent à l'esprit ce fait clinique important que, chez les petites filles, la vulvite lymphatique est extrêmement fréquente ; qu'elle peut, sans cause appréciable, revêtir subitement la forme aiguë ou subaiguë. M. Brouardel a rapporté de nombreux exemples dans lesquels des personnes honorables avaient été accusées d'attentats à la pudeur sur des petites filles. L'enquête et l'examen de l'expert ont démontré qu'il s'agissait simplement de vulvites inflammatoires. Des faits de ce genre ont souvent servi de base à des tentatives de chantage.

Tardieu affirme que les frottements exercés sur les parties génitales d'une petite fille par un homme sain peuvent produire une inflammation aussi intense et aussi purulente que

les approches d'un individu atteint d'une affection blennorrhagique. Il dit cependant, de concert avec Ricord, que dans l'inflammation non spécifique, l'écoulement n'a en général pour
siège que l'entrée du vagin, tandis que, dans l'inflammation
blennorrhagique il a pour siège les orifices du vagin et de l'u-
rèthre.

L'inflammation vulvaire dont nous venons de parler manque
dans beaucoup de cas d'attentats à la pudeur. Le plus souvent,
il n'existe qu'une simple irritation de la vulve, caractérisée
par du gonflement et de la rougeur. Mais les désordres inflammatoires causés par le viol peuvent quelquefois acquérir une
gravité extraordinaire et même causer la mort. M. Colles[1] a
publié un cas dans lequel la consommation du viol, chez une
enfant de huit ans, a été suivie d'une péritonite mortelle.
Les traces de violences sur les parties génitales externes n'é-
taient pas très considérables, mais l'orifice vaginal et le vagin
lui-même étaient le siège d'une notable inflammation. L'examen *post mortem* fit découvrir une lacération étendue de la
paroi postérieure du vagin à son point de réunion avec l'utérus. Le coupable a avoué son crime.

Déformation de la vulve. — Les traces de violence que
nous venons de décrire sont évidemment la suite d'un acte
brusque et plus ou moins isolé ; mais il est un autre genre de
signes que le médecin est souvent appelé à constater, et qui
révèlent, non pas le viol proprement dit, mais une série d'actes attentatoires à la pudeur. Nous voulons parler de la déformation caractéristique de la vulve, signalée par M. Toulmouche et dont Tardieu avait fait un signe important en médecine
légale.

« Il est, dit cet auteur, un grand nombre de cas qui ne s'é-
lèvent pas à moins de 74 sur 214 observations d'attentats, dans
lesquels la répétition plus ou moins fréquente des mêmes
actes a déterminé une déformation lente et graduelle des parties et a laissé une empreinte tout à fait caractéristique. »

Les faits de ce genre s'observent surtout chez des filles très
jeunes. On comprend aisément que, chez celles-ci, l'étroitesse des parties s'opposant à l'intromission complète, il se
forme à l'entrée du vagin un infundibulum capable seulement

1. *Med. Times and Gaz.*, 2 juin 1860.

de recevoir l'extrémité du membre viril. L'hymen est le plus souvent refoulé en arrière sans présenter de déchirure ; mais il est quelquefois rétracté et offre alors la forme d'un bourrelet circulaire laissant béante l'ouverture du vagin. Toutes les parties qui composent la vulve concourent à la formation de cet infundibulum dont les dimensions peuvent varier en largeur et en profondeur, suivant les circonstances qui l'ont produit.

Chez les filles d'un âge plus avancé, l'évasement de la vulve peut être considérable sans nécessiter la rupture de l'hymen. C'est ce qui explique les cas de grossesse sans défloration. Tardieu cite le cas d'une fille de 41 ans qui avait subi les fréquentes approches d'un homme et chez laquelle on trouvait la déformation qui nous occupe [1].

Maladies vénériennes communiquées à la suite d'un attentat ou d'un viol. — Les trois maladies vénériennes : blennorrhagie, chancre simple et syphilis peuvent se rencontrer dans l'ordre de fréquence habituel. Nous avons parlé, à propos de l'inflammation vulvaire, des signes qui peuvent faire distinguer la blennorhagie de l'inflammation simple. Quant à la syphilis et au chancre simple, nous pensons qu'il est inutile de retracer ici les signes par lesquels ils se manifestent. Nous dirons seulement, que les érosions et les déchirures qu'on observe souvent à la suite du viol peuvent faciliter la contagion et diminuer la durée de l'incubation.

M. A. Fournier et la plupart des syphiliographes insistent sur un caractère propre à établir immédiatement une distinction entre les ulcérations simples et le chancre de la vulve ; c'est l'existence d'un engorgement indolent de la pléiade des ganglions de l'aine qui appartient à la syphilis [2].

Signes tirés de l'inspection du linge. — *Taches de sperme et de sang.* Le médecin appelé à la constatation d'un viol ne doit jamais négliger d'inspecter soigneusement le linge que portait la victime au moment de l'attentat.

On peut y trouver des taches de sang, de sperme, de mucus, etc. D'après Devergie, les taches de sperme sont presque exclusivement situées à la partie antérieure de la chemise, tan-

1. *Attentats à la pudeur*, obs. XX.
2. *Union Méd.*, 1871.

dis que les taches produites par l'écoulement sanguin se trouvent à la partie postérieure. Cela peut être vrai dans un grand nombre de cas, mais on ne saurait admettre que la présence du sperme à la partie antérieure ou postérieure de la chemise puisse avoir une grande importance.

Le muco-pus sécrété à la surface des organes sexuels de la femme peut également laisser sur le linge des taches dont la nature sera étudiée avec soin. Mais nous reviendrons sur ce sujet dans la partie de cet ouvrage où il sera question des recherches microscopiques et chimiques.

CONDUITE D'UN MÉDECIN LÉGISTE APPELÉ A LA CONSTATATION D'UN VIOL OU D'UN ATTENTAT A LA PUDEUR.

Le médecin appelé par l'autorité judiciaire à constater un viol ou un attentat à la pudeur devra prendre quelques précautions qu'il n'est pas inutile de rappeler ici.

Les convenances exigent que l'examen ait lieu en présence d'un ou deux témoins qu'il faut autant que possible choisir parmi les parents de la personne à examiner. Il sera également utile, avant de procéder à la constatation et de questionner les parents, d'interroger la victime en particulier. La netteté des réponses, la clarté et la simplicité du récit seront autant d'indices précieux pour le médecin légiste, surtout s'il s'agit d'un enfant. On pourra voir ensuite si son récit concorde avec celui des parents et par là reconnaître si l'enfant obéit à de coupables suggestions. Dans tous les cas, ces questions seront faites avec prudence et circonspection et sans laisser échapper aucun indice de curiosité indiscrète.

L'examen sera répété aussi souvent que cela est nécessaire. C'est là un point capital lorsqu'il s'agit d'établir le diagnostic différentiel des affections vulvaires, vénériennes ou traumatiques qui peuvent se manifester à la suite d'attentats à la pudeur ou de viol.

Une importante précaution est de placer la personne dans une bonne position pour l'examen qui pourrait, en se prolongeant, devenir fatigant pour la victime et pour l'expert. La personne sera placée sur le bord d'un lit, dans un endroit éclairé. Il arrive souvent que la pudeur, la crainte ou la douleur rendent l'examen très difficile, mais on vient généralement à bout de ces difficultés en procédant avec lenteur et ménagements.

Après avoir signalé les traces de violence qui peuvent exister dans le voisinage des parties génitales, on décrira successivement les organes. Les grandes et les petites lèvres seront écartées avec soin pour découvrir l'hymen. Si cette membrane existe, on indiquera sa forme et ses dimensions ; si elle a été déchirée, on décrira l'état de ses lambeaux, ainsi que les plaies et traces de cicatrisation qu'elle aura pu laisser. On n'oubliera pas la description détaillée des ulcérations, ecchymoses, écoulements et autres particularités morbides qui pourront se rencontrer sur les organes génitaux, tant internes qu'externes.

Si l'examen révèle au médecin des habitudes d'onanisme ou de débauche, il devra les signaler avec toute la réserve que comporte ce genre de constatation et en évitant d'être affirmatif. Chez les enfants qui s'adonnent à la masturbation, on trouve souvent le clitoris et les petites lèvres très développés et l'ensemble des parties sexuelles présente un développement qui contraste avec l'âge et la constitution du sujet. Mais on comprend facilement que les constatations de ce genre doivent être faites avec circonspection et réserve.

Il ne faudra pas oublier, si la chose est possible, de se faire présenter la chemise que portait la victime au moment de l'attentat et celles qu'elle aura portées depuis. On mettrait en réserve les pièces de linge qui présenteraient des taches afin qu'il puisse être procédé ultérieurement à une analyse.

Le médecin doit s'arranger de manière à faire sa visite à une heure où il ne sera pas attendu, afin de déjouer tout préparatif capable de l'induire en erreur. Il doit éviter, autant que possible, de procéder pendant l'époque menstruelle ; mais, s'il a été contraint d'agir ainsi, il devra renouveler sa visite quelques jours après.

Si la personne se refuse obstinément à tout examen, la conduite du médecin se bornera, après les observations d'usage, à prendre acte du refus.

Il pourra être utile d'examiner le lieu où le crime a été commis ; mais on suivra dans ce cas les indications de l'autorité judiciaire.

Examen de l'inculpé. — Dans beaucoup de cas, le médecin est requis pour procéder à l'examen de l'individu accusé de viol ou d'attentat à la pudeur.

Tantôt il faudra s'enquérir de l'état moral de l'accusé, tantôt la justice désirera connaître l'état de ses forces physiques pour les comparer à celles de la victime. Dans d'autres cas, l'examen pourra porter sur la forme et les dimensions du membre viril. Enfin, dans quelques circonstances beaucoup plus rares, l'expert sera appelé à constater l'existence de dispositions naturelles ou morbides, telles que hernies, hypospadias, etc., invoquées par l'accusé comme cause d'impuissance.

La constatation de certains signes remarqués par la victime sur le corps de l'inculpé pendant l'attentat peut éclairer la justice. Tardieu a observé chez deux individus accusés de viol la présence d'une tumeur érectile et une disposition particulière des poils du pubis, signes invoqués par leurs accusatrices comme témoignage de la véracité de leurs dépositions.

Enfin l'examen, pour être complet, devra comprendre les traces de lutte, telles que morsures, égratignures, contusions, ainsi que l'existence de maladies vénériennes.

§ 3. — **Pédérastie.** — **Sodomie.** — **Onanisme.**

La plupart des auteurs français et étrangers ne consacrent que quelques lignes à l'étude de la pédérastie, qui n'est pas spécialement atteinte par les lois pénales actuelles et rentre dans le cadre des attentats à la pudeur. Parmi les médecins légistes, Tardieu est le premier qui ait eu le courage d'aborder franchement ce triste sujet et de lui donner les développements que comporte son importance médico-légale.

Casper n'attache qu'une importance secondaire à la constatation médico-légale des signes physiques de la pédérastie, signes dont il va même jusqu'à nier l'existence. Nous ne pensons pas qu'il soit nécessaire d'insister sur la valeur scientifique des signes qui révèlent les habitudes contre nature ; les développements que nous donnerons plus loin suffiront pour les faire apprécier.

Nous aurions compris les allégations de Casper si les pratiques contre nature étaient toujours restées dans le domaine de la vie privée ; mais il est avéré que les circonstances au milieu desquelles s'exerce la pédérastie la rattachent le plus souvent, d'une manière directe, aux attentats aux mœurs et à d'autres tentatives criminelles.

En effet, dans un grand nombre de cas, les pédérastes assouvissent leur passion odieuse sur des enfants, soit en employant la violence, soit en les amenant à se prêter à leurs manœuvres par la persuasion et les promesses. Dans d'autres circonstances plus rares, des maris débauchés exercent sur leurs femmes des attentats contre nature, quelquefois violemment, mais le plus souvent en leur déguisant le côté repoussant et infâme des actes qu'ils accomplissent.

Dans les grandes villes, on trouve la pédérastie associée à l'escroquerie la plus habile ; récemment elle est venue compliquer plusieurs causes célèbres dont les tristes débats ont montré que les hommes adonnés à ce vice ne reculent pas devant le vol et même l'assassinat.

L'exercice de la pédérastie dans les grandes villes et principalement à Paris, se fait sur une vaste échelle et constitue, comme le dit Tardieu, le complément de la prostitution féminine. « A Paris, dit cet auteur, la prostitution pédéraste a pris dans l'ombre un accroissement presque incroyable et a reçu une organisation clandestine destinée à favoriser l'industrie coupable désignée sous le nom de *chantage*... Les gens qui se livrent à ce genre d'escroquerie ne sont ordinairement que des voleurs d'une espèce particulière, qui, sans être adonnés eux-mêmes à la pédérastie, spéculent sur les habitudes vicieuses de certains individus pour les attirer par l'appât de leurs passions secrètes dans des pièges où ils rançonnent sans peine leur honteuse faiblesse. Mais, à côté de ces hommes enrichis par le vol et mis avec une certaine recherche, on trouve de jeunes garçons corrompus et perdus par eux, qui sont à leurs gages, qu'ils enrôlent, qu'ils dominent et qu'ils désignent, dans leur effrayant cynisme, comme des *outils* dont ils se servent pour attirer leurs dupes et saisir leurs victimes. Ces misérables enfants, détournés quelquefois du travail honnête de l'atelier, plus souvent ramassés dans la boue des carrefours ou dans l'oisiveté des mauvais lieux, sont lancés chaque soir dans des endroits déserts et bien connus, où ils savent *lever* leur triste proie. Lorsqu'ils ont réussi à se faire accoster, les individus avec qui ils marchent se présentent tout à coup, et usurpant la qualité et le langage d'agents de police chargés de faire respecter la morale outragée, finissent par faire payer leur indulgence et ne rendent les dupes à la liberté que moyennant la rançon d'une somme assez considérable [1]. »

Signes de la pédérastie. — Les individus qui s'adonnent habituellement à la pédérastie portent souvent sur eux les stigmates de leur honteuse passion. Quelquefois même leur démarche et leurs allures suffisent pour les faire reconnaître par un œil exercé. Cependant, il faut se garder de tomber dans l'exagération que signale Casper ; car, s'il est des signes généraux qui peuvent révéler chez certains individus des habitudes contre nature, ces signes n'ont rien d'absolument caractéristique. Néanmoins, on reconnaîtra facilement que les excès contre nature et les débauches auxquelles se livrent les pédérastes puissent avoir une pernicieuse influence sur leur santé.

Les allures extérieures seront donc notés avec soin ; car, si elles ne donnent pas la certitude, elles fournissent au moins des indices d'une certaine valeur, surtout chez ceux qui font de cette hideuse prostitution leur moyen d'existence. « Les cheveux frisés, le teint fardé, le col découvert, la taille serrée de manière à faire saillir les formes, les doigts, les oreilles, la poitrine chargés de bijoux, toute la personne exhalant l'odeur des parfums les plus pénétrants et dans la main un mouchoir, des fleurs ou quelque travail d'aiguille, telle est la physionomie étrange, repoussante et à bon droit suspecte qui trahit les pédérastes [2]. »

Nous n'ajouterons rien à ce tableau tracé par Tardieu ; nous dirons seulement que l'expert doit toujours être en garde contre lui-même et n'accorder d'importance à ces signes généraux que s'ils sont confirmés par l'examen local.

Les *signes locaux* sont donc les seuls qui puissent acquérir en médecine légale une certaine importance et révéler des habitudes actives ou passives de pédérastie, ou faire connaître la nature des attentats criminels commis sur des enfants ou d'autres personnes. Les signes d'habitudes passives sont communs, Tardieu les a constatés 217 fois sur 273 cas de ce genre.

Si l'attentat est récent et commis sur une personne non adonnée à ces honteuses pratiques, on trouve des signes varia-

1. TARDIEU, *Attentats aux mœurs*, p. 178 et suiv.
2. TARDIEU, *Attentats à la pudeur.*

bles suivant que la violence qui a accompagné l'acte coupable a été plus ou moins considérable. On observe de la rougeur inflammatoire, un sentiment de chaleur à l'anus, quelques excoriations et fissures, de la difficulté dans la marche et enfin une inflammation plus ou moins intense de la muqueuse. Comme nous l'avons déjà dit, ces signes peuvent manquer en partie et ils disparaissent en général au bout de quelques jours.

Mais si les habitudes contre nature remontent à une époque ancienne on observe des signes plus caractéristiques. Chez un assez grand nombre d'invidus adonnés depuis longtemps à des habitudes passives de pédérastie, *on trouve une déformation de l'anus,* signalée pour la première fois par Cullerier, qui a eu souvent l'occasion de l'observer à l'hôpital des vénériens. Cette disposition infundibuliforme, analogue à celle que l'on rencontre à la vulve des petites filles, est produite par le refoulement de l'anus pendant l'acte contre nature et par la résistance qu'oppose le sphincter à l'intromission du membre viril. Un embonpoint trop considérable, de même qu'une grande maigreur, peuvent faire disparaître cet infundibulum et en rendre la constatation difficile, sinon impossible.

M. Tillaux [1] n'attache pas beaucoup d'importance à ce signe de la pédérastie passive : le plus ou moins de résistance du sphincter est pour lui un meilleur indice. Casper le récuse complément, mais Tardieu, qui s'est attaché à décrire ce caractère important, s'exprime ainsi : « La disposition infundibuliforme de l'anus est un signe très réel et très fréquent de la pédérastie, tellement fréquent, que je l'ai constaté 174 fois sur les 197 fois où j'ai trouvé des traces d'habitudes passives. »

Le *relâchement du sphincter et l'effacement des plis radiés,* qu'on trouve dans un bon nombre de cas, sont également des signes d'une certaine valeur. On a signalé aussi la présence d'excroissances et de végétations au pourtour de l'anus ainsi qu'un boursouflement de la muqueuse. Enfin la prostitution pédéraste poussée à l'excès et pratiquée pendant un temps très long peut déterminer la production de plusieurs affections graves. Sans parler des maladies vénériennes, nous signalerons l'incontinence des matières fécales, les fissures, les hémorrhoïdes et les fistules à l'anus.

1. Cours professé à Clamart sur la région anale, 16 déc. 1872.

Les caractères que nous venons de décrire sont propres à la pédérastie passive, mais il en est d'autres, plus rares et beaucoup moins importants qu'on rencontre parfois chez les hommes adonnés aux habitudes actives. Ces signes, qui ont été également signalés par Tardieu, sont contestés par beaucoup de médecins légistes et notamment par l'éminent professeur actuel de notre Faculté, M. Brouardel. Ils consistent en une gracilité du membre viril, en un amincissement progressif qui donne au pénis des pédérastes une forme pointue et effilée, *more canum*. Tardieu avait dit également que, chez certains pédérastes, on remarquait un allongement démesuré du gland et un changement de direction du méat, de telle sorte que la verge aurait subi une véritable torsion. M. Brouardel, qui a observé avec le plus grand soin un grand nombre de pédérastes, n'a pu confirmer les opinions de Tardieu sur ce point. Il a rencontré une certaine gracilité de la verge chez un assez grand nombre de pédérastes actifs ou passifs, mais il attribue cette particularité à l'état de féminisme dans lequel se trouvent la plupart des jeunes gens qui pratiquent la pédérastie dans nos grandes villes.

En ce qui concerne la *déformation infundibuliforme*, M. Brouardel est également arrivé à des conclusions d'une grande valeur pratique. Il a d'abord signalé ce fait capital que l'infundibulum peut être observé après un seul acte de pédérastie. Lorsqu'un attentat unique et récent a été commis sur un jeune garçon, par exemple, l'anus est tiré en haut et les fesses forment un cornet à sommet anal. Il n'y a pas, dans ce cas, déformation par refoulement habituel, et M. Brouardel explique l'existence de l'infundibulum par la contraction du releveur de l'anus. C'est ce muscle qui tient relevé l'anus, qui l'entraîne vers le petit bassin et qui détermine la formation de l'entonnoir. L'explication fournie par l'éminent professeur est d'autant plus admissible qu'on remarque le même phénomène, non seulement après les contusions qui résultent d'un acte violent de pédérastie, mais lorsqu'il y a soit une fissure simple, soit des hémorrhoïdes enflammées et douloureuses. La crainte de l'examen, vivement ressentie chez quelques individus nerveux, augmente encore le caractère infundibuliforme de l'anus.

Dans quels cas le médecin est appelé à constater des traces de pédérastie. — Nous avons dit au commencement de cet article que la loi pénale n'atteignait pas la pédérastie.

L'expertise médico-légale ne sera donc réclamée que dans les cas où l'acte contre nature aura été accompli publiquement ou compliqué de violences, de vol ou d'assassinat. Ces cas ne sont malheureusement pas rares, surtout à Paris : c'est pourquoi nous avons cru devoir donner un peu d'extension à ce chapitre.

Quoiqu'il y ait quelques exceptions on peut dire que presque tous les accusés appartiennent à la lie de la société. Plusieurs d'entre eux, familiarisés avec toutes les ruses, cherchent à en imposer à la justice et à induire en erreur le médecin chargé de les examiner. Ils allègueront, par exemple, l'existence antérieure de maladies telles que fissures ou fistules à l'anus, hémorrhoïdes, etc. ; ils feront valoir leur grand âge, leur liaison avec des femmes, l'existence de maladies vénériennes[1]. Un de leurs grands moyens consiste à contracter fortement les fesses pendant qu'on les examine. L'expert qui est sur ses gardes, triomphera facilement de toutes ces manœuvres, soit par une patiente investigation, soit en prolongeant l'examen de manière à lasser l'accusé et à l'amener à se prêter volontairement à l'expertise dont il est l'objet.

Néanmoins, il ne faudra pas oublier que, *dans un assez grand nombre de cas, la constatation des habitudes de pédérastie est très difficile pour ne pas dire impossible.* — La circonspection et la prudence sont donc absolument nécessaires en pareil cas. Les signes que nous avons décrits plus haut n'acquièrent une importance capitale et n'autorisent la certitude qu'à la condition d'être réunis chez le même sujet. Tardieu a dit lui-même « que les signes appréciables du vice dont il s'agit

1. Un pédéraste écrivait à Tardieu : « Monsieur le docteur, voilà comme je suis. D'abord j'ai pris souvent des lavements pour maladies de plusieurs espèces et j'en ai pris également pour rafraîchissement d'une chaude-pisse qu'il y a environ cinq ans que j'ai attrapée, et je ne suis pas été bien guéri et je m'en sentirai tant que je vivrai, et depuis ce temps il m'est impossible d'aller au sexe. Et il s'est formé une grosseur à l'anus du côté gauche qui me vient grosse comme un œuf à chaque fois que je fais ribotte, et même presque à toutes les lunes, et après cela me démange que je suis obligé d'y passer mon doigt pour me gratter ; mais pour toute autre chose jamais je n'ai fait profession de rien ; je suis certain de ma personne pour cela. Monsieur, vous pouvez examiner les circonstances et me sonder. »

Un autre, qui prétendait que sa santé lui interdisait les plaisirs sexuels, écrivait : « Le délabrement de mon estomac et de mes organes est tel que la moindre velléité de tentation de ce genre offrirait pour moi un danger de mort. »

(*Attentats aux mœurs*, p. 229.)

manquent souvent chez ceux qui y sont le plus souvent adonnés ».

Casper ne partage pas l'opinion des auteurs français relativement à la pédérastie. On en jugera par les conclusions suivantes extraites du livre du légiste allemand :

1° Les signes locaux et généraux donnés par quelques auteurs comme caractéristiques de la pédérastie ne sauraient être pris en considération puisqu'ils ne reposent pas sur des observations authentiques et qu'ils peuvent manquer et manquent souvent.

2° La disposition en infundibulum mérite d'être prise en considération.

3° L'effacement des plis irradiés est le plus certain parmi les signes incertains de la pédérastie.

SODOMIE. — BESTIALITÉ.

Les auteurs anglais et allemands désignent sous ces noms les attentats contre nature commis par des hommes sur des animaux. Ces attentats sont également désignés sous le nom de *bestialité*. Il paraît que les tribunaux germaniques ont quelquefois à juger des actes de cette nature. Les coupables sont le plus souvent des bergers ou des garçons de ferme qui passent une grande partie de la journée seuls avec leur bétail. L'acte est alors commis par l'homme sur un animal femelle ; il n'y a. heureusement pas d'exemple où des attentats de sodomie aient été commis par des femmes. Les anciens se sont plu, il est vrai, à reproduire dans leurs œuvres d'art et même dans leurs écrits des faits de cette nature, mais nous devons les considérer plutôt comme des satires dirigées contre la lubricité féminine que comme des descriptions fidèles des mœurs du temps.

Les Allemands ont cependant essayé de jeter sur ces abominations un air de science. Le docteur Kutter a publié un cas dans lequel un sous-officier était accusé par son capitaine d'avoir commis des actes contre nature sur une jument. Les constatations médico-légales de ce même auteur peuvent se résumer ainsi : la vulve de la jument présentait une légère irritation et un écoulement mucoso-sanguin. On trouva sur la chemise de l'accusé, qui s'était volontiers soumis à l'examen, quelques taches de sang et, entre le prépuce et le gland, quelques poils gros et courts dont le soldat expliqua la présence

en disant qu'il avait eu la veille des relations sexuelles avec
une femme. Les poils, examinés au microscope, ne présentaient
pas les caractères de ceux du pubis et, par leur forme et leur
couleur, ils ressemblaient à ceux de la partie postérieure de
l'animal. Il fut impossible d'établir que les taches trouvées sur
la chemise avaient été produites par l'écoulement vulvaire de
l'animal. Néanmoins le docteur Kutter conclut que le soldat
s'était rendu coupable du crime de sodomie[1].

Casper nous dit cependant que les preuves de ce crime ne
peuvent jamais ressortir de l'examen médico-légal, que le médecin ne sera jamais appelé à pratiquer. Nous nous rangeons
certainement à cet avis, aussi bien pour ce qui concerne la
sodomie que pour les autres attentats plus abominables encore
et dont il ne saurait être question dans ce livre[2].

ONANISME.

On demande assez souvent à l'expert si l'individu soumis à
son examen présente des signes physiques établissant l'habitude de la masturbation. La défense cherche parfois à atténuer
la culpabilité d'un accusé, en alléguant les désordres intellectuels résultant de cette habitude. Il nous a donc paru utile de
dire quelques mots de l'onanisme et des signes qui peuvent en
révéler la pratique chez l'homme et chez la femme.

D'après Lasègne, « l'onanisme est le symptôme d'un état
morbide, d'une névrose cérébrale ; il n'existe pas de folie consécutive à l'onanisme, mais il existe un état cérébral qui a engendré l'onanisme.

**Existe-t-il des signes révélant des habitudes d'ona-
nisme chez l'homme?** — Nous pensons que, chez l'adulte,
l'examen des organes génitaux ne peut révéler aucun signe
probant permettant de résoudre cette question. Le volume
exagéré de la verge, l'état de demi-érection du gland, sont des
signes de quelque valeur, mais, ils démontrent aussi bien
l'abus du coït que l'abus de la masturbation, et encore ne
peuvent-ils servir de base pour une appréciation médico-
légale.

---

1. *Horn's Vierteljahrs.*, 1865, t. I, p. 160 ; TAYLOR, *Med. jurisprudence*, t. II,
p. 474.

2. *Irrumare, fellare, cunnilingus, coprophagia,* etc. Voyez CASPER et ROSEN-
BAUM.

Chez les jeunes garçons les signes physiques ont plus d'importance. Il est certain que lorsqu'on observe chez un enfant de 8 à 12 ans un développement considérable de la verge et des testicules, une coloration violacée du gland, la raucité de la voix et l'ensemble des symptômes révélant une sexualité précoce, on peut *soupçonner* l'onanisme. Nous disons soupçonner, car il peut se présenter des cas où le développement des organes génitaux a lieu de très bonne heure. M. V. Gautier a publié récemment [1] l'observation d'un enfant de 6 ans 1/2 dont les organes génitaux présentaient le développement qu'on observe chez l'adulte. La verge avait 7 cent. de longueur, la région pénienne était couverte de poils et la voix était forte et rauque. Rien ne prouvait chez cet enfant des habitudes d'onanisme.

On peut dire qu'il n'existe, chez l'homme et les jeunes garçons, aucun signe physique permettant d'établir avec certitude des habitudes d'onanisme.

Existe-t-il des signes révélant des habitudes d'onanisme chez la femme? — Martineau a décrit très longuement, dans ses *Leçons sur le saphisme et la masturbation*, les déformations vulvaires qui seraient la conséquence de ces habitudes. Voici comment s'exprime cet auteur :

« Lorsque la déformation clitoridienne résulte de la malformation ou du saphisme, vous basez votre diagnostic sur l'allongement, l'aspect ridé, flasque, bruni du prépuce clitoridien ; sur le gland qui se découvre facilement et qui, en outre, est gros, violacé, aplati, flétri, saillant, et même proéminent sur les freins clitoridiens. En même temps les petites lèvres sont longues, flasques, flétries, ridées, hypertrophiées.... Ces caractères appartiennent surtout à la masturbation manuelle remontant à l'enfance.

Dans le cas de malformation physiologique, quelque long, quelque hypertrophié que soit un clitoris, s'il n'y a ni masturbation, ni saphisme, le prépuce est lisse, uni, blanc et non flétri et brunâtre. Enfin, et c'est là un caractère pathognomonique, on trouve un gland petit, rose, non déformé et dont la petitesse contraste avec la grosseur du reste de l'organe ».

D'après Martineau, cette description permet de reconnaître « *facilement* » (sic) la femme adonnée au saphisme ou à la masturbation.

1. *Revue médicale de la Suisse Romande,* 20 mai 1890.

Depuis 1883, époque où ces leçons furent publiées, nous avons cherché, soit dans notre pratique hospitalière à Saint-Lazare, soit dans notre pratique de la ville, la confirmation de ces signes physiques et nous devons reconnaître que les faits observés ne concordent nullement avec ceux de Martineau.

Sans doute les habitudes d'onanisme et de saphisme impriment aux organes génitaux des caractères qui, dans leur ensemble, permettent de *soupçonner* ces habitudes chez les femmes qui les présentent. Mais il ne peut y avoir là qu'une suspicion qui, en matière aussi délicate, ne peut présenter aucune valeur positive.

L'observation attentive des faits nous permet même d'être plus affirmatif et de dire que les signes décrits avec complaisance par Martineau et Tardieu ne sont pas spéciaux à la masturbation, mais sont *le plus souvent* la conséquence d'états morbides ou physiologiques.

La vulvite inflammatoire si fréquente chez les jeunes mariées, le prurit vulvaire, l'inflammation blennorrhagique, et surtout la grossesse déterminent sur les organes génitaux externes de la femme un état congestif qui, par sa persistance, donne lieu aux mêmes caractères que ceux qui résultent de l'onanisme et du saphisme.

Le médecin ne peut donc s'appuyer sur ces signes pour affirmer qu'une femme est tribade ou adonnée à la masturbation et surtout lorsqu'il s'agit de fournir un renseignement à la justice.

§ 4. — Questions médico-légales relatives aux attentats à la pudeur, au viol et à la pédérastie.

Il ne suffit pas, pour donner une idée vraiment pratique de la médecine légale, d'énoncer une série de préceptes et de décrire les signes qui doivent aider le médecin légiste à reconnaitre la nature de tel ou tel crime. Les questions médico-légales peuvent se présenter sous les formes les plus variées et les plus imprévues, et le médecin appelé à les résoudre se trouvera souvent en présence de difficultés inattendues. C'est pour parer à ces difficultés que la plupart des auteurs ont placé à la suite des principes généraux une série de questions dans les termes où elles sont habituellement exposées à l'expert. Dans son *Étude sur les attentats aux mœurs*, Tardieu présente vingt-huit questions ; mais les dimensions de ce Manuel ne nous permettant pas d'aussi grands développements, nous limitons le nombre des questions médico-légales relatives aux attentats aux mœurs à douze.

1° **Y a-t-il eu viol ou simple attentat ?** — Si la femme était encore vierge au moment de l'attentat, c'est sur l'absence ou la présence de l'hymen que cette question pourra être décidée. Nous avons dit plus haut que cette membrane peut persister après le coït et que sa présence n'est pas une preuve absolue de virginité. Après avoir considéré les signes qui sont propres à l'attentat, l'expert portera donc toute son attention sur l'hymen. « Il faut, dans le cas où la membrane existe, rechercher sous quel aspect elle se présente. Si elle est résistante ou fortement tendue au dedans du vagin, il n'y a pas lieu d'admettre l'intromission ; mais si, au contraire, elle est relâchée de manière à ne former qu'un voile flottant à l'entrée du vagin élargi, il est évident qu'elle peut se prêter, sans se rompre, à une intromission complète. » Ces paroles de Tardieu nous montrent combien la solution de cette question est délicate, car l'intromission peut avoir lieu même avec la présence de l'hymen. Ces considérations s'appliquent évidemment à une femme vierge ; car si la victime a été pendant de longues années habituée à un commerce sexuel régulier, il deviendra nécessairement impossible de fournir la preuve physique du viol consommé, à moins que l'intromission violente n'ait produit des désordres graves et tout à fait exceptionnels.

2° **Y a-t-il eu communication de maladies vénériennes ?** — Nous avons déjà fait ressortir les difficultés qui entourent le diagnostic des affections catarrhales de la vulve chez les enfants aussi bien que chez les adultes (voyez *ante*, p. 24). Il sera donc, dans beaucoup de cas, impossible de préciser si l'on est en présence d'une inflammation simple consécutive à l'attentat ou d'une inflammation virulente. La coïncidence d'une blennorrhagie chez l'inculpé pourrait contribuer à trancher la question. En ce qui concerne la syphilis et le chancre simple, les caractères cliniques de ces affections sont assez connus aujourd'hui pour qu'il soit inutile d'en donner ici la description. Il ne faut pas oublier cependant que, en médecine légale, les caractères cliniques les plus simples peuvent présenter des particularités qui rendent le diagnostic difficile.

Le médecin peut être appelé à se prononcer sur l'époque du début de la maladie et la solution de cette question acquiert une grande importance, puisqu'elle peut, en précisant l'époque du crime, faire porter l'accusation sur tel ou tel individu. Si l'expert est appelé peu de temps après l'attentat, il arrivera, d'après les caractères de l'inflammation et de l'écoulement, à déterminer la date approximative du crime ; mais si l'examen n'a lieu que quelques semaines après l'attentat, alors que l'écoulement a disparu ou a pris un caractère chronique, l'expert ne pourra fournir à la justice aucun renseignement utile. Mais il sera moins difficile de reconnaître l'époque du début de l'affection syphilitique. La vérole présente une évolution assez régulière pour qu'il soit souvent possible de retracer son histoire d'après l'examen d'un des accidents.

Dans le plus grand nombre de cas, l'expert évitera cependant de donner un cachet de certitude à ses conclusions. Il exposera les résultats de son examen et fera ressortir les probabilités avec plus ou moins de force, selon les circonstances.

3° Les désordres peuvent-ils être attribués à l'introduction d'un corps étranger, à un coït volontaire ou à d'autres causes étrangères à un attentat ? — « J'avoue, dit Orfila, l'impossibilité dans laquelle je suis de résoudre cette question dans le plus grand nombre des cas. Comment établir une différence entre le délabrement des parties sexuelles produit par le membre viril, par un pessaire ou par tout autre corps que des personnes lascives auraient introduites dans le vagin ».

Quelles que soient les difficultés qui entourent cette question, il est incontestable que les travaux des auteurs contemporains en ont beaucoup facilité la solution. On ne saurait certainement admettre qu'un instrument introduit dans le vagin, dans un but lascif, puisse produire des désordres graves, inflammation, lacération, écoulement, que nous avons signalés plus haut. La même remarque peut être faite en ce qui concerne l'introduction d'un pessaire ou autre instrument dans un but thérapeutique. Aucun chirurgien ne sera assez brusque, assez maladroit pour rompre brusquement l'hymen.

Lorsque des corps étrangers auront été introduits volontairement et graduellement dans le vagin, cette membrane sera
relâchée; nous avons admis qu'elle pouvait même, dans certains cas, permettre l'intromission complète du membre viril
sans se rompre.

Quelquefois, cependant, la membrane pourra être rompue
accidentellement et dans des circonstances absolument étrangères à un attentat. Nous avons été appelé, il y a quelques
années, à donner nos soins à une fille âgée de vingt ans qui
s'était laissé tomber à cheval sur le dossier d'une chaise en
étendant du linge. Une hémorrhagie considérable suivit l'accident, et, à l'examen, nous constatâmes une vaste plaie à la
partie inférieure de la vulve. La déchirure de la fourchette
avait entraîné celle de l'hymen dont on pouvait facilement
apercevoir les débris.

Mais il y a loin d'un accident de cette nature à ceux signalés par Devergie. Cet auteur nous dit qu'un saut violent, l'é-
quitation, l'expulsion brusque d'un caillot peuvent produire
la défloration. Si de semblables causes peuvent détruire le
signe de la virginité, ce qui est douteux, elles ne sauraient
être confondues avec les actes violents qui produisent la défloration criminelle.

Il est cependant un genre d'attentats qui, sans être le viol
proprement dit, produit sur les organes génitaux de graves
désordres. Nous voulons parler des brutalités lascives autres
que l'intromission virile, qui peuvent être commises sur des
femmes ou des enfants. M. Toulmouche a constaté plusieurs
fois, surtout dans les campagnes, la rupture de l'hymen à la
suite de l'introduction brusque des doigts[1]. Casper a reproduit
l'observation d'une enfant de dix ans, dont le vagin avait été
dilaté, d'abord avec deux doigts, puis avec quatre et enfin
avec un corps étranger volumineux. L'hymen n'était pas complètement détruit, mais il était lacéré et la membrane muqueuse était le siège d'une vive inflammation[2]. M. Brady[3] a
communiqué à l'Association des médecins de Dublin un cas
de viol commis avec le doigt sur une enfant âgée de onze
mois, par un soldat en état d'ivresse. L'enfant mourut vingt-
quatre heures après l'attentat. Des désordres graves furent

1. TARDIEU, *Attentats aux mœurs*, p. 72.
2. *Gerichtliche Medicin*, vol. II, p. 162.
3. TAYLOR, *Med. jurisprudence*, vol. II, p. 444.

observés à l'autopsie ; l'ensemble des parties génitales était très enflammé, le péritoine rompu et le vagin séparé du col utérin. Un cas de ce genre est cité par le docteur Lender[1].

Il ne faut pas non plus oublier que des lésions manifestes peuvent se rencontrer à la suite d'un coït volontaire. Il arrive très souvent que les femmes veulent paraître ne céder qu'à la force alors même qu'elles ont préparé leur défaite et que des contusions peuvent résulter de ce simulacre de combat. Ajoutons que le coït volontaire pratiqué avec une femme vierge au milieu des transports d'une violente passion, peut déterminer dans les organes génitaux de la femme les désordres que nous avons décrits pour le viol.

4º Une femme peut-elle être violée à son insu ? — Peut-elle être violée pendant l'anesthésie ? — Que le viol puisse être accompli pendant le sommeil narcotique, cela n'est pas douteux ; qu'il puisse être consommé sur une femme habituée au coït pendant un sommeil profond, la chose est admissible ; mais qu'une vierge puisse être violée pendant le sommeil naturel, cela est tout à fait inadmissible [2]. Telle est la réponse que fait un médecin légiste anglais, M. Guy, à cette question, la plus délicate peut-être de toutes, et que Tardieu considère comme ne pouvant être résolue d'une manière absolue dans un sens ou dans l'autre.

On a, dans ces dernières années, publié d'intéressantes observations desquelles il semble ressortir que les pratiques magnétiques peuvent jeter la femme dans un état de stupeur et d'insensibilité capable de lui enlever ses moyens de résistance et permettre l'accomplissement du viol. On lira avec intérêt l'observation citée tout au long dans le mémoire de M. Tardieu et celle du dentiste L..., que M. Brouardel a publiée dans les *Annales d'hygiène,* et dont nous avons parlé plus haut (page 13).

Nous avons déjà dit que le viol ou les attentats à la pudeur ont été tentés ou consommés pendant l'anesthésie. Mais il peut

---

1. *Horn's Vierteljahrsschrift,* 1886, t. I, p. 365.

2. « En 1840, je fus consulté par une pauvre femme qui se plaignait de dormir si profondément qu'elle était difficilement éveillée ; elle ajoutait, comme exemple, que son mari avait eu des rapports sexuels avec elle pendant son sommeil sans qu'elle s'en soit aperçue. »

(Guy, *Forensic medicine,* p. 57.)

arriver que le sommeil anesthésique provoque chez la femme des sensations voluptueuses dont elle conserve le souvenir à son réveil [1]. La patiente peut alors, de bonne foi, accuser le médecin d'avoir pratiqué sur elle des attentats impudiques. Il est donc de la plus haute importance pour le médecin de ne jamais pratiquer l'anesthésie sur une femme sans être assisté d'un confrère. Du reste, l'anesthésie est par elle-même une opération trop grave pour qu'il soit prudent de la pratiquer sans être entouré des précautions nécessaires, cette recommandation s'applique surtout aux dentistes.

5° Un homme peut-il violer une femme malgré sa résistance ? — Cette question est une de celles qu'on ne peut trancher dans un sens général et qui demande, encore plus que toute autre, à être considérée isolément pour chaque cas. Il résulte de plusieurs observations authentiques que des femmes ont subi, malgré une résistance énergique, des approches sexuelles. Il y aura donc, dans ce cas, à examiner les forces respectives de la victime et de l'inculpé ; mais il y aura encore à considérer la possibilité d'une syncope qui aurait pu priver momentanément la femme de ses moyens de résistance. Tardieu fait remarquer que cette question a une grande portée morale et qu'elle implique jusqu'à un certain point la preuve de l'intention et de la volonté qu'a eue la femme de résister, « mais, nous dit-il, l'expert doit bien se garder de se placer à ce point de vue qui, dans aucun cas, ne saurait être le sien ».

6° Le viol peut-il être suivi de grossesse ? — Il n'y a pas encore bien longtemps qu'on admettait l'impossibilité pour une femme de concevoir sans ressentir les émotions voluptueuses du coït. L'accusation de viol avait donc des chances d'être arrêtée, si l'acte sexuel avait été suivi de grossesse, l'accusé alléguant pour sa défense que le coït avait eu lieu avec le consentement mutuel. La science a fait justice de ces préjugés, et il est aujourd'hui admis sans conteste que la femme peut concevoir non seulement après un rapprochement sexuel auquel elle ne se serait pas prêtée, mais encore à la suite d'approches dans lesquelles l'intromission pénienne n'aurait pas été complète.

---

1. Le coït a été pratiqué pendant l'anesthésie, dans le but de produire la

7° Les organes de l'inculpé sont-ils en rapport avec ceux de la victime ? — « Lorsque nous sommes appelés à décider si le coït a été complet, nous devons d'abord rechercher s'il n'y a pas disproportion entre les organes de l'accusé et ceux de la victime, surtout s'il s'agit d'une enfant » (Casper). C'est en effet dans cette seule circonstance qu'on peut sérieusement étudier cette question ; car, si l'accusation est faite par une femme adulte, la défense de l'accusé qui reposerait sur le trop grand ou le trop petit volume de son pénis ne saurait être prise en considération. Quels sont du reste les moyens de donner les dimensions exactes, non seulement du membre viril, mais encore des parties sexuelles de la femme ? Le fait de Zacchias, qui se vante d'avoir fait acquitter un individu dont le pénis grêle et chétif ne s'accordait pas avec les organes génitaux de son accusatrice ne saurait prendre place aujourd'hui parmi des observations scientifiques.

Pour ce qui concerne le viol chez les petites filles, la question est toute autre. Nous avons vu que, chez celles-ci, la disposition du bassin ne permettait pas l'intromission complète au-dessous d'un certain âge, dont la limite peut être fixée à six ou sept ans.

8° L'inculpé présente-t-il dans sa conformation quelque disposition qui s'oppose au coït ? — Il arrive que les accusés invoquent pour leur défense l'existence d'infirmités qui les rendent naturellement impuissants. Comme le fait remarquer Tardieu, « il ne s'agit pas de rechercher le plus ou moins de réalité et de facilité de rapports sexuels réguliers, mais, dans un bon nombre de cas, la seule possibilité d'attouchements et de manœuvres obscènes auxquelles l'impuissance la plus caractérisée ne peut faire obstacle... ; c'est en pareille matière surtout que l'on peut dire qu'il n'est rien d'impossible, même de ce qu'on peut le moins concevoir ».

On pourra néanmoins examiner l'inculpé qui a invoqué ce système de défense et constater s'il est porteur de quelque infirmité et si sa vigueur et sa conformation sont en rapport avec la nature du crime qui lui est imputé.

grossesse, dans les cas où le vaginisme rendait le rapprochement sexuel impossible. (*Du vaginisme*. Thèse de Paris, 1874).

9° De quelle nature sont les taches trouvées sur les vêtements et sur le corps de la victime et de l'inculpé ? — C'est là une des questions les plus importantes de la médecine légale et à laquelle nos connaissances permettent de répondre avec le plus de précision et de certitude. Le linge porté par la victime et l'accusé au moment de l'attentat peut être taché de sang, de sperme, de mucus, etc. ; nous renvoyons à une autre partie de cet ouvrage pour l'étude chimique et histologique des caractères qui peuvent faire reconnaître ces différentes taches ; nous signalerons seulement quelques particularités qui peuvent servir à établir une distinction préliminaire sans le secours du microscope.

En général, on distingue facilement les souillures produites par le sang ou le sperme de celles qui proviennent de la malpropreté ou des matières fécales. Il ne faut cependant pas trop s'en rapporter à un simple examen, car, comme le fait remarquer Casper, on a rarement sous les yeux le linge propre et souvent renouvelé en usage dans les classes riches, mais le plus souvent du linge malpropre, usé, sordide et souillé de toutes sortes de taches.

Quant aux taches de sang, il est souvent facile de distinguer celles qui résultent d'une blessure ou de l'écoulement menstruel. Celles produites par une lésion ont généralement une netteté de contours et une coloration vive qu'on ne retrouve pas dans les souillures produites par la menstruation. Il y a encore les caractères histologiques dont nous reparlerons plus tard. Mais, nous le répétons, on ne doit jamais conclure avant d'avoir prodédé à l'examen chimique et histologique.

Hoffmann recommande avec raison, lorsque l'attentat est récent, d'examiner au microscope les enduits qui recouvrent les organes génitaux ou qui adhèrent aux poils du pubis. C'est là un point important qui n'est pas signalé dans tous les ouvrages classiques. M. Brouardel a publié une observation dans laquelle l'examen d'une tache de sperme déposée sur la peau a mis sur la trace d'un attentat à la pudeur.

10° L'attentat ou le viol sont-ils simulés ? — La fréquence des fausses accusations intentées dans le but d'extorquer de l'argent ou de satisfaire une vengeance a donné à cette question une véritable importance pratique. En Angleterre surtout, où les lois protectrices de la femme sont si sévèrement appliquées, les faits de ce genre sont extrêmement fréquents. M. le docteur Merland a publié un cas, dans lequel une femme s'était volontairement introduit des corps étrangers dans le vagin et le rectum et accusait de ces violences deux frères, qui n'ont dû leur acquittement qu'aux lumières de la science [1]. Souvent aussi les médecins sont accusés d'attentats à la pudeur par des personnes auprès desquelles ils avaient été appelés à donner leurs soins.

Les cas dans lesquels cette question est posée sont souvent très complexes et demandent de la part du médecin légiste une grande habileté. Tardieu, qui rapporte dans son Mémoire plusieurs observations intéressantes, nous dit à ce sujet : « Il est bon de se défier du récit des gens qui entourent les enfants et des enfants eux-mêmes, et, on ne saurait trop le répéter, de se fonder sur les constatations directes et sur l'état matériel des organes. Il suffit, pour démontrer que cette pratique est la seule prudente, de rappeler ces cas dans lesquels une plainte de viol s'évanouissait devant l'examen de la prétendue victime, chez laquelle l'absence de toute trace de violence et les signes caractéristiques d'une virginité persistante prouvaient, de la manière la plus évidente, la simulation.

MM. A. Fournier et Brouardel ont dernièrement insisté avec raison sur la fréquence des cas dans lesquels les parents simulaient, dans un but de chantage, des attentats à la pudeur sur leurs enfants. M. Fournier a vu, à Lourcine, une petite fille chez laquelle la mère, après avoir déterminé une vulvite en frottant les parties génitales avec une brosse de chiendent, accusait un homme honorable d'avoir produit un attentat. Les exemples de ce genre, qui sont extrèmement fréquents, doivent mettre l'expert en garde et lui indiquent la plus expresse réserve dans ses conclusions.

11° Les actes contre nature ont-ils été commis avec violence ? — Cette question sera posée chaque fois que l'attentat aura été commis sur des femmes ou des enfants que la prostitution pédéraste n'avait pas encore souillés. Dans ce cas, on constatera les désordres produits par l'attentat, soit en examinant la région anale, soit en recherchant les traces de lutte et de résistance. Si le crime vient d'être commis, on

1. *Ann. d'hyg. et de méd. lég.*, 1864, 2ᵉ série, vol. XXII, p. 141.

trouvera de l'inflammation et de la douleur à l'anus, quelquefois même des excoriations et une déchirure du sphincter. Ces signes disparaissent en général au bout de peu de jours, après lesquels il est difficile de faire des constatations utiles. L'examen de l'inculpé sera nécessaire, soit pour comparer le volume de ses organes avec les désordres observés chez la victime, soit pour examiner s'il présente des traces d'habitudes de pédérastie.

12º L'accusé présente-t-il des traces d'habitude contre nature ? — Il faut, pour répondre à cette question, rechercher si l'individu est porteur des signes que nous avons décrits plus haut. Si ces signes sont caractéristiques et réunis en assez grand nombre pour autoriser la certitude, on répondra d'une manière affirmative. S'ils sont absents ou s'ils ne paraissent pas assez significatifs pour entraîner la conviction, on se contentera de signaler l'absence des caractères physiques qui révèlent ces habitudes pédérastes, tout en faisant remarquer que les habitudes peuvent exister sans laisser des signes physiques appréciables. On évitera ainsi les désagréments qui pourraient résulter d'une réponse négative, si l'individu avait été pris en flagrant délit.

Résumé du chapitre premier.

Les attentats aux mœurs comprennent : 1° l'outrage public à la pudeur ; 2° l'attentat à la pudeur ; 3° le viol ; 4° l'attentat contre nature.

Les faits qui caractérisent l'*outrage public à la pudeur*, sont l'exhibition des organes génitaux, l'absence de vêtements, la pratique du coït dans un lieu accessible au public, etc. Le médecin ne sera consulté que pour apprécier les excuses présentées par la défense : état mental de l'accusé, existence d'affections prurigineuses aux parties génitales, etc.

L'*attentat à la pudeur* est toute tentative exercée avec ou aussi sans violence, sur la personne d'un enfant ou d'une femme, mais n'allant pas jusqu'à la défloration.

Le *viol* est toute tentative, avec ou aussi sans violence, allant jusqu'à la défloration.

Les signes de l'attentat à la pudeur et du viol sont constitués par des modifications et des lésions des organes génitaux.

La principale modification est la *disparition des signes de la virginité*.

La présence de l'hymen constitue un signe de virginité, son absence un signe de défloration.

Cette membrane est souvent circulaire avec un orifice central, très souvent elle est semi-lunaire. Elle peut être frangée ou en cul-de-poule.

Les lésions des organes génitaux varient selon que l'attentat est récent et passager ou qu'il est ancien et habituel.

Dans le premier cas, on observe des contusions, des excoriations, des déchirures, une inflammation plus ou moins intense, de la douleur, un écoulement purulent et muqueux.

Dans le second cas, on observe un développement exagéré des organes génitaux, et la vulve présente un infundibulum au sommet duquel se trouve l'hymen refoulé en bourrelet.

Il se peut qu'il y ait des maladies communiquées (blennorrhagie, chancre mou, syphilis).

Les signes tirés de l'inspection du linge ont une grande importance. On peut y trouver des taches de sperme, de sang, de mucus, etc.

La *pédérastie* s'exerce clandestinement entre les gens qui se conviennent et ne tombe pas alors sous le coup de la loi, mais elle est souvent associée à l'escroquerie et au chantage.

Dans la *pédérastie habituelle et passive*, on observerait souvent une dépression des masses fessières et une dilatation de l'orifice anal qui représente un infundibulum, dont la base est l'écartement fessier et le sommet tronqué l'orifice anal.

Le nom de *sodomie* est généralement réservé pour des attentats contre nature commis par des hommes sur des animaux. Ces attentats sont également désignés sous le nom de *bestialité*.

Il n'existe aucun signe physique permettant d'affirmer qu'un individu est adonné à la *masturbation*.

CHAPITRE II

DU MARIAGE, DE LA GROSSESSE ET DE L'ACCOUCHEMENT

ARTICLE PREMIER

DU MARIAGE

La législation civile et religieuse a fourni, pendant le siècle dernier, de nombreuses occasions d'appliquer les connaissances médico-légales aux questions relatives au mariage ; mais à partir de 1798, la jurisprudence du Droit canon ayant cessé d'être suivie par les tribunaux français, l'application de ces connaissances a été restreinte à un très petit nombre de cas. Le champ des expertises médico-légales s'est encore trouvé diminué, au commencement de ce siècle, par les décisions des tribunaux qui ont cessé d'admettre l'impuissance comme cause de nullité.

Il ne nous reste donc qu'un petit nombre de questions à traiter, en ce qui concerne le mariage, ce sont : l'*opposition*, la *nullité*, la *séparation de corps*. Nous aborderons également une quatrième question, qui se rattache à la fois au mariage, à la grossesse et à l'accouchement, c'est celle relative à l'*action en désaveu*.

§ 1er. — Opposition au mariage.

Législation. *Code civil*, art. 173. — Le père, et, à défaut du père, la mère, et à défaut de père et mère, les aïeuls et les aïeules, peuvent former opposition au mariage de leurs enfants et descendants, encore que ceux-ci aient vingt-cinq ans accomplis.

Art. 174. — A défaut d'aucun ascendant, le frère ou la sœur, l'oncle ou la tante, le cousin ou la cousine germaine majeurs, ne peuvent former aucune opposition que dans les cas suivants :

1° Lorsque le consentement du conseil de famille requis par l'article 160 n'a pas été obtenu.

2° Lorsque l'opposition est fondée sur l'*état de démence* du futur époux. Cette opposition, dont le tribunal pourra prononcer main-levée pure et simple, ne sera jamais reçue qu'à la charge par l'opposant de provoquer l'interdiction et d'y faire statuer dans le délai prononcé par le jugement.

INTERPRÉTATION. — JURISPRUDENCE.

D'après notre Code les ascendants seuls ont le droit de former opposition au mariage sans la motiver, les autres parents n'ont donc qu'un seul motif d'opposition au mariage, c'est l'aliénation mentale. Par le mot *démence*, la loi entend toute espèce d'aliénation mentale, ou passagère ou ancienne, qui peut priver un individu de ses facultés et l'empêcher de donner un consentement valable au contrat. C'est donc seulement pour constater la folie, et jamais pour d'autres causes, que le médecin légiste sera appelé à statuer dans les cas d'opposition au mariage. On conçoit les nombreuses difficultés qu'entraîne cette constatation. Nous reviendrons sur ce sujet dans la partie de cet ouvrage consacrée à l'aliénation mentale.

Beaucoup d'auteurs abordent, à l'occasion de ce chapitre, plusieurs questions relatives aux motifs rationnels d'opposition au mariage. Nous ne croyons pas devoir les imiter ; car si les maladies héréditaires et contagieuses, les vices de conformation du bassin et tant d'autres affections peuvent être considérés comme formant obstacle au mariage, la loi n'en tient nullement compte et le médecin légiste ne sera jamais appelé *légalement* à leur constatation.

La loi romaine interdisait le mariage aux *sourds-muets*. De nos jours ils peuvent se marier pourvu qu'ils soient à même de manifester leur volonté d'une façon non équivoque. Il peut y avoir des contestations dans ces cas et c'est aux tribunaux à décider si le sourd-muet se trouve en état de manifester sa volonté.

§ 2. — Nullité du mariage.

LÉGISLATION. — *Code civil*, ART. 146. — Il n'y a pas de mariage, s'il n'y a point de consentement.

Art. 180. — Le mariage qui est contracté sans le consentement libre des deux époux ou de l'un d'eux ne peut être attaqué que par les époux ou par celui des deux dont le consentement n'a pas été libre. Lorsqu'il y a eu *erreur dans la personne*, le mariage ne peut être attaqué que par celui des deux époux qui a été induit en erreur.

Art. 181. — Dans le cas de l'article précédent, la demande en nullité n'est pas recevable toutes les fois qu'il y a eu cohabitation continuée pendant six mois depuis que l'époux a acquis sa pleine liberté ou que l'erreur a été par lui reconnue[1].

INTERPRÉTATION. — JURISPRUDENCE.

Quant à l'impuissance considérée dans l'ancienne législation et dans beaucoup de législations étrangères comme cause de nullité de mariage, notre Code n'en fait aucune mention. Les jurisconsultes sont partagés au sujet de cette question. Merlin[2], en s'appuyant sur un arrêté de la Cour de Trèves, considère l'impuissance comme un motif de nullité de mariage, mais son opinion n'est certainement pas la plus accréditée ; on peut même dire qu'elle est presque entièrement abandonnée aujourd'hui.

Un arrêt rendu par la Cour de Gênes, et cité par Devergie, paraît être bien plus conforme à l'esprit du Code « qui a voulu bannir sans retour ces procès scandaleux qui avaient pour prétexte des infirmités plus ou moins graves, proscrire pour toujours ces visites indécentes qui blessent la pudeur, que repousse la morale et dont cependant les gens de l'art ne peuvent tirer que des conjectures hasardées, souvent démenties par les faits. ».

D'autres arrêts plus récents des Cours de Toulouse (19 mars 1850) et de Chambéry (28 janvier 1867) sont venus pleinement confirmer la décision de la Cour de Gênes.

Si l'impuissance n'est pas admise comme cause de nullité de mariage en ce qui concerne l'homme, elle a été prise en considération en ce qui concerne la femme. Divers jugements ont annulé des mariages contractés avec des femmes dont les organes génitaux ne permettaient pas l'accomplissement du coït.

Nous nous rangeons certainement à l'opinion de Devergie et de la plupart des jurisconsultes ; mais, afin de ne laisser au-

---

1. Un arrêt de la Cour de Bordeaux du 20 février 1867, confirmé par arrêt de la Cour de Cassation du 20 avril 1869, a décidé que c'est au conjoint qui invoque l'erreur à prouver également qu'il ne s'est pas écoulé plus de six mois depuis que l'erreur a été reconnue. (BRIAND et CHAUDÉ, 9ᵉ édit., p. 97.)

2. *Répertoire de jurisprudence*, t. XIV.

cune lacune dans cet ouvrage, nous décrirons les différentes causes d'impuissance, ainsi que les vices de conformation qui ont pu donner à certains individus l'apparence d'un sexe auquel ils n'appartenaient pas. Mais nous parlerons d'abord des deux motifs de nullité de mariage admis sans contestation par notre législation moderne.

A. — Défaut de consentement.

Si l'un des deux époux s'est trouvé au moment du mariage dans un état de démence capable de s'opposer au consentement valable, la demande en nullité pourra avoir lieu. On conçoit facilement pourquoi l'art. 180 réserve aux époux seuls le droit d'attaquer le mariage, car les parents auraient pu l'empêcher en usant de la faculté que leur laissait l'art. 174 d'y former opposition.

La mission du médecin légiste sera également très difficile à remplir dans cette circonstance, car il s'agira de constater que la personne qui attaque le mariage était réellement privée de la raison à l'époque du contrat et n'a pu, par conséquent, donner un consentement valable.

Le consentement obtenu de la part d'un individu en état complet d'ivresse ou atteint d'une maladie qui l'empêcherait de se rendre compte de l'acte qu'il accomplit sera également annulé. On consultera avec intérêt les débats qui se sont engagés à l'occasion de la validité du mariage du sieur Humbert et qui se sont terminés par l'annulation du mariage par la Cour de Paris (*Gaz. des tribunaux*, 26 septembre 1871 et 21 mars 1872).

B. — Erreur dans la personne. — Impuissance. — Hermaphrodisme.

Par erreur dans la personne, la loi entend le cas d'un individu qui croyait épouser telle personne et en épousant une autre ; il y a aussi erreur dans la personne lorsque, par suite d'une fraude ou de toute autre circonstance, un homme croyant épouser une femme a épousé un autre homme et *vice-versâ*.

Le mariage sera attaquable dans ces deux cas et le médecin pourra être requis par la justice pour constater le sexe de celui des époux qui a trompé l'autre ou qui appartient à un sexe contraire à celui dont il avait cru faire partie. A cette question se rattachent l'*impuissance* et l'*hermaphrodisme*.

De l'impuissance. — Nous avons dit plus haut (page 50) que la jurisprudence actuelle rejetait toutes les demandes en nullité de mariage ayant pour cause l'impuissance. Cependant ces cas peuvent donner naissance à des procès où les connaissances médicales trouvent une application directe. Le jugement récemment rendu par le tribunal d'Alais prouve du reste que la jurisprudence n'est pas absolument fixée à cet égard [1].

Il est cependant facile pour celui des époux qui a intérêt à maintenir l'union d'éluder la loi qui peut autoriser la rupture du mariage pour cause d'impuissance, en refusant de se soumettre à un examen auquel on ne saurait le contraindre.

Ce n'est pas seulement comme cause de nullité de mariage que l'impuissance peut occuper les tribunaux. Les articles 312 et 313 du Code civil en parlent à propos du désaveu de l'enfant. L'article 312 parle de l'impuissance accidentelle ; l'article 313 mentionne l'impuissance naturelle et la récuse comme motif du désaveu de l'enfant.

La seule impuissance qui puisse occuper le médecin légiste est celle qui résulte d'un vice de conformation appréciable des organes génitaux. Il n'est donc pas nécessaire de décrire l'impuissance qui accompagne certains troubles généraux et que les anciens auteurs désignaient sous le nom de *nerveuse*. Il est évident que l'onanisme et les jouissances vénériennes anticipées, l'alcoolisme, l'anémie et un grand nombre d'autres causes peuvent produire cette variété d'impuissance ; mais dans quel cas le médecin pourra-t-il le constater avec certitude ?

Parmi les vices de conformation qui produisent l'impuissance *chez l'homme*, nous citerons l'absence de la verge, l'absence des testicules et l'hypospadias.

L'*absence de la verge*, qui rend le coït impossible, est une cause d'impuissance ; mais, comme il est généralement admis que la fécondation peut avoir lieu lorsque le sperme est seule-

---

1. Voyez le jugement du tribunal d'Alais (Gard), dans lequel la nullité d'un mariage a été prononcée par suite de la malformation des organes génitaux de la femme (*Ann. gynécol.*, novembre 1874).

ment déposé à l'entrée du vagin, il faut que cette absence soit complète pour constituer un signe certain d'impuissance [1].

L'absence congénitale des testicules est rare et, de plus, souvent très difficile à constater. Il est, en effet, fréquent de voir ces glandes manquer dans le scrotum ; mais cette absence peut n'être qu'apparente, car on les retrouve souvent derrière l'anneau inguinal, soit qu'elles doivent rester cachées toute la vie, soit parce qu'elles ne sont pas encore descendues. L'opinion de Follin, qui tend à prouver que la situation anormale des testicules est incompatible avec les fonctions de ces organes, n'est pas suffisamment établie pour servir de base à une appréciation médico-légale.

On sait que l'absence des testicules n'est pas toujours congénitale et qu'elle peut souvent être le résultat d'une ablation chirurgicale ou accidentelle. Les traces cicatricielles du scrotum feront facilement reconnaître ces cas. L'excision des testicules entraîne toujours l'impuissance lorsqu'elle est pratiquée avant la puberté, mais les fonctions sexuelles peuvent se continuer pendant quelque temps chez les individus pubères qui subissent la castration. Dans un cas relaté par Sir Astley Cooper [2], un individu a pu procréer six mois après avoir subi l'ablation des testicules.

En général, les individus privés de testicules ont la voix grêle, les formes féminines et les poils du visage peu développés ; en un mot, leur constitution physique et leurs facultés morales semblent les rapprocher du sexe féminin ; ils sont certainement incapables de procréer.

L'hypospadias ne saurait réellement être considéré comme une cause absolue d'impuissance, surtout lorsque l'ouverture de l'urèthre a lieu à une distance peu considérable du gland. On cite, du reste, de nombreux et authentiques exemples d'hypospades qui sont devenus pères. Cependant, lorsque cette malformation a atteint un degré avancé et se complique pendant l'érection d'une courbure considérable du pénis, la fécon-

____

1. Les expériences de Spallanzani et de Rossi ont démontré que le concours des deux sexes n'est pas nécessaire pour produire la fécondation, et que l'injection de spermatozoïdes chauds peut suffire.

John Hunter avait conseillé un procédé analogue dans un cas où une malformation des organes génitaux empêchait le rapprochement sexuel. On sait du reste que la *fécondation artificielle* est aujourd'hui acceptée pour remédier à certains cas de stérilité.

2. *Med.-chir. Review*, vol. XVIII, p. 330.

dation devient tout à fait impossible. M. Duplay a très bien décrit cette variété qu'il désigne sous le nom d'*hypospadias périnéo-scrotal*. L'ouverture de l'urèthre a lieu à l'union du périnée et du scrotum. Au moment de l'érection, la verge s'incurve inférieurement de telle sorte que le gland se porte en arrière et s'enfonce entre l'écartement du scrotum. Dans ces conditions, le sperme ne peut pas même être déposé à l'entrée de la vulve ; à la suite des tentatives de coït, il s'écoule en bavant sur le scrotum. Grâce au traitement chirurgical préconisé par M. Duplay[1], cette forme d'hypospadias est curable.

La *hernie scrotale* volumineuse ne saurait être admise comme cause d'impuissance. D'abord, il est fort peu de cas où elle est assez volumineuse pour s'opposer complètement à l'intromission de la verge et, d'un autre côté, elle est susceptible, sinon de guérison, du moins de contention.

Quant aux autres causes d'impuissance signalées par les anciens auteurs, telles que grosseur ou longueur démesurée de la verge, rétrécissement de l'urèthre, nous ne pensons pas qu'il faille leur accorder en médecine légale une sérieuse attention.

Chez la femme, on peut admettre comme cause absolue d'impuissance l'absence ou l'imperforation de la vulve, du vagin ou de l'utérus. Nous ne parlons pas de l'absence des ovaires et des autres causes qu'il est à peu près impossible de constater pendant la vie.

Lorsqu'il y a imperforation de la vulve, le vagin s'ouvre quelquefois dans le rectum[2] ; dans ce cas, la fécondation est possible à la rigueur ; mais on comprend que le coït contre nature, indispensable pour la produire, ne saurait être conseillé, même dans cette circonstance. L'oblitération du vagin peut être accidentelle et résulter d'une inflammation, d'une brûlure ou de toute autre cause.

1. *Arch. génér.*, 1874.

2. Une jeune Piémontaise, qui avait épousé un caporal français, se présenta à l'hôpital de Turin pendant les douleurs de la parturition. Les sages-femmes, ne trouvant pas de vagin et étant fort embarrassées, font appeler le professeur Rossi. Celui-ci découvre une énorme tumeur à l'emplacement correspondant à l'orifice vaginal ; il incise et met au monde un enfant vivant. Il restait à savoir comment la conception avait eu lieu. La femme avoua que son mari, n'ayant pas trouvé ce qu'il cherchait, avait pris une autre route ; il existait, en effet, une communication congénitale et directe entre le vagin et le rectum.

(DEVERGIE, t. I, p. 81, 3e édit.)

L'*absence du vagin*, qui coïncide presque toujours avec celle de l'utérus, est une cause incontestable d'impuissance.

Les tumeurs obstruant le vagin, la chute de l'utérus, son déplacement, ainsi que toutes les autres maladies de cet organe ne sauraient être rangées parmi les causes d'impuissance : non seulement ces états morbides sont acquis ou se développent après le mariage, mais ils sont encore, dans un bon nombre de cas, susceptibles de guérison.

De l'hermaphrodisme. — L'article 180 du Code civil admet la nullité du mariage dans lequel un individu aura été trompé à l'égard du sexe de la personne qu'il aura épousée.

Or, il peut se faire que l'homme ou la femme présentent certains vices de conformation des organes génitaux capables de les faire prendre comme faisant partie d'un sexe auquel ils n'appartiennent pas. C'est cette difformité qu'on a désignée sous le nom d'hermaphrodisme.

Quoique dans la grande majorité des cas l'erreur soit reconnaissable et le sexe de l'individu facile à rétablir, on possède cependant plusieurs observations d'hermaphrodisme qui ont suscité les discussions et les controverses des hommes de l'art. Il peut, en effet, se présenter une disposition des organes génitaux telle que la détermination du sexe n'est pas possible ou est tout au moins très difficile ; ce vice de conformation a été appelé *hermaphrodisme neutre*. Cette variété est très rare et les individus qui la présentent doivent être considérés comme appartenant au sexe masculin. En 1816, le garde des sceaux, consulté sur le sexe qu'on devait attribuer à un hermaphrodite neutre, répondit « que les erreurs de la nature, rares heureusement, ne doivent pas être trop approfondies lorsqu'elles se présentent, et que c'est aux individus qu'elles concernent ou à leurs parents à choisir le sexe qui paraît leur convenir. » La législation allemande agit ainsi, mais on conçoit facilement combien le procédé peut présenter d'inconvénients.

Les questions relatives à l'hermaphrodisme ne nous paraissent pas définitivement jugées. Nous avons présenté il y a quelques années à la Société de médecine légale (décembre 1876) l'observation d'un individu qui a présenté jusqu'à l'âge de 40 ans les caractères d'un hermaphrodite avec prédominance du sexe féminin et a pu avoir des rapports sexuels. Ce même individu a vu ensuite son pénis se développer et

a pu remplir, quoiqu'imparfaitement, les fonctions mâles
dans l'état sexuel. On a trouvé du sperme dans le produit de
son éjaculation. Il n'est pas douteux que cet hermaphrodite,
qui a pu jouer le rôle de deux sexes, n'ait occasionné d'intéressants débats judiciaires s'il avait contracté mariage en
France.

Un autre cas intéressant d'hermaphrodisme est celui d'A-
lexina B..., inscrite comme fille dans les registres de l'état
civil et élevée dans un pensionnat où elle exerça ensuite les
fonctions de sous-maîtresse. Les sensations qu'elle éprouvait
au contact des jeunes filles et d'autres symptômes ayant fait
naître des doutes sur son sexe, elle se décida à subir un examen
médical. Alexina avait une vulve et un vagin rudimentaire,
mais elle n'était pas réglée, n'avait pas les seins développés,
avait un pénis et l'on sentait des testicules dans les bourses qui
ressemblaient à des grandes lèvres. L'erreur fut reconnue par
un jugement du tribunal de la Rochelle qui modifia l'inscription des registres de l'état civil. Alexina B... s'est suicidée trois
ans plus tard, en 1868, en laissant un journal très intéressant
des combats et des agitations auxquels elle avait été en proie[1].

Nous avons publié une nouvelle observation d'hermaphrodisme (*Journ. de méd. de Paris*, 27 septembre 1885). Henriette W.
âgée de 25 ans, inscrite comme fille à l'état civil et élevée dans
un pensionnat de demoiselles, présente le visage et la poitrine
d'une femme. Mais les organes génitaux sont constitués par
un petit pénis de 3 cent. de longueur qui a été pris pour un
clitoris. Ce pénis est imperforé et on trouve au-dessous une
petite ouverture qui a été prise pour le vagin et conduisant à
la vessie. Il n'existe pas d'utérus. Henriette W. est un hermaphrodite hypospade avec prédominance du sexe masculin.
C'est donc un homme.

L'hermaphrodisme peut encore soulever une importante
question à propos des droits politiques qui sont le privilège de
l'homme. Une personne, dont le sexe est douteux, pourra-t-elle
voter, pourra-t-elle être élue pour remplir des fonctions publiques[2] ?

Néanmoins, l'expert appelé à déterminer le sexe d'un individu viendra facilement à bout de sa mission par un examen

1. Voy. TARDIEU, *Questions méd. lég. sur l'identité*. Paris, 1872.

2. Ce cas s'est présenté aux États-Unis à propos d'une élection. (Voy. l'intéressante observation de Levy Suydam, dans l'*Amer. Journ. of the med. sc.*, juillet 1847.

détaillé et attentif. Chez l'homme, la cryptorchidie, un pénis très peu développé, accompagné d'une fente du scrotum ou d'un hypospadias en auront imposé à des personnes inexpérimentées. Chez la femme, l'erreur reposera sur un développement exagéré du clitoris ou un prolapsus utérin qu'on aura pris pour un pénis. Des signes tirés de la conformation extérieure du corps, des goûts, des habitudes, contribuent à augmenter la méprise. Ainsi, la femme qu'on prend pour un homme a le plus souvent des allures viriles, une voix forte et des muscles très développés; l'homme qui est le sujet de l'erreur inverse a ordinairement la voix flûtée, les seins volumineux et le menton dépourvu de barbe. Casper [1] a voulu utiliser pour la détermination du sexe la disposition des poils du pubis qui, chez la femme, forment un cercle nettement circonscrit, tandis que chez l'homme les poils se prolongent plus ou moins jusque vers le nombril. Il y a là une observation intéressante pour le médecin, mais qui ne peut acquérir une grande importance en médecine légale, outre que la disposition signalée par le légiste allemand fait souvent défaut chez la femme, elle ne pourrait suffire à déterminer le sexe dans un cas douteux d'hermaphrodisme.

La division tératologique, établie par Geoffroy Saint-Hilaire dans l'hermaphrodisme, pourra être suivie par le médecin légiste. L'illustre naturaliste établit trois catégories. La première comprend les *androgynies positives exactes* ; elle renferme des individus véritablement mâles et d'autres véritablement femelles, mais d'une conformation viciée au point de rendre la détermination de leur sexe parfois impossible.

La seconde comprend les *androgynies partielles approximatives* ; l'appareil sexuel n'est plus ni mâle ni femelle, c'est un composé qui tient des deux, dans des proportions inégales, à telles enseignes que l'un prédomine sur l'autre, tout en n'étant pas encore lui-même complet, pouvant toutefois, dans certains cas, remplir les fonctions (*androgynie semi-latérale, latérale et bisexuelle*).

La troisième comprend les *hermaphrodismes négatifs neutres*. Le sexe est indéterminable ; arrêté dans son développement, il ne trouve son analogue que dans l'embryon, ou bien il y a mélange égal des deux appareils. Cette anomalie est placée entre les deux sexes et n'appartient à aucun.

1. HOFFMANN, *Éléments de Médecine légale*, p. 43.

Cette intéressante question de l'état civil des hermaphrodites a été récemment examinée et discutée à la *Société de Médecine légale*. A la suite d'une communication de M. le Dr P. Garnier, le Dr A. Leblond a proposé de modifier l'article 57 du code civil qui prescrit de dire en déclarant la naissance du nouveau-né, s'il est fille ou garçon. Dans les cas douteux, le médecin aurait la faculté de déclarer que le sexe est indéterminé ou douteux. Le sexe de l'enfant serait ensuite fixé plus tard alors qu'un plus complet développement des organes génitaux permettrait de le reconnaître.

Nous ne voyons pas les avantages de cette combinaison qui placerait dès l'enfance un individu en dehors de la société. Nous pensons que l'individu doit être déclaré avec le sexe qui semble le plus probable au moment de sa naissance. Il est libre plus tard, s'il le juge à propos, de faire modifier son état civil, qui ne peut lui être refusé. Mais il est libre aussi, s'il désire rester dans l'obscurité et éviter une sorte de scandale inutile, de conserver l'état civil qui lui a été donné en naissant.

§ 3. — **Séparation de corps**. — **Divorce**.

LÉGISLATION. — *Code civil*, ART. **229**. — Le mari pourra demander le divorce pour cause d'adultère de sa femme.

ART. **230**. — La femme pourra demander le divorce pour cause d'adultère lorsqu'il aura tenu sa concubine dans la maison commune.

ART. **231**. — Les époux pourront, réciproquement, demander le divorce pour *excès*, *sévices* ou *injures graves* de l'un d'eux envers l'autre.

INTERPRÉTATION. — JURISPRUDENCE.

Le chapitre premier du Code civil intitulé: *Des causes du divorce*, avait été supprimé par la loi de 1816 ; mais toutes les causes qui pouvaient faire naître une demande en divorce étaient également de nature à fonder une demande en séparation de corps. Le divorce étant rétabli aujourd'hui, les articles 229, 230 et 231 sont de nouveau en vigueur.

Le médecin expert pourra donc être appelé pour constater les traces d'excès ou de sévices qui peuvent être le point de départ de la demande en séparation. Mais que doit-on entendre par excès, sévices ou injures graves? On entend généralement par *excès* les actes de violence qui peuvent compromettre la vie ; par *sévices*, les mauvais traitements qui ne peuvent mettre l'existence en danger ; enfin les injures graves résultent de faits, de paroles ou d'écrits outrageants.

Le médecin n'aura pas toujours à se prononcer sur la valeur des motifs sur lesquels se fondent les séparations ; il en est cependant un grand nombre qui sont de sa compétence ; tels sont les sévices, les accidents et les maladies. C'est ainsi qu'on a considéré comme sévices et injures la *communication d'une maladie vénérienne, l'abus du droit marital, la sodomie conjugale, la grossesse antérieure au mariage* ; on invoque, avec moins de succès, l'existence de l'*hystérie*, de l'*épilepsie* et de la *folie*. Nous allons rapidement passer en revue tous ces motifs de séparation.

Quelques tribunaux ayant rangé la *communication de maladies vénériennes* parmi les sévices ou injures graves [1], un grand nombre de séparations sont aujourd'hui basées sur des faits de cette nature. L'homme de l'art pourra donc être appelé à constater l'existence de la syphilis, à préciser la date présumée de l'invasion, à décrire la gravité des lésions qu'a produites la maladie. Il pourra être prié de donner son opinion sur l'origine première de l'affection, et on comprend combien son diagnostic doit alors être réservé. En effet, après avoir constaté l'identité de la maladie chez l'homme et chez la femme, sur quels signes pourra-t-il se baser s'il n'a pas de renseignements sérieux sur les antécédents morbides des individus? Consulté par Legrand du Saulle, Ricord s'exprime ainsi au sujet de la syphilis conjugale : « Je refuse à peu près toujours de certifier que M. X ... est atteint d'accidents syphilitiques. Si j'ai soigné le malade, je me contente de dire qu'il fasse de mes ordonnances tel usage qu'il croira bon. Lorsqu'un magistrat m'interroge dans une enquête civile, je ne réponds que lorsque j'y suis autorisé par l'individu qui m'a consulté. Quand il s'agit d'un procès en séparation de corps, je fais tous mes efforts pour que l'instance s'appuie sur un tout autre motif que la maladie vénérienne ; d'abord parce que ce motif n'est pas toujours admis, et ensuite parce qu'il est à peu près impossible d'éta-

---

1. Arrêt de la Cour de Lyon du 4 avril 1818; de Bordeaux, 17 février 1857. Un arrêt de la Cour de Paris du 27 avril a décidé que la communication d'une maladie vénérienne à la femme est une injure grave et une cause de séparation, que le mari ait été atteint avant ou après le mariage, lorsqu'il savait qu'il était atteint de ce mal et qu'il en connaissait la nature contagieuse.

blir auquel des époux doit être imputée la priorité de l'infection ». Cette opinion nous paraît devoir servir de règle chaque fois qu'un médecin sera prié de donner un certificat constatant l'existence d'affections vénériennes.

Après avoir constaté les accidents syphilitiques que peuvent présenter les époux et donné son appréciation sous toutes réserves, le médecin laissera donc à l'enquête et aux débats le soin d'établir la priorité. Il aura toujours soin de faire remarquer que la syphilis peut se communiquer en dehors de tout contact vénérien et qu'elle peut, dans des cas, rares il est vrai, exister à l'insu de la personne qui en est atteinte.

Dans tous les cas on ne saurait admettre que la syphilis parmi les maladies vénériennes graves, la blennorrhagie et le chancre mou devant être considérés comme des affections relativement bénignes.

L'exercice et l'abus du *droit marital* a pu, dans certaines circonstances, être assimilé à des excès ou sévices et motiver une demande en séparation. Les anciens auteurs s'étaient longuement étendus sur cette question. Il se peut, en effet, que, par le fait d'une disproportion dans la conformation des organes sexuels, le coït soit pour la femme une cause de souffrance ; mais lorsqu'il n'existe pas de traces de violences, les tribunaux accueillent difficilement ces sortes de plaintes. On devra, du reste, dans ce cas, se rapporter entièrement à l'appréciation des magistrats.

Si l'abus du droit marital peut motiver une demande en séparation, *le fait pour le mari de s'être abstenu* volontairement et avec persistance de consommer le mariage peut également constituer envers la femme une injure de nature à motiver la séparation. « Attendu, dit un jugement (Aix, 7 avril 1873), que B... a persisté depuis le jour de son mariage à s'abstenir d'accomplir envers elle ses obligations d'époux, qu'il lui a adressé des reproches aussi injustes qu'outrageants... que les médecins les plus dignes de confiance ont pu constater que la dame B... était parfaitement saine, qu'elle était bien constituée et que sa virginité était intacte..., que B... a injurié gravement sa femme en s'éloignant d'elle avec répugnance... »

Mais les tribunaux se refuseront souvent à admettre une cause dont la preuve est le plus souvent difficile à établir.

La *sodomie conjugale* constitue non seulement une injure grave, mais nous avons vu (page 13) que le crime d'attentat à la pudeur peut être imputé au mari lorsqu'il aura accompli l'acte sodomique avec violence ou qu'il aura déguisé à sa femme le côté impudique dudit acte.

La *grossesse antérieure au mariage* peut être considérée comme une injure grave et motiver la séparation. L'injure consiste, non pas dans le commerce sexuel que la femme a pu avoir lorsqu'elle disposait d'elle-même, mais dans la dissimulation et le manque de loyauté de la femme au moment du mariage.

L'*hystérie*, si souvent invoquée par les avocats dans les affaires d'adultère ou de séparation de corps, ne saurait être considérée comme un motif valable. « Dans telle affaire, dit M. Legrand du Saulle, on parle d'instincts dégradants, de fureur génitale, et l'on place le libertinage sous la protection d'une maladie inventée à plaisir ; dans telle autre, on parle du caractère bizarre, querelleur, mobile et jaloux de la femme et l'on plaide *l'incompatibilité d'humeur*, sans savoir et sans dire que cette incompatibilité est précisément un phénomène hystérique. Les avocats cherchent partout l'hystérie et, lorsqu'ils la rencontrent, ils passent à côté ».

Il y a là une appréciation un peu vive à laquelle nous ne saurions nous associer complètement. Mais il est incontestable qu'il se fait chaque jour dans les plaidoiries un abus du mot *hystérie* et qu'au Palais comme ailleurs, on confond toujours l'hystérie avec la nymphomanie.

L'*épilepsie* et la *folie* ne constituent pas des motifs suffisants pour obtenir le divorce. Dans les jugements rendus jusqu'à ce jour, les tribunaux accordent toutes les mesures nécessaires de protection à la femme victime de violences d'un époux aliéné, mais ils refusent de prononcer la séparation qu'ils considèrent comme un mode immoral d'affranchissement conjugal.

§ 4. — **Action en désaveu. Contestation de légitimité.**

LÉGISLATION. — *Code civil*, ART. 312. — L'enfant conçu pendant le mariage a pour père le mari ; néanmoins, celui-ci pourra désavouer l'enfant s'il prouve que, pendant le temps couru depuis le trois centième jour jusqu'au cent quatre-vingtième jour avant la naissance de cet enfant, il était, soit pour cause d'éloignement, soit par l'effet de quelque accident, dans l'impossibilité physique de cohabiter avec sa femme.

Art. 313. — Le mari ne pourra, en alléguant son impuissance naturelle, désavouer l'enfant ; il ne pourra le désavouer, même pour cause d'adultère, à moins que la naissance ne lui ait été cachée, auquel cas, il sera admis à proposer tous les faits propres à justifier qu'il n'en est pas le père. En cas de séparation de corps prononcée, et même demandée, le mari pourra désavouer l'enfant qui sera né trois cents jours après l'ordonnance du président rendue aux termes de l'article 878 du code de procédure civile, et moins de cent quatre-vingts jours depuis le rejet définitif de la demande, ou depuis la réconciliation. L'action en désaveu ne sera pas admise s'il y a eu réunion de fait entre les époux.

Art. 314. — L'enfant né avant le cent quatre-vingtième jour du mariage ne pourra être désavoué par le mari dans les cas suivants : 1° s'il a eu connaissance de la grossesse avant le mariage ; 2° s'il a assisté à l'acte de naissance et si cet acte est signé de lui, ou contient sa déclaration qu'il ne sait signer ; 3° si l'enfant n'est pas déclaré viable.

Art. 315. — La légitimité de l'enfant, né trois cents jours après la dissolution du mariage, pourra être contestée.

INTERPRÉTATION. — JURISPRUDENCE.

Pour comprendre l'intervention du médecin dans ces questions, nous distinguerons, d'après Legrand du Saulle, trois cas :

1° L'enfant est conçu et né pendant le mariage.

2° L'enfant est conçu avant, mais né pendant le mariage.

3° L'enfant est né après la dissolution du mariage.

1° L'enfant est conçu et né pendant le mariage. — L'action en désaveu est admise lorsqu'il y a eu impossibilité physique de cohabitation entre les deux époux pendant le temps légal de la conception, c'est-à-dire depuis le trois centième jour jusqu'au cent quatre-vingtième jour avant la naissance de l'enfant. D'après la loi, cette impossibilité résulte soit de l'éloignement, soit de quelque accident. En ce qui concerne l'éloignement, l'intervention médicale n'est pas nécessaire, les juges ayant toute latitude pour apprécier les faits ; mais il en est autrement de l'impuissance accidentelle. Les médecins pourront, dans ce cas, être appelés à apprécier la nature des mutilations, blessures et autres accidents qui auraient pu rendre la cohabitation impossible. Quelques auteurs (Toullier, Proud'hon, Dalloz, Legrand du Saulle) pensent qu'on doit comprendre les maladies internes graves parmi les accidents qui s'opposent à la cohabitation, mais la plupart des jurisconsulte pensent qu'une telle cause ne peut fournir que des probabilités. Il est cependant incontestable que certaines affections de la moelle et un grand nombre d'autres maladies donnent lieu à une impuissance absolue.

L'article 313 dit que le mari ne peut alléguer ni l'adultère ni l'impuissance pour désavouer l'enfant. Le seul cas où le désaveu soit possible est celui où la naissance a été cachée ; le mari sera alors autorisé à présenter tous les faits propres à prouver qu'il n'est pas le père de l'enfant.

Ce que nous avons dit plus haut à propos de l'*Impuissance* trouve son application dans ce chapitre.

2° L'enfant est conçu avant mais né pendant le mariage. — D'après l'article 314 l'action en désaveu est admise lorsque la naissance a lieu avant le cent quatre-vingtième jour du mariage, mais le § 3 du même article s'oppose à l'action en désaveu lorsque *l'enfant n'est pas né viable*. La poursuite n'aurait dans ce cas d'autre but que de déshonorer la femme sans profit pour personne. Le médecin sera donc appelé, dans ce cas, à constater la viabilité de l'enfant. Les questions relatives à la *viabilité* seront étudiées un peu plus loin.

3° L'enfant est né après la dissolution du mariage. Naissances tardives. — La période de trois cents jours fixée par la loi comme maximum de la durée de la gestation a paru trop courte aux yeux de beaucoup de médecins. La nature a en effet des irrégularités manifestes et on possède des exemples authentiques dans lesquels la gestation a dépassé trois cents jours. Sur 114 naissances à terme observées par Merriman, 22 enfants sont nés avant le 270e, 41 entre le 270e et le 281e jour, 46 entre le 281e et le 300e jour, 5 entre le 300e et le 305e jour [1]. Il faut donc admettre avec Klein, Fodéré, Legrand du Saulle, que la durée de la gestation peut, *dans des cas très exceptionnels*, dépasser 300 jours.

L'article 315 dit que la légitimité de l'enfant né 300 jours après le mariage *pourra être contestée*. Cette rédaction peut faire supposer que le législateur a voulu laisser aux juges une certaine latitude dans l'application de la loi. Mais la jurisprudence paraît aujourd'hui fixée sur ce point et les tribunaux déclarent *toujours illégitime* l'enfant né trois cents jours après la dissolution, lorsque les héritiers du mari intentent une action. Si l'enfant n'est pas attaqué, il est protégé par ce silence et conserve sa légitimité.

1. *Med.-chir. Trans.*, vol. XIII, London.

ARTICLE II.

DE LA GROSSESSE

Législation. — *Code civil*, Art. 144. — L'homme avant dix-huit ans révolus, la femme avant quinze ans révolus, ne peuvent contracter mariage.

Art. 145. — Néanmoins, il est loisible au chef de l'État d'accorder des dispenses d'âge pour des motifs graves.

Art. 185. — Le mariage contracté par des époux qui n'avaient point encore l'âge requis, ou dont l'un d'eux n'avait point atteint cet âge, ne peut plus être attaqué : 1· lorsqu'il s'est écoulé six mois depuis que cet époux ou les époux ont atteint l'âge compétent ; 2· lorsque la femme qui n'avait pas cet âge *a conçu avant l'échéance de six mois.*

Art. 762. — La loi n'accorde que des aliments aux enfants adultérins ou incestueux.

Art. 725. — Pour succéder, il faut nécessairement exister à l'instant de l'ouverture de la succession. Ainsi, sont incapables de succéder : 1· *celui qui n'est pas encore conçu* ; 2· *celui qui n'est pas né viable* ; 3· celui qui est mort civilement [1].

Art. 906. — Pour être capable de recevoir entre vifs, il suffit d'*être conçu au moment de la donation.* Pour être capable de recevoir par testament, il suffit d'être conçu à l'époque du décès du testateur. Néanmoins, la donation ou le testament n'auront leur effet qu'autant que l'enfant sera né viable.

Code pénal, Art. 357. — Dans le cas où le ravisseur aurait épousé la fille qu'il a enlevée, il ne pourra être poursuivi que sur la plainte des personnes qui, d'après le Code civil, ont le droit de demander la nullité du mariage, ni condamné qu'après que la nullité du mariage aura été prononcée.

Code civil, Art. 340. — La recherche de la paternité est interdite. Dans le cas d'enlèvement, lorsque l'époque de cet enlèvement se rapportera à celle de la conception, le ravisseur pourra être, sur la demande des parties intéressées, déclaré père de l'enfant.

Art. 272. — L'action en divorce sera éteinte par la réconciliation des époux survenue, soit depuis les faits qui auraient pu autoriser cette action, soit depuis la demande en divorce.

Art. 274. — Si le demandeur en divorce nie qu'il y ait eu réconciliation, le demandeur en fera preuve, soit par écrit, soit par témoins.

Code pénal, Art. 27. — Si une femme condamnée à mort se déclare et s'il est vérifié qu'elle est enceinte, elle ne subira la peine qu'après la délivrance.

Interprétation. — Jurisprudence.

Dans l'application de ces articles du Code civil et du Code

1. La mort civile a été abolie par la loi du 31 mai 1854.

pénal, la femme pourra être intéressée à simuler ou à dissimuler la grossesse. Elle pourra la simuler pour obtenir une dispense de mariage (art. 185 du Code civ.), pour extorquer des biens à de légitimes héritiers, pour retarder l'exécution de la peine capitale. Dans l'article 340 du Code civil elle pourra chercher à tromper la justice sur la véritable date de la conception. La grossesse étant une preuve de réconciliation entre les époux, on conçoit que la femme ait intérêt dans les instances en divorce à la simuler ou à la dissimuler selon qu'elle est demanderesse ou défenderesse. Il peut se faire également qu'une femme allègue son état de grossesse pour atténuer certaines fautes dont elle se sera rendue coupable.

Les cas où le médecin sera appelé à constater la grossesse sont cependant plus rares qu'on ne pourrait le croire. Ainsi, par exemple, lorsqu'une jeune fille mariée avant l'âge légal se déclare enceinte pour faire rejeter la demande en nullité, il est peu probable que les juges ordonnent de la visiter ; ils préféreront avec raison ajourner les débats après avoir ordonné la séparation provisoire des deux époux.

Il en est de même lorsqu'une femme se dit enceinte et réclame l'exécution des dispositions faites en faveur de son enfant. L'article 906 du Code civil dit bien qu'il suffit d'être conçu au moment de la donation ou à l'époque du décès du testateur pour être apte à succéder, mais l'article 725 dit, de plus, qu'il faut que l'enfant naisse viable et vivant. Ce sera donc, dans ce cas, l'événement de l'accouchement et non celui de la conception qui constituera la capacité. L'accouchement lèvera tous les doutes en montrant si la conception a eu lieu dans le temps voulu. (Bayle, *Encyclopédie médicale*.)

Quoi qu'il en soit, nous allons étudier les questions suivantes relatives à la grossesse :

1° Une femme est-elle enceinte ?

2° A quelle époque remonte la conception ?

3° Une femme est-elle d'âge à concevoir?

4° Une femme peut-elle ignorer sa grossesse et concevoir à son insu ?

5° La grossesse peut-elle excuser des actes contraires à la morale et aux lois?

6° Une femme peut-elle pendant la gestation concevoir une seconde fois ? Superfétation.

Nous ne saurions prétendre à fixer le chiffre de ces questions, dont le nombre et la forme sont essentiellement variables. Il est évident que le médecin peut être appelé à se prononcer sur beaucoup d'autres points selon les circonstances et selon la nature des événements ; mais nous avons dû nous borner à exposer ici ceux pour lesquels les juges pourront avoir le plus souvent recours à son expérience.

1° Une femme est-elle enceinte? — Cette question, quoiqu'en apparence facile à résoudre, n'en présente pas moins de grandes difficultés dans beaucoup de cas. D'abord il est un point sur lequel tous les auteurs ont insisté avec raison, c'est que le médecin appelé par la justice à la constatation d'une grossesse ne se trouve plus dans les mêmes conditions que lorsqu'il est en présence d'une grossesse ordinaire. Il a presque toujours affaire à une femme qui a intérêt à l'induire en erreur et dont les déclarations doivent lui être suspectes. Il se trouve donc, dans ce cas, privé des ressources habituelles et il ne lui reste plus qu'un petit nombre de signes certains pour établir son diagnostic.

SIGNES DE LA GROSSESSE.

Ils se divisent en *signes certains* et en *signes équivoques*. Nous employons le mot *certain* pour nous servir de l'expression généralement adoptée, mais il n'est, à proprement parler, qu'un signe *absolument certain* de la grossesse, c'est l'accouchement.

Signes certains. — Les signes sont : 1° le ballottement ou mouvements passifs du fœtus.

2° Les mouvements actifs du fœtus perçus par l'expert.

3° Les battements du cœur du fœtus.

1° *Ballottement.* — En imprimant à la matrice un léger mouvement avec un ou deux doigts de la main gauche introduits dans le vagin, tandis que l'autre main est largement appliquée sur la partie supérieure de l'utérus, on pourra percevoir avec les doigts de la main gauche la sensation d'un tremblement liquide avec la chute d'un poids produite par le fœtus qui retombe. Cette sensation, qu'on appelle *ballottement*, se manifeste ordinairement vers le cinquième mois de la grossesse.

Le ballottement a été considéré par Capuron comme un des signes les plus importants de la grossesse et Devergie s'exprime ainsi à ce sujet : « Aucun état normal ou pathologique ne peut simuler ce caractère de la grossesse ; car il faut pour qu'il se montre qu'il y ait à la fois coïncidence d'un liquide avec un solide mobile au milieu de ce liquide. » L'opinion de Devergie est certainement contestable, car le ballottement peut être produit par d'autres tumeurs intra-utérines, notamment par la mole hydatide.

Pour obtenir ce ballottement, il faut toucher la femme debout et se tenir en garde contre les effets que peut produire un mouvement de totalité de l'utérus. La contraction spasmodique des muscles de l'abdomen peut également communiquer à l'utérus des mouvements capables d'induire en erreur.

2° *Mouvements actifs du fœtus.* — Lorsque le fœtus a acquis un certain développement, il peut exécuter dans l'utérus des mouvements perçus d'abord par la mère vers le quatrième mois et qui peuvent ensuite être perçus par une main étrangère. A l'époque où les sciences médicales étaient encore dans l'enfance, on croyait que le fœtus ne recevait la vitalité que lorsque les mouvements actifs pouvaient être perçus.

Ces mouvements peuvent être appréciables plus tôt ou plus tard, selon la force de l'enfant, l'embonpoint de la mère et d'autres circonstances. Ils donnent un excellent indice lorsqu'ils existent, mais leur absence ne prouve pas la non-existence de la grossesse. On a de nombreux exemples d'accouchements qui n'ont été précédés d'aucun mouvement appréciable du fœtus. Les mouvements péristaltiques de l'intestin et un état convulsif de l'utérus en ont par contre quelquefois imposé à des praticiens expérimentés.

3° *Battements du cœur du fœtus. Souffle puerpéral.* — Par l'application de l'oreille ou du stéthoscope sur l'abdomen vers le cinquième mois de la grossesse, les pulsations du cœur du fœtus peuvent être reconnues et comptées. Ces pulsations se distinguent de celles des artères maternelles par leur plus grande rapidité. D'après le docteur Hope, leur fréquence est en raison inverse de l'époque de la gestation ; elle est de 160 pulsations vers le cinquième mois et de 120 vers le neuvième.

Lorsqu'ils sont clairement entendus, les battements du cœur

du fœtus constituent un des signes les plus précieux, car non seulement ils établissent, d'une manière à peu près certaine, l'existence de la grossesse, mais ils prouvent encore que l'enfant est en vie.

Les bruits du cœur fœtal peuvent cependant ne pas être perçus et leur absence n'est pas une preuve absolue ni de la mort de l'enfant ni de la non-existence de la grossesse. La position du corps du fœtus, l'épaisseur des parois abdominales, la quantité de liqueur amniotique et certains états pathologiques peuvent empêcher la perception de ces bruits. On les voit quelquefois disparaître subitement, puis reparaître au bout d'une semaine ou deux.

On perçoit encore par l'auscultation de l'abdomen pendant la grossesse un autre bruit isochrone au pouls de la mère et accompagné d'un souffle sans battement : c'est le souffle puerpéral, que Bouillaud place dans les artères iliaques comprimées par l'utérus, et Depaul dans les artères hypertrophiées de la matrice [1].

Signes équivoques. — Nous ne parlerons pas des symptômes qui affectent la santé générale : horripilations, inappétence, nausées, vomissements, etc., qu'une femme peut simuler ou dissimiler ; nous ne nous arrêterons qu'aux signes qui, quoique incertains, ont une valeur très réelle.

Suppression des règles. — Ce signe se montre habituellement aussitôt après la conception, mais il n'est pas rare de le voir apparaître beaucoup plus tard. Certaines femmes sont réglées pendant toute la durée de leur grossesse, d'autres voient leurs menstrues apparaître et disparaître à plusieurs reprises différentes dans la même gestation. Comme les femmes reconnaissent ordinairement l'époque de la conception par celle de la cessation des règles, il arrive assez fréquemment que le prolongement de l'écoulement menstruel en impose sur la durée réelle de la gestation. Il est aussi des femmes qui conçoivent avant d'être réglées et d'autres qui deviennent plusieurs fois enceintes sans l'avoir jamais été [2].

---

1. Consultez à ce sujet l'intéressante discussion qui a occupé l'Académie de médecine. (*Bulletin de l'Académie*, 4, 11 et 18 juillet 1876.)

2. Le docteur Murphy a publié l'observation d'une femme qui dans l'intervalle de dix-huit années a eu huit enfants sans avoir jamais été réglée. (TAYLOR, *Med. journ.*) Une autre femme accoucha d'un enfant à terme sans que la menstruation

Ces différentes raisons, ainsi que les nombreux états pathologiques qui peuvent amener la suppression des règles, montrent la valeur qu'on doit accorder à ce signe lorsqu'il s'agit de procéder à une constation médico-légale de la grossesse.

Gonflement du sein et rembrunissement du mamelon. — Ces deux caractères sont communs à toutes les femmes enceintes, mais leur appréciation par l'expert est d'une extrême difficulté. Le gonflement du sein n'est le plus souvent appréciable que par la femme elle-même, et le rembrunissement des mamelons ne peut être remarqué qu'autant que la femme est jeune et primipare. On sait du reste que chez les personnes brunes, le mamelon est naturellement plus foncé.

La *sécrétion des seins*, qui consiste en un écoulement séreux se montrant fort tard, ne saurait être prise en grande considération, car elle existe parfois en dehors de la grossesse. Belloc [1] parle d'une servante qui, pour apaiser les cris d'un enfant, lui présenta le sein et fut fort surprise au bout de quelque temps d'avoir du lait. Kennedy [2] cite le cas d'une femme dont les mamelles secrétèrent du lait en quantité suffisante pour allaiter depuis 25 ans jusqu'à 72, sans interruption.

Présence de la kyestéine dans l'urine. — Si, après avoir reçu l'urine d'une femme enceinte dans un verre, on laisse celui-ci en repos pendant vingt-quatre heures dans un endroit éclairé et aéré, on voit apparaître à la surface du liquide la *kyestéine*, sous la forme d'une pellicule amorphe. Les opinions varient sur la nature de cette substance. D'après Bird [3] ce serait un mélange d'huile et de caséine avec des phosphates terreux. Lhéritier la considère comme une simple modification de l'albumine. Casper n'attache qu'une faible importance à ce signe et, d'après les recherches du docteur Moller, la présence de la kyestéine dans l'urine des femmes enceintes ne serait pas constante ; des observateurs ont prétendu l'avoir rencontrée chez des femmes vierges.

Changements subis par l'utérus. — Pendant les premiers mois, le col de l'utérus paraît plus gros et plus mou, quoique con-

---

ait cessé d'être régulière pendant toute la durée de la grossesse. (*Méd Tim. and Gaz.*, 30 avril 1859.)

1. BELLOC, *Médecine légale*, p. 70.
2. *Méd. chir. Review*, vol. XXI, p. 202.
3. *Guy's hospital Reports*, avril 1840, p. 26.

servant sa longueur normale. Son orifice, qui était triangulaire, devient circulaire vers le milieu de la gestation. C'est alors aussi que le col diminue de longueur et qu'il se dilate à sa partie supérieure de manière à s'effacer complètement à la fin de la grossesse. Il acquiert à cette époque un état membraneux et s'amincit au point de laisser facilement sentir le fœtus au toucher. A ces changements du col, il faut ajouter les changements de volume et de position que subit le corps de l'utérus lui-même. Pendant les trois premiers mois, l'utérus s'arrondit et commence à augmenter de volume, sans toutefois quitter la cavité pelvienne. A trois mois révolus, il a atteint le bord supérieur du pubis ; à quatre mois, il dépasse le pubis d'environ cinq centimètres. Dans le courant du cinquième et du sixième mois, il se rapproche de plus en plus du niveau de l'ombilic, qu'il finit par dépasser vers le septième mois. Pendant le huitième mois, l'utérus occupe la région épigastrique, et pendant le neuvième, il retombe en avant et paraît s'enfoncer dans la cavité pelvienne, ce qui est dû à un commencement de dilatation de la partie supérieure du vagin.

Nous signalerons encore quelques signes moins importants : coloration foncée et turgescence du vagin, dilatation de l'abdomen, vergetures des parois abdominales, coloration de la peau sur certaines parties du corps, nausées, vomissements, bizarreries des goûts, perte de l'appétit, etc.

En résumé, on peut dire que *le diagnostic de la grossesse est extrêmement incertain pendant les quatre premiers mois, mais que la réunion des principaux signes que nous venons de décrire permet d'acquérir la certitude vers le sixième mois, du moins dans la majorité des cas.*

2° A quelle époque remonte la conception ? — Dans les circonstances ordinaires, on reconnaît la date de la conception par celle de la dernière menstruation ; mais, si l'on se souvient de ce qui a été dit à propos de la suppression des règles comme signe de la grossesse, on verra aisément que ce calcul n'a aucune valeur lorsqu'il s'agit d'une constatation médico-légale.

Les autres signes sur lesquels on pourra s'appuyer pour établir la date de la conception sont les battements cardiaques du fœtus, qu'on entend à partir du quatrième ou du cinquième mois, et les mouvements actifs du fœtus, qu'on perçoit ordinairement vers le quatrième ou le cinquième mois.

Cette question est des plus difficiles à résoudre, car on ne peut jamais arriver qu'à un résultat très approximatif. Du reste, dans la plupart des cas, la visite sera inutile et l'accouchement sera lui-même le meilleur indice pour obtenir la date de la conception. On conçoit en effet que le tribunal préfère remettre son jugement jusqu'à l'époque où la délivrance vienne mettre fin à tous les doutes.

3º **Une femme est-elle d'âge à concevoir ? Aptitude à la copulation et à la génération chez les deux sexes.** — La question médico-légale posée pour la femme nous conduit naturellement à l'étude de la même question chez les deux sexes.

Chez l'homme, l'aptitude à la génération se manifeste un ou deux ans après l'aptitude à la copulation, et elle finit, chez beaucoup de vieillards, bien avant qu'ils aient cessé d'être aptes au coït. Selon Casper, la faculté du coït se manifeste à 13 ans et l'aptitude à la fécondation à 15, mais l'aptitude au coït se prolonge quelquefois au delà de 70 ans. En ce qui concerne l'âge avancé, nous rappellerons que sur 51 vieillards encore aptes à la copulation, Duplay en a trouvé 14 dont le sperme ne contenait plus de spermatozoïdes. On connaît du reste l'influence des climats, de l'alimentation et de la santé générale sur les fonctions génitales et sur la production des spermatozoïdes. Il est donc impossible de bien préciser l'époque à laquelle commence et cesse chez l'homme l'aptitude à la génération et, en présence des exemples de fécondations précoces et tardives, le médecin devra déclarer que des garçons encore enfants et des vieillards sont dans la *possibilité* de procréer.

Cette question a une certaine importance chez l'homme. De ce que la loi prohibe le mariage avant 18 ans, on s'est parfois efforcé de conclure que la reconnaissance qu'un individu aurait faite postérieurement d'un enfant né à une époque telle que le prétendu père aurait eu alors moins de 18 ans, devrait être nulle. Mais comme il existe des cas nombreux de procréation précoce, le fait d'avoir été âgé de moins de 18 ans au moment de la conception ne saurait entrer en ligne de compte. Du reste, la contestation de la reconnaissance est toujours possible de la part des intéressés ; les tribunaux auront toujours la faculté de l'annuler s'ils reconnaissent qu'elle a été frauduleuse.

Chez la femme, l'aptitude à la génération commence avec l'apparition des règles et elle finit avec leur cessation. Mais cette règle générale présente de trop fréquentes exceptions pour être admise d'une manière absolue, surtout en médecine légale. On a de nombreux et authentiques exemples de personnes qui ont conçu, soit avant la première apparition de leurs règles soit après leur cessation. Haller parle de deux femmes qui ont accouché l'une à 60, l'autre à 70 ans, et les exemples opposés ne sont pas rares, surtout dans certaines contrées où l'on marie les filles à un âge peu avancé.

L'article 27 du Code pénal ne fait, du reste, aucune mention de l'âge et chaque fois qu'une femme condamnée à mort se dira enceinte, il sera ordonné de la visiter [1]. L'expert réclamera donc un sursis chaque fois qu'il entrera dans son esprit le moindre doute, afin que les progrès de la grossesse ou l'immobilité des phénomènes puissent l'amener à une certitude absolue sur l'état de la femme.

4° Une femme peut-elle ignorer sa grossesse ? — Si l'on peut admettre aisément qu'une femme puisse, sous l'influence de narcotiques, ou d'anesthésiques, devenir enceinte sans le savoir, il est bien difficile d'admettre qu'elle puisse ignorer son état jusqu'au moment de l'accouchement. On a cependant des exemples assez nombreux pour admettre la possibilité du fait [2].

Les cas où l'expert aura à résoudre cette question sont assez nombreux, car un grand nombre de femmes, accusées d'infanticide, prétendent avoir ignoré leur grossesse et n'avoir pu, par conséquent, prendre les précautions nécessaires à la conservation de leur enfant.

« Il est incontestable, dit Orfila, qu'une femme complètement idiote peut ignorer sa grossesse ; en est-il de même de celle dont on a abusé pendant qu'elle était enivrée par des narcoti-

1. D'après une loi du 23 germinal an III, « aucune femme prévenue d'un crime emportant la peine de mort ne pouvait être mise en jugement avant qu'il n'eût été vérifié de la manière ordinaire qu'elle n'était pas enceinte. » Il est regrettable que cette loi humanitaire ne figure plus dans notre législation.

2. Voyez l'observation de Fodéré, de Duquesnel. M. Long rapporte un cas dans lequel il fut appelé par une dame de vingt-quatre ans pour des spasmes. A son arrivée, il n'a que le temps de mettre au monde un enfant de sept mois. Ni la dame, ni son mari, ne se doutaient de la grossesse. (*Med. Tim. and. Gaz.* 13 juin 1857, p. 592.)

ques, des spiritueux, ou pendant qu'elle était frappée d'asphyxie ou d'apoplexie ? Nous avons établi que la fécondation peut avoir lieu chez une personne qui est dans l'un ou l'autre de ces états, mais il ne faut pas conclure que, parce que la femme a été abusée à son insu, elle devra nécessairement ignorer plus tard qu'elle est enceinte. »

Desgranges, de Lyon, a rapporté le cas d'une femme de quarante-cinq ans, multipare, qui parvint jusqu'au terme d'une grossesse sans avoir le moindre doute sur son état. Les faits analogues qui ont été mentionnés se rapportent généralement à des affections et des tumeurs qui s'opposent au diagnostic de la grossesse.

En somme, il est possible qu'une femme soit de bonne foi, lorsqu'elle affirme avoir ignoré sa grossesse jusqu'au moment de l'accouchement. Mais il nous paraît difficile d'admettre que l'erreur persiste au moment de l'accouchement, au point que la femme ne distingue pas les douleurs de l'enfantement de celle qu'elle éprouve à l'époque des règles.

Le Code pénal prussien admet que, « si le fœtus est déjà âgé de 30 semaines, l'excuse que la mère n'avait plus conscience de son état n'est plus valable. »

5° La grossesse peut-elle excuser des actes contraires à la morale et aux lois.

— Cette question est une des plus fréquemment soulevées devant les tribunaux, car les cas où une femme cherche à excuser un vol ou une autre faute par son état de grossesse sont nombreux.

Capuron [1] s'est élevé avec force contre cette croyance, qui tend à faire autoriser jusqu'aux crimes les plus grands. En effet, quoiqu'on doive admettre l'influence de la grossesse sur le moral de la femme, on ne saurait cependant croire que cette influence puisse faire oublier les lois de la morale et de la société. « Qu'une femme enceinte ait envie de manger des fruits verts, du poivre, du sel, du plâtre ; qu'elle boive plus qu'à l'ordinaire du vin, du café, de l'eau-de-vie ; qu'elle dérobe des friandises ; il y a loin de là au désir de voler, de mordre, de tuer son mari ». Toutefois cette matière est très délicate surtout lorsqu'il s'agit de généraliser.

On a beaucoup discuté sur le sujet, et la question n'est pas

1. CAPURON, *Médecine légale des accouchements*, p. 90.

résolue. Chaque fois qu'il s'agira d'un vol commis par une personne d'une condition où ce genre de délit est fréquent, les juges auront bien de la peine à admettre l'influence de la grossesse. Mais lorsqu'il s'agira d'un crime accompagné de circonstances bizarres et étranges, comme on en a de nombreux exemples, la question changera de face et se rapprochera de l'aliénation mentale. Les cas de ce genre survenant sous l'unique influence de la grossesse sont à la vérité fort rares.

La conduite du médecin-légiste sera évidemment des plus circonspectes lorsqu'il sera appelé à statuer en pareille circonstance. Il devra prendre en considération la condition morale et sociale de l'accusée, s'enquérir de son tempérament et de ses habitudes avant la grossesse, chercher à savoir si elle est habituellement sujette à des attaques d'hystérie ; mais dans tous les cas, il ne pourra que donner une appréciation générale et très réservée.

C'est surtout en se plaçant sur le terrain de la médecine mentale que la question pourra être résolue. On attachera donc une grande importance aux antécédents morbides, à l'hérédité et à toutes les circonstances pouvant déterminer chez la femme la folie puerpérale.

6° Une femme peut-elle, pendant la gestation, concevoir une seconde fois ? De la superfétation et des naissances gémellaires. — Quoique beaucoup d'auteurs modernes nient la possibilité de la superfétation, elle a encore de nombreux partisans. Si l'on acceptait à la lettre les nombreuses observations que nous ont léguées les anciens auteurs, la question ne laisserait subsister aucun doute ; mais ces observations sont malheureusement entourées d'une certaine obscurité qui semble rendre leur authenticité quelque peu douteuse. « Presque toutes les histoires de superfétation, dit Velpeau, paraissent pouvoir être rapportées : 1° à des grossesses doubles dans lesquelles l'un des fœtus, mort longtemps avant terme, s'est conservé dans les membranes et n'a été expulsé qu'avec celui qui a continué de vivre ; 2° ou bien à des grossesses de jumeaux inégalement développés et nés à des termes différents ; 3° ou bien à des cas de grossesse extra-utérine qui n'ont pas empêché la gestation naturelle ; 4° ou bien enfin à des cas où l'utérus était bicorne, c'est-à-dire partagé en deux cavités. »

« Il peut encore arriver, dit le même auteur, que des germes
vivifiés par la même copulation ne descendent dans la cavité
utérine qu'assez longtemps l'un après l'autre ; que les deux
ovules n'ayant pas un degré égal de maturité lors de leur union
avec le principe fécondant, l'un de ces germes ne se dégage
que difficilement de l'ovaire, y reste adhérent sans se développer avec la même rapidité que son congénère, ne sorte de
la vésicule et ne passe dans la trompe qu'après un intervalle
plus ou moins considérable. Ou bien les deux jumeaux contenus dans l'utérus, se gênant réciproquement, cette gêne nuit
plus à l'un qu'à l'autre ; l'un se développe d'autant moins vite
que l'autre prend plus d'accroissement ; l'un peut naître avant
terme, l'autre ne peut naître qu'après. »

Cependant, les auteurs ont admis avec quelque apparence de
raison la possibilité de la superfétation dans les circonstances
suivantes : 1° Lorsque une femme a des rapports soit avec le
même homme, soit avec des hommes différents, dans un laps
de temps qui ne dépasse pas quelques jours [1]. La fréquence
des cas où une femme pratique le coït à des intervalles très
rapprochés et avec des hommes différents, et la rareté des
observations authentiques de superfétation, semblent devoir
être opposées avec raison à cette possibilité. Rambotham
admet la possibilité de la superfétation, mais il faut alors que
la seconde fécondation ait eu lieu avant que le premier œuf
fécondé ait pénétré dans la cavité utérine. La membrane dé-
cidue qui se forme alors et la présence du mucus gélatineux
qui obstrue le col utérin s'opposent nécessairement à une
seconde fécondation. 2° La superfétation est encore possible
lorsque l'utérus est partagé en deux cavités et que chacune de
ces cavités vient s'ouvrir dans le vagin. Cassan a réuni à peu
près toutes les observations d'utérus bilobés que nous ont lais-

1. Une femme blanche de Boston, mère de trois enfants, donna naissance à
deux jumeaux, le 16 janvier, un intervalle d'une heure ayant séparé la naissance
de chaque enfant. Celui qui était venu au monde le premier était complètement
noir et présentait tous les caractères de la race nègre ; le second avait la peau
très blanche, des cheveux blonds et des yeux bleus. La différence entre les deux
enfants devint encore plus accentuée à mesure qu'ils avançaient en âge. La mère,
ayant été questionnée sur ce fait, reconnut avoir eu des rapports avec un homme
blanc cinq jours avant sa dernière menstruation, et avec un homme noir trois
jours après cette même menstruation. Elle eut pendant tout le mois suivant des
rapports avec l'homme blanc, mais elle affirma n'avoir eu qu'un seul rapprochement avec le nègre à l'époque précitée. (*Med. Tim. and. Gaz.*, 10 août 1854.)

sées les auteurs; il n'en cite pas moins de vingt et une, parmi lesquelles se trouvent celles de Haller, Dupuytren, Boivin, etc.

Nous pensons que, dans l'état actuel de nos connaissances, la possibilité de la superfétation ne peut être niée d'une façon absolue. Chez les animaux, on observe fréquemment une su-perfécondation dans la première période de l'ovulation. Chez la femme, les grossesses gémellaires ont certainement lieu par superfécondation pendant la première période d'ovulation (Hoff-mann).

La superfétation et les grossesses gémellaires peuvent soule-ver quelques questions médico-légales importantes. Si, par exemple, un enfant naturel est reconnu avant sa naissance, et si la mère accouche de deux enfants, la reconnaissance de-vra-t-elle s'étendre à tous les deux ou à un seul? Il semble naturel d'admettre, avec la plupart des jurisconsultes, que tous deux doivent également profiter de la reconnaissance qui avait été faite en faveur du produit du ventre, quel qu'il fût. Du reste, la reconnaissance, comme acte d'état civil, ne peut plus subir de modifications une fois faite.

Un autre cas peut se présenter : lorsque deux enfants sont nés de la même grossesse, la reconnaissance de l'un seulement, faite postérieurement à la naissance, doit-elle s'appliquer ex-plicitement à l'autre? Cette question n'est pas encore bien ré-solue ; si l'on admettait la possibilité de la superfétation, celui-là seul auquel la reconnaissance est dévolue devrait en profiter, la reconnaissance étant un acte purement facultatif, et la re-cherche de la paternité étant interdite. Mais, d'un autre côté, en rejetant la possibilité de la superfétation ou en ne l'admettant que comme une double conception, on peut dire que le père de l'un des enfants est nécessairement le père de l'autre, et, partant de là, que la reconnaissance accordée à l'un doit être également accordée à l'autre,

Les institutions monarchiques et politiques relatives à la primogéniture n'existant plus en France, nous ne parlerons ici que pour mémoire des nombreuses questions médico-légales qu'elles pouvaient soulever. De grandes discussions avaient d'abord eu lieu pour savoir lequel des deux enfants jumeaux avait été conçu le premier ; mais la loi avait fini par trancher la difficulté en datant l'âge de l'enfant, non pas du moment de la conception, mais de celui de la naissance.

En somme, on peut dire que la superfétation, qui n'est pas

impossible théoriquement, est encore entourée aujourd'hui de trop d'incertitudes pour trouver des applications positives en médecine légale.

ARTICLE III

DE L'ACCOUCHEMENT. — QUESTIONS DE SURVIE, VIABILITÉ, EXPOSITION, SUPPRESSION, SUPPOSITION ET SUBSTITUTION DE PART.

LÉGISLATION. — *Code civil*, ART. 55. — Les déclarations de naissance seront faites dans les trois jours de l'accouchement, à l'officier de l'état civil du lieu : l'enfant lui sera présenté.

ART. 56. — La naissance de l'enfant sera déclarée par le père, ou à défaut du père, *par les docteurs en médecine ou en chirurgie, sages-femmes, officiers de santé* ou autres personnes qui auront assisté à l'accouchement ; et, lorsque la mère sera accouchée hors de son domicile, par la personne chez qui elle sera accouchée. L'acte de naissance sera rédigé de suite, en présence de deux témoins.

ART. 57. — L'acte de naissance énoncera le jour, l'heure et le lieu de la naissance, le sexe de l'enfant et les prénoms qui lui seront donnés, les prénoms, nom-profession et domicile des père et mère et ceux des témoins.

ART. 58. — Toute personne qui aura trouvé un enfant nouveau-né sera tenue de le remettre à l'officier de l'état civil ainsi que les vêtements et autres effets trouvés avec l'enfant et de déclarer toutes les circonstances du temps et du lieu où il aura été trouvé. Il en sera dressé un procès-verbal détaillé qui annoncera, en outre, l'âge apparent de l'enfant, son sexe, les noms qui lui seront donnés, l'autorité civile à laquelle il sera remis. Ce procès-verbal sera inscrit sur les registres.

Code pénal, ART. 346. — Toute personne qui, ayant assisté à un accouchement, n'aura pas fait la déclaration à elle prescrite par l'article 56 et dans les délais fixés par l'article 55, sera punie d'un emprisonnement de six jours à six mois et d'une amende de 16 à 300 francs.

ART. 347. — Toute personne qui, ayant trouvé un enfant nouveau-né, ne l'aura pas remis à l'officier de l'état civil, ainsi qu'il est prescrit par l'article 58 du Code civil, sera punie des peines portées au précédent article. La présente disposition n'est point applicable à celui qui aurait consenti à se charger de l'enfant, et qui aurait fait sa déclaration à cet égard devant la municipalité du lieu où l'enfant a été trouvé.

ART. 348. — Ceux qui auront porté à un hospice un enfant au-dessous de l'âge de sept ans accomplis, qui leur aurait été confié, afin qu'ils en prissent soin ou pour toute autre cause, seront punis d'un emprisonnement de six semaines à six mois et d'une amende de 16 à 50 francs. Toutefois aucune peine ne sera prononcée s'ils n'étaient pas tenus ou ne s'étaient pas obligés de pourvoir gratuitement à la nourriture et à l'entretien de l'enfant et si personne n'y avait pourvu.

ART. 349. — Ceux qui auront exposé ou délaissé *en un lieu solitaire* un enfant au-dessous de l'âge de sept ans accomplis, ceux qui auront donné l'ordre de l'exposer ainsi, si cet ordre a été exécuté, seront, pour ce seul fait, condamnés à un emprisonnement de six mois à deux ans, et à une amende de 16 francs à 200 fr.

Art. 350. — La peine portée au précédent article sera de deux ans à cinq ans, et l'amende de 50 francs à 400 francs, contre les tuteurs ou tutrices, instituteurs ou institutrices de l'enfant exposé et délaissé par eux ou par leur ordre.

Art. 351. — Si, par suite de l'exposition et du délaissement prévus par les articles 349 et 350, l'enfant est demeuré mutilé ou estropié, l'action sera considérée, comme blessures volontaires à lui faites par la personne qui l'a exposé ou délaissé ; et si la mort s'en est suivie, l'action sera considérée comme meurtre : au premier cas, les coupables subiront la peine applicable aux blessures volontaires ; et au second cas, celle du meurtre.

Art. 352. — Ceux qui auront exposé ou délaissé *en un lieu non solitaire* un enfant au-dessous de l'âge de sept ans accomplis seront punis d'un emprisonnement de trois mois à un an, et d'une amende de 16 francs à 100 francs.

Art. 353. — Le délit prévu par le précédent article sera puni d'un emprisonnement de six mois à deux ans, s'il a été commis par les tuteurs ou tutrices, instituteurs ou institutrices de l'enfant.

Art. 354. — Les coupables d'enlèvement, de recel ou de suppression d'un enfant, de substitution d'un enfant à un autre ou de supposition d'un enfant à une femme qui ne sera pas accouchée, seront punis de la réclusion. S'il n'est pas établi que l'enfant n'ait pas vécu, la peine sera d'un mois à cinq ans d'emprisonnement. S'il n'est pas établi que l'enfant ait vécu, la peine sera de six jours à deux mois d'emprisonnement. Seront punis de la réclusion ceux qui, étant chargés d'un enfant, ne le représenteront point aux personnes qui auront le droit de le réclamer.

Code civil, Art. 725. — Sont incapables de succéder..... *celui qui n'est pas né viable.*

Art. 906. — ..... La donation ou le testament n'auront leur effet qu'autant que l'enfant *sera né viable.*

Art. 341. — La recherche de la maternité est admise. L'enfant qui réclame sa mère sera tenu de prouver qu'il est identiquement le même que l'enfant dont elle est accouchée.

Interprétation. — Jurisprudence.

D'après cet exposé de la législation, on voit que la loi constate d'abord la naissance de l'enfant et assure sa filiation, qu'elle fixe les conditions nécessaires au nouveau-né pour succéder, et qu'elle prévoit et punit les crimes relatifs à l'exposition, à la suppression, à la supposition et à la substitution de part. Nous étudierons donc séparément les particularités médico-légales qui se rattachent à chacune de ces questions.

§ 1er. — Accouchement.

Signes de l'accouchement. — Un grand nombre de causes peuvent pousser la femme à dissimuler l'accouchement, mais c'est principalement dans les accusations d'infanticide que le médecin-légiste sera appelé à constater les traces d'un accouchement récent ou ancien.

Les *signes de l'accouchement récent* se tirent : **A.** de l'état des organes de la génération et de la lactation, et **B.** de l'examen des produits expulsés et des sécrétions.

A. *Immédiatement après l'accouchement*, les organes génitaux sont rouges et tuméfiées, la fourchette saignante et déchirée, surtout chez les primipares, les rides du vagin ont disparu. Le col utérin est mou, dilaté et permet l'introduction du doigt ; il est très abaissé dans le vagin, et ses lèvres sont gonflées et souvent fendillées. La peau de l'abdomen est souple, plissée, éraillée ; la ligne blanche est amincie et présente une ligne bleuâtre qui s'étend du pubis à l'ombilic. La palpation de la paroi abdominale donne la sensation d'une tumeur mobile, située le plus souvent à droite et au-dessous de l'ombilic, et qui n'est autre chose que l'utérus. Les caractères qui indiquent la congestion et la contusion des organes génitaux externes ne persistent que pendant quelques jours.

L'écoulement lochial, qui constitue, au point de vue qui nous occupe, le principal phénomène de l'accouchement, s'établit vers le deuxième ou le troisième jour. Il est souvent précédé d'un écoulement sanguin qui se manifeste quelques heures après l'accouchement. La *fièvre de lait*, qui n'est pas constante, survient en général à la fin du troisième jour. Le flux lochial est alors diminué ; il reparaît avec plus d'intensité après la cessation de la fièvre, vers le cinquième jour. Le liquide des lochies a une couleur blanc jaunâtre, il est séreux, laiteux ou puriforme, et exhale une odeur fade et nauséabonde. Les lochies sont souvent mêlées de sang dans les premiers jours.

A mesure que coulent les lochies, un travail de résorption s'opère du côté de l'utérus ; cet organe diminue de volume, s'enfonce de plus en plus dans le petit bassin et disparaît derrière le pubis vers le onzième jour. Mais ce n'est guère qu'au bout de six à huit semaines qu'il a repris son volume normal. L'écoulement menstruel reparaît à cette époque, et il est alors impossible de constater les traces d'un accouchement récent.

Du côté des seins, on observe les phénomènes suivants : au moment de l'apparition de la sécrétion lactée, gonflement qui peut être assez considérable pour gêner, chez certaines femmes, les mouvements des bras ; ce gonflement diminue rapidement vers le cinquième jour. Dès le deuxième jour, les seins donnent, par la pression, un liquide jaunâtre et séreux, le *colostrum.*

B. *Examen des sécrétions et du produit expulsé.* — D'après Donné, l'examen microscopique du lait peut fournir des indices sur la date de l'accouchement. « Le premier jour, dit cet auteur, le colostrum est jaunâtre, demi transparent, alcalin ; les globules, presque tous agglomérés, sont très disproportionnés entre eux, et mêlés de corps granuleux d'une forme variée, ainsi que de gouttelettes oléagineuses. Par l'ammoniaque, il se prend tout entier en une masse visqueuse et filante. Le troisième jour, lors de l'invasion de la fièvre de lait, il présente encore peu de changements, seulement il contient moins de corps granuleux. Le sixième jour, le lait est très jaune et bleuit fortement le papier de tournesol rougi, les globules sont mieux proportionnés entre eux ; il y a encore des gouttelettes oléagineuses, mais on n'y voit plus cette poussière de petits corps granuleux. Le septième jour, le lait est encore très jaune et d'une grande consistance ; les globules sont mieux circonscrits et bien proportionnés, les masses agglomérées disparaissent, les corps granuleux deviennent très rares. Le dixième jour, le lait, devenu abondant, est formé de globules très nombreux, très serrés, mais d'une grosseur encore irrégulière. Le quinzième jour, le lait est devenu d'un beau blanc mat, avec une légère teinte jaune, et l'on n'y aperçoit plus que de temps en temps de petits corps granuleux et de petites agglomérations, Par l'ammoniaque il donne encore un peu de viscosité. Enfin, le vingt-quatrième jour, le lait est tout à fait blanc, riche en globules uniformes et sans aucun autre corps[1].

L'*examen des produits expulsés* doit d'abord porter sur le

1. *Cours de microscopie,* 1884, p. 405.

fœtus et le délivre, lorsqu'on est assez heureux pour les trouver, puis sur les liquides et les taches produites par le sang, les lochies, le liquide amniotique, le méconium, la matière sébacée. Nous reviendrons sur ce point dans le chapitre destiné aux recherches chimiques et micrographiques relatives à la médecine légale.

Les *signes de l'accouchement ancien* sont incertains, ils reposent principalement sur la dilatation du vagin, l'effacement de la fosse naviculaire, les cicatrices du périnée, les changements du col utérin, le relàchement et les vergetures de la paroi abdominale, la coloration de la ligne blanche et de l'aréole mammaire.

« La *date* de l'accouchement ancien, dit M. Tourdes, rentre dans les problèmes que la science ne peut résoudre d'une manière positive. L'effacement graduel des signes qui, par eux-mêmes, ont une intensité variable, ne fournit que de faibles indices. »

Il sera également très difficile, pour ne pas dire impossible, de dire *combien de fois une femme est accouchée* ; cette question pourra être posée dans le cas où la justice soupçonnera plusieurs infanticides successifs, mais l'expert n'a, pour la résoudre affirmativement, que des signes, trop incertains.

Après la mort, les constatations anatomiques faites sur l'utérus ont une grande valeur. Dans l'accouchement *récent*, la muqueuse utérine est épaisse, rouge et molle ; la cavité est remplie de sang et de débris de caduque ; à l'insertion du placenta, la membrane est mamelonnée, saillante, couverte de sang coagulé mêlé aux débris du placenta utérin. La tunique musculeuse est notablement hypertrophiée, les fibres contractiles sont allongées et très épaissies : normalement, elles ont $0^{mm},05$ à $0^{mm},07$ de longueur sur $0^{mm},005$ de largeur, et elles acquièrent par la grossesse $0^{mm},2$ de longueur sur $0^{mm}01$ d'épaisseur. La muqueuse reprend les caractères de l'état de vacuité du soixante au soixante-dixième jour (Colin). Dans l'accouchement *ancien*, les signes anatomiques ont moins de valeur. Le volume de l'utérus, le rapport entre la longueur du col et celle du corps fournit des indices. M. Schnepf, cité par Tourdes, indique les moyennes suivantes ; avant la puberté, col 18 millimètres, corps 8, total 26 ; après la puberté, col 24, corps 32, total 56 ; après la grossesse, col 26, corps 33, total 59.

Le col utérin présente des signes importants pour la constatation de l'accouchement ancien. Chez la femme nullipare le col est petit et percé à son centre d'un orifice étroit *en trou d'aiguille*. — Chez la femme multipare le col est plus volumineux et l'orifice est irrégulier, plus grand et souvent déchiqueté.

En *résumé*, nous dirons que la preuve de l'accouchement, qui ne saurait résulter de la constatation d'un seul signe, peut être évidente lorsqu'on rencontre un ensemble de caractères. Pour la constatation de l'accouchement, comme pour celle de la grossesse et de la plupart des observations médico-légales, la conviction résulte de l'ensemble des faits et non de chaque fait pris isolément.

Hystérotomie post mortem. — Lorsqu'une femme meurt dans un état de grossesse avancée, que doit faire le médecin à l'égard de l'enfant qu'elle porte dans son sein ? En 1833, la femme Piraud, garde-malade, remplissait sans diplôme les fonctions de sage-femme auprès d'un femme qui succomba pendant les douleurs de l'enfantement. Trois heures après la mort, par les conseils et sur les instances d'un ecclésiastique, elle pratiqua l'opération césarienne. Ils furent poursuivis tous deux pour violation indirecte de la loi sur les inhumations et pour exercice illégal de la chirurgie. Acquittés par la Cour de Grenoble, ils furent condamnés par la Cour de cassation [1]. A la suite d'un fait analogue, observé en 1846, M. de Kergaradec approuva comme médecin la conduite des tribunaux, mais, se plaçant au point de vue religieux, il prétendit qu'il y a obligation de pratiquer l'opération césarienne aussitôt après la mort d'une femme enceinte et que, à défaut d'homme de l'art, tout individu peut et doit pratiquer cette opération. Malgré l'autorité du P. Cangiamila, auteur du *Traité d'embriologie sacrée*, et celle d'un grand nombre de prélats, nous pensons que la médecine légale doit rester en dehors de ces considérations religieuses, que nous avons été fort étonné de voir présentées et soutenues à l'Académie de médecine [2].

Le médecin sera donc libre de pratiquer l'hystérotomie lorsqu'il le jugera convenable et sa responsabilité sera toujours à l'abri. Nous acceptons sans réserve l'opinion de Briand et Chaudé ainsi formulée : « Lorsque l'homme de l'art s'est assuré par les divers moyens que lui indique la science que la mère à

1. BRIAND et CHAUDÉ, 1re édit., p. 183.
2. *Bull. de l'Acad. de méd.*, t. XXVI.

cessé de vivre, qu'il a donné avis à l'officier de l'état civil de l'urgence de l'opération, qu'il l'a pratiquée, selon la recommandation expresse de tous les auteurs, par les mêmes procédés et par les mêmes soins que s'il opérait sur une femme vivante, il est l'abri de tout reproche. »

Mais nous pensons que l'hystérotomie pratiquée par un individu étranger à la médecine, fût-il ecclésiastique, constitue un délit d'exercice illégal de la chirurgie.

§ 2. — Questions de survie.

LÉGISLATION. — *Code civil*, ART. 720. — Si plusieurs personnes respectivement appelées à la succession l'une de l'autre périssent dans un même événement, sans qu'on puisse reconnaître laquelle est décédée la première, la *présomption de survie* est déterminée par les circonstances du fait, et, à défaut, par la force de l'âge et du sexe.

ART. 721. — Si ceux qui ont péri ensemble avaient moins de quinze ans, le plus âgé sera présumé avoir survécu ; s'ils étaient tous deux au-dessus de soixante ans, le moins âgé sera présumé avoir survécu ; si les uns avaient moins de quinze ans et les autres plus de soixante, les premiers seront présumés avoir survécu.

ART. 722. — Si ceux qui ont péri ensemble avaient quinze ans accomplis et moins de soixante, le mâle est toujours supposé avoir survécu lorsqu'il y a égalité d'âge ou si la différence qui existe n'excède pas une année. S'ils étaient du même sexe, la présomption de survie qui donne ouverture à la succession dans l'ordre de la nature doit être admise. Ainsi le plus jeune est présumé avoir survécu au plus âgé.

INTERPRÉTATION. — JURISPRUDENCE.

D'après cette exposé de la législation on voit que les questions de survie ne se rapportent pas exclusivement aux accouchements. Elles peuvent, en effet, se présenter dans un grand nombre d'autres circonstances, lorsque deux personnes appelées à la succession l'une de l'autre ont péri dans le même événement. Mais la question est le plus souvent soulevée lorsque la mère a péri pendant le travail ; elle est alors posée de la manière suivante : *Lorsque dans le travail de l'accouchement la mère et l'enfant ont succombé, lequel est supposé avoir survécu ?* On comprend l'intérêt qui s'attache à la solution de cette question dans le cas où deux époux n'auraient pas d'autres enfants issus de leur mariage ; si l'enfant a survécu, il a hérité de sa mère et transmet la succession à son père ; s'il a succombé le premier, il n'a pas hérité et les biens de la mère retournent à la famille.

La solution de cette question est presque impossible en obstétrique si l'on ignore les circonstances de l'accouchement. On pourra cependant s'appuyer sur les données suivantes : 1° si l'enfant porte des traces qui indiquent qu'il soit mort dans le sein de la mère ; 2° s'il présente les phénomènes de l'asphyxie des nouveau-nés ; 3° s'il a respiré ; 4° le genre de mort auquel la mère a succombé. Lorsque la science n'aura pu fournir des renseignements suffisants, la présomption de survie sera en faveur de la mère si elle a moins de soixante ans ; si elle a dépassé cet âge, l'enfant serait au contraire présumé avoir survécu.

§ 3. — Viabilité chez les nouveau-nós.

LÉGISLATION. — Voyez p. 80, *Code civil*, ART. 725 et 906.

INTERPRÉTATION. — JURISPRUDENCE.

Pour que l'enfant soit apte à hériter il faut non seulement qu'il soit conçu, mais qu'il *naisse*, c'est-à-dire qu'il sorte vivant du sein de sa mère et qu'il sorte *viable*, c'est-à-dire qu'il présente au moment de sa naissance le développement nécessaire à la continuation de son existence.

Le législateur a laissé au médecin le soin de déterminer la viabilité d'un enfant lorsqu'elle est contestée et cette détermination est souvent très difficile à établir. Si la question est soulevée après un long espace de temps et lorsque l'enfant aura déjà été inhumé, la constatation médicale sera à peu près impossible et il faudra avoir recours au témoignage des personnes qui ont soigné l'enfant et assisté à l'accouchement.

Les articles suivants, que Chaussier avait adressés en 1826 au ministre de la justice, pour compléter la législation actuelle, peuvent guider le médecin-légiste, quoiqu'ils soient de nature à soulever, au point de vue scientifique, de sérieuses objections.

ART. 1er. — Est réputé non viable, l'enfant qui naît avant les trois derniers mois de la grossesse, et qui meurt aussitôt et peu d'heures après la naissance.

ART. 2. — Est également réputé non viable, l'enfant qui, parvenu au terme de la grossesse, naît anencéphale, c'est-à-dire avec la privation totale ou partielle du cerveau et du crâne, quand il serait constaté qu'il a crié ; et celui qui a quelque autre vice de conformation tel qu'il ne puisse conserver la vie, en exercer les fonctions et qu'on ne puisse y remédier.

ART. 3. — Est également réputé non viable, tout individu qui, attaqué d'une maladie dans le sein de sa mère, meurt dans les vingt-quatre heures qui suivent sa naissance quelle qu'en soit la cause.

ART. 4. — Est aussi réputé non viable l'enfant qui, par la longueur ou la nature de l'accouchement, éprouve dans sa circulation une gêne telle qu'il naisse mourant et attaqué d'un épanchement de sang dans le cerveau et d'un véritable état de paralysie dans tous les membres, que les secours de l'art ne peuvent rétablir et qu'il meure quelques heures après sa naissance.

ART. 5. — Est reconnu et déclaré viable, apte à jouir des privilèges de la société, l'enfant dont la tête est bien conformée, qui, au plus tôt trente-six heures après la naissance, est présenté vivant et vigoureux à l'officier de l'état civil qui l'inscrit aussitôt sur ses registres avec les prénoms qu'on lui donne et les qualités des parents et des personnes qui le lui présentent.

L'expert appelé à constater la viabilité devra s'attacher aux deux points suivants : 1° *L'enfant présentait-il le degré de maturité nécessaire ? 2° Existe-t-il au moment de la naissance des maladies et des vices de conformation qui excluent la viabilité ?*

La plupart des auteurs s'accordent pour considérer comme non viables les enfants nés entre le sixième et le septième mois de la conception ; mais nous pensons que l'âge du fœtus est une donnée, mais non une preuve et qu'il faut s'adresser à d'autres caractères réunis à celui-là pour résoudre la question.

Il faut encore pour établir la viabilité que l'enfant ait une énergie fonctionnelle suffisante, une respiration complète, qu'il crie, qu'il suce ; qu'il n'apporte en naissant aucune maladie mortelle.

Les auteurs considèrent comme telle la pneumonie, la péritonite et même la syphilis. Nous pensons qu'il y a lieu d'établir des réserves à cet égard et qu'on ne doit considérer comme non viables que les enfants porteurs de vices de conformation incompatibles avec la vie.

La Cour de Bordeaux a décidé, le 8 février 1830, que la viabilité doit être présumée lorsque l'enfant né vivant à terme est bien conformé, lors même qu'il serait décédé peu d'instants après sa naissance, s'il est impossible de prouver que la mort soit le résultat d'un vice de conformation incompatible avec la vie.

La Cour d'Angers a décidé, le 20 août 1821, que l'acte de naissance ne suffit pas pour prouver la viabilité, lorsque l'enfant n'a pas été présenté à l'officier de l'état civil.

La Cour de Lyon a jugé, le 15 juin 1875, qu'on ne pouvait récuser comme expert le médecin qui a donné un certificat avant toute contestation, alors qu'il est démontré que le certificat n'a point été donné en vue d'un procès.

La Cour de Montpellier a décidé, le 25 juillet 1872, que c'est à celui qui réclame la succession du chef d'un enfant qu'on prétend mort-né à prouver qu'il était né vivant, et que l'enfant ne doit être réputé avoir vécu que lorsqu'il a complètement respiré.

Les vices de conformation que l'enfant peut apporter en naissant sont de deux ordres : par *agenèse* et par *hypergenèse*. Les premiers (acéphalie, anencéphalie, absence du cœur, de diaphragme, etc.) sont une cause de non viabilité ; les seconds (polydactylie, double genèse — frères Siamois — membres supplémentaires, etc.) sont le plus souvent compatibles avec la vie.

Un grand nombre de points relatifs à la vie et à la viabilité des nouveau-nés seront encore traités au chapitre de l'*Infanticide*. Nous appelons l'attention sur les questions suivantes que nous développons plus loin : *L'enfant est-il né vivant ? — Est-il mort pendant le travail ou immédiatement après ? — A-t-il respiré ? — A-t-il péri de mort violente ?* Etc.

§ 4. — Exposition, suppression, supposition de part.

Voyez la législation page 79.

INTERPRÉTATION. — JURISPRUDENCE.

L'*exposition* est l'abandon ou le délaissement d'un enfant dans le but de cacher sa naissance ou d'éviter les frais de son entretien. La loi a gradué la peine selon la qualité des personnes coupables, selon que le lieu de l'exposition est ou n'est pas solitaire et selon la gravité des blessures qui ont été la conséquence du fait ; mais le délit d'exposition n'existe que lorsque l'enfant a moins de sept ans accomplis. Lorsque l'exposition a été faite dans un endroit solitaire elle peut donner lieu à la prévention d'*infanticide* par défaut de soins.

La *suppression* est l'acte par lequel l'enfant est privé de son *état civil* ou en reçoit un qui ne lui appartient pas réellement. La suppression est donc bien distincte de l'infanticide : dans le premier cas il n'y a aucun attentat à la santé ou à la vie de l'enfant ; dans le second il y a un crime que la loi punit de la peine de mort. La suppression est commise par la mère pour se soustraire à la honte d'une naissance irrégulière ou par des gens intéressées à faire disparaître un enfant dont l'existence les privait d'une fortune convoitée. D'après les arrêts de la Cour de cassation (1er août 1836 — 4 juillet 1840), il n'y a pas crime de suppression lorsqu'il s'agit d'un enfant mort-né.

Il peut y avoir crime ou délit de suppression d'enfant dans le fait d'une femme qui, accouchée clandestinement d'un enfant, mort après avoir respiré, a caché le cadavre de l'enfant avec intention de dissimuler sa naissance, même lorsqu'il vient à être découvert dans les trois jours fixés par l'article 55 du Code civil pour la présentation des nouveau-nés à l'état civil et bien que la femme ait indiqué à la première réquisition où était l'enfant (Caen, 6 janvier 1875).

La Cour de cassation a décidé qu'il n'y avait pas délit dans le fait de non-déclaration d'un fœtus de cinq mois et demi (Cassation, 7 août 1874).

Le crime de suppression n'existe du reste qu'autant qu'au fait matériel du recelé et de la suppression se joint la pensée coupable d'arriver à la suppression de l'état civil de l'enfant.

L'article 345, né faisant aucune mention de l'âge que doit avoir l'enfant supprimé, s'applique non seulement aux nouveau-nés, mais aux enfants d'un âge plus avancé (Cassation, 18 mars 1859).

La *supposition* et la *substitution* ont également pour effet de donner à l'enfant un état civil qui ne lui appartient pas. Ces actes sont le plus souvent commis par la femme dans le but d'introduire un héritier direct. Quelquefois les parents substituent un enfant vivant à un enfant mort-né ou un garçon à une fille et réciproquement. Lorsqu'il y a substitution d'un enfant mort-né à un enfant vivant, il y a suppression de part.

Les crimes que nous venons de définir peuvent soulever les questions médico-légales suivantes : 1º La femme est-elle accouchée ? 2º L'enfant qu'on lui attribue est-il bien le sien et l'époque de la naissance se rapporte-t-elle à la date de l'accouchement ? 3º L'enfant présente-t-il des traces de violences, de blessures, de maladies, d'infirmités qui puissent être considérées comme le résultat de l'exposition ? Toutes ces questions sont traitées dans les chapitres de l'Accouchement, de l'Infanticide et de l'Identité.

Résumé du chapitre II.

Les questions médico-légales relatives au mariage se rapportent à l'*opposition*, à la *nullité*, à la *séparation de corps*, à l'*action en désaveu*.

La loi n'admet qu'un seul motif d'opposition au mariage, c'est l'aliénation mentale. C'est donc seulement pour constater la folie et jamais pour d'autres causes que le médecin sera appelé dans ces cas.

La demande en nullité est recevable lorsqu'il y a eu *erreur dans la personne* et lorsqu'il y a eu *défaut de consentement*.

L'*impuissance* n'est pas considérée par notre législation comme une cause de nullité de mariage.

Néanmoins les articles 312 et 313 du Code civil parlent de l'impuissance naturelle et accidentelle. La seule impuissance qui puisse occuper le médecin-légiste est celle qui résulte d'un vice de conformation appréciable des organes génitaux : absence de la verge, absence des testicules, hypospadias, absence ou imperforation du vagin.

L'*hermaphrodisme* peut donner lieu à des contestations sur le sexe et l'état civil des individus qui en sont porteurs.

On établit trois catégories d'hermaphrodites : la première comprend les *androgynies positives exactes*, la deuxième les *androgynies partielles approximatives*, la troisième les *hermaphrodismes négatifs neutres*.

La *séparation de corps* et le *divorce* peuvent être demandés pour excès, sévices ou injures graves de l'un des deux envers l'autre.

On entend généralement par *excès* les actes de violence qui peuvent compromettre la vie, par *sévices* les mauvais traitements qui ne peuvent mettre l'existence en danger ; les *injures graves* résultent de faits, de paroles ou d'écrits outrageants.

On a considéré comme sévices et injures la communication de maladies vénériennes, l'abus du droit marital, la sodomie conjugale, la grossesse antérieure au mariage, etc.

Une femme peut chercher à *dissimuler sa grossesse* dans les circonstances suivantes : 1° lorsqu'elle est devenue enceinte en l'absence de son mari ; 2° lorsqu'elle veut tuer son enfant quand il sera né. Elle peut chercher à la *simuler* : 1° pour obtenir une dispense de mariage ; 2° pour extorquer des biens à de légitimes héritiers ; 3° pour retarder une exécution capitale ou un jugement.

Les *signes certains* (?) de la grossesse sont : 1° le ballottement ou mouvements passifs du fœtus ; 2° les mouvements actifs du fœtus aperçu par l'expert ; 3° les battements du cœur du fœtus.

Les principaux *signes équivoques* sont : la suppression des règles, le gonflement du sein et le rembrunissement du mamelon, la sécrétion du lait, la présence de la kyestéine dans l'urine, les changements subis par l'utérus, la dilatation de l'abdomen, etc.

La *superfétation* est admise par quelques auteurs dans les circonstances suivantes : 1° lorsqu'une femme a des rapports sexuels soit avec le même homme, soit avec des hommes différents dans un laps de temps qui ne dépasse pas quelques jours ; 2° lorsque l'utérus est partagé en deux cavités et que chacune de ces cavités vient s'ouvrir dans le vagin.

Le médecin peut avoir à constater l'*accouchement* dans les cas d'avortement, d'infanticide, d'exposition, de séquestration, ou de suppression d'enfants.

Les *signes de l'accouchement* n'ont de valeur que lorsqu'ils sont récents.

A l'examen de l'abdomen on constate le relâchement et la flaccidité des parois, des vergetures transversales et obliques. Par la palpation, une tumeur dure et mobile. Lochies sanguinolentes pendant quatre à cinq jours, puis séropurulentes ; elles disparaissent au bout de quinze jours.

Organes génitaux extrêmes rouges et tuméfiés, fourchette déchirée. A l'examen des mamelles, on trouve le gonflement le deuxième jour, puis la sécrétion du colostrum et du lait. La fièvre de lait se montre du troisième au cinquième jour.

Si l'accouchement est ancien on ne trouve que des signes douteux : vergetures, ligne noire et encore chez les femmes brunes on peut ne pas trouver de vergetures. Une cicatrice du col serait d'une plus grande valeur.

L'examen microscopique du lait peut fournir les indices sur la date de l'accouchement (Donné).

Le médecin doit pratiquer *l'hystérotomie post mortem* par les mêmes procédés et avec les mêmes soins que s'il opérait une femme vivante. Il est alors à l'abri de tout reproche.

Les *questions de survie* ne se rapportent pas exclusivement aux accouchements. Elles peuvent se présenter lorsque deux personnes appelées à la succession l'une de l'autre ont péri dans le même événement.

Lorsque dans le travail de l'accouchement la mère et l'enfant auront succombé et que la science ne pourra établir lequel des deux aura survécu, la présomption de survie sera en faveur de la mère si elle a moins de soixante ans, en faveur de l'enfant si elle a dépassé cet âge.

La *viabilité* est l'aptitude à vivre de la vie extra-utérine. Pour hériter il faut être né viable.

Pour être viable il faut : 1° que l'enfant ait une énergie fonctionnelle suffisante, une respiration complète, qu'il crie et suce ; 2° qu'il n'apporte en naissant aucune maladie mortelle ; 3° qu'il n'ait aucun vice de conformation incompatible avec la vie.

L'*exposition* est l'abandon d'un enfant dans le but de cacher sa naissance et d'éviter les frais de son entretien.

La *suppression* est l'acte par lequel l'enfant est privé de son état civil ou en reçoit un qui ne lui appartient pas.

La *supposition* et la *substitution* ont également pour effet de donner à l'enfant un état civil qui ne lui appartient pas.

CHAPITRE III

DE L'AVORTEMENT.

Législation. — *Code pénal*, art. 317. — Quiconque par aliments, breuvages, médicaments, violences, ou par tout autre moyen, aura procuré l'avortement d'une femme enceinte, *soit qu'elle y ait consenti ou non*, sera puni de la réclusion.

La même peine sera prononcée contre la femme *qui se sera procuré l'avortement à elle-même* ou qui aura consenti à faire usage des moyens à elle indiqués ou administrés à cet effet, *si l'avortement s'en est suivi*.

Les médecins, chirurgiens et autres officiers de santé, ainsi que les pharmaciens, qui auront indiqué ou administré ces moyens, seront condamnés à la peine des travaux forcés à temps, *dans le cas où l'avortement aurait eu lieu*.

Interprétation. — Jurisprudence.

Comme on le voit, les articles ci-dessus ne visent que les avortements consommés et restent muets à l'égard des tentatives d'avortement ; mais les divers arrêts rendus par les Cours ont établi à ce sujet une jurisprudence assez singulière. Voici, d'après Briand et Chaudé, les conclusions qu'on peut tirer de la jurisprudence actuellement établie : 1° La femme n'est punie que si l'avortement a eu lieu et non s'il n'a été que tenté ; 2° tout individu, autre que la femme et les gens de l'art est puni d'une peine égale, celle de la réclusion, qu'il y ait eu avortement ou seulement tentative ; 3° les gens de l'art sont punis des travaux forcés s'il y a eu avortement, de la réclusion seulement s'il y a eu tentative ; 4° le complice d'une tentative d'avortement n'est pas puni si c'est la femme elle-même qui a tenté de se faire avorter, mais il est puni si l'auteur de la tentative est toute autre personne. Il n'est pas du reste nécessaire de rappeler ici que, en thèse générale, la tentative d'un crime est considérée par la loi comme le crime lui-même.

On donne le nom d'avortement à l'expulsion du fœtus à une époque de la grossesse où il n'est pas encore viable, mais en médecine légale, cette définition peut être modifiée de la manière suivante : *l'expulsion prématurée et violemment provoquée du produit de la conception, indépendamment de toutes les circonstances d'âge, de viabilité et même de formation régulière.*

Beaucoup de médecins légistes ont pensé que l'avortement ne pouvait donner lieu à des poursuites que lorsqu'il existe un corps de délit. D'autres ont pensé qu'il était dangereux et inutile d'exposer en détail les moyens abortifs parce que la malveillance pouvait s'en emparer pour commettre de nouveaux crimes. D'autres enfin, parmi lesquels nous citerons Orfila et Devergie, ont confondu l'avortement avec l'infanticide. Ce sont là des interprétations erronées et qui ont donné lieu à des incertitudes sans nombre. « Que le fœtus soit mort ou vivant, nous dit Tardieu, qu'il ait atteint l'époque de la viabilité ou qu'il soit aux premiers temps de sa formation, ni les conditions physiques, ni les conditions morales de l'avortement ne changent. » Cette manière de voir est également adoptée par Tourdes : « L'élément matériel du crime est constitué par ce fait que la durée normale de la grossesse a été volontairement abrégée *indépendamment du produit de la conception.* » Il n'est donc pas besoin d'avoir un fœtus sous les yeux pour conclure à l'avortement.

Fréquence de l'avortement. — Ce crime est un des plus fréquents parce qu'il est extrêmement facile de le dissimuler, lorsque des accidents graves ou la mort de la femme ne viennent pas attirer l'attention. Dans les grandes villes il constitue une véritable industrie. En Allemagne, l'avortement est pratiqué sur une grande échelle et les coupables y sont presque sûrs de l'impunité, puisque la condamnation ne peut avoir lieu que s'il existe un corps de délit. En Angleterre, quoique ce crime soit puni de la peine capitale [1], il y est extrêmement fréquent. A New-York, le chiffre des enfants mort-nés et expulsés avant terme prouve la fréquence de l'a-

---

1. Le nommé Heap exerçait illégalement la médecine à Manchester. En 1875 il est consulté par une jeune fille qui désire se débarrasser du produit d'une conception gênante. Il la fait passer dans l'arrière-boutique, ou, en présence d'une servante complice, il pratique les manœuvres nécessaires. La jeune fille avorte, en effet, mais elle succombe deux jours plus tard. L'autopsie révèle l'existence d'une péritonite causée par deux ponctions pratiquées sur l'utérus. Heap a été condamné à la peine de mort et exécuté à Liverpool le 25 avril 1875.

vortement. Pour une population de 76,770 âmes en 1805, on ne comptait dans cette ville que 37 enfants mort-nés ; en 1849. pour une population de 450,000, le nombre des enfants mort-nés s'est élevé à 1,320 c'est-à-dire que, pour une population qui a sextuplé, le nombre des enfants mort-nés est devenu trente-sept fois plus considérable.

A Paris, de 1836 à 1845, on a trouvé sur la voie publique 393 embryons sur lesquels 92 autopsies ont décelé 17 crimes dont les auteurs sont restés inconnus. De 1836 à 1862, la Morgue a reçu 1,898 fœtus qui n'étaient point à terme et dont 825 étaient âgés de moins de six mois. Sur 288 autopsies, 69 ont fourni des indices d'avortement provoqué. De 1870 à 1877 il y a eu en France 1,071 accusations d'avortement et 2, 475 accusés.

Dans le relevé annuel des crimes d'avortement jugés de 1851 à 1855, le chiffre des accusés dépasse des deux tiers celui des accusations, ce qui démontre que le crime d'avortement implique presque toujours trois complices. La proportion des femmes dépasse de beaucoup celle des hommes, mais elle serait encore plus considérable si les hommes de l'art ne venaient si souvent grossir le nombre des accusés du sexe masculin. Il est triste d'avoir à rappeler que, sur 604 condamnations prononcées pour avortement, 148 ont été infligées à des sages-femmes et à des médecins, c'est-à-dire près du sixième. « Le crime d'avortement est peut-être celui de tous dont le médecin doit avoir le plus à cœur d'aider la poursuite parce que c'est celui de tous qui déshonore et souille le plus souvent la profession médicale. » (Tardieu.)

De 1871 à 1875, les Cours d'assises ont jugé 1,031 infanticides ou tentatives ; 14 condamnations à mort ont été prononcées.

Époque de la grossesse où a lieu le plus souvent l'avortement. — C'est entre le troisième et le cinquième mois que l'avortement criminel est le plus souvent provoqué. Cette proposition est tout à fait confirmée par les observations recueillies par Tardieu. Sur 88 cas d'avortement criminel où l'époque a pu être établie, cet auteur en a trouvé :

30 dans les trois premiers mois . .	à 1 mois 1/2.....	3
	à 2 mois.........	10
	à 2 mois 1/2.....	7
	à 3 mois.........	10
39 de 3 à 6 mois	à 4 mois.........	11
	à 4 mois 1/2.....	7
	à 5 mois........	21
19 après le sixième mois	à 6 mois........	13
	à 7 mois........	5
	à 9 mois........	1
	Total...............	88

Ces chiffres sont parfaitement en rapport avec les circonstances dans lesquelles l'avortement est le plus souvent tenté. Avant trois mois la femme n'est pas encore certaine d'être enceinte; après le quatrième ou le cinquième mois les mouvements actifs de l'enfant la font souvent hésiter en lui révélant la gravité du crime.

De l'avortement spontané ou accidentel.—Comme l'expert appelé à la constatation de l'avortement criminel doit toujours avoir présentes à l'esprit les causes nombreuses qui peuvent produire l'avortement naturel ou la fausse couche, il est bon de les rappeler en peu de mots. Ces causes se divisent en prédisposantes et en déterminantes.

Les *causes prédisposantes* peuvent provenir : 1º du père ; 2º de la santé générale et de l'habitude de la mère ; 3º de l'état de la matrice et de ses annexes ; 4º des maladies de l'œuf ; 5º des maladies du fœtus.

Le père peut être la cause de l'avortement par sa constitution et par ses états morbides. Un homme trop vieux ou trop jeune, ou épuisé par les excès, féconderait, dit-on, un germe qui arriverait rarement à terme ; mais nous pensons qu'on ne doit accepter qu'avec réserve l'influence possible du père sur la production de l'avortement.

Du côté de la mère, il faut citer les conditions hygiéniques et climatériques, les maladies aiguës et chroniques : fièvres éruptives, syphilis, scrofule, tuberculose, cancer, saturnisme, alcoolisme, etc. Parmi les causes locales, on cite les inflammations et les adhérences de l'utérus, un état particulier d'irritabilité et de rigidité de l'organe. Du côté des annexes, toutes les maladies auxquelles elles sont sujettes : adhérences, déformations, déplacements, dégénérescences diverses, etc.

Toutes les maladies de l'œuf peuvent produire l'avortement. Les plus importantes sont : l'hydropisie de l'amnios, l'hydrorrhée, la môle hydatiforme, l'apoplexie placentaire et l'altération fibro-graisseuse du placenta. (Cazeaux.)

Parmi les *causes déterminantes* on cite : les commotions violentes, les chutes, les coups portés sur la région abdominale. Ces causes agissent ordinairement en occasionnant un décollement plus ou moins étendu du placenta ou en provoquant la rupture ou l'inflammation des membranes de l'œuf, mais il est bon de faire remarquer qu'on a vu des grossesses persister et continuer jusqu'à terme malgré les accidents les plus graves.

Ce court exposé suffit pour démontrer l'incertitude de ces causes. Il ne faut donc pas prendre pour point de départ des recherches médico-légales les conditions incertaines et mal définies de l'avortement naturel. Il faut au contraire se demander d'abord si, dans le fait qu'on est appelé à examiner, il se présente des indices de manœuvres criminelles, sauf à prendre ensuite en considération les allégations particulières qui tendraient à faire admettre la fausse couche naturelle.

DES MOYENS EMPLOYÉS POUR PRODUIRE L'AVORTEMENT.

Nous les diviserons en moyens préparatoires, moyens indirects ou médicaux, moyens directs ou chirurgicaux.

a. **Moyens préparatoires.** — La plupart des femmes qui se laissent entraîner au crime d'avortement ne se décident à recourir aux moyens énergiques qu'après avoir essayé quelques manœuvres préparatoires. Celles-ci consistent le plus souvent en bains généraux, pédiluves irritants, fumigations, exercices forcés, fatigues, compression de l'abdomen, etc. Nous n'avons pas besoin de rappeler l'inutilité de ces moyens, qui doivent cependant être cités parmi les procédés usuels qui entrent dans la pratique des avortements criminels.

b. **Moyens indirects ou médicaux.** — Nous plaçons dans cette catégorie les substances médicamenteuses dites abortives et qui, de tout temps, ont joué un grand rôle dans la pratique des avortements. Comme le fait remarquer Tardieu, la multiplicité de ces substances n'a d'égale que leur impuissance.

« Lorsqu'on voit les auteurs les plus récents, et en apparence les plus sérieux, répéter les uns après les autres une longue liste de substances aussi innocentes que la scille, la salsepareille, le gaïac, l'aloès, la mélasse, la camomille, la matricaire, l'absinthe, l'armoise, le safran, le borax, le genièvre, on ne saurait trop répéter qu'aucune d'elles n'a jamais pu produire l'avortement ».

Mais il est quelques substances dont l'action élective sur l'utérus ne saurait être mise en doute et qui ont pu dans certains cas provoquer ou tout au moins favoriser l'avortement. Nous citerons, parmi les plus connues, la rue, l'iodure de potassium, l'ergot de seigle, la sabine et l'if.

Rue. — Les propriétés abortives de cette plante ont été mises hors de doute par Hélie de Nantes dans le travail qu'il a publié en 1883[1]. Dans les cas où elle a produit l'avortement, la rue a toujours déterminé des symptômes graves du côté du système nerveux, une diminution considérable des mouvements du cœur, une douleur vive de l'estomac et une tuméfaction toute spéciale de la langue. Mais le trait caractéristique de cette substance c'est que, contrairement à ce qui a lieu pour les autres poisons abortifs, les contractions utérines n'arrivent pas comme phénomène ultime pendant l'agonie ; elles apparaissent généralement avant la fin du deuxième jour, comme un véritable symptôme de l'intoxication spécifique, et sont bientôt suivies d'avortement. La dose médicale de la rue est de une à cinq gouttes d'huile essentielle, de 20 centigrammes de poudre en pilules, et de 2 à 3 grammes de feuilles en infusion. (Legrand du Saulle.) Le codex donne un extrait alcoolique qui s'emploie à la dose de 1 à 5 décigrammes. Orfila a étudié les lésions cadavériques produites par la rue, et il est arrivé à des résultats négatifs. Il n'a trouvé qu'une légère inflammation de la muqueuse de l'estomac, qui n'était nullement en rapport avec les désordres observés sur le système nerveux et sur la matrice.

Dans un travail plus récent[2], M. Hamelin a complété les observations de Hélie et a démontré, par de mombreuses expériences pratiquées sur des lapines, les propriétés abortives de la rue.

Iodure de potassium. — L'iode et ses composés sem-

---

1. *Ann. d'hyg. et de méd. lég.*, p. 180.
2. HAMELIN, art. Rue, *Dict. encyclopédique*, 3ᵉ série, t. V.

blent également posséder des propriétés abortives. La science ne possède qu'un seul fait, qui semble assez concluant. Un herboriste de Marseille ayant administré à une femme grosse de quatre mois une potion contenant 4 grammes d'iodure de potassium pour 150 grammes de véhicule, on observa les symptômes suivants : après l'administration de la première cuillerée, la femme ressentit de la chaleur à l'épigastre ; le lendemain, après l'ingestion de la troisième cuillerée, elle eut une forte hémorrhagie utérine. Une quatrième cuillerée ayant été donnée le soir et une cinquième le lendemain matin, les signes de l'avortement se déclarèrent. MM. Rene, Dumas et Fuster, appelés en qualité d'experts dans cette affaire, ont considéré l'iodure de potassium comme la cause de l'avortement.

Malgré l'autorité de ces noms nous persistons à mettre en doute les propriétés abortives de l'iodure de potassium.

Ergot de seigle. — Ce médicament a été très bien étudié au point de vue qui nous occupe. Il résulte d'un grand nombre d'observations que, dans la première moitié de la grossesse, *l'ergot ne peut qu'aider à accomplir l'avortement, mais non le solliciter, et que, à une époque plus avancée, il peut quelquefois éveiller la contractilité de l'utérus.* Telle est l'opinion de Danyau, à laquelle Tardieu se rattache complètement. « Au premier rang des motifs qui ont rendu le seigle ergoté suspect aux médecins et à l'autorité, dit M. Danyau dans son rapport à l'Académie, il faut placer la crainte du criminel emploi qu'on en pouvait faire. N'était-ce pas un nouveau moyen abortif offert à la perversité, moyen plus redoutable encore que ceux jusqu'alors mis en usage, puisque les coupables, moins retenus par la crainte des accidents et assurés de l'impunité du crime qui ne devait pas laisser de traces, auraient le champ libre et ne connaîtraient plus de bornes à leurs entreprises ! Ces appréhensions étaient au moins exagérées. Le seigle excite, réveille la contractilité de l'utérus quand, fatiguée, épuisée, elle sommeille ; il l'éveille difficilement, on a même cru longtemps qu'il ne pouvait l'éveiller quand elle n'a pas encore été mise en jeu. La rareté des avortements, pendant les épidémies d'ergotisme, n'était pas un motif suffisant de sécurité ? Mais plus tard, cette propriété qu'on avait d'abord déniée au seigle, il se trouva qu'il la possédait, au moins à une époque avancée de la grossesse. C'est en la mettant à profit que, dans un grand nombre de cas déjà, l'accouchement a été provoqué avant terme. Ce que les maîtres de l'art ont opéré dans l'intérêt de la mère et de l'enfant, d'autres n'ont-ils pu le faire dans de criminelles intentions ? Cette question paraît encore préoccuper l'autorité; c'est ce qu'on peut au moins inférer d'un passage de la lettre de M. le Préfet de police, qui ne mentionne pas, à la vérité, des faits bien précis. Nous ne pensons pas que le seigle puisse, sans aucun travail commencé, sans impulsion étrangère, sans manœuvres préalables, à lui seul enfin, mettre en jeu les contractions de l'utérus dans la première moitié de la grossesse, qui est celle pendant laquelle le crime d'avortement est le plus souvent commis. Mais ce qu'il, ne saurait accomplir tout seul, il peut au moins concourir à l'opérer, et nul doute que, dans ces ténébreuses manœuvres, il ne fasse partie des moyens employés sinon à la destruction, du moins à l'expulsion des fœtus. Combien, dès lors, n'est-il pas regrettable qu'on ne puisse pas le rendre absolument inaccessible aux mains qui en font un si criminel usage. »

Sabine. — Les opinions sont contradictoires à l'égard de cette substance. Fodéré rapporte le fait d'une femme enceinte de sept mois qui, ayant avalé une écuelle de vin contenant une forte dose de sabine en poudre, éprouva pendant quinze jours des vomissements et une fièvre intense sans que la grossesse cessât de parcourir, jusqu'au terme, son cours régulier. D'un autre côté, Murray et Letheby [1] ont publié deux observations dans lesquelles l'administration de la sabine en infusion produisit l'avortement et la mort. Les expériences d'Orfila ont démontré que la sabine produit une vive inflammation des organes digestifs, détermine des troubles graves du côté du système nerveux, et que son action ne diffère pas sensiblement d'un empoisonnement, dans lequel l'avortement ne se présenterait que comme conséquence extrême d'un désordre général porté jusqu'à la mort. Quoi qu'il en soit, les propriétés abortives de la sabine sont moins caractéristiques que celles de la rue.

If. — On a rapporté plusieurs tentatives d'avortement suivies de mort à la suite de l'ingestion d'une infusion de feuilles de cet arbre [2]. Dans ces cas et dans une expérience pratiquée sur une chienne, la mort est survenue avant l'expulsion du produit de la conception. Les propriétés abortives de l'if ne

1. *Presse médicale de Marseille*, 1858 ; TARDIEU, *Avortements*, p. 31.
2. *The Lancet*, 1845.

sauraient donc être considérées comme constantes. Il en est de même de plusieurs autres substances toxiques : sulfure de carbone, digitale, poudre de cantharides, dont l'action spéciale sur l'utérus n'a pas été suffisamment démontrée. M. Legrand du Saulle accepte cependant les propriétés abortives du sulfure de carbone, et cite à ce sujet la fréquence des avortements chez les ouvrières qui travaillent le caoutchouc soufflé.

Émissions sanguines. — La saignée et les applications de sangsues ont eu autrefois la réputation de produire l'avortement. Même appliquées sur la vulve, les sangsues ont une efficacité des plus douteuses. Néanmoins, ces pratiques, faites sur une femme enceinte sans le conseil d'un médecin autorisé, doivent éveiller de justes soupçons.

c. **Moyens directs ou chirurgicaux.** — Ce sont des opérations plus ou moins simples pratiquées sur l'utérus pour obtenir le décollement de l'œuf ou la perforation des membranes fœtales. On n'y a généralement recours qu'après avoir inutilement essayé les moyens médicaux que nous avons décrits plus haut. Quoiqu'il soit possible dans certains cas d'atteindre l'utérus avec le doigt, l'opération exige presque toujours l'emploi d'un instrument. Mais les gens qui se livrent à la pratique de l'avortement ont, en général, trop de prudence pour employer des instruments spéciaux dont la possession serait compromettante. Ces instruments ne sont donc pas toujours d'ordre chirurgical : aiguilles à tricoter, tringles de rideaux, fuseaux, plumes d'oie, telles sont les armes employées par les matrones dans un grand nombre de cas.

Les récents progrès de la science sont venus fournir de nouvelles indications aux criminels, surtout à ceux appartenant de près ou de loin à la profession médicale. On commence maintenant à connaitre les procédés récemment appliqués à la chirurgie obstétricale. On a déjà eu recours dans plusieurs cas à *l'éponge préparée* introduite dans la cavité du col ; les injections d'eau chaude, préconisées par Kiwisch (de Ratterau), ont été également employées, et il est peu de sages-femmes adonnées à la pratique des avortements qui connaissent et ne sachent appliquer le dilatateur utérin de Tarnier. Dans un cas observé par Tardieu [1], un individu a vainement essayé l'emploi

1. CHEVALIER, DUCHENNE et RAYNAL, *Ann. d'hyg. et de méd. lég.*, 2ᵉ série, t. IV.

de l'électricité pour procurer l'avortement de sa servante.

Les expertises médico-légales seront d'autant plus difficiles dans ces derniers cas qu'on aura le plus souvent affaire à des accusés versés dans la pratique obstétricale et qui pourront donner à leurs manœuvres des prétextes et fournir des explications scientifiques et, en apparence, plausibles.

Comme nous l'avons dit plus haut, on peut distinguer deux sortes de moyens chirurgicaux, ceux qui décollent l'œuf et ceux qui perforent les membranes. Comme le font remarquer Briant et Chaudé, cette distinction peut avoir quelque importance au point de vue médico-légal : « En effet, la présence de lésions sur le fœtus rendra probable la perforation ; leur absence, au contraire, fera présumer qu'on a eu recours au décollement, et comme ce moyen constitue un mode plus difficile et pour ainsi dire plus savant, son emploi permettra à la justice de reconnaître une main plus exercée et de diriger ses soupçons avec plus de certitude ».

Parmi les moyens directs de nature à provoquer ou tout au moins à favoriser l'avortement, Hoffmann signale les frictions exercées sur le ventre. Wistraud, cité par Hoffmann, rapporte que, dans un cas, l'avortement est survenu après des frictions énergiques et répétées sur le bas-ventre. Le même auteur raconte qu'il y a en Suède des masseurs qui se sont acquis une réputation comme *presseurs* de ventre (Bauchdrücker) et qui passent pour produire facilement l'avortement. Sans nier d'une façon absolue l'action de ce moyen mécanique, nous pensons qu'il ne peut acquérir une grande importance en médecine légale. Il est en effet impossible de démontrer par l'examen que le moyen a été employé dans un but criminel.

Quoique cela paraisse invraisemblable, nous pensons qu'une femme peut pratiquer sur elle-même les manœuvres mécaniques nécessaires à la production de l'avortement. (Voy. p. 113.)

CONSTATATION MÉDICO-LÉGALE DE L'AVORTEMENT.

Les circonstances particulières au milieu desquelles s'opère l'avortement criminel le font différer, au point de vue de la symptomatologie et du pronostic, de l'avortement naturel et de l'avortement légalement pratiqué par le chirurgien.

On trouvera dans les traités d'accouchements la description des symptômes qui accompagnent l'avortement spontané.

Quant aux symptômes de l'avortement criminel, ils n'ont rien de bien caractéristique. Dans la plupart des cas, la femme éprouve, au moment de l'opération ou peu d'instants après, une vive douleur, soit dans les reins, soit dans un point de l'abdomen. Une hémorrhagie plus ou moins abondante survient presque immédiatement, surtout lorsqu'il y a eu ponction de l'utérus. On observe ensuite des nausées, des vomissements, un écoulement de sang et de liquide amniotique qui annoncent le commencement du travail.

Il suffit, pour montrer le *danger des manœuvres abortives coupables*, de rappeler que sur 116 cas d'avortement criminel exactement observés, 60 ont été suivis de mort, tandis que sur 26 avortements pratiqués légalement, selon les règles de l'art, on n'a observé aucun incident grave. L'hémorrhagie, la métro-péritonite et la perforation de l'utérus sont les plus redoutables complications de l'avortement et ce sont ces suites qui font découvrir le crime dans un bon nombre de cas. Mais le plus grave et le plus fréquent accident qui complique l'avortement criminel est la rétention des membranes dans l'utérus qui détermine la septicémie et dont les conséquences peuvent se manifester plusieurs jours et même plusieurs semaines après, alors que la femme semblait hors de danger.

Il importe de préciser autant que possible l'intervalle qui s'est écoulé entre les manœuvres abortives et l'expulsion de l'œuf. Sur 34 cas d'accouchement provoqué, Orfila avait noté que le minimum de temps écoulé entre l'opération et l'expulsion était de treize heures et demie et le maximum de six jours. Tardieu, qui a observé un nombre considérable d'avortements produits par des manœuvres criminelles directes, formule l'opinion suivante : « Je considère comme rares les cas où la date de l'expulsion du fœtus a été de six, sept, huit ou onze jours. Le maximum et le minimum du temps écoulé entre l'opération et la consommation de l'avortement varient donc de cinq heures à onze jours ; mais, je le répète le résultat est obtenu le plus souvent à la suite des manœuvres criminelles *dans les quatre premiers jours*. S'il s'agit du procédé fréquemment employé aujourd'hui, de l'injection intra-utérine, les choses marchent plus vite encore. Après une seule injection, si elle a réellement pénétré dans la cavité de la matrice, les contractions de l'organe commencent très vite et *peuvent provoquer l'expulsion en quelques heures*. Je ne l'ai pas vue tarder au delà de dix-huit heures et, dans deux cas, je l'ai vue accomplie en six ou huit heures. » Nous ne saurions partager entièrement l'opinion de Tardieu, et nous pensons que le temps qui sépare les manœuvres abortives de l'expulsion du produit peut être beaucoup plus long. Il suffit, pour appuyer cette opinion, de constater les phénomènes qui accompagnent l'avortement spontané. Dans ces cas la délivrance peut survenir plusieurs semaines après l'expulsion du fœtus.

L'expert chargé d'éclairer la justice dans un cas présumé d'avortement devra procéder à l'*examen du produit expulsé*, à l'*examen de la femme* et à l'*autopsie*, s'il y a lieu.

a. **Examen du produit de la conception.** — Il faut d'abord constater la nature de ce produit, qui peut être resté dans les parties génitales de la mère ou se trouver dans les caillots de l'hémorrhagie. Cette opération, qui est souvent difficile, sera pratiquée avec le plus grand soin afin d'éviter de détériorer l'œuf et d'y faire des déchirures qui pourraient être prises plus tard pour des lésions criminelles. Le point essentiel est de s'assurer si les débris plus ou moins informes qu'on présente quelquefois à l'expert appartiennent réellement à un fœtus : dans ce but, on lavera avec soin ces débris et on procédera à un examen anatomique minutieux. L'examen histologique, qui permettra de reconnaître l'organisation des membranes et la présence des villosités placentaires, sera souvent nécessaire.

On recherchera ensuite les maladies de l'embryon et de ses annexes : hémorrhagie, hydatides, infiltrations graisseuses, etc., dont l'existence peut causer l'avortement naturel.

Les blessures de l'embryon et de ses membranes sont rares avec les procédés d'avortement actuellement en usage ; on les recherchera néanmoins avec soin. C'est le plus souvent au sommet du crâne que se trouvent les piqûres, les déchirures ou autres lésions faites pendant la vie fœtale. Dans les cas cités par Ollivier (d'Angers) et Tardieu, les blessures du fœtus occupaient le sommet de la tête, l'occipital, la fontanelle antérieure, la région qui s'étend du sommet de la tête aux vertèbres cervicales. Dans un cas, l'occipital avait été percé ; dans d'autres, les os du crâne avaient été fracturés. (Hufeland.)

L'aspect général du fœtus permettra, dans quelques cas, d'arriver à la détermination approximative de l'époque à la-

quelle il a cessé de vivre dans le sein de sa mère. Il est, du
reste, facile de distinguer la putréfaction qui se produit à l'air
libre de la macération qui a eu lieu dans l'utérus. L'enlèvement de l'épiderme, les rides et la mollesse de la peau, la
teinte rouge brun uniforme des téguments, l'infiltration de
sérosité rougeâtre dans le tissu cellulaire et les cavités séreuses sont autant de signes qui attestent que l'embryon avait
cessé de vivre plusieurs jours avant son expulsion. D'après
M. Tourdes, une putréfaction très avancée rend l'expulsion naturelle plus probable, tandis que les signes de vie et l'état de
fraîcheur des tissus indiquent un avortement rapide.

M. Le Blond (1) a réuni un certain nombre d'observations
qui lui permettent de conclure que l'avortement spontané qui
survient pendant les trois premiers mois de la grossesse se fait
habituellement en bloc, c'est-à-dire que l'embryon est expulsé
entouré de ses membranes intactes. On conçoit aisément l'importance du fait au point de vue de la constatation médico-légale de l'avortement. Les faits personnels que nous avons observés viennent à l'appui de cette doctrine, et nous pensons avec
M. Le Blond que, dans l'avortement des premiers mois de la
grossesse, lorsque les membranes sont rompues et qu'elles sont
saines, l'avortement a été provoqué. Cette opinion, habilement
soutenue devant la Société de médecine légale par M. Gallard,
a été combattue par M. Charpentier. Sans qu'il soit possible
dans l'état actuel de la science de se prononcer définitivement
sur cette question, nous pensons que la rupture prématurée
de l'œuf est un signe d'avortement provoqué.

Quoi qu'il en soit, nous pensons que, en général, pendant
les deux premiers mois l'avortement se fait dans un seul bloc
dans lequel sont compris l'œuf et son contenu ; c'est l'*avortement ovulaire*. « S'il s'opérait en deux temps, dit M. Brouardel, le médecin légiste ne semblerait pas pouvoir tirer de ce
fait des données suffisantes pour affirmer que la rupture n'est
pas naturelle et pour reconnaître avec certitude qu'il n'y avait
pas altération des membranes [2] ».

Il importe également de constater l'âge probable du fœtus
en se basant sur le développement des organes externes et internes, mais nous ferons remarquer que cette constatation est
d'une importance secondaire et ne peut que servir à contrôler

1. *Ann. de gynécol.*, juin 1876.
2. Commentaires de Hoffmann, p. 745.

certains points de l'enquête ou certaines allégations de la femme.

« Il n'y a pas lieu, dit Tardieu, de faire sur l'avorton les mêmes recherches que sur le nouveau-né qui périt par infanticide, sauf le cas, fort rare d'ailleurs, où, en raison de l'âge déjà avancé et de l'apparente viabilité du fœtus expulsé, on peut supposer qu'il y ait eu à la fois, ou, pour mieux dire, successivement, avortement et infanticide. »

Nous nous rangeons complètement à cet avis et nous renvoyons au chapitre de l'*infanticide* et de l'*accouchement* pour les questions relatives à l'âge et à la viabilité du fœtus.

b. **Examen de la femme.** — Deux cas peuvent se présenter : *la femme est complètement remise des suites d'un avortement déjà ancien, ou bien elle souffre encore des suites d'un avortement récent ou ancien.* Dans le premier cas, l'examen direct des organes ne permettra aucune appréciation en ce qui concerne le fait même de l'avortement, mais il pourra être utile en révélant l'existence antérieure de la grossesse. Nous avons vu, dans le chapitre consacré à l'étude de l'accouchement, combien la constatation de la grossesse était difficile dans la majorité des cas, nous ne reviendrons pas sur ce sujet. Nous ferons seulement remarquer, que les organes d'une femme qui a mis au monde un avorton de quelques semaines ne peuvent être comparés à ceux d'une femme qui a accouché d'un enfant bien développé après une gestation régulière. Il est donc inutile, lorsque l'avortement est ancien, d'insister sur l'examen direct qui ne peut fournir aucune indication certaine ; mais l'expert devra alors rechercher les faits qui peuvent venir à l'appui de la prévention. Il étudiera les circonstances au milieu desquelles le crime a été commis, s'informera si la femme a caché sa grossesse, si elle a fait usage des médicaments abortifs, si elle s'est purgée fréquemment, etc. Tous ces renseignements, que le médecin est à même d'obtenir mieux que personne, pourront, dans quelques cas, établir la préméditation et aider l'action de la justice.

Dans le second cas, lorsque l'avortement est récent, le médecin pourra constater des signes physiques d'une plus grande valeur. La flaccidité du ventre, la tuméfaction des seins, les dimensions de l'utérus, l'ouverture du col, l'hémorrhagie, la rougeur et la dilatation du vagin, l'écoulement lochial, la pâleur, la fièvre et quelques autres caractères généraux permettront quelquefois d'affirmer qu'il y a eu grossesse et délivrance. Dans les cas où le médecin arrive pendant le travail, le diagnostic est plus facile : aux signes ordinaires de la grossesse viennent se joindre ceux de l'accouchement et toutes les précautions sont prises pour recueillir le produit de la conception. C'est alors que les lésions locales et la marche des accidents peuvent fournir d'utiles indications sur la nature de l'avortement.

c. **Autopsie.** — Quoique pouvant fournir des résultats plus décisifs, les recherches pratiquées sur le cadavre présentent également de très sérieuses difficultés. A part un petit nombre de cas où il est facile de constater les blessures et les piqûres de la matrice qui décèlent l'emploi d'un instrument vulnérant, on se trouve souvent en présence d'inflammations du péritoine ou de l'utérus, qui peuvent reconnaître les causes les plus diverses. Il y a cependant un ensemble de signes et de particularités que le médecin-légiste mettra utilement à profit pour la constatation de la grossesse et de l'avortement.

Voici, d'après M. le professeur Tourdes, l'ordre et la nature des recherches que fera l'expert dans un examen *post mortem* [1] : « Lorsque l'embryon est encore contenu dans la matrice, on n'a qu'à rechercher s'il existe des vestiges de violences destinés à le détruire. L'étendue du décollement avec déchirure et hémorrhagie peut contraster avec l'état du col, non effacé, annonçant à peine un commencement de travail. Si le produit a été expulsé, il faut principalement s'attacher à reconnaître le lieu d'insertion du placenta. On distinguera sur un point de la partie interne de la matrice, point qui peut varier, une surface rugueuse, inégale, rougeâtre ou même suppurante, résultat de la séparation du gâteau placentaire ; la membrane en ce point est plus épaisse, saillante ; elle présente les orifices des vaisseaux déchirés. La cavité est remplie de caillots de sang et de débris de caduque, mélange de cellules à divers degrés d'altération. Le développement des fibres musculaires est un des signes les plus caractéristiques ; l'examen microscopique des fibres cellules contractiles montrera qu'elles dépassent de beaucoup leurs dimensions ordinaires,

1. *Dict. encycl. des sc. méd.*, vol. VII, p. 594.

qu'elles peuvent arriver à 0^{mm} 5 de longueur et à 0^{mm} 01 d'é-
paisseur. *Ce signe est caractéristique de l'accroissement physiologique de l'organe par suite de gestation.* L'épaississement des
parois est manifeste jusqu'au cinquième mois. La forme globuleuse de l'utérus, la diminution du col avec l'élargissement du
corps fourniront des indices. Des mesures précises seront relevées : *dimensions de l'utérus avant toute gestation,* longueur 6 à
7 centimètres ; largeur 4 à 4 1/2, épaisseur 2 à 2 1/2, poids 30
à 45 grammes, *chez une femme qui a été mère,* longueur 7 à
8 centimètres, largeur 4 1/2 à 5 1/2, épaisseur 2 1/2 à 3, poids
60 à 70 grammes. Pendant la grossesse, toutes les dimensions
vont en croissant et les diamètres de l'utérus ont, à trois mois,
environ 8 centimètres ; à 4 mois, 10 ; au moment de l'accouchement, 23 centimètres sur 16 avec une masse dont le volume
dépasse de vingt-quatre fois l'état normal. »

C'est le plus souvent près du col que l'on rencontre la trace
des blessures produites sur la matrice par un instrument vulnérant. Ce sont des piqûres, des déchirures, quelquefois même
des perforations de la matrice qui présentent des caractères
trop tranchés pour qu'il soit possible de les méconnaître. On
décrira avec le plus grand soin ces blessures, dont le trajet est
habituellement indiqué par un petit épanchement de sang coagulé.

Il peut arriver que l'accusé, surtout s'il appartient à la profession médicale, prétende qu'il y a eu *rupture spontanée de
l'utérus.* La première remarque à faire à ce sujet est que les
ruptures spontanées de la matrice sont extrêmement rares.
De 1839 à 1848, sur un total de 31560 accouchements observés à la Maternité de Paris, il ne s'est pas produit un seul cas
de rupture. De 1848 à 1858, sur 28299 accouchements pratiqués dans le même établissement, on a observé onze ruptures
de l'utérus. (Wieland.) D'un autre côté, c'est presque toujours
à une époque avancée de la gestation et pendant le travail d'expulsion que ces ruptures ont été observées. Les cas très rares
où la rupture a eu lieu spontanément et en dehors du travail
coïncidaient avec le ramollissement et l'altération du tissu de
la matrice.

On examinera également les *ovaires.* L'absence de corps
jaunes récents et la présence d'un corps jaune ancien très
volumineux, ayant une longueur de 16 à 24 millimètres, serviront à caractériser un avortement survenu au milieu de la

grossesse, vers le cinquième mois ; à partir de cette époque le corps jaune diminue pour n'avoir plus que 7 à 8 millimètres après l'accouchement. (Tourdes.)

Jusqu'à quelle époque peut-on constater les traces de l'avortement ou de la délivrance ? Les médecins-légistes qui ont longuement traité cette question n'ont pas été d'accord pour la résoudre, et on le comprend aisément. Le temps nécessaire pour le retour des organes à l'état normal a été évalué à six semaines, mais cette période peut être plus courte lorsque l'avortement a eu lieu à une époque peu avancée de la gestation et elle peut être plus longue lorsque certaines maladies, telles que péritonite, phlegmons péri-utérins, etc., retardent la rétraction utérine et prolongent l'état pathologique.

Il n'est pas nécessaire de rappeler que l'examen *post mortem* devra également porter sur tous les autres organes dont les lésions peuvent éclairer sur la cause de la mort et sur la réalité de l'avortement.

Du reste l'expert doit toujours signaler les faits de nature à appeler l'attention, alors même qu'ils ne portent pas sur le point spécial qui fait le sujet de l'expertise.

DE L'AVORTEMENT SIMULÉ.

Parmi les cas les plus inattendus qui peuvent surgir dans la pratique médico-légale, il faut citer l'avortement simulé. Quel que soit le degré de perversion et d'artifice qu'on puisse supposer à l'esprit humain, il est difficile d'admettre qu'une femme puisse feindre d'avoir participé à un acte infamant ou se donner comme complice de manœuvres sévèrement punies par les lois.

Nous allons cependant résumer deux observations dans lesquelles l'avortement a été simulé dans un but criminel. La première, citée par Tardieu, a été observée à Melun en 1857 ; la deuxième, rapportée par M. Legrand du Saulle, a trait à une simulation d'avortement dont les détails ont été exposés devant la Cour d'assises de la Seine.

OBSERVATION I. — *Simulation d'avortement par une sage-femme et sa complice.* — Au mois de septembre 1857, une sage-femme de Melun voulant se débarrasser de la concurrence d'une nouvelle venue imagina de la dénoncer comme coupable d'avortement sur la personne d'une ancienne servante qui ne craignit pas de se prêter à cette infâme machination.

Voici la fable inventée en commun par les deux femmes et soutenue avec une impudence inouïe par celle qui prétendait s'être soumise aux manœuvres abortives.

Elle avait vu ses règles manquer trois fois et, indécise de savoir si elle est enceinte, elle va consulter la sage-femme, celle qu'elle accuse aujourd'hui. L'accoucheuse la touche, lui dit *qu'elle ne sait pas si c'est un amas de sang* et, séance tenante, lui introduit une sonde. Le lendemain, il s'écoule de l'eau, puis, un peu plus tard, un caillot qu'elle dit *gros comme deux doigts et recouvert d'une peau blanche.* Elle s'écrie : « La malheureuse m'aura blessée ! » et fait appeler pour la secourir sa complice, la sage-femme dont elle veut servir la passion intéressée. Celle-ci déclare qu'à ce moment elle la trouve dans les douleurs de l'enfantement, et dit avoir vu dans le vase de nuit un petit morceau de placenta nageant au milieu du sang. Le même jour, la sage-femme recueille encore un morceau de chair qu'elle porte au docteur Saint-Yves qui croit bien avoir reconnu un morceau de rate de mouton.

Cependant, les deux coupables simulent encore des accidents plus sérieux et, vers le sixième jour, le docteur Saint-Yves visite l'accouchée à la sollicitude de la sage-femme qui espérait appuyer de cette autorité son accusation mensongère. Celui-ci ne fut pas peu surpris de la trouver sans fièvre, sans altération du visage. Le ventre était volumineux, mais ne présentait pas la plus petite trace d'une éraillure récente. La sensibilité prétendue de la fosse iliaque n'empêchait pas d'exercer sur ce point une forte pression, surtout quand l'attention de la femme était distraite. Il n'y avait ni vomissements, ni nausées, ni hoquets. Les mamelles, flétries, n'étaient le siège d'aucune sécrétion. Les parties sexuelles ne laissaient écouler ni lochies, ni sang. Le col de l'utérus avait la position et la forme normales ; il n'était pas chaud, ni gonflé, ni ramolli, mais seulement un peu entr'ouvert.

MM. Saint-Yves et Tardieu, qui lui avait été adjoint dans l'instruction de cette affaire, conclurent à la simulation. Un peu plus tard, la femme qui se disait victime de l'avortement avoua qu'elle n'était jamais allée chez la sage-femme accusée et que le fait de cette visite et de l'opération était une fable inventée par elle, d'accord avec l'autre sage-femme qui voulait nuire à sa rivale par jalousie de métier.

OBSERVATION II. — *Avortement simulé. Acquittement de l'accusé et arrestation des témoins.* — Il y a quinze ans, Delanglard était juré, et un individu, prévenu d'avoir déterminé un avortement sur la personne de sa maîtresse, vint s'asseoir sur le banc des accusés. Les témoins à charge étaient d'abord la prétendue victime des manœuvres abortives, puis deux hommes, voisins et amis de cette femme, qui avaient vu se produire la fausse couche et s'étaient empressés de porter la malade à l'hospice de la Charité, où elle avait été admise dans le service du docteur Guérard, alors professeur agrégé en exercice.

Delanglard qui était juré dans cette affaire pria le président de s'enquérir minutieusement des moyens abortifs qui avaient été mis en œuvre. Les témoins questionnés dans ce sens répondirent que la femme avait pris du mercure. Le simple énoncé de cette substance, si redoutée des gens du monde, impressionna péniblement l'auditoire : magistrats, jurés et public.

Delanglard fit alors demander au président quelle a été la préparation mercurielle employée. Du mercure pur, fût-il répondu, du vif-argent, du mercure à baromètre.

Delanglard ayant instruit le président du caractère inoffensif de cet agent métallique, celui-ci manda le docteur Guérard et lui demanda s'il avait conservé quelques souvenirs du séjour de la malade dans les salles de son service. Ce praticien consulta les cahiers de service et ne trouva rien dans les prescriptions qui pût faire supposer une fausse couche ou une perte utérine. Le séjour à l'hôpital avait été très court et la médication très simple.

Le président demanda alors à Guérard si le mercure à l'état métallique peut produire l'avortement. Sa réponse négative vint confirmer l'opinion qu'avait émise Delanglard, et le procès changea de face immédiatement. Les trois témoins furent arrêtés séance tenante, et la femme fit bientôt des aveux complets. Le prévenu fut acquitté.

Nous nous dispensons d'accompagner ces deux faits de commentaires. Il est probable du reste qu'ils resteront longtemps isolés.

On a répété bien souvent que tout est possible ; cela est vrai, surtout de quelques-uns des faits qui se présentent à l'observation du médecin-légiste, et parmi ceux-ci l'avortement simulé occupera désormais une place à part. Mais il ne nous est pas donné de prédire dans quelles circonstances nouvelles d'autres faits de cette nature pourraient se produire.

DE L'AVORTEMENT MÉDICAL OU THÉRAPEUTIQUE.

L'avortement pratiqué dans un but thérapeutique a soulevé au même titre que la céphalotripsie l'opposition d'un grand nombre de médecins. Dans la discussion qui eut lieu à ce sujet à l'Académie de médecine en 1852, tous les orateurs, à l'exception de Bégin et de Moreau, reconnurent la nécessité et la légitimité de l'avortement provoqué dans certains cas déterminés.

Il sera donc utile au médecin-légiste d'avoir présentes à l'esprit les circonstances qui autorisent l'intervention. Il faut pour cela que la vie de la mère coure un danger sérieux, car on n'a plus ici, comme dans l'accouchement prématuré, la chance d'obtenir un enfant vivant. L'Académie ne s'est occupée dans sa discussion que des rétrécissements du bassin inférieurs à 63 millimètres et des vomissements incoercibles, mais Joulin signale d'autres motifs tout aussi impérieux d'avoir recours à l'opération. Elle est également indiquée dans les cas de tumeurs ne pouvant être opérées ou mobilisées et qui agissent par leur volume à la manière des rétrécissements inférieurs à 65 millimètres. La rétroversion utérine est également une circonstance qui peut nécessiter l'intervention. Mais il est excessivement rare que l'éclampsie, l'hémorrhagie et les autres affections qui peuvent nécessiter l'accouchement prématuré exigent la déplétion de l'organe avant l'époque de la viabilité (Joulin).

Mais on pourra toujours réfuter les arguments mis en avant par l'accusé qui se retrancherait derrière ce système de défense, en rappelant cette loi professionnelle que, *dans aucun cas, l'avortement provoqué ne doit être tenté sans qu'il y ait eu une consultation avec des confrères.* C'est là une règle absolue qui ne souffre aucune exception, car l'opération n'est jamais d'une urgence extrême et on a toujours le temps de s'y préparer.

QUESTIONS MÉDICO-LÉGALES RELATIVES A L'AVORTEMENT.

1° **Existe-t-il certaines substances capables de produire l'avortement ?** — Les développements que nous avons donnés plus haut nous empêchent de traiter longuement cette question qui sera fréquemment posée à l'homme de l'art appelé à déposer devant les tribunaux. Nous pensons avec la plupart des médecins-légistes que les substances prétendues abortives ne jouent qu'un rôle insignifiant ou secondaire dans la plupart des cas d'avortement. En résumé, dit Tardieu, si l'on cherche à se rendre un compte exact des effets réels des substances réputées abortives, on voit que le plus grand nombre ne méritent pas cette qualification et que si l'action vénéneuse de l'if, de la sabine et surtout de la rue, se combine avec une sorte d'influence spéciale sur la matrice, il n'en est pas de même de l'ergot de seigle qui, impuissant à provoquer la contractilité de cet organe, n'agit sur lui que par une sorte de stimulation secondaire. On est ainsi conduit à reconnaitre que, dans l'immense majorité des cas, les breuvages ne jouent qu'un rôle apparent dans la perpétration du crime d'avortement et qu'il faut en chercher ailleurs les agents réels et directs.

L'expert pourra donc, dans cette circonstance, reproduire cette opinion qui a été soutenue avec tant d'autorité par les médecins-légistes les plus éminents. Dans tous les cas, il évitera toujours de donner une réponse affirmative et se contentera de dire que *certaines substances ont la réputation de produire l'avortement*, mais que ces propriétés abortives n'ont pas encore été établies par des faits scientifiques rigoureusement observés.

2° Existait-il une maladie qui pût justifier l'avortement ? — Les développements que nous avons fournis à propos de l'avortement médical aideront beaucoup à la solution de cette question. Si l'accusé se retranche derrière la doctrine dangereuse de la légitimité de l'avortement, l'expert pourra facilement apprécier la certitude et l'urgence des indications en même temps que l'omission de toutes les garanties qu'exigent le devoir et la sécurité professionnels.

3° L'accusée a-t-elle pu ignorer la nature des manœuvres qui étaient pratiquées sur elle ? — Lorsque la femme se décide à *faire décrocher* ou à *faire couler* son enfant elle ignore le plus souvent la nature des manœuvres qu'elle aura à subir ; nous l'avons dit plus haut, ces manœuvres sont d'une très grande simplicité, et nous admettons, avec Tardieu, qu'elles puissent être pratiquées sur une femme sans que celle-ci ait une idée précise de l'acte qui s'accomplit. « C'est ainsi que beaucoup de victimes soutiennent de la meilleure foi du monde que la sage-femme s'est bornée à leur introduire un doigt dans la matrice et que cette introduction n'a différé des précédentes que par les suites. » Il est bien évident que, dans l'immense majorité des cas, lorsqu'une femme est enceinte et se met entre les mains d'une sage-femme, ses intentions doivent être soupçonnées ; mais, nous le répétons, elle peut ignorer le moment précis où l'acte criminel a été accompli.

4° Une femme peut-elle pratiquer sur elle-même des manœuvres abortives ? — Un grand nombre de femmes absorbent, le plus souvent sans résultat, des substances réputées abortives. Mais il en est d'autres, plus expérimentées et plus adroites, qui arrivent à décoller elles-mêmes l'œuf en introduisant une sonde dans la matrice. J'avais déjà observé en 1881 deux exemples de ce genre, mais une intéressante discussion qui eut lieu à la Société de médecine légale en 1884 est venue jeter sur cette question un jour nouveau.

M. Charpentier a cité l'observation d'une dame qui, à deux reprises, s'était fait avorter en introduisant elle-même une sonde dans l'utérus. M. Le Blond a rapporté un fait analogue. Dans un autre cas emprunté à la pratique de M. Couillaud la femme s'était fait avorter en introduisant dans la matrice une paire de longs ciseaux.

Dans les cas qui me sont personnels, l'utérus était très abaissé et facilement accessible lorsque la femme était dans le décubitus dorsal. J'estime donc qu'une femme qui a déjà eu des enfants et dont l'utérus abaissé est facilement accessible peut se faire avorter, sans le concours de personne, en introduisant un instrument dans le canal cervical. Cette conclusion a une grande valeur pratique en médecine légale.

Résumé du chapitre III.

L'avortement est l'expulsion prématurée et violemment provoquée du produit de la conception, indépendamment de toutes les circonstances d'âge, de viabilité et même de formation régulière.

L'avortement est un crime fréquemment pratiqué, et les coupables sont, le plus souvent, des femmes.

C'est entre le troisième et le cinquième mois que l'avortement criminel est le plus souvent provoqué.

L'expert doit toujours avoir présentes à l'esprit les causes qui produisent l'*avortement spontané* et *accidentel*. Ces causes peuvent provenir du père, de la santé générale et de l'habitude de la mère, de l'état de la matrice et de ses annexes, des maladies de l'œuf et du fœtus. Les causes déterminantes, telles que commotions, chutes, coups, agissent ordinairement en décollant le placenta et en provoquant l'inflammation et la rupture des membranes.

Les moyens employés pour produire l'avortement criminel se divisent en *préparatoires* ; *indirects* ou *médicaux* ; *directs* ou *chirurgicaux*.

Les premiers qui consistent en bains, saignées, pédiluves irritants, etc., sont tentés au début de la grossesse, et sont généralement sans action.

Les moyens médicaux comprennent certaines substances médicamenteuses qui ont une action élective sur l'utérus. Les plus importantes sont la rue, l'iodure de potassium, l'ergot de seigle, la sabine et l'if. Les propriétés abortives de ces substances sont loin d'être constantes et au-dessus de toute contestation.

Les moyens directs sont : le décollement du placenta avec une sonde introduite dans le col et contournant l'œuf ; l'ouverture de la poche amniotique avec un instrument pointu ; l'introduction d'une éponge préparée dans la cavité du col ; les injections d'eau chaude dans l'utérus.

En général, quand l'avortement est connu de la justice, c'est qu'il n'a pas réussi.

Les manœuvres abortives sont extrêmement dangereuses. Sur 116 cas d'avortement criminel, 60 ont été suivis de mort.

L'expert pourra reconnaître l'avortement en examinant *la femme* et le *produit expulsé*. On constate si le produit expulsé appartient bien à un fœtus, et si l'embryon est porteur d'une maladie dont l'existence peut causer l'avortement naturel.

Il existe des observations dans lesquelles l'avortement a été *simulé* dans un but criminel.

L'*avortement médical* ou *obstétrical* est celui que le médecin a le droit et le devoir de faire pour sauver la femme. L'*accouchement prématuré artificiel* se pratique lorsque l'enfant peut vivre et est viable. Quand le rétrécissement est au-dessous de 6 cent. 1/2, il faut provoquer l'avortement ; s'il est de 7 cent. 1/2, il faut pratiquer l'accouchement prématuré. L'avortement médical se pratique aussi dans les cas de rachitisme, de tumeurs du bassin et de vomissements incoercibles ; mais il ne doit jamais être tenté sans qu'il y ait eu consultation avec un ou plusieurs confrères.

Une femme peut, dans certains cas, pratiquer *sur elle-même* des manœuvres abortives suivies d'effet.

CHAPITRE IV

INFANTICIDE.

Législation. — *Code pénal*, art. 300. — Est qualifié infanticide, le meurtre d'un enfant nouveau-né.

Code pénal, art. 302. — Tout coupable d'assassinat, de parricide, d'infanticide et d'empoisonnement sera puni de mort.

Interprétation. — Jurisprudence.

Pour qu'il y ait infanticide il faut (Briand et Chaudé) : 1° que l'enfant *soit nouveau-né* ; 2° que l'enfant soit *né vivant* ; 3° que la mort ait été causée *volontairement*.

A. Il faut que l'enfant soit nouveau-né. — Qu'est-ce que la loi entend par le mot *nouveau-né* ? est-ce l'enfant âgé d'une heure, d'un jour ou de plusieurs mois ? Les jurisconsultes ont d'autant plus discuté cette question que la peine n'est pas la même pour l'infanticide que pour l'homicide. Le meurtre d'un enfant nouveau-né est puni de la peine capitale, tandis que le meurtre d'un autre enfant n'est qu'un homicide ordinaire et n'entraîne la mort que lorsqu'il y a eu préméditation. La Cour de cassation a décidé par un arrêt en date du 13 mars 1845 que le jury doit être interrogé sur la question de savoir si le meurtre est celui d'un enfant nouveau-né.

Les arrêts suivants ont cependant fixé la jurisprudence sur ce sujet :

« Attendu que l'enfant dont il s'agit était né dans un établissement public et avait été inscrit dans les registres de l'état civil sous le nom de sa mère ; que dans ces circonstances et après *quatorze jours de vie*, on ne pouvait plus, dans le sens de l'article 300 du Code pénal, le considérer comme un *enfant nouveau-né*, de l'existence duquel on aurait voulu anéantir les traces, etc., la Cour casse et annule..... » (Cour de cassation, 20 juin 1822.)

« Attendu que la loi en qualifiant d'infanticide, et en punissant d'une peine plus forte le meurtre d'un enfant nouveau-né, n'a eu en vue que l'homicide volontaire commis sur un enfant *au moment où il vient de naître ou dans un temps très rap-proché de celui de la naissance ;*

« Que ces dispositions ne peuvent être étendues au meurtre d'un enfant qui a déjà atteint l'age de *trente-et-un jours,* et dont par conséquent la naissance, si elle n'a été légalement constatée, n'a pu, du moins le plus souvent, rester incon-nue. » (Cassation, 24 décembre 1835.)

C'est sous l'accusation de meurtre et non d'infanticide que paraissaient devant la Cour de la Seine : une femme qui avait tué son enfant né depuis huit jours (12 novembre 1863), des mères dont les enfants étaient âgés de onze et de huit jours, au moment de leur décès (28 mai 1870, 10 avril 1873), une femme qui avait empoisonné son enfant deux jours après sa déclaration à l'état civil (14 déc. 1877).

On peut conclure des arrêts précédents et de plusieurs autres qui ont été rendus dans le même sens que l'enfant âgé de sept ou huit jours n'est plus un enfant nouveau-né dans le sens de l'article 300. Mais un grand nombre de médecins-légistes ont cherché à remédier à l'indécision de la loi, en cherchant à faire reposer la définition du mot nouveau-né sur des caractères anatomiques constants. Ollivier d'Angers, con-sidérant que le cordon ombilical se détache toujours du qua-trième au huitième jour après la naissance, a proposé de dési-gner, sous le nom de *nouveau-né*, l'enfant chez lequel le cordon est encore adhérent. Froriep, de Berlin [1], arrive encore à une limite plus restreinte et déclare que, pour le jurisconsulte, l'enfant ne doit être considéré comme nouveau-né que lors-qu'il n'a pas encore reçu les premiers soins, lorsqu'il est en-core *sanguinolentus.*

Comme l'a fait justement remarquer Tardieu, le médecin sera rarement appelé à décider la question. Il serait, du reste, beaucoup plus simple de s'en rapporter à la loi civile qui, dans certains pays, conserve le titre de nouveau-né à l'enfant qui n'a pas trois jours révolus, ce qui répond aux délais fixés chez nous pour l'inscription à l'état civil.

B. Il faut que l'enfant soit né vivant. — S'il est essentiel pour constituer le crime d'infanticide que le meurtre ait été commis sur un nouveau-né, il est non moins essentiel que l'enfant soit né vivant. Il est de toute évidence qu'on ne peut

____

1. *Ann. d'hyg. et de méd. lég.,* 1⁰ série, t. IV, p. 356.

commettre un meurtre que sur un individu vivant et que, *si l'enfant est né mort, l'accusation tombera immédiatement* [1].

Mais il n'est pas nécessaire, pour que le crime ait été commis, que l'enfant ait vécu de la vie extra-utérine, c'est-à-dire que la respiration ait été effectuée, il suffit qu'il ait vécu (Devergie). Il n'est pas nécessaire non plus que l'enfant soit né viable ; ainsi, la mort donnée à un fœtus de cinq mois, à une époque où il n'est pas viable, constituerait le crime d'infanticide. Il peut aussi se présenter certains cas où il s'écoule entre l'accouchement et la respiration un laps de temps assez long pour que la mère puisse tuer son enfant ; mais la constatation de l'infanticide est dans ces conditions si difficile que les poursuites n'ont pas lieu dans la plupart de ces cas.

C'est à tort que plusieurs jurisconsultes et médecins-légistes ont agité la question de viabilité à propos de l'infanticide. *Les questions de viabilité n'ont aucun rapport avec le droit criminel et ne peuvent s'élever que dans le droit civil.*

Nous étudierons un peu plus loin les caractères à l'aide desquels le médecin-légiste peut prouver que l'enfant est né vivant.

C. Il faut que la mort ait été causée volontairement. — Si la mort de l'enfant a été causée par négligence, manque de soins ou imprudence, il n'y a pas infanticide, mais homicide par imprudence qui n'est passible que de peines correctionnelles. Si des violences et des mauvais traitements volontaires avaient produit la mort, sans qu'il y ait eu l'intention de la donner, le coupable ne serait pas puni du crime d'infanticide (Chaudé) ; il tomberait alors sous le coup de l'article 309, qui punit des travaux forcés à temps quiconque occasionne la mort par coups et blessures volontaires sans avoir eu l'intention de la donner.

§ 1er. — **Fréquence de l'infanticide.**

L'infanticide, comme tous les autres genres d'attentats contre les personnes, prend d'année en année une extension croissante. De 1826 à 1830 la moyenne a été en France de 102

1. Cassation, 30 juin 1808.

accusations et de 113 accusés ; de 1831 à 1835, de 94 accusations et de 103 accusés ; de 1836 à 1840, de 135 accusations et de 157 accusés ; de 1841 à 1845, de 143 accusations et de 167 accusés ; de 1846 à 1850, de 152 accusations et de 172 accusés ; de 1851 à 1855, de 183 accusations et de 212 accusés ; de 1856 à 1860, de 214 accusations et de 252 accusés ; enfin de 1861 à 1865, le nombre des accusations a été de 205 et celui des accusés de 231 ; de 1865 à 1890 le nombre des accusations a été en moyenne de 300 par année.

Le tableau suivant, que nous empruntons à Tardieu, montre l'état des accusations et des accusés d'infanticide depuis 1850 à 1866.

Années.	Accusations	Accusés			Acquittements.
		Femmes	Hommes	Total	
1851	164	172	10	182	62
1852	184	195	14	209	74
1853	196	208	17	225	59
1854	198	223	20	243	84
1855	173	188	12	200	61
1856	190	211	17	228	84
1857	208	222	24	246	74
1858	224	242	10	252	63
1859	226	249	19	268	92
1860	221	242	23	265	78
1861	209	218	19	237	71
1862	188	203	17	220	73
1863	211	222	10	232	87
1864	224	240	11	251	68
1865	196	200	17	217	69
	3012	3235	240	3475	109

De 1871 à 1875 les Cours d'assises ont jugé 1051 infanticides et ont prononcé 308 acquittements.

M. le conseiller Berryat-Saint-Prix [1] a calculé que de 1833 à 1862, en trente ans, sur 5991 accusés d'infanticide traduits devant la Cour d'assises, 1998 ont été acquittés ; 954 condamnés à deux ans au plus de prison, 2984 aux travaux forcés à temps ou à vie ; 55 à la peine de mort, c'est-à-dire un peu moins de 1 pour cent. Quarante de ces dernières condamnations ont été commuées et, de 1846 à 1862, il n'y a eu que trois exécutions. Ce magistrat conclut de ces faits que l'exagération même de la peine conduit à l'impunité ou à l'insuffisante répression du crime d'infanticide. Il regrette que la loi

1. *Gaz. des trib.*, 19 février 1864.

de 1863 n'ait pas fait descendre ce crime du rang que le législateur lui a assigné à côté de l'assassinat, du parricide et de l'empoisonnement pour lui rendre celui que le Code de 1791 lui a assigné en le considérant comme un simple homicide.

Cette proportion considérable d'acquittements s'explique par les circonstances qui accompagnent le crime, par la position des accusés et par d'autres motifs de commisération, auxquels le médecin-légiste doit rester étranger.

La fréquence de l'infanticide reconnaît certainement pour causes la misère. Mais on ne saurait nier que la législation française, qui protège l'immoralité de l'homme et abandonne la femme, n'en soit la cause principale. Que les lois protègent la femme, qu'elles permettent la recherche de la paternité et l'on verra certainement le crime d'infanticide diminuer dans de notables proportions.

§ 2. — **Recherches médico-légales nécessaires pour la constatation de l'infanticide.**

Nous diviserons les questions médico-légales relatives à l'infanticide en questions principales et en questions secondaires. Dans les premières nous traiterons des caractères fondamentaux qui peuvent prouver que l'enfant est né vivant, qu'il a vécu et qu'il a respiré, qu'il a péri de mort violente ; dans les secondes nous étudierons les questions relatives à l'âge du fœtus à l'époque de la mort et les circonstances relatives à la femme.

Questions principales.

I. — L'ENFANT EST-IL NÉ VIVANT ? A-T-IL RESPIRÉ ?

Devergie a beaucoup insisté sur la distinction qu'il convient d'établir entre ces deux questions. En effet, le crime d'infanticide peut être commis sur un enfant qui, quoique étant né vivant, n'a pas respiré. La doctrine de ce médecin légiste a, du reste, été sanctionnée par plusieurs faits et nous l'acceptons sans réserve.

Mais on comprendra qu'il est difficile de scinder l'étude médico-légale de ces deux questions. Nous procéderons donc à un examen général et nous étudierons successivement les différents moyens proposés jusqu'à ce jour pour reconnaître : 1º *que l'enfant est né vivant ;* 2º *qu'il n'est pas mort pendant ou immédiatement après l'accouchement ;* 3º *que la respiration a eu lieu.*

A. L'enfant est-il né vivant? — L'aspect extérieur du cadavre suffit souvent pour établir *a priori* que l'enfant avait cessé d'exister au moment de la naissance. Mais, comme le fait remarquer Tardieu, tous les enfants mort-nés ne portent pas avec eux les signes extérieurs propres à les faire reconnaître, il faut pour cela que la mort ait précédé la naissance de plusieurs jours au moins.

MM. Santez et Lempereur ont parfaitement décrit les caractères que présente le fœtus qui a subi la putréfaction utérine, caractères qui avaient déjà été bien étudiés par Chaussier et Orfila. Après quelques jours de macération dans les eaux de l'amnios, le fœtus est infiltré d'une sérosité roussâtre, l'abdomen est aplati et flasque ; la peau prend en certains points et surtout à l'abdomen et aux parties sexuelles une coloration d'un rouge brun qui bientôt s'étend uniformément sur tout le corps. L'épiderme est détaché en plusieurs endroits ; il se détache au moindre frottement et laisse à nu le derme humide et gluant. Les os du crâne sont mobiles les uns sur les autres et la tête est tuméfiée et aplatie comme celle des noyés (Tardieu). Le cordon n'est plus tordu sur lui-même et forme un cylindre mollasse, rougeâtre et infiltré d'un fluide brun. Les viscères sont ramollis et présentent à l'examen histologique les granulations caractéristiques de la dégénérescence graisseuse. Il est inutile d'ajouter que, si la mort remonte à une époque éloignée, les tissus présentent la dessiccation, la momification et la saponification qu'on a quelquefois observée dans les cas où le fœtus mort avait longtemps séjourné dans l'utérus.

Il est évident que, lorsque les caractères que nous venons de signaler sont manifestes, les autres recherches seront inutiles et que l'accusation d'infanticide sera immédiatement écartée.

B. L'enfant a-t-il succombé à une mort naturelle pendant le travail ou immédiatement après ? — Accouchement précipité. — L'expert doit avoir présentes à l'esprit toutes les causes qui ont pu déterminer la mort de l'enfant pendant l'accouchement. On trouvera ces causes longuement décrites dans les traités d'accouchements, il est donc à peine nécessaire de les rappeler ici. Elles peuvent se résumer ainsi :

1° *Longueur du travail.* — La mort peut provenir dans ce cas ou de l'interruption de la circulation par le fait de la compression du cordon ombilical, ou de la compression du placenta. Les moyens de la reconnaitre sont assez incertains. Les auteurs signalent une *tumeur séreuse ou séro-sanguinolente* située dans le voisinage du sommet de la tête, mais cette tumeur existe sur beaucoup d'enfants de femmes primipares, c'est donc par son étendue qu'on pourra apprécier la durée et la difficulté du travail. Cette tumeur peut avoir de 10 à 15 millimètres d'épaisseur ; elle se laisse facilement déprimer pendant la vie, mais elle est plus rénitente après la mort. Son étendue en largeur peut avoir jusqu'à 5 centimètres de diamètre ; sa couleur est quelquefois violacée, mais la peau qui l'environne conserve sa couleur naturelle (Devergie). On signale encore *l'allongement et la difformité* de la tête. Ce caractère peut avoir quelque valeur, surtout s'il coïncide avec l'existence de la tumeur. ›

2° *Procidence du cordon. Entortillement du cordon ombilical autour du cou de l'enfant.* — Dans le premier cas, la mort est due à la compression du cordon et par suite à l'asphyxie ; on trouve alors à l'autopsie des ecchymoses sous-pleurales et les autres indices de l'asphyxie ; dans le second la mort peut être due soit à la compression du cordon, soit à l'étranglement par l'anse du cordon passée autour du cou de l'enfant. Sur 685 étranglements observés à la clinique de Nœgelé, il y eut 18 décès seulement, tandis que sur 743 cas de compression du cordon, il y eut 408 enfants mort-nés.

Les auteurs ont longuement étudié les caractères qui peuvent faire distinguer la mort par enroulement du cordon de la strangulation criminelle, mais nous pensons qu'on a attaché trop d'importance à cette distinction et que, dans ces cas, la mort doit être attribuée non pas à la strangulation mais simplement à l'arrêt de la circulation par suite de la compression du cordon pendant le travail. Quoi qu'il en soit, il est certain que le cordon peut laisser sur le cou et même sur la poitrine et le ventre du nouveau-né une empreinte sous forme de sillon légèrement ecchymosé. Nous verrons plus loin, à l'article *strangulation*, les caractères qui feront distinguer ce sillon de celui qu'on observe dans les cas de strangulation véritable. Nous ferons seulement remarquer que le seul point véritablement important c'est que, lorsque l'enfant naît étranglé par le cordon, il n'y a jamais respiration complète, ni surnatation des poumons et que, par conséquent, si l'on trouve la respiration complètement établie, on a la preuve que la strangulation ne résulte pas de l'enroulement du cordon avant la naissance (Tardieu).

3° *Hémorrhagie résultant du décollement du placenta.* — Si l'enfant a succombé à une hémorrhagie par décollement du placenta, le cadavre sera pâle, décoloré, la peau cireuse et diaphane ; les viscères seront décolorés, le cœur et les principaux vaisseaux vides et affaissés. On observera également chez la mère des symptômes qui confirmeront l'existence de l'hémorrhagie.

4° *Accouchement précipité.* — Dans certains cas l'accouchement peut avoir lieu à l'improviste, dans la rue, dans un omnibus, alors que la femme est debout et dans l'impossibilité de donner à son enfant des soins convenables.

Il arrive souvent que les femmes accusées d'infanticide invoquent ce système de défense et prétendent avoir accouché avec tant de précipitation que l'enfant est mort de la chute qu'il a faite sur le sol, dans les latrines, etc.

Le fait est possible et l'expert est souvent appelé à se prononcer sur la valeur des explications fournies par la mère.

On trouvera plus loin, dans l'énumération des diverses blessures occasionnant la mort par infanticide, des détails permettant le plus souvent de résoudre cette question. Nous voulons seulement établir que, dans l'*accouchement précipité*, la chute de l'enfant peut avoir lieu sans que la mère ait eu une intention criminelle.

Le premier point à élucider est celui relatif à la rupture du cordon. Si la femme a accouché debout [1], il faut pour que la chute de l'enfant sur le sol soit possible : 1° que le cordon ait été rompu ; 2° que la tête ait été immédiatement suivie de l'expulsion du placenta.

En général on reconnaîtra assez facilement le mode de

----

1. D'après une statistique de Klein, sur 183 cas d'accouchement précipité, la mère était debout dans 150 cas, à genoux dans 6, assise dans 22.

rupture du cordon. S'il a été sectionné avec des ciseaux l'extrémité est nette, régulière ; s'il a été rompu par simple traction elle est irrégulière et déchiquetée. Negrier et Devergie ont démontré que le cordon pouvait supporter sans se rompre une traction de 5 à 9 kilog. Mais il n'en est pas de même lorsque l'enfant tombe d'une certaine hauteur comme cela a lieu dans l'accouchement précipité. Dans ce cas, Pfannhack a démontré que le cordon pouvait se rompre sous l'influence du poids d'un kilogr. et même moins.

Il faut savoir également que, dans certains cas, le cordon est extrêmement fragile. Budin[1] a rapporté des cas où le cordon avait été rompu par la simple propulsion de l'enfant. Cet auteur a démontré que le cordon ombilical est plus fragile au moment de la naissance qu'après la mort.

La constatation de bosses sanguines sur le crâne de l'enfant permet de croire que l'accouchement ne s'est pas effectué rapidement. Il peut cependant se faire que la tête, après avoir longtemps séjourné dans le détroit inférieur, soit expulsée rapidement.

On voit donc que la mort accidentelle de l'enfant est possible dans l'accouchement précipité sans intention criminelle de la mère.

C. **L'enfant a-t-il respiré ?** — Les modifications apportées dans les organes du fœtus par l'établissement de la respiration sont les seules qui peuvent permettre d'affirmer d'une manière certaine que l'enfant a vécu. Ces modifications portent sur le *volume du thorax, la situation, l'aspect extérieur, la structure, le volume, le poids et la densité des poumons.*

1° *Volume du thorax.* — La respiration ne pouvant s'exécuter sans produire une certaine dilatation de la poitrine, les anciens auteurs avaient cherché à utiliser cette circonstance dans les constatations médico-légales relatives à l'infanticide, mais Tardieu fait justement remarquer que, s'il est constant que le volume du thorax augmente chez l'enfant qui a respiré, il faudrait pouvoir prendre les mesures chez le même enfant avant et après l'entrée de l'air dans la poitrine, ce qui est impossible. Il faut encore ajouter que la voussure du thorax, qui était plus ou moins marquée pendant la vie, subit un cer-

1. *Société de médecine légale,* juillet 1887.

tain affaissement après la mort. Nous dirons donc avec Casper que la *voussure de la poitrine comme signe diagnostique n'a aucune valeur en médecine légale* et nous nous dispenserons de reproduire les tableaux où sont indiqués, dans les traités classiques, les dimensions du thorax avant et après l'établissement de la respiration.

2° *Situation des poumons.* — Avant l'établissement de la respiration ces organes occupent la partie la plus profonde de la poitrine et sont placés dans la gouttière costo-vertébrale, de sorte qu'ils sont presque complètement recouverts par le thymus et le cœur. Selon Casper, ils ne remplissent que le tiers de la cavité thoracique. Lorsque la respiration a eu lieu, les poumons remplissent la cage thoracique et recouvrent le péricarde. M. Devergie fait remarquer que, dans des cas très rares, des poumons très petits et enfoncés dans la poitrine peuvent appartenir à des enfants qui ont respiré.

3° *Aspect extérieur.* — Les poumons qui n'ont pas respiré présentent une surface lisse où l'on aperçoit à peine les lignes celluleuses qui séparent les lobules pulmonaires, mais sans apparence de vésicules distinctes. *La couleur est rouge brun, couleur de foie d'adulte et les bords paraissent d'un rouge un peu plus clair* (Devergie, Casper)*; elle est le plus souvent d'un rouge lie de vin rappelant la teinte de la rate et d'une coloration uniforme sur toute la surface de l'organe* (Tardieu). Chez l'enfant qui a respiré, les poumons ont un aspect tout différent. *La couleur est d'un rose vif ou d'un rouge bleuâtre marbré de taches circonscrites et nombreuses*, quelquefois d'une couleur rouge vermeil avec des taches rouge bleu foncé, mais *la teinte n'est jamais égale et est toujours nuancée et marbrée*. La surface de l'organe est lobulée et partagée en petites cellules polygonales dilatées par l'air et souvent visibles à l'œil nu.

4° *Structure.* — Les poumons non pénétrés par l'air sont constitués par un tissu compact et spongieux à peine réticulé, ce tissu est formé par des lobules denses, charnus et d'autant plus unis entre eux que l'enfant approche plus du terme de neuf mois (Devergie). Après l'établissement de la respiration les poumons sont dilatés et les vésicules apparaissent très distinctement. Si l'on comprime le tissu pulmonaire on sent une espèce de crépitation caractéristique qui n'existe jamais dans le poumon fœtal.

5° *Poids, volume et densité.* — Les épreuves auxquelles on

soumet les poumons de l'enfant nouveau-né pour constater les modifications de poids et de densité sont des plus importantes. Leur ensemble constitue la docimasie pulmonaire (δοκιμαζειν, éprouver).

DOCIMASIE PULMONAIRE.

A. Docimasie par la balance. (*Méthode de Ploucquet.*) — Le poids du poumon augmentant d'une manière notable lorsqu'il a été pénétré par l'air et par le sang, Ploucquet avait eu l'idée, en 1736, de rechercher les rapports qui pouvaient exister entre le poids des poumons et le poids total du corps suivant que l'enfant a ou n'a pas respiré. Se basant sur un petit nombre d'observations, il avait cherché à établir que le poids du poumon d'un enfant mort-né est à celui du corps entier dans la proportion de 1 : 70 et que, lorsque l'enfant a respiré, cette proportion est de 1 : 35. Ces chiffres avaient été acceptés par Fodéré et Mahon, mais les travaux de Devergie, d'Orfila et surtout de Casper ont démontré que cette proportion n'est pas exacte, qu'elle peut varier selon l'âge, le genre de mort, la constitution du sujet, etc., et *qu'elle ne pouvait être d'aucune utilité pratique dans les expertises médico-légales relatives à l'infanticide.* La méthode de Ploucquet est donc absolument abandonnée en médecine légale.

B. Docimasie hydrostatique par la méthode de Daniel. — Cette méthode, qui n'a jamais été d'un usage général et qui n'est presque plus employée aujourd'hui, date de 1780 ; elle est fondée sur le principe d'Archimède. On détache les poumons, le cœur et le thymus de la cavité thoracique après avoir pratiqué la ligature des gros vaisseaux afin de ne pas laisser perdre de sang et on les pèse à l'aide d'une balance très sensible ayant un crochet adapté à la partie inférieure d'un de ses plateaux. On en sépare le cœur et le thymus et on les pèse de nouveau ; on en déduit le poids du cœur et du thymus et on obtient ainsi le poids net des poumons. On suspend alors les poumons seuls au crochet du plateau de la balance, on les fait plonger dans l'eau et, s'ils immergent, on note sur l'échelle du vase le degré d'élévation du liquide et on met dans l'autre plateau le poids nécessaire pour rétablir l'équilibre. Si les poumons surnagent, on les fait immerger en les plaçant dans un petit panier en fil d'argent ; on note également la masse d'eau qu'ils déplacent et les poids nécessaires pour rétablir l'équilibre.

Ces expériences ont pour but de faire apprécier l'augmentation de volume et l'augmentation de poids sous l'influence de la respiration. Ainsi, les poumons qui n'ont pas respiré et qui n'ont qu'un petit volume déplaceront peu d'eau et perdront peu de poids, tandis qu'au contraire, les poumons qui ont respiré et qui ont un volume plus considérable devront déplacer beaucoup d'eau et perdre beaucoup de poids. Exemple : si les poumons non pénétrés d'air pèsent 50 à l'air libre, ils peuvent perdre 15 et il leur reste un poids de 35 ; si les poumons ont respiré ils peuvent peser 100 à l'air libre, perdre 30 par l'immersion et conserver un poids de 70. Nous avons dit plus haut que le poids du poumon qui a respiré augmentait presque du double.

La méthode de Daniel repose sur un principe variable de physique, mais les variations individuelles du poids et du volume du poumon et les soins minutieux qu'exige son application ont empêché son emploi en médecine légale. Nous en dirons autant de la méthode de Bernt, de la méthode pneumohépatique qui repose sur le rapport qui existe entre le poids du poumon et celui du foie. Tous ces procédés doivent faire place à la méthode ordinaire que nous allons décrire, la seule qui ait été considérée jusqu'à ce jour comme pouvant fournir des résultats décisifs.

C. **Docimasie hydrostatique par la méthode ordinaire ou de Galien.** — Le procédé des anciens est le plus simple et le plus sûr de tous ceux employés pour constater que les poumons ont été dilatés par l'air et le seul qui mérite véritablement le nom de *docimasie pulmonaire*. Quoique ayant été indiqué par Galien dans son livre, *De usu partium*, il ne fut introduit dans la médecine légale qu'en 1663 par Bartholin et en 1682 par Schreger. Il repose sur ce principe que, chez l'enfant qui n'a pas respiré, le poumon est *plus dense* que l'eau et ne doit pas surnager, tandis que, lorsque le poumon de l'enfant a été pénétré par l'air, il est *moins dense* que l'eau et doit par conséquent surnager.

Cette opération est extrêmement simple, mais il importe

néanmoins qu'elle soit pratiquée avec le plus grand soin et que les résultats soient à l'abri de toute chance d'erreur. Voici du reste les règles fort simples qui ont été formulées par Tardieu pour la pratique de la docimasie hydrostatique.

« L'expert doit se procurer un vaste plein d'eau assez large et assez profond pour que les organes que l'on doit y plonger puissent s'y mouvoir librement sans en toucher les parois et sans être attirés par elles. Un seau ordinaire est parfaitement approprié à l'expérience. Le vase sera rempli d'eau à la température ordinaire. La poitrine étant ouverte, il faut saisir avec les pinces l'extrémité supérieure du larynx et de l'œsophage, les trancher d'un seul coup, et, pendant que la main qui tient la pince soulève et tire en avant, raser la colonne vertébrale avec le scalpel en détruisant toutes les attaches jusqu'à ce qu'arrivé au diaphragme, on ramène l'instrument horizontalement d'arrière en avant et l'on détache ainsi d'un seul coup la masse des viscères contenus dans la cavité thoracique. Sans lâcher la pince qui les tient on les porte immédiatement et tous ensemble dans le vaste plein d'eau et on les y abandonne à eux-mêmes. »

Nous pensons avec Tardieu et plusieurs auteurs qu'il n'est pas nécessaire de pratiquer la ligature préalable de la trachée et des vaisseaux. Cette opération ne peut qu'augmenter sans utilité la longueur et les difficultés de l'expérience ; la quantité de sang qui s'écoule est trop peu considérable pour faire varier notablement le rapport du poids au volume du poumon.

Lorsque les organes thoraciques sont ainsi plongés tous ensemble dans l'eau, on constate s'ils surnagent ou s'ils tombent au fond. On prend à cet égard des notes exactes, en signalant le plus ou moins de rapidité avec laquelle ils tombent, s'ils descendent jusqu'au fond ou s'ils restent suspendus à une certaine hauteur dans le liquide.

On répétera ensuite l'expérience en séparant les poumons des autres organes. On pratique la docimasie sur les poumons séparés du thymus et du cœur, sur chaque poumon, sur chaque lobe et même sur des fragments de la grosseur d'une amande, en ayant soin de signaler les résultats obtenus pour chaque fraction de tissu.

Les résultats immédiats de la docimasie peuvent se ramener à deux cas : ou la masse surnage ou elle gagne le fond du récipient. Nous allons successivement passer en revue les particularités les plus importantes qui se rattachent à chaque cas.

a. *Le poumon surnage.* — Tardieu a fait justement remarquer que le médecin-légiste qui conclurait d'emblée que la masse surnage parce que les poumons ont respiré s'exposerait quelquefois à une grossière erreur. Trois circonstances peuvent, en effet, produire la pénétration des gaz dans les poumons et, par suite, la surnatation, ce sont : la *respiration naturelle*, la *putréfaction*, qui donne lieu au développement de gaz putrides et *l'insufflation*, procédé souvent employé au moment de la naissance pour rappeler l'enfant à la vie.

Il est en effet incontestable que la *putréfaction* peut faire surnager les poumons, mais il faut dire que, surtout chez le nouveau-né, elle ne gagne que très tardivement les poumons. On a vu des cadavres d'enfants restés dans l'eau pendant des mois, sur lesquels les résultats de l'épreuve docimasique n'étaient nullement altérés par la présence des gaz putrides; mais il est à remarquer que, aussitôt retiré de l'eau, le cadavre entre dans une décomposition rapide et, comme il s'écoule souvent plusieurs jours avant que l'autopsie soit possible, l'expert trouvera souvent de l'emphysème putride chez les nouveau-nés qui auront longtemps séjourné dans l'eau. Le poumon qui a subi un commencement de putréfaction se reconnaît à la présence de bulles nombreuses groupées à la surface du poumon et particulièrement vers la base. Il faut alors percer chacune de ces bulles et donner issue au gaz en exerçant sous l'eau une légère pression. La docimasie sera ensuite pratiquée d'après les indications que nous avons données plus haut.

On ne connaît pas encore de cas où *l'insufflation* ait été une cause d'erreur dans la pratique médico-légale, mais comme il est nécessaire que l'expert soit à même de reconnaître les poumons insufflés, nous allons en retracer les principaux caractères. L'insufflation peut, en effet, produire la surnatation, mais le poumon insufflé se distinguera par sa couleur rosée uniforme et par la quantité de sang contenue dans le parenchyme pulmonaire. Ce dernier caractère est important car l'introduction artificielle de l'air ne produit pas, comme dans la respiration naturelle, l'afflux du sang et, si l'on exprime un petit fragment de poumon sous l'eau, on ne fait sortir que de l'air, mais pas de sang.

Dans un cas très intéressant observé par M. Herbet, d'Amiens, un poumon fœtal qui avait subi la *congélation* a surnagé pendant quelques instants et n'a gagné le fond du vase qu'après avoir séjourné dans de l'eau chaude. Il suffit d'être prévenu de ce fait pour éviter cette cause d'erreur.

Le *séjour dans l'alcool* peut également donner au poumon fœtal une plus grande légèreté spécifique et le faire surnager pendant quelques instants. Dans un cas rapporté par Tardieu, le premier expert avait conclu que la respiration n'avait pas eu lieu, tandis que cinq jours plus tard, alors que les poumons avaient été placés dans l'eau-de-vie, un deuxième expert voyait les mêmes organes surnager et ne gagner le fond que très lentement. Il faut donc se garder de faire séjourner les poumons dans l'alcool avant de pratiquer la docimasie.

Chaussier a décrit un *emphysème des nouveau-nés* qui pouvait, dans certains cas, produire la surnatation chez le mort-né, mais les auteurs modernes ont nié avec raison l'existence de cette affection qui reposait sur des faits mal interprétés.

Tardieu a résumé ainsi la conclusion médico-légale à tirer de la surnatation : « *Lorsque les poumons surnagent soit en masse, soit isolément, entiers ou divisés, et qu'ils ne sont ni pourris, ni insufflés artificiellement, ni congelés, ni macérés dans de l'esprit-de-vin, il est permis d'affirmer que l'enfant a respiré et que, par conséquent, il a vécu.* »

b. *Le poumon ne surnage pas.* — Il ne faut pas en conclure immédiatement que l'enfant n'a pas respiré. Deux circonstances peuvent précipiter au fond de l'eau des poumons qui ont respiré, ce sont : les *altérations pathologiques* et la *désorganisation de l'organe* par la putréfaction ou par d'autres causes.

En effet, il peut exister chez l'enfant des *altérations pathologiques* qui ne permettront à l'air de pénétrer que partiellement et même sans pouvoir séjourner dans les vésicules. Telles sont les maladies dues à la syphilis congénitale, à l'hépatisation pulmonaire et l'induration particulière aux nouveau-nés, qu'on a désignée sous le nom d'*atélectasie*. Il sera, du reste, facile de reconnaître ces différentes lésions et, comme la maladie est rarement généralisée, on trouvera des parties saines qui surnageront et d'autres qui descendront au fond de l'eau. On peut également rencontrer quelques cas dans lesquels la débilité extrême de l'enfant ou certains vices de conformation n'ont pas permis à la respiration de s'établir complètement.

Il sera également facile dans ces cas de constater la cause de la mort.

Quant à la *putréfaction*, elle peut altérer complètement la structure du poumon, faire disparaître l'air et les autres gaz qu'il contenait et le réduire en une sorte de pulpe plus dense que l'eau. Mais pour que ce phénomène ait lieu, il faut que la putréfaction remonte à plusieurs semaines et même plusieurs mois ; toutes les épreuves docimasiques seront alors complètement inutiles.

On peut donc conclure que, *lorsque les poumons ne surnagent pas et qu'ils n'ont subi aucune altération pathologique ou autre, l'enfant n'a pas respiré.*

D. Docimasie pulmonaire optique. — Cette nouvelle méthode d'exploration est due à M. Bouchut. Lorsqu'on examine à la loupe un poumon qui n'a pas respiré, on voit un tissu compacte, rose pâle et comme anémique si le fœtus n'a que quatre ou cinq mois ; un tissu rouge livide, couleur chocolat ou lie de vin si le fœtus approchait du terme de la gestation. On ne voit aucune vésicule pulmonaire, mais on distingue les lignes celluleuses qui séparent les lobules.

Si le poumon a respiré, on distingue un amas de vésicules arrondies très distinctes, ayant chacune leur point lumineux, très serrées les unes contre les autres et de dimensions inégales. Si la respiration a été incomplète, on rencontre des lobules dont les vésicules sont dilatées par l'air et des lobules compactes et sans vésicules. A la loupe, chaque vésicule paraît avoir de 1 à 2 millimètres.

Ces caractères, qui concordent avec ceux que nous avons décrits en parlant de l'aspect extérieur du poumon (page 126), pourraient être utilement appliqués au contrôle des autres épreuves docimasiques ; mais l'application de ce procédé n'est pas, jusqu'à ce jour, entrée dans la pratique médico-légale.

E. Docimasie auriculaire. — Nous devons appeler l'attention sur un signe important qu'on peut retirer de l'état de l'oreille d'un nouveau-né. Il a été récemment signalé par M. Gellé et par MM. Wendt et Wreden [1]. Lorsqu'on examine l'oreille d'un enfant qui n'a pas respiré, on trouve la ca-

1. Société de Biologie, 1876.

vité tympanique remplie par un magma brunâtre au milieu duquel on aperçoit deux points blancs qni sont les osselets, mais il n'y a pas d'air. Lorsque la respiration est établie et qu'elle a eu lieu pendant quelques heures, le magma disparaît et la cavité tympanique se remplit d'air.

Wendt a trouvé chez quatre nouveau-nés la caisse du tympan vide de son bouchon, mais sans air, et l'examen microscopique lui a fait reconnaître dans le liquide qui la remplissait les éléments du liquide amniotique. D'après cet auteur, ce liquide, appelé par des efforts énergiques d'inspiration, dont sa présence était la preuve, avait remplacé l'air.

Wendt conclut de ces faits : 1° que lorsqu'on trouve chez un nouveau-né ou chez un fœtus à terme ou près du terme, le bouchon muqueux de la caisse du tympan entier, il n'y a pas eu de respiration énergique, ni intra, ni extra-utérine ; 2° que la respiration s'est effectuée si le bouchon n'existe plus ; 3° que la présence, dans la caisse, d'air, de liquide amniotique, de mucosités de la parturition, de liquide de latrines, prouve que le fœtus a fait d'énergiques inspirations dans l'un ou l'autre de ces milieux.

Pour bien apprécier la valeur médico-légale de l'épreuve auriculaire il faut savoir : 1° que ce n'est qu'au bout de vingt-quatre heures d'une respiration régulière que les modifications de l'oreille moyenne sont complètement effectuées ; 2° que le plus ordinairement, il n'y a eu, dans les cas d'infanticide, qu'un petit nombre de respirations avant la mort. Ces réserves faites, nous pensons que l'épreuve auriculaire pourra contrôler utilement les résultats fournis par la docimasie pulmonaire.

Pour pratiquer la docimasie auriculaire, après avoir enlevé le cerveau, on sectionne transversalement la base du crâne avec un fort scalpel ou une scie fine en arrière des apophyses mastoïdes et vers le milieu de l'arcade zygomatique, puis on désarticule la mâchoire inférieure pour isoler complètement le segment osseux. On enlève ensuite avec précaution la paroi supérieure de la caisse qui est mince et facile à détacher. Il est bon de commencer par ouvrir la cavité mastoïdienne avant de toucher aux parois de la caisse. On évite ainsi d'endommager la tête du marteau qui répond à la paroi supérieure de la caisse. S'il existe du liquide dans la cavité tympanique, on le soumet à l'examen microscopique. Après avoir séparé l'enclume de l'étrier et coupé le tendon du tenseur du tympan, on fend avec de forts ciseaux, perpendiculairement, d'un côté les parois de la cavité mastoïdienne, de l'autre l'extrémité antérieure de la caisse du tympan en faisant la section parallèlement à la paroi labyrinthique. On peut alors ouvrir la caisse comme une coquille et en séparer les deux parois latérales. Il est facile alors de constater si le bouchon muqueux existe encore ou s'il a disparu en totalité ou en partie [1].

F. Docimasie gastro-intestinale. — On a essayé récemment en Allemagne de substituer la docimasie gastro-intestinale à la docimasie pulmonaire sous le prétexte qu'il est possible d'introduire de l'air dans les poumons d'un nouveau-né par les manœuvres de la respiration artificielle.

Mais, en admettant même qu'il soit possible comme le prétend Runge d'introduire artificiellement de l'air dans les poumons d'un nouveau-né, il ne s'ensuit pas que cette respiration artificielle imprime aux poumons les caractères de la respiration normale complète. Pellacani a même démontré qu'il est impossible de simuler, chez les enfants à terme, la respiration complète, seul critérium de la vie extra-utérine.

La docimasie intestinale est basée sur la présence de l'air dans le tube digestif. Breslau déclare que, lorsque la masse intestinale surnage dans l'eau, on doit conclure que l'enfant a respiré.

Cette proposition ne nous paraît pas devoir être acceptée comme une preuve admissible en médecine légale. On sait en effet que la putréfaction suffit pour développer dans l'intestin une quantité notable de gaz et qu'il est facile d'introduire de l'air dans l'estomac par l'insufflation.

G. Docimasie sidéro-pulmonaire. — Nous ne ferons que signaler ce procédé proposé par Zaleski (*Viertelj. für gerichtl. Med.* 1888). Il consiste à doser la quantité de fer contenue dans les poumons, la teneur en fer dépendant, d'après cet auteur, de l'établissement de la respiration et semblant être directement proportionnelle au fonctionnement de cet organe. Impraticable dans les cas de mort par non ligature du cordon, il serait appelé à remplacer la docimasie pulmonaire quand les poumons sont putréfiés, quand ils ont été conservés dans l'alcool ou soumis à une haute température.

1. *Ann. d'hyg. et de méd. lég.*, 1875, t. XLIV, p. 227.

Dans ce dernier cas, des recherches chimiques sont le plus souvent inutiles : tant que l'immersion du fœtus dans un liquide bouillant n'a pas été prolongée au point de produire la coction complète du poumon, l'atélectasie thermique disparaît au bout de quelques minutes sous l'influence de l'immersion dans l'eau froide. Il suffira de prolonger l'expérience hydrostatique plus longtemps que d'ordinaire pour voir le poumon regagner la surface de l'eau [1].

Dans les autres hypothèses, le procédé de Zaleski ne possède aucune valeur. C'est du moins la conclusion que MM. Jolin et Key-Aberg ont tirée de leurs recherches sur 13 cadavres de nouveau-nés (*Viertelj. f. gerich. Med.* 1889).

De même, d'après M. Ungar (*Deutsche med. Woch.* 1889), la méthode de Daniel, que M. Bernheim a essayé de réhabiliter (*Deutshe med. Woch.* 1889), ne fournit pas des résultats comparables à ceux de l'ancienne preuve. Dans les cas extrêmes, où le poumon possède une densité de 0,8 (poumon aéré) et de 1,1 (poumon fœtal), il est inutile d'employer un procédé aussi minutieux et aussi long ; dans les cas intermédiaires, elle n'atteint pas la rigueur et la sûreté de la docimasie pulmonaire ordinaire ; enfin, lorsque le poumon est putréfié, elle prête aux mêmes critiques.

La méthode de Galien reste donc la preuve par excellence de la vie extra-utérine ; elle possède un caractère de généralité et une rigueur que ne présentent pas les procédés préconisés dans ces dernières années.

II. — L'enfant a-t-il péri de mort violente ? Quelles sont les causes de la mort ?

Les auteurs ont établi selon les causes de la mort une distinction entre l'*infanticide par commission* et l'*infanticide par omission*. Au premier cas se rattachent les infanticides produits par violences directes, au second, ceux dans lesquels la mort est le résultat du défaut de soins. Nous ne reproduirons pas cette division qui nous a paru au moins inutile et nous suivrons dans cette étude les indications fournies par Tardieu.

Ce médecin-légiste a eu à examiner par mission de justice 804 cadavres de nouveau-nés de 1844 à 1868. Sur ce nombre,

1. TAMASIA, *Riv. sper.* XIV.

231 étaient mort-nés, 18 morts de maladies internes ou de faiblesse congénitale, 555 qui avaient péri par infanticide se répartissent ainsi :

Par suffocation..........................	281
Par immersion dans des fosses d'aisances.....	72
Par fracture du crâne.......................	70
Par strangulation..........................	60
Par submersion............................	31
Par défaut de soins........................	14
Par blessures..............................	8
Par combustion............................	8
Par hémorrhagie ombilicale..................	6
Par exposition au froid.....................	3
Par empoisonnement........................	2
Total...............	555

Ce tableau, qui embrasse une période de vingt-cinq années, montre quelles sont les causes de la mort et la fréquence relative de chacune d'elles. Il offre donc une division toute tracée pour l'étude de ces causes ainsi que des questions spéciales qui peuvent s'y rattacher.

1º **Mort par suffocation.** — Elle est de beaucoup la plus fréquente et peut être pratiquée de différentes manières : par *l'occlusion des voies aériennes,* par *l'introduction d'un tampon dans la gorge,* par *l'emprisonnement dans un espace confiné* et enfin par *l'enfouissement.*

La mort par suffocation laisse rarement apercevoir des traces de violences directes, à part toutefois le cas où l'occlusion des voies aériennes par la main aurait laissé l'empreinte des doigts autour du nez et de la bouche ; c'est donc surtout par l'examen des organes internes qu'il faut en chercher les signes.

Les poumons asphyxiés présentent chez le nouveau-né une coloration rosée plus ou au moins foncée et quelquefois d'un rouge presque noir, selon que l'asphyxie a déterminé une congestion plus ou moins considérable. Mais, quel que soit le degré de congestion sanguine, on voit très souvent à la surface des poumons de *petites taches ecchymotiques ponctuées, irrégulièrement arrondies, d'un rouge très foncé, presque noires, dont les dimensions varient depuis celles de la tête d'une épingle jusqu'à celles d'un grain de chénevis* (Tardieu). Ces taches sont disséminées sous la plèvre en nombre très variable et on les rencontre surtout sur le bord postérieur et vers les bords tranchants ; dans des cas plus rares, on les rencontre sur le péricarde, le thymus et le tissu cellulaire péri-crânien. Les taches ecchymotiques sous-pleurales sont à peu près constantes ; elles peuvent exister sans la moindre trace de violence à l'extérieur et persister pendant un temps très long, puisque Tardieu en a retrouvé après dix mois chez un enfant dont le cadavre avait séjourné dans une fosse d'aisances.

Tardieu considérait ces taches ecchymotiques comme un signe pathognomonique de la suffocation, et son opinion avait été généralement acceptée pendant ces vingt dernières années. Nous aurons l'occasion de revenir sur cette question lorsque nous étudierons la mort par suffocation chez les adultes, mais nous pouvons dire dès à présent qu'il résulte des travaux de M. Brouardel et des recherches les plus récentes que les ecchymoses sous-pleurales ne sont pas spéciales à la suffocation et peuvent se rencontrer également dans la pendaison, la strangulation, la submersion, certains empoisonnements et même dans un grand nombre d'autres cas de mort violente et rapide.

On observe encore chez les individus qui ont succombé à la suffocation une hypérémie plus ou moins marquée des principaux viscères. Le sang est presque toujours fluide ; on le trouve en partie coagulé dans certains cas où l'agonie a été très longue.

Les signes extérieurs sont quelquefois manifestes. Lorsque l'occlusion des voies aériennes a été pratiquée avec les doigts, on peut rencontrer, outre la déformation des parties, l'empreinte des ongles et des ecchymoses répondant à la pulpe des doigts. Le tampon qui aura servi à l'exécution du crime pourra être retrouvé et on pourra également constater de la déformation des ecchymoses ou des éraillures de la muqueuse buccale.

Lorsqu'il y a eu *enfouissement* dans la terre, du sable, du son, du fumier, il s'agira de déterminer si l'enfant a été *enfoui vivant ou mort*. On s'appuiera dans ce cas sur les signes fournis par les lésions du poumon et sur ce fait caractéristique, qui résulte de l'observation médico-légale et d'un grand nombre d'expériences pratiquées sur des animaux : chez l'enfant qui n'a été enfoui qu'*après la mort*, la matière dans laquelle il a été enfoui peut pénétrer dans la bouche, le pharynx et le larynx ; mais pour qu'elle aille au delà, et notamment dans d'œsophage, l'estomac et les intestins, il faut que l'enfouissement ait eu lieu *avant la mort* et que l'enfant ait pu opérer des mouvements de déglutition.

Mort par immersion dans les fosses d'aisances. — C'est plutôt pour faire disparaître un enfant mort que pour lui ôter la vie qu'on précipite l'enfant dans les fosses d'aisances. Il existe cependant des exemples où des nouveau-nés ont été jetés vivants et ont péri par submersion dans la matière des fosses.

Le cadavre d'un nouveau-né qui a séjourné dans une fosse exhale une odeur particulière, non pas franchement fécale, mais âcre et pénétrante. Les téguments sont d'un blanc verdâtre si le séjour a été peu prolongé, mais ils brunissent ensuite ainsi que les os. La putréfaction s'établit lentement et sans produire une quantité notable de gaz, de sorte que le corps n'augmente guère de volume.

La première question qui sera posée à l'expert dans un cas de ce genre est la suivante : *l'enfant a-t-il été jeté vivant?* La solution de cette question est, en général, facile. L'enfant portera le plus souvent des traces de blessures et même de fracture du crâne à la suite des chocs et des frottements qu'il a subis dans sa chute ; on pourra donc constater si ces lésions ont été produites pendant la vie, mais, comme le fait remarquer Tardieu, l'aspect blafard que revêt la peau sous l'influence de l'atmosphère de la fosse pourrait changer l'aspect superficiel des lésions, il est donc nécessaire « de pratiquer des incisions sur tous les points excoriés et de constater dans le tissu cellulaire sous-cutané l'injection des vaisseaux capillaires, l'extravasation et l'infiltration du sang, qui ne feront jamais défaut si l'enfant a été jeté vivant. » Lorsqu'il y aura fracture du crâne, on trouvera de vastes épanchements de sang sous le cuir chevelu et à la surface du cerveau qui faciliteront le diagnostic. Nous reviendrons du reste sur ces questions au chapitre des *Blessures*.

Enfin, un caractère important que nous avons déjà signalé à propos de l'enfouissement, c'est que, chez l'enfant qui a été jeté vivant, les matières fécales se trouveront non seulement dans la bouche, mais encore dans l'œsophage et jusque dans l'estomac.

Une importante question médico-légale se rattache à cette

cause de mort, c'est la suivante : *l'enfant a-t-il pu tomber accidentellement dans les latrines au moment de l'expulsion ?* La plupart des accusées déclarent dans ce cas qu'ayant été prises d'un besoin subit et ne se sachant pas au moment de l'accouchement, l'enfant est tombé dans la fosse sans qu'elles aient pu l'empêcher.

Matériellement, le fait est possible et, en thèse générale, on peut dire qu'un enfant peut tomber dans les latrines au moment où sa mère y accouche, mais, dit Tardieu, « c'est ici qu'il importe que l'expert se tienne toujours en garde contre les thèses générales et reste invariablement attaché au fait particulier qui lui est soumis. » Pour que cette chute accidentelle puisse avoir lieu, il faudrait un concours de circonstances tellement extraordinaires, qu'on peut presque prétendre *a priori* que, pratiquement, un tel fait est impossible. En effet, en admettant même que la femme puisse avoir confondu les douleurs de l'enfantement avec les besoins de la défécation, il faudrait encore démontrer : 1° *que l'orifice de la fosse est assez large*, pour que la tête, *puis le corps* puissent passer facilement, sans pression ; or, dans les villes, l'orifice inférieur des cuvettes varie entre 10 à 12 centimètres, tandis que la tête du nouveau-né à terme mesure 11 centimètres ; 2° *que le cordon a cassé ou que le placenta a été expulsé en même temps que l'enfant ;* si l'orifice de la lunette était assez large pour permettre facilement le passage de l'enfant, il importe de rechercher si le cordon a été coupé ou s'il a été rompu et de constater l'absence ou la présence du placenta ; 3° *que l'aire de la lunette correspond à l'aire vulvo-vaginale ;* si l'on compare l'axe de la cuvette avec celui du bassin de la femme, on voit qu'ils sont différents et que l'enfant expulsé doit être arrêté contre les bords de la cuvette assez de temps pour que la chute puisse être prévenue par la mère (Tardieu).

Enfin, dans un cas de ce genre, il faudra chercher les autres signes, tels que taches de sang, de méconium, etc., qui pourraient démontrer que l'accouchement a eu lieu ailleurs que dans les latrines.

Mort par submersion. — Lorsque le cadavre d'un nouveau-né est retiré de l'eau, il faut d'abord se rendre compte si la submersion est bien la cause de la mort ou si elle n'a pas été employée pour faire disparaître un enfant qui avait déjà cessé de vivre. La submersion est du reste assez rare, en tant que cause réelle de mort. On pratiquera donc d'abord l'épreuve docimasique, puis, si l'enfant a respiré, on recherchera s'il n'a pas péri noyé ou s'il n'est pas mort à la suite d'autres violences. Nous rappellerons seulement ici que les signes de la submersion ne diffèrent pas chez le nouveau-né et chez l'adulte, et nous reviendrons sur cette question dans un chapitre spécial.

Une question médico-légale assez importante se rattache à l'infanticide par submersion : *l'accouchement ayant eu lieu dans un bain, l'enfant a-t-il pu périr accidentellement par suite de ce fait?* Tardieu qui a observé un cas de ce genre dans sa pratique a relevé quelques particularités qui permettent de répondre facilement à cette question. En premier lieu, la persistance de souillures à la surface du corps du nouveau-né serait inconciliable avec un séjour dans l'eau ; d'un autre côté l'épreuve docimasique prouverait que, si l'enfant a respiré, il n'est pas mort noyé. Enfin l'enfant pourrait vivre sous l'eau pendant un certain temps s'il reste attaché au placenta.

Mort par strangulation. — L'enfant peut avoir péri par la strangulation, soit seule, soit combinée avec la suffocation. Dans le premier cas, lorsque la strangulation est simple, elle a lieu le plus souvent par l'application d'un lien, car les pressions exercées sur le cou avec les mains étoufferaient l'enfant plutôt qu'ils ne l'étrangleraient.

Si l'enfant a été étranglé *avec la main*, on peut rencontrer des ecchymoses et des empreintes répondant à la pulpe des doigts, de petites plaies semi-lunaires reproduisant la forme des ongles et permettant de juger de la position de la main meurtrière. Si c'est la mère qui a étranglé son enfant au moment où la tête se présentait à la vulve, elle a dû, pour saisir le cou, employer sa main droite, à moins qu'elle ne soit gauchère (Briand et Chaudé). Si le crime a été commis par un complice, les traces devront varier selon la position qu'il avait par rapport à la femme, mais elles seront en général plus prononcées.

Si la strangulation a été faite *au moyen d'un lien*, on trouve un sillon blanchâtre à bords violacés dont la profondeur et l'aspect varient suivant la nature du lien employé. Nous n'insistons pas sur l'étude de ces lésions qui présentent les mêmes caractères chez le nouveau-né que chez l'adulte, et nous renverrons au chapitre de la *strangulation* chez l'adulte. Nous ferons seulement remarquer que souvent les signes extérieurs sont peu marqués et qu'on ne peut porter un jugement qu'après avoir comparé les lésions locales avec les lésions des organes internes. Celles-ci, que nous étudierons plus loin, sont peut-être encore plus accentuées chez le nouveau-né que chez l'adulte.

On s'est demandé *si la mort ne pouvait pas être le résultat de l'enroulement du cordon autour du cou* pendant l'accouchement, et les auteurs se sont inquiétés de savoir si cet enroulement pouvait laisser des traces. Marc, Casper et Tardieu admettent que le cordon peut produire des sillons ecchymosés non seulement sur le cou, mais encore sur le ventre et la poitrine ; mais, comme le fait remarquer ce dernier auteur, le seul point important c'est que, lorsque l'enfant naît étranglé par le cordon, il n'a pas respiré complètement et que, si la docimasie prouve que la respiration a été établie, on a dès lors la certitude que l'enfant n'a pas été étranglé avant de naître.

Mort par fracture du crâne et blessures. — Parmi les blessures volontaires qui peuvent produire la mort du nouveau-né, celles de la tête doivent occuper le premier rang. La mort par fracture du crâne est, en effet, très fréquente et sa constatation serait des plus simples si la possibilité de rencontrer chez l'enfant des fractures reconnaissant d'autres causes que le crime ne venait compliquer la question. Tous les accoucheurs s'accordent, en effet, à admettre que des fractures et des enfoncements des os du crâne peuvent se produire pendant le travail même de l'accouchement et résulter de causes purement accidentelles, telles que vices de conformation du bassin ou fragilité anormale des os de l'enfant. Il importera donc d'établir les caractères distinctifs entre les blessures volontaires et les blessures accidentelles qui peuvent se rencontrer chez le nouveau-né.

Lorsque les lésions reconnaîtront pour causes des manœuvres ou des applications d'instruments d'obstétrique, elles ne sauraient être le point de départ d'une accusation d'infanticide, puisqu'elles attestent par elles-mêmes l'intervention de l'homme de l'art. Quant aux fractures consécutives à un vice de conformation du bassin et plus particulièrement à la saillie de l'angle sacro-vertébral, elles ont généralement pour siège la partie antérieure de l'un des pariétaux et quelquefois les parties voisines du frontal et du temporal. Celles produites par les forceps et dont la trace est très reconnaissable auront un siège variable suivant l'application, mais il est bon de rappeler que c'est surtout quand cette application aura été régulière qu'une fracture pourra être produite et que, par cette raison, on la rencontrera plutôt à la partie antérieure des frontaux ou sur l'un des côtés de l'occipital (Danyau).

On s'est également demandé si la fracture du crâne ne pouvait pas résulter de la *chute sur le sol au moment de la naissance*. La chose est matériellement possible, mais il faudrait, dans un cas de ce genre, suivre la marche qui a été indiquée a propos de la chute dans les fosses d'aisances et considérer s'il y a eu rupture du cordon ou expulsion simultanée du placenta et du corps de l'enfant. Nous rappellerons à ce sujet que le cordon a rarement plus de 50 centimètres de longueur et que ce chiffre est au-dessous de la hauteur des membres inférieurs d'une femme de taille moyenne.

La *luxation des vertèbres* a été quelquefois la cause de la mort, soit que le corps ait été fortement renversé en arrière, soit que la tête ait subi des mouvements de rotation ; mais l'intervention criminelle sera presque toujours reconnue dans ce cas par la présence d'ecchymoses et autres traces de violences. Il peut arriver cependant qu'il n'y ait aucune lésion apparente et que l'autopsie seule fasse connaître la rupture et le tiraillement des ligaments ainsi que les lésions de la moelle. L'expert doit également se rappeler que des désordres de cette nature ont été observés à la suite de manœuvres obstétricales imtempestives et s'attacher, autant que possible, à connaître les circonstances de l'accouchement.

Il est fréquent de rencontrer des nouveau-nés qui ont été plus ou moins mutilés à l'aide d'instruments tranchants, mais ces mutilations, généralement, ont été faites pour faciliter la disparition du corps de l'enfant. Il arrive quelquefois que le petit cadavre a été découpé en plusieurs fragments ; souvent il a été soumis à une sorte de coction : les faits de ce genre doivent être notés avec soin, car ils indiquent souvent un certain trouble mental de l'accusée. L'*acupuncture* a été également employée. L'instrument est alors enfoncé dans la tête, le rachis ou la région du cœur, et les piqûres qu'il produit peuvent échapper à un examen superficiel. Il est donc nécessaire de

s'attacher aux moindres lésions et de les disséquer avec soin...
Nous n'avons pas besoin de rappeler que la question de savoir si les blessures ont été faites pendant la vie sera soulevée dans tous les cas.

Mort par combustion. — Ce genre d'infanticide a donné lieu, dans ces dernières années, à plusieurs procès célèbres. Bien que le feu ne soit employé, dans la grande majorité des cas, que pour faire disparaître les traces du crime, on possède plusieurs exemples où l'enfant a été brûlé vif et il est extrêmement difficile à l'expert de fournir à cet égard des renseignements d'une grande valeur. Les observations suivantes, dont nous donnons un court résumé, montrent toute la difficulté qu'on peut rencontrer dans un cas de ce genre. Elles sont empruntées aux ouvrages de Briand et Chaudé et Tardieu.

Le 22 mars 1850, on trouva, en réparant une cheminée, le cadavre d'un enfant nouveau-né qui avait été introduit par une ouverture pratiquée en déplaçant des briques. Comme on ne faisait pas de feu depuis longtemps dans la cheminée, le petit cadavre n'avait pas été desséché par la chaleur, mais il avait été momifié parce qu'il avait été renfermé dans un espace étroit où l'air ne se renouvelait pas. Ses formes étaient bien conservées, et il présentait tous les caractères d'un enfant à terme ; mais les poumons, le cœur et le cerveau avaient disparu, et on trouvait à leur place des coques de nymphe d'où étaient sortis les insectes qui avaient dévoré les chairs du cadavre. Celles-ci, qui n'étaient encore qu'en partie détruites, étaient remplies de vers blancs, vivants, de 7 à 8 centimètres de longueur.

Trois questions importantes étaient soulevées : l'enfant avait-il vécu ? Comment était-il mort ? Des taches de méconium trouvées sur le linge qui entourait l'enfant faisaient présumer qu'il avait vécu, mais le cordon ombilical, qui était fixé à l'abdomen et ne présentait aucune ligne de démarcation qui indiquât un travail éliminateur, ne permettait pas de supposer qu'il avait vécu plus d'un jour. L'état matériel ne permettait pas de répondre à la deuxième question ; mais plusieurs circonstances faisaient soupçonner un crime : la précaution prise de couper un coin de linge sur lequel était, sans doute, la marque, la longueur du cordon ombilical indiquait également que l'accouchement n'avait pas eu lieu en présence d'un homme de l'art. Quant à la troisième question, le docteur Bergeret parvint à la résoudre en empruntant judicieusement les lumières de l'histoire naturelle, et c'est cette solution qui fit découvrir l'auteur du crime.

Après s'être bien rendu compte de l'ordre dans lequel s'opèrent les métamorphoses des insectes et du temps qu'elles exigent, il en déduisit les conclusions suivantes : les œufs, dont l'éclosion a engendré les larves trouvées dans le corps en mai 1850, ont dû y être déposées dans le courant de l'été en 1849 ; le dépôt du cadavre remonte donc au moins à cette époque. Mais, outre ces larves vivantes, le cadavre renferme beaucoup de coques de nymphes, d'où sont sorties ces larves ;

ces nymphes ont dû elles-mêmes être précédées de larves qui avaient passé dans le cadavre l'hiver de 1848 à 1849 et qui provenaient d'une ponte effectuée en 1848 ; la mort remonte donc au moins à cette dernière époque. Peut-elle remonter plus haut ? Non, car la mouche dont les nymphes remplissaient le cadavre est la mouche carnassière, mouche vivipare qui dépose ses larves dans les chairs encore récentes et avant leur dessiccation. Il est donc certain que les larves qui ont produit les nymphes ont été pondues peu de temps après le dépôt du cadavre, et que ce doit être en 1848.

Cette date fit découvrir la coupable qui fut d'abord acquittée par la Cour d'assises du Jura, parce qu'il avait été impossible de constater l'infanticide, puis condamnée correctionnellement pour homicide par imprudence et inhumation irrégulière.

Vers la même époque, au mois de décembre 1848, on découvrit, derrière le tuyau d'un calorifère, le corps d'un enfant du sexe féminin, né à terme, mais qui se présentait sous l'aspect d'une masse informe, par suite de la pression exercée sur le corps pour le faire entrer dans le lieu où il avait été enfermé. Ce cadavre était momifié, desséché et ne pesait plus que 1 kil. 25. Les organes internes étaient, comme les parties externes, complètement desséchés et réduits à une simple lame de la consistance du carton. On constata sur la partie droite de la tête une fracture très étendue : les fragments du pariétal brisé étaient enfoncés ; et, au niveau de la fracture, une portion de périoste et des téguments, moins parcheminés que les parties voisines, offraient une coloration verdâtre, certainement due à une infiltration du sang. Rien ne pouvait, du reste, indiquer à quelle époque le corp avait été placé en cet endroit.

Lorsque l'enfant a été brûlé vif et que l'action du feu n'a été exercée qu'à distance, on pourra quelquefois trouver des phlyctènes sur le cadavre ; mais le plus souvent on ne retrouve que des cendres ou des débris informes. Il faut néanmoins les examiner avec le plus grand soin, et si l'on trouve des os, les comparer avec les mêmes os d'un fœtus à terme. La confusion peut quelquefois se produire avec les os longs de certains animaux et il est utile de faire remarquer à ce sujet que les os des animaux qui servent à l'alimentation ont généralement atteint leur complète formation, tandis que les os du fœtus présentent une ossification incomplète.

En ce qui concerne l'analyse chimique des cendres, Orfila avait donné les caractères qui permettent de différencier les cendres de bois des cendres d'origine animale. M. Roussin, qui a étudié de nouveau la question, a démontré que les cendres d'origine végétale ou minérale (bois, coke, houille) ne contiennent que des traces de fer, tandis qu'on en trouve des quantités relativement considérables dans les cendres d'origine animale.

Mort par empoisonnement. — Quoique Slingenberg ait rapporté deux cas d'infanticide par empoisonnement, c'est presque toujours par accident que les enfants succombent à l'action de substances vénéneuses pendant les premiers jours qui suivent la naissance. Nous avons recueilli en Angleterre un cas d'empoisonnement par l'opium contenu dans le lait maternel qui avait donné lieu à une enquête judiciaire et qui s'est présenté dans des circonstances très exceptionnelles [1].

Quoi qu'il en soit, le médecin pourra être appelé à constater l'empoisonnement chez les nouveau-nés, mais principalement dans les cas d'infanticide par imprudence.

Mort par défaut de soins : hémorrhagie ombilicale, exposition au froid, inanition (Infanticide par omission). — Il est rare que les faits de cet ordre donnent lieu à des accusations d'infanticide ; car, même lorsque le défaut de soins aura été volontaire, le crime sera assimilé à l'homicide par imprudence, délit puni d'un emprisonnement de trois mois à deux ans et d'une amende de 50 à 500 francs. (Code pénal, art. 391).

Le *défaut de ligature du cordon* constitue la première omission à considérer dans les faits de ce genre, mais il faut avant tout apprécier l'importance de cette omission. En effet, la mort par hémorrhagie ombilicale est extrêmement rare dans l'infanticide (6 seulement sur 535 cas, Tardieu), quoique chez la plupart des enfants qui périssent victimes de ce crime, la ligature du cordon n'ait pas été pratiquée. Il faut donc en conclure que *le défaut de ligature n'entraîne pas toujours l'hémorrhagie ou que, si l'hémorragie a lieu, elle est rarement mortelle.*

1. Au mois de décembre 1875, le coroner de Manchester présidait une expertise sur la mort d'un enfant du sexe masculin âgé de deux jours. O'Brien déclare au magistrat que son enfant, qui paraissait bien se porter, est mort très rapidement après avoir pris le sein pour la première fois. La mère a la funeste habitude de consommer des quantités considérables d'opium ; elle n'en prend pas moins de 30 grammes par semaine. Il y a environ un an que O'Brien s'est aperçu de l'habitude de sa femme, et il eut la faiblesse de l'encourager en lui procurant lui-même l'opium par l'intermédiaire d'un droguiste de ses parents. Le docteur Fletcher, appelé comme expert, déclara que l'enfant avait été accidentellement empoisonné par le lait maternel. Le jury se prononça dans ce sens, et les poursuites n'eurent pas lieu. (*Medical Press and Circular*, janvier 1876.)

Voici l'opinion de Velpeau sur cette question : « Abandonné à lui-même et sans ligature, le cordon n'exposerait le plus souvent le nouveau-né à aucune hémorrhagie, à aucun accident, quand même il aurait été coupé et non déchiré. Toutefois, comme le contraire peut arriver, comme il suffit que la poitrine soit un peu comprimée ou que le jeu de quelque organe soit gêné pour qu'il survienne un trouble dans la circulation générale et que le sang se reporte à travers l'anneau de l'ombilic ; comme on cite des enfants morts d'hémorrhagie dans leurs langes parce que le cordon avait été mal lié ; comme, enfin, la ligature n'entraîne par elle-même aucun danger et ne présente aucune difficulté, rien n'autorise à s'en dispenser et l'on serait même coupable de la négliger. »

Après avoir noté la longueur du cordon et constaté s'il a été coupé ou déchiré, l'expert s'attachera surtout à reconnaître si l'hémorrhagie est la cause réelle de la mort du nouveau-né. Or il est à remarquer qu'une perte de sang peu considérable peut produire la mort chez un nouveau-né et qu'on ne trouve pas toujours les signes ordinaires de l'hémorrhagie : vacuité du cœur et des vaisseaux, pâleur cireuse, etc. Ces signes peuvent manquer ou n'exister qu'à un faible degré, mais Tardieu en a signalé un d'une grande importance et qui lui paraît constituer le signe essentiel de l'hémorrhagie ombilicale, c'est la *décoloration et l'absence de sang dans le foie* qui, chez le nouveau-né et à l'état normal, est si congestionné et de couleur si foncée.

L'exposition au froid peut facilement déterminer la mort chez les nouveau-nés. Marc a dit qu'un froid de cinq à six degrés centigrades suffirait pour produire ce résultat. M. Laborde [1] a très bien décrit les lésions qu'on pourra constater dans ce cas. Le cadavre est généralement d'un blanc mat et présente, dans certaines régions, une induration qui permet à peine de pincer le derme. Les capillaires cutanés paraissent complètement exsangues. Les poumons sont engoués, souvent hépatisés, gorgés d'un sang noir et fluide. Le cerveau offre un piqueté très abondant et le péritoine est injecté. La surnatation est ordinairement incomplète pour les poumons qui, après avoir été pénétrés par l'air, sont soumis à l'action du froid.

L'inanition est très souvent la cause de la mort, mais les

---

1. *Action du froid sur les nouveau-nés*, thèse de Paris, 1866.

faits de cet ordre ne peuvent que rarement donner lieu à l'accusation d'infanticide, car le nouveau-né peut supporter pendant plus de 8 jours la privation d'aliments. Il n'y a pas, dans ce cas, de signes spécifiques : on trouvera les voies alimentaires vides, sèches et contractées, les os du crâne chevauchant les uns sur les autres, l'amincissement des parois intestinales (Casper), une congestion intense des méninges et du cerveau (Bouchard) [1], émaciation extrême et diminution considérable de poids du corps sans qu'il y ait nécessairement disparition complète du tissu graisseux.

Questions secondaires.

I. — DÉTERMINATION DE L'AGE DE L'ENFANT.

Cette question se rattache à la fois à l'infanticide, à l'avortement, à la suppression, à la substitution et l'exposition d'enfant et à l'identité ; mais, comme le fait remarquer Devergie, la question d'identité supposent presque toujours la détermination de l'âge à une époque plus avancée de la vie ; nous suivrons donc l'exemple de ce médecin-légiste en plaçant dans l'histoire de l'infanticide l'étude des caractères qui peuvent faire reconnaître l'âge depuis l'époque de la conception jusqu'au quarante-cinquième jour après la naissance. Nous diviserons naturellement le sujet en deux parties : la première se rapportant à la vie intra-utérine et trouvant sa plus fréquente application dans les questions d'avortement : la seconde ayant trait à la vie extra-utérine et se rattachant plus particulièrement aux questions d'infanticide.

A. Détermination de l'âge pendant la vie-intra-utérine. — Nous résumons dans le tableau ci-contre (p. 148 et suiv.) les caractères du fœtus à partir de l'époque à laquelle il se présente dans un état de conformation qui ne peut laisser aucun doute sur son existence. Cette époque n'est pas encore bien déterminée, et Devergie pense, qu'en médecine légale, on ne peut se prononcer d'une manière certaine avant le terme d'un mois.

1. *De la mort par inanition*, thèse de Paris, 1864.

TABLEAU I. — DÉVELOPPEMENT DU FŒTUS PENDANT LA VIE INTRA-UTÉRINE.

AGE	LONGUEUR	POIDS	POINTS D'OSSIFICATION	CORDON OMBILICAL.	AUTRES CARACTÈRES.
Six semaines à deux mois.	De 30 à 35 millimètres.	De 2 à 3 grammes.	Noyau osseux dans la clavicule et le maxillaire inférieur. Apparition du bulbe dentaire pour les dents temporaires (Magitot).	S'insère près de l'extrémité coccygienne et contient les vaisseaux omphalo-mésentériques, une portion de l'ouraque ou de l'allantoïde et les intestins.	La face est plus distincte, on aperçoit la bouche, le nez et les oreilles ; la tête forme la moitié du tronc. Le thorax et l'abdomen ne forment qu'une seule cavité contenant le foie dont le poids égale le reste du corps. On trouve au devant de l'anus, un tubercule conique qui est le rudiment du pénis ou du clitoris.
De deux à trois mois.	De 35 à 40 millimètres.	De 20 à 40 grammes.	Dans les masses apophysaires des premières vertèbres cervicales et, quelques jours plus tard, dans le cubitus, le radius, l'omoplate, les côtes, l'occipital et le frontal.	S'insère à la partie inférieure de l'abdomen.	La tête forme à peu près le tiers du corps. Rudiments du nez et des lèvres. Le cou n'est encore qu'un sillon. Les membres thoraciques sont détachés du tronc. L'anus est marqué par un point noir. La peau n'est qu'un enduit gluant. La membrane pupillaire existe.
De trois à quatre mois.	De 8 à 10 centimètres.	De 40 à 70 grammes.	Noyaux osseux dans l'ischion. Apparition des follicules dentaires pour la seconde dentition.	S'insère très près du pubis et contient les vaisseaux ombilicaux et un peu de gélatine de Warthon.	La bouche, le globe de l'œil, les auricules se dessinent. La poitrine est fermée ; le cou établit une séparation entre la tête et le thorax. Le clitoris et le pénis sont formés. Le thymus existe. Les ventricules du cœur sont distincts. Les vésicules ombilicale et allantoïde, ainsi que les vaisseaux omphalo-mésentériques, ont disparu. Le placenta est formé. Les muscles se dessinent. La peau prend de la consistance.
De quatre à cinq mois.	De 10 à 15 centimètres.	De 100 à 150 grammes.	Commencement rapide d'ossification du calcanéum.	S'insère encore à peu de distance au-dessus du pubis. L'ombilic est dessiné.	L'embryon prend le nom de fœtus. Les yeux, les narines et la bouche sont fermés ; le menton commence à proéminer. Méconium dans le duodénum. Le foie diminue, il prend de la consistance. Le sexe est bien distinct ; l'anus est ouvert. La vésicule biliaire paraît. Le cœcum est placé près du rein droit. Les articulations des doigts et des orteils sont visibles. La peau est rosée, doublée de granulations adipeuses et présente quelques germes de poils. Les ongles apparaissent.
De cinq à six mois.	De 20 à 25 centimètres.	De 200 à 250 grammes.	Ossification de l'astragale.	L'insertion s'éloigne de plus en plus du pubis.	La tête n'est plus que le quart de la longueur totale du corps. La face est complètement formée. Le méconium prend une teinte jaune verdâtre et occupe le commencement de l'intestin grêle. Les reins sont volumineux. La peau, plus colorée, commence à se couvrir de poils ; les cheveux apparaissent ; les ongles sont très distincts.

TABLEAU I. (SUITE). — DÉVELOPPEMENT DU FŒTUS PENDANT LA VIE INTRA-UTÉRINE.

AGE	LONGUEUR	POIDS	POINTS D'OSSIFICATION	CORDON OMBILICAL.	AUTRES CARACTÈRES.
De six à sept mois.	De 30 à 35 centimètres.	De 500 à 800 grammes.	Points d'ossification sur les pièces supérieures du sternum.	L'insertion continue de se rapprocher de l'axe longitudinal du corps.	La tête est moins volumineuse ; ses parois sont molles, ses fontanelles très larges. Le méconium est dans l'intestin grêle. Le foie est d'un rouge sombre. La vésicule contient un fluide séreux sans amertume. Les testicules et les ovaires sont encore situés au-dessous des reins. La peau a une couleur plus ou moins pourprée, l'épiderme est distinct. L'enduit sébacé apparaît.
De sept à huit mois.	De 35 à 40 centimètres.	De 1 kilo à 1 kilo 500 gr.	L'ossification des pièces du sternum se termine.	L'insertion est à 3 ou 4 centimètres du point qui correspond à la moitié de la longueur du corps.	Les os du crâne sont plus solides. Les paupières s'entr'ouvrent. Le méconium occupe la totalité du gros intestin. Le cæcum est dans la fosse iliaque droite. Les valvules conniventes apparaissent. Le lobe gauche du foie est presque aussi gros que le lobe droit. La vésicule contient de la bile. La peau est fibreuse, épaisse, couverte par l'enduit sébacé ; les cheveux sont plus longs et plus colorés.
De huit à neuf mois.	De 40 à 45 centimètres.	De 1 kilo 500 à 2 kilos 500.	Ossification des dernières vertèbres du sacrum.	L'insertion n'est plus qu'à 1 ou 2 centimètres du point qui correspond à la moitié du corps.	Les circonvolutions cérébrales se dessinent ; la membrane pupillaire disparaît. La longueur de l'intestin grêle égale huit fois la distance de la bouche à l'anus. Les ongles arrivent à l'extrémité des doigts. Les testicules s'engagent dans les anneaux sus-pubiens. La peau est moins lisse et couverte d'un enduit sébacé plus marqué.
À terme.	De 45 à 50 centimètres.	De 3 kilos à 3 kilos 500.	Noyau osseux de l'épiphyse condylienne des fémurs ; cloisonnement complet circonscrivant quatre alvéoles au maxillaire inférieur.	S'insère à peu près à la moitié de la longueur totale du corps ou un peu au-dessus.	Dimensions de la tête : occipito-frontal, 115 millimètres ; occipito-mentonnier, 135 millimètres ; fronto-mentonnier, 95 millimètres ; bi-pariétal, 90 millimètres. Le cerveau présente des circonvolutions nombreuses et un peu de substance blanche. Le méconium occupe la fin du gros intestin. La longueur de l'intestin grêle égale douze fois la longueur de l'anus à la bouche. Le scrotum contient quelquefois les testicules. La peau est couverte d'un enduit sébacé épais. Les ongles dépassent l'extrémité des doigts.

On voit, d'après ce tableau, que la plupart de ces caractères sont variables et ne peuvent fournir que des données approximatives, surtout en ce qui concerne les premiers mois; mais, en ce qui a rapport à l'infanticide, ce n'est pas dans les premiers mois de la vie fœtale qu'il peut être nécessaire de procéder à la constatation de l'âge.

Casper, qui a fait un grand nombre de recherches sur ce sujet, a constaté qu'à partir du cinquième mois de la vie fœtale, si l'on divise par 5 le chiffre de la longueur totale du corps, le quotient donne l'âge du fœtus en mois. Ainsi, l'âge d'un fœtus de 25 centimètres est de 25 divisé par 5, soit 5 mois, l'âge d'un fœtus de 30 centimètres est de 30 divisé par 5, soit 6 mois. Et ainsi de suite pour les âges de 7, 8 et 9 mois.

Les signes fournis par l'ossification sont importants. Le plus concluant de tous est le point d'ossification qui existe au centre du cartilage de l'extrémité inférieure du fémur, *entre les deux condyles* et dont l'existence est constante au neuvième mois. La constatation d'un cloisonnement complet circonscrivant quatre alvéoles sur une moitié de l'un des os maxillaires permettra également d'affirmer que l'enfant est né à terme.

B. Détermination de l'âge pendant la vie extra-utérine.

— La détermination de l'âge a, dans ce cas, d'autant plus d'importance qu'elle peut quelquefois permettre de prouver que l'enfant a vécu lorsque les expériences docimasiques ne sauraient être pratiquées. Les signes qui peuvent indiquer l'âge reposent principalement sur l'exfoliation de la peau, l'expulsion du méconium, la chute du cordon ombilical et l'oblitération des vaisseaux ombilicaux, du canal veineux, du trou de Botal et du canal artériel. Nous les résumons dans le tableau suivant (page 154).

C. Évolution dentaire.

— M. Magitot a communiqué à l'Académie des sciences (27 avril 1874) le résultat des recherches qu'il a entreprises *sur la détermination de l'âge de l'embryon humain par l'examen de l'évolution du système dentaire.* Cet auteur a pu suivre l'évolution folliculaire depuis la septième semaine à partir de la conception, alors que l'embryon n'a que trois centimètres de longueur jusqu'à la fin du neuvième mois. Le travail de M. Magitot est trop étendu et trop technique pour être reproduit dans ce *Manuel.* On y trouvera exactement indiqué le moment d'apparition des différentes parties qui concourent à la formation des dents temporaires ou permanentes.

Pour la *dentition temporaire*, on voit qu'à la septième semaine, il n'existe encore que le bourrelet épithélial et la lame de Kœlliker, mais que les cordons épithéliaux (organes de l'émail) commencent à apparaître. La première trace du bulbe se montre dans le cours de la neuvième semaine. L'apparition du chapeau de dentine a lieu vers la dix-septième semaine pour les incisives et les canines. A partir de la vingtième semaine, les dimensions verticales du chapeau de dentine croissent régulièrement avec l'âge du fœtus.

Pour les *dents permanentes*, on ne trouve aucune trace de follicule avant la quinzième semaine. Le bulbe apparaît de la dix-septième à la vingtième semaine ; le chapeau de dentine se montre pendant la vingt-cinquième semaine pour la première molaire. Pour les autres dents, il ne se développe qu'après la naissance.

Il n'est pas nécessaire d'insister sur l'importance des recherches entreprises par M. Magitot dans le cas où l'expert n'aurait entre les mains que la tête de l'embryon ou du fœtus, dont il importe de déterminer exactement l'âge.

Après avoir recherché l'âge de l'enfant au moment de la mort, il importe de savoir *depuis combien de temps la mort a eu lieu.*

La détermination de l'époque de la mort, basée, en grande partie, sur les signes fournis par la putréfaction, sera étudiée un peu plus loin. Nous ferons seulement remarquer que la putréfaction est plus active chez le nouveau-né que chez l'adulte, qu'elle a lieu plus vite au contact de l'air que dans tout autre milieu, moins vite dans le fumier qu'à l'air, mais plus vite dans ce dernier milieu que dans le liquide d'une fosse d'aisances. Si le corps de l'enfant a été retiré de l'eau, il faut savoir que la putréfaction, lente lorsque le corps est submergé, marche très rapidement lorsqu'il est placé au contact de l'air. S'il a été enfoui dans la terre, il faut tenir compte de la nature du sol, s'il est argileux, humide, sablonneux. Le cas que nous avons cité plus haut (p. 143) et dans lequel la présence de larves d'insectes fit découvrir l'époque de la mort montre que l'expert peut quelquefois tirer parti des circonstances les plus inattendues. Enfin, nous dirons que la déter-

TABLEAU II. — **DÉVELOPPEMENT DE L'ENFANT, DU PREMIER AU QUARANTE-CINQUIÈME JOUR.**

AGE	ÉTAT DU TÉGUMENT EXTERNE	CORDON OMBILICAL	EXPULSION DU MÉCONIUM	OBLITÉRATION DES VAISSEAUX ET AUTRES CARACTÈRES
Avant la respiration.	Peau rouge, molle, couverte d'un enduit sébacé.	Le cordon est frais, ferme, arrondi, bleuâtre, contenant plus ou moins de gélatine de Wharton.	Méconium contenu dans l'intestin.	Le canal artériel a 14 millimètres de longueur, il est cylindrique et présente un diamètre double de celui de chacune des branches de l'artère pulmonaire.
Après vingt-quatre heures.	Peau plus ferme et moins rouge.	Le cordon commence à se flétrir. Les artères ombilicales commencent à diminuer.	Le méconium est le plus souvent évacué, mais l'intestin est encore tapissé d'une couche de mucosités verdâtres.	Trou de Botal ouvert. Canal veineux, veines ombilicales et artères ombilicales libres.
Deux jours.	La peau devient jaunâtre et présente, sur quelques points du corps, des indices de sa prochaine exfoliation.	Le cordon est complètement flétri et présente déjà un commencement de dessiccation. Il brunit de son extrémité à sa base.	Le méconium est évacué; on trouve encore des mucosités verdâtres.	Trou de Botal ouvert excepté quatre fois sur vingt-deux. Le canal artériel commence à s'oblitérer, les artères ombilicales se rétrécissent. La veine ombilicale et le canal veineux sont libres.
Trois jours.	L'exfoliation de l'épiderme est commencée à l'abdomen et à la base de la poitrine.	Le cordon est desséché et d'un brun roussâtre ; ses vaisseaux sont apparents et tortueux. Le pourtour de l'anneau commence à être injecté.	Absence de méconium. L'enduit verdâtre est en partie détaché.	Trou de Botal quelquefois fermé. Artères ombilicales très souvent oblitérées. Veine et canal veineux encore ouverts.
Du 4ᵉ jour au 6ᵉ jour.	L'exfoliation épidermique s'étend aux épaules, aux aisselles, aux aines. L'épiderme se détache sous forme de plaques ou d'écailles.	Le cordon se détache ; ses membranes tombent d'abord, puis les artères et ensuite la veine.	On ne trouve presque plus d'enduit verdâtre dans l'intestin.	Trou de Botal encore libre dans la moitié des cas ; les artères et veines ombilicales et le canal artériel sont oblitérés.
Du 6ᵉ jour au 12ᵉ jour.	L'exfoliation est générale.	La chute du cordon est constante ; la cicatrisation est complète avant le dixième jour.	Plus de traces de méconium dans l'intestin.	Les artères, la veine, le canal artériel et le trou de Botal sont oblitérés.
Du 12ᵉ jour au 45ᵉ jour.	L'exfoliation continue ; chute complète de l'épiderme. La desquamation ne s'achève que vers le quarantième jour.	L'ombilic est cicatrisé, mais il reste souvent un suintement muqueux qui peut persister jusqu'au vingt-cinquième jour. L'espèce de sac séro-muqueux, circonscrit par l'anneau cutané, se resserre de plus en plus et disparaît.		

mination de l'époque de la mort des nouveau-nés présente souvent de grandes difficultés.

II. — Circonstances relatives a la femme.

L'expert n'a pas terminé sa tâche, lorsqu'après avoir examiné le produit de la conception, il a pu prouver l'existence d'un crime. Il est un autre ordre de faits que lui seul peut mettre en lumière, ce sont ceux relatifs à la femme qui est supposée avoir tué son enfant. Pour que l'accusation d'infanticide puisse être soutenue, il faut en effet établir : 1° *que la femme est accouchée ;* 2° *que son accouchement répond à l'âge de l'enfant.* Nous avons décrit les signes qui peuvent faire reconnaître un accouchement récent ou ancien ; nous ferons seulement remarquer que, dans les cas d'infanticide, la constatation de l'accouchement n'offre pas, en général, de grandes difficultés parce qu'elle a lieu le plus souvent dans un délai assez court après la délivrance. Quant aux signes qui permettent de fixer l'époque de l'accouchement, ils sont des plus incertains. Marcé s'exprime ainsi à ce sujet : « Lorsque l'ensemble des circonstances porte l'expert à admettre que le fœtus soumis à son examen est sorti du sein de la femme qui présente les traces d'un accouchement récent, *il doit bien se garder de préciser l'époque de la naissance du fœtus,* de manière à la faire coïncider rigoureusement avec le jour que les actes de la procédure indiquent comme étant celui de l'accouchement. Cette faute, toujours grave, puisque l'art ne possède aucun moyen d'émettre une opinion aussi positive, serait d'autant plus dangereuse qu'elle serait toute entière dans l'intérêt de l'accusation. »

Folie puerpérale. — Il convient de rappeler que dans beaucoup de cas d'infanticide la folie est invoquée par la défense. Il s'agirait dans ce cas, non pas du délire qui survient fréquemment pendant les premiers jours de l'allaitement, mais d'une folie transitoire et impulsive qui conduirait la mère à tuer son enfant, qu'elle pleurera bientôt après. Après avoir cité de nombreux faits de ce genre, Marcé résout cette question par l'affirmative et admet la possibilité d'un accès instantané de délire au moment de l'accouchement[1] ; mais Legrand du Saulle et Tardieu pensent que les faits de Marcé ont été mal interprétés et n'admettent pas la folie transitoire. Legrand du Saulle reconnaît bien qu'il y a des cas où l'infanticide est l'œuvre de la folie et où la femme doit être déclarée irresponsable, mais il n'admet pas l'égarement passager qui dure tout juste le temps de mutiler l'enfant avec des ciseaux ou un couteau, de lui nouer un cordon autour du cou et de le jeter dans les latrines ou tout autre endroit. « Les cas où la femme peut être déclarée irresponsable sont ceux dans lesquels la folie, qu'elle ait précédé ou suivi l'accouchement, n'est pas transitoire mais bien précédée par les symptômes habituels de la folie hystérique, tantôt, et plus souvent, de la mélancolie lipémaniaque avec hallucination, tantôt enfin, mais beaucoup plus rarement, de la fureur maniaque ».

Examen des taches. — Parmi les constatations propres à établir les circonstances dans lesquelles s'est accompli le crime d'infanticide, il ne faut pas omettre celles qui ont trait aux différentes taches produites par le corps de l'enfant nouveau-né : taches formées par l'enduit sébacé, l'épiderme fœtal, le méconium. Nous étudierons les caractères de ces taches dans la partie de l'ouvrage où nous traiterons de la chimie et de la micrographie légales. (Voy. *Toxicologie, Chimie et Micrographie légales.*)

CONDUITE D'UN MÉDECIN-LÉGISTE APPELÉ A FAIRE UN RAPPORT DANS UN CAS D'INFANTICIDE.

Si l'expert est appelé immédiatement après la découverte du corps du délit, il doit d'abord rechercher s'il n'existe pas dans le voisinage des linges, instruments ou autres objets qui puissent se rattacher à l'exécution du crime. Si le cadavre a été enfoui, il devra s'informer des circonstances qui ont entouré l'extraction et surtout du temps qui s'est écoulé depuis cette extraction et du temps pendant lequel le cadavre a été exposé au contact de l'air.

Après avoir noté avec soin les caractères fournis par l'exa-

1. *Traité de folie des femmes enceintes, des accouchées et des nourrices.* Paris, 1858, p. 131.

men extérieur du corps : ecchymoses, plaies, blessures du cuir chevelu et fractures du crâne, état du cordon ombilical, sexe, longueur des membres, etc., il procédera à l'ouverture des grandes cavités, c'est-à-dire à l'autopsie proprement dite. Dans certains cas d'immaturité ou de non-viabilité du fœtus, celle-ci sera quelquefois inutile, mais elle sera presque toujours ordonnée par la justice.

Nous reviendrons plus tard sur la méthode générale à suivre dans les autopsies judiciaires. Chaussier avait conseillé d'ouvrir d'abord le rachis, puis le crâne, le thorax et l'abdomen. Mais nous pensons, avec plusieurs auteurs, que cette méthode présente quelques inconvénients surtout chez les nouveau-nés. On s'expose en effet, en plaçant le corps sur le ventre et en pratiquant les manœuvres nécessaires pour ouvrir le rachis, à froisser le cordon et ses vaisseaux et à produire des lésions dont on pourrait méconnaître la cause. Nous indiquerons donc pour l'autopsie des nouveau-nés la méthode décrite par Briand et Chaudé d'après un règlement rédigé en Prusse par une commission scientifique et dont la promulgation date du 15 novembre 1858[1].

On examine d'abord *l'abdomen*, puis le *thorax*, le *crâne*, et le canal vertébral.

1° On incise les *téguments abdominaux* depuis l'appendice sternal jusqu'à une petite distance de l'ombilic qu'on contourne en prolongeant l'incision jusque dans le milieu de l'espace compris entre l'épine iliaque antéro-supérieure et la symphyse pubienne. On soulève ensuite l'ombilic pour faire saillir les replis du péritoine qui contiennent les vaisseaux ombilicaux, et on incise circulairement la peau au pourtour des parois abdominales. On constate alors de quel côté correspond la voûte du diaphragme, puis l'état de l'anneau ombilical, des vaisseaux ombilicaux, du canal veineux, du foie, de la vésicule biliaire. On note également s'il existe un épanchement dans la cavité abdominale, l'état de l'estomac, de la vessie, de la rate, des organes sexuels. On remet ensuite les viscères en place et on rapproche les téguments en y plaçant quelques points de suture.

2° On passe ensuite à l'examen des organes de la respiration. Après avoir incisé les commissures des lèvres jusqu'à l'o-

---

1. BRIAND et CHAUDÉ, *Manuel de Médecine légale*, 8ᵉ édit., p. 262.

reille correspondante, on divise la lèvre inférieure par une incision que l'on prolonge en suivant la ligne médiane jusqu'au sternum. On peut ainsi visiter l'arrière-bouche, le pharynx, la glotte et l'épiglotte. La prolongation de ces incisions permettra d'explorer le tissu cellulaire et les muscles du cou, les carotides et la trachée.

Pour l'ouverture du *thorax*, on fait de chaque côté une incision transversale longeant la clavicule jusqu'à l'extrémité acromienne de cet os. Puis, de chaque articulation sterno-claviculaire, on incise les téguments dans une direction très oblique en dehors et jusqu'à la dernière côte. On divise les articulations sterno-claviculaires et on coupe les cartilages qui unissent les côtes au sternum et, soulevant la partie supérieure de cet os, on le renverse sur l'abdomen. Les organes thoraciques se trouvent ainsi à nu et on note avec soin leur aspect extérieur, leurs rapports avec le péricarde. On les soulèvera ensuite, ainsi que le thymus pour constater s'il n'existe pas d'épanchement dans la plèvre et pour observer l'état du canal artériel. Puis on placera des ligatures doubles : 1º sur la veine cave inférieure ; 2º sur les artères carotides primitives ; 3º sur l'aorte, immédiatement au-dessus du canal artériel ; 4º sur la veine cave supérieure ; 5º sur la trachée, près de sa division. On détache ensuite à la fois les poumons, le cœur et le thymus et l'on procède aux épreuves docimasiques après avoir terminé l'autopsie.

3º Pour l'ouverture du *crâne*, on incise d'abord les téguments en partant de l'une des arcades sourcilières, passant derrière l'oreille et au-dessous de la protubérance occipitale pour revenir au point de départ. On peut encore faire deux incisions : une partant de la racine du nez et se prolongeant sur le vertex et sur la ligne médiane jusqu'à la cinquième ou sixième vertèbre cervicale ; l'autre partant d'une oreille à l'autre à angle droit. Cette manière de procéder pourra du reste être modifiée selon les circonstances, car les incisions ne doivent jamais porter sur les parties qui étaient déjà lésées avant l'autopsie.

Le cuir chevelu une fois incisé, on introduit au tiers inférieur de la commissure membraneuse qui unit le frontal au pariétal une lame de ciseaux et, en suivant les bords du pariétal, on coupe successivement les membranes qui l'unissent au frontal, au temporal et à l'occipital. Il faut avoir soin, en fai-

sant cette coupe, de ne pas ouvrir le sinus latéral de la méninge qui est très près de l'angle mastoïdien du pariétal et pour
cela il est nécessaire, lorsqu'on approche de ce point, de s'é-
carter de la commissure et de laisser une petite portion de l'os.
Lorsqu'on a coupé les commissures membraneuses sur les trois
bords du pariétal, on le renverse vers le sommet de la tête et
on le détache entièrement en le coupant dans son épaisseur à
quelque distance de la ligne médiane afin de ménager les veines qui se rendent dans le sinus médian de la méninge. On
opère de la même manière sur le côté opposé et on procède à
un examen minutieux du cerveau, de ses membranes et de ses
vaisseaux. On enlève la portion osseuse du crâne qui avait été
conservée et on détache la masse encéphalique tout entière
afin de pouvoir également examiner le cervelet.

4º L'examen du *canal vertébral* est important car il peut
indiquer si la mort est le résultat de lésions volontaires ou
d'altérations pathologiques de la moelle. On y procède en
plaçant le corps sur le ventre, en pratiquant une incision de
l'occiput au sacrum et en détachant la peau et les muscles qui
remplissent les gouttières vertébrales. La portion annulaire
des vertèbres se trouvant ainsi à nu, on introduit une des lames
de forts ciseaux mousses sous la portion annulaire de la dernière vertèbre lombaire aussi près que possible de la base de
l'apophyse transverse et, en remontant jusqu'à la nuque, on
coupe successivement et de chaque côté toute la portion postérieure des vertèbres. On détache ensuite ce long segment
qui laisse à découvert la moelle et ses enveloppes.

Résumé du chapitre IV.

Est qualifié infanticide le meurtre d'un enfant nouveau-né.

Pour qu'il y ait infanticide, il faut que l'enfant soit nouveau-né, qu'il soit né vivant et que la mort ait été causée
volontairement.

On a voulu chercher la qualité du nouveau-né en s'appuyant sur des caractères anatomiques, mais il est plus
rationnel de réserver le titre d'enfant nouveau-né à l'enfant
qui n'a pas trois jours révolus, ce qui répond aux délais
fixés pour l'inscription à l'état civil.

Lorsque la mort de l'enfant a été causée par négligence, manque de soins ou imprudence, il n'y a pas infanticide, mais homicide par imprudence.

Le crime d'infanticide est très fréquent. En général, les accusées sont des femmes (13 sur 14). Ces femmes étaient des filles pour les 4/5. Les 8/9 des enfants étaient à terme.

Pour établir qu'il y a infanticide, il faut résoudre les questions suivantes : 1° L'enfant a-t-il vécu ou est-il né vivant ? 2° Combien de temps a-t-il vécu ? 3° A-t-il péri de mort violente ? Il faut, en outre, établir que la femme est accouchée et qu'elle est accouchée à une époque qui correspond à l'âge de l'enfant.

Les modifications apportées dans les organes du fœtus par l'*établissement de la respiration* sont les seules qui permettent d'affirmer avec certitude que l'enfant a vécu. Ces modifications portent principalement sur la couleur, la structure, le volume, le poids et la densité des poumons.

La *couleur* d'un poumon *qui n'a pas respiré* est le plus souvent d'un rouge lie de vin rappelant la teinte de la rate et d'une coloration uniforme sur toute la surface de l'organe. Le poumon *qui a respiré* est d'un rose vif ou d'un rose bleuâtre marbré de taches circonscrites et nombreuses.

Les épreuves par lesquelles on constate le poids et la densité constituent la *docimasie pulmonaire*.

La docimasie hydrostatique par la méthode ordinaire, ou de Galien, est la plus employée.

Le *poumon surnage* lorsque l'enfant a respiré ; mais deux autres circonstances peuvent également produire la surnatation, la *putréfaction* et l'*insufflation*.

Si *le poumon ne surnage pas*, il ne faut pas en conclure immédiatement que l'enfant n'a pas respiré, car deux circonstances peuvent précipiter au fond de l'eau des poumons qui ont respiré : les *altérations pathologiques* et la *désorganisation de l'organe* par la putréfaction ou par d'autres causes.

Les poumons asphyxiés présentent chez le nouveau-né

une coloration plus ou moins foncée et on trouve le plus souvent sur la surface de l'organe de petites taches ecchymotiques ponctuées, irrégulièrement arrondies, d'un rouge très foncé, presque noires, dont les dimensions varient depuis celles de la tête d'une épingle jusqu'à celles d'un grain de chènevis ; mais ces taches ne sont pas spéciales à l'asphyxie par suffocation.

Les principales causes de mort dans l'infanticide sont, par ordre de fréquence : suffocation, immersion dans les fosses d'aisances, fracture du crâne, strangulation et submersion.

Dans l'infanticide par suffocation, il y a généralement deux signes : ecchymoses sous-pleurales et emphysème pulmonaire. Mais il faut savoir que les taches ecchymotiques peuvent également se rencontrer dans la pendaison, la strangulation et dans un grand nombre d'autres cas de *mort violente et rapide*.

Dans l'infanticide par immersion dans les fosses d'aisances, l'enfant a une couleur livide et présente souvent des lésions de la tête, parce que l'orifice n'était pas assez grand.

Il est important de déterminer l'âge du fœtus pendant la *vie intra-utérine*. Les signes fournis par l'ossification sont les plus importants. Le plus concluant de tous est le point d'ossification qui existe au centre du cartilage de l'extrémité inférieure du fémur, entre les deux condyles et dont l'existence est constante au neuvième mois (voy. le tableau I, p. 148).

Les signes qui servent à la détermination de l'âge pendant la *vie extra-utérine* reposent principalement sur l'exfoliation de la peau, l'expulsion du méconium, la chute du cordon ombilical, l'oblitération des vaisseaux ombilicaux, du canal veineux, du trou de Botal et du canal artériel. (voy. le tableau II, p. 154).

CHAPITRE V

DES ATTENTATS A LA VIE (1)

Nous étudierons d'abord les signes qui peuvent établir la réalité de la mort et l'époque à laquelle elle a eu lieu. Nous aborderons ensuite les questions relatives à l'homicide, aux coups et aux blessures, puis celles relatives aux différents genres de mort par asphyxie, suffocation, pendaison et submersion.

ARTICLE PREMIER

DE LA MORT.

§ 1er. — **Législation.**

Nous allons citer les principaux articles de lois, décrets et ordonnances qui se rattachent à la mort, aux inhumations, aux exhumations et aux autopsies.

Ordonnance de police du 2 décembre 1822. ART. 1er. — Lorsque quelqu'un court des dangers sur la voie publique ou partout ailleurs, toute personne témoin de l'accident est invitée à porter secours à l'individu que le danger menace. S'il est trouvé en état de mort apparente, on fera prévenir en même temps l'homme de l'art le plus voisin et l'on donnera avis de l'accident à Paris, au commissaire de police et au commandant du poste à proximité, dans les communes rurales, au maire et au commandant de la gendarmerie.

ART. 2. — Tout individu trouvé blessé sur la voie publique ou retiré de l'eau en état de suffocation, ou asphyxié, soit par des vapeurs méphitiques, soit par le froid ou la chaleur, sera transporté (s'il n'y a pas mort certaine manifestée par un

1. Ce chapitre, pour être complet, devait comprendre l'étude des empoisonnements, mais nous avons préféré placer la Toxicologie à côté de la Chimie légale, qui en est le complément indispensable.

commencement de putréfaction), dans un endroit commode, de préférence dans un corps de garde, dans un des lieux où se trouvent déposés des boîtes de secours ou dans un hôpital, s'il s'en trouve un à proximité, à l'effet d'y recevoir les secours nécessaires. Le commissaire de police ou le commandant du poste, s'il est le premier averti, et les maires dans les communes rurales, requerront sur-le-champ l'assistance d'un homme de l'art.

Art. 3. — A son arrivée, l'homme de l'art prendra la direction des secours.

Art. 6. — Tout homme de l'art qui, hors le cas de notoriété publique, aura administré des secours à des blessés, sera tenu d'en faire sur-le-champ sa déclaration au commissaire de police ou au maire (dans les communes rurales). Cette déclaration contiendra les noms, prénoms, profession et demeure des blessés, la cause de leurs blessures, leur gravité, et, autant que possible, les circonstances qui y ont donné lieu.

Art. 7. — Les médecins et chirurgiens des hospices feront la même déclaration pour tous les blessés admis dans les hospices.

Art. 9. — Le médecin ou chirurgien constatera avec la plus grande exactitude l'état actuel du cadavre, et, dans les cas où il remarquerait que la mort peut être le résultat de violences exercées sur l'individu, il requerra, sous sa responsabilité, un second examen par les médecins experts assermentés près la Cour d'appel du département (ou par tels hommes de l'art que le procureur de la République commettra ou qu'il adjoindra au premier). Sa déclaration sera insérée, comme il a été dit ci-dessus, au procès-verbal dressé par l'officier de police.

Art. 11. — Il sera procédé pour les portions de cadavre trouvées dans la rivière ou ailleurs, de la manière prescrite pour les cadavres entiers.

Certains articles de cette ordonnance, qui ont donné lieu à de nombreux commentaires, sont rarement mis à exécution aujourd'hui. L'autorité a cependant voulu exiger l'exécution des articles 6 et 7, à l'occasion des émeutes qui ont ensanglanté Paris en 1833, mais tous les membres du corps médical parisien, à l'exception d'un seul, M. Gendrin, qui s'est alors acquis une triste notoriété, ont refusé de s'y soumettre. Le professeur D., de la Faculté de Médecine de Paris, a également compromis sa réputation pour avoir prêté son concours pour la répression de l'insurrection communale en 1871.

INHUMATIONS. ENSEVELISSEMENT.

Code civil. Art. 77. — Aucune inhumation ne sera faite sans une autorisation, sur papier libre et sans frais, de l'officier de l'état civil, qui ne pourra la délivrer qu'après s'être transporté auprès de la personne décédée, pour s'assurer du décès et que vingt-quatre heures après le décès, hors les cas prévus par les règlements de police.

Art. 80. — *En cas de décès dans les hôpitaux* militaires ou civils ou autres maisons publiques, les supérieurs, directeurs, administrateurs et maîtres de ces maisons seront tenus d'en donner avis, dans les vingt-quatre heures, à l'officier de l'état civil qui s'y transportera pour s'assurer du décès, et en dressera l'acte sur les déclarations qui lui auront été faites et sur les renseignements qu'il aura pris. Il sera tenu, en outre, dans lesdits hôpitaux et maisons des registres destinés à inscrire ces déclarations et ces renseignements.

Art. 81. — *Lorsqu'il y aura des signes ou indices de mort violente* ou d'autres circonstances qui donneront lieu de la soupçonner, on ne pourra faire d'inhumation qu'après qu'un officier de police, *assisté d'un docteur en médecine ou en chirurgie*, aura dressé procès-verbal de l'état du cadavre et des circonstances y relatives, ainsi que des renseignements qu'il aura pu recueillir sur les prénoms, nom, âge, profession, lieu de naissance et domicile de la personne décédée.

Art. 85. — Dans tous les cas de mort violente, ou dans les prisons et maisons de réclusion, ou d'exécution à mort, il ne sera fait sur les registres de l'état civil aucune mention de ces circonstances.

Code pénal. Art. 358. — Ceux qui, sans l'autorisation préalable de l'officier public, dans le cas où elle est prescrite, auront fait inhumer un individu décédé, seront punis de six jours à deux mois d'emprisonnement et d'une amende de 16 francs à 50 francs, sans préjudice de la poursuite des crimes dont les auteurs de ce délit pourraient être prévenus dans cette circonstance. La même peine aura lieu contre ceux qui auront contrevenu, de quelque manière que ce soit, à la loi et au règlement relatif aux inhumations précipitées.

Art. 359. — Quiconque aura recélé ou caché le cadavre d'une personne homicidée, ou morte des suites de coups et blessures, sera puni d'un emprisonnement de six mois à deux ans et d'une amende de 50 francs à 400 francs ; sans préjudice des peines plus graves s'il a participé au crime.

Aux termes de l'article 77 le permis d'inhumation ne peut être délivré que lorsque l'officier de l'état civil a constaté lui-même *de visu* le décès. Mais à Paris et dans les grandes villes de France cette vérification est faite par des médecins désignés à cet effet dans chaque quartier comme le prescrivait l'arrêté du 21 vendémiaire, an IX.

Dans la plupart des villes secondaires et dans toutes les communes rurales non seulement la vérification du décès n'est pas faite par des médecins, mais l'officier de l'état civil néglige même de la faire. Il en résulte que l'article 77 n'est pas appliqué sur la plus grande partie du territoire français. Ce déplorable abus persiste malgré de nombreuses circulaires ministérielles rappelant l'exécution de l'article 77. La dernière, datée du mois de mars 1875, prouve que jusqu'ici il n'y a pas eu de grands progrès effectués dans cette voie.

Il serait vivement à désirer qu'un service d'inspection des décès soit organisé dans toute la France et qu'il soit confié à des médecins bien plus compétents en pareille matière que les officiers de l'état civil. Nous appelons toute l'attention du gouvernement sur cette importante question.

L'article 77 dit que l'inhumation ne sera pratiquée que vingt-quatre heures après le décès ; mais il ne s'oppose pas à ce qu'elle soit différée, même dans les cas ordinaires. L'officier de l'état civil est juge des circonstances qui peuvent retarder l'inhumation ou en hâter l'exécution. C'est ainsi qu'il a été jugé (Cassation, 19 juin 1816) qu'un maire peut ordonner dans l'intérêt de la santé publique l'inhumation immédiate d'un cadavre trouvé sur sa commune. Mais cette permission d'inhumer avant l'expiration du délai légal ne doit être donnée qu'avec la plus grande circonspection (voyez plus bas, art. 8).

L'ensevelissement précipité pouvant avoir les mêmes inconvénients que l'inhumation, une ordonnance a été rendue le 21 vendémiaire an IX, puis confirmée et amendée par l'arrêté suivant du 25 janvier 1841 :

Art. 1er. — Les personnes qui se trouveront auprès d'un malade au moment de son décès présumé éviteront de lui couvrir et envelopper le visage, de le faire enlever de son lit pour le déposer sur un sommier de paille ou de crin et de l'exposer à un air trop froid.

Art. 2. — La déclaration du décès sera faite par les deux plus proches parents ou voisins de la personne décédée.

Art. 3. — Il ne sera donné acte de cette déclaration par l'officier public qu'après que le décès aura été constaté dans la forme prescrite par les articles suivants, et jusque-là il sera sursis à l'ensevelissement.

Art. 5. — Aussitôt que les maires auront reçu une déclaration de décès, ils en donneront avis à l'officier de santé qui se transportera sur-le-champ au domicile de l'individu présumé décédé.

Art. 6. — Si l'officier de santé juge le décès certain, il sera, sur son rapport, dressé acte par l'officier public de la déclaration du décès faite par les parents ou voisins.

Art. 7. — Si l'officier de santé juge que le décès n'est pas certain, l'officier public ordonnera de surseoir à l'ensevelissement jusqu'à certitude complète acquise par de nouvelles visites et par le rapport de l'officier de santé.

Art. 8. — Dans tous les cas, l'ensevelissement des corps décédés, leur mise en bière, leur inhumation, et en général toute disposition dont ces corps peuvent être l'objet, ne devra avoir lieu qu'après l'expiration complète d'un *délai de vingt-quatre heures* à partir de la déclaration du décès, à moins qu'il n'y ait dissolution commencée et constatée par le médecin vérificateur, qui sera tenu, en ce cas, d'insérer au procès-verbal de visite les motifs sur lesquels se fonde la déclaration que l'inhumation est urgente.

EXHUMATIONS.

Code pénal. **ART.** 360. — Sera puni d'un emprisonnement de trois mois à un an, et de 16 francs à 200 francs d'amende, quiconque se sera rendu coupable de violation de tombeaux ou de sépultures, sans préjudice de peines contre les crimes ou délits qui seraient joints à ceux-ci.

Code d'instruction criminelle. **ART.** 44. — S'il s'agit d'une mort violente ou d'une mort dont la cause soit inconnue et suspecte, le procureur de la République se fera assister d'un ou deux officiers de santé qui feront leur rapport sur les causes de la mort et sur l'état du cadavre.

Les personnes appelées dans le cas du présent article prêteront, devant le procureur de la République, le serment de faire leur rapport et de donner leur avis en leur honneur et conscience.

AUTOPSIES. EMBAUMEMENTS.

Ordonnance du préfet de police du 6 septembre 1839, concernant le moulage, l'autopsie, l'embaumement et la momification des cadavres.

ART. 1er. — A Paris et dans les autres communes du ressort de la préfecture de police, il est défendu de procéder au moulage, à l'autopsie, à l'embaumement ou à la momification des cadavres, avant qu'il se soit écoulé un délai de vingt-quatre heures depuis la déclaration du décès à la mairie et sans qu'il ait été adressé une déclaration préalable au commissaire de police (à Paris) ou au maire (communes rurales).

ART. 2. — Cette déclaration devra indiquer que l'opération est autorisée par la famille ; elle fera connaître, en outre, l'heure du décès, ainsi que le lieu et l'heure de l'opération.

ART. 3. — Les maires et les commissaires de police devront transmettre ces déclarations à la préfecture après avoir constaté que l'on s'est conformé aux dispositions de l'article 1er.

ART. 4. — Il n'est fait exception aux dispositions de la présente ordonnance que pour les cadavres des personnes dont le décès aurait été constaté judiciairement.

ART. 5. — Les infractions aux dispositions qui précèdent seront constatées par des procès-verbaux qui seront adressés à la préfecture de police pour être transmis aux tribunaux compétents.

ART. 6. — Les dispositions de la présente ordonnance ne sont pas applicables aux opérations qui sont pratiquées dans les hôpitaux ou dans les hospices et dans les amphithéâtres de dissection légalement établis.

Législation concernant les cimetières et les sépultures privées.

Les cimetières ont attiré d'une façon particulière l'attention de la loi en raison de l'importance que présente cette question au point de vue de la santé publique. De nombreux décrets, arrêtés et ordonnances ont été rendus sur la matière depuis le commencement du siècle. Nous signalons les plus importants.

Le décret du 23 prairial an XII (12 juin 1804) a défendu toute inhumation dans les églises et lieux consacrés au culte et dans l'enceinte des villes et bourgs. Cette disposition a été étendue à toutes les communes de France par une ordonnance du 6 décembre 1843 et une circulaire ministérielle accompagnant l'envoi de cette ordonnance a fourni de grands détails sur la législation et l'administration des cimetières.

D'après ce document, les terrains les plus élevés et exposés au nord doivent être choisis de préférence ; ils doivent être clos de murs de 2 mètres d'élévation au moins (art. 3). Pour éviter l'inconvénient qu'entraîne le renouvellement trop fréquent des fosses, il faut que leur ouverture pour de nouvelles sépultures n'ait lieu que tous les cinq ans, de sorte qu'il est indispensable que le terrain devant servir de cimetière soit cinq fois plus étendu que l'espace nécessaire pour y déposer le nombre annuel présumé des morts (art. 6).

Aussitôt que les communes acquièrent un nouvel emplacement pour leur cimetière, l'ancien lieu de sépulture doit être fermé et laissé dans l'état où il se trouve sans que l'on puisse en faire usage pendant 10 ans (décret du 15 mai 1791). A partir de cette époque, le terrain des anciens cimetières peut être affermé pour la culture, sans qu'il puisse y être fait des fouilles pour des constructions de bâtiment jusqu'à ce qu'il en ait été ordonné autrement.

Un décret du 7 mars 1808 défend d'élever, de restaurer ni d'augmenter, sans autorisation, aucune habitation, ni de creuser aucun puits, à moins de 100 mètres des nouveaux cimetières. Il autorise le préfet à faire combler les puits existants après visites d'experts.

Les cimetières doivent être éloignés d'au moins 35 ou 40 mètres de l'enceinte des villes ou d'une agglomération d'habitations et même du jardin de ces habitations lorsque celui-ci n'est pas très étendu (décisions du Conseil d'État, 4 avril 1861 et 4 août 1870).

L'article 14 de la circulaire de 1843 autorise toute personne à être enterrée sur sa propriété, pourvu que celle-ci soit au moins à 35 mètres de toute habitation. Mais ce droit n'est pas absolu. « Attendu, dit un arrêt de la Cour de cassation du 14 juillet 1856, que le législateur n'a pas entendu laisser en la prise de chacun la liberté pleine et entière de faire enterrer où il voudrait les membres de sa famille pourvu que ce soit sur son terrain et à 35 ou 40 mètres des villes ou villages, que des motifs de salubrité publique et des considérations de haute convenance s'opposaient à ce qu'il en fût ainsi ; qu'aussi l'article 16 du décret du 23 prairial an XII vient immédiatement expliquer et limiter la portée de l'article 14 ; que cet article, en soumettant les lieux de sépultures privées, non pas seulement à la police et à la surveillance mais textuellement à l'autorité des administrations municipales, confère implicitement aux maires, sauf recours aux préfets, le droit de réglementer les conditions sous lesquelles pourront avoir lieu ces inhumations..... ».

Aux termes d'une ordonnance du préfet de police du 14 messidor an XII, nulle inhumation ne peut avoir lieu dans une propriété particulière sans une permission expresse ; la propriété doit être close de murs d'une hauteur suffisante ; la permission n'est accordée qu'après qu'il a été reconnu par la visite des lieux qu'ils ne présentent aucun inconvénient.

SIGNES DE LA MORT.

Il n'est pas de question qui ait plus préoccupé l'opinion publique. Tout en reconnaissant l'exagération et les terreurs imaginaires qui ont été suscitées à ce propos, nous pensons que les signes de la mort réelle doivent être étudiés avec le plus grand soin par le médecin, et qu'il convient de les passer en revue dans un ouvrage de jurisprudence médicale. On a cru longtemps et beaucoup de personnes croient encore à l'incertitude des signes de la mort. » L'idéal cherché, nous dit M. Tourdes[1] était un signe pathognomonique, constant, irréfragable, facile à constater par tous; les uns le placèrent dans l'extinction d'une fonction importante, les autres dans une modification organique. Si la certitude absolue semblait se refuser à chacun de ces travaux de détails, bientôt on s'aperçut que le problème était résolu, et que l'ensemble et l'association des caractères fournissent les éléments d'un diagnostic certain. »

Les signes de la mort ont été divisés en *certains* et en *incertains*. On les a également divisés en *fonctionnels* et en *organiques* : les premiers sont fournis par la cessation des fonctions qui caractérisent la vie, les seconds par les modifications qui se produisent dans les organes après la mort. Sans nous attacher à aucune division spéciale, nous allons décrire successivement les signes fournis par l'aspect général, la perte de la sensibilité, du mouvement, de la contractilité musculaire, l'abaissement de la température, l'absence de respiration et de circulation, les signes fournis par l'œil, et enfin la rigidité cadavérique et la putréfaction.

1° **Face, attitude, aspect général.** — La face cadavérique n'est pas un signe caractéristique de la mort; elle n'existe pas chez les individus qui succombent à la suite d'un accident ou d'une maladie aiguë, et on peut l'observer pendant la vie. Cependant on doit attacher une grande importance à la pâleur mortelle, à *l'abaissement de la mâchoire inférieure* et à *l'ouverture des yeux et de la bouche.*

L'expression de la face est très variée et peut, dans certains cas, exprimer les sentiments éprouvés pendant les der-

1. *Dict. encyclop. des sc. méd.*, article MORT.

nier moments de la vie. Nous pensons que l'expression de la face, jointe à l'attitude du corps, peut quelquefois jeter de la lumière sur les circonstances de la mort, mais nous ne considérons pas l'expression faciale comme pouvant fournir un signe réellement utile dans le diagnostic du suicide ou l'homicide.

L'attitude peut, dans quelques cas, révéler le genre de mort. Elle est le plus souvent déterminée par la pesanteur et par la situation du corps au dernier moment de la vie. Dans le tétanos et dans d'autres affections on constate une raideur qui maintient le corps dans une attitude contraire aux lois de la pesanteur.

La *flexion du pouce*, résultat d'une dernière contraction musculaire pendant l'agonie, manque souvent. D'après M. Josat, ce signe manque sept fois sur dix, et il existe à peu près dans la même proportion avant la mort consommée.

Les *lividités cadavériques* et les *vergetures* constituent un des signes les plus prompts et les plus certains de la mort. Le décubitus ayant lieu en général sur le dos, le sang abandonne la partie antérieure du corps et produit sur les parties déclives des colorations rougeâtres, violacées et blanchâtres, sous forme de plaques et de vergetures irrégulières qui dépendent de la pression des objets qui supportent le cadavre. Si l'on incise ces vergetures, on voit l'épiderme incolore et le réseau vasculaire distendu par du sang liquide, tandis que, lorsque la coloration de la peau est due à l'afflux vital du sang, le tissu du derme est piqueté et injecté par ce liquide. Ce *signe est constant*; il peut se produire quatre ou cinq heures après la mort, mais il existe des différences notables, suivant les sujets, pour l'intensité du phénomène et l'époque de son apparition. La seule objection sérieuse qu'on puisse faire à ce signe, c'est qu'il peut déjà se manifester pendant l'agonie.

2° La **perte de la sensibilité** doit être constatée, mais avec les précautions nécessaires pour que, en cas de survie, il ne reste pas de blessures graves. Les moyens les plus employés consistent en frictions, vésicatoires, acupuncture, applications de ventouses et brûlures. Ces procédés sont le plus souvent appliqués sur la partie supérieure et antérieure du thorax, les extrémités des doits et des orteils, la plante des pieds et l'épigastre. MM. Desgranges (de Lyon) et Josat ont signalé le *mamelon* comme étant le siège de la sensibilité la plus vive. Ce dernier auteur a imaginé une pince spéciale dont les bords sont pourvus d'aiguillons qui s'enchevêtrent en pénétrant dans le mamelon ; ce procédé lui a permis de constater une mort apparente et de déjouer la ruse d'un magnétiseur, dont la volonté avait résisté à tous les autres moyens douloureux.

La *brûlure* démontre non seulement l'extinction de la sensibilité, mais encore l'absence de certaines lésions telles que la phlyctène séreuse et l'auréole inflammatoire qu'on observe sur les tissus vivants. On se sert de l'eau bouillante, du fer rouge, de la flamme d'une bougie, de la cire brûlante. Jamais, sur le cadavre, on n'observe la phlyctène séreuse de la coloration rouge. Ce signe a une grande valeur et peut se reconnaître immédiatement ou peu de minutes après la mort.

3° **Perte du mouvement et de la contractilité musculaire.** — « Les muscles sont un des organes qui retiennent le plus longtemps leurs propriétés vitales, dit M. Tourdes, et qui fournissent ainsi, quand elles ont cessé, un des signes les plus certains de la mort. Nysten et Hallé ont déterminé expérimentalement la durée de la période pendant laquelle les muscles restaient contractiles, et ils ont trouvé une moyenne de sept à huit heures pour les muscles de la vie de relation. Les propriétés contractiles s'éteignent plus rapidement dans les muscles de la vie organique. L'application du galvanisme à la constatation de la mort se fait avec les instruments les plus variés, mais on emploie généralement les appareils à induction qui sont les plus répandus et les plus portatifs. L'absence de toute contractilité musculaire sous l'influence d'un appareil d'électricité d'induction capable de dégager des étincelles de 1 à 2 millimètres ou de 1 à 2 centimètres, suivant l'instrument employé, peut être considéré comme un signe certain de la mort (Tourdes). »

4° **L'abaissement de la température,** considéré autrefois comme un signe très équivoque, a pris de l'importance depuis que la précision a présidé aux recherches thermométriques. Il faut d'abord déterminer le temps nécessaire pour le refroidissement du corps et l'équilibre de sa température avec celle de l'air extérieur. Ce temps est plus ou moins long et varie suivant le genre de mort, l'obésité, l'âge, le milieu ambiant.

Les expériences de Taylor et Wilk montrent que, au bout de deux ou trois heures, la température du cadavre descend entre 18 et 34 degrés ; au bout de quatre à six heures, elle est entre 16 et 30 degrés ; après six ou huit heures, entre 13 et 26 degrés ; après douze heures, entre 13 et 26 degrés. L'équilibre avec la température ambiante est rétabli de seize à vingt-quatre heures après la mort.

Il s'agit ensuite de déterminer le *degré de température incompatible avec la vie*. D'après MM. Sivas et Bouchut, on peut considérer la mort comme certaine lorsque le thermomètre descend graduellement à 28 ou 27 degrés. Il convient, dans cette exploration thermométrique, de répéter l'opération plusieurs fois dans l'aisselle et le rectum, et de constater l'*abaissement progressif* de la température en tenant compte de la chaleur du milieu ambiant.

5° **L'absence de la respiration**, constatée par un miroir ou une bougie placés devant les lèvres, est un signe des plus équivoques, puisqu'on a vu la glace conserver son éclat chez des asphyxiés et des hystériques qui ont été rappelés à la vie. L'*immobilité du thorax*, très difficile à constater, ne constitue pas un signe plus certain ; l'*auscultation* donne une preuve meilleure, mais il faut se tenir en garde contre les cas où la respiration est affaiblie au point de devenir insensible. On sait que la respiration s'éteint avec la circulation, et qu'on entend encore les bruits du cœur alors que les mouvements respiratoires ont cessé.

6° **Absence de la circulation.** — Voici comment s'exprimait sur cette question M. Royer dans un rapport présenté à l'Académie de médecine : « La cessation définitive des mouvements du cœur et de la circulation, constatée par l'auscultation, est un signe d'autant plus certain qu'elle entraîne immédiatement la cessation de la respiration et des fonctions du système nerveux, lorsqu'elle n'en a pas été précédée.

« Il reste à déterminer pendant combien de temps l'absence des battements du cœur peut n'être qu'une simple suspension et au bout de combien de temps cette absence des contractions du cœur doit être, sans crainte d'erreur, regardée comme une cessation définitive : or, dans les agonies qui ont été observées, le maximum d'intervalle entre les derniers battements a été d'environ sept secondes. La Commission académique pense donc :

Que l'absence des battements du cœur, constatée par l'auscultation sur tous les points où ils peuvent naturellement ou accidentellement être entendus, et sur chacun, *pendant l'intervalle de cinq minutes*, c'est-à-dire pendant un espace de temps cinquante fois plus considérable que celui qui a été fourni par l'observation des bruits du cœur dans les cas d'agonie jusqu'à la mort, ne peut laisser aucun doute sur la cessation définitive de ces battements du cœur et sur la réalité de la mort[1] ».

Quoiqu'on ait opposé à cette conclusion de l'Académie quelques observations dans lesquelles des malades ont été rappelés à la vie malgré la suppression des bruits cardiaques pendant une demi-heure et plus, on peut admettre que la cessation des battements du cœur, constatée par l'auscultation, est un des meilleurs signes de la mort. Si l'interruption momentanée de la circulation n'est pas une preuve absolue de la mort, on peut renouveler l'auscultation un grand nombre de fois et à quelques minutes d'intervalle, pour tenir compte des intermittences et on acquerra ainsi la certitude de la mort.

L'innocuité des plaies du cœur, faite sur des animaux à l'aide d'aiguilles très fines, a donné l'idée d'appliquer l'*acupuncture* (cardio-puncture) à la constatation des mouvements de cet organe. Sous le nom d'*akidopeirastique*, Middeldorf a donné le procédé suivant : on enfonce une aiguille très fine, longue de 10 centimètres, au milieu du point où ordinairement on perçoit les battements du cœur, dans le cinquième espace intercostal, à trois travers de doigt du sternum, à deux au-dessous du mamelon ; l'aiguille est poussée par un mouvement de rotation dans la paroi du ventricule gauche, 5 centimètres au plus de l'aiguille doivent pénétrer dans les tissus ; on observe alors si elle est agitée par un mouvement oscillatoire, par un simple tremblement ou si elle reste immobile. Il est à peu près démontré aujourd'hui que la cardio-puncture aseptique n'est pas dangereuse. On peut donc appliquer cette opération pour constater la mort dans le cas douteux.

L'application de ligatures et de *ventouses scarifiées* a été proposée pour démontrer l'absence de la circulation capillaire.

____

1. *Bull. de l'Acad. de méd.*, 1848, rapport de M. Royer.

En plaçant une ligature sur l'avant-bras ou sur un doigt, l'extrémité du membre se colore d'un rouge plus ou moins violacé si l'individu est vivant, et la coloration disparaît quand on lève le lien ; rien de semblable ne se produit sur le cadavre. Il en est de même lorsqu'on applique une ventouse scarifiée ; l'impossibilité d'amener le sang en dehors des vaisseaux indique l'absence de la circulation capillaire, et par conséquent la mort. Ces deux signes ont beaucoup de valeur, mais on peut leur objecter que les mouvements du cœur peuvent exister sans influencer la circulation capillaire.

L'état du sang fournit également des signes importants. Indépendamment de la *coagulation* qui s'opère de quatre à six heures après la mort, il faut encore tenir compte des *caractères histologiques* qui ont été décrits par MM. Feltz et Tourdes. Les modifications suivantes dans l'état du fluide nourricier sont des indices de la réalité et de la date de la mort : 1° la persistance des globules en pile et de la forme nummulaire pour les premières heures du décès ; 2° la disparition des piles, la déformation des globules, qui deviennent rugueux, ridés, parsemés à leur surface de petits grains blancs fibrineux, après une douzaine d'heures ; 3° la réunion en masses irrégulières de ces globules altérés, mêlés, fondus, avec quelques globules blancs distincts, après quarante-huit heures et plus ; 4° l'apparition des bâtonnets, dont la présence constitue une des phases de la destruction qui dure, en été et en automne, du cinquième au douzième jour ; 5° la dissolution du liquide en granulations fines, avec des globules de graisse et des cristaux de formes diverses. A cette époque avancée, la structure du sang n'est plus à reconnaître.

7° « Le **relâchement** brusque et presque instantané de tous les *sphincters*, y compris celui de la pupille, est bien, chez l'homme, dans l'immense majorité des cas, l'effet de la mort et non d'un état morbide ; cependant, le relâchement de tous les sphincters a lieu dans beaucoup d'agonies, et certaines affections cérébrales peuvent entraîner, en même temps que le relâchement des sphincters, la dilatation de la pupille : aussi, vos commissaires pensent-ils que ce signe n'a pas un degré suffisant de certitude » Ainsi s'exprimait M. Royer, dans son rapport à l'Académie, sur ce signe auquel les auteurs avaient attaché une si grande importance. Il est en effet certain que la dilatation des sphincters peut être le résultat de la syncope, qu'elle a été constatée chez les asphyxiés qui ont été rappelés à la vie, et que ce signe ne peut acquérir de la valeur que par sa persistance.

8º Les **signes fournis par l'œil** *(thanatophthalmologie)* ont acquis, depuis les travaux de Tourdes et de Bouchut, une importance considérable, et nous n'hésitons pas à dire qu'ils sont les plus nombreux et les plus sûrs.

A. Affaissement et flaccidité du globe oculaire. — L'affaissement a lieu aussitôt après la mort, par suite de l'arrêt de la circulation. La flaccidité se montre un peu plus tard et est due à l'évaporation des liquides, principalement de l'humeur aqueuse « Il n'y a aucune maladie, aucune révolution dans le corps humain qui puisse opérer un pareil changement ; ce signe est caractéristique, j'ose le donner comme indubitable. » Ainsi s'exprimait Louis, qui plaçait avec raison le ramollissement de l'œil parmi les preuves les plus sûres de la mort.

B. Insensibilité de la conjonctive et de la cornée transparente ; perte de l'éclat de l'œil et de la transparence des milieux. — Le premier de ces signes est une bonne preuve de l'abolition de la sensibilité, mais il existe dans l'anesthésie et l'asphyxie incomplète. Le second a également une certaine importance, mais il importe de notér que la transparence des milieux peut persister une douzaine d'heures après la mort.

C. Dilatation de la pupille. — M. Bouchut a beaucoup insisté sur ce signe, qui se produit en même temps que le relâchement des autres sphincters, et fournit une preuve immédiate. Cette dilatation manque rarement, mais on sait qu'elle peut être produite par la belladone et par certaines affections cérébrales. En tenant compte de ces circonstances, on peut dire que ce signe est un des plus sûrs et des plus faciles à constater immédiatement.

D. Immobilité et déformation de l'iris. — Une heure ou deux après la mort, l'iris reste immobile et insensible à l'action de la lumière. La déformation commence au moment où la dilatation diminue, mais elle ne devient manifeste que lorsque l'affaissement de l'œil se produit. Ce dernier signe a une valeur réelle, mais il n'est pas facile à constater pendant les premières heures qui suivent le décès.

E. Tache noire de la sclérotique. — Indiqué par Sommer et

étudié de nouveau par M. Larcher, ce signe a quelque valeur. La sclérotique prend une teinte jaunâtre deux ou trois heures après la mort ; cette teinte devient plus prononcée sur un point, et se transforme en une tache bleuâtre ou noirâtre. La tache apparaît presque toujours du côté externe de l'œil ; une fois formée, elle est noire, de forme longue ou ovale. Une autre tache moins prononcée se forme ensuite sur le côté interne ; plus tard, les deux taches se rapprochent et forment un segment d'ellipse à concavité inférieure. M. Larcher attribue cette tache à l'imbibition cadavérique.

F. Décoloration de la rétine. — M. Bouchut a le premier appelé l'attention sur ce signe. « L'œil étant le seul point où l'on puisse voir une artère à découvert et remplie de sang, c'est là où l'on peut aussi constater la vacuité du système artériel que produit la mort. » En effet, le fond de l'œil, qui était rosé pendant la vie, se décolore tout à coup, et, après la mort, on observe les signes suivants : disparition de la papille du nerf optique, vacuité complète de l'artère centrale du nerf optique et de la rétine, vacuité par places des veines de la rétine, décoloration grisâtre de la choroïde.

9° **Rigidité cadavérique**. — Ce signe est un des plus certains de la mort. Déjà connu de Zacchias, il a surtout été mis en évidence par Louis. La rigidité cadavérique apparaît au moment où cesse la contractilité musculaire, et est produite par une modification moléculaire et chimique du système musculaire. Voici l'explication qu'en donne M. Tourdes : « Le muscle devient acide après la mort, comme à la suite d'efforts violents ; peut-être est-ce sa réaction habituelle, masquée par le liquide alcalin qui l'imbibe ; quand la circulation s'arrête, l'acidité prédomine et détermine la coagulation de la synthonine ou myosine, matière albumineuse qui remplit la fibre. Cette matière coagulable est comme à l'état de solution concentrée dans le muscle vivant ; elle passe après la mort à l'état de grumeaux. Quand on exprime cette substance du muscle, il perd la faculté de se raidir. Le muscle redevient souple quand l'ammoniaque sature l'acide et quand la fibre se désorganise[1]. »

La rigidité cadavérique commence trois ou quatre heures

---

1. *Dict. encyclop. des sc. méd.*, article MORT, t. IX, 2e série, p. 676.

après la mort; elle est générale après vingt-quatre heures; elle diminue ensuite pour cesser après trente-six ou quarante heures. Elle est plus rapide chez les vieillards et les sujets affaiblis par les maladies; elle se manifeste plus tard chez les jeunes sujets et chez ceux qui ont péri de mort violente, et particulièrement chez les asphyxiés par le charbon. Elle se prolonge beaucoup plus longtemps lorsque la température est sèche et froide. Il faut distinguer la rigidité cadavérique de la congélation. L'état des tissus congelés se distingue aisément en fléchissant les jointures : on entend alors un petit bruit comparable au *cri de l'étain*, et qui est causé par la rupture des petits glaçons renfermés dans le tissu cellulaire.

10° Putréfaction. — La décomposition du corps humain est incontestablement le signe le plus certain de la mort. Elle se reconnaît aux caractères suivants : 1° coloration bleuâtre, verdâtre ou brunâtre des téguments; 2° ramollissement des tissus ; 3° odeur cadavérique ; 4° développement de gaz ; 5° apparition d'organismes accessoires.

Lorsque la putréfaction a lieu à l'air libre, la coloration verdâtre ou bleuâtre abdominale est toujours la première à se montrer ; elle commence le plus souvent par le flanc droit, se répand à tout l'abdomen, gagne le thorax et envahit tout le corps. A la coloration verte succède quelquefois une teinte brunâtre qui commence aussi par l'abdomen et suit la même marche.

Vient ensuite le ramollissement des téguments et le développement des gaz dans les vaisseaux, dans le tissu cellulaire et dans les cavités séreuses. L'emphysème qui se développe chasse, par les gaz putrides, les aliments jusque dans le pharynx. Ce dernier point a quelque importance, car la présence des aliments dans l'estomac permet de conclure que l'individu n'est pas mort depuis longtemps. L'odeur cadavérique se développe de plus en plus; les parois abdominales se rompent et donnent issue à des matières putrides et à des gaz. La putréfaction peut être alors suspendue si la température atmosphérique est chaude et sèche et si la ventilation est très active ; mais le plus souvent elle continue ; les parties molles se réduisent en putrilage, laissent les os à nu, et il ne reste que le cambouis, dernier produit de la putréfaction (Devergie).

A quelle époque surviennent les signes manifestes de la

TABLEAU III. — PHÉNOMÈNES DE PUTRÉFACTION DES CORPS INHUMÉS, D'APRÈS BRIAND ET CHAUDÉ.

PREMIÈRE PÉRIODE	DEUXIÈME PÉRIODE	TROISIÈME PÉRIODE	QUATRIÈME PÉRIODE	CINQUIÈME PÉRIODE
Le *cadavre* exhale une odeur infecte.	Le cadavre est recouvert d'une matière graisseuse, jaune rougeâtre ou d'un enduit sec analogue à la croûte de fromage desséchée.		Les parties molles sont impuissantes à maintenir les os.	
Les *ongles* se ramollissent et se soulèvent.	Les ongles tombent.	Toute trace d'épiderme a disparu.		
L'*épiderme* se ramollit, se détache, se plisse, s'épaissit ; il blanchit aux pieds. Souvent il se forme des vésicules remplies d'une sérosité verdâtre. La peau est rosée, puis verdâtre ; bleuâtre ou jaune sale.	La peau se recouvre de granulations sablonneuses formées de phosphate calcaire. Elle se déchire facilement et est décollée sur certains points où elle forme poche.	La peau est amincie, jaune ou brune, recouverte de moisissure.	La peau est jaunâtre, amincie, percée par les vers.	La peau a presque entièrement disparu.
Les *parties molles* de la face s'affaiblissent.	Les parties molles de la face s'amincissent et se détachent.	Les parties molles de la face sont détruites.	Les os de la tête sont à nu. Le moindre effort détache la tête du tronc.	Les os de la tête sont désarticulés.
Le *thorax* conserve son aspect.	Les côtes se séparent de leurs cartilages. Le sternum se déprime et se rapproche de la colonne vertébrale.	Le sternum et les cartilages sont détachés des côtes.	Le sternum est tombé dans la poitrine ou l'abdomen et laisse antérieurement une large ouverture.	La cage thoracique est détruite, les côtes sont détachées.
L'*abdomen* devient vert, jaune marbré ou ocracé.	Les parois abdominales s'amincissent, s'affaissent et se rapprochent de la colonne vertébrale.			L'abdomen n'est plus qu'une masse noire ayant le luisant du cambouis ; c'est le reste des parties molles.
Les *membres* prennent les mêmes couleurs que l'abdomen.	Les membres se déforment.	Les membres sont en grande partie dépouillés de leurs parties molles.		
Les *muscles* se ramollissent.	Les muscles se saponifient, s'humectent d'un liquide séro-sanguinolent qui leur donne une apparence gélatineuse.	Les muscles sont réduits à un petit volume et quelquefois saponifiés.	Les muscles sont transformés en masses aréolaires brunes noirâtres.	Les muscles, les ligaments et les tendons finissent par disparaître. Les os sont nus et désarticulés.

TABLEAU III (SUITE). — PHÉNOMÈNES DE PUTRÉFACTION DES CORPS INHUMÉS.

PREMIÈRE PÉRIODE	DEUXIÈME PÉRIODE	TROISIÈME PÉRIODE	QUATRIÈME PÉRIODE	CINQUIÈME PÉRIODE
Le *tissu cellulaire* se dessèche en avant, il devient humide sur les parties déclives et contient un liquide rose.	Le tissu cellulaire sous-cutané se saponifie ; incisé, il a un aspect poreux. Les cartilages et les ligaments se ramollissent.		Le tissu cellulaire est saponifié là où il contenait de la graisse ; ailleurs il a disparu.	
Le *cerveau* commence à se ramollir et prend une teinte grisâtre.	Le cerveau diminue de volume et se ramollit extérieurement ; il a une teinte grise verdâtre.	Le cerveau a l'apparence de la terre glaise.	Le cerveau, d'apparence argileuse, n'a plus que le douzième de son volume.	Le cerveau est un des organes dont on retrouve le plus longtemps des traces.
Les *poumons* sont emphysémateux et remplissent le thorax.	Les poumons sont affaissés et se déchirent facilement.	Les poumons ressemblent à deux membranes appliquées le long de la colonne vertébrale.	On ne reconnaît plus les poumons.	
Le *cœur*, la langue, le pharynx, l'œsophage se ramollissent et prennent une teinte verdâtre.	Le cœur est mince et aplati. Le diaphragme est conservé.			
L'*estomac* peut conserver sa couleur naturelle ou se colorer en rose ou en rouge ; il présente quelquefois des taches brunes et ardoisées. Son tissu se ramollit et son volume varie selon la quantité de sang qu'il renferme.	L'estomac est ramolli et parsemé de taches bleuâtres.	L'estomac n'est plus qu'un petit cylindre creusé d'une cavité.	L'estomac n'est plus qu'une masse feuilletée méconnaissable.	On ne distingue plus l'estomac, les intestins, le foie et la rate.
Les *intestins* éprouvent les mêmes altérations que l'estomac.	Les intestins sont diminués de volume et collés les uns aux autres.	Les intestins suivent la même décomposition que l'estomac.		
Le *foie* et la rate se ramollissent, brunissent ou deviennent verdâtres.	Le foie présente des granulations sablonneuses de phosphate calcaire.	Le foie n'est plus qu'une masse aplatie de 2 centimètres d'épaisseur.		
Les *organes de la génération* sont ramollis, mais ils conservent encore leurs formes.	Les corps caverneux et le scrotum s'affaissent.	Le scrotum et la verge sont desséchés.	On trouve, à la place des organes génitaux, une masse visqueuse et noirâtre.	Les organes génitaux sont réduits à une masse noirâtre sur laquelle sont placés les poils, mais sans indice du sexe.

putréfaction ? D'après M. Tourdes, la décomposition se révèle par des signes évidents au bout de vingt-quatre ou de trente-six heures, c'est-à-dire au moment où la rigidité cadavérique disparaît. Mais cette époque est nécessairement variable, selon la température, l'humidité, l'état du sujet et le genre de mort.

Ce que nous venons de dire se rattache évidemment à la *putréfaction à l'air libre*. Nous reviendrons plus tard, à propos de la mort par submersion, sur les phénomènes qui caractérisent la putréfaction dans l'eau.

Nous avons déjà parlé (*De l'infanticide*, p. 138) des caractères de la *putréfaction dans les fosses d'aisances*. Cette question a été étudiée principalement sur des nouveau-nés par Orfila et Tardieu. Voici, d'après ce dernier auteur, quel est l'aspect d'un cadavre après un séjour quelque peu prononcé dans une fosse : « Il exhale une odeur tout à fait particulière, non pas franchement fécale, mais âcre et tout à fait pénétrante. La couleur des téguments, si l'immersion n'a duré que quelques jours, est d'un blanc verdâtre, comme plombée, blafarde : plus tard, elle prend une teinte plus foncée, brune ou tirant sur un vert grisâtre. Elle est, dans ce cas, très uniforme et répandue également sur les diverses parties du corps. *La putréfaction ne s'empare que lentement du cadavre plongé dans les fosses d'aisances* ; elle ne s'accompagne pas d'un dégagement abondant de gaz putrides ; aussi, le volume du corps n'est pas notablement changé. Les parties molles subissent à la longue une dégénérescence savonneuse et une dissociation graduelle. Les os deviennent d'un brun presque noir [1]. »

Putréfaction dans la terre. — La putréfaction présente des caractères tout différents lorsque le corps a été inhumé. Elle s'opère d'autant plus facilement et plus vite que la fosse est plus près de la surface du sol, que ce dernier est argileux et humide, et qu'il présente une couche épaisse de terre végétale. Il est du reste impossible de fixer le temps nécessaire pour la destruction d'un cadavre sous terre, car on a observé à ce sujet des variétés et des différences aussi nombreuses qu'extraordinaires. Le tableau précédent, que nous résumons d'après Briand et Chaudé, montre l'ordre dans lequel les phénomènes de décomposition s'accomplissent le plus souvent.

---

1. Tardieu, *Infanticide*, p. 158.

Ces phénomènes sont divisés en cinq phases ou périodes ; mais nous pensons qu'il est impossible de fixer la date qui correspond à chacune d'elles. (Voyez le tableau p. 178.)

ARTICLE II

DE L'HOMICIDE ET DES BLESSURES

§ 1ᵉʳ. — **Législation**.

LÉGISLATION. — *Code pénal*. ART. 295. — L'homicide *commis volontairemen* est qualifié meurtre.

ART. 296. — Tout meurtre commis avec préméditation ou guet-apens est qualifié *assassinat*.

ART. 302. — Tout coupable d'assassinat sera puni de mort.

ART. 303. — Seront punis comme coupables d'assassinat, tous malfaiteurs quelle que soit leur dénomination, qui, pour l'exécution de leurs crimes, emploient des tortures ou commettant des actes de barbarie.

ART. 304. — Le meurtre emportera la peine de mort lorsqu'il aura précédé, accompagné ou suivi un autre crime. Le meurtre emportera également la peine de mort lorsqu'il aura eu pour objet, soit de préparer, faciliter ou exécuter un délit, soit de favoriser la fuite ou d'assurer l'impunité des auteurs ou complices de ce délit. En tout autre cas, le meurtre est puni des travaux forcés à perpétuité.

Code pénal. ART. 309. — Tout individu qui *volontairement aura fait des blessures* ou *porté des coups* ou commis toute autre violence ou voie de fait, s'il est résulté de ces sortes de violences une maladie ou incapacité de travail personnel pendant plus de vingt jours, sera puni d'un emprisonnement de deux ans à cinq ans, et d'une amende de 16 francs à 2000 francs. Il pourra, en outre, être privé des droits mentionnés à l'article 42 du code pénal pendant cinq ans au moins et dix ans au plus, à compter du jour où il aura subi sa peine. Quand les violences ci-dessus exprimées auront été suivies de mutilation, amputation ou privation de l'usage d'un membre, cécité, perte d'un œil ou autres infirmités permanentes le coupable sera puni de la réclusion. Si les coups portés ou les blessures faites volontairement, mais sans intention de donner la mort, l'ont pourtant occasionnée, le coupable sera puni de la peine des travaux forcés à temps.

ART. 310. — Lorsqu'il y aura eu préméditation ou guet-apens, la peine sera, si la mort s'en est suivie, celle des travaux forcés à perpétuité ; si les violences ont été suivies de mutilation, amputation ou privation de l'usage d'un membre, cécité, perte d'un œil ou autres infirmités permanentes, la peine sera celle des travaux forcés à temps.

Art. 311. — Lorsque les blessures ou les coups ou autres violences et voies de fait n'auront occasionné aucune maladie ou incapacité de travail personnel de l'espèce mentionnée en l'article 309, le coupable sera puni d'un emprisonnement de six jours à deux ans et d'une amende de 16 francs à 200 francs ou de l'une de ces deux peines seulement. S'il y a eu préméditation ou guet-apens, l'emprisonnement sera de deux ans à cinq ans, et l'amende de 50 francs à 300 francs.

Code pénal. Art. 319. — Quiconque par maladresse, imprudence, inattention, négligence ou inobservation des règlements, aura commis *involontairement* un homicide ou en aura été involontairement la cause, sera puni d'un emprisonnement de trois mois à deux ans, et d'une amende de 50 francs à 600 francs.

Art. 320. — S'il n'est résulté des défauts d'adresse ou de précaution que des blessures ou coups, le coupable sera puni de six jours à deux mois d'emprisonnement, et d'une amende de 16 francs à 100 francs, ou de l'une de ces deux peines seulement.

Crimes excusables. — *Code pénal*. Art. 321. — Le meurtre, ainsi que les blessures et les coups, sont excusables, s'ils ont été provoqués par des coups ou violences graves envers les personnes.

Art. 322. — Les crimes et délits, mentionnés au précédent article, sont également excusables s'ils ont été commis en repoussant pendant le jour l'escalade ou l'effraction des clôtures, murs ou entrée d'une maison ou d'un appartement habité ou de leurs dépendances.

Art. 323. — Le parricide n'est jamais excusable.

Art. 324. — Le meurtre commis par l'époux sur l'épouse, ou par celle-ci sur son époux, n'est pas excusable, si la vie de l'époux ou de l'épouse qui a commis le meurtre n'a pas été mise en péril dans le moment même où le meurtre a eu lieu. Néanmoins, dans le cas d'adultère, prévu par l'article 336, le meurtre commis par l'époux sur l'épouse, ainsi que sur le complice, à l'instant où il les surprend en flagrant délit dans la maison conjugale, est excusable.

Art. 325. — Le crime de castration, s'il a été immédiatement provoqué par un outrage violent à la pudeur, sera considéré comme meurtre ou blessures excusables.

Art. 326. — Lorsque le fait d'excuse sera prouvé : s'il s'agit d'un crime emportant la peine de mort ou celle des travaux forcés à perpétuité, ou celle de la déportation, la peine sera réduite à un emprisonnement d'un an à cinq ans. S'il s'agit de tout autre crime, elle sera réduite à un emprisonnement d'un an à cinq ans. Dans les deux premiers cas, les coupables pourront, de plus, être mis par l'arrêt ou le jugement, sous la surveillance de la haute police pendant cinq ans au moins et dix ans au plus.

Art. 328. — Il n'y a ni crime ni délit lorsque l'homicide, les blessures e les coups étaient commandés par la nécessité actuelle de la légitime défense de soi-même ou d'autrui.

Violences exercées sur des magistrats ou fonctionnaires publics. — *Code pénal.* **Art. 223.** — Tout individu qui, même sans armes et sans qu'il en soit résulté de blessures, aura frappé un magistrat dans l'exercice de ses fonctions ou à l'occasion de cet exercice, ou commis toute autre violence ou voie de fait envers lui dans les mêmes circonstances, sera puni d'un emprisonnement de deux à cinq ans.

Art. 230. — Les violences ou voies de fait de l'espèce exprimée en l'article 228 dirigées contre un officier ministériel ou agent de la force publique, ou un citoyen chargé d'un ministère de service public, seront punies d'un emprisonnement d'un mois au moins et de trois ans au plus, et d'une amende de 16 francs à 500 francs.

Art. 231. — Si les violences exercées contre les fonctionnaires ou agents désignés aux articles 228 et 230 ont été la cause d'effusion de sang, blessures ou maladies, la peine sera la réclusion ; si la mort s'en est suivie dans les quarante jours, le coupable sera puni des travaux forcés à perpétuité.

Art. 233. — Si les coups ont été portés et les blessures faites à un des agents désignés aux articles 228 et 230, dans l'exercice ou à l'occasion de l'exercice de leurs fonctions, avec intention de donner la mort, le coupable sera puni de mort.

Action civile, réparation des dommages. — *Code civil.* **Art. 1382.** — Tout fait quelconque de l'homme qui cause à autrui un dommage oblige celui par la faute duquel il est arrivé à le réparer.

Art. 1383. — Chacun est responsable du dommage qu'il a causé, non seulement par son fait, mais encore par sa négligence ou imprudence.

Art. 1384. — On est responsable, non seulement du dommage que l'on cause par son propre fait, mais encore de celui qui est causé par le fait des personnes dont on doit répondre ou des choses que l'on a sous sa garde.

Interprétation. — Jurisprudence.

Cet exposé de la législation montre l'importance de cette branche de la médecine légale qui se rapporte aux coups et blessures. La distinction établie entre ces différents crimes et délits repose sur trois bases principales : l'intention, la qualité des personnes et le dommage matériel.

La *volonté* de tuer constitue le crime de meurtre lorsqu'elle n'a existé qu'au moment de l'acte ; lorsque cette volonté a été conçue et entretenue à l'avance, il y a préméditation et dès lors *assassinat*.

La loi n'a pas défini ce qu'on devrait entendre par *blessure* et par *coup*. « Par l'expression générique de blessures, on doit entendre toute lésion, quelque légère quelle soit, ayant pour résultat d'intéresser le corps ou la santé d'un individu. » (Arrêt du tribunal de Lyon, 8 et 15 décembre 1859.) « Parmi ces lésions se placent les plaies, contusions, fractures, brûlures et même l'inoculation de certaines affections virulentes. Le fait suivant observé à Lyon en est la preuve : « M. le docteur Guyenot, alors interne à l'Antiquaille, avait inoculé la syphilis à un jeune enfant atteint de la teigne et en traitement dans le service du docteur Gailleton. Le parquet de Lyon a pensé qu'il avait voulu non pas spécialement traiter la teigne par l'inoculation de la syphilis constitutionnelle, mais soumettre l'enfant à une expérimentation sans utilité pour lui, et il a traduit les deux médecins en police correctionnelle sous la prévention de blessures volontaires. « Attendu qu'il résulte de l'aveu même des prévenus que, le 7 janvier 1859, par des piqûres faites à l'aide d'une lancette, Guyenot a inoculé du virus syphilitique à Charles Bouyou, enfant de dix ans ; qu'à la même époque Gailleton, averti de l'opération que Guyenot se proposait de faire, a confié à ce dernier l'enfant et l'a autorisé à pratiquer ladite opération ; attendu que les faits reprochés aux prévenus sont d'autant plus répréhensibles qu'ils se sont accomplis sur un enfant incapable de tout consentement libre, confié à la charité publique et aux soins des prévenus... ; que ces faits constituent à la charge de Guyenot le délit de *blessures volontaires*, et à la charge de Gailleton celui de complicité desdites blessures ; attendu qu'il est juste de prendre en considération l'honorabilité des prévenus..., le mobile scientifique qui les a poussés et le peu de préjudice éprouvé par l'enfant, le tribunal condamne Guyenot à 100 francs d'amende et Gailleton à 50 francs. »

Il est assez difficile d'établir une distinction tranchée entre la blessure et le coup, néanmoins on peut dire que le coup est un choc, une violence qui n'a pas causé de blessures.

Sauf le cas d'infanticide (voyez, p. 156), le médecin n'a pas à intervenir dans la constatation de la *qualité de la personne*, qui fait l'objet des articles 228 et suivants. Comme l'article 231 spécifie une augmentation de peine lorsqu'il y a eu effusion de sang, il y aura un intérêt particulier à constater l'existence de taches de sang.

La constatation du *dommage matériel* qui résulte de l'incapacité de travail, de la perte d'un membre, etc., a une grande importance en médecine légale. Dans les cas de blessures par imprudence, c'est le plus souvent d'après les constatations du médecin qu'on fixera les dommages à accorder à la personne lésée. Les articles 309 et suivants, qui formulent des peines spéciales lorsqu'il y a eu des infirmités permanentes ou incapacité de travail pendant plus de vingt jours, ouvrent également un champ très vaste à la médecine légale.

§ 2. — Des différentes espèces de blessures.

A. Définition, classification. — Dans son acception médico-chirurgicale, le mot *blessure* comprend toutes les solutions de continuité, toutes les lésions locales survenant spontanément ou se développant à la suite d'une violence extérieure. En médecine légale le mot a une acception beaucoup plus étendue : il comprend non seulement les contusions, les fractures, les brûlures, les commotions et toutes les plaies en général, mais encore certaines maladies internes ; c'est ainsi que dans l'arrêt dont nous avons donné un extrait (p. 186), *l'inoculation de la syphilis* a été considérée comme une blessure volontaire.

Dans les classifications qu'ils ont faites des blessures, les juristes et les médecins-légistes ont dû s'appuyer plutôt sur le degré de gravité que sur la nature même de la lésion. C'est ainsi que, se basant sur notre législation pénale, ils ont divisé les blessures en *légères, graves* et *mortelles.* Dans la *première catégorie* se plaçaient nécessairement celles qui n'entraînaient pas une *incapacité de travail de plus de vingt jours ;* dans la *seconde,* celles qui occasionnaient une incapacité de travail de plus de vingt jours ; et enfin, dans la *troisième,* les blessures qui occasionnaient la mort après une maladie plus ou moins longue.

Briand et Chaudé ont établi une importante distinction dans la catégorie des blessures graves. Dans un premier genre, ils placent les blessures *complètement curables* et qui ne laissent après leur guérison aucune infirmité ni dérangement de fonctions ; dans le second, les blessures *incomplètement curables* et qui entraînent nécessairement des infirmités permanentes ou temporaires. Cette distinction a une importance capitale, puisque, ainsi que nous l'avons déjà dit plus haut (p. 185), c'est du plus ou moins de gravité de la blessure que résulte l'application plus ou moins sévère de la loi ainsi que la fixation des dommages-intérêts.

Tardieu a proposé une marche différente pour la constatation des blessures[1]. « Il nous paraît infiniment plus simple, disait-il, de prendre pour base de l'étude des coups et blessures l'objet de la mission de l'expert défini par les termes mêmes dont se sert le magistrat qui fait appel à ses lumières en le chargeant : 1º de visiter le blessé et de reconnaître l'état où il se trouve ; 2º de constater la nature de ses blessures ; 3º leurs causes ; 4º les conséquences qu'elles pourront avoir ; ou, en cas de mort, de procéder à l'examen du cadavre, déterminer les causes de la mort et dire si elle est la suite de blessures ; 5º d'établir les circonstances dans lesquelles les coups ont été portés. »

Nous allons passer en revue les différentes espèces de blessures, en nous plaçant au point de vue médico-légal. C'est ainsi que nous étudierons successivement les commotions, les fractures, les différents genres de plaies et les brûlures ; puis les blessures relativement à leur siège et à leur gravité. Nous consacrerons ensuite un article aux blessures qui résultent des accidents de chemins de fer, puis nous passerons en revue les quelques circonstances relatives au duel et au suicide.

§ 3. — De la commotion.

La commotion est l'ébranlement, la secousse communiquée à un organe par un coup ou une chute sur une partie du corps qui est plus ou moins éloignée de cet organe. Telle est du moins la définition donnée par la plupart des pathologistes français qui décrivent les symptômes de la commotion, selon qu'elle affecte le cerveau, la moelle, le foie, etc. Tantôt la commotion de l'organe aurait lieu sans la moindre lésion appréciable, tantôt on découvrirait des lésions qui expliqueraient les symptômes observés. On a, en effet, observé un grand nombre de cas où des individus ont succombé à la suite d'une chute, sans que l'examen le plus minutieux ait fait constater la moindre lésion organique.

Les pathologistes anglais entendent par commotion (*concussion*) l'épuisement temporaire ou permanent de la force nerveuse résultant d'une dépense soudaine et excessive. C'est cet

1. *Annales d'hyg. et de méd. lég.*, t. XLIX, 1878.

épuisement nerveux qui produirait les accidents qu'on observe à la suite d'une chute, d'un choc et des grands traumatismes. Le *shock* traumatique des auteurs reconnaitrait la même cause.

Les effets de la commotion s'observent surtout sur le cerveau. M. Duret fait jouer le rôle principal de la commotion au liquide céphalo-rachidien. « Au moment d'une chute sur la tête ou par un coup sur le crâne, un flot de liquide est formé autour des hémisphères et dans les ventricules, qui répercute la violence subie en un point dans toutes les régions des centres nerveux et plus particulièrement au niveau du bulbe rachidien ».

La commotion cérébrale se manifeste par la perte de connaissance, l'hébêtement, l'amnésie, le coma. Viennent ensuite des troubles nerveux (paralysie, troubles de la sensibilité, etc.) qui persistent plus ou moins longtemps selon l'intensité de la commotion et les lésions qui en sont la conséquence.

Les lésions intra-crâniennes sont le plus souvent constituées par des ecchymoses et épanchements sanguins. Mais il est bon de rappeler ici qu'elles peuvent manquer *absolument*. L'absence de lésions s'observe surtout lorsque la violence qui a produit la commotion cérébrale ne porte pas directement sur la tête et n'agit sur le cerveau que par ébranlement ou contre-coup. On observe fréquemment la mort par commotion, sans traces de lésions, lorsqu'un individu a été précipité d'un lieu élevé ou lorsqu'il a été violemment projeté dans un accident de chemin de fer. Nous reviendrons sur cette question un peu plus loin.

Quoi qu'il en soit, la commotion est un accident extrêmement fréquent et qui attirera souvent l'attention du médecin-légiste. On l'observe surtout à la suite des collisions de trains, des chutes d'un lieu élevé, etc. L'expert aura souvent à examiner des individus atteints de blessures en apparence légères et qui présenteront des symptômes généraux graves ; la nature des symptômes lui permettra quelquefois de préciser si la commotion a porté plus particulièrement sur le cerveau ou la moelle épinière. Dans quelques cas, les effets produits par la commotion peuvent être passagers et ne laisser aucune trace, mais les accidents sont en général graves et prolongés. C'est ainsi qu'on observe des paralysies plus ou moins étendues et des troubles intellectuels : aphasie, affaiblissement, ou perte de la mémoire, imbécillité, etc. Le médecin devra cependant se garder contre la simulation et se souvenir des nombreuses impostures qu'ont souvent à déjouer les Compagnies de chemins de fer dans les actions qui leur sont journellement intentées.

Une des conséquences les plus fréquentes de la commotion est l'*amnésie passagère*. Elle succède d'ordinaire immédiatement au traumatisme cérébral, mais elle se développe parfois tardivement. M. Brouardel cite le cas d'une dame qui, allant à Versailles assister aux obsèques d'une parente, est frappée par la portière en descendant du train. Elle tombe, ne perd pas connaissance, se relève elle-même ; mais elle avait complètement oublié la mort de sa parente et les circonstances qui l'avaient amenée à Versailles. Un fait analogue a été cité par Pritchard. Un homme qui était tombé de cheval avait non seulement oublié cette chute, mais encore les circonstances qui l'avaient précédée.

Les faits de ce genre sont nombreux.

§ 4. — Des contusions et des ecchymoses.

La contusion est une blessure produite sur les tissus vivants par le choc d'un corps dur, ni tranchant, ni piquant, et sans solution de continuité à la peau. Elle peut présenter des degrés très divers, depuis la simple rubéfaction de la peau avec gonflement jusqu'à l'écrasement des tissus sous-jacents d'où résulte l'ecchymose.

Lorsque l'extravasation sanguine se fait dans les aréoles du tissu sous-cutané, elle prend le nom d'*ecchymose par infiltration* ; lorsqu'elle a lieu dans un foyer formé au milieu des tissus désorganisés, elle est désignée sous le nom d'*ecchymose par épanchement*.

L'ecchymose n'apparaît pas toujours immédiatement après le choc. Lorsque la contusion a été superficielle, elle se montre une ou deux heures après l'accident sous la forme d'une tache bleue, noire ou rouge livide, dont l'étendue et la coloration augmentent pendant 30 ou 40 heures. La tache diminue ensuite et devient successivement violette, verdâtre, jaune et blanche avant de disparaître. Dans les cas légers, la tache ecchymotique a généralement disparu au bout d'une semaine, mais elle peut persister pendant 15, 20 et même 25 jours.

La *forme* de l'ecchymose reproduit souvent la forme de l'instrument qui l'a produite ; c'est ainsi qu'un bâton donne lieu à une ecchymose arrondie ; un coup de fouet, une ecchymose mince et rectiligne ; on peut également par l'ecchymose retrouver la trace des dents, des ongles, des clous d'une chaussure, etc.

Lorsque la contusion a été très forte et a atteint les tissus profonds, il peut arriver qu'il n'y ait d'abord aucune altération à la peau et au tissu cellulaire sous-jacent et que l'ecchymose ne se produise que 4 à 5 jours après l'accident. L'ecchymose présente dans ce cas des caractères particuliers et importants : le sang qui aura été extravasé dans une région profonde n'arrivera à la peau qu'après avoir subi certaines transformations, et la tache, au lieu d'être bleue ou noirâtre, présentera d'emblée la coloration jaune. Souvent aussi la tache n'apparaîtra pas à l'endroit qui a été le siège du choc, mais sur des points plus ou moins éloignés vers lesquels le sang extravasé aura pu se rendre plus facilement, grâce à une disposition anatomique plus favorable à sa migration. C'est ainsi que, dans une contusion profonde de la région axillaire ou de l'épaule, on verra souvent apparaître au bout de quelques jours une ecchymose très étendue dans la région du bras et que, dans les contusions de la cuisse, on verra apparaître des taches jaunâtres au-dessus du genou. Ces quelques détails permettent à l'expert de formuler une opinion sur la date *approximative* à laquelle l'ecchymose a été produite ; mais cette opinion doit toujours être très réservée.

Les chirurgiens ont signalé une particularité relative à l'*obliquité* du choc. Lorsque l'agent vulnérant, au lieu d'agir perpendiculairement, vient frapper obliquement, il peut en résulter un décollement très vaste qui forme une cavité plus ou moins considérable où s'épanche soit du sang, soit de la sérosité. Ces ecchymoses, qui s'observent principalement après le passage d'une roue de voiture, ont été désignées par Morel-Lavallée sous le nom d'*épanchements traumatiques de sérosité*.

Lorsque l'agent vulnérant a divisé la peau en même temps qu'il a désorganisé les parties profondes, on observe alors une *plaie contuse* dont les caractères se rapprochent plus ou moins des plaies produites par les instruments tranchants.

En somme, le *diagnostic des contusions et des ecchymoses* sur le vivant est, en général, facile. On ne saurait, en effet, les confondre avec les taches gangréneuses, les ecchymoses scorbutiques et les différents exanthèmes. Sur le cadavre, le diagnostic peut présenter quelques difficultés sur lesquelles nous reviendrons plus loin. Quant au *pronostic*, on peut dire que, dans la grande majorité des cas, la contusion ne compromet pas l'existence et que ces lésions ne peuvent acquérir de la gravité que lorsque le foyer ecchymotique se transforme en abcès. Il est, dans ces cas, très difficile de fixer la durée de la maladie et, par conséquent, la durée de l'incapacité de travail.

Lorsqu'il est appelé à constater la présence d'ecchymoses, l'expert ne doit pas oublier, lorsqu'il rencontre sur le cadavre des suffusions sanguines d'apparence récente, que la victime peut avoir, les jours qui ont précédé la mort, pris part à des luttes ou avoir reçu des contusions et que les ecchymoses ne sont pas nécessairement contemporaines de l'acte qui a terminé la vie (Brouardel).

§ 5. — Des luxations et des fractures.

La *luxation* complètement réduite ne laisse pas de traces, mais il y a toujours dans les mouvements de la douleur et de la gêne qui persistent pendant un temps plus ou moins long, il sera donc souvent difficile de dire si la luxation a existé, mais il arrive assez souvent que le membre luxé reste frappé d'une paralysie temporaire ou permanente due à la contusion des nerfs. Ces paralysies, qu'on observe surtout chez les vieillards à la suite des luxations de l'épaule, sont souvent incurables et sont presque toujours accompagnées de l'atrophie des muscles du membre.

Les *fractures* sont souvent reconnaissables longtemps après l'accident par la présence du cal, mais on sait combien il est difficile de vérifier l'existence d'un cal lorsqu'il est profondément situé dans les parties molles. Il n'est pas nécessaire de rappeler ici le degré de gravité qu'acquièrent les fractures d'après leur siège : les fractures simples de la partie moyenne des os longs sont, en général, peu graves ; le pronostic est beaucoup plus grave lorsque la fracture siège dans le voisinage d'une articulation. Relativement à la durée du traitement, on admet généralement que quarante jours sont nécessaires à la consolidation. C'est là une appréciation très mal fondée, car il y a des variations considérables selon les individus et selon la nature de l'os fracturé. La consolidation peut avoir lieu au bout de vingt jours chez l'enfant, tandis qu'elle ne sera complète qu'au bout d'un mois chez un adulte et quelquefois au bout de deux mois chez un vieillard. On sait également que la consolidation a généralement lieu plus rapidement sur les membres supérieurs que sur les membres inférieurs. On a prétendu que la grossesse retardait la consolidation, mais cette opinion n'est pas encore basée sur des observations assez nombreuses pour être admise en médecine légale.

Le médecin légiste tiendra compte, dans la constatation des fractures, des différentes circonstances qui auraient pu en faciliter la production. On sait, en effet, que l'âge et certaines diathèses ont une grande influence sur la solidité du tissu osseux ; mais la distinction la plus importante est celle qui existe entre les *fractures simples* et les *fractures compliquées de plaies*.

§ 6. — Des plaies.

On désigne sous le nom de plaie toute solution de continuité faite aux parties molles par une cause qui agit mécaniquement. Les caractères des plaies varient suivant la cause qui les a produites ; c'est ainsi qu'on peut distinguer : a, les plaies produites par des instruments tranchants ; b, les plaies produites par des instruments piquants ; c, les plaies par déchirure, arrachement ou contusion ; d, les plaies par armes à feu.

a). **Instruments tranchants**. — La blessure produite par un instrument tranchant est une section linéaire à bords nets, à angles aigus et dont les lèvres sont écartées. Le diagnostic ne présente aucune difficulté, si ce n'est pour certaines régions du crâne, où la plaie contuse peut sembler avoir été produite par un instrument tranchant. Mais l'examen à la loupe enlève toute cause d'erreur en montrant si les bords de la plaie ont été déchirés ou coupés.

L'hémorrhagie qui accompagne les plaies en fait souvent la gravité. Cette hémorrhagie est d'autant plus abondante que la plaie est plus étendue, plus profonde et située dans une région traversée par des vaisseaux importants.

Lorsque les deux surfaces de la plaie ont conservé leur vitalité et qu'elles ont été immédiatement affrontées, la réunion peut avoir lieu *par première intention* et la guérison se fait en quelques jours. Mais le plus souvent la cicatrisation n'aura lieu qu'après une suppuration plus ou moins longue. Lorsque la plaie doit suppurer, elle reste saignante pendant quelques heures et même pendant un jour, l'inflammation vient ensuite avec sécrétion de sérosité ; au troisième jour, l'écoulement séreux diminue et l'infiltration plastique commence ; au quatrième ou au cinquième jour, la suppuration est établie. Après un temps très variable, mais qu'on peut fixer approximativement à 20 ou 25 jours, la plaie est resserrée, la suppuration a diminué et l'on voit apparaître une membrane très fine, la cuticule cicatricielle, qui recouvre successivement toute la face bourgeonnante. La cicatrisation est considérée comme complète lorsque toute exsudation a cessé et que les linges du pansement n'adhèrent plus à la plaie.

Les phénomènes de la cicatrisation par première intention et par suppuration doivent être bien connus de l'expert, car ils peuvent fournir des indices importants sur la date de la plaie. Il en est de même des changements qui s'opèrent dans les *cicatrices* et que nous étudierons dans un article spécial.

Nature de l'instrument qui a produit la plaie. — On comprend tout l'intérêt qui s'attache en médecine légale à la détermination de l'*espèce d'instrument* avec lequel la lésion a été pratiquée, mais cette détermination est souvent très difficile. Cependant quelques particularités de la blessure peuvent fournir les indications sur le poids, la forme et l'état plus ou moins tranchant de l'instrument. L'irrégularité des bords de la lésion, sa profondeur, la section d'organes résistants indiquent que l'instrument agissait autant par son poids que par son tranchant : telles sont les blessures produites par la hache, la faux, le sabre, les bouteilles et celles qui résultent des chutes sur des fragments de verre, de poterie, etc. La netteté des bords de la plaie, la longueur de sa queue indiquent des instruments très affilés. Le rasoir laisse souvent sur les tissus l'impression de son extrémité mousse (Tourdes, Warton) ; les ciseaux ouverts font des coupures doubles et symétriques et forment un lambeau triangulaire dont le sommet est souvent mousse (Tardieu).

Le *pronostic* des plaies par instruments tranchants est très variable. Au point de vue de la perte des fonctions, on doit se baser sur l'importance des organes divisés et sur l'état de la région après que la rétraction cicatricielle est complète.

M. Brouardel a fait au sujet des plaies par instruments une remarque d'une grande importance. C'est que, dans certains cas, le frottement de la crête saillante de certains os peut diviser la peau comme le ferait un instrument tranchant. Cette circonstance doit toujours être présente à l'esprit de l'expert qui pourrait être disposé à attribuer au corps contondant une forme spéciale qui appartient en réalité à la configuration de l'os lui-même agissant comme un instrument coupant [1].

b). Instruments piquants. — Les plaies par instruments piquants se rattachent toujours au suicide ou au meurtre et elles ont pour caractère d'être *étroites et profondes*. Elles peuvent être produites par des instruments très variés : aiguilles, épées, stylets, fleurets, couteaux, etc., et leur forme peut quelquefois indiquer la nature du corps vulnérant.

M. Tourdes divise les instruments piquants en quatre classes : 1o les *instruments ronds*, qui ont pour type l'aiguille ou le poinçon et qui produisent une petite plaie allongée à deux bords égaux et rapprochés à angles très aigus. Si les lèvres de la plaie restent écartées, il suffit de tendre la peau pour les rapprocher. La direction de ces plaies est variable suivant les régions du corps et suivant la tension de la peau : aux parties latérales du cou, elles sont dirigées obliquement de haut en bas et d'arrière en avant ; à la partie antérieure, elles sont transversales ; au thorax, elle sont parallèles à la direction des espaces intercostaux ; elles sont obliques à la région antérieure de l'abdomen, transversales au milieu. La plaie est *toujours plus petite* que l'instrument qui l'a produite.

On sait que les blessures faites avec une *aiguille* sont à peu près inoffensives si l'aiguille est aseptique, l'aiguille pénétrant dans les tissus en écartant leurs éléments anatomiques sans produire de lésions. C'est ce qui explique comment certains individus plus ou moins cataleptiques peuvent, dans leurs exhibitions, se laisser traverser les joues ou les bras sans manifester aucune douleur et recommencer le lendemain.

1. HOFFMANN, *Commentaires*, p. 755.

2o Les *instruments pointus et tranchants*, dont le poignard est le type, produisent des plaies dont la forme est le plus souvent caractéristique. Lorsque l'instrument piquant et tranchant pénètre perpendiculairement à la surface des téguments, la plaie représente à peu près la forme de l'instrument, avec cette réservé que *la plaie est moins longue que l'instrument n'est large et qu'elle présente plus d'écartement que l'instrument n'a d'épaisseur*. La profondeur de la plaie peut quelquefois indiquer la longueur de l'instrument ; l'examen de ses angles montre si le corps vulnérant était à un ou à deux tranchants. Lorsque la plaie est plus large à sa partie profonde qu'à son orifice, c'est que l'instrument a été remué pendant qu'il était introduit.

3o Les *instruments de forme triangulaire ou quadrangulaire* (canne à épée, fleuret) laissent des empreintes irrégulières et souvent peu en rapport avec l'instrument. Lorsque les bords sont tranchants, on peut reconnaître sur les plaies les traces des angles de la lame ; lorsqu'ils sont mousses, on ne trouve qu'une plaie plus ou moins ronde ou elliptique avec deux angles inégaux. Dans ce dernier cas, l'expert conclura que la plaie n'a pas été faite par une lame tranchante, ni par une tige ronde, mais que l'instrument avait des angles sans en préciser le nombre (Tourdes).

4o Enfin *les instruments perforants, irréguliers*, tels que coins, bâtons pointus, etc., produisent des solutions de continuité qui se rapprochent des plaies contuses.

c). **Plaies faites par des instruments contondants, par arrachement et déchirure**. — Les instruments contondants produisent trois effets principaux : la *commotion de la partie frappée*, la *contusion* et la *désorganisation* (Devergie). Nous avons déjà parlé de la commotion et de la contusion (page 188), nous dirons maintenant quelques mots de la désorganisation des tissus que les auteurs ont désignée sous le nom d'*attrition*.

Un des premiers effets de l'attrition est l'ecchymose (voy. page 190), qui peut présenter des caractères très variés et se terminer par la résolution ou la suppuration. Mais le plus souvent l'attrition complète ou incomplète de la peau produit une solution de continuité qu'on désigne sous le nom de *plaie contuse*. La forme de ces plaies peut quelquefois être en rapport avec celle du corps contondant qui les a produites, mais elles sont le plus souvent très irrégulières, à lambeaux épais, à bords dentelés. Les plaies contuses présentent dans leur marche deux phases distinctes : dans la première, qui a une durée variable, l'élimination des tissus désorganisés a lieu, la plaie se déterge ; dans la seconde, la circulation s'établit et s'opère comme dans les plaies avec perte de substance. En général, ces plaies se guérissent lentement et laissent des cicatrices très irrégulières. Il est toujours facile de reconnaître une plaie contuse lorsqu'elle est récente ; mais lorsqu'elle est ancienne et qu'elle occupe une certaine surface, elle pourrait être confondue avec un ulcère.

M. Brouardel fait justement remarquer que, s'il est souvent difficile de déterminer, par la forme des lésions des parties molles, quel était l'instrument contondant qui a porté le coup, on trouve parfois sur les os l'empreinte exacte de cet instrument. Dans un cas, le professeur a trouvé dans le frontal une dépression osseuse qui coïncidait avec la forme d'un marteau de tapissier.

Les *plaies par arrachement* et les *déchirures* offrent une grande analogie avec les plaies contuses, mais elles s'en distinguent, en général, par l'absence d'ecchymose. La solution de continuité est souvent très étendue et très irrégulière et présente quelquefois un ou plusieurs lambeaux ; telles sont les plaies qu'on observe sur les parois abdominales, à la suite des coups de cornes d'animaux, et les blessures faites par un croc, une fourchette, etc. Les plaies par arrachement résultent de l'ablation violente d'un membre ou d'une portion quelconque du corps par les engrenages d'une machine ou les roues d'une voiture, de la morsure des animaux, etc. Elles sont souvent accompagnées de fractures et d'écrasement des os et ne donnent presque jamais, dans les cas ordinaires, lieu à une hémorrhagie. Ces plaies suivent, en général, la même marche que les plaies contuses et présentent également deux phases distinctes : une d'élimination et une de cicatrisation.

Le *pronostic* est variable, mais il est souvent sérieux, à cause de la lenteur de la cicatrisation et des troubles de fonctions qui peuvent survenir dans les membres atteints. Ces troubles peuvent être produits par la désorganisation des tissus et par la rupture des muscles et des nerfs, mais ils sont souvent dus à l'étendue et à la difformité de la cicatrice.

d). Plaies par armes à feu. — Ce sont le plus souvent des plaies contuses, mais certaines balles coniques employées aujourd'hui présentent le caractère d'une arme piquante et peuvent produire une piqûre (voyez *Plaies par instruments piquants*). Le plus souvent aussi les plaies par armes à feu sont compliquées de brûlures dues à la déflagration de la poudre. Enfin on trouve fréquemment des lésions particulières produites par la bourre et les différents projectiles employés. Toutes ces circonstances sont suffisantes pour justifier une description spéciale des plaies par armes à feu.

Il faut d'abord déterminer si la plaie a été produite par une arme à feu. M. Tourdes résume ainsi les caractères généraux d'une plaie de ce genre. « C'est une blessure généralement ronde de dimensions limitées, entourée d'une surface noirâtre et desséchée, livide et ecchymosée, avec des traces de brûlure ou de poudre suivant la distance, et dont les bords sont le siège de l'eschare caractéristique qui résulte du broiement des tissus. Cette plaie saigne peu (mais plus souvent depuis les armes nouvelles) à moins qu'il n'y ait eu déchirure de la peau ou lésion d'un vaisseau notable. » Après avoir constaté ces caractères, le médecin recherchera les traces de poudre, de bourre et de projectile : il examinera l'état des vêtements et constatera s'ils sont brûlés, ensanglantés et troués et il arrivera ainsi à acquérir un ensemble de preuves qui laissera peu de doutes sur la nature de la plaie.

Nous engageons vivement l'expert à faire lui-même toutes les expériences nécessaires avec l'arme et les cartouches qui ont produit la blessure et à ne pas s'en rapporter aux expériences qui ont été faites avant lui.

Les effets produits par les armes à feu varient suivant : 1° la *nature de l'arme* ; 2° la *distance à laquelle le coup a été tiré* ; 3° la *nature de la poudre et du projectile* ; 4° la *direction du projectile*.

Gosselin a établi une excellente division des plaies par armes à feu : 1° les *plaies en sillon* qui saignent à peine et présentent une surface pour ainsi dire cautérisée par le projectile ; 2° les *plaies en cul-de-sac* qui saignent plus volontiers ; 3° les *plaies en séton* sur lesquelles l'expert peut étudier les caractères du trou d'entrée et du trou de sortie et savoir dans quelle direction et à quelle distance le coup est parti.

1° *Nature de l'arme.* — Les perfectionnements récemment

apportés dans les engins de guerre ont introduit dans ces problèmes des éléments nouveaux. Les plaies produites par les nouvelles armes sont en effet plus profondes, plus compliquées, plus meurtrières, mais il est à remarquer que les suicides et les homicides sont encore souvent accomplis avec des armes ou des projectiles ordinaires. En même temps que la justice demande l'avis du médecin sur la nature de l'arme, elle consulte des armuriers ou d'autres personnes habituées au maniement des armes. Il est souvent nécessaire d'instituer des expériences qui devront alors être pratiquées avec l'instrument saisi ou avec une arme analogue. Les blessures produites par le boulet, l'obus, la mitraille, présentent des caractères spéciaux dont nous ne nous occuperons pas ici. L'étude de ces lésions est intéressante, mais elle trouve de rares applications en médecine légale; elles sont, du reste, très bien décrites dans les traités de chirurgie de guerre.

2° *A quelle distance le coup a-t-il été tiré ? Brûlures par la poudre.* — Lorsque le canon de l'arme a été appliqué *hermétiquement* sur la peau, il ne se produit généralement qu'une contusion : la balle amortie par la couche d'air comprimé, tombe ou ne pénètre qu'à une faible profondeur. Parfois cependant l'arme appliquée hermétiquement sur la peau peut produire des désordres plus graves et cette circonstance est de nature à favoriser l'éclatement de l'arme. Si le coup a été tiré à faible distance, à *brûle-pourpoint*, on observe des désordres considérables, en grande partie dus à la poudre et aux *brûlures* qu'elle occasionne.

En effet, une partie de la poudre peut sortir encore enflammée de l'arme et déterminer des brûlures qui portent sur la peau, les vêtements ou les poils. Mais les brûlures ainsi produites à la peau, quoique pouvant être accompagnées de phlyctènes, sont toujours superficielles.

Le signe le plus important, résultant de la brûlure, est la *coloration noirâtre* observée autour de la plaie lorsque le coup a été tiré à faible distance.

L'ouverture d'entrée de la balle, irrégulière, varie de 5 à 10 centimètres ; les tissus sont broyés, la peau est desséchée, les bords de la plaie sont meurtris, brûlés et noirâtres par la coagulation du sang mêlé à la poudre et à la poussière charbonneuse. Avec un pistolet de 17 centimètres de longueur, 1 gramme de poudre et la bourre en filasse, M. Tourdes a obtenu l'échelle de distances suivante : déchirure de la peau, de 0ᵐ02 à 0ᵐ04 ; fracture des côtes, de 0ᵐ04 à 0ᵐ06 ; brûlure jusqu'à 0ᵐ24 ; coloration par la poussière charbonneuse, à 0ᵐ80 ; incrustation des grains de poudre de 1 mètre à 1ᵐ50 et même 2 mètres. L'aréole formée sur la peau par la décharge avait, à 3 centimètres de distance, 3 centimètres de diamètre ; de 5 à 7, 4 à 5 centimètres ; à 11 centimètres, 6 ; à 23, 8 sur 12 centimètres ; à 92 centimètres, c'était une zone peu prononcée de 17 centimètres d'étendue ; au delà ce n'étaient plus que des grains isolés. M. Lachèze, avec un fusil de calibre, déchirait la peau à moins de 18 centimètres ; à 2 centimètres une forte toile s'enflammait. Il est important de remarquer que la brûlure n'indique pas toujours le bout portant, puisqu'elle peut être produite par la bourre enflammée ; pour que la combustion des tissus indique la proximité, il faut qu'elle soit accompagnée de l'incrustation de la poudre (Tourdes).

Lorsque le coup de feu *a été tiré de loin* (au delà de 2 ou 3 mètres), on n'observe plus de brûlures, et la peau, au lieu d'être rétractée, est renfoncée et présente un petit orifice.

3° *Nature du projectile. — Blessures par grains de plomb.* Tout ce que nous venons de dire à propos de la distance s'applique aux plaies produites par une balle ou un projectile unique. Lorsque la plaie résulte d'un coup de fusil chargé *de plomb*, les lésions présentent un aspect tout différent et peuvent fournir d'utiles indices sur la distance. Lorsque le coup a été tiré d'assez près pour *faire balle*, chaque grain de plomb suit une marche isolée et divergente, traverse les tissus et s'arrête après avoir parcouru un trajet d'environ 16 à 18 centimètres (Briand et Chaudé). Mais la longueur de ce trajet est évidemment variable suivant la résistance des tissus et la force du coup. Les grains de plomb traversent les os qu'ils rencontrent perpendiculairement et dénudent ceux qu'ils rencontrent obliquement.

L'écartement des projectiles indique que le coup a été tiré à distance. D'après les expériences de M. Lachèze, le coup ne fait plus balle à 50 centimètres ; à cette distance, chaque grain de plomb fait sa plaie particulière et toutes ces plaies occupent un espace d'environ 8 à 10 centimètres de diamètre, mais il y a encore une plaie centrale ; à 1 mètre, il n'y a plus d'ouverture centrale ; une charge de plomb tirée à 15 pas s'est disséminée sur tout le dos d'un individu ; quelques grains avaient pénétré dans la poitrine et l'abdomen, mais sans traverser les os. Quant au pronostic, on peut dire que la plaie produite par les grains de plomb est plus dangereuse que celle d'une balle si le coup a été tiré de très près et qu'elle est au contraire moins dangereuse lorsque le coup a été tiré à une assez grande distance.

Il y a un grand intérêt à reconnaître *l'espèce de poudre employée*. Est-ce de la poudre de chasse, de guerre ou de mine ? On peut souvent s'en assurer en examinant le diamètre des grains qui ont échappé à la combustion. Mais il est à remarquer que, avec les armes nouvelles, un bien petit nombre de grains échappent à la combustion. D'après M. Tourdes, ces grains, dont le diamètre est de six dixièmes à un quart ou à un cinquième de millimètre, la densité de 0,8 à 0,9, et le nombre de 388 à 2023 et plus par gramme, constituent de petits projectiles qui pénètrent plus ou moins dans les tissus et peuvent servir à indiquer la distance du coup.

Lorsque le coup a été tiré de très près avec une arme chargée seulement *à poudre*, la *bourre*, qui ne forme qu'une masse avec les grains de poudre qui ont échappé à la combustion, peut produire une lésion et même pénétrer dans les téguments, mais il faut pour cela que l'arme soit d'un fort calibre et ait été munie d'une double charge de poudre. Si le coup a été tiré à une certaine distance (au delà de 19 centimètres), la bourre ne peut plus déterminer aucune lésion grave et peut tout au plus produire une petite brûlure avec pénétration des grains de poudre si la charge atteint la peau nue.

4° *Trajet de la blessure.* — *Dans quelle direction le coup a-t-il été tiré?* — Elle se détermine par l'examen du trajet de la blessure, par l'état des vêtements et par la *constatation des ouvertures d'entrée et de sortie.*

Le *trajet de la blessure* va en s'élargissant par suite de la rotation de la balle, qui souvent creuse devant elle un canal où elle se loge en formant à la fin de son trajet une sorte de cul-de-sac terminal. Il y a un grand nombre de causes qui peuvent faire dévier le projectile de sa direction primitive ; les os, les tendons, les muscles contractés et même la simple différence de densité des tissus peuvent produire des déviations dont l'expert devra tenir compte. Tourdes rapporte que, dans un duel où un homme de haute taille avait été mortellement atteint à la poitrine par son adversaire plus petit, la direction de la blessure de haut en bas fit d'abord croire à un meurtre, mais l'expert découvrit à la clavicule un point lésé sur lequel la balle s'était réfléchie ; changeant là de direction, elle s'était abaissée et avait traversé le thorax de haut en bas et d'avant en arrière. Cependant, lorsque le coup a été tiré de près, la direction première est généralement conservée dans tout le trajet.

L'état des vêtements peut également fournir quelques indices. Lorsque le projectile emporte avec lui une parcelle de l'étoffe qui pénètre dans les tissus, on ne peut conserver aucun doute sur l'ouverture d'entrée. On peut également tirer des indices d'une sortie en fente et de la disposition des ouvertures.

Les *ouvertures d'entrée et de sortie de la balle* présentent des signes caractéristiques d'une grande valeur : on avait admis pendant longtemps que *l'ouverture d'entrée est plus étroite que celle de sortie*; cela est vrai pour les plaies faites à distance, mais il est maintenant reconnu que pour les plaies faites à une distance de moins de 2 ou 3 mètres, *l'ouverture d'entrée l'emporte sur l'ouverture de sortie*. Un autre caractère important des plaies par armes à feu faites à distance, c'est que, dans l'ouverture d'entrée, il y a netteté et enfoncement des bords, tandis que dans la plaie de sortie les bords forment une saillie, sont irréguliers et souvent déchiquetés en petits lambeaux.

Une règle dont ne doit jamais se départir le médecin légiste est de se faire adjoindre par le juge d'instruction un armurier ou toute autre personne ayant une grande expérience du maniement des armes. « Si l'expert n'est pas assisté par un spécialiste, dit M. Brouardel, un des membres du jury possédera ou croira posséder des connaissances plus précises que celles du médecin et, en assises, la discussion aura lieu entre le juré et le médecin avec une infériorité de position évidente pour celui-ci ».

Nous n'avons fait qu'esquisser les principaux caractères des plaies par armes à feu, et nous renvoyons aux traités de chirurgie de guerre pour l'étude clinique des effets produits par les nombreux projectiles employés aujourd'hui. Nous étudierons dans une autre partie de cet ouvrage les indices qui peuvent être fournis par l'examen de l'arme.

§ 7. — **Des brûlures.**

Les brûlures sont des lésions plus ou moins graves produites sur une partie vivante par l'action plus ou moins prolongée ou du calorique concentré ou de certains agents désignés sous le nom de caustiques. On peut donc en distinguer deux espèces : les *brûlures par le calorique concentré* et les *brûlures par les caustiques.*

a) Les brûlures par le calorique concentré ou *brûlures proprement dites* sont habituellement le résultat d'accidents ; néanmoins le médecin aura souvent à les constater pour déterminer l'étendue du dommage causé par cet accident. D'après la profondeur des altérations éprouvées par les tissus, Dupuytren admettait six degrés de brûlures et cette division est encore employée aujourd'hui.

Dans le *premier degré*, il y a inflammation superficielle de la peau caractérisée par de la rougeur sans phlyctènes.

Dans le *second*, il y a inflammation très vive et formation immédiate de phlyctènes pleines d'une sérosité citrine et transparente dont les caractères chimiques sont toujours semblables. La suppuration de la plaie n'est pas constante.

Dans le *troisième*, il y a désorganisation du corps papillaire de la peau caractérisée par des taches grises, jaunes ou brunes. Les eschares tombent et sont remplacées par des ulcérations superficielles dont les cicatrices se forment sans produire de rétraction mais en laissant des marques indélébiles.

Dans le *quatrième*, il y a escharification complète du derme, qui est désorganisé jusqu'au tissu cellulaire sous-cutané. Les eschares sont solides, épaisses ; le travail éliminatoire commence vers le sixième jour et la chute de l'eschare laisse à découvert une plaie profonde, dont la cicatrisation est très longue et peut laisser une rétraction plus ou moins grave selon la partie atteinte.

Dans le *cinquième degré*, les parties superficielles et les tissus sous-jacents sont convertis en une vaste eschare et la combustion s'étend jusqu'aux os. Les phénomènes sont analogues à ceux du degré précédent, mais les désordres sont beaucoup plus considérables et les eschares sont très longues à se détacher.

Enfin, dans le *sixième degré*, la carbonisation est complète et la combustion a envahi tout le membre. Si les désordres n'ont pas produit la mort, ils occasionnent nécessairement la perte d'un membre ou d'une portion de membre et entraînent, par conséquent, une infirmité grave.

Le pronostic n'est pas toujours en rapport avec le degré de la blessure ; il dépend surtout de leur étendue et de leur profondeur. Une blessure au premier degré peut très rapidement occasionner la mort, qui est alors le résultat de la douleur et de l'épuisement nerveux. L'inflammation secondaire et l'abondance de la suppuration aggravent également le pronostic.

Chez les personnes qui succombent victimes d'un *incendie*, il peut se faire que la mort soit due plutôt à l'absorption de l'oxyde de carbone qu'aux brûlures proprement dites. Lors de l'incendie de l'Opéra-Comique de Paris survenu en 1888, on a constaté chez plusieurs victimes la présence de l'oxyde de carbone dans le sang alors que le corps ne présentait aucune trace de brûlures.

b) Brûlures produites par les agents corrosifs. — Acide sulfurique. — Les *brûlures par les caustiques* sont surtout produites par des agents liquides dans l'intention de défigurer. La jalousie est presque toujours le mobile des criminels, qui appartiennent en grande partie au sexe féminin. L'acide sulfurique est le plus employé parmi ces caustiques. Il produit des taches grisâtres qui deviennent d'autant plus noires que le contact a été plus long ; ces eschares sont alors entourées d'un cercle grisâtre sur lequel l'épiderme est peu adhérent. Lorsque le contact a été prolongé, la brûlure est entourée de petits plis rayonnés. Les eschares produites par l'acide nitrique ou chlorhydrique sont jaunâtres et bordées d'un liséré rouge ; elles se dessèchent par l'évaporation et tombent vers le quinzième jour. Les brûlures par les caustiques laissent des cicatrices indélébiles.

Il est à remarquer que les brûlures produites par les agents corrosifs présentent partout le même aspect, tandis que celles qui résultent de l'action directe de la flamme ou d'un corps chaud déterminent des lésions qui varient suivant les diverses points atteints.

— Il est bon de rappeler que l'examen des vêtements fournit le plus souvent des données utiles pour reconnaître la nature de l'agent chimique employé. On devra donc les faire mettre de côté pour les soumettre à une analyse chimique.

Les liquides caustiques sont une cause fréquente de mort lorsqu'ils sont introduits dans une cavité. Ainsi une femme verse de l'acide sulfurique dans la bouche de son mari endormi ; un homme verse de l'acide nitrique dans l'oreille de sa femme, etc. ; ces cas se rattachent également à la toxicologie.

Il est utile, dans les cas de brûlures très étendues par les caustiques, de rechercher les acides dans les urines et le sang et de soumettre l'eschare à l'analyse chimique. On a observé des faits d'absorption dans des cas de brûlures par l'acide sulfurique (Tourdes.)

Nous étudions dans un article spécial les brûlures causées par la foudre (Voy. p. 216).

COMBUSTION SPONTANÉE.

« La théorie de la combustion spontanée, dit M. Tourdes, s'est introduite il y a deux cents ans dans la science ; frappant les imaginations, elle est devenue populaire ; elle s'est écroulée subitement lorsqu'une critique sérieuse a examiné les faits sur lesquels elle se fonde. »

Jusqu'en 1850, les hommes les plus sérieux avaient admis que le corps humain était susceptible de s'enflammer par le contact plus ou moins immédiat d'une substance en ignition et sans que le corps comburant soit en rapport avec la masse des parties brûlées. On admettait même que la conflagration humaine pût avoir lieu spontanément sans cause déterminante. Un grand nombre d'observations étaient publiées et venaient à l'appui de cette croyance qui était passée à l'état de dogme scientifique.

Le 13 juin 1847, à Darmstadt, le corps de la comtesse de Gœrlitz est trouvé en partie consumé au milieu de meubles incendiés. Un des experts croit à un cas de combustion spontanée ; l'Allemagne scientifique est consultée par les tribunaux. Siebold et plusieurs experts se prononcent en faveur de la combustion spontanée ; mais Bischoff et Liebig nient que la morte ait été victime d'une combustion de ce genre et contestent la possibilité en général de la combustion spontanée. MM. Magendie, Pelouze et Regnault, également consultés sur ce fait, émettent la même opinion. La justice suit son cours, et en 1850, trois ans après l'accident, l'auteur du crime est condamné à la prison perpétuelle où il fit des aveux complets. Après avoir étranglé la comtesse, il l'avait entourée de matières combustibles et avait allumé l'incendie pour détruire les traces de son crime. L'Allemagne scientifique avait été bernée.

Ce fait a porté à la combustion spontanée un coup fatal. Aucune observation nouvelle n'a été publiée depuis cette époque ; les traités de médecine légale, qui s'étendaient autrefois avec complaisance sur ce sujet, ne lui consacrent plus que quelques lignes et nient, pour la plupart, la possibilité de la combustion spontanée. Disons cependant que Legrand du Saulle n'avait pas encore abandonné complètement l'ancienne doctrine.

S'il nous était permis de joindre notre opinion à celle des savants qui ont jeté tant de lumière sur l'affaire Gœrlitz, nous dirions que la combustion spontanée doit être reléguée parmi les merveilles d'une autre époque. « Il suffit de réfléchir un instant à la difficulté de combustion des matières qui constituent le corps de l'homme, à l'immense quantité d'eau qui doit être évaporée avant que la calcination et la combustion de la matière puissent commencer, à l'absence de l'oxygène dans les cavités intérieures, la petite quantité de gaz qui s'y trouve étant bientôt consommée et la combustion de l'alcool ou d'autres matières volatiles s'arrêtant par cela seul, pour admettre l'impossibilité matérielle du fait » (Regnault). « Il est affligeant, dit Casper, d'être obligé dans une œuvre sérieuse de parler encore (en 1861) de la combustion spontanée. » La combustion spontanée n'a donc plus aujourd'hui qu'un intérêt historique et la question aboutit à l'étude de la combustibilité humaine qui présente un grand intérêt tant en médecine légale qu'en hygiène. Il est, en effet, important de savoir si certaines conditions n'augmentent pas la combustibilité humaine, si certains corps, notamment ceux des personnes obèses et adonnées aux alcooliques, peuvent être plus combustibles que d'autres ; mais nous possédons encore trop peu de documents scientifiques pour aborder ce sujet d'une manière satisfaisante. Néanmoins il est permis d'espérer que ces questions seront bientôt résolues grâce aux progrès de la crémation comme mode de destruction des cadavres humains.

Il arrive souvent qu'un criminel, après avoir commis un homicide, allume ensuite un incendie soit pour faire disparaître les traces de son crime, soit pour faire croire à une mort accidentelle. Il importe donc de reconnaître si une brûlure a été produite pendant la vie ou après la mort.

Lorsque la brûlure a été produite pendant la vie on constate autour de la plaie une sorte de liséré rouge et une injection vasculaire de la peau et des tissus sous-jacents. A l'examen microscopique, des capillaires avoisinant la plaie sont remplis de globules rouges très adhérents et comme soudés entre eux. Mais ce liséré rouge qui caractérise la brûlure faite pendant la vie disparaît au bout de quelques jours. Il peut même manquer lorsque l'individu a survécu quelques jours aux blessures qui ont occasionné la mort.

La présence des phlyctènes constitue une preuve que la brûlure a été faite pendant la vie. Il faut cependant savoir que les phlyctènes peuvent se produire lorsque la brûlure a lieu dans les quelques instants qui suivent la mort. Un chirurgien anglais, Wright, a produit des phlyctènes sur un membre amputé quatre minutes après l'amputation.

Cependant, lorsque la phlyctène est produite après la mort, elle n'est pas entourée du liséré rouge que nous avons signalé plus haut. C'est là un signe important.

Lorsque la carbonisation du cadavre est très avancée, il est impossible de se prononcer.

M. Brouardel a récemment appelé l'attention sur plusieurs signes importants. Lorsqu'on retrouve de l'oxyde de carbone dans le sang, on peut conclure que l'individu a été brûlé pendant la vie. Un second signe consiste dans une coloration rouge uniforme des tissus, notamment des poumons, fait attribué à la destruction des globules sanguins et à la diffusion de l'hémoglobine qu'ils contenaient.

§ 8. — Des cicatrices.

L'étude des cicatrices a une double application en médecine légale : elle peut éclairer la justice dans les questions d'identité et elle peut fournir des indices utiles sur la nature et l'ancienneté des plaies.

La cicatrice est formée par du tissu conjonctif nouveau qui a passé à l'état fibreux ; sa structure est toujours identique, quelle que soit la nature de la plaie à laquelle elle a succédé, mais elle peut présenter un aspect différent presque toujours en rapport avec la forme de la plaie. La cicatrice des plaies faites par des instruments tranchants présente une forme linéaire ou elliptique qui est, en général, subordonnée à l'élasticité, à la tension de la peau et à la laxité du tissu cellulaire sous-cutané. Les cicatrices des plaies contuses ont souvent la forme circulaire et les bourrelets qui les entourent sont plus saillants. Celle qui résulte d'un coup de feu représente un disque déprimé au centre si le coup a été tiré à distance ; lorsque le coup a été tiré à bout portant, la cicatrice est également déprimée, mais elle présente des bords irréguliers. Les brûlures donnent lieu à des cicatrices variables suivant l'agent qui a produit les désordres : les liquides bouillants ou le contact rapide d'un corps enflammé donnent lieu à des cicatrices étendues et superficielles ; les caustiques produisent en général des cicatrices plus circonscrites et plus profondes.

Il importe de ne pas confondre les cicatrices provenant d'une blessure avec celles qui peuvent résulter d'une affection interne ou de l'application de certains agents thérapeutiques sur la peau (vésicatoires, cautères, sétons). Ainsi les cicatrices du cou, de l'aine, de l'aisselle, doivent nécessairement faire soupçonner une ancienne affection scrofuleuse ou vénérienne. Chez les sujets scrofuleux, les cicatrices sont le plus souvent exubérantes et font saillie au-dessus de la peau environnante.

La *date* d'une cicatrice se reconnaît à la couleur. La teinte rosée qu'on observe dès le début persiste pendant trois mois environ. Puis la cicatrice se rétracte, diminue d'étendue et subit diverses modifications dans sa forme et sa consistance. Au bout d'un certain temps elle blanchit et ne subit plus aucune modification ; il est alors impossible de déterminer la date du traumatisme. L'examen histologique permet également de distinguer l'ancienneté du tissu : « Si la cicatrice est récente, elle contient encore des éléments globuleux ; les cellules ne se sont pas encore toutes allongées et transformées en fibres. Si elle est ancienne, au contraire, tout est fibre ; le tissu connectif condensé forme la substance inodulaire » (Tourdes).

Lorsqu'il s'agira de déterminer la date d'une fracture, l'expert trouvera des signes d'une grande valeur dans les caractères fournis par la consolidation du tissu osseux. Dans la première semaine, les os sont entourés de sang et de lymphe plastique : dans la seconde, on trouve des vaisseaux et une matière nouvelle comme cartilagineuse ; dans la troisième, il y a un commencement d'ossification. La consolidation est complète au bout de huit à dix semaines. Le cal constitue pendant un temps variable une tumeur dont la constatation est presque toujours facile. Il n'est pas nécessaire de rappeler à l'expert que diverses circonstances peuvent altérer la marche que nous venons d'indiquer pour la consolidation des fractures.

§ 9. — Des blessures considérées quant à leur siège.

La spécialité des organes et des régions introduit dans le diagnostic et dans le pronostic des blessures certaines modifications importantes que nous allons signaler.

A. **Blessures de la tête et du rachis.** — Pour les blessures de la tête, M. Tourdes donne les caractères suivants : « 1° L'innocuité apparente de certaines blessures qui, plus tard, s'accompagnent des accidents les plus graves, et par contre la guérison facile de désordres considérables ; 2° la preuve de la fracture de la base du crâne : l'écoulement de sang par l'oreille ; la curabilité de ses fractures ; 3° la commotion cérébrale, son influence sur la mémoire et notamment sur le souvenir des dernières impressions ; le contre-coup, la lésion cérébrale du côté opposé ; 4° la possibilité de certains actes ; la connaissance de la parole conservées pendant les derniers moments ; 5° le diagnostic différentiel de l'ivresse et des effets d'une lésion cérébrale ; 6° l'épanchement traumatique et l'apoplexie : l'altération des vaisseaux, le siège de la lésion dans le parenchyme caractérisent la lésion spontanée ; mais la violence a pu être infligée à une personne dont les artères athéromateuses se sont rompues facilement. »

Les *lésions du rachis* présentent quelques particularités sur lesquelles Legrand du Saulle appelle l'attention des médecins experts. Nous les résumons en quelques lignes : 1° les fractures des vertèbres déterminent fréquemment des paralysies secondaires qui ne surviennent souvent qu'après la consolidation de la fracture ; 2° des hémorrhagies méningées intrarachidiennes ne déterminent quelquefois la mort que par les progrès de l'épanchement sanguin, qui finit par occuper tout le fourreau médullaire et vient ainsi comprimer le bulbe ; 3° dans les cas de chutes ou de chocs violents portant sur le rachis, il peut survenir des paraplégies passagères et même des commotions mortelles sans qu'il y ait la moindre lésion matérielle du système nerveux ; 4° dans certains cas de flexion et d'extension forcée de la colonne, la tête étant appuyée, il peut survenir des accidents paraplégiques en apparence très graves et qui aboutissent à une guérison complète. Ces accidents ont été attribués à une élongation de la moelle.

B. Blessures de la face et du cou. — Les blessures simples de la face guérissent habituellement par première intention en quatre ou cinq jours ou par suppuration en quinze ou vingt jours ; mais lorsqu'elles sont plus graves, elles peuvent soulever des questions relatives aux difformités. On a signalé la gravité de certaines plaies de l'arcade sourcilière qui pouvaient produire la paralysie des paupières et l'amaurose ; de l'œil, qui pouvaient produire des lésions variées de cet organe. Les blessures du nez peuvent donner lieu à une fracture ou à un écrasement du vomer ou des os propres et produire ainsi une difformité considérable. On a également signalé les fractures de l'ethmoïde et le tétanos comme accidents possibles à la suite d'une violente contusion du nez.

Les blessures du cou sont souvent dangereuses et leur gravité dépend de l'importance des organes lésés. Les plaies faites sur la partie antérieure du cou sont presque toujours transversales ; elles ont alors leurs bords écartés par suite de la rétraction des muscles sectionnés. Ces plaies sont rapidement mortelles lorsqu'elles atteignent les troncs artériels de la région. La section des principaux troncs nerveux : grand sympathique, nerfs de la deuxième paire, peut également déterminer la mort ; celle du nerf récurrent produit l'aphonie, mais il est très rare qu'on observe isolément la section des nerfs. Les plaies du larynx et de l'œsophage sont, en général, très graves et compromettent la vie dans la majorité des cas.

C. Thorax. — Les blessures de la poitrine acquièrent plus ou moins de gravité, selon que l'instrument vulnérant a atteint les viscères du thorax ou qu'il n'a pas dépassé les parois de cette cavité ; d'où la division classique en *blessures non pénétrantes* et *blessures pénétrantes*.

On trouvera dans tous les traités de pathologie externe la description des symptômes qui caractérisent les blessures de la poitrine. Nous signalerons seulement quelques particularités relatives aux plaies des poumons et du cœur. Lorsque le poumon a été atteint, s'il n'y a pas d'hémorrhagie abondante qui enlève le malade par syncope ou par compression de poumons et du cœur, on peut espérer sauver le blessé et le diagnostic doit être réservé. Les plaies pénétrantes de cet organe se reconnaissent à l'hémoptysie, à l'issue du sang par la plaie extérieure et à l'emphysème ; mais il ne faut pas oublier que l'emphysème des parois thoraciques ne prouve pas la pénétration, car on l'a rencontré dans des cas de blessures non pénétrantes ; il était alors dû à l'aspiration de l'air à travers la plaie et à la contraction des muscles qui faisaient l'office de piston.

Les *plaies du cœur ne sont par inévitablement et instantanément mortelles.* Un certain nombre de faits attestent la curabilité exceptionnelle de ces blessures. La rapidité de la mort dépend du siège et de l'étendue de la lésion. Sur 24 cas de blessures isolées du ventricule droit rapportés par Ollivier d'Angers, 2 seulement ont causé la mort en moins de quarante-huit heures ; pour les autres, la vie s'est prolongée du quatrième au huitième jour. Sur 12 plaies du ventricule gauche, 3 n'ont pas été immédiatement mortelles. La blessure des oreillettes entraîne presque toujours une mort immédiate.

D. **Abdomen et organes génitaux. Castration.** — Les plaies de l'abdomen ont été également divisées en plaies non pénétrantes et en plaies pénétrantes. Les premières n'offrent pas plus de danger que les plaies ordinaires, lorsque la solution de continuité n'est pas très étendue. Il y a cependant des plaies non pénétrantes qui présentent un certain degré de gravité. Ce sont celles qui, en raison de leur profondeur et de leur grande étendue, peuvent donner lieu à une inflammation du tissu cellulaire de la paroi et, par suite, à un phlegmon diffus ; cette inflammation peut se propager au péritoine, mais c'est là une complication très rare, car les vomissements bileux et les douleurs abdominales qu'on observe dans ces cas sont, le plus souvent, dus à des accidents sympathiques. Le pronostic doit toujours être réservé, car il peut arriver que la blessure ou la contusion paraisse très légère et que quelque organe intérieur ait été lésé. Il est important de rappeler que la hernie intestinale est fréquente à la suite des contusions et des blessures de l'abdomen. On s'est demandé si un coup violent porté à l'hypogastre pouvait déterminer une mort immédiate. Le fait n'est pas établi par des exemples authentiques, mais on a cité des cas de *mort rapide* survenus après des contusions de l'abdomen qui avaient produit des déchirures de viscères ou des hémorrhagies abondantes.

Il est bien démontré aujourd'hui qu'il peut exister des contusions graves de l'abdomen sans qu'il y ait aucune ecchymose de la paroi. M. le Dr Laugier a signalé plusieurs faits de ce genre [1].

Les plaies pénétrantes sont plus ou moins graves, selon qu'elles sont *simples*, c'est-à-dire sans lésion des viscères, ou *compliquées*, c'est-à-dire avec lésion d'un ou de plusieurs viscères. Les premières, qui se distinguent quelquefois difficilement des plaies non pénétrantes, n'en sont pas moins des blessures graves à cause de la péritonite qui en est fréquemment la suite. Les secondes, qui sont toujours très graves, présentent des symptômes variables, selon l'organe atteint. Dans tous les cas de blessures de l'abdomen, le médecin devra se garder d'introduire le doigt ou des instruments explorateurs pour acquérir la certitude de la pénétration ou de la non-pénétration. Cette intervention, qui est presque toujours inutile, est souvent dangereuse.

BLESSURES DES ORGANES GÉNITAUX. — CASTRATION.

Les blessures des *organes génitaux* se rattachent en grande partie à l'histoire de la *castration* et des attentats à la pudeur. Le législateur a inscrit ce crime au Code.

LÉGISLATION. — *Code pénal.* ART. 316. — Toute personne coupable du crime de castration subira la peine de travaux forcés à perpétuité. Si la mort en est résultée avant l'expiration des quarante jours qui auront suivi le crime, le coupable subira la peine de mort.

1. *Etudes médico-légales sur les blessures.* Paris, 1879.

Le crime de castration existe chaque fois qu'il y a amputation, non seulement des testicules, mais encore d'un organe quelconque nécessaire à l'accomplissement des fonctions génératrices (arrêt de la Cour de cassation, 1er septembre 1814), L'amputation seule de la verge serait donc suffisante qour constituer le crime. Cette mutilation est assez rare aujourd'hui, en tant que tentative criminelle, et ne s'observe guère que comme acte de folie, de jalousie ou de fanatisme. On sait que le crime de castration est excusable losqu'il a été *immédiatement* provoqué par un outrage *violent* à la pudeur (voy. *Législation*, p. 184).

La castration est constituée, chez la femme, par l'enlèvement des ovaires, et ne semble pas devoir prendre place parmi les tentatives criminelles visées par la loi.

E. **Membres. — Os. — Articulations.** — Les blessures des

membres ne sont pas, en général, très graves, à moins qu'il n'y ait section d'un vaisseau ou d'un nerf important. Parmi les complications possibles, nous citerons ; 1° le phlegmon diffus ; 2° la division du plexus brachial ou du nerf sciatique ; 3° l'anévrysme simple et l'anévrysme artérioso-veineux.

Les accidents le plus fréquemment observés sur les os sont les fractures et les ostéo-périostites. En ce qui concerne le pronostic et la durée nécessaire à la guérison des fractures, nous dirons, avec Legrand du Saulle, que l'expert ne doit pas s'en tenir aux données par trop favorables qui se trouvent consignées dans les livres de chirurgie. Le chirurgien peut considérer une fracture de jambe comme guérie au bout de quarante jours, mais cette guérison n'est pas assez complète pour permettre au malade l'usage du membre et l'exercice d'une profession active.

La contusion des os est fréquemment suivie, chez les enfants et chez les adolescents, d'ostéo-périostites dont le pronostic est en général très grave.

Les plaies et les contusions des *articulations* sont souvent, graves, surtout lorsque l'article a été pénétré. Elles exigent, en général, un repos longtemps continué et peuvent être l'origine d'arthrites persistantes et d'ankyloses. Nous ne dirons rien des luxations : c'est à l'expert à apprécier, selon les circonstances, la gravité du cas et la durée probable de la maladie.

§ 10. — **Blessures résultant des accidents de chemins de fer.**

Les accidents de chemins de fer donnent lieu à des applications médico-légales extrèmement fréquentes et d'un grand intérêt. Ils ont été particulièrement étudiés en Angleterre et désignés sous le nom général de *railway pathology*. M. Tourdes leur a consacré une excellente note dans son article BLESSURES du *Dictionnaire encyclopédique des sciences médicales*. Comme dans la plupart des cas de blessures accidentelles ou par imprudence, l'intervention médicale est utile, tant pour écarter l'idée de crime que pour fournir aux tribunaux les notions nécessaires pour fixer l'étendue du dommage matériel ; elle est encore nécessaire pour déterminer s'il y a eu imprudence de la part de la victime.

D'après M. Tourdes, les genres d'accidents peuvent se diviser ainsi ; le *tamponnement* qu'on observe sur les hommes d'équipe, les employés et les personnes imprudentes qui sont saisies entre deux voitures. « Le thorax est aplati d'avant en arrière, ou un peu obliquement, suivant le lieu d'application des tampons ; la peau est intacte ou à peine ecchymosée, la cage thoracique a éclaté, on rencontre des fractures multipliées des côtes, du sternum et du rachis, avec déchirure du poumon du cœur et des gros vaisseaux ; la mort est instantanée ; 2º *l'écrasement* sur les rails ; on observe alors des empreintes allongées et souvent la section complète d'une partie du corps ; à côté des parties broyées, il s'en présente d'autres sans lésions. Le chasse-pierres laisse souvent des empreintes spéciales et amène de l'irrégularité dans le siège et la forme des lésions ; 3º les *chutes* d'un wagon ; on observe alors les effets combinés de la contusion et de la commotion. « Les chutes, par l'effet même de l'impulsion horizontale, se font souvent contre les rails et une partie du corps est broyée. » Les traces de luttes permettront de déterminer si le corps est tombé accidentellement ou s'il a été projeté par des efforts criminels ; 4º *les chocs et les collisions de trains ;* ici encore on observe les caractères de la contusion et de la commotion. « On a calculé que, dans les chocs, les effets produits sur un corps par la projection horizontale sont les mêmes que ceux d'une chute verticale d'une certaine hauteur. Ainsi, pour un train animé d'une vitesse de $11^m,11$ par seconde, l'effet est le même que si la victime tombait de 6^m29, environ d'un second étage ; avec $15^m,88$ c'est la hauteur d'un troisième, $9^m,82$; le train express, qui parcourt $16^m,16$ par seconde, produirait le même effet qu'une chute de $14^m,15$, ou d'un quatrième étage, sauf les *diminutions* causées par les frottements. C'est à la suite des cas de ce genre qu'on observe le plus souvent la commotion et l'épuisement nerveux dont nous avons parlé plus haut (page 188) ; 5° *genres de mort exceptionnels ;* brûlures par l'incendie ou la vapeur ; asphyxie par submersion à la suite de la chute des wagons dans un cours d'eau ou un marais, etc. ; les *accidents de manœuvre ou de travail* observés sur les hommes d'équipe, ouvriers, chauffeurs, terrassiers, qui n'ont, le plus souvent, rien de spécial et rentrent dans la catégorie des accidents professionnels ; 7° les *attentats* qui se commettent dans les voitures, ou sur la voie publique soulèvent des questions qui se rattachent au lieu même où ils se sont accomplis.

On divise également en deux catégories les accidents de chemins de fer : les *accidents individuels* et les *accidents de marche.*

Les premiers atteignent les ouvriers employés de la compagnie (tamponnement, écrasement par les rails, etc.) ou les voyageurs imprudents (chute d'un train, etc.).

Les seconds (accidents de marche) sont collectifs et dus à la collision ou aux déraillements des trains. Ils sont de beaucoup les plus terribles.

En ce qui concerne les accidents consécutifs qui se rattachent à la commotion et qui donnent si souvent lieu à des demandes d'indemnités exagérées, l'expert doit se mettre en garde contre la simulation ; mais il ne faudrait pas cependant mettre systématiquement en doute les symptômes souvent obscurs qu'accusent les personnes intéressées. Le passage suivant de Tardieu, qui a trait à la question, ne saurait être cité plus à propos : « Enfin, dans quelques circonstances, les centres nerveux eux-mêmes ont ressenti assez profondément le contre-coup des contusions extérieures pour qu'un travail morbide s'y développe et détermine des symptômes d'abord obscurs, à marche insidieuse, dont les progrès finissent pourtant par épuiser la constitution et amener lentement, mais sûrement la mort plusieurs années après l'accident qui en est la cause première. Je signale ces faits avec confiance, car j'en ai vu un assez grand nombre pour être assuré de ne pas me méprendre sur leur nature, et avec d'autant plus de force qu'ils sont peu connus et qu'on est disposé à les méconnaître au début, et à les ranger parmi les cas si nombreux, en pareille matière, de plaintes exagérées ou de simulation [1]. »

Les récents travaux publiés dans les dernières années par Oppenheim (1888), Girode (1889), Melotti (1889) établissent d'une façon péremptoire que le traumatisme violent dont l'accident de chemin de fer est le type est susceptible de déterminer, chez les sujets prédisposés, certaines affections nerveuses dont les principales sont la neurasthénie et l'hystérie [2].

Ce que nous avons dit plus haut de la *Commotion* (p. 188) peut être rappelé à l'occasion des blessures par accidents de chemins de fer.

§ 11. — Des brûlures et accidents causés par la foudre.

Il ne faut pas oublier de compter la foudre parmi les agents capables d'occasionner des brûlures graves.

Les brûlures occasionnées sur le corps des individus par la foudre sont plus ou moins profondes. Elles peuvent atteindre jusqu'au quatrième degré, cependant elles sont le plus souvent superficielles. Elles sont quelquefois disposées sous forme de traînées indiquant le trajet suivi par le fluide.

On croit généralement que ces brûlures sont dues à l'incendie des vêtements ; mais il est aujoud'hui démontré quelles peuvent être l'effet de la foudre. Taylor [3] et Fleming ont cité des cas dans lesquels les téguments étaient brûlés alors que les vêtements avaient été épargnés.

D'après M. Vincent, qui a parfaitement étudié cette question [4], les brûlures observées sur le cadavre des foudroyés ne s'accompagnent ni d'auréole inflammatoire ni de phlyctènes.

La netteté remarquable, la forme souvent bizarre de la brûlure qui dessine parfois les contours d'un objet en contact avec le corps sont caractéristiques.

1. *Blessures par imprudence*, p. 119.
2. *Congrès de médecine légale*. Paris, 1890.
3. *Principes of. med. jur.*, 2ᵉ édit. VII, p. 131,
4. *Études sur les effets de la foudre*, 1875.

Mais la foudre donne lieu à des désordres encore plus variés; on observe souvent à la surface du corps des ecchymoses qui pourraient faire croire à des violences d'un autre ordre. On a remarqué dans quelques cas l'arrachement de la langue, d'un bras, d'une partie de la tête. La perforation du tympan semble être un accident assez fréquent.

Un phénomène souvent signalé c'est l'arrachement des cheveux et des poils soit sur une partie, soit sur la surface du corps, on a même vu le passage de la foudre ne laisser de traces que sur les poils d'une même couleur et épargner complètement les poils d'une couleur différente.

On observe des fractures et des perforations des os du crâne, qui sont certainement dues au passage du fluide.

La formation d'images photo-électriques à la surface de la peau, déjà signalée par Franklin, est un fait acquis aujourd'hui à la science.

L'autopsie révèle parfois l'existence des lésions les plus bizarres. C'est ainsi qu'on a constaté la désorganisation complète de la substance cérébrale, des déchirures multiples du foie, des ecchymoses sous-pleurales.

La rigidité cadavérique survient en général très peu de temps après la mort.

D'une manière générale, ce qui frappe lorsqu'on examine les effets de la foudre, c'est la multiplicité et la singularité des lésions coexistant sur un même cadavre.

En somme les accidents produits par la foudre qui n'avaient pas jusqu'a ce jour beaucoup attiré l'attention des médecins légistes ont une importance considérable en médecine légale et nous engageons ceux de nos lecteurs qui s'intéressent à cette question à consulter l'important travail de M. Vincent, de Guéret.

§ 12. — **Du duel.**

On ne trouve, dans la législation française, aucune loi visant spécialement le duel. L'arrêt de la Cour de cassation du 2 février 1839 a fixé la jurisprudence sur ce sujet. « Attendu que les Codes des délits et des peines de 1791, de l'an IV et de 1810, en punissant les meurtres, blessures et coups volontaires, n'ont pas fait d'exception pour les cas où ces meurtres auraient été commis, ces blessures faites ou ces coups portés par suite de duel ; attendu que l'abolition qui avait antérieurement été faite de la législation spéciale sur les duels a, par cela même, replacé sous l'empire du droit commun tous les actes répréhensibles auxquels les duels peuvent donner lieu ; attendu que l'homicide, les blessures et les coups, lorsqu'ils sont occasionnés par ce genre de combat, ne peuvent être considérés comme commandés par la nécessité actuelle de la légitime défense de soi-même ou d'autrui, puisque dans ce cas le danger n'a existé que par la volonté des parties ; attendu, d'ailleurs, que les circonstances qui accompagnent les duels ne peuvent rendre le meurtre, les blessures et les coups excusables ; que la convention par suite de laquelle le duel a lieu étant contraire aux bonnes mœurs et à l'ordre public, est nulle de plein droit et que, dès lors, aucun fait d'excuse ne peut en résulter.,. »

L'intervention du médecin légiste, dans les cas de duel, sera donc la même que dans les autres faits se rattachant aux blessures. Il devra non seulement constater la nature et la gravité des blessures, mais déterminer, autant que possible, quelle a été la position des combattants, quelle était la nature des armes employées, etc. ; toutes ces circonstances ont une grande importance lorsqu'il s'agit de décider si la victime a succombé à la suite d'un combat loyal et régulier. Les médecins ont été appelés à décider si la ceinture ou autres appareils que portent les combattant ont été fabriqués dans un but de protection ou pour remédier à une infirmité naturelle. Un cas de ce genre s'est déroulé tout récemment devant les tribunaux de la Seine.

On sait que, d'après la jurisprudence actuelle, le meurtrier peut, après avoir été acquitté par le jury, être comdamné à payer des dommages-intérêts à la veuve et aux enfants de la victime, et même à des parents à l'égard desquels il n'existe pas l'obligation de se fournir mutuellement des aliments.

§ 13. — Du suicide.

Les questions relatives au suicide se présentent fréquemment en médecine légale. Tantôt il faut déterminer si l'acte a été accompli sous l'influence d'un état pathologique ; tantôt il faut établir si la mort est le résultat d'un crime, d'un accident ou d'un suicide.

A. Fréquence du suicide et genres de mort. — La fréquence du suicide augmente chaque année. De 1826 à 1830 on constatait en France 1739 suicides ; de 1866 à 1869 on en a observé 5198. Ce nombre a encore augmenté depuis 1870, à la suite des événements qui ont bouleversé tant d'existences et déçu tant d'ambitions. En somme le nombre des suicides a triplé en France depuis 50 ans. Sur 200,000 habitants on comptait de 1836 à 1840, 7 suicides ; on en compte maintenant 16 (Motet.)

En 1826 on comptait 1500 suicides en France par an ; en 1890 on en a compté 7000.

Les statistiques de tous les pays montrent que le suicide est plus fréquent en été qu'en hiver. La différence est presque de moitié.

Les importantes statistiques publiées récemment par Lunier ont également démontré une augmentation constante des suicides dont le nombre s'élève tous les dix ans d'un millier environ.

Les causes du suicide sont nombreuses, mais l'alcoolisme est de beaucoup la plus fréquente.

L'âge des suicidés varie. Ce n'est pas sans surprise qu'on apprend que cet acte est fréquent chez des enfants de huit et de dix ans. Il est cependant certain qu'on a compté, en cinquante ans, 1065 suicidés de dix à quinze ans. Ce fait ne peut s'expliquer pour le médecin que par l'existence d'affections cérébrales de nature héréditaire. Nous manquons cependant de données certaines à ce sujet.

Il résulte du rélevé de 27,737 suicides observés en France que la submersion et la strangulation sont les genres de mort les plus employés ; viennent ensuite les armes à feu, l'asphyxie les instruments tranchants, la chute d'un lieu élevé ; puis en dernier lieu, l'empoisonnement. Il résulte de traveaux statistiques sérieux que le suicide est plus fréquent aux Etats-Unis ; viennent ensuite l'Angleterre, la France, la Prusse, et l'Autriche ; il est moins fréquent en Russie, en Italie et en Espagne. L'âge, le sexe, les conditions sociales influent sur le choix des moyens (Legrand du Saulle). Le jeune homme a, de préférence, recours à la submersion, l'adulte se sert souvent des armes à feu, le vieillard emploie la pendaison. Les femmes choisissent les moyens qui ne causent pas de douleur et procurent la mort sans défigurer, c'est ainsi qu'elles emploient souvent l'asphyxie par le charbon.

Les lois françaises n'édictent aucune peine contre le suicide. Anciennement on vengeait sur le cadavre du suicidé la nature et la religion outragées ; beaucoup de pays possèdent encore des lois spéciales qui sont aujourd'hui éludées ou abandonnées.

B. Le suicide est-il un acte pathologique ? — Un grand nombre de pathologistes considèrent le suicide comme un acte d'aliénation mentale et un symptôme constant de folie.

C'est là une erreur dangereuse que combattent la science autant que la raison. Sans doute une grand nombre de suicidés sont atteints d'aliénation mentale, peut-être la majorité d'entre eux ; mais il est incontestable qu'un grand nombre d'individus qui se donnent la mort le font volontairement, sciemment et dans la plénitude de la faculté. « Non, dit Legrand du Saulle, ils n'étaient point entachés d'aliénation mentale, les actes de Brutus et de Caton, de Curtius et de Codrus ; du brave Aristodème qui, dans l'intention d'effacer l'opprobre dont il s'était couvert aux yeux de ses citoyens pour n'avoir pas combattu aux Thermopyles, perdit la vie à la bataille de Platée, en faisant des prodiges de valeur; de Socrate, respectant les lois de son pays et avalant le poison qu'on lui avait préparé... Peut-on comparer ces genres de suicide avec ceux qui sont déterminés par des conceptions délirantes et un état hallucinatoire ? Evidemment non. Le meurtre de soi-même n'est pas toujours insensé, et il n'est pas invariablement dépourvu de liberté morale. »

Nous partageons donc l'opinion de Legrand du Saulle, et sans vouloir justifier le suicide, nous pensons qu'il constitue dans un certain nombre de cas un acte volontaire et raisonné qu'on ne saurait attribuer à l'aliénation mentale.

C. Les complices d'un suicide sont-ils coupables ? — Non, puisque le suicide n'est pas un crime et que la complicité entraîne nécessairement l'accomplissement d'un crime et d'un délit. On aurait donc le droit de s'étonner de nous voir poser cette question si, dans certains cas, la mort n'avait été donnée par une personne étrangère, d'après la volonté expresse de l'homicidé. Dans ce cas, celui qui a accompli l'acte est considéré comme un assassin et poursuivi comme tel. Le fait suivant, rapporté par Briand et Chaudé, est démontratif.

Bancal, chirurgien de la marine, et la dame Pr..., avaient résolu de mourir ensemble. Bancal était convenu avec sa maîtresse qu'avant de se donner la mort il lui ouvrirait les veines des pieds et qu'il profiterait de l'évanouissement que devait provoquer la perte de sang pour lui ouvrir aussi une artère ; qu'au besoin ils s'empoisonneraient, en outre, tous deux avec de l'acétate de morphine qu'il s'était procuré et qu'il lui plongerait et se plongerait à lui-même dans le cœur un long bistouri à lame fine. Le 25 mars 1855, ils exécutent leur projet : à onze heures du soir, Bancal lui ouvre les veines. Ce premier moyen trompe leur attente ; ils prennent tous deux une forte dose d'acétate de morphine, et Bancal ouvre à sa maîtresse une artère du bras gauche. Le poison est rejeté par les vomissements et la mort semble devoir tarder. Le jour approchant, la dame Pr... demande à son amant de mettre fin à son agonie en faisant usage du bistouri. Bancal le lui plonge deux fois dans le cœur et achève ainsi, à six heures du matin, l'attentat commencé à onze heures du soir. Puis il se frappe lui-même de plusieurs coups de bistouri dans la région du cœur sans pouvoir atteindre cet organe. Bientôt après, il est trouvé mourant. Les chirurgiens appelés constatent les horribles blessures qu'il s'était faites avec l'intention de se donner la mort ; et, rappelé à la vie, il introduit encore ses doigts dans ses plaies. Le 25 juillet 1855, il fut traduit devant les assises comme coupable : 1° d'avoir volontairement et avec préméditation commis un meurtre sur la personne de la dame Pr... ; 2° d'avoir commis un attentat à la vie de ladite dame en lui administrant des substances de nature à lui donner la mort.

Il y avait dans le fait de Bancal un concours de circonstances qui ne permettaient pas de l'assimiler au crime commis par un vulgaire assassin. C'est ce qu'a compris le jury qui sur l'habile plaidoirie de M. Hardy, l'a acquitté.

D. Y a-t-il eu accident, suicide ou homicide ? — Nous ne nous étendrons pas longuement sur cette question dont la solution présente des difficultés considérables et ne peut souvent être obtenue que par l'examen minutieux de toutes les circonstances du fait. La question peut être posée dans tous les cas de mort par armes à feu et instruments tranchants, et il est malheureusement des circonstances où il est impossible à l'expert de se prononcer d'une façon certaine.

Nous examinerons plus loin les circonstances relatives à la mort par asphyxie et par empoisonnement ; nous allons indiquer sommairement les particularités relatives au suicide par armes à feu ou armes blanches.

Dans ces cas, les éléments de conviction du médecin reposent sur le siège et la direction de la blessure, la nature de l'arme, les traces de la lutte, la position et l'attitude du corps et enfin sur les indices variés de chaque cas et sur les lésions organiques, et les prédispositions héréditaires qui peuvent indiquer la tendance au suicide.

« La *situation de la blessure*, dit M. Tourdes, n'a rien d'absolu, mais elle fournit des indices d'une grande vraisemblance. Le suicidé choisit les places les plus commodes et les plus sûres ; il a son siège d'élection : le cou, pour les instruments tranchants ; la région du cœur, pour les instruments piquants la bouche et aussi la région du cœur, pour les armes à feu et, plus rarement, la tempe ; l'indécision et la crainte font souvent trembler la main. Le suicide des aliénés se prête à toutes les fantaisies. »

La *direction* de la plaie fournit des indices d'une grande valeur. Si le suicide a été commis à l'aide d'un instrument acéré : poignard, couteau etc., la blessure, ordinairement faite sur la poitrine et, plus rarement, sur l'abdomen, a presque toujours *une direction oblique de droite à gauche,* tandis que l'instrument d'un assassin qui attaque ordinairement sa victime de front pénètre, le plus souvent, *de gauche à droite.* Si c'est un instrument tranchant, un rasoir, par exemple, les coups sont presque toujours portés sur la gorge, et la blessure présente alors dans le suicide, une direction *de gauche à droite,* et un peu de haut en bas. Dans les cas où l'individu serait gaucher, les blessures auraient évidemment une direction opposée. Une blessure de haut en bas, sur le plan postérieur, exclut le suicide.

La *multiplicité des blessures* indique l'homicide. L'assassin frappe plusieurs fois et produit des blessures nombreuses et irrégulières en même temps que des traces de violence et d'autres désordres qui indiquent la lutte. L'unité de la lésion indique le suicide ; mais cette règle présente de nombreuses exceptions, car souvent l'assassin prend la fuite après avoir frappé le premier coup, et souvent aussi celui qui attente à ses jours frappe plusieurs coups.

Enfin l'expert pourra trouver des indices utiles dans les circonstances mêmes du fait, en examinant le lieu où l'acte a été commis, les vêtements de la victime, la position du corps, les taches, etc. Il devra également rechercher les dispositions héréditaires et les affections organiques qui semblent pousser au suicide. Parmi ces dernières il faut citer l'accoolisme, l'hypertrophie du cœur, les taches laiteuses de l'arachnoïde (Tourdes), les affections choniques des organes de la génération et surtout l'aliénation mentale.

§ 14. — Des blessures produites pendant la vie ou après la mort.

Il arrive souvent que l'assassin, pour donner le change sur la nature de son crime et entraver l'action de la justice, produise des lésions sur le cadavre avec des instruments à feu ou tranchants, le dépèce (1) ou le précipite dans un puits ou dans tout autre lieu. Il peut arriver dans ce dernier cas que la chute ait produit des lésions dont l'expert sera appelé à constater la nature.

Nous avons vu (page 190) que la contusion produisait sur le vivant, au bout de quelques heures, une ecchymose, une tâche bleue, noire ou rouge livide, due à l'extravasation du sang hors des capillaires. Or, ce phénomène n'a pas lieu sur le cadavre. Si la contusion est faite peu d'heures après la mort, on observe bien une certaine coloration, mais le sang n'est pas infiltré dans le derme et ne forme qu'une couche mince et fluide. Si la contusion a lieu plusieurs heures après la mort, elle ne produit plus sur la peau qu'un peu de sécheresse et un aspect parcheminé.

MM. Briand et Chaudé ont parfaitément décrit l'aspect de la contusion sur le vivant et sur le cadavre : « Lorsqu'on rencontre une tumeur violacée, soit rénitente, soit fluctuante, mais élastique ; lorsque le derme incisé se trouve infiltré de sang dans toute son épaisseur, que les aréoles du tissu cellulaire en sont remplies ou que ce fluide est contenu en un foyer, mais que dans l'un ou l'autre cas il est dense, épais, coagulé, il y a presque certitude que ces lésions ont été faites *pendant la vie*. Si, au contraire, la peau présente une coloration violacée, sans gonflement ou avec gonflement à peine apparent, mou et sans

---

1. Les assassinats suivis de dépeçage se sont beaucoup multipliés pendant ces dernières années et ont donné lieu à des procès de Cour d'assises dans lesquelles la médecine légale a joué un rôle important. Il suffit de rappeler les affaires Avinain (1867), Billoir (1877), Vitalis (1877), Barré et Lebiez (1878), Prevost (1879), Menesclou (1880), Lebon (1885).

rénitence ; si le derme incisé n'a qu'une épaisseur naturelle sans injection sanguine ; si le sang infiltré dans le tissu cellulaire ou renfermé en foyer est liquide ou s'écoule aussitôt, on peut en conclure que la lésion est *postérieure à la mort* ».

On sait que l'écoulement de sang est à peu près nul sur le cadavre, à moins qu'une veine volumineuse ait été ouverte. On peut dire qu'une plaie qui a été le siège d'une hémorrhagie abondante a été faite pendant la vie. La *plaie faite sur le vivant* a ses bords plus ou moins écartés par suite de la rétraction de la peau et des muscles ; on y trouve des caillots de sang plus ou moins adhérents accompagnés d'une rougeur des tissus et d'une infiltration du tissu cellulaire, on peut y constater un commencement d'inflammation adhésive ou suppurative et tous les caractères histologiques de l'exsudation aqueuse ou plastique. La plaie *faite sur le cadavre* ne présente pas de rétraction ; les lèvres sont pâles, sans gonflement et laissent entrevoir distinctement les tissus.

Toutefois ces signes ne sont pas très accentués pendant les quelques instants qui suivent la mort et ils ne deviennent manifestes qu'à mesure que s'éteignent les phénomènes vitaux. Les caractères des plaies peuvent quelquefois aider à constater dans quel ordre avaient été faites les blessures, mais cette constatation est toujours très difficile.

Nous avons déjà dit que dans les brûlures faites pendant la vie on observe comme phénomène constant une rougeur plus ou moins vive qui entoure la plaie ou l'eschare. Ce caractère qui n'existe pas dans la brûlure *post mortem*, a une grande valeur. Quand à la phlyctène, elle n'est pas constante sur le vivant et peut être produite par l'application du calorique sur la peau des cadavres infiltrés.

Enfin, sur le cadavre, il est plus difficile de détruire la cohésion organique. Quelques auteurs insistent sur ce point qui se rapporte surtout aux fractures et aux lésions de la peau. Malgaigne a également observé que les os se fracturent beaucoup plus difficilement sur le cadavre que sur le vivant, et Casper pense que les fractures de l'os hyoïde et du larynx ne se produisent pas après la mort ; il n'a pu réussir à déchirer ni le foie ni la rate.

§ 15. — Conduite de l'expert chargé de l'autopsie juridique d'un homicide ou d'un blessé.

EXAMEN DU CADAVRE. AUTOPSIE. EXHUMATION. LEVÉE DU CADAVRE.

LÉGISLATION. — (Voyez p. 163, art. MORT.) Dans son instruction à MM. les officiers de police judiciaire, le procureur de la République s'exprime ainsi (chapitre HOMICIDE, p. 56, § 5), à l'occasion des vérifications médico-légales : « Ils doivent avant tout (les hommes de l'art), s'expliquer sur l'état extérieur du cadavre ; en général et sauf les cas d'urgence, ils ne doivent pas, dans le premier moment, être autorisés à en faire l'ouverture. Cette opération importante peut et doit toujours être retardée jusqu'au moment où le procès-verbal m'est remis et où je puis, soit la prescrire, soit permettre l'inhumation, suivant les circonstances. » (Voyez Devergie, *Méd. lég.*, 3ᵉ édit., vol. II, p. 349, voyez aussi les articles du Code d'instruction criminelle.)

INTERPRÉTATION. — JURISPRUDENCE.

Toutes les fois qu'un cadavre est trouvé sur la voie publique, le commissaire de police, si c'est à Paris, et le maire, dans les communes rurales, fait appeler un médecin pour constater la mort et le genre de la mort. Si celui-ci suppose que l'individu a été victime d'un attentat ou d'un accident, il procède à un examen détaillé, sans toutefois faire l'autopsie, et provoque un examen ultérieur. Cette première opération, désignée sous le mon de *levée du cadavre*, se fait sur le lieu même où le cadavre a été trouvé. L'autopsie est ensuite ordonnée par le procureur de la République et a lieu, soit au domicile de l'individu, soit à la Morgue, soit dans tout autre local. Cependant dans les cas d'urgence, le commissaire de police peut faire procéder immédiatement à l'autopsie par un médecin de son choix. L'urgence est généralement motivée par l'état avancé de décomposition du cadavre.

La levée du cadavre et l'autopsie sont donc deux opérations toutes différentes. Dans l'une, le médecin n'est autorisé qu'à examiner l'état extérieur du corps et à en tirer telles inductions qu'il jugera convenable ; mais il ne peut, sous aucun prétexte, porter l'instrument tranchant sur une partie quelconque. Dans l'autre, au contraire, le corps du délit est mis tout entier à sa disposition.

On peut donc diviser l'autopsie juridique en deux parties : *l'examen extérieur ou levée du cadavre et l'ouverture du corps ou l'autopsie* proprement dite.

LUTAUD, *Méd. lég.*   15

A. Levée du cadavre. Examen extérieur. Le médecin appelé à faire la levée du cadavre doit s'assurer : 1° si la mort est réelle ; 2° à quelle époque approximative remonte la mort ; 3° si la mort est la conséquence d'une maladie ou doit être attribuée à un attentat. Après avoir décrit avec soin l'état des vêtements et de la localité, l'expert procédera à l'examen méthodique du cadavre que M. Tourdes propose de pratiquer dans l'ordre suivant : « On recherchera : 1° *les signes de la mort* et les traces de la putréfaction (voyez pages 169 et suivantes), refroidissement, rigidité, météorisme, colorations et surtout lividités cadavériques, minutieusement décrites dans leur siège et leur disposition ; 2° *les signes de l'identité* (voyez chapitre VI) ; cette recherche est souvent inutile. On notera au moins la constitution, l'embonpoint, la conformation, la taille ; chez les femmes, les gerçures de l'abdomen, l'état des mamelles, le lait ; 3° *les traces de violence*, les plaies, les contusions, les empreintes parcheminées, les régions suspectes ou cachées, le cou, les orifices des cavités, le sang qui s'écoule par les narines ou par le conduit auditif, la déchirure de la membrane du tympan. Des coups de pistolets déchargés dans la bouche n'ont pas produit de lésions externes. L'anus devra être exploré. Dans l'autopsie d'un homme trouvé mort près d'une route, tout en constatant le meurtre, le médecin avait négligé d'explorer cette région ; plus tard des relations suspectes attribuées à la victime, et pouvant expliquer le crime, manquèrent de preuves médicales ; 4° *les indices de maladie* générale ou locale : éruptions, hémorrhagies, déjections diverses, hernies. Pour toutes ces recherches, l'ordre anatomique sera suivi de haut en bas, aux faces antérieure, postérieure et latérales du cadavre. Les diverses régions seront palpées, percutées ; on fera mouvoir les membres, mais sans porter l'instrument tranchant sur aucun point du corps. »

Enfin on décrira avec soin les armes qui auraient été rencontrées dans le voisinage du cadavre, ainsi que les traces de sang, de déjections, de poils, de détritus d'organes, etc.

Nous avons dit que ce premier examen devait avoir lieu à l'endroit même où avait été trouvé le cadavre, mais on pourra le compléter dans un lieu plus approprié. Après avoir constaté la position et l'attitude du corps, on prendra les précautions nécessaires pour éviter la production de lésions qui pourraient plus tard induire en erreur.

B. Ouverture du corps ou autopsie médico-légale. — Les règles suivantes, qui se rattachent purement à la jurisprudence doivent guider l'expert chargé d'une autopsie judiciaire.

1º Il ne devra jamais procéder judiciairement à une autopsie, s'il n'a reçu mission d'un magistrat ou d'un de ses délégués.

2º Toutes les ouvertures judiciaires doivent être faites en présence d'un magistrat ou de l'un de ses délégués. (Cette règle souffre aujourd'hui de fréquentes exceptions).

3º Il doit, avant toute chose, prêter serment entre les mains du magistrat, de procéder à ses recherches et de faire son rapport en honneur et conscience.

4º Enfin, si le médecin désigné par la justice ne se sent pas les capacités suffisantes pour élucider certains points obscurs ou complexes, il ne doit pas hésiter à reconnaître son incompétence et demander l'adjonction d'autres experts.

Le médecin se munira des instruments nécessaires, choisira un local convenable et fera préparer quelques substances désinfectantes (acide phénique, permanganate de potasse, chlorure de chaux, etc.); il fera préparer les objets nécessaires, eau, éponges, linges, fils à ligatures, vases pour recueillir les organes. Ces préparatifs ne seront utiles que lorsque l'opération aura lieu dans un local improvisé, car les lieux spécialement affectés aux autopsies judiciaires sont habituellement munis des objets nécessaires.

Le délai de vingt-quatre heures est généralement conservé pour les autopsies juridiques, mais il peut être abrégé sur l'ordre du magistrat. C'est le médecin qui demande le plus souvent l'autorisation de procéder avant le délai légal, lorsque le corps se décompose rapidement ou qu'il importe de constater immédiatement certains phénomènes.

Manuel opératoire. — Dans certains pays l'expert désigné par les tribunaux est obligé de se conformer à des instructions officielles qui le dirigent dans tous les points de l'opération. Quoique la plus grande latitude soit laissée en France au médecin, celui-ci n'en est pas moins obligé de procéder avec méthode et de s'astreindre à certaines règles. Nous avons donc pensé qu'il était utile d'indiquer le manuel opératoire le plus souvent employé par les médecins légistes, mais nous ferons remarquer que l'ouverture des cavités pourra être pratiquée dans un ordre différent suivant la nature des lésions et le genre de mort auquel l'individu aura succombé.

M. Tourdes, à qui nous empruntons la plupart des détails qui suivent, recommande l'ordre suivant : crâne, face, bouche et pharynx, cou, thorax, abdomen, parties génitales, rachis, partie postérieure du tronc et anus, membres supérieurs et inférieurs. Autant que possible les organes doivent d'abord être examinés en place ; on les sort ensuite des cavités pour continuer l'examen et les peser.

Crâne. — Après avoir coupé les cheveux on peut découvrir la voûte osseuse par deux procédés : ou bien on fait aux téguments deux incisions en croix, l'une d'avant en arrière et l'autre de droite à gauche, et on dissèque les lambeaux, ou bien on fait une incision circulaire et l'on détache ainsi une calotte dont on peut examiner tous les points par transparence ; ce dernier procédé est particulièrement employé pour l'autopsie des nouveau-nés (voy. p. 152). Après la rugination et l'examen de la surface des os, le crâne est ouvert *avec la scie.* L'emploi de cet instrument est indispensable, car la hachette peut occasionner des lésions de l'encéphale et des fractures.

On met ensuite le cerveau à nu en faisant à la dure-mère, de chaque côté du sinus longitudinal supérieur, une double incision, qui s'étend en arrière presque au niveau de la tente du cervelet. Ce procédé laisse intacte la faux et le sinus longitudinal supérieur. On pratique ensuite une incision perpendiculaire à la première sur chacune des deux portions externes de la dure-mère, et les deux hémisphères cérébraux se trouvent à nu. On constatera d'abord l'aspect extérieur du cerveau : arachnoïde, pie-mère, circonvolutions ; puis l'organe sera enlevé et examiné tranche par tranche, suivant la méthode adoptée pour la démonstration anatomique. On explorera ensuite la base du crâne dépouillée de la dure-mère.

Face, cou, larynx et pharynx. — On mène d'abord une première incision verticale et médiane de la lèvre inférieure à la fourchette du sternum ; puis de l'extrémité inférieure de cette ligne on fait partir de chaque côté une incision horizontale longeant la clavicule et arrivant jusqu'à l'extrémité externe de cet os. Enfin, on réunit par une incision les commissures des lèvres à l'orifice du conduit auditif externe. On obtient ainsi deux lambeaux quadrilatères, et il suffit alors de scier l'os maxillaire à sa partie moyenne et de le renverser en dehors après avoir disséqué les muscles qui s'y insèrent. Il est ensuite facile de découvrir par la dissection le larynx, la trachée et les vaisseaux.

Thorax.— De la partie moyenne de chaque clavicule on fait une incision qui passe sur le tiers antérieur des côtes, et qui finit sur le côté de l'abdomen ; on coupe par un trait de scie, de chaque côté, la clavicule et les côtes et l'on renverse sur l'abdomen le plastron ainsi obtenu en avant soin de détacher le tissu cellulaire sous-jacent sans ouvrir les veines sous-clavières. Les organes thoraciques sont ainsi mis à nu.

On commence par l'examen du cœur sans le déplacer. Après avoir incisé le péricarde et noté la quantité de liquide qu'il contient, on ouvre le ventricule droit par une incision en V ; puis l'oreillette par une incision courbe et cruciale, entre les veines caves et dans la direction de ces vaisseaux, de manière à ménager la cloison interauriculaire. Le ventricule gauche est aussi divisé par une double incision qui forme un lambeau triangulaire; l'oreillette est ouverte entre les veines pulmonaires. Après avoir noté la quantité, la consistance, la couleur, la disposition du sang et toutes les autres particularités, on enlèvera le cœur en incisant les gros vaisseaux qui partent de sa base et on constatera son état de rigidité ou de flaccidité, son poids, son volume et les altérations de la couche musculaire. On examinera ensuite les vaisseaux, le larynx, la trachée, les bronches et les poumons. Après quoi ces organes seront extraits et soumis à un examen détaillé.

Abdomen. — Il est souvent utile d'ouvrir le thorax sans toucher à l'abdomen afin d'éviter tout mélange des épanchements. On peut ensuite ouvrir l'abdomen par en bas et pratiquer la section de ses parois dans toute leur circonférence inférieure, en suivant une ligne qui s'étend de la crête de l'os iliaque et de l'épine iliaque antérieure et supérieure d'un côté à celle du côté opposé en passant au-dessus de l'arcade crurale et du pubis. Ce procédé permet de ménager le diaphragme et les muscles abdominaux.

Avant de rien inciser, on constate l'état du péritoine et on explore toute la surface des viscères. On incise transversalement l'épiploon gastro-colique pour explorer le pancréas et la face postérieure de l'estomac ; puis on le renverse de bas en haut pour examiner le canal intestinal et le mésentère. Des ligatures doubles sont placées au-dessus du cardia, au-dessous du pylore et à la partie inférieure du duodénum ; cette première partie du tube digestif est enlevée, examinée et son contenu mis à part s'il y a lieu. D'autres ligatures interceptent les intestins grêles et le côlon qui sont traités de la même manière.

Organes génito-urinaires. — Deux procédés : 1º Sectionner le pubis sur la ligne médiane et inciser sur les côtés l'articulation sacro-iliaque, ce qui permettra l'écartement des branches et l'exploration de la cavité pelvienne ; 2º pratiquer avec une scie la section des branches horizontales et descendantes du pubis, de manière à renverser en avant la symphyse. Ce dernier procédé est d'une exécution plus facile. Les parties génitales seront examinées méthodiquement, les recherches porteront sur les points suivants : présence du sperme, congestion des corps caverneux ; état des corps jaunes, menstruation, accouchement récent, forme et dimensions de l'utérus, virginité, etc., etc.

Rachis et membres. — Le cadavre est ensuite retourné pour l'examen du dos et du rachis. Deux incisions profondes longeant les apophyses transverses, et s'étendant de la protubérance occipitale à la deuxième vertèbre lombaire, permettent d'écarter les masses musculaires, d'appliquer la double scie du rachitome et d'enlever à l'aide d'une forte pince les segments de colonne détachés par la scie. On note ensuite l'injection des vaisseaux, la quantité de liquide cérébro-spinal, etc. L'ouverture entière du rachis n'est pas toujours pratiquée (Tourdes) et on se contente souvent de l'examen de la partie supérieure.

L'autopsie se termine par l'examen des membres sur lesquels on pratique des incisions pour rechercher les ecchymoses profondes et autres lésions. Les viscères sont ensuite remis en place et les cavités refermées et cousues.

Nous donnerons plus loin les indications spéciales qui peuvent se présenter dans l'examen *post mortem* des individus qui ont succombé à l'empoisonnement et à l'asphyxie par strangulation ou submersion. Nous signalons maintenant l'importance que l'expert doit attacher à la description et à la *dissection des blessures.*

L'examen microscopique et les recherches chimiques qui sont le complément nécessaire de toute autopsie se pratiquent généralement plus tard et sont souvent confiés à des hommes spéciaux. Nous reviendrons plus loin sur ces recherches dans les chapitres consacrés à la chimie et à la micrographie légales.

Il est souvent nécessaire de *conserver* certains organes ou certaines parties du corps. On pourra également avoir recours au *dessin*, à la *photographie*, au *moulage*, pour faire connaître l'attitude et certaines lésions intéressantes et rares. On ne négligera aucun des moyens qui peuvent conserver l'image des faits ou être utiles à l'établissement de l'identité.

EXAMEN JURIDIQUE DES BLESSURES SUR LE VIVANT.

Il faut autant que possible procéder immédiatement à l'examen avant que les parties soient tuméfiées et que les pansements et appareils aient été appliqués. Lorsque l'examen n'aura pas été immédiatement pratiqué et que la tuméfaction est considérable, il est préférable de remettre la visite à un autre jour et de constater seulement dans un rapport provisoire l'état général du blessé. Avant d'enlever l'appareil d'un pansement, il faut toujours s'assurer par un examen minutieux que ce déplacement peut être fait sans danger pour le malade.

L'expert pourra, dès sa première visite, fixer l'époque probable de la guérison. S'il s'agit d'un accident de peu d'importance, il pourra déclarer que la blessure ne causera pas une *incapacité de travail de plus de vingt jours* et qu'elle n'entraînera ni infirmités, ni dérangement des fonctions. La prudence exige néanmoins qu'il fasse une restriction ; il devra donc ajouter à sa déclaration une des formules suivantes ou toute autre analogue : *sauf le cas de circonstances imprévues ; à moins de circonstances extraordinaires et dont on ne prévoit pas la possibilité.*

Si la blessure paraît grave, il pourra exprimer ses craintes sur l'issue probable de l'accident, mais il sera toujours très circonspect et se réservera de donner son pronostic dans un second rapport.

Les détails que nous avons donnés plus haut seront consultés, lorsqu'il s'agira de constater la nature et la gravité de la blessure. Nous terminerons en signalant quelques circonstances particulières qui peuvent aggraver le pronostic. Ces circonstances sont *antérieures* ou *postérieures* à la blessure. Parmi les premières nous citerons les prédispositions morbides relatives à la grossesse, à la mauvaise constitution de l'individu. Un coup léger peut produire un ulcère sur une jambe variqueuse, un étranglement herniaire, la rupture d'un anévrysme s'il atteint certaines régions. Les circonstances aggravantes postérieures sont ordinairement le résultat du traitement, de la constitution médicale, des épidémies, etc.

ARTICLE III

DE L'ASPHYXIE.

L'asphyxie est la conséquence directe de la suspension des phénomènes respiratoires. Cette suspension peut se produire soit parce que le sang ne vient pas au contact de l'air, soit parce que la composition de l'air inspiré s'oppose à l'exhalation de l'acide carbonique, soit parce que l'état organique des membranes osmotiques se refuse à tout échange gazeux, soit enfin parce que le sang a subi une modification qui le rend incapable d'absorber l'oxygène.

Les différentes causes d'asphyxie qui se rapportent particulièrement à la médecine légale sont la *submersion*, la *pendaison*, la *strangulation*, la *suffocation*, et la *respiration de gaz méphitiques*. Ce dernier genre d'asphyxie se rattache également à l'étude des empoisonnements.

§ 1er. — **Asphyxie par submersion.**

L'asphyxie par *submersion* est la conséquence de l'immersion du corps dans l'eau ou dans tout autre liquide empêchant l'accès de l'air dans les voies respiratoires. Pour qu'il y ait mort par submersion, il n'est pas nécessaire que le corps ait été immergé en totalité dans le liquide ; il suffit que le liquide ait obstrué la bouche et le nez.

L'asphyxie par submersion occupe le premier rang parmi les causes de mort violente. Il y a eu 1934 cas de mort accidentelle par submersion en France en 1881. Ce nombre représente les submersions accidentelles et criminelles ainsi que les suicides.

La submersion peut déterminer deux ordres de phénomènes

distincts: ou bien l'individu submergé succombe à une véritable asphyxie après avoir fait des efforts pour surnager et respirer; ou bien, après avoir été précipité subitement dans l'eau, il éprouve un violent saisissement, tombe en syncope, et la mort est alors produite par la congestion cérébrale, l'apoplexie ou toute autre cause.

PREMIER CAS. — SUBMERSION PAR ASPHYXIE.

Signes extérieurs. — Dans le premier cas, qui est le plus fréquent, on observe une pâleur générale, des excoriations à la face dorsale et au bout des doigts, de la vase ou du sable sous les ongles, quelquefois des plaques rosées ou violacées aux oreilles, aux cuisses et sur d'autres points du corps.

Le phénomène connu sous le nom de chair de poule s'observe fréquemment chez le noyé, mais il disparaît lorsque la putréfaction a commencé.

On observe également une rétraction notable du *pénis*, du *scrotum* et du mamelon. L'épiderme est macéré et présente les caractères que nous décrivons plus loin page 286 (Combien de temps le cadavre a-t-il séjourné dans l'eau).

On trouve à l'*entrée de la bouche et des fosses nasales* une *écume blanche* analogue à celle de la mousse de savon, quelquefois teintée en rose. Ce signe n'est pas constant.

On trouve quelquefois de l'eau et des corps étrangers dans *l'oreille moyenne*.

Écume, eau, corps étrangers dans l'estomac et les voies respiratoires. Le submergé qui a lutté contre la mort s'est efforcé de remonter à la surface pour respirer, mais il a aspiré de l'eau en même temps que de l'air, de là la formation de l'écume et la présence de l'eau dans les bronches. La présence de l'eau et de l'écume dans les voies respiratoires est aujourd'hui incontestée et constitue, d'après MM. G. Bergeron et Montano, un signe constant et certain de la mort par submersion : on trouve environ une cuillerée d'eau et l'écume est blanche, mousseuse avec des bulles fines qui s'affaissent comme des bulles de savon à l'ouverture du larynx et de l'œsophage. L'estomac contient une quantité d'eau plus considérable qui peut être évaluée à un demi-litre et il n'est pas rare de voir sortir de la bouche des noyés une écume rosée.

Signes fournis par les poumons. — Les poumons sont augmentés de volume, durs, engoués, crépitants sous le doigt. Ils présentent une coloration grise ou violacée et, au lieu de s'affaisser au moment de l'ouverture du thorax, ils résistent à la main qui les comprime et si l'on pratique des sections dans le parenchyme on voit s'écouler une grande quantité d'un liquide spumeux, rosé et sanguinolent. L'examen à la loupe permet facilement de constater que des vésicules pleines d'air d'un diamètre considérable sont mêlées à des vésicules très fines et que quelques-unes, très distendues, se sont rompues et ont laissé échapper de l'eau qui s'est épanchée sous la plèvre.

Les poumons sont le plus souvent augmentés de volume et on remarque quelquefois à leur surface des plaques d'emphysème plus ou moins larges. Plus rarement on observe les signes de la *congestion pulmonaire* et des *ecchymoses sous-pleurales.*

État du sang. — Tous les auteurs admettent que la *fluidité du sang* est constante chez les noyés ; mais d'après M. Faure, ce phénomène n'existe pas chez les individus qui ont été retirés de l'eau avant d'avoir cessé de vivre ni chez ceux qui n'y ont été précipités qu'après leur mort.

M. Brouardel a démontré, par de nombreuses expériences pratiquées sur les animaux, que cette fluidité du sang est due à la quantité d'eau qui entre dans l'appareil circulatoire par la muqueuse pulmonaire. Cette quantité d'eau peut égaler le tiers du volume total du sang.

La fluidité du sang est plus considérable lorsque l'individu se noie lentement et qu'il vient plusieurs fois respirer à la surface de l'eau. Dans les cas où la mort par submersion est rapide et que le noyé pour une cause quelconque (syncope, commotion, ivresse) a plongé au fond de l'eau sans venir respirer à la surface on peut trouver le sang coagulé et les symptômes se rapprochent de la mort par suffocation.

Voici comment, l'éminent professeur de la Faculté de Paris résume les questions relatives à la fluidité du sang et à l'état du poumon chez les noyés [1].

« Si le sang n'est pas fluide, s'il y a des caillots cardiaques, des ecchymoses ponctuées sous les plèvres ; si les poumons ne présentent pas cette apparence spéciale d'emphysème aqueux,

____

1. *Commentaires de Hoffmann,* p. 812.

on pourra dire que la submersion a eu lieu dans des conditions telles que le noyé n'a pu faire aucun effort pour lutter contre l'asphyxie. La cause de cette absence de lutte sera à déterminer (ivresse, commotion, etc.).

« Si au contraire les poumons sont gorgés d'eau, si le sang est fluide, si les ecchymoses sous-pleurales sont larges, peu apparentes, si le cœur ne contient pas de caillots, on pourra conclure que la submersion a été lente et que la mort n'est survenue qu'après une lutte plus ou moins instinctive qui a permis à des gorgées d'eau successives de se renouveler dans la trachée et d'être absorbées par la muqueuse pulmonaire. »

SECOND CAS. — SUBMERSION COMPLIQUÉE D'AUTRES ACCIDENTS.

Dans le *second cas*, lorsque l'individu submergé succombe à une congestion cérébrale, on ne trouve pas d'eau dans l'estomac ni d'écume dans les bronches et la trachée. C'est dans les viscères qu'on retrouve les lésions caractéristiques de l'affection qui a produit la mort. L'état piqueté de la substance cérébrale est alors le fait le plus commun. Dans certains cas, il y a à la fois congestion cérébrale et asphyxie et on trouve réunis les symptômes et les lésions qui correspondent à chacun de ces états.

On peut réduire à trois le nombre des *questions médico-légales* soulevées par la submersion : 1° La mort est-elle le fait de la submersion ? 2° La mort par submersion est-elle le résultat d'un accident, d'un suicide ou d'un homicide ? 3° Combien de temps le cadavre a-t-il séjourné dans l'eau ?

1° La mort est-elle le fait de la submersion ?. — D'après l'exposé que nous venons de faire il est facile de voir que les signes de la submersion n'ont rien de caractéristique, si si ce n'est toutefois l'écume bronchique et la présence d'un peu d'eau dans les voies respiratoires et l'estomac. Il sera donc souvent difficile de résoudre cette question et d'affirmer que l'individu submergé a succombé à la submersion. Néanmoins l'expert examinera avec le plus grand soin toutes les circonstances relatives au lieu et à l'état où a été trouvé le cadavre, il pratiquera l'autopsie (voy. p. 225) et notera comme l'indice le plus important la présence de l'écume bronchique et la présence d'une certaine quantité d'eau dans l'estomac [1]. Il notera également l'état du cœur et des vaisseaux et constatera avec soin la quantité d'eau contenue dans l'estomac.

2° La mort par submersion est-elle le résultat d'un accident, d'un suicide ou d'un homicide ? — Les traces de violences que peut présenter le cadavre submergé, telles que liens aux membres, poids suspendus au corps, coups de feu, ne sauraient être des preuves décisives en faveur de l'homicide. On a vu souvent des individus s'attacher eux-mêmes des poids aux jambes et se tirer des coups de feu au moment de se précipiter dans l'eau. L'expert devra donc avoir recours dans ces cas aux moyens qui peuvent faire distinguer le suicide de l'homicide (voy. p. 225), examiner le siège et la direction des blessures ainsi que la manière dont les liens ont été placés.

Cependant, lorsque le cadavre d'un noyé ne présente aucune trace de violences, on doit croire à un suicide ou à un accident, car il est difficile d'admettre qu'un individu puisse être violemment précipité dans l'eau sans opposer une résistance qui laisserait quelques traces. D'un autre côté, la submersion criminelle est plutôt pratiquée dans le but de faire disparaître le cadavre d'un individu homicidé que comme moyen direct d'homicide. Tardieu fait encore justement remarquer à ce sujet que, chez les individus qui ont péri submergés, la congestion et l'engouement sanguin occupent toute l'étendue du poumon, qu'on y observe rarement des ecchymoses sous-pleurales et des épanchements sous-péricrâniens et sous-péricardiques. En sorte que si l'on rencontre ces trois dernières lésions sur des corps retirés de l'eau, on serait autorisé à conclure que la suffocation a précédé l'immersion, et que l'on n'a noyé qu'un cadavre.

3° Combien de temps le cadavre a-t-il séjourné dans l'eau ?. — C'est grâce aux beaux travaux de Devergie sur la putréfaction dans l'eau qu'il est permis, dans beaucoup de cas, de répondre à cette question. Nous allons rapporter *l'ordre d'apparition des phénomènes de la putréfaction dans l'eau*; mais

---

1. M. Rougier (Thèse de Paris, 1884) a démontré par de nombreuses expériences qu'il est impossible que l'eau pénètre dans l'estomac après la mort, à moins qu'il n'y ait putréfaction. D'après cet auteur la présence de corps étrangers (herbe, vase, grains de sable) dans les bronches, témoigne d'une respiration énergique et prouve que le submergé a respiré sous l'eau.

nous ferons d'abord remarquer que quelques heures du contact de l'air suffisent pour rendre très difficile la tâche de l'expert. Le corps du submergé qui séjourne à l'air s'altère très rapidement et il arrive presque toujours qu'on suppose la mort plus ancienne qu'elle n'est réellement.

Pendant l'hiver on observe les phénomènes suivants :

Pendant les *trois premiers jours*, nulle altération.

De trois à cinq jours, rigidité cadavérique, l'épiderme des mains commence à blanchir.

De quatre à huit jours, les parties sont très souples et ont conservé leur couleur naturelle, l'épiderme de la paume des mains est très blanc.

De huit à douze jours, face ramollie présentant une teinte blafarde, différente de celle de la peau du reste du corps ; l'épiderme de la face dorsale des mains commence à blanchir ; teinte blanche de la face plantaire des pieds.

Quinze jours. Épiderme des mains et des pieds tout à fait blanc et commençant à se plisser ; face bouffie, rouge par places ; teinte verdâtre de la partie moyenne du sternum.

Un mois. Épiderme des pieds et des mains très blanc plissé comme par des cataplasmes, face rouge brunâtre, paupières et lèvres vertes, plaque rouge-brune environnée d'une teinte verdâtre à la partie antérieure de la poitrine.

Deux mois. Épiderme des mains et des pieds en grande partie soulevé et détaché du derme, face généralement brunâtre tuméfiée, cheveux peu adhérents, ongles encore adhérents.

Deux mois et demi. Épiderme et ongles des mains détachés, épiderme des pieds détaché, ongles encore adhérents ; chez la femme, le tissu cellulaire sous-cutané est plus abondant et il est converti en gras de cadavre aux joues, aux sourcils, au menton, à la partie supérieure du cou ; il y a également saponification superficielle des mamelles, des aines et de la partie antérieure des cuisses.

Trois mois et demi. Destruction d'une partie du cuir chevelu, des paupières, du nez ; saponification partielle de la face, de la partie supérieure du cou et des aines ; corrosion et destruction de la peau sur diverses parties du corps ; épiderme des mains et des pieds complètement enlevé, ongles tombés.

Quatre mois et demi. Saponification presque totale de la graisse de la face, du cou, des aines et de la partie antérieure des cuisses ; commencement d'incrustation calcaire sur les cuisses ; commencement de saponification de la partie antérieure du cerveau ; état opalin de la plus grande partie de la peau ; décollement et destruction de la presque totalité du cuir chevelu, calotte osseuse dénudée, commençant à être très friable.

A une *époque plus reculée*, il n'est plus possible d'indiquer, même approximativement, les phénomènes de la putréfaction.

Ces résultats ont été obtenus pendant l'hiver ; s'il s'agissait *pendant l'été* de fixer, d'après les phénomènes de la putréfaction, le temps pendant lequel un individu a été submergé, il faudrait évidemment tenir compte de la différence des saisons. D'après Devergie, cinq à huit heures de séjour dans l'eau en été correspondent à trois à cinq jours en hiver ; vingt-quatre heures équivalent à quatre à huit jours ; quatre jours à quinze jours ; douze jours à un mois ou six semaines.

Il faut tenir compte également des saisons intermédiaires, du temps que le cadavre a séjourné hors de l'eau, de la nature du milieu dans lequel il a été submergé, de l'âge, du sexe, de l'état d'embonpoint et de santé de l'individu noyé. Nous le répétons, les expériences de Devergie qui remontent à une époque relativement éloignée ont été reproduites sans contrôle par tous les auteurs et l'étude de ces altérations ne repose pas encore sur des données absolument positives. Il serait même à désirer que de nouvelles expériences fussent instituées en cette importance question. L'expert ne se prononcera donc qu'avec circonspection et après avoir tenu compte de toutes ces données.

§ 2. — **Asphyxie par pendaison.**

La pendaison est la mort qui survient par suspension du corps à l'aide d'un lien passé autour du cou. C'est à ce genre de mort violente qu'ont souvent recours les individus qui veulent se suicider.

Quelques auteurs décrivent, sous un même titre, la *strangulation* qu'elle ait lieu avec une corde ou avec la main. Mais nous pensons que ces deux morts par asphyxie présentent des symptômes assez variés pour être décrits séparément.

La pendaison est un acte de violence dans lequel le corps pris par le cou dans un lien attaché à un point fixe et abandonné à son propre poids, exerce sur le lien suspenseur une traction assez forte pour amener brusquement la perte du sentiment, l'arrêt des fonctions respiratoires et la mort. Cette définition, empruntée à Tardieu, serait exacte si, dans quelques cas très rares, la pendaison ne déterminait pas la mort brusque. Dans un cas rapporté par Sikor[1] un individu exécuté publiquement à Vienne a survécu 24 heures à son exécution. On connaît également de nombreux cas de suicidés par pendaison qui ont pu être rappelés à la vie.

On croit généralement que, dans la mort par pendaison, le corps doit nécessairement être suspendu, dans une position verticale, à une certaine hauteur au-dessus du sol et loin de tout point capable d'offrir un appui aux pieds. *Cette manière de voir est absolument fausse.* On sait aujourd'hui que la mort par pendaison volontaire survient soit debout contre un mur et les pieds reposant à plat sur le sol, soit à genoux, soit ployé en deux assis, accroupi ou presque couché. Les exemples de ce genre sont excessivement nombreux. Sur 174 pendus observés par Brierre de Boismont, 124 avait à leur portée le sol ou un support quelconque, 6 s'étaient pendus dans leur lit, les genoux pliés, les pieds reposant en plein sur les matelas ; 23 étaient accroupis, à genoux, ployés en deux ; 4, après s'être accrochés aux colonnettes de leur lit, s'étaient laissé glisser à terre, et leur corps était ainsi parallèle au sol ; 11 étaient assis ; l'un d'eux était dans un fiacre, la tête contre l'une des glaces et passée simplement dans une des ganses qui servent de poignée : il n'y avait pas d'autre lien. Marc rapporte l'histoire d'un individu qui s'était pendu avec son mouchoir à la fenêtre très basse de son cachot et qui avait eu le soin de se lier fortement les mains avec un autre mouchoir à l'aide de ses dents. Ce cas était certainement de nature à faire naître des présomptions d'homicide si le suicide n'avait été prouvé par d'autres circonstances.

On peut donc dire qu'*il n'existe pas une seule position du corps dans laquelle la mort volontaire par pendaison ne soit possible et que l'homicide par pendaison est extrêmement rare.*

On croit également à tort que les pendus ont la face bouffie et livide, les yeux saillants et hors des orbites, la langue noirâtre, tuméfiée et sortie de la bouche, les traits contractés, le pénis turgescent, les doigts crispés, etc. Ce tableau peut

1. *Annales des Maladies de l'oreille et du larynx.* Paris 1880, p. 102.

être présenté par des criminels livrés au supplice ou par des individus pendus ou étranglés par des mains homicides ; mais celui qui s'est froidement suicidé présente rarement une figure bouleversée ou horrible.

Mécanisme de la mort par pendaison. — La pendaison peut déterminer deux ordres de phénomènes très différents ; ceux de l'apoplexie ou ceux de l'asphyxie, et souvent même les uns et les autres existent simultanément. Ces différences résultent surtout de la manière dont la corde a été placée. Si le cou n'est pas comprimé circulairement et si la corde est placée sur le cartilage thyroïde, l'asphyxie se produira lentement et déterminera lentement l'apoplexie. Si le lien est appliqué au-dessus de l'os hyoïde, entre le menton et le larynx (ce qui arrive dans la grande majorité des cas), les parties molles refoulées en arrière ferment l'ouverture du larynx et l'individu périt rapidement asphyxié.

La turgescence du pénis est presque constante chez les pendus ; mais on observe rarement une véritable érection suivie d'éjaculation et ces phénomènes ne sont pas propres à la pendaison.

Les autres lésions qu'on trouve exceptionnellement sont les fractures de l'os hyoïde, du larynx, la luxation des vertèbres cervicales. Ces désordres étaient surtout observés à la suite des exécutions capitales parce qu'on tournait la corde.

D'après M. Blanchard, le meilleur signe que la suspension aurait été opérée pendant la vie serait la présence dans le tissu cellulaire profond, au niveau du sillon laissé par le lien constricteur, entre les muscles et les vaisseaux, de sang extravasé, coagulé, fortement adhérent, que la macération et le lavage n'enlèvent pas. Ce signe a de la valeur ; mais il peut également se produire après la mort.

Signes de la pendaison. — A. *Signes externes.*— Il est généralement admis aujourd'hui comme un fait incontestable que *dans le plus grand nombre des cas de pendaison il n'y a pas d'ecchymoses* ; qu'il n'y a, en général, ecchymose que lorsque, à la suspension, se joignent quelques violences, ou bien lorsque l'individu s'est pendu avec un lien très long et s'est précipité d'un lieu élevé (Devergie, Tardieu, Briand et Chaudé). Les auteurs qui ont admis l'ecchymose ont considéré comme telle la couleur brunâtre que présente la peau dans le sillon produit par la constriction.

C'est au cou qu'existe la lésion principale ; elle varie suivant le nombre de tours, suivant la grosseur et la nature du lien. Les sillons sont d'autant plus étroits et plus profonds que le lien est moins volumineux.

Il y a à considérer, dans le sillon, la situation, la forme, la direction et l'aspect.

Il est situé *au-dessus du larynx* dans les quatre cinquièmes des cas ; sur le larynx dans l'autre cinquième. On a trouvé deux fois le lien au-dessous du larynx.

La *forme* du sillon est très importante. Elle est parabolique ; c'est un fer à cheval dont la trace est très marquée en avant, moins sur les côtés ; la trace cesse au-dessous des oreilles et elle est nulle en arrière. Pour que le sillon soit circulaire, il faut que le pendu ait serré la corde avant de se pendre ou qu'il ait fait plusieurs tours.

La *direction* du sillon se rapproche presque de l'axe du corps.

Nous venons de voir que *l'aspect* du sillon n'est pas une ecchymose comme dans l'étranglement. Si l'on examine la peau du cou immédiatement après la pendaison, on n'observe d'abord aucun changement de couleur, mais lorsque la suspension remonte à plusieurs jours, le sillon est brun, parcheminé, et limité par deux autres sillons bleuâtres ou violacés. En disséquant cette peau parcheminée on trouve le tissu cellulaire sous-jacent tassé et d'un aspect brillant et argentin. Les muscles sterno-mastoïdiens sont déprimés par le lien.

Cet état de la peau et du tissu cellulaire est le résultat de la dessiccation de la peau sous l'influence de l'air ; ce sont des phénomènes purement physiques *qui ne sauraient constituer un signe certain* de la mort par pendaison. Ils ne sont pas constants, ne se manifestent pas immédiatement après la mort et peuvent être produits sur un cadavre par la constriction.

B. *Signes internes.*— Ce sont les plus importants et c'est surtout par l'examen des poumons et du cœur qu'on peut reconnaître les signes caractéristiques de la suspension.

La muqueuse du larynx et de la trachée présente une coloration rosée ; l'écume est beaucoup moins fréquente que dans la strangulation et la suffocation , mais elle est plus épaisse et plus adhérente. On constate parfois une rupture de la tunique interne des carotides. Lesser et Coutagne ont signalé des déchirures des muscles de la paroi antérieure du cou, les fractures du larynx et de l'os hyoïde [1].

Les poumons sont engoués, emphysémateux sur certains points et présentent une coloration noirâtre sur les parties déclives ; cette coloration résulte de la stase sanguine produite par les lois de la pesanteur. Le cerveau contient également du sang sur les parties déclives si la tête reposait sur le sol. La congestion de l'organe est presque constante.

Si la suspension a déterminé la mort par apoplexie, les deux ventricules du cœur contiennent du sang, le droit comme le gauche. Si la mort a eu lieu par asphyxie les cavités gauches du cœur sont vides de sang, tandis que les cavités droites et les gros vaisseaux en contiennent en plus ou moins grande quantité. On n'a jamais observé d'ecchymoses sous- péricardiques ; le sang est généralement fluide et l'on trouve rarement quelques caillots dans le cœur.

L'expert qui aura à se prononcer dans un cas où la pendaison aura donné lieu à des présomptions d'homicide cherchera d'abord à établir si la pendaison a eu lieu pendant la vie ; il notera la nature et la longueur du lien, la forme, le nombre et la direction des sillons, puis toutes les circonstances qui ont accompagné l'accident. Il importe de savoir que, s'il est possible d'étrangler un homme avec les mains, il est plus difficile de l'étrangler avec un lien et presque impossible de le pendre, sauf les enfants, les imbéciles et les gens paralysés. La pendaison homicide exige le concours de plusieurs individus : on doit donc supposer une lutte et rechercher les traces de la résistance opposée par la victime, telles qu'égratignures, ecchymoses, blessures, luxations, fractures des doigts, etc.

§ 3. — Asphyxie par strangulation.

La strangulation consiste dans une constriction exercée directement soit autour, soit au-devant du cou, et ayant pour effet, en s'opposant au passage de l'air, de suspendre brusquement la respiration et la vie.

1. Voyez COUTAGNE : Diagnostic médico-judiciaire de la mort par pendaison in *Arch. de l'anthropologie criminelle*, mai 1886.

La strangulation peut être produite de différentes manières : tantôt la contriction est opérée à l'aide d'une corde, d'un mouchoir, d'une courroie, d'un ruban, d'un lien quelconque, tantôt, et c'est le procédé le plus ordinaire, elle est directement exercée par les deux mains ou par une seule. Il n'est pas besoin ni de beaucoup de force ni de beaucoup de temps pour que l'accès de l'air dans les voies respiratoires soit intercepté. Deux ou trois doigts suffisent même pour produire l'infanticide par étranglement.

La strangulation est-elle le résultat d'un homicide ou d'un suicide ? On a longtemps nié qu'un individu puisse se donner la mort par étranglement ; mais les observations sont aujourd'hui trop nombreuses et trop avérées pour que cette possibilité puisse être mise en doute. Ces exemples sont surtout fournis par des aliénés ; on a vu des individus s'étrangler en se serrant simplement le cou avec deux cravates maintenues par plusieurs nœuds. Brierre de Boismont rapporte le cas d'un jeune étranger qui s'est étranglé dans une maison d'aliénés sans qu'on lui ait vu faire le moindre mouvement : étant couché et ayant deux gardiens près de lui il avait déchiré le bas de sa chemise, l'avait roulée en cordonnet, se l'était passée autour du cou, et un simple nœud fortement serré avait suffi pour produire rapidement la mort. Néanmoins il y a homicide dans presque tous les cas de strangulation, et l'expert doit toujours rechercher avec soin, lorsque la mort est imputée à un suicide, s'il n'y a pas eu avant la strangulation, un meurtre que l'on cherche à déguiser.

Signes de la strangulation. — *Aspect extérieur du cadavre.* La face des cadavres reste généralement tuméfiée, violacée et comme marbrée, mais l'altération de la physionomie est d'autant moins prononcée que la victime est moins forte ; elle est très peu marquée chez les nouveau-nés. La langue est habituellement proéminente, serrée entre les dents ou fixée derrière les arcades dentaires. On observe quelquefois l'écoulement d'un sang spumeux par la bouche et les narines ; mais le signe le plus constant, c'est la *formation d'ecchymoses très nombreuses et de très petite dimension* sur la face, sous la conjonctive, au-devant du cou et de la poitrine. Toutes ces parties présentent une série de pointillés rouges qui leur donne un aspect saisissant ; mais ce signe n'est pas caractéristique de la strangulation, puisqu'on l'observe aussi dans certains cas de suffocation par compression des parois de la poitrine et du ventre et qu'il n'est pas rare de le rencontrer à la suite d'un accouchement laborieux ou d'un effort violent et prolongé. Néanmoins, les ecchymoses ponctuées sont rarement aussi prononcées et aussi fréquentes que dans la strangulation.

Outre ces phénomènes extérieurs de la strangulation il faut mentionner les traces de coups et de blessures qui la compliquent presque toujours.

A côté de ces signes extérieurs communs il en existe de particuliers à chaque mode de strangulation. Il faut en effet établir une distinction entre la strangulation par la corde et la strangulation à la main.

Si un lien a été serré autour du cou, on trouve une empreinte en rapport avec sa forme, son épaisseur et la manière dont il était disposé et attaché. C'est généralement un sillon transversal, peu profond, non parcheminé et qui a à peine changé la coloration du tégument. Le sillon peut être simple, double ou multiple selon le nombre de tours du lien, mais il est loin d'être toujours marqué sur toute la circonférence. Il est fréquent de ne rencontrer que de simples excoriations linéaires qui, d'après M. Blanchard, pourraient presque suffire pour distinguer la strangulation de la pendaison. La peau est souvent pâle au niveau du sillon et elle tranche par sa coloration avec la teinte violacée des parties voisines. Lorsque l'acte a été accompli à l'aide d'un tourniquet, on en trouve quelquefois des traces sur le voisinage ou sur les parties environnantes.

Lorsque la strangulation a eu lieu avec les mains, la présence d'ecchymoses et d'excoriations sur le cou permet souvent de reconnaître la position des mains du meurtrier et par suite la position respective de l'agresseur et de la victime au moment du crime. Les empreintes digitales sont d'abord d'un rouge vif, puis elles deviennent bleuâtres et violacées. D'après M. Toulmouche on pourrait reconnaître si l'individu était gaucher par la nature des empreintes. Lorsque celles-ci sont beaucoup plus marquées à gauche, on peut en effet supposer que la main gauche a été appliquée avec plus de fermeté.

La distinction que nous avons établie plus haut entre la strangulation à la corde et la strangulation à la main devient importante lorsqu'il s'agit de constater les lésions internes.

Dans la strangulation à la corde les lésions se rapprochent de celles de la pendaison ; dans la strangulation à la main elles présentent une plus grande analogie avec celles de la suffocation.

Signes fournis par l'autopsie. — Il ne faut jamais négliger de pratiquer l'autopsie. On trouvera souvent dans le tissu cellulaire profond entre les muscles du cou et jusque dans le voisinage du larynx et de la trachée des extravasations sanguines dont rien à l'extérieur n'indiquait la présence. Ces lésions s'observent surtout lorsque la strangulation a été opérée avec la main. Les bronches et la trachée sont souvent remplies d'une écume fine et abondante qui est tantôt blanche, tantôt rosée et sanguinolente et cet état coïncide presque toujours avec une congestion violacée des muqueuses. Les poumons sont tantôt rose clairs ou pâles, tantôt d'une couleur très foncée ; ils sont quelquefois le siège d'un engouement peu considérable, tandis que, dans d'autres cas, ils sont volumineux et fortement congestionnés, mais le phénomène le plus caractéristique est *un emphysème résultant de la rupture des vésicules superficielles.* Cet emphysème est plus ou moins étendu ; il semble d'abord que le poumon est tapissé de fausses membranes, mais il est facile de reconnaître que cet aspect est dû à de petites bulles d'air qu'une piqûre fait immédiatement disparaître. Contrairement à ce qu'avait autrefois affirmé Tardieu on trouve parfois des ecchymoses sous-pleurales.

Le *cœur* n'offre rien de particulier ; il est quelquefois vide, mais il contient ordinairement un peu de sang noir et fluide. Le *cerveau* est le plus souvent à l'état normal, *ce qui n'a pas lieu dans la pendaison* ou l'engorgement sanguin est à peu près constant.

Lorsqu'il y a eu *strangulation incomplète* et que la tentative a été portée assez loin pour avoir laissé des traces, l'expert légiste se trouve en présence des signes suivants : face gonflée, violette, marbrée, piquetée de rouge, livide. L'écume sort des narines et de la bouche. Les yeux sont sanglants et sous la conjonctive il existe une extravasation ecchymotique. Le cou est gonflé et douloureux, la voix brisée, la déglutition pénible. Le gonflement s'étend à toute la région cervicale et à la partie inférieure de la mâchoire. L'empreinte des doigts est quelquefois très visible. Les suites d'une tentative de strangulation sont généralement longues et peuvent devenir très graves.

Les expériences de Brown-Séquart [1] et les observations de Maschka ont démontré que la mort peut avoir lieu subitement soit dans la strangulation, soit à la suite d'un coup violent porté sur le larynx. Dans ce cas la mort a lieu par syncope respiratoire.

§ 4. —Asphyxie par suffocation.

Lorsqu'un obstacle mécaniqne, autre que la strangulation et la pendaison, est apporté à l'entrée de l'air dans les organes respiratoires, il y a suffocation.

On peut distinguer cinq modes de suffocation : 1° occlusion directe des narines et de la bouche, soit en les comprimant avec la main, soit en y appliquant et en y maintenant appliqué un corps quelconque qui s'adapte exactement à leur forme et bouche leurs ouvertures, soit en introduisant et en enfonçant jusque dans le pharynx un tampon, un linge ou quelque autre corps qui fait l'office d'obturateur ; 2° la compression de la poitrine et du ventre ; 3° l'enfouissement du corps dans la terre, dans le sable, dans les cendres, dans du son, dans du fumier, dans les matières d'une fosse d'aisances, etc.; 4° l'emprisonnement dans un cofre, dans une boîte, ou tout séjour forcé dans un espace confiné ; 5° suffocation par introduction de corps étrangers dans les voies aériennes.

Signes de la suffocation.

On rencontre des lésions qui sont communes à tous les genres de suffocation et d'autres qui sont propres à chacun d'eux.

Signes communs à tous les genres de suffocation. — Quel que soit le genre de suffocation, les *poumons* sont légèrement augmentés de volume, de couleur rosée ou même pâles et ils présentent un engorgement plus ou moins considérable à leur base et à leur bord postérieur seulement. Mais, quel que soit le degré de congestion, on observe presque toujours *les taches ecchymotiques sous-pleurales* que nous avons décrites à propos de l'infanticide (page 136). Les lésions qu'on observe chez les nouveau-nés sont en effet les mêmes que chez l'adulte, et l'on sait que l'infanticide par suffocation est extrêmement fréquent.

1. BROWN-SEQUARD, *Académie des sciences*, avril 1887.

On sait que Tardieu, qui avait le premier signalé les ecchymoses sous-pleurales, les considérait comme un signe caractéristique de la mort par suffocation. Mais les recherches récemment entreprises par MM. Liman, Page, Girard, Pénard, Brouardel et Legroux ont démontré que ces ecchymoses, qui se rencontrent habituellement dans la suffocation, *ne sont pas spéciales à ce genre de mort et peuvent également exister dans la submersion, la pendaison, la strangulation et dans la plupart des cas de mort rapide et violente.*

D'après M. le professeur Brouardel, les ecchymoses sous-pleurales peuvent se rencontrer dans trois circonstances : 1º lorsqu'il y a trouble de la circulation ou de la respiration ; 2º lorsqu'il y a trouble de l'innervation ; 3º dans les altérations du sang, dans les empoisonnements.

Ces ecchymoses se développent plus sur les enfants nouveau-nés dont les parois vasculaires ont peu de résistance.

Pour nous tenir à la question spéciale de l'asphyxie, nous dirons que toutes les maladies aiguës du poumon peuvent donner naissance à des ecchymoses sous-pleurales et qu'on les a même rencontrées dans la bronchite suffocante des adultes. Mais elles font très rarement défaut dans l'asphyxie par suffocation.

Le cœur ne présente aucune lésion qui soit spéciale à la suffocation ; le sang est ordinairement fluide et si l'on découvre une coagulation partielle c'est que la mort est survenue très lentement. On rencontre sous le péricarde et à l'origine des gros vaisseaux des taches ecchymotiques semblables à celle de la plèvre.

1º *Suffocation par occlusion de la bouche et du nez.* — Les taches ecchymotiques sont en général plus prononcées lorsque la suffocation a eu lieu *par occlusion directe de la bouche et du nez.* On devra rechercher dans ces cas les traces du linge, du tampon ou de tout autre corps qui aura servi à l'occlusion.

La suffocation par occlusion des orifices est surtout pratique sur les jeunes enfants et les nouveau-nés.

Il est bon de rappeler que l'occlusion de la bouche et du nez amène souvent la mort accidentelle chez les enfants très jeunes. Pendant leur sommeil, les nouveau-nés peuvent être asphyxiés par les draps, les couvertures et les oreillers. Ils peuvent encore être suffoqués par la mère ou la nourrice avec laquelle ils couchent. Taylor signale la fréquence des cas de mort accidentelle chez les enfants au sein : pendant la tétée la mère et l'enfant s'endorment et le nouveau-né est suffoqué par le sein qui lui comprime le visage. Dans ces cas il est impossible à l'expert de dire si la mort est accidentelle ou criminelle.

Chez l'adulte la mort criminelle par obturation est presque toujours accompagnée de violences qui laissent des traces extérieures.

2° *Suffocation par compression de la poitrine et du ventre.* — Lorsque la suffocation a été produite par la *compression du thorax et de l'abdomen* (enfant pressé dans les linges, individus étouffés dans une foule), les parois thoraciques et l'abdomen gardent rarement des traces de la pression ; mais on observe très souvent un emphysème très étendu du poumon auquel les taches ecchymotiques donnent un aspect marbré. On observe également des épanchements sanguins nombreux dans le tissu cellulaire épicrânien.

Suffocation par enfouissement. — Dans la suffocation *par enfouissement*, la mort a généralement lieu lentement et les taches ecchymotiques sous-pleurales et sous-péricrâniennes se rencontrent avec autant de constance que dans les autres genres de suffocation. Il y a également de l'emphysème et de l'écume sanguinolente dans les voies aériennes. *On trouve dans l'estomac et dans la bouche de la matière d'enfouissement* et la pénétration plus ou moins complète de cette matière fournit des indices importants : *si l'enfouissement a lieu pendant la vie,* la matière a pénétré dans la bouche, l'œsophage et même jusque dans l'estomac ; s'il a eu lieu *pendant la mort* la déglutition n'a pas pu se produire et on ne trouve de la matière qu'à l'entrée de la bouche et des narines. Il est à noter que la mort par enfouissement ne survient parfois que longtemps après que le corps a été enterré. Bardèmet a signalé le cas d'un enfant enfoui pendant 8 heures à 25 centimètres de profondeur et qui vécut encore 4 jours.

§ 5. — Asphyxie par respiration de gaz méphitiques.

L'asphyxie par les gaz méphitiques se rattache à l'étude des empoisonnements, et a été placée par les auteurs dans la classe des poisons septiques (Orfila) et hématiques (Rabuteau).

Cependant, à cause de l'analogie de quelques symptômes, nous allons les décrire avec les autres variétés d'asphyxie, suivant ainsi la marche adoptée par le plus grand nombre des auteurs. Nous étudierons successivement l'asphyxie par le *charbon*, le *gaz d'éclairage*, les *fosses d'aisances*, et les *égouts*.

A. — ASPHYXIE PAR L'OXYDE DE CARBONE (CHARBON, CHEMINÉES, POÊLES MOBILES).

Les produits de la combustion du charbon sont formés surtout par de l'acide carbonique et une bien moindre proportion d'oxyde de carbone. L'oxygène contenu dans ces gaz est emprunté à l'air, qui se trouve ainsi altéré par suite de la diminution de cet agent. On a également noté une très faible quantité d'hydrogène carboné; mais ce gaz provient probablement de l'action de la chaleur sur quelques fragments de charbon mal carbonisés ou fumerons (Coulier). L'air rendu asphyxiant par le charbon présente du reste de grandes variétés de composition, selon le mode de combustion qui est employé; mais il est reconnu aujourd'hui que le gaz acide carbonique ne joue qu'un rôle secondaire dans l'asphyxie, et que c'est à l'oxyde de carbone qu'est due la mort.

Symptômes. — Les individus éprouvent d'abord de la pesanteur de la tête, de la céphalalgie, une sorte de compression des tempes, des vertiges, un tintement ou un bourdonnement d'oreilles, de la propension au sommeil. A ce moment, ils perdent leurs forces musculaires. L'intelligence reste nette. Bientôt la vue se trouble, les mouvements du cœur sont désordonnés, la respiration s'embarrasse, l'anxiété augmente, le pouls s'accélère et s'affaiblit. Quelquefois il y a des vomissements, puis le coma, et la mort précédée parfois de convulsions violentes [1].

1. Un malheureux, appelé Déal, a eu l'idée de laisser une description des remarques qu'il a faites sur lui-même. Voici comment il décrit de dix en dix minutes les symptômes de son agonie:

« J'ai pensé qu'il serait utile, dans l'intérêt de la science, de savoir quels sont les effets du charbon sur l'homme. Je place sur une table une lampe, une chandelle et une montre et je commence la cérémonie. Il est 10 h. 15 m. Je viens d'allumer mes fourneaux; le charbon brûle difficilement. — 10 h. 20 m. Le pouls est calme et ne bat pas plus vite qu'à l'ordinaire. — 10 h. 30 m. Une vapeur épaisse se répand peu à peu dans ma chambre; ma chandelle paraît près de s'éteindre; je commence à avoir un violent mal de tête; mes yeux se remplissent

Les *lésions* sont du reste variables et dépendent de la marche plus ou moins rapide de l'asphyxie et du temps plus ou moins long écoulé entre la mort et l'autopsie. Tantôt la face est injectée, les yeux vifs et brillants et les membres flexibles ; tantôt on observe une pâleur générale et une raideur tétanique qui survient immédiatement après la mort et peut disparaître après quelques heures. Mais le caractère le plus saillant que présentent les cadavres est la présence de *larges plaques roses plus ou moins foncées sur les cuisses, le ventre et la poitrine*. Ces taches roses ne se rencontrent dans aucune autre espèce d'asphyxie et persistent même après un commencement de putréfaction. Il est rare de rencontrer, dans le *poumon* les noyaux apoplectiques et les ecchymoses sous-pleurales, que nous avons décrits dans la mort par strangulation et suffocation. Le *cerveau* est sain ou congestionné, selon que la mort a été plus ou moins rapide.

Un autre caractère important est *la fluidité et la rutilance du sang*. Ce fait a été expliqué par Cl. Bernard, qui a démontré que les corpuscules sanguins ont pour l'oxyde de carbone une affinité bien supérieure à celle qu'ils ont pour l'oxygène. Sous l'influence du premier de ces gaz, ils prennent la teinte du sang artériel, et cette teinte, au lieu de disparaître pendant la circulation, sous l'influence de la désoxygénation, est stable et persiste. Le spectre fourni par le sang ainsi altéré est donc le spectre du sang artériel, que les agents réducteurs, tels que le sulfhydrate d'ammoniaque, sont impuissants à transformer en spectre veineux. Cette action de l'hémoglobine explique également la présence des taches rosées sur la peau.

L'asphyxie par le charbon étant une véritable intoxication par l'oxyde de carbone, les experts doivent s'attacher à isoler le corps du délit. Il suffit pour cela de recueillir au moment de l'autopsie de 100 à 200 grammes de sang. C'est ainsi que M. le professeur Brouardel a constaté par l'emploi du microspectroscope l'existence de l'oxyde de carbone dans le sang de

de larmes ; je ressens un malaise général ; le pouls est agité. — 10 h. 40 m. Ma chandelle s'est éteinte, ma lampe brûle encore ; les tempes me battent comme si les veines voulaient se rompre ; j'ai envie de dormir ; je souffre horriblement de l'estomac ; le pouls donne 80 pulsations. — 10 h. 50 m. J'étouffe : des idées étranges se présentent à mon esprit et je puis à peine respirer ; je n'irai pas loin ; j'ai des symptômes de folie. — 10 h. 60 m. Je ne puis plus écrire ; ma vue se trouble ; ma lampe s'éteint ; je ne croyais pas qu'on dût souffrir autant pour mourir. — 10 h. 62 m... » (Ici sont quelques caractères illisibles).

l'une des victimes de l'incendie de l'hôpital Saint-Antoine en 1877.

La *lenteur de la putréfaction* est tout à fait caractéristique sur les cadavres des asphyxiés par le charbon : elle a été signalée par tous les observateurs. Il importe également de rappeler que *l'asphyxie arrête complétement la digestion.*

L'asphyxie par le charbon peut donner lieu à un grand nombre de *questions médico-légales* dont voici les plus importantes :

1o L'asphyxie par l'oxyde de carbone peut-elle avoir lieu lorsqu'il n'existe ni poêle ni cheminée ni aucun foyer de chaleur dans la pièce? *Poêles mobiles.* Le fréquent emploi des *poêles mobiles* a récemment appelé l'attention sur cette question.

Il a été reconnu que ces poêles, dont le tirage est réduit au minimum, dégagent une quantité plus considérable d'oxyde de carbone que les autres appareils de chauffage.

Le double et redoutable défaut de ces appareils réside : 1o dans la surabondance des gaz empoisonneurs qu'ils fabriquent, et 2o dans leur tirage toujours imparfait, souvent renversé.

M. Brouardel a démontré que lorsqu'on déplace un poêle mobile, la colonne de fumée qui va s'échapper dans la gaine d'une cheminée froide oscille, au lieu de s'élever vigoureusement, et n'a que trop de tendance à redescendre dans la pièce, à travers les orifices et les ventelles mobiles de la plaque de tôle insérée dans le chambranle de la cheminée.

Souvent même ce reflux se fait dans des pièces ou des étages voisins, par l'intermédiaire de cheminées communicantes. On se souvient de l'accident du quai de la Tournelle, où trois personnes périrent intoxiquées pendant leur sommeil, dans une chambre où n'existait pas même un appareil de chauffage. L'oxyde de carbone avait pénétré d'une cheminée voisine dans celle de la chambre des victimes.

Des faits nombreux d'intoxication mortelle sont donc observés dans des pièces où il n'existe aucun appareil de chauffage. Dans ce cas l'expert est consulté pour établir les responsabilités et sa tâche n'est pas toujours facile.

Il arrive souvent que l'un des murs de la chambre est parcouru par une cheminée venant d'un étage inférieur et que cette cheminée présente des fissures dissimulées par un meuble ou par une tenture. D'autres fois les cheminées de plusieurs étages communiquent entre elles, d'où refoulement possible des gaz toxiques. Nous avons observé un cas d'intoxication survenu dans une pièce ne possédant aucun appareil de chauffage ; dans ce cas l'oxyde de carbone fourni par un poêle situé à l'étage inférieur avait traversé le parquet.

Le médecin chargé d'une expertise de ce genre devra toujours se faire assister d'une personne compétente : un architecte ou un fumiste.

2° L'asphyxie peut-elle avoir lieu lorsque la pièce est imparfaitement close ? — De nombreux exemples permettent de répondre affirmativement à cette question. L'asphyxie peut avoir lieu alors même que la cheminée n'est pas bouchée, que la fenêtre et la porte sont mal fermées. Bien plus, deux personnes peuvent être placées à des hauteurs inégales dans une chambre et n'être pas toutes deux atteintes, ou succomber à des intervalles très différents. Ces faits s'expliquent par la disposition des ouvertures, le tirage des cheminées, et surtout la densité de l'oxyde de carbone, qui est de 0,967. Il faut donc avoir présentes à l'esprit les règles suivantes formulées par M. Coulier :

1re L'air vicié qui s'échappe du fourneau est plus léger que l'air et va occuper la partie supérieure de la pièce ;

2e Lorsqu'il est suffisamment refroidi, il est plus lourd et va se rassembler sur le parquet ;

3e Lorsque la diffusion a eu le temps de s'opérer, le mélange devient uniforme ;

4e Cette diffusion s'opère assez lentement pour que, dans une pièce de capacité moyenne, telle couche puisse être asphyxiante sans que les autres aient cette propriété.

La *disposition* et le *tirage des cheminées* peuvent être la cause d'asphyxies accidentelles. D'Arcet rapporte le cas de deux dames qui furent asphyxiées dans une maison de la rue de Bondy, parce que le tuyau du poêle de la salle à manger donnait dans une cheminée de l'étage inférieur, où l'on avait entretenu du feu pendant toute la nuit. On possède également de nombreux exemples d'asphyxie par carbonisation de poutres placées sous les foyers ou de pièces de bois adossées à des poêles ou à des calorifères. L'introduction des poêles mobiles, si dangereux pour la sécurité publique, a donné lieu récemment à un grand nombre d'asphyxies accidentelles.

3° **Quelle est la quantité de charbon nécessaire pour produire l'asphyxie?** —Il faut, pour que l'atmosphère d'une pièce devienne asphyxiante, qu'un centième de l'air soit converti en oxyde de carbone. Il faudra donc, pour résoudre cette question, se rendre compte des dimensions de la pièce, puis de la quantité de charbon qu'on a dû brûler pour produire la quantité de carbone nécessaire. D'après Leblanc, un kilogramme de charbon ou de braise en combustion libre peut rendre asphyxiants 25 mètres cubes d'air. D'après Devergie, cet effet peut être produit par 600 grammes environ de charbon. Mais *on ne peut résoudre qu'approximativement cette question.* On sait du reste que la nature du charbon permet une production plus ou moins grande d'oxyde de carbone, suivant la marche de la combustion. D'après Ébelmen, cité par M. Coulier, la braise des boulangers fournit plus d'oxyde de carbone que le charbon ordinaire.

4° **Combien de temps faut-il pour produire l'asphyxie ?** — C'est en examinant les circonstances relatives à chaque cas que l'expert pourra fournir une réponse affirmative à cette question. Il faut tenir compte des dimensions de la pièce, de la quantité de charbon, de l'activité de la combustion et de la ventilation. Dans l'observation de Déal (voy. p. 249), la mort semble avoir été produite en moins d'une heure.

5° **Une prompte syncope est-elle favorable à l'individu exposé à l'action des vapeurs de charbon?** — La syncope peut retarder les accidents, mais il est difficile d'admettre qu'elle les éloigne complètement. La respiration continue de s'effectuer ; elle est faible, mais cependant suffisante pour que l'inspiration du gaz amène la mort au bout d'un temps plus ou moins long.

6° **Quelle est l'influence de l'âge et du sexe sur la marche de l'asphyxie.** — Castelnau a prétendu, probablement avec raison, que les enfants périssent plus vite. Quelques faits semblent également démontrer que les hommes succombent plus rapidement que les femmes.

En résumé, l'expert appelé à la constatation d'un cas d'asphyxie par le charbon ne se contentera pas de constater la cause de la mort, mais recherchera si, sous les apparences d'un suicide, il n'y pas un crime. Il recherchera d'abord les lésions et les symptômes que nous avons décrits plus haut, et ne conclura qu'après avoir étudié les lieux et les circonstances qui se rattachent à l'accident.

B. — ASPHYXIE PAR LE GAZ D'ÉCLAIRAGE.

Les propriétés toxiques du gaz d'éclairage sont dues à l'hydrogène bicarboné, aux carbures d'hydrogène, surtout à l'oxyde de carbone.

L'odeur exhalée par ce gaz est une garantie précieuse pour la santé publique, puisqu'elle avertit du danger et rend ainsi les cas d'empoisonnements relativement rares. Cette odeur se fait déjà sentir lorsque le gaz n'est encore mêlé que pour un millième à l'air atmosphérique, et elle devient plus insupportable à mesure que la proportion augmente. Lorsque le gaz arrive à former un onzième de l'air, il détone à l'approche d'un corps en ignition, mais l'atmosphère peut contenir une quantité de gaz insuffisante pour détoner et suffisante pour asphyxier.

Symptômes. — Le gaz d'éclairage semble avoir une action délétère spéciale sur le système cérébro-spinal. Lorsque la quantité de gaz inspiré est considérable, on observe de la céphalalgie, puis une altération rapide et profonde de l'intelligence, de la sensibilité et des mouvements volontaires. Les phénomènes ordinaires de l'asphyxie apparaissent ensuite.

On trouve généralement à l'autopsie une congestion cérébrale intense. Le sang est noir et coagulé, au lieu d'être rouge et liquide comme dans l'asphyxie par le charbon. Les voies respiratoires sont injectées, les bronches remplies d'une écume visqueuse et sanguinolente ; le parenchyme pulmonaire est d'un rouge vif qui contraste avec la nuance gris rougeâtre de la surface de l'organe. On observe également des plaques rosées sur différentes parties du corps.

C. — ASPHYXIE PAR LES FOSSES D'AISANCES ET LES ÉGOUTS.

Le méphitisme des fosses d'aisances est dû à l'action isolée ou combinée de trois corps gazeux principaux ; ce sont l'acide sulfhydrique, le sulfhydrate d'ammoniaque et l'azote. Ces gaz occupent différentes places dans la fosse : où ils remplissent la partie dépourvue de matières fécales, où ils s'accumulent sous la *croûte* ou dans la pyramide qui se forme au-dessous du conduit de descente.

On connaît la fréquence des accidents par le méphitisme, accidents qu'il est facile d'éviter en descendant dans la fosse des lampes allumées, afin d'observer si elles brûlent, et en y introduisaut des réchauds remplis de charbons bien allumés.

L'individu exposé à l'action de l'acide sulfhydrique et du sulfhydrate d'ammoniaque éprouve d'abord une vive douleur à la tête et à l'épigastre ; il perd rapidement connaissance, et une écume roussâtre découle de sa bouche. Le corps est froid, la face livide, les yeux ternes, les pupilles sont dilatées et immobiles ; le malade pousse des cris, éprouve de vives douleurs, des convulsions, des envies de vomir, et il succombe en proie à de violentes secousses convulsives. Dans des cas plus rares, l'affaiblissement et le coma sont les symptômes prédominants.

Le *méphitisme des égouts* est principalement produit par l'azote, l'acide carbonique et l'acide sulfhydrique, mais plus particulièrement par ce dernier. Ces gaz se dégagent surtout au moment du curage, lorsqu'on détache les matières concrètes.

Les symptômes diffèrent peu de ceux que nous venons de décrire pour les fosses d'aisances. On observe des syncopes, une faiblesse générale, quelquefois un tremblement général et un délire furieux. Le sang devient noir, ainsi que tous les organes parenchymateux, les muscles perdent leur contractilité et les tissus de l'organisme se putréfient rapidement après la mort.

De même que dans l'asphyxie par le charbon, l'expert s'attachera, dans les cas d'asphyxie par le méphitisme des égouts, à isoler le gaz toxique. C'est ainsi que, dans l'accident survenu en septembre 1880 dans l'égout du boulevard Rochechouart, M. E. Boutmy a pu reconnaître dans le sang des quatre égoutiers asphyxiés la présence de l'acide sulfhydrique.

Résumé du chapitre V

La mort est la cessation des phénomènes physiques qui concourent à l'entretien de la vie.

Les signes de la mort doivent être étudiés avec le plus grand soin par le médecin légiste.

Il n'existe aucun signe *absolument certain* de la mort, mais l'ensemble des caractères permet d'arriver à un diagnostic certain.

Les signes les plus certains sont les suivants :

Abaissement de la mâchoire inférieure, ouverture des yeux et de la bouche, flexion du pouce, lividités cadavériques et vergetures. Perte de la sensibilité, des mouvements musculaires. Abaissement de la température, absence de la circulation et de la respiration, relâchement des sphincters.

Affaissement et flaccidité du globe oculaire, dilatation de la pupille, taches noires de la sclérotique, décoloration de la rétine.

Rigidité cadavérique et putréfaction.

En médecine légale, on comprend sous le nom de *blessures*, non seulement les contusions, les fractures, les brûlures, les commotions et toutes les plaies en général, mais encore l'inoculation de certaines maladies internes, telles que la syphilis.

Les blessures ont été divisées en légères, graves et mortelles: dans la première catégorie, se placent celles qui n'entraînent pas une incapacité de travail de plus de vingt jours; dans la seconde, celles qui entraînent une incapacité de plus de vingt jours ; dans la troisième, celles qui occasionnent la mort après une maladie plus ou moins longue.

La *commotion* est l'ébranlement, la secousse communiquée aux organes par un coup ou par une chute. On l'observe à la suite de collisions de trains, de chutes d'un lieu élevé, etc.

Les pathologistes anglais entendent par commotion (concussion) l'épuisement temporaire ou permanent de la force nerveuse, résultant d'une dépense soudaine et excessive.

La *contusion* est une blessure produite sur les tissus vivants par le choc d'un corps dur, ni tranchant, ni piquant, et sans solution de continuité de la peau. Les signes et les symptômes de la contusion varient suivant l'importance du choc. L'extravasation du sang qui infiltre le tissu contusionné constitue l'*ecchymose*.

La contusion faite pendant la vie ne doit pas être confondue avec les lividités cadavériques; elle siège sur des points indifférents du corps, elle a des formes en rapport avec le corps contondant et présente une couleur violacée, puis brunâtre et jaunâtre. La *lividité* siège aux parties déclives du corps ; ses formes sont irrégulières, sa couleur violette ; à l'incision elle présente un liquide rougeâtre, mais jamais de caillots.

Les *fractures* et les *luxations* présentent peu de particularités médico-légales. Pour les fractures, le médecin légiste tiendra compte des circonstances qui ont pu en faciliter la production : état du tissu osseux, âge, diathèses, ostéite raréfiante, etc.

On désigne sous le nom de plaie toute solution de continuité faite aux parties molles par une cause qui agit mécaniquement.

Le caractère des plaies varie suivant la cause qui les a produites. On peut distinguer: 1° les plaies produites par des instruments tranchants : 2° par des instruments piquants ; 3° par déchirure, arrachement ou contusion ; 4° par les armes à feu.

Les plaies par armes à feu ont deux ouvertures, quelquefois une seule. L'orifice d'entrée est plus grand quand le coup a été tiré de près, plus petit de loin. L'ouverture d'entrée est déprimée vers le centre et présente une auréole de poudre quand le coup a été tiré à moins de 1 mètre. Le plomb se dissémine sur la surface du corps; il peut faire balle quand le coup a été tiré de très près.

Les brûlures sont des lésions produites sur des parties vivantes par l'action du calorique concentré ou des caustiques. On admet six degrés de brûlures. Dans le *premier*, il y a inflammation superficielle de la peau. Dans le *second*, il y a inflammation vive et formation immédiate de phlyctènes. Dans le *troisième*, il y a désorganisation du corps papillaire et eschares. Dans le *quatrième*, il y a escharification complète du derme. Dans le *cinquième*, la combustion s'étend jusqu'aux os. Dans le *sixième*, la carbonisation est complète, et la brûlure a envahi tout le membre.

Les brûlures par les caustiques sont généralement produites par des agents liquides dans l'intention de défigurer.

On reconnaît une brûlure faite pendant la vie au liscré rouge qui l'entoure et aux phlyctènes, signes qui manquent le plus souvent lorsque la brûlure a été faite après la mort.

La *combustion humaine spontanée* ne saurait être admise aujourd'hui. Le corps humain n'est pas susceptible de s'enflammer ni spontanément, ni même au contact d'une substance en ignition à moins que le corps comburant ne soit en rapport avec la masse des parties brûlées, comme cela a lieu dans la crémation.

Les *cicatrices* peuvent procurer à la justice des renseignements dans les questions d'identité. Elles peuvent encore fournir des indices utiles sur la nature et l'ancienneté des plaies.

La cicatrice des plaies faites par un instrument tranchant présente une forme linéaire ; celle produite par une plaie contuse a une forme circulaire et des bourrelets saillants. Celle qui résulte d'un coup de feu représente un disque, déprimé au centre si le coup a été tiré à distance, à bords irréguliers si le coup a été tiré à bout portant. Les cicatrices scrofuleuses sont le plus souvent exubérantes et font saillie au-dessus de la peau environnante.

La *date* d'une cicatrice se reconnaît à la couleur. La teinte est d'abord rosée, puis elle blanchit. On admet généralement qu'elle a atteint une couleur blanchâtre définitive au bout de trois mois.

La spécialité des organes et des régions introduit dans le diagnostic et le pronostic des modifications importantes.

Les blessures des organes génitaux se rattachent à la *castration* et aux attentats à la pudeur.

Le crime de castration existe chaque fois qu'il y a amputation, non seulement des testicules, mais encore d'un organe quelconque nécessaire à l'accomplissement de fonctions génératrices. Cette mutilation est très rare aujourd'hui, en tant que tentative criminelle ; elle est excusable lorsqu'elle est provoquée par un outrage violent à la pudeur.

Les *accidents de chemins de fer* donnent lieu à des applications médico-légales très fréquentes. L'intervention médicale est, dans ce cas, utile pour fournir aux tribunaux les notions nécessaires pour fixer l'étendue des dommages-intérêts et pour déterminer s'il y a eu imprudence de la part de la victime.

Les questions relatives au suicide se présentent fréquemment : tantôt il faut déterminer si l'acte a été accompli sous l'influence d'un état pathologique ; tantôt il faut établir si la mort est le résultat d'un crime, d'un accident ou d'un suicide.

Les lois françaises n'édictent aucune peine contre le suicide et les complices du suicide.

Il est important de reconnaître si les blessures ont été produites pendant la vie ou après la mort.

Dans la contusion ou l'ecchymose faites *pendant la vie*, le derme est infiltré et dense et le sang est *coagulé*.

La plaie faite *sur le vivant* a ses bords plus ou moins

écartés, par suite de la rétraction de la peau et des muscles ; on y trouve des caillots de sang plus ou moins adhérents, et on peut y constater un commencement d'inflammation adhésive.

Celles faites sur le cadavre sont pâles, sans gonflement, sans rétraction des lèvres.

Dans les brûlures faites pendant la vie, on observe une rougeur plus ou moins vive qui entoure la plaie ou l'eschare.

La *levée du cadavre* et l'autopsie sont deux opérations différentes.

Dans la première, le médecin n'est autorisé qu'à examiner l'état extérieur du corps et à en tirer telles déductions qu'il jugera convenable ; mais il ne peut, sous aucun prétexte, porter l'instrument tranchant sur une partie quelconque. Dans la seconde, le corps du délit est mis tout entier à sa disposition.

L'*autopsie juridique* se divise donc en deux parties ; l'examen extérieur ou levée du cadavre et l'ouverture du corps.

L'expert ne doit jamais procéder à une autopsie judiciaire s'il n'a reçu mission d'un magistrat ou d'un de ses délégués.

Pour l'examen des blessures sur le vivant, il faut autant que possible procéder à l'examen juridique avant que les parties soient tuméfiées et que les pansements et appareils aient été appliqués.

L'*asphyxie* est la conséquence directe de la suspension des mouvements respiratoires.

Les différentes causes d'asphyxie qui se rapportent à la médecine légale sont : la *strangulation,* la *pendaison,* la *suffocation* et la *submersion.*

La *strangulation* est une compression exercée sur une étendue plus ou moins considérable du cou, de manière à ne pas laisser pénétrer l'air dans la poitrine, quelles que soient l'attitude et la position du corps. Elle est le plus souvent le résultat d'un crime, mais elle peut résulter d'un suicide.

Dans la strangulation, la face est tuméfiée et marbrée. On trouve des ecchymoses très nombreuses et très petites sur la face, le cou et la poitrine. Le cou porte l'empreinte du lien, ou des doigts et des ongles si la strangulation a été opérée avec les mains. A l'autopsie : extravasation sanguine entre les muscles, emphysème pulmonaire et rupture des vésicules superficielles.

La *pendaison* ou *suspension* est une strangulation opérée à l'aide d'un lien, le corps étant suspendu par le cou. Elle est presque toujours le résultat d'un suicide.

La suspension produit rarement des ecchymoses. Le sillon est généralement situé au-dessus du larynx, il a la forme d'un fer à cheval dont la trace est très marquée en ayant, moins sur les côtés. Le sillon est brun, parcheminé, d'autant plus profond que le lien était plus étroit : mais toujours limité par deux bords bleuâtres. A l'autopsie, poumons engoués, emphysémateux, le plus souvent noirs dans les parties déclives. Le sang est coagulé.

Lorsqu'un obstacle mécanique autre que la strangulation et la pendaison est apporté à l'entrée de l'air dans les poumons, il y a *suffocation*.

La suffocation peut avoir lieu : 1° par occlusion directe des narines et de la bouche ; 2° par compression de la poitrine et du ventre ; 3° par enfouissement, par emprisonnement dans un coffre ou tout autre espace confiné; 4° par oblitération de la bouche et des fosses nasales à l'aide d'un corps étranger.

Dans la suffocation, la mort se produit lentement. On trouve le poumon congestionné, avec des noyaux apoplectiques, un emphysème plus ou moins considérable, des ecchymoses disséminées sous la plèvre et sous le cuir chevelu, et l'écume sanguinolente dans les voies aériennes.

Les ecchymoses sous-pleurales ne sont pas caractéristiques de la suffocation et s'observent dans un grand nombre de cas de mort rapide et violente.

Dans la submersion, la mort est produite par l'asphyxie ou (ce qui est plus rare) par une syncope et par une congestion cérébrale.

Dans l'asphyxie par submersion, on trouve une petite quantité d'écume blanche mousseuse dans les voies respiratoires et un peu d'eau dans l'estomac, quelquefois de la vase et du gravier dans ces mêmes organes. Les poumons sont engoués, durs et laissent écouler un liquide spumeux et sanguinolent.

Il importe de déterminer : 1° si la mort est due à la submersion ; 2° si l'individu est tombé accidentellement ou a été précipité dans l'eau ; 3° s'il n'avait pas auparavant été victime d'un crime.

CHAPITRE VI

DE L'IDENTITÉ.

Les questions d'identité sont soulevées lorsqu'il s'agit de déterminer : 1° si un individu est bien celui qu'il prétend être, comme lorsqu'un absent reparaît et réclame ses droits de famille ; 2° s'il est celui que l'on présume reconnaître et auquel s'adresse une question judiciaire ; 3° si le cadavre ou le squelette soumis à l'examen est celui de tel individu présumé victime d'un assassinat ou d'un empoisonnement.

Dans le premier cas, l'identité s'établit le plus souvent par des papiers et des titres ; cependant la loi a précisé certaines circonstances dans lesquelles les connaissances médicales peuvent être requises. On en jugera par l'exposé des articles de la législation qui se rapportent aux *preuves de la filiation des enfants légitimes.*

LÉGISLATION. — *Code civil.* ART. 319. — La filiation des enfants légitimes se prouve par les actes de naissance inscrit sur les actes de l'état civil.

ART. 320. — A défaut de ce titre, la possession constante du titre d'enfant légitime suffit.

ART. 321. — La possession d'état s'établit par une succession constante de faits qui indiquent le rapport de filiation et de parenté entre un individu et la famille à laquelle il prétend appartenir.

Les principaux de ces faits sont :

Que l'individu a toujours porté le nom du père auquel il prétend appartenir ;

Que le père l'a traité comme son enfant, et a pourvu en cette qualité à son éducation, à son entretien et à son établissement ;

Qu'il a été reconnu constamment pour tel dans la société ;

Qu'il a été reconnu pour tel dans la famille.

ART. 323. — A défaut de titre ou de possession constante, ou si l'enfant a été inscrit soit sous de faux noms, soit comme né de père et de mère inconnus, la preuve de la filiation peut se faire par témoins.

Néanmoins cette preuve ne peut être admise que lorsqu'il y a commencement de preuves par écrit, ou lorsque les *présomptions ou indices* résultant de faits constants sont assez graves pour déterminer l'admission.

INTERPRÉTATION. — JURISPRUDENCE.

Ce sont ces présomptions et ces indices que le médecin sera quelquefois appelé à constater, et dont il aura à déterminer la valeur au point de vue de l'identité.

Les questions d'identité se résolvent d'après les particularités de conformation ou d'altération pathologique, telles que la date et la nature de certaines cicatrices, les *nœvi materni* existants ou qu'on a cherché à dissimuler ou à effacer. Certaines professions laissent chez ceux qui les exercent des stigmates caractéristiques ; enfin, la dentition, le développement du système osseux, la coloration des poils fournissent des signes d'une grande valeur. Nous allons passer en revue les questions et étudier successivement les indices qui peuvent établir l'identité d'un individu et d'un cadavre.

§ 1er. — Indices de l'identité sur le vivant. Anthropométrie.

La célèbre consultation de Louis, par laquelle il parvint à faire réintégrer un individu qui avait été condamné comme faussaire et imposteur, nous paraît propre à montrer l'intervention médico-légale, dans le cas d'identité sur le vivant. Nous en donnons un résumé d'après Briand et Chaudé :

« On a prétendu que l'individu qui s'est présenté sous le nom de Baronet est le fils de François Babilot ; mais Babilot avait à la cuisse une tache indélébile, une tache qu'on n'aurait pu faire disparaître qu'au moyen de caustiques, qui auraient laissé des cicatrices, ou en appliquant sur la peau quelque couleur, que les lotions effaceraient facilement. Or, Baronet n'a à la cuisse ni taches ni aucune trace de l'action d'un acide ou d'une matière colorante, Babilot avait les épaules hautes, mais il était très droit et bien fait. Il ne boitait pas. Baronet est voûté, il a une jambe un peu plus courte que l'autre, et les malléoles très grosses ; il a la colonne de l'épine contournée, sans doute à cause de l'habitude qu'il a contractée de marcher incliné de l'autre côté, pour corriger les inconvénients de la claudication. Babilot doit avoir une cicatrice à la joue : nous n'en voyons pas sur Baronet. Nous lui voyons une cicatrice au sourcil, et,

en effet, Baronet avait au sourcil une cicatrice, suite d'un coup
de pierre, ainsi qu'il est attesté par celui même qui l'avait lan-
cée. Suivant tous ceux qui ont connu Babilot, il doit avoir à la
partie droite du visage, près du cou, une cicatrice d'humeurs
froides guéries, et cette cicatrice, qui a succédé à l'ouverture
spontanée d'un abcès scrofuleux, doit être ronde et située dans
la région correspondant aux glandes. Nous voyons au contraire
chez Baronet une cicatrice longue, s'étendant le long du bord
de la mâchoire inférieure, depuis l'angle jusqu'au menton. Sa
largeur et la manière dont la cicatrisation s'est opérée annoncent qu'il y a eu blessure par un corps contondant, tel qu'un
coup de pied de cheval, et l'on sait que, en effet, Baronet a reçu
un pareil coup, etc... »

Nous allons étudier, comme signes d'identité, le *tatouage*,
la *coloration des poils*, les *cicatrices* et les *stigmates professionnels*.

Nous examinerons ensuite les moyens employés pour reconnaître les criminels récidivistes (anthropométrie) et les caractères qui permettent de reconstituer l'identité d'un cadavre
dépecé.

A. — TATOUAGE.

Le tatouage a une véritable importance en médecine légale.
Il ne fournit que de vagues renseignements sur le sexe et la
nationalité, mais il donne d'excellents indices sur la classe
et la profession, et peut même conduire à des constatations
décisives, surtout lorsqu'il existe des lettres initiales, des noms,
des dates, des emblèmes de différentes professions.

Il est donc important de rechercher et de décrire avec soin
les tatouages. Voici le procédé qu'indique M. Lacassagne : on
applique une toile transparente sur le tatouage, on le décal-
que avec un crayon, puis on passe ensuite le trait à l'encre
rouge, bleue ou noire en imitant le modèle.

Le tatouage se pratique à l'aide d'aiguilles convenablement
disposées plusieurs ensemble, qu'on trempe dans une matière
colorante, et avec lesquelles on pique la peau, en suivant le
contour d'une image préalablement dessinée. La matière colorante le plus souvent employée est l'indigo, le curcuma, le
minium et surtout l'encre de Chine.

Le tatouage ne se pratique pas dans les classes instruites,
et c'est chez les soldats et les marins qu'il est le plus en hon-

neur, quoique cette coutume devienne tous les jours moins fréquente. Sur six cent vingt-huit dessins observés par MM. Hutin et Tardieu, cinq cent cinquante étaient aux avant-bras, les autres existaient sur diverses parties du corps, les bras, les mains, le visage, la poitrine, les membres inférieurs, le pénis. Nous ne saurions admettre, avec Tardieu, que le tatouage ne s'observe jamais avant seize ans; nous avons vu, non seulement un grand nombre de mousses et de novices, tatoués au-dessous de cet âge, mais aussi des enfants de treize à quatorze ans qui n'appartenaient pas à la marine. On a prétendu que la nature des dessins pouvait indiquer les habitudes et les mœurs des individus; mais nous ne saurions admettre cette assertion, car non seulement on trouve sur le même sujet un singulier alliage de figures obscènes et religieuses, mais il est démontré aujourd'hui que le tatouage est le plus souvent l'œuvre d'un moment d'entraînement, d'irréflexion ou d'orgie. Presque tous les tatoués que nous avons rencontrés regrettaient amèrement de s'être ainsi défigurés.

Le tatouage est presque toujours indélébile, néanmoins on possède un grand nombre de cas dans lesquels il a disparu spontanément. La persistance de la tache dépend du reste de la matière colorante. De toutes celles qui sont employées, le vermillon est la moins tenace, peut-être même la seule qui disparaisse spontanément.

Follin a indiqué un moyen de reconnaître les traces du tatouage sur les cadavres, lors même qu'il n'existerait plus de traces extérieures. Il a trouvé que les ganglions correspondants sont toujours imprégnés des matières colorantes, et que quand l'opération est récente, on retrouve ces matières dans les vaisseaux lymphatiques situés entre les piqûres et les ganglions, et il suffit de les y reconnaître pour affirmer qu'un tatouage a été pratiqué dans la circonscription des vaisseaux lymphatiques qui dépendent du ganglion.

On peut faire disparaître artificiellement les tatouages en cautérisant légèrement avec un acide la surface tatouée. Ce procédé produit le plus souvent une cicatrice très apparente. Dans certains cas, cependant, il faut examiner avec le plus grand soin pour reconnaître une cicatrice presque imperceptible, un peu moins colorée que les parties voisines et légèrement grippée.

B. — CICATRICES.

Nous avons déjà étudié les cicatrices (voy. p. 207) et nous avons vu qu'elles présentent des caractères différents selon les causes qui ont déterminé les plaies auxquelles elles ont succédé. Nous avons également indiqué les moyens de reconnaître leur ancienneté d'après la coloration et les caractères du tissu. Les cicatrices anciennes finissent généralement par présenter la même couleur que la peau environnante, mais il suffit pour les rendre très apparentes de frotter la peau et d'y faire affluer le sang. Le tissu cicatriciel, n'étant pas pourvu d'un réseau vasculaire aussi parfait que celui de la peau, reste blanc tandis que les parties voisines sont vivement colorées.

C. — CARACTÈRES FOURNIS PAR LES POILS ET LES CHEVEUX. [1]

Il arrive assez fréquemment que certains individus, pour échapper aux recherches judiciaires, se teignent ou se décolorent les cheveux et la barbe.

Orfila a pratiqué un grand nombre d'expériences intéressantes pour démontrer qu'on peut rendre les cheveux noirs, quelle que soit leur couleur primitive, et que des cheveux naturellement noirs peuvent devenir châtains, blonds ou blancs et être rendus ensuite à leur couleur primitive. Il importe donc de connaître les procédés habituellement employés pour opérer ces transformations.

Lorsqu'on veut changer la couleur des cheveux, il faut d'abord les dégraisser en les lavant avec de l'eau dans laquelle on a fait dissoudre un vingtième de son poids d'ammoniaque liquide. On peut encore employer pour cet usage une solution de bicarbonate de soude.

Les procédés suivants sont habituellement employés pour colorer les cheveux *en noir* :

1º Pour obtenir une coloration passagère on se sert d'un mélange de charbon et de pommade connu sous le nom de mélaïnocome. Il est facile de reconnaître le procédé d'abord parce qu'il salit les doigts et le linge, et parce qu'il suffit de

---

1. Les caractères différentiels des poils et des cheveux de l'homme et des animaux seront étudiés plus loin dans la Micographie légale.

laver les cheveux avec de l'eau chaude pour faire disparaître la coloration.

2° On emploie une pâte formée de trois parties de litharge, deux parties de chaux éteinte, trois parties de craie et d'eau. La coloration noire se produit au bout de deux ou trois heures.

Les cheveux traités par ce procédé produisent une effervescence par l'addition d'un acide ; on retrouve le plomb et la chaux dans la dissolution en la traitant par l'acide sulfhydrique et l'oxalate d'ammoniaque.

3° On obtient une belle couleur noire en lavant les cheveux dans l'eau ammoniacale, en les plongeant ensuite dans une dissolution de chlorure de bismuth et finalement en les lavant et en les mettant en contact avec de l'acide sulfhydrique liquide.

Ces cheveux reprennent leur couleur primitive lorsqu'ils sont traités par l'acide chlorhydrique ou le chlore faible, et le liquide qui provient de cette opération, évaporé à siccité, donne un produit qui a tous les caractères des sels de bismuth.

4° L'azotate d'argent employé seul donne aux poils une coloration violette qu'on évite en les imbibant successivement d'une dissolution d'azotate d'argent ammoniacale et d'une dissolution d'acide pyrogallique.

On reconnaît cette coloration par l'action du chlore liquide étendu d'eau, qui donne un précipité blanc et caillebotté de chlorure d'argent.

Les cheveux noirs peuvent être décolorés en les plongeant dans l'eau de chlore ; ils passent ainsi par toutes les nuances de châtain, de blond foncé, de blond clair et deviennent même blancs après une longue immersion dans une eau chlorée souvent renouvelée. Mais les cheveux ainsi traités conservent longtemps l'odeur de chlore et deviennent cassants.

On teint les cheveux en blond par l'*eau oxygénée*, très répandue aujourd'hui dans la toilette féminine.

La teinture désignée sous le nom d'*Eau des fées* a pour base l'acétate de plomb et l'hyposulfite de soude. Celle connue sous le nom d'*Eau de la Floride* est une dissolution d'acétate de plomb contenant en suspension de la fleur de soude. Cette dernière préparation, connue sous des noms variés, est très employée pour teindre les cheveux en noir.

Il est du reste facile de reconnaître si la personne suspecte a eu recours à des procédés artificiels pour changer la couleur de ses cheveux et de sa barbe, en la surveillant pendant quelque temps. Les poils qui repousseront n'auront pas à la racine la même couleur qu'à la partie moyenne.

L'étude des poils et des cheveux présente une certaine importance dans les questions d'identité. Cette question a été récemment l'objet d'un important travail de la part de M. le docteur Joannet [1].

Il faut d'abord remarquer que tous les poils d'un même individu n'ont pas la même coloration et que les nuances ne peuvent bien être appréciées que sur les poils pris en masse. On ne pourrait donc conclure de la couleur d'un poil isolé à celle de tout le système pileux d'un individu. Vus en masse, les poils paraissent toujours plus foncés que lorsqu'ils sont isolés.

On croyait généralement que les poils continuent à croître après la mort. D'après M. Joannet qui a fait des expériences sur ce sujet le poil cesse de croître après la vie. On a dit, il est vrai, que, sur la joue des individus fraîchement rasés au moment de la mort, on trouvait au bout de quelques jours la barbe plus apparente; mais il n'y aurait là qu'un phénomène résultant de l'affaissement du derme qui détermine la saillie du follicule pileux et comme conséquence celle du poil fraîchement coupé.

Au *microscope* on constate que le poil teint en noir présente une coloration uniforme, ce qui n'a pas lieu sur le poil qui n'a subi aucune teinture. Il est à remarquer cependant que le poil teint en blond par l'eau oxygénée n'est pas altéré et ne présente, sous le microscope, aucun caractère spécial.

D. — STIGMATES PROFESSIONNELS.

Un grand nombre de professions laissent sur ceux qui les exercent des signes physiques qui ont une grande importance dans la constatation de l'identité. Tardieu, qui a fait une étude spéciale des stigmates, les rattache aux quatre types suivants :

1º Épaississement de l'épiderme ;
2º Altération de la structure de la peau ;
3º Modification de la coloration normale ;
4º Déformation des parties.

[1]. *Le Poil humain.* Thèse de Paris, 1878.

Tardieu a également divisé les professions en deux catégories : celles qui ne fournissent que des signes incertains, mais non constants ; celles dont les signes sont à la fois constants et certains. Nous allons étudier les stigmates professionnels qui paraissent offrir le plus d'intérêt en médecine légale. A quelque groupe qu'appartiennent ces signes, ils résultent tous de causes identiques qui peuvent se résumer ainsi : frottement de l'outil, pression ou effort continu de certaines parties du corps, position vicieuse, contact prolongé avec certaines matières pouvant agir sur les tissus soit chimiquement, soit mécaniquement.

Bijoutiers. — Ils présentent un renversement de la dernière phalange du pouce en dehors.

Blanchisseurs de tissus. — Chez les ouvriers qui travaillent au blanchiment des étoffes de laine au moyen de la vapeur et du soufre, la peau des mains est ramollie par le contact de l'acide sulfureux ; l'épiderme est blanchi, ridé et détruit par places.

Blanchisseuses. — Elles ont à la main des callosités nombreuses et irrégulières produites par la pression du battoir. Celles qui lavent à genoux, les bras appuyés sur le rebord d'un demi-tonneau ou d'un bateau, portent un calus au milieu et sur la face cubitale de l'avant-bras.

Brunisseuses en cuivre. — Toute la face palmaire de la main droite est calleuse et noircie. A la main gauche, la peau qui recouvre la face dorsale et le bord radial de l'index et surtout la tête du deuxième métacarpien est très dure et très calleuse. Il en est de même de l'extrémité de la face palmaire du pouce.

Cloutiers. — Le cloutier a les épaules hautes et la gauche plus élevée que la droite ; le tronc est penché à droite, et le poids du corps se portant dans ce sens courbe la jambe correspondante, ce qui produit souvent une claudication plus ou moins prononcée. Les mains sont déformées ; la droite présente ce caractère constant que les doigts sont déviés en dedans de manière à former un angle avec le métacarpe et à ne pas permettre d'opposer l'un à l'autre l'indicateur et le pouce. De là l'impossibilité pour le cloutier de prendre une pièce de monnaie sur une table à la manière ordinaire.

Cochers. — Les cochers tiennent ordinairement les guides entre le pouce et l'index, d'une part, et d'autre part entre le troisième et quatrième ou cinquième doigt. Il existe donc sur ces doigts un profond sillon très calleux, et, comme signe constant, un durillon entre le pouce et l'index de la main droite.

Coiffeurs. — Outre l'indication du corps et de la tête en avant et le gracieux sourire dont parle Fodéré, signes de peu de valeur, il existe chez les coiffeurs une déformation spéciale et qui n'appartient qu'à eux : c'est un double durillon calleux qui se trouve à la fois sur la face dorsale de la deuxième phalange du doigt annulaire et au pouce, à la face palmaire, vers le bord interne de la première phalange. Ces calus résultent du maniement du fer à friser.

Cordonniers. — Le pouce et l'index de la main droite, qui tirent le fil pour l'enduire de poix, ont la pulpe aplatie. Le pli qui sépare la deuxième et la troisième phalange de l'index est coupé par le fil et présente une crevasse à bords durs et calleux. A la main gauche la pulpe du pouce est élargie en spatule. L'ongle du pouce est considérablement épaissi, son bord libre est éraillé, dentelé et sillonné par les coups d'échappement de l'alène ; cet aspect du pouce gauche est caractéristique. Enfin, la cuisse sur laquelle est fixé le tire-pied présente un aplatissement de la peau et une oblitération des bulbes pileux.

Corroyeurs. — Ils présentent à la main une coloration brune caractéristique résultant du tannage de la peau. Si on touche la peau ainsi colorée avec une solution de prussiate de potasse et de fer, elle passe instantanément au noir foncé.

Couturières. — On connaît les piqûres nombreuses qui existent à l'extrémité du doigt indicateur de la main gauche sur les personnes qui se livrent aux travaux d'aiguille.

Cuivre (ouvriers travaillant le). — Lorsqu'on place des morceaux d'épiderme ou d'ongles de ces ouvriers dans de l'acide nitrique bouillant, la solution, traitée ensuite par l'ammoniaque, prend une belle couleur bleue. Il est quelquefois nécessaire, pour obtenir ce résultat, d'incinérer les produits épidermiques dans un creuset de platine, de reprendre par l'acide nitrique et de traiter par l'ammoniaque.

Débardeurs. — Parent-Duchatelet a signalé une affection spéciale, désignée sous le nom de grenouille, qui consiste dans une altération du derme, caractérisée par un ramollissement des gerçures et une véritable destruction des parties qui sont en contact avec l'eau.

Dentellières. — A la main droite, l'index occupé à distribuer les fils n'a qu'un ongle extrêmement court, tandis qu'à la main gauche il y a un ongle très long destiné à retirer les épingles autour desquelles les fils doivent se fixer.

Ébénistes. — On observe à la face palmaire de la main gauche un caractère particulier résultant de l'usage que l'ouvrier fait de cette main pour serrer les longues vis des châssis à plaquer le bois. Il y a trois rangées de petites plaques calleuses, au nombre de quatre à chaque rangée ; la rangée médiane correspond aux quatre éminences situées à l'origine des doigts; la supérieure est, environ, à deux centimètres plus haut, dans la paume de la main ; les plaques inférieures sont sur chaque doigt immédiatement au-dessus du pli de l'articulation de la première avec la deuxième phalange. Les ébénistes présentent en outre les déformations qu'on observe chez les menuisiers.

Écrivains. — On trouve au bord cubital du petit doigt de la main droite, près de son extrémité, un durillon arrondi en forme de cor, et à l'extrémité du doigt médius un sillon endurci à l'endroit où s'appuie la plume.

Fleuriste. — Il existe un stigmate caractéristique entre le pouce et l'index de la main gauche ; la pulpe de ces deux doigts est allongée et aplatie en forme de spatule étroite et il y a induration et épaississement de l'épiderme.

Graveurs sur métaux. — On trouve à la main droite la marque du burin : c'est un pli prismatique très dur siégeant à la face palmaire, au-dessous des quatrième et cinquième doigts et formant transversalement une ligne courbe dont la cavité regarde la base des doigts. Il y a en outre un durillon sur l'éminence hypothénar et sur le bord cubital du petit doigt.

Horlogers. — Ils ont l'angle du pouce de la main droite épaissi et écorné par suite de la manière dont ils ouvrent les montres.

Menuisiers. — On trouve à la face dorsale de la main droite, sur les articulations de la première et de la deuxième phalange de l'index, un durillon très saillant produit par la pression de la poignée de la varlope. Il existe en outre, à la main gauche, sur le bord radial de l'index, un durillon en forme de croissant causé par le frottement du manche du ciseau.

Orgue. — Le joueur d'orgue ambulant, qui appuie son instrument sur la partie antérieure de la cuisse, présente au-dessus du genou un épaississement prononcé de l'épiderme.

Photographes. — Ils ont souvent les mains noircies par le nitrate d'argent ou jaunies par le bichromate de potasse.

Plomb. — On connaît les altérations caractéristiques que présentent les ouvriers en plomb. Les plus faciles à constater sont le liséré noir des gencives et la coloration noire de la peau, que l'on obtient en faisant prendre à l'individu un bain sulfureux.

Polisseurs. — Les ouvriers qui polissent les cuillers, l'ivoire, l'écaille, etc., en les frottant avec les mains et particulièrement avec les trois premiers doigts imprégnés de vinaigre, ont la peau des parties qui exercent ce frottement rugueuse, fendillée et grisâtre.

Relieurs. — Pour le battage des livres, le relieur fait agir un lourd marteau pesant 6 kilogrammes. Il en résulte un gonflement calleux très considérable des tendons extenseurs du pouce, au niveau du poignet.

Repasseuses. — L'empesage et le plissage du linge produisent chez ces ouvrières une courbure marquée des trois derniers doigts de la main droite, lesquels sont renversés du côté de la face dorsale, par suite du mouvement répété qui consiste à marquer les plis avec la pulpe de ces doigts fortement appuyés.

Scieurs de long. — M. Poncet, de Lyon, a signalé chez les scieurs de long une bosse occupant la région frontale.

Serruriers. — Comme tous les ouvriers à marteau, ils présentent à la main droite une large callosité entre le pouce et l'index, à la base de chaque doigt. On trouve en outre à la main gauche, qui manie le fer, un calus très fort entre l'index et le pouce. De plus, on trouve de la poudre de fer incrustée dans chaque pli de la peau. Cette poudre se présente sous la forme d'une matière noire, dont on constate la nature en la faisant macérer dans de l'eau distillée, à laquelle on ajoute de l'acide chlorhydrique *bien pur*. La macération prolongée détache des particules métalliques qui restent en suspension; en ajoutant une goutte de cyanure double de potassium et de fer, la solution prend immédiatement une belle couleur bleu de Prusse.

Tailleurs. — Travaillant assis, les jambes croisées et le corps penché en avant, les tailleurs ont sur les malléoles externes une tumeur molle, rouge, quelquefois de la grosseur d'une noix. Ils ont en outre une seconde tumeur semblable, mais moins grosse, sur le bord externe du pied, puis une callosité rougeâtre sur le cinquième orteil. Enfin on constate à la partie inférieure du thorax une dépression considérable causée par la voussure de la poitrine.

Teinturiers. — Ils ont les deux mains parcheminées et teintes presque uniformément, mais surtout à la face palmaire, par une couleur qui résiste au lavage et ne disparaît qu'incomplètement avec le chlore. Pour constater la nature de la matière colorante, il faut avoir recours à l'examen chimique de l'épiderme, préalablement détaché par couches minces.

Tourneurs en bois. — On trouve à la main gauche, sur le bord cubital de l'index, un durillon semi-lunaire, au niveau de la première phalange, et sur le pouce, dans le point correspondant, un calus dur et saillant.

Vanniers. — Il existe chez les individus employés à la fabrication des paniers et autres ustensiles d'osier une disposition particulière sur laquelle nous appelons l'attention, parce que, à notre connaissance, elle n'a pas encore été signalée. C'est un épaississement considérable de l'épiderme qui occupe toute l'étendue de l'éminence hypothénar et le bord cubital du petit doigt. Après avoir passé sa tige d'osier entre les montants du panier, le vannier frappe un coup sec avec la main, tenue horizontalement, et c'est ainsi que se produit ce calus.

Cette disposition est importante à noter, parce que la profession de vannier est souvent exercée par des gens errants et des vagabonds qui comparaissent fréquemment devant les Chambres correctionnelles. D'un autre côté, un grand nombre de prisons occupent les détenus à la fabrication de mannes en osier. C'est principalement sur des prisonniers que nous avons observé ce calus, et nous avons constaté qu'il suffit d'un travail de quelques semaines pour le produire.

Vitriers. — Par suite de l'habitude de pétrir et d'appliquer le mastic, le pouce a la forme d'une spatule allongée, très large au niveau de l'articulation des deux phalanges, effilée à son extrémité.

Il faut encore signaler certaines *habitudes* qui, quoique étrangères aux professions, peuvent servir à constater l'identité.

Chez les *fumeurs de pipe*, il y a usure plus ou moins complète des deux dents sur lesquelles repose le tuyau de la pipe, et il en résulte à la longue un trou régulièrement arrondi entre les incisives et les canines, ou bien entre ces dernières et les petites molaires, à l'une ou à l'autre mâchoire. Le *fumeur de cigarettes* présente une imprégnation profonde de l'épiderme de la phalangette du pouce et de l'index.

L'habitude de se servir d'une *canne* ou d'une *béquille* détermine des callosités facilement reconnaissables.

Le *joueur de violon* présente à la main gauche, sur l'éminence thénar, une callosité produite par la pression contre le manche de l'instrument. Le *joueur de guitare* a des callosités au bord radial du pouce et à l'extrémité des quatre derniers doigts de la main droite, et à la main gauche des callosités au centre de la pulpe des quatre derniers doigts. Le *joueur de harpe* présente des callosités à l'extrémité des quatre derniers doigts des deux mains.

E. — DE L'ANTHROPOMÉTRIE APPLIQUÉE A L'IDENTIFICATION DES RÉCIDIVISTES.

C'est à M. Alphonse Bertillon que revient l'honneur d'avoir imaginé et généralisé ce système qui permet de dresser avec précision le signalement d'un individu et de retrouver ce signalement de la façon la plus sûre. On procède en prenant les mensurations suivantes :

1° La longueur de la tête à l'aide d'un compas dont l'une des pointes est placée dans la concavité de la racine du nez et l'autre sur la concavité la plus saillante de l'occiput ;

2° On mesure en suite très exactement la largeur de la tête d'un pariétal à l'autre ;

3° Mensuration du doigt médius gauche en plaçant ce doigt d'équerre par rapport au dos de la main et en rognant la partie libre de l'ongle ;

4° Mensuration de la longueur maxima du pied gauche, le sujet étant déchaussé et ne reposant à terre que sur la jambe gauche, le genou droit étant plié ;

5° Mensuration de la longueur maxima des bras étendus en croix ;

6° Mensuration aussi précise que possible de la taille totale de l'individu.

7° Signalement de la couleur de l'œil gauche d'après une classification établie.

On ajoute ensuite, aux sept éléments fournis par ce signalement, les signes particuliers (cicatrices, coupures, nævi, grains de beauté, etc.).

Lorsque le signalement est relevé d'après ces règles précises, on reconnaît si un individu a déjà été condamné sous un autre nom et figure sur les fiches anthropométriques de la façon suivante :

La longueur de la tête rentre dans une des trois catégories qui ont été établies dans une classification en grandes, moyennes ou petites. Les deux tiers des fiches signalitiques peuvent être ainsi éliminées. Pour le tiers restant, on élimine encore deux autres tiers en se basant sur la largeur de la tête, également divisée en trois catégories.

On procède de la même façon pour les autres éléments fournis par le signalement et on arrive, par des éliminations successives, à un petit groupe de fiches, une dizaine environ, dans lesquelles on cherche celle où se trouvent les dimensions correspondant à celles qui ont été relevées sur l'individu suspect de récidivisme.

Ces éléments permettent d'arriver à une certitude à peu près absolue, on trouve du reste sur la fiche de chaque individu, outre les indications fournies par la mensuration, la photographie du condamné, ainsi que l'indication des signes particuliers.

Tous les médecins des prisons doivent connaître les applications du signalement anthropométrique qui fonctionne dans plusieurs grandes villes et a donné des résultats merveilleux. Le service d'anthropométrie de Paris, créé par M. Bertillon, fournit, à tous les médecins qui lui en adressent la demande, les renseignements les plus précis sur l'application de ce système qui permet, à coup sûr, de reconnaître le récidiviste.

F. — IDENTIFICATION DES DIVERSES PIÈCES D'UN CADAVRE DÉPECÉ.

Les faits de dépeçage d'un cadavre, dans le but d'en faire disparaître plus sûrement les traces, sont devenus extrêmement fréquents pendant ces dernières années. M. Lacassagne a pu en observer ou en signaler plus de 40 cas, dont plusieurs sont encore présents à l'esprit (affaire Prévot, dépeçage par un garçon boucher ; affaires Lebiez et Avinain, dépeçage par un étudiant en médecine et un garçon d'amphithéâtre).

Dans ces cas la façon dont le dépeçage a été effectué a pu

fournir quelques indications utiles sur la profession exercée par le criminel. C'est ainsi que, dans les affaires Lebiez et Avinain, la précision avec laquelle la dissection avait eu lieu a pu faire soupçonner un étudiant en médecine, ou une personne exercée aux manœuvres de dissection. Le même fait a été observé dans l'affaire Prévost où le criminel était un garçon boucher.

On demande parfois à l'expert si la quantité de sang ou de liquides produits par le dépeçage a pu être dissimulée ou si les taches trouvées sont dues aux liquides provenant de la section du corps. La quantité de sang produite par le dépeçage est beaucoup plus considérable lorsque celui-ci a lieu immédiatement après la mort ; mais cette quantité dépasse rarement un litre.

Enfin on demandera à l'expert quels sont les instruments employés pour le dépeçage. Celui ci sera guidé par les considérations que nous avons exposées en décrivant les diverses variétés de plaies et blessures. On reconnaît la nature de l'instrument à la forme des entailles, aux traces laissées par la scie, etc.

§ 2. — Indices de l'identité sur le cadavre et le squelette.

Presque tous les caractères que nous venons dé décrire, et qui sont tous propres à établir l'identité de l'individu vivant, sont également applicables au cadavre ; cependant, si celui-ci est dans un état de putréfaction avancée ou s'il est réduit à l'état de squelette, il faut avoir recours à d'autres caractères pour constater l'identité. Les belles recherches d'Orfila et des médecins légistes qui l'ont suivi nous ont fourni à cet égard de précieux moyens de contrôle.

L'expert chargé de constater l'identité d'un cadavre devra noter avec soin l'état de décomposition et faire aussi exactement que possible le signalement de l'individu décédé. Lorsque les circonstances le permettront, il aura recours à la *photographie*, qui reproduira non seulement les traits du cadavre, mais encore l'aspect et la disposition des lieux qui ont été le théâtre de l'événement.

Les recherches porteront ensuite sur l'*âge*, le *sexe* et la *stature*.

A. — DÉTERMINATION DE L'AGE.

Nous avons étudié au chapitre de l'infanticide (page 150) les caractères propres à déterminer l'âge pendant la vie intra-utérine et pendant la vie extra-utérine jusqu'au quarante-cinquième jour. Nous allons reprendre l'étude de ces caractères depuis la naissance jusqu'à la vieillesse.

Depuis la naissance jusqu'à l'âge de vingt-cinq ans, époque à laquelle le tissu osseux a acquis tout son développement, la détermination de l'âge s'appuie presque exclusivement sur les caractères fournis par la dentition et le développement des os.

Caractères fournis par le système dentaire. — Ces caractères sont très nets pendant la période de développement et fournissent encore d'utiles indications après cette période. Le cloisonnement des alvéoles, la formation et l'ossification des follicules, caractérisent la vie fœtale. A la naissance, toutes les dents de lait et les quatre premières grosses molaires de remplacement ont leurs points d'ossification.

L'éruption des premières dents a lieu ordinairement par groupes, du septième au trentième mois (Tourdes), et d'après l'ordre suivant : les incisives médianes inférieures, puis les supérieures, de *sept à neuf mois* ; les supérieures latérales, puis les inférieures, de *neuf à douze mois* ; les petites molaires, puis les canines, de *douze à dix-huit mois* ; les secondes molaires, *après deux ans.*

La *seconde dentition* commence *entre quatre et cinq ans* par l'apparition des grosses molaires. De *sept à neuf ans,* les incisives se remplacent ; de *neuf à dix ans*, les premières petites molaires et les canines ; vers *onze ans*, les secondes petites molaires ; de *onze à douze ans*, sortent les grosses molaires permanentes. Vers *dix ans* commence l'ossification de la cinquième molaire, ou dent de sagesse, mais elle n'apparaît qu'après la puberté, de *dix-huit à vingt-cinq ans.*

La dentition terminée, le système dentaire peut encore fournir quelques signes, que M. Tourdes énumère ainsi : destruction de l'émail, altération de la couleur, apparition de taches jaunes et noirâtres, ébranlement et chute des dents, rétrécissement et effacement des alvéoles. Les modifications du maxillaire sont caractéristiques.

Caractères fournis par le système osseux. — A *un an*, on trouve des points d'ossification dans les cartilages de l'extrémité inférieure de l'humérus et du cubitus, dans la tête de l'humérus, dans le cartilage supérieur du tibia, et dans la tête du fémur. A *deux ans*, un point d'ossification dans l'extrémité inférieure du tibia, du péroné et du radius, et au bord externe de la poulie de l'humérus. A *deux ans et demi*, un point osseux dans la grande tubérosité de la tête de l'humérus, dans la rotule et dans l'extrémité inférieure des quatre derniers métacarpiens. A *trois ans*, dans le grand trochanter et l'os pyramidal du carpe. A *quatre ans*, dans les deuxième et troisième cunéiformes du tarse. A *cinq ans*, dans la petite tubérosité humérale, l'extrémité supérieure du péroné, le trapèze et le scaphoïde du tarse. A *six ans*, rapprochement de la branche ascendante de l'ischion et descendante du pubis. A *sept ans*, points osseux dans l'épitrochlée humérale et les phalangines. A *neuf ans*, rapprochement des trois pièces qui composent l'os coxal vers le fond de la cavité cotyloïde. A *douze ans*, les trois portions de l'os coxal sont prêtes à se confondre. A *treize ans*, le col du fémur est ossifié. A *quinze ans*, soudure de l'acromion et de l'apophyse coracoïde à l'omoplate. A *dix-huit ans*, les trois épiphyses de l'extrémité supérieure du fémur, celles des os métacarpiens et métatarsiens et celles des phalanges se réunissent au corps des os. A *vingt et un ans*, soudure des épiphyses supérieure et inférieure du péroné et de l'épiphyse inférieure du fémur. A *vingt-cinq ans*, soudure de l'extrémité sternale de la clavicule et de la crête iliaque.

A partir de vingt-cinq ans, il n'y a plus rien de significatif.

Pendant une partie de l'âge adulte, le tissu osseux devient plus dense, les soudures sont plus solides, les éminences plus prononcées. Dans la vieillesse, les extrémités s'aplatissent, les os du crâne deviennent plus minces, le tissu compacte diminue et le canal médullaire s'élargit.

Les soudures crâniennes sont membraneuses chez l'enfant, cartilagineuses chez l'adulte, osseuses chez le vieillard. Par suite de la raréfaction du tissu osseux et de l'élargissement de la cavité interne, le squelette du vieillard est beaucoup moins pesant que celui d'un adulte de même taille.

B. — DÉTERMINATION DU SEXE.

Le squelette de la femme est, dans son ensemble, plus petit et plus grêle que celui de l'homme, et les diverses saillies osseuses sont moins prononcées. Les os longs ont une gracilité plus marquée. Le sternum est plus court et ne descend que jusqu'au niveau de la quatrième côte, tandis que chez l'homme il descend jusqu'à la cinquième ; les clavicules sont plus allongées et moins courbes. Les membres abdominaux sont moins longs chez la femme, de sorte que le milieu de la longueur du corps correspond à un petit point situé au-dessus du pubis, tandis que chez l'homme il correspond à peu près à son niveau. Le thorax, naturellement plus court et moins saillant, est un peu plus large jusqu'à la quatrième côte, et se rétrécit ensuite et présente une forme ovoïde, tandis qu'il est conoïde chez l'homme. Mais les différences les plus caractéristiques portent sur la tête et le bassin.

La tête de la femme est plus petite et cette différence est assez prononcée pour permettre de reconnaître le sexe par la seule inspection du crâne. On en jugera par le tableau suivant dû à Parchappe et que nous empruntons à Legrand du Saulle [1].

VOLUME DE LA TÊTE SUIVANT LE SEXE.

	Moyenne sur 90 hommes.	Moyenne sur 70 femmes.	Moyenne sur 20 hommes.	Moyenne sur 10 femmes.
Age............	41,3	42,9	41	39,7
D. A. P.......	187,1	177,5	184	172,1
D. L..........	142,5	134,5	125,6	117,8
C. A. P.......	348,4	338,1	320,6	307
C. L..........	362,1	345,4	311,2	294,3
C. A..........	210,3	296,7	274,6	262
C. P..........	280	258,9	223,3	201

Poids moyen du crâne : hommes 647 gr. — femmes 599 gr.

Chez la femme les os sont plus fins, l'ouverture des narines moins large, le maxillaire moins raboteux, les dents plus petites et plus égales entre elles.

1. Voici les mesures employées par Parchappe : *d. a. p.* diamètre antéro-postérieur ; *d. l.* diamètre latéral ; *c. a. p.* courbe antéro-postérieure ; *c. l.* courbe latérale ; *c. a.* courbe antérieure en passant par les arcades sourcilières ; *c. p.* courbe postérieure en passant par la protubérance externe et les mêmes orifices.

La *conformation du bassin* est caractéristique : *chez l'homme* toutes les parties du bassin sont moins larges et présentent plus de hauteur : le diamètre coccy-pubien n'a que 0^m,088, le bi-ischiatique 0^m,081, le bi-iliaque 0^m,123. Il n'y a que 0^m189 à 0^m,216 de distance entre les épines iliaques antéro-supérieures, et 0^m,216 à 0^m243 entre le milieu des deux crêtes de l'os coxal (Briand et Chaudé). La symphyse pubienne est longue de 0^m,055 et le trou sous-pubien a une forme ovale très allongée.

Chez la femme les diamètres du bassin ont plus d'étendue (le vertical excepté), les crêtes et les tubérosités sciatiques sont plus écartées les unes des autres. L'espace compris entre les os du pubis est plus considérable, la symphyse est par conséquent plus large, plus épaisse ; elle a moins de hauteur. Le sacrum est plus large, plus recourbé, son sommet s'avance moins dans le bassin. Les os coxaux plus larges, plus aplatis, plus cambrés à leur partie postérieure présentent un angle plus considérable entre la branche descendante du pubis et la symphyse et par suite une arcade pubienne moins aiguë que chez l'homme, se rapprochant de la forme d'un arc ayant de 80 à 90 degrés d'ouverture.

C. — DÉTERMINATION DE LA STATURE.

Le squelette est toujours moins grand que le cadavre dont il provient. Cette diminution de longueur peut être estimée de 4 à 6 centimètres. On peut donc, lorsque les os ne sont pas désarticulés, avoir la taille de l'individu en ajoutant à la longueur totale du squelette mesurée exactement du vertex à la plante des pieds environ 5 centimètres pour l'épaisseur des parties molles détruites.

Mais lorsqu'un temps très long s'est écoulé entre la mort et la découverte du cadavre, les rapports des os sont détruits et il est impossible de les rétablir assez bien pour pouvoir prendre la mesure exacte. Grâce aux recherches de Sue (1755) et d'Orfila, il est cependant possible de déterminer la taille d'un individu en tenant compte des rapports qui existent entre la longueur totale du squelette et celle de chacune de ses parties.

D'après les tableaux dressés par Orfila, on peut obtenir la taille *approximative* de l'individu en connaissant seulement la longueur d'un ou de plusieurs os. Le fémur et l'humérus peuvent particulièrement servir de base au calcul proportionnel nécessaire pour arriver à ce résultat.

Dans un premier tableau, Orfila donne la longueur proportionnelle du tronc et des membres supérieurs et inférieurs comparativement à la taille de l'individu.

Dans le second il a cherché à déterminer, en mesurant sur un certain nombre de squelettes, quelle est la longueur de chacun des os des membres proportionnellement à celle du tronc et à celle du corps entier. Nous reproduisons ce tableau:

TABLEAU. — **Mesures prises sur des squelettes.**

LONGUEUR DU VERTEX à la plante des pieds.	LONGUEUR DU VERTEX à la symphyse du pubis.	LONGUEUR des extrémités supérieures depuis l'acromion.	LONGUEUR des extrémités inférieures depuis la symphyse du pubis.	FÉMUR	TIBIA	PÉRONÉ	HUMÉRUS	CUBITUS	RADIUS
m.	c.	c.	c.	c.	c.	c.	c.	c.	c.
1.80	92	77	88	46	40	39	33	27	25
1.43	71	65	72	38	31	30	27	22	19
1.49	74	65	75	38	32	31	29	22	20
1.45	70	67	75	40	32	31	29	22	20
1.38	70	55	68	32	27	26	24	19	17
1.47	74	60	73	38	32	31	26	21	19
1.69	85	72	84	44	36	35	31	25	22
1.75	86	76	89	46	39	38	32	26	23
1.54	75	69	79	40	33	32	29	24	21
1.67	80	76	87	45	38	37	31	27	24
1.64	81	71	84	44	36	35	30	26	24
1.65	75	72	90	45	38	37	32	27	25
1.86	95	78	81	47	39	38	33	27	25
1.79	91	77	88	46	38	37	33	27	24
1.78	90	75	88	46	37	36	33	26	24
1.83	95	78	88	46	39	38	34	28	25
1.83	90	78	93	47	43	42	33	27	25
1.60	80	75	80	45	38	37	32	26	24
1.70	82	75	88	46	38	37	32	27	25
1.77	89	78	88	46	38	37	33	28	25

Se basant sur les tableaux d'Orfila, Briand et Chaudé établissent les calculs suivants: « Supposons qu'on ne trouve que quelques os d'un cadavre, par exemple un fémur de 0m,46 de longueur et un tibia de 0^m,38 : nous voyons par le tableau ci-dessus qu'un fémur de 0^m,46 suppose que la longueur totale du squelette est de 1^m,70 à 1^m,83, ce qui donne une moyenne de 1^m,77. Nous voyons également qu'un tibia de 0^m,38 suppose la longueur totale de 1^m,60 à 1^m,79, dont la moyenne serait 1^m,70. La longueur totale du squelette serait donc de 1^m,77 à 1^m,70. En ajoutant 4 centimètres pour l'épaisseur des parties molles, on trouverait que la taille de l'individu serait d'environ 1^m,77 ».

Supposons que l'on n'ait trouvé que les os d'un membre supérieur ou seulement un humérus de 0^m,33 et un cubitus de 0^m,28. Nous voyons par le tableau qu'un humérus de 0^m,33 suppose que la longueur totale du squlette est de 1^m,77 à 1^m,86 dont la moyenne est de 1^m,81. Nous voyons également qu'un cubitus de 0^m,28 suppose pour longueur totale 1^m,77 à 1^m,83, dont la moyenne est de 1^m,80. Le squelette doit donc avoir 1^m,80 à 1^m,81 et en ajoutant l'épaisseur des parties molles, la taille devrait être d'environ 1^m,84 ou 5 pieds 7 pouces et demi.

MM. Devergie et Sappey font remarquer que ces calculs ne peuvent fournir qu'une solution approximative. Cela est vrai, mais il faut reconnaître qu'Orfila n'a pas voulu préciser *mathématiquement* la taille d'un individu d'après la longueur d'un ou de plusieurs os, mais qu'il a seulement prétendu donner un résultat approximatif se rapprochant assez de la vérité pour fournir des indices.

Vers l'âge de vingt à vingt-cinq ans, le bord supérieur de la symphyse des os fait précisément le point du milieu entre le sommet de la tête et la plante des pieds. Avant cet âge ce centre varie continuellement. Il faut également tenir compte des sexes (voy. p. 280). Les sujets de trente et quarante ans, ceux de cinquante à soixante, ne présentent aucun changement dans la grandeur des proportions, si ce n'est dans certains os particuliers, en sorte que le rapport se conserve tel qu'il était à vingt ou vingt-cinq ans. Il faut dans la vieillesse tenir compte de la courbure de l'épine dorsale.

Résumé du chapitre VI

Les questions d'identité sont soulevées lorsqu'il s'agit de déterminer :

1° Si un individu est bien celui qu'il prétend être ;

2° S'il est celui que l'on présume reconnaître et auquel s'adresse une question judiciaire ;

3° Si le cadavre ou le squelette soumis à l'examen est celui de l'individu présumé victime d'un crime.

On peut établir l'identité sur le vivant en étudiant les signes suivants :

1° Le *tatouage* qui donne d'excellents indices sur la classe et la profession ;

2° Les *cicatrices* ;

3° Les *stigmates professionnels* qui consistent dans un épaississement de l'épiderme, une modification de la coloration de la peau et des déformations des membres chez les individus qui exercent diverses professions ;

4° Les *signes anthropométriques* établis d'après le système de M. Bertillon.

Sur le cadavre on constatera les mêmes signes, et on fera porter les recherches sur l'âge, le sexe et la stature.

En ce qui concerne l'*âge*, les *dents* et le *système osseux* fournissent d'excellents caractères.

L'éruption des premières dents a lieu par groupes, du septième au trentième mois. La seconde dentition commence entre quatre et cinq ans. Vers dix ans commence l'ossification de la cinquième molaire (dent de sagesse) qui apparaît de dix-huit à vingt-cinq ans.

Il faut étudier avec soin le développement du tissu osseux, qui fournit des indices d'une grande importance jusqu'à vingt-cinq ans.

Le *sexe* se détermine sur le squelette par l'examen des points suivants :

Chez la femme, le sternum est plus court et ne descend

que jusqu'à la quatrième côte ; les membres abdominaux sont moins longs, la tête est plus petite ; mais la différence caractéristique porte sur le bassin dont les diamètres ont plus d'étendue (le vertical excepté) que chez l'homme.

La *stature* peut être obtenue en ajoutant à la longueur totale du squelette environ cinq centimètres pour l'épaisseur des parties molles détruites ; mais lorsqu'un temps très long s'est écoulé entre la mort et la découverte du cadavre, il est impossible de rétablir les rapports des os et d'obtenir une mesure exacte. On peut cependant avoir la stature en tenant compte des rapports qui existent entre la longueur totale du squelette et celle de chacune de ses parties.

CHAPITRE VII

La simulation et la dissimulation jouent un rôle important en médecine légale, et les cas dans lesquels les médecins sont appelés à reconnaître si une personne est réellement atteinte d'une maladie sont nombreux. Tantôt la maladie simulée a pour but d'exempter d'une fonction civile (témoin, juré, tuteur), tantôt elle a pour but d'exciter la pitié ou l'intérêt ; mais les cas de simulation les plus fréquents se rattachent à la médecine militaire et sont fournis par des individus qui cherchent à se soustraire à l'obligation du service militaire.

On *dissimule* des maladies lorsqu'on veut entrer dans l'armée et dans certaines écoles du gouvernement, lorsqu'on désire s'assurer sur la vie, contracter un mariage, etc.

Procédés de recherche applicables aux simulateurs. Emploi de l'anesthésie.

C'est surtout par l'emploi des moyens rigoureusement scientifiques que le médecin doit chercher à déjouer la simulation des maladies. Cependant, dans certains cas, l'expert peut recourir à des *procédés moraux* et même à certaines surprises et à quelques ruses, à la condition que ces procédés et moyens soient inoffensifs.

Les moyens coercitifs employés autrefois (abstinence, applications de ventouses, de caustiques, etc.) doivent être absolument bannis.

Parmi les moyens moraux licites on peut citer l'isolement et la surveillance des sujets alors qu'ils se croient isolés.

Zuber conseille certaines formes d'intimidation inoffensives. C'est ainsi qu'il a obtenu des résultats en prescrivant l'emploi

(simulé) de quelque poison redoutable. Il est bon cependant
de ne pas abuser de ces moyens qui peuvent, surtout lorsqu'ils
échouent, compromettre la dignité du médecin qui les emploie.

Le médecin peut-il employer l'anesthésie et l'hypnotisme pour déjouer les tentatives de simulation?

Je n'hésite pas à répondre par la négative. Quoique le chloroforme ou l'éther donnent très rarement lieu à des accidents
mortels lorsqu'ils sont appliqués avec prudence, il est incontestable que des cas de mort subite ont été observés chez des
individus sains par l'emploi des anesthésiques, et cela entre
les mains des chirurgiens les plus expérimentés.

Pour l'hypnotisme il y a moins d'inconvénients, mais je ne
crois pas que, dans l'état actuel de la science, ce procédé puisse
rendre de grands services pour déjouer la simulation.

Je crois devoir faire connaître sur ce point l'opinion d'un
médecin militaire distingué, M. Duponchel, qui s'est particulièrement occupé de cette question [1].

Emploi des anesthésiques. — « L'emploi des anesthésiques, pour
démasquer les simulations, est généralement considéré comme
devant être rejeté ; je n'oserais donner le conseil de les employer, l'autorité militaire ayant toujours paru répudier leur
usage. Comme elle peut s'appuyer sur des précédents d'une
grande valeur, en particulier sur un arrêt récent du tribunal
civil de la Seine, qui s'est opposé à la chloroformisation d'un
individu qui réclamait des dommages au sujet d'un accident
dont il semblait exagérer singulièrement les conséquences,
la défense du médecin militaire incriminé à ce sujet serait
difficile. Cette objection d'ordre administratif et disciplinaire
est pour mon compte la seule qui m'arrêterait ; on n'a guère
des accidents dus au chloroforme que quand on ne sait pas le
manier, ou qu'on emploie un produit impur. Les médecins qui
croient aux dangers de l'anesthésie bien pratiquée, au point
d'en refuser l'emploi pour démasquer les simulations persistantes, sont incontestablement très coupables quand ils s'en servent pour des opérations chirurgicales de gravité médiocre.
En mettant les choses au pire, ces accidents occasionnés par
le chloroforme pur et bien employé sont d'une telle rareté

1. *Traité de médecine légale militaire*, Paris 1890, page 506.

qu'on devrait les considérer comme une de ces éventualités qui dépassent les prévisions de la sagesse humaine et lever l'espèce d'interdit qui existe à ce sujet. Bien entendu, on le réserverait pour des cas spéciaux et qu'il est impossible d'élucider autrement.

Si je fais peu de restrictions théoriques au sujet de l'emploi des anesthésiques, en revanche, j'estime qu'il faut en émettre de très sérieuses quant à l'interprétation des phénomènes observés. Il faut bien se rendre compte que l'anesthésie est susceptible de modifier certains états pathologiques, faire disparaitre, par exemple, momentanément, certaines contractures sans qu'il soit démontré par cela même qu'elles étaient simulées. Il y aurait toute une étude à entreprendre à propos de l'influence exacte de la chloroformisation sur les phénomènes pathologiques que les simulateurs essaient habituellement de reproduire avant que l'on puisse tirer du moyen tout ce qu'il peut donner. Il y aurait lieu, en conséquence, de commencer par s'entendre pour lever la prohibition tacite qui arrête les médecins militaires de bonne volonté, lesquels hésitent justement à chloroformiser, malgré leur conviction sur le médiocre danger du procédé.

Emploi de l'hypnotisme. — Il faudrait également éviter de déduire de l'examen d'un sujet hypnotisé des conclusions absolues, cet état modifiant lui aussi des phénomènes physiologiques et pathologiques d'une façon mal connue, mais certaine ; des aveux obtenus pendant le sommeil hypnotique n'auraient, pour prendre un exemple, aucune valeur scientifique. Mais, s'il ne faut pas demander à ce procédé plus qu'il ne peut donner, est-ce une raison pour le répéter, et est-on en droit de l'interdire aux médecins en prétextant qu'il est dangereux ? Sans doute, des séances répétées d'hypnotisme effectuées par des gens étrangers à l'art médical ne sont pas sans inconvénients : elles peuvent développer un état nervosique jusqu'alors latent ; mais faut-il étendre la prohibition au médecin qui emploie ce procédé dans un but de diagnostic ou de thérapeutique ? Je ne poserais pas même la question si je ne l'avais entendu résoudre affirmativement par quelques médecins ! C'est encore là un exemple de cette sensiblerie dangereuse dans laquelle on tend à tomber et qui aboutira, si l'on n'y prend garde, à la démoralisation de l'armée et à la suppression de toute discipline. »

« L'hypnotisme manié par un médecin instruit, avec les réserves qu'il saura forcément s'imposer, ne peut pas être considéré comme offrant même un semblant de danger ; de deux choses l'une : ou bien le sujet n'a jamais été hypnotisé et alors il est à peu près impossible de l'endormir s'il n'y consent pas (or, un simulateur n'y consentira jamais), ou bien il s'agit d'un individu ayant été souvent hypnotisé, et alors on pourra réussir malgré lui ; mais, en pareil cas, où est l'inconvénient d'une séance de plus ou de moins ? Ce dilemme juge la question ».

Nous allons étudier les affections simulées et dissimulées, dans l'ordre suivant : maladies nerveuses, maladies de la peau, hémorrhagies, maladies des régions. Nous consacrerons un chapitre spécial aux affections et infirmités qui rendent impropre au service militaire et qui sont elles-mêmes l'objet des plus fréquentes et des plus adroites simulations.

A. — MALADIES NERVEUSES.

1º **L'épilepsie** est de toutes les maladies nerveuses celle qui est le plus fréquemment simulée, et cette fréquence s'explique parce que, dans ce cas, la simulation ne demande qu'une représentation momentanée et qu'il est possible d'être bien portant dès que l'accès est passé (Tissot).

. Nous retraçons, d'après Legrand du Saulle, les principaux caractères sur lesquels doit s'appuyer le diagnostic différentiel. Dans l'épilepsie vraie, le sujet pâlit subitement et tombe très souvent après avoir poussé un cri. Dans la simulation, il peut bien imiter la chute et crier, mais il ne pâlit pas.

Dans l'épilepsie vraie, les convulsions sont d'abord toniques, le malade a presque toujours la tête portée en arrière ou d'un côté, les dents fortement serrées, les yeux convulsés en haut et cachés derrière la paupière supérieure, les *pupilles immobiles et dilatées*, le pouce est convulsé dans la paume de la main et caché sous les autres doigts. Dans l'épilepsie simulée, le simulateur se livre dès le début à des convulsions violentes qui peuvent déjà éveiller les soupçons; il a presque toujours la position du pouce, mais il le laisse détendre facilement et a toujours la précaution de le ramener dans sa position fléchie. D'un autre côté le simulateur ne peut reproduire *ni la dilata-*

tion ni l'insensibilité de la pupille à la lumière : c'est là un signe important.

Le simulateur se sert souvent de savon pour simuler l'écume qui s'échappe des lèvres dans l'épilepsie vraie ; il ne faut donc jamais négliger de rechercher l'existence de ce moyen de fraude.

Mais les caractères les plus importants sont fournis par le pouls. Petit, serré et lent chez les véritables épileptiques, il est ordinairement large et précipité chez les simulateurs, par suite de la fatigue et de l'agitation que leur cause leur rôle. Voisin a signalé des caractères sphygmographiques qui ne se rencontrent que dans le *grand mal* [1]. Deux ou trois secondes avant l'attaque, les courbes sphygmographiques sont moins hautes, plus arrondies et plus rapprochées. L'attaque survenue, on voit deux ou trois petites ondulations successives et disposées suivant une ligne ascendante, puis une série de courbes très peu élevées ; ces courbes se prononcent davantage, présentent une convexité supérieure très accusée, donnant presque l'idée d'une moitié de sphère ; puis, au bout de quelques minutes, les lignes s'élèvent presque perpendiculairement à une hauteur trois ou quatre fois plus grande qu'avant l'attaque ; la durée de cette forme de pouls varie d'une demi-heure à une heure et demie, elle a même duré quelquefois six heures après l'attaque.

Différents moyens sont employés pour constater chez l'épileptique suspect l'abolition de la connaissance et de la sensibilité. On lui fait inhaler de l'ammoniaque ou du chlore, on le menace du fer rouge, mais ces moyens sont loin d'avoir une efficacité constante. Percy rapporte cependant un cas où il a déjoué la simulation en demandant à haute voix les instruments nécessaires pour opérer l'ablation des deux testicules, ajoutant qu'il était fort aise de trouver enfin une occasion d'essayer l'efficacité d'un traitement dont il avait entendu dire le plus grand bien. Il n'est pas nécessaire de dire que le médecin doit toujours se borner à la menace, sans jamais employer des moyens violents.

Une circonstance qui diminue beaucoup les difficultés de la contestation de l'épilepsie, dit Legrand du Saulle, c'est que le simulateur ne cherche jamais à imiter que la grande attaque.

1. *Annales d'hygiène*, 1868.

« Or, sur ce terrain, il est presque toujours battu, car s'il y a dans l'épilepsie convulsive des symptômes qu'il est possible et même facile d'imiter, il en est d'autres pour lesquels la chose est complètement impossible ».

M. Méricamp a signalé chez les épileptiques une déformation acquise de l'arcade orbitaire qui est fréquente et qui a son importance en médecine légale. Les chutes répétées des épileptiques se produisant habituellement sur la face, la partie externe de l'arcade orbitaire se trouve soumise à des contusions qui ont pour résultat une inflammation du périoste [1].

2o Hystérie, chorée, paralysie agitante, ataxie locomotrice. — La simulation de l'hystérie, si fréquente chez la femme, intéresse peu le médecin légiste, mais on sait que cette affection peut se rencontrer chez l'homme, et, dans ce cas, doit-on réformer l'individu qui en est atteint ?

L'hystérie frappe du reste rarement les sujets robustes ; mais, si cela arrivait, nous pensons qu'elle ne devrait pas motiver l'exemption, car les distractions et les travaux du service seront au contraire dans ce cas un puissant moyen de thérapeutique.

La chorée, la paralysie agitante, ont été également simulées, mais il est facile dans ces cas de déjouer la ruse en faisant surveiller l'individu qui se trouve alors dans l'impossibilité de continuer la simulation. M. Lereboullet nous a communiqué l'intéressante observation d'un militaire qui simulait l'ataxie locomotrice avec beaucoup de talent et était parvenu à tromper plusieurs médecins.

3o Folie, imbécillité. — Toutes les formes d'aliénation mentale peuvent être simulées, mais la manie aiguë et la mélancolie avec stupeur sont celles qui tentent le plus souvent les simulateurs. La première, parce qu'elle répond très bien par les symptômes éclatants à l'idée que le vulgaire se fait de la folie, la seconde parce qu'elle est relativement facile à simuler.

L'idiotie et l'imbécillité sont plus difficiles à simuler, mais comme le fait justement remarquer Legrand du Saulle, il

---

1. *France médicale*, 5 mars 1879.

arrive parfois que des imbéciles, jouissant d'une certaine liberté morale, exagèrent les signes de l'imbécillité pour échapper au châtiment.

Nous reviendrons plus loin sur ces questions à propos de l'aliénation mentale. La simulation de la folie est en somme très difficile et l'expert n'aura pas de peine à la découvrir dans la grande majorité des cas. Néanmoins il sera quelquefois nécessaire, en présence de la ténacité du simulateur, de prolonger l'examen pendant longtemps et d'avoir recours à des subterfuges. Dans un cas rapporté par Montégya, les médecins chargés d'examiner un individu soupçonné de simulation dirent devant lui, et de façon à être entendus, qu'ils avaient des doutes sur la réalité de la folie du prévenu pour plusieurs raisons : la première, c'est qu'il répandait la nourriture qu'on lui donnait ; la seconde, c'est qu'il ne soupirait pas ; la troisième, c'est qu'il ne fixait ses regards sur aucun objet. La ruse réussit et le simulateur modifia sa comédie de manière à lever immédiatement les doutes des médecins. Dans un autre cas, le médecin eut l'air de croire à la réalité de la folie, tout en faisant exercer une surveillance continuelle sur l'individu. Convaincu que sa supercherie avait réussi, le prétendu fou cessa de simuler et ne reprit sa comédie que lorsqu'il fut de nouveau question d'une enquête.

« Mais si habile que soit un simulateur, dit Legrand du Saulle, il ne pourra arriver à reproduire les signes somatiques de l'aliénation mentale, tels que l'insomnie, qui est un des symptômes les plus constants, les troubles de la digestion et des sécrétions salivaires et cutanées ; l'amaigrissement qui accompagne les formes aiguës, et le retour à l'embonpoint qui est un des signes que le mal passe à l'état chronique ; le ralentissement du pouls et de la respiration, que l'on observe dans la lypémanie et dans la stupidité, etc., etc. »

B. — ULCÈRES, MALADIES DE LA PEAU.

1° Blessures. — On simule rarement les blessures avec plaie, ce genre de simulation étant d'une exécution douloureuse et présentant des dangers réels. L'expert n'a pas de peine à découvrir la ruse dans ces cas, car la blessure est presque toujours légère et superficielle et naturellement en rapport avec la cause à laquelle elle est attribuée. On en jugera par l'observation suivante rapportée par Briand et Chaudé.

C... prétendait avoir été frappé à la partie inférieure de la poitrine, le 4 décembre 1846, d'un coup de poignard qui avait pénétré profondément. Visité le 11 par Bayard, il présentait une petite plaie de 12 millimètres de longueur, recouverte de sang coagulé ; mais, à l'aspect de cette plaie, on était porté à croire qu'elle avait été faite avec la pointe d'un instrument appliqué avec ménagement et à plusieurs fois, de manière à érailler la peau et à ne l'entamer que peu à peu. On a reconnu que cette blessure n'était que superficielle, et que les tissus sous-jacents n'avaient pas été intéressés : car si la blessure avait été profonde, la cicatrisation eût déterminé des adhérences entre les tissus lésés, entre la peau et les muscles sous-cutanés ; or, la peau était parfaitement mobile et on la faisait glisser en tous sens sans le moindre tiraillement. On fit revêtir à C... les habits qu'il portait le 4 décembre, et on le fit placer dans l'attitude que, d'après son récit, il devait avoir au moment où il aurait été blessé. Les coupures des vêtements ne répondaient pas à la blessure : celle-ci était située plus bas et plus en dehors. Le gilet et la chemise présentaient, au lieu d'un trou, une incision ou coupure qui paraissait faite en plusieurs fois, et les rebords de cette coupure n'avaient pas ces traces de sang que laisse l'instrument que l'on retire d'une plaie et qui s'essuie en sortant. La blessure n'avait que 12 millimètres et les coupures des vêtements avaient 7 centimètres ; or, l'épaisseur des vêtements et la résistance de leur tissu étaient telles qu'il eût fallu pour les percer que le coup eût été porté avec force, et dès lors, la plaie eût été profondément pénétrante, et sa longueur eût été égale à celle des incisions des vêtements. On eût bientôt la certitude que la blessure avait été simulée.

2° **Ulcères.** — Des individus simulent et entretiennent des ulcères pour exciter la compassion publique ou pour s'exempter du service militaire. Ils emploient dans ce but des applications irritantes, des vésicatoires ou des substances végétales telles que la clématite (herbe aux gueux) ou l'écorce de garou. Il est facile de reconnaître cette supercherie en faisant surveiller le malade ou en appliquant sur la plaie un bandage roulé dont les lignes auront été marquées avec de l'encre. Si le malade ne défait pas le bandage la guérison s'opérera ; s'il le défait pour appliquer sur la place une substance quelconque, il lui sera impossible de le replacer de manière à ce que les lignes d'encre marquées sur la bande correspondent exactement.

3° **Maladies de la peau.** — Les maladies parasitaires, la *teigne faveuse* principalement, sont quelquefois simulées. Les conscrits ont cherché à imiter les lésions du favus à l'aide de l'acide nitrique. La projection de quelques gouttes de cette substance sur le cuir chevelu produit en effet l'apparition de croûtes jaunâtres, mais ces taches ne présentent ni la disposition régulière, ni la dépression en godet du favus. L'examen microscopique met du reste les maladies parasitaires à l'abri de toute simulation.

On a également simulé les *sueurs abondantes et fétides* qui constituent un cas de réforme, en appliquant sur certaines parties du corps, les pieds principalement, certaines substances telles que la teinture d'asa fœtida et l'huile de Dippel, mais on fait facilement justice de cette supercherie en faisant savonner le malade et en le plaçant en observation pendant quelques jours.

Les *sueurs de sang* ont été quelquefois simulées sous l'influence de l'exaltation religieuse et du fanatisme, Mais la constatation de cette simulation est très délicate et ne sera que très rarement l'objet d'une enquête médico-légale. Les recherches de Parrot ont établi que la sueur de sang, maladie essentiellement nerveuse, ne saurait être mise en doute. Cette affection se rapproche des stigmates qui ont été l'objet d'un grand nombre de travaux pendant ces dernières années à l'occasion de l'observation de Louise Lateau, jeune fille belge qui, non-seulement présentait des stigmates, mais encore prétendait vivre sans aliments.

C. — Hémorrhagies.

L'*hémoptysie* a été souvent simulée soit en introduisant des substances colorantes dans la bouche, soit en pratiquant des piqûres sur la muqueuse de Schneider, sur les gencives ou dans la gorge. Ces artifices sont en général faciles à déjouer en constatant la nature chimique et histologique du liquide rejeté ou en procédant à un examen attentif de la bouche et des fosses nasales. La question est plus difficile lorsque l'individu déclare purement et simplement qu'il a eu des hémoptysies. On devra dans ce cas s'en rapporter aux certificats et à la notoriété publique, et pour peu que l'examen du thorax fournisse le moindre indice, exempter le malade du service militaire (Voyez le chapitre suivant).

L'*hématémèse* a été simulée en avalant du sang pur ou mêlé avec du bol d'Arménie, l'*hématurie* en injectant du sang dans la vessie; mais ces supercheries sont en général faciles à reconnaître. Il en est de même des *hémorrhagies intestinales* et des *hémorrhoïdes* qu'on simulait autrefois en introduisant dans l'anus de petites vessies remplies de sang.

D. — MALADIES DES RÉGIONS.

1° **Organes de la vue.** — L'*ophthalmie* et la *blépharite* ont été simulées en appliquant sur la conjonctive et les paupières des substances irritantes et en pratiquant l'épilation des cils. Dans les cas où la simulation est récente, elle est facile à démasquer; mais lorsque les manœuvres provocatrices sont appliquées depuis longtemps, la maladie existe réellement, et la maladie simulée devient une maladie provoquée.

On simule l'*amaurose* par l'usage de la belladone ou de la jusquiame. Cette ruse peut être facilement déjouée en surveillant l'individu pendant quelques heures, l'effet de ces substances ne persistant guère au-delà de dix à douze heures, ou en employant la fève de Calabar. Lorsque la mydriase est due à l'atropine, elle cesse sous l'influence de la fève, contrairement à ce qui a lieu dans la mydriase amaurotique. Après s'être assuré, par l'examen ophthalmoscopique, qu'il n'existe aucune lésion importante de l'œil, on peut encore constater la simulation par un des procédés suivants:

1° Pendant que l'individu lit des deux yeux ouverts, on presse sur l'angle de l'œil prétendu amaurotique; si alors il accuse une image double, on peut être certain de la supercherie (Boisseau).

2° Un autre procédé, dû à Plet, consiste à faire voir par l'œil prétendu amaurotique un objet que le simulateur croit voir par l'œil qu'il avoue sain. On se sert pour cela d'une boîte rectangulaire fermée en haut par un verre dépoli et percée de deux trous par lesquels les yeux peuvent regarder le fond, d'ailleurs suffisamment éclairé. Sur ce fond sont placés deux miroirs inclinés sous un angle de 120 degrés, de manière à réfléchir en les entre-croisant, les images de deux objets faciles à reconnaître, placés aux deux coins ne la paroi supérieure de la caisse. Le simulateur, obligé de regarder avec ses deux yeux, verra alors les deux objets: l'un *à droite*, avec son *œil gauche*, l'autre *à gauche* avec son *œil droit*. Obligé d'en sacrifier un, s'il se dit amaurotique de l'œil droit, il sacrifira naturellement celui qu'il voit à droite, et avouera qu'il voit celui qui se trouve à gauche; or, c'est précisément ce dernier qui est perçu par l'œil prétendu amaurotique.

3° Le procédé de Javal consiste à interposer une règle entre les deux yeux du simulateur et à lui présenter une page d'impression; celui-ci se laisse souvent prendre et lit les lettres que la règle ne laisse visibles que pour l'œil prétendu amaurotique.

La *myopie* est une maladie souvent simulée ou, pour mieux dire provoquée, car on sait qu'elle peut résulter de l'habitude d'employer des verres concaves dont on a graduellement augmenté la force. La myopie est un cas de réforme lorsqu'elle est portée assez loin pour que l'individu puisse lire à 30 centimètres de distance avec des verres concaves n°s 3 et 4, et distinguer les objets éloignés avec des verres n° 5 1/2. La myopie peut être aisément constatée à l'aide d'un optomètre très ingénieux imaginé par Perrin du Val-de-Grâce.

L'*héméralopie* est fréquemment simulée par les marins. On sait que cette affection est caractérisée par une abolition complète ou incomplète de la vue pendant que le soleil est au-dessous de l'horizon. La simulation est, dans ce cas, très difficile à reconnaître. Netter propose cependant le procédé suivant, qui se recommande par sa simplicité. L'individu suspect étant enfermé dans une chambre obscure, on entr'ouvre une première fois graduellement la porte, jusqu'à ce qu'il déclare qu'il y voit. On la referme ensuite pour l'entr'ouvrir une seconde fois jusqu'à ce que l'individu déclare y voir. Si l'héméralopie est vraie, le degré d'ouverture devra être le même, sinon il est probable qu'il sera plus fort dans un cas que dans l'autre.

2° **Organe de l'ouïe.** — La surdité complète ou incomplète, est souvent simulée. Quelque sourd que soit un individu, dit Legrand du Saulle, à moins que sa surdité ne soit due à une lésion profonde du nerf auditif, il perçoit les vibrations communiquées à l'oreille interne par l'intermédiaire des os du crâne ou par l'ébranlement du sol. Or, si un individu déclare ne pas percevoir le *tic-tac* d'une montre placée sur la région pariétale ou un choc vigoureux porté derrière lui sur le plancher et si, en outre, aucun signe ne vient indiquer une lésion intra-crânienne, il y a de fortes raisons pour croire que la surdité est simulée, et il faut dès lors chercher à découvrir la simulation par divers stratagèmes. On a proposé pour cela l'emploi des anesthésiques jusqu'à la période d'excitation, mais l'usage des anesthésiques est en général prohibé (Voyez page 287). Il est rare, du reste, que le simulateur soit assez persévérant pour résister aux épreuves qu'on peut lui ménager.

La *surdi-mutité* a été également simulée. Cette affection est toujours congénitale ou date d'une époque de la vie antérieure au développement du langage. Lorsque la surdité est postérieure à la naissance ou à l'époque que nous venons de désigner, elle n'est pas accompagnée de mutité ; on peut donc dire, avec Percy, que tout muet qui tire librement la langue et la meut est un imposteur. L'abbé Sicard a pu déjouer la ruse d'un individu se disant sourd-muet en lui faisant écrire quelques phrases sous sa dictée : « Il écrit comme il entend, au lieu que les sourds-muets ne peuvent écrire que comme ils voient. Au lieu d'écrire *conduit*, il a écrit *quhonduit* par *quh*, il met la lettre *q* à la place du *c* ; il a donc entendu, puisqu'il a appris que les gutturales ont le même son. »

On trouvera dans l'*Instruction* que nous reproduisons dans le chapitre suivant la liste des nombreuses affections qui sont ordinairement simulées par les soldats dans le but d'échapper à la conscription ou d'obtenir leur réforme. C'est principalement devant les conseils de révision que se déroulent les cas les plus nombreux et les plus variés de simulation. Dans la pratique civile, ils sont plus rares et n'ont pas la même importance.

D'après Briand et Chaudé, lorsqu'on se propose d'examiner un individu soupçonné de simulation, il faut d'abord chercher à résoudre les questions suivantes :

Si l'âge, le sexe, l'habitude extérieure, le tempérament, le genre de vie de l'individu s'accordent avec la maladie qu'il dit avoir.

S'il peut exister un motif qui le porte à simuler une maladie.

S'il a pu se procurer sur cette maladie les notions nécessaires pour jouer habilement son rôle.

Mais nous dirons que, dans la constatation d'une maladie supposée simulée, l'expert doit s'attendre à tout, car on a vu des exemples de simulation chez des individus qui n'étaient nullement intéressés à tromper, et que leur position et leurs antécédents plaçaient au-dessus du soupçon. L'exemple suivant, qui a été publié par Nysten, et souvent reproduit, en fournit un exemple, frappant.

« La fille Rouliez se plaignait que, depuis une chute qu'elle avait faite, l'urine avait cessé de prendre son cours par les voies naturelles, que cette évacuation était remplacée par des vomissements d'un liquide semblable à l'urine et que le flux menstruel était également remplacé par des vomissements sanguins. Les excréments prirent bientôt la même voie que les urines et les menstrues ; quelques mois plus tard, les urines et les règles se présentèrent à l'ombilic, où ils s'écoulèrent en abondance. Un grand nombre de médecins qui virent la malade n'élevèrent aucun doute sur la réalité de ces phénomènes. Boyer finit cependant par avoir quelques soupçons. Le 14 février 1808, on tint la malade au lit avec des gants blancs et on la fit surveiller, les phénomènes se produisirent néanmoins de la même manière pendant les trois jours suivants. Les soupçons ayant augmenté, on ferma entièrement la camisole que portait la malade et on lui fit mettre un caleçon cousu à cette camisole, de manière à faire un vêtement d'une seule pièce. On ne laissa à découvert que la région ombilicale, et deux élèves furent placés en surveillance. La fille Rouliez se vit bientôt obligée de dire qu'elle avait simulé tous ses maux pendant les dix-neuf mois qu'elle avait passés à la Charité. »

Résumé du chapitre VII

Les *maladies simulées* se rencontrent quand un individu veut se soustraire au service militaire, un prisonnier veut aller à l'infirmerie, un mendiant veut apitoyer le public sur son sort, un fonctionnaire veut obtenir une retraite anticipée, s'assurer une rente viagère, etc.

On dissimule les maladies lorsqu'on désire s'assurer sur la vie, lorsqu'on veut entrer dans l'armée ou dans certaines écoles du Gouvernement, lorsqu'on veut éviter une retraite anticipée, etc.

L'épilepsie est, de toutes les maladies nerveuses, celle qui est le plus souvent simulée ou dissimulée.

Toutes les formes d'aliénation mentale peuvent être simulées ; mais la manie aiguë et la mélancolie avec stupeur sont celles qui tentent le plus souvent les simulateurs ; la première parce qu'elle répond très bien, par ses symptômes éclatants, à l'idée que le vulgaire se fait de la folie ; la seconde parce qu'elle est facile à simuler.

L'anesthésie constitue le meilleur moyen de reconnaître la plupart des maladies simulées ; mais ce mode d'exploration n'est pas admis en médecine légale.

L'étude et la recherche des maladies simulées relève surtout de la médecine légale militaire à laquelle nous consacrons un chapitre spécial (voyez chapitre VIII).

CHAPITRE VIII.

MÉDECINE LÉGALE MILITAIRE.

Aptitude au service militaire. — Maladies qui en exemptent. — Simulation de ces maladies.

LÉGISLATION.

Extrait de la loi du 27 juillet 1872 sur le recrutement de l'armée [1] :

Art. 1er. — Tout Français doit le service militaire personnel.

Art. 3. — Tout Français qui *n'est pas déclaré impropre à tout service* militaire peut être appelé, depuis l'âge de vingt ans jusqu'à celui de quarante, à faire partie de l'armée active ou des réserves, selon le mode déterminé par la loi.

Art. 16. — Sont exceptés du service militaire les jeunes gens que leurs infirmités rendent impropres à tout service actif ou auxiliaire dans l'armée.

Art. 18. — Peuvent être ajournés deux années de suite à un nouvel examen les jeunes gens qui, au moment de la réunion du Conseil, n'ont pas la taille de 1 m. 54, ou sont reconnus d'une constitution trop faible pour un service armé. Les jeunes gens ajournés à un nouvel examen sont tenus, à moins d'une autorisation spéciale, de se représenter au Conseil de révision du canton, devant lequel ils ont comparu. Après l'examen définitif ils sont classés ; et ceux de ces jeunes gens reconnus propres, soit au service armé, soit à un service auxiliaire, sont soumis, selon la catégorie dans laquelle ils sont placés, à toutes les obligations de la classe à laquelle ils appartiennent.

Art. 28. — Les jeunes gens sont convoqués, examinés et entendus par le Conseil de révision. Dans le cas d'exemption pour infirmités, le Conseil de révision ne prononce qu'après avoir entendu le médecin qui assiste au Conseil (aux termes de l'art. 97, un médecin militaire, ou à défaut un médecin civil désigné par l'autorité militaire).

Art. 30. — Hors les cas où il s'agit de statuer sur des questions judiciaires ou relatives à l'état ou aux droits civils des jeunes conscrits, les décisions du Conseil de révision sont définitives.

Art. 31. — Après que le Conseil de révision a statué sur le cas d'exemption

---

1. Les modifications introduites par la loi militaire promulguée en 1890 ne portent pas sur les points qui intéressent l'examen des maladies simulées ou dissimulées.

et de dispense, la liste du recrutement du canton est arrêtée ; cette liste, divisée en cinq parties, comprend : . . . .

4° Les jeunes gens qui pour défaut de taille ou pour toute autre cause ont été dispensés du service dans l'armée active, mais ont été reconnus aptes à faire partie d'un des services auxiliaires de l'armée ; 5° enfin les jeunes gens qui ont été ajournés à un nouvel examen.

ART. 63. — Tout homme qui est prévenu de s'être rendu impropre au service militaire, soit temporairement, soit d'une manière permanente dans le but de se soustraire aux obligations imposées par la présente loi, est déféré aux tribunaux, soit sur la demande des Conseils de révision, soit d'office, et s'il est reconnu coupable il est puni d'un emprisonnement d'un mois à un an.

Sont également déférés aux tribunaux et punis de la même peine les jeunes gens qui, dans l'intervalle de la clôture de la liste cantonale à leur mise en activité, se sont rendus coupables du même délit.

A l'expiration de leur peine, les uns et les autres sont mis à la disposition du ministre de la guerre pour le temps qu'ils doivent à l'État, et peuvent être envoyés dans une compagnie de discipline.

La peine portée au présent article est prononcée contre les complices. Si les complices sont des médecins, chirurgiens, officiers de santé ou pharmaciens, la durée de l'emprisonnement est de deux mois à deux ans, indépendamment d'une amende de 200 à 1,000 francs, qui peut aussi être prononcée et sans préjudice de peines plus graves dans le cas prévu par le Code pénal.

ART. 64. — Ne compte pas pour les années de service exigées par la loi, le temps pendant lequel un militaire a subi la peine de l'emprisonnement en vertu d'un jugement.

ART. 66. — Les médecins, chirurgiens ou officiers de santé qui, appelés aux Conseils de révision à l'effet de donner leur avis conformément aux articles 16, 18 et 28, auront reçu des dons ou agréé des promesses pour être favorables aux jeunes gens qu'ils doivent examiner, seront punis d'un emprisonnement de deux mois à deux ans. Cette peine leur sera appliquée, soit qu'au moment des dons ou promesses ils aient déjà été désignés pour assister au Conseil, soit que les dons ou promesses aient été agréés dans la prévoyance des fonctions qu'ils auraient à remplir. Il leur est défendu, sous la même peine, de rien recevoir même pour une réforme justement prononcée.

ART. 67. — Les peines prononcées par les articles 60, 62 et 63, sont applicables aux tentatives de délits prévus par ces articles. Dans le cas prévu par l'article 66, ceux qui ont fait des dons ou promesses sont punis des peines portées par ledit article contre les médecins, chirurgiens ou officiers de santé.

ART. 68. — Dans tous les cas où la peine d'emprisonnement est prononcée par la présente loi, les juges peuvent, suivant les circonstances, user de la faculté exprimée par l'article 463 du Code pénal.

Code de justice militaire (loi du 9 juin 1857). ART. 261. — Est puni de la dégradation militaire tout militaire, tout administrateur ou comptable militaire coupable de l'un des crimes de corruption ou de contrainte prévus par les articles 177 et 179 du Code pénal ordinaire. Dans les cas où la corruption ou la contrainte auraient pour objet un fait criminel emportant une peine plus forte que la dégradation militaire, cette peine plus forte est appliquée au coupable. S'il existe des circonstances atténuantes, le coupable est puni de trois mois à deux ans d'emprisonnement. Toutefois, si la tentative de contrainte ou de corruption n'a eu aucun effet, la peine est de trois à six mois d'emprisonnement.

Art. 262. — Est puni d'un an à quatre ans d'emprisonnement, tout médecin militaire qui, dans l'exercice de ses fonctions et pour favoriser quelqu'un, certifie faussement ou dissimule l'existence de maladies ou d'infirmités. Il peut, en outre, être puni de la destitution. S'il est mu par les dons ou promesses, il est puni de la dégradation militaire. Les corrupteurs sont en ce cas punis de la même peine.

INTERPRÉTATION. — JURISPRUDENCE.

Deux cas peuvent donner lieu à l'application des peines édictées par les lois que nous venons d'énoncer : le premier se rattache aux jeunes gens qui cherchent à se procurer des infirmités temporaires ou permanentes ; le second aux médecins ou administrateurs qui auraient failli à leurs devoirs.

La recherche de la simulation est abandonnée à la sagacité du médecin, qui s'efforcera de la rendre évidente aux yeux du conseil. En général, les membres qui composent le conseil sont plutôt disposés à exempter pour des infirmités apparentes tandis qu'ils sont plus difficiles pour les lésions viscérales, dont la nature et les conséquences leur échappent.

Il n'est pas toujours facile de se prononcer sur l'aptitude d'un conscrit au service militaire et sur la réforme des individus que des infirmités acquises rendent malpropres à continuer ce service. L'instruction qui a été promulguée le 27 février 1877 par M. le Ministre de la guerre et rédigée par le Conseil de santé constitue l'étude la plus complète qui ait été faite sur la médecine légale militaire. Ce document dont nous reproduisons les passages essentiels contient la nomenclature des maladies qui rendent impropre au service actif et au service auxiliaire, et fournit des indications indispensables. C'est en quelque sorte le *vade mecum* du médecin militaire ou du médecin civil requis à statuer sur le sort des jeunes recrues. Il contient non seulement des notions générales sur le moyen de reconnaître les maladies simulées, mais encore l'énumération complète des affections qui peuvent rendre impropre au service militaire.

MALADIES, INFIRMITÉS OU VICES DE CONFORMATION QUI RENDENT IMPROPRE AU SERVICE MILITAIRE.

I. — ROLE DU MÉDECIN EXPERT CHARGÉ DE L'ADMISSION DES RECRUES.

Le service militaire exige des sujets qui entrent ou qui se trouvent dans l'armée, des conditions d'aptitude intéressant à la fois la population et l'Etat.

Les militaires doivent être sains et vigoureux, non seulement pour exécuter les exercices et les travaux qui leur sont imposés et résister aux fatigues qui en résultent, mais encore afin de puiser dans le sentiment de la force organique l'énergie nécessaire pour lutter contre les intempéries, supporter les privations braver les obstacles et les périls, s'habituer à toutes les vicissitudes auxquelles expose le métier des armes en temps de guerre et même en temps de paix.

C'est donc, sous tous les rapports, chose très grave que le choix des hommes à admettre dans les rangs de l'armée ; et les médecins, appelés par la loi à concourir à ce choix comme experts, doivent se pénétrer de la responsabilité qu'ils partagent avec les conseils de révision et les autorités militaires. La probité la plus sévère et le sentiment de l'humanité doivent être ici, comme partout, les mobiles de leur conduite ; mais ces deux qualités ne suffiraient pas si elles n'étaient dirigées par un savoir solide, fruit de l'étude et de l'expérience. En effet, si certaines infirmités sont assez visibles et assez facilement appréciables pour que chacun puisse, sans hésitation, se prononcer sur leur nature, d'autres sont liées à des altérations intimes et voilées qu'un praticien instruit exercé, attentif, peut seul discerner et juger. Celles-ci, siégeant souvent dans les organes essentiels à la vie, sont ordinairement les plus graves et mettent le sujet dans l'impossibilité de faire un bon service ; elles nécessitent de fréquents séjours dans les hôpitaux ; elles empirent souvent par l'effet des circonstances défavorables dans lesquelles le soldat se trouve placé, et le font succomber avant le temps. Le jugement, dans ce cas, dépend en grande partie de la sagacité du médecin, et l'autorité de ce jugement de la confiance que le médecin inspire.

La gravité de cette situation où l'homme de l'art intervient dans l'un des grands intérêts de la société a déterminé à appeler, par la présente instruction, l'attention et les méditations des médecins sur les devoirs qu'elle impose et sur les difficultés qui l'entourent.

Difficultés de l'expertise.

Ces difficultés se rapportent à deux points, savoir : 1° à l'obscurité qui enveloppe souvent le diagnostic médical, et contre laquelle il n'y a de remède que dans le savoir et l'expérience ; 2° aux fraudes auxquelles on est exposé de la part des sujets examinés.

Les individus soumis à cet examen peuvent chercher à se soustraire au service, et, dans ce but, ils allèguent quelque infirmité ; ou, au contraire, intéressés à se faire admettre ou maintenir sous les drapeaux, ils taisent ou dissimulent les imperfections ou les maladies qui pourraient motiver leur exclusion.

Dans la première catégorie se trouvent les jeunes gens appelés par la loi ; dans la seconde, les hommes qui se présentent pour servir sous les différents titres d'*engagés volontaires* ou sous le titre de *rengagés*.

Conséquences de l'examen.

Les maladies, les infirmités ou les vices de conformation incompatibles avec le service militaire peuvent entraîner :

1° *Pour les sujets non encore incorporés* : *a*, l'inaptitude absolue d'où résulte *l'exemption définitive* ; *b*, l'inaptitude temporaire par défaut de taille ou faiblesse de constitution, motivant l'*ajournement à un nouvel examen* ; *c*, l'inaptitude au service actif ou armé, déterminant le *classement dans le service auxiliaire* [1] ;

2° *Pour les hommes qui sont sous les drapeaux* : l'impossibilité absolue de servir, donnant lieu à la *réforme* ou à la *retraite*.

La qualité sous laquelle se présente un jeune homme pour être admis dans l'armée, appelé, engagé volontaire ou rengagé, donne au médecin un élément précieux d'appréciation, puisqu'il sait que, si, chez le premier, il doit surtout déjouer la simulation, il doit, au contraire, s'attacher principalement, chez les derniers, à découvrir les affections dissimulées.

Quelle que soit, du reste, la position des individus soumis à son examen, le médecin, également en garde contre toute espèce d'omission ou de fraude, doit rechercher : 1° s'il n'existe pas d'infirmité dont le sujet ignorerait lui-même l'existence ou la gravité, qu'il passerait sciemment sous silence, ou qu'il dissimulerait artificieusement ; 2° si l'infirmité alléguée existe réellement ou si elle est feinte. Dans ce dernier cas, après avoir constaté la simulation, on ne devrait pas moins procéder à un examen complet et rigoureux, car l'imposteur pourrait, à son insu, présenter un véritable motif d'incapacité. L'infirmité existant, il reste à établir si, par son essence ou sa gravité, elle rend inhabile au service militaire ; et subsidiairement, lorsqu'il y a inaptitude, si l'infirmité n'a pas été provoquée à dessein. Dans cette dernière conjecture, le médecin doit redoubler de prudence et à la fois de fermeté pour éviter de tomber dans l'un ou l'autre de ces deux écueils, savoir : d'exposer un innocent à des poursuites judiciaires (art. 63 de la loi du 27 juillet 1872), ou de faire prononcer l'exemption ou la réforme d'un sujet qui aurait, au contraire, encouru les sévérités de la loi.

---

1. Article 16. Sont exemptés du service militaire les jeunes gens que leurs infirmités rendent impropres à tout service actif ou auxiliaire dans l'armée.

Article 18. Peuvent être ajournés deux années de suite à un nouvel examen les jeunes gens qui, au moment de la réunion du conseil de révision, n'ont pas la taille de 1 m. 54 ou sont reconnus d'une complexion trop faible pour un service armé. Après l'examen définitif ils sont classés, et ceux de ces jeunes gens reconnus propres, soit au service armé, soit à un service auxiliaire, sont soumis, selon la catégorie dans laquelle ils sont placés, à toutes les obligations de la classe à laquelle ils appartiennent.

Article 28. § 3°. Dans le cas d'exemption pour infirmités, le conseil ne prononce qu'après avoir entendu le médecin qui assiste au conseil. (L. du 27 juillet 1872.)

Indépendamment de l'ajournement à un an d'un nouvel examen des sujets trop petits ou trop faibles pour être admis immédiatement au service, le conseil a la faculté de renvoyer à la fin et avant la clôture de ses opérations, l'examen des sujets atteints de maladies aiguës internes ou externes, d'accidents généraux de la syphilis et de toutes les affections dont la guérison est possible dans le laps de temps indiqué.

Devant les conseils de révision, dont les opérations sont rapides, il n'est pas toujours possible d'établir, séance tenante, soit le diagnostic de telle maladie, soit le pronostic de telle autre. Dans les cas douteux, le médecin fera bien d'engager le conseil à user du droit de délai dont il jouit, pour se procurer les documents de l'enquête qui serait reconnue nécessaire, et à suspendre son jugement jusqu'à complet informé.

Le même individu peut offrir à la fois plusieurs maladies ou infirmités. Chacune d'elles, prise isolément, peut être compatible avec les exigences du service militaire ; tandis que, réunies, elles constituent un ensemble motivant l'inaptitude. Les cas de cette nature réclament, de le part du médecin, autant d'attention que d'expérience.

Tous les corps de l'armée ne nécessitent pas les mêmes conditions d'aptitude physique, et certaines irrégularités de conformation sont compatibles avec les obligations du service dans une arme plutôt que dans une autre. C'est l'autorité militaire qui répartit les sujets dans les corps, suivant l'aptitude qu'elle leur reconnaît au service de l'infanterie, de la cavalerie, etc.: quant au médecin, dont l'avis peut être demandé, il ne doit pas s'écarter de ce principe, que l'admission définitive ne s'applique qu'à l'aptitude réelle et constatée au service militaire.

A côté du *service actif* ou *armé*, se place le *service auxiliaire* pour lequel sont désignés les sujets qui, en raison de certaines défectuosités, ne sont pas aptes au service de guerre proprement dit, mais qui néanmoins peuvent être utilement employés dans un service sédentaire (bureaux, ateliers, arsenaux, magasins, etc.).

Le classement des sujets dans cette catégorie est d'autant plus délicat que le nombre des jeunes gens susceptibles d'y être rangés pourrait être considérable, si le médecin perdait de vue que ces jeunes gens doivent présenter des conditions physiques permettant de les utiliser.

II. — CONSIDÉRATIONS GÉNÉRALES SUR LES MALADIES SIMULÉES, PROVOQUÉES ET DISSIMULÉES.

On entend par *maladie simulée* un ensemble de symptômes déterminés par des moyens artificiels pour faire croire à une maladie qui n'existe pas. La *maladie provoquée* existe véritablement, mais elle résulte de manœuvres volontaires. La *maladie dissimulée* existe également, mais elle est cachée par le sujet qui a quelque intérêt à ne pas la faire connaître.

Le médecin militaire doit toujours se tenir en garde contre la *simulation* de la part des *appelés* soumis à son examen devant les conseils de révision, et même des hommes sous les drapeaux qui cherchent à s'exempter d'un service ou à obtenir leur réforme.

Dans la visite des *engagés* et des *rengagés*, l'attention du médecin sera sans cesse éveillée par la possibilité de *dissimulation* d'états incompatibles avec le service militaire.

Les règles suivantes peuvent guider le médecin dans l'appréciation des *maladies simulées*.

Une maladie ou une infirmité étant accusée par un *appelé* ou par un soldat, le médecin doit, avant tout, s'assurer si elle est de nature à être simulée ; c'est le point de départ obligé de tout examen ultérieur. Il fondera ses présomptions sur les rapports qui peuvent exister entre la maladie supposée et les conditions physiologiques, les occupations habituelles, l'habitation du sujet examiné ; il dirigera ses interrogations et ses explorations dans le même sens.

Les *maladies provoquées* présentent rarement des signes qui puissent indiquer leur origine. Elles ne peuvent, en général, être reconnues que lorsqu'elles sont récentes : dans les cas douteux, le médecin rapprochera les caractères qu'elles présentent de l'état général du sujet, de ses conditions habituelles d'existence et des motifs qui ont pu déterminer ses actes.

Les *maladies dissimulées* peuvent échapper à l'examen le plus attentif ; telles sont notamment les maladies internes qui n'ont pas entraîné de désordres généraux et que rien ne peut faire soupçonner, les affections intermittentes, lorsque le médecin n'assiste point à l'un des accès.

Les organes des sens doivent être scrupuleusement examinés dans leurs expressions fonctionnelles.

L'auscultation et la percussion seront employées lorsqu'il existera le plus léger doute sur le bon état des organes splanchniques. Enfin, le médecin examinera avec soin toutes les ouvertures naturelles qui sont le siège fréquent de maladies faciles à dissimuler.

Modes d'exploration.

L'examen de l'individu soumis à la visite comprend deux opérations distinctes :

L'homme se présente entièrement nu et subit déjà un premier examen en s'avançant vers le médecin ; on le fait placer debout, les pieds sur un tapis ou sur une natte, les talons rapprochés, les bras pendants sur les côtés du corps, les mains étalées et la paume dirigées en avant. On jette alors sur tout l'individu un regard d'ensemble qui fait apercevoir et juger d'emblée les grands vices de conformation et ceux qui ne peuvent permettre aucun doute sur l'inaptitude au service.

On passe ensuite successivement à l'examen particulier et détaillé des différentes régions du corps, en commençant par la tête, et en procédant, dans chaque région, de l'extérieur à l'intérieur. On interroge, par tous les moyens d'investigation, chaque organe, dans le but de s'assurer : 1° si rien ne porte obstacle à la liberté, et à la plénitude des actes nécessaires à la profession des armes ; 2° si aucune partie ne doit souffrir du port des vêtements, de l'armure ou de l'équipement ; 3° si, par suite de faiblesse, de disposition morbide ou de maladie existante, la santé et même la vie du sujet ne seraient pas compromises par quelqu'une des circonstances inhérentes à la carrière militaire ; 4° enfin, si quelque infirmité, sans gêner l'exercice des fonctions, est de nature à exciter le dégoût, et, par là même, incompatible avec la vie en commun des soldats.

On a proposé l'emploi des *anesthésiques* pour reconnaître la simulation de certaines maladies. Tout en appréciant l'importance de ce moyen de diagnostic, les dangers qui y sont inhérents en interdisent l'usage devant les conseils de révision [1]. On ne doit recourir qu'à des moyens d'exploration sans inconvénients, tels que l'*ophthalmoscope*, le *laryngoscope*, le *stéthoscope*, le *spéculum auris* ou *ani* les *sondes* et *algalies*, etc.

III. — EXAMEN DES MILITAIRES PROPOSÉS POUR LA RÉFORME, LA NON ACTIVITÉ, LA RETRAITE ET L'ADMISSION AUX INVALIDES.

Réforme.

L'homme reconnu apte au service militaire par le conseil de révision appartient définitivement à l'armée, et ne peut en sortir, avant l'expiration du temps qu'il doit rester sous les drapeaux, que pour cause de maladies ou d'infirmités, avec un congé de réforme ou une pension de retraite.

Depuis la visite du conseil de révision jusqu'à la mise en activité des contingents, des affections primitivement légères pouvant s'aggraver, d'autres se développer et nécessiter un sursis de départ ou l'entrée à l'hôpital ou la réforme, les jeunes soldats sont examinés avant leur mise en route, et ceux qui sont jugés ne pas avoir l'aptitude physique désirable sont renvoyés devant une commission spéciale qui décide s'ils doivent être rayés de l'armée.

A leur arrivée au corps, ils subissent une nouvelle visite, et ceux qui sont reconnus impropres au service sont proposés pour la réforme. Les hommes qui ont des infirmités ou des affections qui paraissent exagérées, provoquées ou simulées, sont présentés ultérieurement devant la commission spéciale de réforme, si leurs infirmités sont reconnues réelles et paraissent incompatibles avec le service militaire.

Ce double contrôle offre une garantie également utile pour les soldats auxquels il serait injuste d'imposer des obligations qu'ils ne pourraient pas convenablement remplir, et pour l'État, qui, après avoir entretenu à ses frais ces militaires pendant un certain temps, se trouverait privé de leurs services. Les médecins doivent donc procéder à ces opérations en y apportant le plus grand soin.

S'il convient qu'ils se mettent en garde contre l'exagération et la simulation, il est important qu'ils ne précipitent pas leur jugement et qu'ils ne se prononcent pas tant qu'il reste du doute dans leur esprit. Cet examen n'ayant pas besoin d'être aussi rapide que celui qui a lieu devant le conseil de révision, on a tout le temps nécessaire pour observer les malades et mettre à découvert la supercherie et la fraude.

Les maladies, blessures et infirmités n'entraînent la réforme que si elles mettent hors d'état de faire un service actif dans l'armée et si elles ont résisté à tout traitement.

1. Voyez l'article consacré à l'anesthésie dans le chapitre précédent (page 287).

Lorsque la réforme est prononcée, soit pour blessures reçues dans un service commandé, soit pour infirmités contractées dans les armées de terre ou de mer, soit enfin pour infirmités existant avant l'incorporation, mais ayant ultérieurement acquis, *en raison des fatigues du service*, un développement entraînant l'incapacité de servir, il est donné un congé de réforme nᵒ 1.

Le congé nᵉ 2 est donné dans les cas où la réforme a été prononcée, soit pour blessures reçues hors du service, soit pour des infirmités contractées hors des armées de terre et de mer ou antérieures à l'incorporation. (Instruction du 6 novembre 1875.)

Les médecins chargés d'assister la commission spéciale de réforme ont donc à examiner la nature et la gravité des maladies ou infirmités, leur origine, leur développement, et, après avoir constaté si elles rendent impropre au service militaire, ils doivent spécifier, dans le cas où elles seraient antérieures à l'incorporation, si elles ont été aggravées par les fatigues du service. Ils ne doivent pas oublier qu'il y a des prédispositions morbides qui sont le point de départ d'affections plus ou moins graves, telles que la phthisie, l'emphysème pulmonaire, les hernies, etc., qui, bien que se développant pendant que les hommes sont sous les drapeaux, ne peuvent être attribuées au service militaire. Toutefois, il faut tenir compte, dans ce cas, de la durée des services et des circonstances particulières qui ont pu contribuer dans une certaine mesure à accélérer l'évolution de la maladie.

Toutes les maladies ou infirmités qui confèrent l'exemption du service militaire n'imposent pas la réforme. On comprend qu'on soit plus sévère pour les conditions d'aptitude physique présentées par les jeunes gens qui ne font pas encore partie de l'armée, que pour ceux qui sont incorporés et que l'État a intérêt à conserver en raison des dépenses qui ont été faites pour eux et de l'instruction militaire qu'ils ont acquise. La réforme commande une grande réserve, et l'on ne doit la provoquer qu'après avoir épuisé toutes les ressources de l'art et avoir reconnu que le militaire est dans l'impossibilité de servir. Mais si l'État a intérêt à ne pas se dessaisir d'un homme qui est façonné à la discipline, exercé aux détails du service, tant que cet homme peut lui être utile et conserve assez de vigueur pour accomplir toutes les obligations du service, il n'en a plus aucun à maintenir dans l'armée des sujets incapables de rendre aucun service, qui encombrent les hôpitaux et grèvent le budget. Toutes les fois qu'une maladie n'est pas susceptible d'une guérison complète, qu'elle ne peut que s'aggraver sous l'influence des fatigues auxquelles expose le service militaire et qu'elle rend impropre au service, on ne doit pas hésiter à demander le renvoi définitif de l'homme qui en est atteint. C'est ainsi que, pour la phthisie, il ne faut pas attendre que cette affection soit arrivée à la période ultime pour provoquer la réforme. Rendus à la vie civile, ces malades y trouvent souvent une existence plus douce que dans la vie militaire, et peuvent se livrer à des occupations en rapport avec leur santé et les exposant moins à l'aggravation de leur affection. Cependant, si les militaires n'ont pas de ressources ou pas de famille pour les accueillir, il est équitable de chercher, dans la limite possible, à améliorer leur état physique avant de prononcer leur radiation des contrôles de l'armée.

Gratification renouvelable.

Le congé de réforme n° 1 entraîne souvent avec lui, mais non d'une manière absolue la *gratification renouvelable*, qui doit être justifiée par un droit bien déterminé.

Elle peut être accordée aux sous-officiers, caporaux et soldats réformés pour blessures ou infirmités contractées au service, dont la gravité ne donne pas droit à la pension de retraite, mais qui occasionne une diminution temporaire ou définitive de la faculté de travailler. (Décision impériale du 3 janvier 1857.)

Tous les deux ans, les militaires qui reçoivent la gratification renouvelable sont astreints à faire constater leur état physique. Les médecins établissent des certificats dans lesquels ils consignent le résultat de leur visite et leur opinion sur le maintien ou le retrait de la gratification.

La gratification est continuée tant que persiste la difficulté de se livrer au travail par suite des blessures ou infirmités qui ont motivé la réforme. En cas d'aggravation de ces blessures ou infirmités, les militaires peuvent faire valoir leurs titres à la pension de retraite. (Décret du 20 août 1864.)

Gratification temporaire. — Une décision présidentielle, en date du 30 octobre 1852, attribue aux militaires de la *gendarmerie* réformés pour cause d'infirmités ou blessures provenant du service militaire, et sans avoir droit à une pension, une *gratification temporaire* égale aux deux tiers du minimum de la retraite de leur grade, et dont le paiement est répété pendant un nombre d'années égal à la moitié de la durée de leurs services. A l'expiration de la gratification temporaire, ils peuvent être admis à recevoir une gratification renouvelable ou des secours éventuels.

Le Conseil de santé étant appelé à donner son avis sur les propositions pour les gratifications renouvelables et temporaires, il est indispensable que les certificats de visite ou de contre-visite soient rédigés de manière à donner une idée exacte des blessures ou infirmités, et renferment des détails circonstanciés sur leur nature, leur gravité et les *troubles fonctionnels* qui en sont la conséquence.

Non-activité pour infirmités temporaires et réforme pour les officiers.

Les officiers atteints d'infirmités peuvent être mis, soit en non-activité, soit en réforme. (Loi sur l'état des officiers, du 19 mai 1834.)

Lorsqu'un officier ayant moins de trente ans de service se trouve hors d'état, par suite de maladie, de continuer son service, il est proposé pour la mise en *non-activité pour infirmités temporaires*. Les médecins appelés à faire les certificats de visite et de contre-visite, doivent constater que la maladie où infirmité, dont est atteint l'officier, n'est pas incurable, mais qu'elle exigera plus de six mois consécutifs de traitement ou convalescence. (Dépêche ministérielle du 20 janvier 1877.)

La *réforme* est prononcée pour les officiers qui, n'ayant pas trente ans de service, sont affectés d'infirmités incurables qui ne se rattachent pas au service militaire et n'ouvrent pas le droit à la pension de retraite. (Loi du 19 mai 1834, art. 11.)

Les médecins doivent inscrire, dans leurs certificats, que l'affection est incurable et qu'il en résulte l'impossibilité non seulement de rester en activité, mais encore d'y rentrer ultérieurement. (Ordonnance du 2 juillet 1831.)

La mission des médecins qui sont appelés à donner leur avis sur la situation d'un officier malade est délicate et souvent très difficile. Ils devront être prudents et examiner très attentivement le malade, s'entourer de tous les renseignements qui peuvent les éclairer sur la marche et la gravité de son affection, sur ses suites, et ne pas se hâter de prononcer l'incurabilité, s'il existe quelques chances de guérison. Souvent le repos, une existence nouvelle, une médication non encore essayée, modifient l'évolution de la maladie et amènent un changement favorable sur lequel on n'avait pas compté. Si, après le temps passé en non-activité, l'officier n'a pas obtenu d'amélioration, on est alors autorisé à conclure à l'incurabilité, qui entraîne sa radiation définitive de l'armée.

Lors du rappel à l'activité d'un officier malade, les médecins doivent toujours consulter les certificats qui ont été établis pour la demande de la non-activité. Ils jugent si la maladie qui a entraîné la mise de l'officier en non-activité est guérie ou suffisamment modifiée pour qu'il puisse reprendre une vie active. S'il reste des doutes dans leur esprit, l'officier pourra être mis en observation dans un hôpital militaire. (Circulaire du 16 décembre 1837.)

Retraite pour blessures et infirmités.

D'après la loi du 11 avril 1831, les blessures ou infirmités ouvrent un droit à la pension de retraite, lorsqu'elles sont graves et incurables et qu'elles proviennent d'événements de guerre ou d'accidents éprouvés dans un service commandé, ou des fatigues ou dangers du service militaire (art. 12). Ce droit est immédiat dans les cas de cécité, d'amputation ou de perte absolue de l'usage d'un ou de plusieurs membres (art. 13).

Dans les cas moins graves, elles ne donnent lieu à la pension que sous les conditions suivantes : 1° pour l'officier, si elles le mettent hors d'état de rester en activité et lui ôtent la possibilité d'y rentrer ultérieurement ; 2° pour le sous-officier, caporal, brigadier et soldat, si elles le mettent hors d'état de servir et de pourvoir à sa subsistance (art. 14).

Une ordonnance royale du 2° juillet 1831, déterminant les règles à suivre pour la justification des droits des militaires à la pension de retraite pour blessures ou infirmités, établit : 1° qu'il sera fourni un certificat d'*incurabilité* par le médecin en chef d'un hôpital (art. 3) ; 2 qu'il sera procédé, en présence du conseil d'administration et du sous-intendant militaire, à *un examen* des blessures ou infirmités par des médecins désignés par l'officier général commandant la brigade ou la subdivision (art. 10) ; 3° qu'il sera procédé à la *vérification* des causes qui motivent la demande, par d'autres médecins choisis par l'inspecteur général en présence duquel se fera cette opération (art. 13).

Une instruction du Conseil de santé, du 6 janvier 1841, qui complète, au point de vue médical, la circulaire du 20 septembre 1831, relative aux règles à suivre dans l'application de la loi sur les pensions et de l'ordonnance du 2 juillet 1831, renferme un tableau des maladies ou infirmités qui donnent droit à la pension de retraite, avec indication du degré de l'échelle de gravité auquel peut être assimilée chaque lésion ou infirmité.

Ce cadre, bien qu'incomplet et qu'il est inutile de reproduire ici, est le guide qui doit diriger les médecins dans l'appréciation de la gravité des infirmités ou blessures et des droits qu'elles confèrent aux sujets qui sont soumis à leur examen.

Il faut que les médecins se pénètrent, au point de vue médical, des intentions du législateur, qu'ils examinent si les blessures ou infirmités sont graves et incurables, si elles ont pu être déterminées par les causes inscrites dans le certificat d'origine, si elles ne se sont pas développées en vertu d'une prédisposition individuelle ou par suite de circonstances indépendantes du service militaire ; qu'ils s'informent des antécédents du postulant, de son état de santé, de sa profession avant son entrée au service ; qu'ils jugent si la maladie ou l'infirmité dont il est atteint le met dans l'impossibilité d'exercer la même profession ou une profession analogue assez librement pour pourvoir à sa subsistance. Leurs certificats établis avec soin doivent renfermer le détail précis et complet des infirmités ou blessures et des troubles fonctionnels qu'elles entraînent. Dans leurs conclusions, ils indiquent, en se servant des termes de la loi, si elles sont graves et incurables, si elles se rapportent à la cause énoncée dans le certificat d'origine, si elles mettent la personne dans l'impossibilité, pour un sous-officier ou soldat, de pourvoir à sa subsistance, pour un officier, de rester en activité et de rentrer ultérieurement dans l'armée ; ils terminent en spécifiant formellement à quel degré de l'échelle de gravité se rapportent les blessures ou infirmités.

Les cas de gravité prévus par la loi à l'égard des blessures ou infirmités susceptibles d'ouvrir un droit immédiat ou relatif à une pension militaire de retraite sont au nombre de six, savoir :

La cécité ou la perte totale et irrémédiable de la vue. . . . . 1re classe.

L'amputation	de deux membres	2e —
	d'un membre.	3° —
La perte absolue de l'usage	de deux membres	4e —
	d'un membre.	5e —
Les cas de blessures ou infirmités moins graves qui mettent	l'officier hors d'état de rester en activité, et d'y rentrer ultérieurement ; le sous-officier, caporal, brigadier ou soldat, hors d'état de service et de pourvoir à sa subsistance.	6e —

La loi rejette du droit à la pension de retraite :

L'officier hors d'état de rester actuellement en activité, sans être hors d'état d'y rentrer ultérieurement ;

Le sous-officier, caporal ou soldat, hors d'état de servir, sans être hors d'état de pourvoir à sa subsistance.

Admission aux Invalides.

L'admission à l'Hôtel des Invalides est accordée aux militaires qui sont en possession d'une pension de retraite et qui remplissent en outre l'une des conditions suivantes :

1° Être amputé ou aveugle ;

2° Être mentionné pour ancienneté de service et âgé de soixante ans révolus ;

3° Être atteint d'infirmités équivalentes à la perte absolue de l'usage d'un membre au moins, ou avoir soixante et dix ans accomplis.

La même disposition est applicable aux officiers jouissant, en vertu de la loi du 19 mai 1834, d'une pension de réforme, pourvu toutefois qu'ils n'aient pas été écartés de l'armée par mesure de discipline.

Les médecins qui interviennent dans les cas où les militaires font valoir des infirmités ou des blessures, pour être admis à l'Hôtel des Invalides, doivent apprécier le degré de gravité de ces blessures et de ces infirmités avec le plus grand soin, ne pas perdre de vue, qu'en dehors de la condition d'âge, un état réel d'*invalidité* peut seul justifier l'entrée dans cet établissement, et faire connaître dans leurs certificats de visite et de contre-visite si les infirmités ou blessures sont équivalentes à la perte absolue de l'usage d'un membre.

Faiblesse de constitution.

1. La faiblesse de constitution, sans être une maladie, rend impropre au service militaire. Il peut résulter de l'exploration d'ensemble, sans que l'examen successif des divers appareils ou tissus de l'économie révèle une maladie ou une infirmité spéciale motivant par elle-même l'exemption du service, l'opinion que le sujet examiné ne jouit pas de cette force de tout l'organisme qui met à même de résister aux influences extérieures, assure la durée de la santé et donne la vigueur et l'énergie nécessaires au métier des armes...

On n'oubliera pas toutefois que les apparences de débilité et d'état valétudinaire peuvent être provoquées par l'abstinence prolongée, par l'usage de purgatifs ou de vomitifs répétés, etc., de même qu'elles peuvent se présenter dans la convalescence de maladies aiguës très graves.

La mensuration de la circonférence de la poitrine ne peut être considérée comme un élément d'appréciation de l'aptitude physique au service militaire, le périmètre thoracique variant avec la race, l'âge, la taille, les habitudes et la profession des individus. Toutefois, on peut tenir compte, dans de certaines limites lorsque le périmètre thoracique est au-dessous de 0^m, 78, la mensuration étant faite immédiatement au-dessous de la saillie des muscles pectoraux, pendant l'intervalle de deux respirations normales, les bras tombants.

L'*ajournement* doit être prononcé (art. 18 de la loi du 27 juillet 1872) lorsque la faiblesse de constitution n'est pas le résultat de lésions ou de troubles fonctionnels ; qu'elle provient d'une croissance trop rapide ou d'une évolution tardive de l'organisme, et que la constitution paraît susceptible de s'améliorer dans le laps de temps que la loi a fixé pour l'ajournement.

On voit, d'après cette instruction officielle, que, sauf quelques cas très rares, la faiblesse de constitution n'est pas d'emblée suffisante pour provoquer la réforme. Le plus souvent elle n'est qu'un motif d'ajournement et ce n'est que lorsque le faible a été ajourné deux années de suite qu'il doit être définitivement réformé. Les médecins experts comprennent qu'il importe de ne pas introduire dans l'armée des sujets inutiles qui ne peuvent qu'encombrer les hôpitaux et augmenter la mortalité.

Maladies générales.

Les *scrofules*, caractérisées, sont un motif d'*exemption*. Cette affection peut motiver la *réforme* lorsqu'elle s'est montrée rebelle aux moyens thérapeutiques suffisamment prolongés, ou qu'elle a laissé après elle des traces ou des altérations incompatibles avec la continuation du service.

3. L'*anémie* ne motive l'*exemption* que lorsqu'elle est très prononcée et qu'elle exigerait pour sa guérison un long travail de reconstitution organique. Elle peut résulter, chez les soldats, des fatigues et des privations de la vie militaire en campagne : des soins bien entendus dominent habituellement cet état, qui nécessite bien rarement la *réforme*.

4. Les *diverses cachexies* : *paludéenne*, *saturnine*, *mercurielle* et autres, se présentent également avec différents états de gravité que le médecin doit apprécier avant de formuler son jugement, pour lequel il tiendra compte de l'habitation et des occupations habituelles du sujet soumis à son examen. Un simple changement dans les conditions d'existence suffit souvent pour guérir ces états cachectiques, lorsqu'ils sont peu développés, et l'on agit alors dans l'intérêt de l'homme sans nuire à ceux de l'armée, en l'admettant sous les drapeaux. Cependant lorsque l'ensemble des symptômes indique une infection profonde, on ne doit pas hésiter à se prononcer pour l'*exemption*. La *réforme* serait proposée si l'on avait échoué dans l'application de tous les moyens hygiéniques et médicaux.

5. Le *scorbut* nécessite l'*exemption*. Les altérations organiques qui s'observent à la suite des scorbuts graves peuvent nécessiter la *réforme*.

6. Le *diabète sucré* ou glycosurie constitue un cas d'*exemption* et de *réforme*.

7. L'*albuminurie* se rencontre dans un nombre considérable d'états pathologiques, soit transitoirement, soit d'une manière permanente. Le jugement à porter par le médecin expert dépendra de la nature de la cause morbide, de la durée des accidents, de l'intensité des troubles de l'urination, de l'existence des lésions rénales et des symptômes cachectiques. Suivant la cause qui la produit, l'albuminurie peut motiver l'*exemption* et la *réforme*.

8. On comprend sous la dénomination commune de *cancer*, un certain nombre d'états morbides différant entre eux par leurs éléments anatomiques, tels sont : le cancer encéphaloïde, le squirrhe et le cancer colloïde. Cette affection est constamment grave par ses conséquences et sa tendance à se reproduire après qu'elle a été localement détruite. Le cancer, sous quelque forme qu'il se présente et quelle que soit la région qu'il occupe, est toujours un motif d'*exemption* et de *réforme*. — Le *cancroïde* et les *tumeurs fibro-plastiques* pouvant infecter l'économie tout entière, et étant sujettes à récidiver après leur ablation, entraînent aussi l'*inaptitude* au service militaire.

9. La *mélanose* peut être bénigne; mais elle est rarement séparée du cancer. La mélanose sous forme de tumeurs multiples ou d'un certain volume, et la mélanose, sous forme de matière infiltrant les tissus dans une certaine étendue, doit motiver l'*exemption* et la *réforme*.

10. Les *tubercules*, bien qu'ils s'observent le plus habituellement dans les poumons et dans le péritoine, peuvent cependant se rencontrer dans beaucoup d'autres organes et tissus de l'économie. Ils motivent toujours l'*exemption* : ils peuvent motiver la *réforme*, alors même qu'ils sont à leur première période ; ils doivent la motiver lorsqu'ils sont arrivés à la période de ramollissement.

11. La *syphilis* primitive, quelle que soit sa forme symptomatique, ne saurait motiver l'*exemption* du service que dans le cas où il existerait de vastes ulcères devant laisser après eux des cicatrices faibles, étendues ou difformes, ou une perte de substance considérable. Il en est de même des *accidents secondaires* pouvant guérir dans un temps relativement court sous l'influence d'un traitement approprié. — Les *accidents secondaires graves* et les *accidents tertiaires* sont sans doute généralement curables par un traitement régulier, mais ils n'en détériorent pas moins la constitution des sujets au point qu'il est douteux que ceux-ci reprennent jamais assez de vigueur et d'énergie pour supporter le métier des armes. Ils sont donc une cause d'*exemption* et ils peuvent motiver la *réforme*.

12. *Morve et farcin chronique.* — La morve chronique est souvent accompagnée de farcin et se termine par la mort, soit par le progrès du mal, soit par les accidents surajoutés de la morve aiguë. — Le farcin chronique marche lentement, dure plusieurs mois ou plusieurs années et se termine la plupart du temps par la mort ; rarement par la guérison. L'affection morvo-farcineuse entraîne nécessairement l'*incapacité* de servir.

13. La *pellagre* est caractérisée par une sorte d'érythème de la face dorsale des mains, auquel s'ajoutent plus tard des troubles graves des fonctions digestives et cérébrales qui rendent *impropre* au service militaire.

Pour un grand nombre des affections, mentionnées dans ce paragraphe comme causes d'exemption, le médecin ne pourra se prononcer pendant la séance du Conseil de révision et devra ajourner son jugement à une séance ultérieure. C'est le cas du diabète et de l'albuminurie. On sait que cette dernière affection est souvent transitoire et même la conséquence d'un état physiologique, dans ces cas le médecin devra prononcer l'ajournement.

En ce qui concerne la tuberculose, le médecin doit se montrer très rigoureux, étant données l'extension de cette affection et sa contagiosité généralement admise aujourd'hui.

Maladies des tissus.

MALADIES DE LA PEAU.

14. Les affections *cutanées légères ou à forme aiguë :* les érythèmes, les exantèmes, l'érysipèle, l'eczéma, l'herpès, l'impétigo, etc., qui guérissent facilement sont compatibles avec le service militaire.

Les affections *chroniques*, le plus généralement liées à un état constitutionnel ou diathésique, donnent lieu à *l'exemption* et entraînent la *réforme* dans les cas d'incurabilité, tels sont :

15. L'*eczéma chronique.* — 16. Le *lichen chronique.* — 17. Le *psoriasis.* — 18. L'*ichthyose.* — 19. Le *pityriasis.* — 20. L'*impétigo chronique*, s'il est sous la dépendance d'une constitution lymphatique exagérée. — 21. L'*ecthyma cachecticum*, le *rupia*, le *pemphigus chronique*, qui sont le reflet d'une altération profonde de l'organisme. — 22. L'*acné rosacea* ou *coupérose*, dont le développement est assez grand pour donner à la physionomie un aspect repoussant. — 23. Le *lupus* à forme tuberculeuse, ulcéreuse ou serpigineuse, qui ne guérit qu'en laissant des traces indélébiles et des difformités du visage, où il s'observe habituellement.

24. Les *affections parasitaires*, qui sont dues à des cryptogames et offrent plusieurs variétés : tantôt les champignons siègent à la surface de la peau, comme dans l'*herpès circiné* et le *pityriasis versicolor*, affections peu importantes qui ne s'opposent pas au service militaire ; tantôt ils occupent les follicules pileux et même l'intérieur des poils dont ils amènent la chute. On les observe ordinairement à la face et au cuir chevelu, où ils sont désignés sous les noms de : 25. *Sycosis.* — 26. *Herpès tonsurant, favus* et *porrigo decalvans.* Le sycosis arrivé à un certain degré (*sycosis tuberculus*) comporte l'*exemption.*

27. L'*éléphantiasis*, nom donné à deux maladies différentes dont l'une est une affection tuberculeuse de la peau (éléphantiasis des Grecs) et l'autre une intumescence difforme de quelque partie du corps et surtout des jambes (éléphantiasis des Arabes), à laquelle la peau est probablement étrangère dès le début, est *incompatible* avec le service militaire.

28. Les *nævi materni* ne sont des motifs d'*exemption* que s'ils sont étendus et siègent à la face, parce qu'ils peuvent constituer alors une difformité repoussante.

29. Les *productions cornées* volumineuses entraînent l'*exemption*, si elles sont exposées à des pressions gênantes, ou si elles s'opposent au libre mouvement des parties voisines. Elles entraînent aussi la *réforme* lorsqu'elles ne peuvent pas être détruites par des moyens chirurgicaux.

30. Les *ulcères* qui dépendent d'un état diathésique ou d'une mauvaise constitution, et dont l'ancienneté et l'opiniâtreté sont constatées, les ulcères des membres inférieurs qui sont entretenus par des varices, motivent l'*exemption* et déterminent la *réforme* s'ils sont rebelles à tout traitement. Les ulcères, qui sont le résultat de la profession, de la malpropreté ou du manque de soins, guérissent en changeant ces conditions.

31. Les *cicatrices* étendues, difformes, apportant un changement notable dans les rapports des parties, réunissant des organes contigus, gênant l'exercice des

mouvements, sont des motifs d'*exemption*, et souvent de *réforme*, si l'on ne peut remédier à cette infirmité.

Les individus atteints de tumeurs érectiles et d'affections cutanées peuvent devenir un sujet de répulsion pour les autres hommes du corps ; c'est pour cette raison qu'elles figurent parmi les causes d'exemption.

Pour l'examen de ces affections le médecin militaire devra tenir compte des antécédents et des certificats fournis par ses collègues civils. Ce n'est qu'évidemment dans les cas incurables que l'exemption pourra être prononcée.

MALADIES DU TISSU CELLULAIRE.

32. La *maigreur* dépend souvent d'une disposition individuelle et peut appartenir à une bonne constitution, mais elle est aussi l'indice de faiblesse générale et de maladie. Lorsqu'elle est exagérée, il faut chercher si elle n'est pas la conséquence d'une affection cachée qui justifierait l'*exemption* du service.

33. L'*obésité* apportant un obstacle sérieux à la marche ainsi qu'aux obligations variées de la vie militaire, entraîne l'*exemption*, mais elle ne sera pas prononcée s'il n'existe qu'une tendance à l'embonpoint qui peut disparaître sous l'influence d'une existence active. La *réforme* est rarement nécessaire, le militaire obèse pouvant être employé dans un service sédentaire.

34. L'*anasarque* et l'*œdème* sont fréquemment la conséquence d'affections qui par leur nature et leur gravité peuvent être un motif d'*exemption*.

35. Les *abcès aigus* ne sont pas une cause d'exemption. — Les *abcès froids* sont presque toujours la manifestation d'une altération de la constitution qui motive l'*exemption*. Ils déterminent souvent les *trajets fistuleux* et des *décollements* qui se guérissent difficilement et rendent incapable de servir. — Les *abcès ossifluents par congestion* entraînent l'*exemption* et la *réforme*.

36. Les *lipomes* et les *kystes* ne doivent motiver l'*exemption* que si par leur volume et leur position ils occasionnent de la gêne ou causent une difformité. Chez les hommes incorporés, ils ne donnent lieu à la *réforme* qu'autant qu'ils ont résisté au traitement.

La question de la *maigreur* se rattache à la faiblesse de constitution et on se reportera aux commentaires que nous avons faits plus haut (page 312).

En ce qui concerne l'*obésité*, la question est plus complexe. Chez un jeune homme l'obésité est souvent curable et il est probable qu'elle disparaîtra par suite de l'entraînement et des fatigues de la vie militaire. Mais il n'en est pas de même lorsqu'elle s'accompagne d'hypertrophie cardiaque. Dans ce cas elle constitue incontestablement un motif d'exemption.

\C'est avec quelque surprise qu'on voit figurer le *lipome* dans la liste des affections motivant l'exemption. On sait que cette tumeur peut disparaître à l'aide d'une opération inoffensive. Mais l'instruction est formelle à cet égard et le porteur d'un lipome doit être exempté si la tumeur est volumineuse.

MALADIES DES MEMBRANES SÉREUSES.

37. Les *épanchements chroniques* des grandes cavités splanchniques déterminent l'*inaptitude* au service militaire. Toutefois ils ne font prononcer la *réforme* qu'après un traitement infructueux.

MALADIES DES VAISSEAUX SANGUINS.

38. Les *tumeurs érectiles* motivent l'*exemption*, lorsqu'elles sont étendues, ou quoique médiocrement développées, si elles siègent à la face, ou si leur position les expose à des pressions habituelles.

39. Il sera question des *varices* aux maladies des membres.

40. Les *dilatations* ou *varices artérielles*, les *anévrysmes*, quels qu'en soient la variété et le siège, sont des causes d'*exemption* et peuvent déterminer la *réforme*. — L'*ossification*, l'*altération athéromateuse des artères* amènent souvent à leur suite des lésions graves.

MALADIES DU SYSTÈME LYMPHATIQUE.

41. La *dilatation* considérable des vaisseaux lymphatiques donne droit à l'*exemption*. L'*angioleucite* ne motive l'*exemption* que si elle détermine un engorgement chronique des tissus. L'*adénite aiguë* ne constitue un cas d'*exemption* que lorsqu'elle s'accompagne de décollements et de trajets fistuleux dont la guérison est jugée difficile. L'*adénite chronique* de nature scrofuleuse, les *engorgements*, les *hypertrophies ganglionnaires* volumineux exigent l'*exemption*. Ces affections peuvent entraîner la *réforme*.

MALADIES DES NERFS.

42. La *paralysie* reconnaît des causes diverses qui lui impriment des caractères particuliers et en déterminent la nature et la gravité. En général, les paralysies qui proviennent d'une affection des centres nerveux sont graves et souvent incurables. Au contraire, les paralysies de nature syphilitique, rhumatismale, par intoxication saturnine ; celles qui sont produites par une lésion traumatique peu considérable, une contusion, une compression prolongée, etc., sont le plus ordinairement guérissables. Devant le conseil de révision il est souvent difficile d'établir le pronostic d'une paralysie ; il y a donc nécessité, si elle est établie ou si elle entraîne des troubles fonctionnels importants, de prononcer l'*exemption*. Il n'en est plus de même pour la *réforme* qui exige que l'incurabilité soit démontrée.

Dans les cas douteux, on recueillera les renseignements qui seront fournis par les autorités locales. S'il s'agit d'un militaire, on le surveillera attentivement et on le soumettra à l'électrisation et aux autres moyens capables d'éclairer le diagnostic.

43. Les *contractures musculaires*, symptomatiques d'affections des centres nerveux, nécessitent l'*exemption*. Les contractures d'une origine différente, quoique moins graves, entraînent l'*inaptitude* au service militaire, toutes les fois qu'elles sont anciennes et qu'elles déterminent soit une gêne prononcée des mouvements, soit des positions vicieuses. On doit en excepter les contractions ou roideurs musculaires passagères produites par le refroidissement ou par une autre cause. La contracture n'entraîne la *réforme* que si elle est incurable.

44. Les *spasmes fonctionnels*, ou contractions musculaires spasmodiques involontaires et continues, indolentes ou douloureuses, qui se manifestent à l'occasion de certains mouvements ou exercices, comme la crampe des écrivains, etc., sont des causes d'*exemption* et de *réforme*, quand elles entravent des fonctions dont l'intégrité est indispensable pour la vie militaire.

45. *Tremblement habituel.* — Certaines affections des centres nerveux, et particulièrement la paralysie agitante et la sclérose de la moelle, les émanations de plomb et celles du mercure, l'alcoolisme, donnent lieu à un *tremblement partiel* ou *général* qui dénote toujours une altération du système nerveux et rend *impropre* au service militaire.

46. Les *névralgies* cèdent, en général, à une médication rationnelle ; quelques-unes sont persistantes ou récidivent, mais il est rare qu'elles mettent dans l'impossibilité de faire un service actif.

47. Les *névromes* excluent du service militaire quand ils peuvent être constatés.

MALADIES DU SYSTÈME MUSCULAIRE.

48. La *rupture* ou la *section* des fibres musculaires ou des tendons ne justifient l'*exemption* ou la *réforme* qu'autant qu'il en résulte la perte ou la diminution définitive des fonctions d'un organe important. — 49. Les *rétractions* musculaires ou tendineuses, entraînant des changements dans les rapports anatomiques des parties auxquelles les muscles et les tendons rétractés s'insèrent, et apportant un obstacle plus ou moins considérable à l'exécution des mouvements, sont presque toujours des causes d'*incapacité* de servir. Lorsqu'il sera possible de faire disparaître cette infirmité par une opération chirurgicale, la *réforme* ne sera accordée que si le traitement était resté inefficace. — 50. L'*atrophie partielle* des muscles, de cause traumatique ou rhumatismale, motive l'*exemption* ou la *réforme* si elle a pour résultat la perte ou l'affaiblissement de mouvements nécessaires à la vie de relation. — 51. L'*inflammation* et l'*hydropisie des gaines tendineuses* ont une gravité variable, en raison de leur étendue et de la région qu'elles occupent.

MALADIES DES ARTICULATIONS.

52. L'*arthrite chronique* et l'*hydarthrose* sont des causes d'*exemption* et de *réforme* lorsqu'il est démontré qu'elles sont anciennes et qu'elles ont été traitées sans succès. — 53. Les *tumeurs blanches* mettent dans l'*impossibilité absolue* de servir.

54. Les *corps mobiles* des articulations donnent droit à l'*exemption* et à la *réforme*.

55. L'*ankylose vraie*, constituée par la soudure osseuse des extrémités articulaires absolument immobiles l'une sur l'autre, entraîne l'*exemption* et la *réforme*, suivant l'importance de l'articulation qui en est le siège.

L'*ankylose fausse*, résultant d'altérations de la synoviale, des tissus périarticulaires, et, quelquefois, de déformations des extrémités osseuses, entraine l'*exemption* et la *réforme*, suivant l'importance des troubles fonctionnels qui en résultent; elle est souvent *simulée* ou *exagérée*. — **56.** Les *déformations*, *distensions* et *relâchements* articulaires, consécutifs à l'entorse, à la luxation et à d'autres causes, sont des motifs d'*exemption* et de *réforme* s'ils occasionnent une faiblesse notable de l'articulation ou la déviation du membre.

MALADIES DES OS.

57. La *périostite*, accompagnée de suppuration abondante et de décollements étendus qui doivent en prolonger la durée, peut entraîner l'*exemption*. Si la constitution est altérée, l'incapacité de servir sera déclarée. — **58.** L'*ostéite* est une cause d'*exemption*, à moins qu'elle ne soit superficielle et qu'elle ne doive pas se terminer par suppuration. Elle n'entraîne la *réforme* que si elle a résisté aux moyens de traitement employés, ou si elle entrave l'accomplissement des fonctions de la partie malade.

59. La *névrose* et la *carie* sont généralement des motifs d'*exemption* ; incurables elles nécessitent la *réforme*.

60. Les *périostoses* et les *exostoses* sont compatibles avec le service militaire, à moins qu'elles n'apportent de la gêne dans les parties où elles siègent, et, même dans ce cas, elles ne motivent qu'exceptionnellement l'*exemption*.

61. Les os peuvent être, comme les autres tissus, le siège de productions ou de *tumeurs diverses* qui rendent impropre au service, telles que l'enchondrome, les tumeurs à myéloplaxes, les kystes, les anévrysmes ou les tumeurs érectiles, les ostéosarcomes, etc. — Les *déformations* des os, leur *courbure* exagérée, leur *raccourcissement* par suite du rachitisme ou de fractures vicieusement consolidées, déterminent également l'*exemption* et la *réforme*.

Maladies des régions.

MALADIES DU CUIR CHEVELU ET DU CRANE.

Le cuir chevelu est le siège d'affections qui ont été désignées sous le nom de teigne, lequel est réservé aujourd'hui aux affections contagieuses et parasitaires suivantes : **62.** Le *favus* ou *teigne faveuse*. — **61.** L'*herpès tonsurant*. — **64.** Le *porrigo decalvans*. — Le favus est une cause d'*exemption*. L'herpès tonsurant et le porrigo decalvans y donnent lieu pareillement, s'ils sont étendus. La *réforme* est indiquée dans le cas où l'alopécie occupe une grande surface et est irrémédiable. — **05.** Le *pityriasis* est le plus souvent une affection persistante qui exige des soins de propreté, mais ne met pas obstacle à la vie militaire. — **66.** L'*eczéma* et l'*impétigo chroniques* confèrent l'*exemption* s'ils dépendent d'une constitution strumeuse.

67. Le cuir chevelu doit être sain, couvert de cheveux abondants qui le protègent contre les divers genres de coiffures, et contre les variations atmosphériques auxquelles le militaire est souvent exposé. L'*exemption* et la *réforme* seront donc prononcées lorsque l'alopécie, reconnue incurable, existera dans une grande étendue, où que les cheveux seront rares, grêles, courts, rabougris et cassants.

68. Toute *tumeur volumineuse* de la tête réclame l'*exemption*. Quand les tumeurs sont petites, on ne doit s'y arrêter qu'autant qu'elles se montrent dans une région où elles seraient comprimées douloureusement par la coiffure, ou qu'elles sont de mauvaise nature, telle qu'une tumeur fongueuse provenant de la dure-mère, après avoir perforé les tables osseuses. Les petites tumeurs bénignes peuvent souvent être enlevées par une opération chirurgicale légère et ne motivent pas toujours l'exemption. Les tumeurs de mauvaise nature, quel que soit leur volume, sont toujours un motif d'*exemption* et, généralement, de *réforme*

69. L'*ossification imparfaite* des os du crâne est un motif d'*exemption* et de *réforme*. — 70. Il en est de même des *cicatrices* étendues, inégales, fragiles, qui sillonnent largement la surface du crâne, ainsi que des *grandes lésions* provenant de plaies profondes, de dépressions, d'enfoncement, d'exfoliation ou d'extraction des os.

Ce que nous avons dit pour les maladies cutanées s'applique également aux maladies du cuir chevelu. On sait que, grâce aux nouveaux modes de traitement, beaucoup de ces maladies, notamment la teigne, sont curables. Il n'y a donc pas lieu d'exempter les teigneux ; leur séjour au corps pouvant disséminer la maladie, il convient de les admettre à l'hôpital où leur guérison sera facilement obtenue.

MALADIES DE L'ENCÉPHALE ET DE LA MOELLE.

Parmi les maladies des centres nerveux qui sont *incompatibles* avec le service militaire se rangent l'*idiotie* et le *crétinisme*, affections congénitales, l'*aliénation mentale* sous toutes ses formes, l'*épilepsie*, etc.

71. L'*idiotie* et le *crétinisme* impriment généralement à la physionomie et à l'habitude extérieure des caractères qui ne permettent pas l'erreur — 72. L'*aliénation mentale*, sous ses diverses formes, peut amener des simulations contre lesquelles le médecin doit être en garde. — 73. La *paralysie générale progressive* est une affection à marche fatalement progressive, *incompatible* avec la vie militaire.

74. Le *delirium tremens*, peu grave dans le commencement, et dont les accès acquièrent, à la fin, une grande intensité, entraîne alors l'*exemption* et la *réforme*. — 75. L'*épilepsie*, qui est fréquemment *simulée*, est un cas d'*exemption*. — Le conseil de révision n'a généralement pour baser sa décision que les renseignements fournis par la notoriété publique ; mais les médecins des corps et des

hôpitaux doivent constater *de visu* la réalité de l'épilepsie avant de proposer pour la *réforme* les sujets qui en sont atteints.

76. L'*épilepsie alcoolique* guérit ordinairement après quelques jours de régime hospitalier.

77. Le *vertige épileptiforme* est un accès d'épilepsie incomplet, également *incompatible* avec la vie militaire.

78. Il en serait de même de la *catalepsie* qui est très rare ; mais elle est parfois *simulée.*

79. La *chorée* est une affection de l'enfance et de la puberté, dont on n'aurait pas besoin de faire mention si elle n'avait pas été *simulée.* — Les *chorées rhythmiques* ou systématiques, les *mouvements choréiformes* localisés à un membre, souvent à la moitié du corps, dépendant de lésions organiques des centres nerveux et auxquels se joignent d'autres symptômes : contractures, paralysies ou troubles intellectuels, rendent *impropre* au service.

80. La *tétanie* ou contracture essentielle des extrémités, névrose consistant dans des contractions toniques des membres étendues quelquefois à la face et au tronc et se reproduisant par accès, ne motive l'*exemption* que s'il est prouvé que les convulsions sont fréquentes et la maladie persistante. On ne se hâtera pas de proposer la *réforme.*

81. Le *somnambulisme,* s'il est habituel et bien constaté, est une cause d'*exemption.*

82. La *nostalgie* n'est pas une maladie proprement dite, mais une cause prochaine de maladie qui n'existe que chez l'homme sous les drapeaux. Un congé temporaire suffit le plus souvent pour ramener le courage du jeune soldat ; dans les cas où la nostalgie persiste, amène une altération profonde de l'organisme et menace la vie, elle nécessite la *réforme.*

83. L'*aphasie* comporte l'*exemption* et même la *réforme* lorsqu'elle est persistante.

84. L'*ataxie locomotrice,* affection à marche lente et progressive, met les hommes qui en sont atteints dans l'*impossibilité de servir.*

85. L'*atrophie musculaire progressive* peut rester localisée à un petit nombre de muscles, mais elle a une grande tendance à se généraliser. Dans les deux cas, elle entraîne l'*inaptitude* au service.

86. La *sclérose musculaire progressive,* ou la *paralysie pseudohypertrophique,* est *incompatible* avec le service militaire.

Pour les maladies de l'encéphale et de la moelle, de même que pour les maladies nerveuses, le médecin ne pourra que bien rarement se prononcer pendant les opérations médicales du recrutement et devra demander la remise à une séance ultérieure avant de donner un avis définitif.

Pour l'*épilepsie* on pourra dans quelques cas, constater l'existence de signes qui aideront au diagnostic. Tels sont la déformation et l'asymétrie du crâne, l'aspect hébété, les morsures anciennes de la langue.

L'hystérie qui n'est pas mentionnée dans l'instruction officielle est une névrose qui nous parait, dans certains cas, de nature à motiver l'exemption.

MALADIES DES OREILLES.

L'examen de l'oreille consiste tout d'abord : 1o à constater l'état du pavillon, du méat et du conduit auditif externe ; 2o à s'assurer de l'intégrité de l'ouïe en adressant au sujet examiné quelques questions à voix basse, afin de ne pas méconnaitre une surdité qui ne serait accompagnée d'aucune lésion extérieure, ou une surdité *dissimulée.*

Il doit être complété, s'il y a lieu, par l'application des moyens d'exploration propres à révéler l'état des parties profondes de l'appareil auditif. Les instruments d'otoscopie peuvent être employés séance tenante ; ils permettent, dans un grand nombre de cas, de donner immédiatement une appréciation motivée. Quant aux autres procédés d'exploration : le cathétérisme de la trompe d'Eustache, l'auscultation de la caisse du tympan, etc., la nécessité de répéter souvent leur application, toujours délicate, pour en obtenir un diagnostic exact, ne permet pas d'y recourir devant les conseils de révision ; ils doivent être réservés pour l'examen des hommes admis dans les hôpitaux.

87. La *perte du pavillon de l'oreille* entraîne généralement l'imperfection de l'ouïe. Alors même qu'elle ne produit pas ce résultat, elle constitue une difformité qui doit être considérée comme un motif d'*exemption*, mais qui n'entraîne pas nécessairement la *réforme.* — L'*atrophie* ou l'*hypertrophie* prononcée du pavillon de l'oreille, son envahissement par des *tumeurs* volumineuse ou de mauvaise nature, par des *ulcères* chroniques, son *adhérence* aux parois du crâne, ses *déformations* ou *malformations* sont des cas d'*exemption* et aussi de *réforme*, lorsque les affections sont de nature à résister aux opérations chirurgicales qui pourraient être indiquées.

88. L'*atrésie*, l'*oblitération complète* et la *déviation* du conduit auditif, avec gêne notable de l'audition, sont susceptibles de motiver l'*exemption.*

89. Les *polypes* rencontrés dans le conduit auditif sont toujours un motif d'*exemption* et peuvent être un motif de *réforme.*

90. La présence de *corps étrangers* introduits dans le conduit auditif, soit fortuitement, soit dans un but de simulation, l'accumulation des *concrétions cérumineuses*, nuisent quelquefois à l'audition. Leur extraction peut être tentée séance tenante. Ils ne motiveraient l'*exemption* qu'autant que leur extraction paraîtrait difficile, ou qu'ils auraient déterminé de graves désordres.

91. Les *affections aiguës* de l'oreille peuvent motiver le délai d'examen jusqu'à la fin de la tournée du conseil, en raison de leurs terminaisons variables.

Les *maladies chroniques*, avec ou sans écoulement puriforme ou purulent, sont des motifs d'*exemption* et peuvent nécessiter la *réforme* ; telles sont : l'*otite externe*, coïncidant presque toujours avec l'inflammation de la membrane du tympan ; l'*otite moyenne*, qu'elle soit catarrhale, sèche ou purulente, avec ou sans perforation de la membrane tympanique.

92. L'inflammation de la caisse propagée aux *cellules mastoïdiennes* peut constituer un état grave et nécessiter l'*exemption* et la *réforme*.

93. Les *maladies de l'oreille interne*, échappant à l'exploration directe, ne peuvent être reconnues que par les signes subjectifs et les caractères de la surdité à laquelle elles donnent lieu.

94. La *surdité* est souvent simulée. A l'état normal, la portée de l'ouïe, dans un milieu paisible, s'étend en moyenne à 25 mètres pour l'audition de la parole sur le ton ordinaire, et à 1 mètre 20 c. ou 1 mètre 25 c. pour l'audition du bruit d'une montre.

En prenant pour base la distance moyenne à laquelle s'exécute le commandement du chef de file dans les différentes armes, savoir : 4 à 5 mètres pour les troupes à pied ; 12 à 15 mètres pour les troupes à cheval ; on peut déclarer *impropre* au service tout homme qui n'entend pas distinctement la parole sur le ton ordinaire au moins jusqu'à 4 mètres, et la voix haute jusqu'à 12 mètres.

Les sourds ou ceux qui se prétendent tels peuvent être classés en trois catégories : 1° ceux qui sont atteints d'une maladie de l'oreille, curable, qui n'est pas de nature à occasionner une gêne de l'audition telle que celle qu'ils accusent : ils devront être déclarés propres au service ; 2° ceux qui sont atteints d'une maladie de l'oreille susceptible d'entraver l'audition à un point qu'il est difficile et quelquefois impossible d'apprécier séance tenante. Ils doivent être renvoyés à un nouvel examen après la séance du conseil de révision ou à la fin de sa tournée et avant la clôture de ses opérations ; 3° ceux chez lesquels l'examen ne révèle aucune lésion. Dans cette troisième catégorie, les uns prétendent n'entendre que la voix haute et avouent cependant percevoir les vibrations du diapason comme à l'état normal ; les autres, contrairement aux conditions physiologiques de l'expérience, disent ne recevoir les vibrations que dans l'oreille laissée ouverte lorsqu'on ferme alternativement l'une ou l'autre oreille ; d'autres enfin prétendent ne pas ressentir les vibrations du diapason, tandis qu'ils répondent aux questions qui leur sont faites à haute voix. Tous sont des simulateurs.

Ceux qui disent n'entendre absolument rien, ni les bruits extérieurs, ni la voix, ni les vibrations du diapason, et qui produisent un certificat de notoriété et d'enquête, sont les seuls qui doivent être considérés comme véritablement sourds et *exemptés* du service.

95. La *surdi-mutité* est évidemment une cause d'*exemption*.

L'examen des maladies des oreilles qui demande souvent des aptitudes spéciales ne peut que très rarement donner des résultats pendant le cours des opérations du conseil de révision. Il est bon de rappeler en effet que les ruses qui consistent à parler à un homme d'abord très haut puis très-bas, ou a laisser tomber derrière lui une pièce de monnaie, sont le plus souvent inutiles. Non seulement les simulateurs ne se laissent pas prendre à un piège aussi grossier, mais il peut se faire que ces procédés aillent à l'encontre du but qu'on se propose. Le vrai sourd fera tous ses efforts pour entendre et pourra percevoir les sons en prêtant toute son attention au mouvement des lèvres ; le faux sourd restera au contraire impassible.

Ce n'est que par l'examen otoscopique qu'on arrivera à diagnostiquer les maladies qui entrainent la surdité. On trouvera dans les traités spéciaux la technique de cet examen.

Il faut ajouter qui beaucoup d'hommes atteints des maladies signalées dans l'Instruction peuvent être utilisés dans le service auxiliaire.

MALADIES DE LA FACE.

96. L'aspect général de la face peut suffire pour en démontrer les principales altérations, et pour faire soupçonner l'existence d'affections qu'un examen plus complet constatera définitivement. Une *laideur extrême*, résultant, soit d'une vicieuse conformation des traits ou d'un défaut de proportion entre eux, soit de l'atrophie d'une partie de la face, soit enfin, d'un manque de symétrie entre les deux côtés du visage, peut motiver l'*exemption*.

97. La *protubérance*, la *difformité*, les *exostoses* du front, ne permettant pas l'usage des coiffures militaires, exigent l'*exemption*.

98. Les *mutilations* de la face consécutives à des fractures ou à des opérations chirurgicales, suivant leur étendue, la gêne qu'elles apportent aux fonctions et l'aspect qu'elles donnent à la physionomie, peuvent entraîner l'*exemption* et la *réforme*.

99. La face est fréquemment le siége de *kystes* de diverses natures, de *tumeurs érectiles*, d'*exostoses*. Ces affections, quand elles sont considérables, entraînent l'*exemption*, mais ne motiveraient la *réforme* qu'après avoir résisté à un traitement rationnel.

100. Les *ulcères* siégeant à la face entrainent l'*exemption* s'ils sont d'une nature grave ; ils n'exigent la *réforme* qu'après avoir résisté à un traitement convenable.

101. Les *fistules* de la face, autres que les fistules dentaires, constituent toujours des cas d'*exemption*.

103. La *prosopalgie* faciale, ou tic douloureux de la face, doit entraîner l'*exemption* ; elle ne motivera la *réforme* qu'après un traitement infructueux.

104. *Les paralysies partielles* ou *récentes* de la face, pouvant tenir à des causes essentiellement passagères, ne motivent pas l'exemption. L'*hémiplégie faciale* ancienne ou symptomatique d'une affection cérébrale entraine l'*exemption* et la *réforme*.

MALADIES DES SINUS DE LA FACE. — 105. Les *sinus frontaux* ou les *sinus maxillaires*, peuvent être déformés, oblitérés, perforés, à la suite de plaies, de fistules, d'ulcères ou de fractures avec enfoncement ; des corps étrangers y pénètrent quelquefois ; très rarement il s'y développe des polypes. Ils peuvent être le siége d'hydropisie, de phlogose et de suppurations chroniques, d'exostoses, de carie, de nécrose avec ulcération fistuleuse. La plupart de ces cas entraînent l'*exemption* et la *réforme*.

MALADIES DES OS MAXILLAIRES. — 106. Ces os peuvent être *atrophiés* ou *hyper-*

trophiés et constituer une difformité de la face *incompatible* avec le service militaire.

108. Les *fractures non* ou *mal consolidées*, les *pertes de substance* des os maxillaires, suites de coups de feu ou d'une opération chirurgicale, sont *incompatibles* avec le service militaire. On y observe souvent des *ostéites*, des *exostoses*, des *caries*, des *nécroses*, particulièrement la *nécrose phosphorée*, des *kystes* osseux, qui doivent presque toujours entraîner l'*exemption*.

109. L'*articulation temporo-maxillaire* peut être le siège de diverses maladies qui rendent *inapte* au service ; telles sont la *luxation mal réduite*, qui apporte une gêne considérable à la mastication, et la *luxation survenant avec une grande facilité* et même *volontaire*, état qui s'observe chez quelques sujets. — La *constriction* ou le resserrement des mâchoires, qui peut être congénitale, accidentelle, ou symptomatique, est un motif d'*exemption* ; l'*ankylose*, d'ailleurs très rare, en est le degré le plus élevé.

MALADIES DES YEUX.

L'examen des yeux exige que le sujet, placé en face de l'observateur, ait le visage bien éclairé. On doit recourir à l'éclairage oblique pour les lésions de l'hémisphère antérieur de l'œil : opacités de la cornée, du cristallin, exsudats de la pupille, qu'on n'apprécie pas bien à l'œil nu. Les altérations plus profondes nécessitent l'emploi de l'ophthalmoscope. Pour déterminer le degré des troubles de réfraction, on se servira de l'optomètre. Les médecins familiarisés avec l'ophthalmoscope pourront, s'ils le préfèrent, recourir à cet instrument, qui permet également de déterminer les anomalies de réfraction d'une manière précise. Ces méthodes d'exploration donnent non seulement des résultats exacts, mais elles ont, en outre, l'avantage de ne pas laisser autant de prise à la fraude que l'examen avec les verres correcteurs.

L'acuité de la vision doit toujours être appréciée avec l'échelle typographique dont les tableaux seront fixés, à hauteur d'homme, sur un des murs de la salle des séances, de manière à être bien éclairés.

L'exploration de la pupille, de l'appareil cristallinien et du corps vitré, nécessite la dilatation de la pupille avec l'atropine.

L'examen avec l'éclairage oblique et avec l'ophthalmoscope, qui exige un cabinet spécial et demande un certain temps, ne sera fait qu'à la fin de chaque séance, et, dans les cas où le local manquerait, l'examen aura lieu au chef-lieu de département avant la clôture des opérations préalables du conseil de révision.

On doit toujours s'assurer de l'état de la vision de chaque œil. Lorsqu'un sujet se plaint d'affaiblissement de la vue, le médecin commence par mesurer l'acuité de la vision de loin et de près, à l'aide de l'échelle typographique ; il examine ensuite l'état de la réfraction, sur lequel l'épreuve précédente a pu déjà lui fournir quelques données. S'il constate que les yeux sont emmétropes, qu'il n'y a ni myopie, ni hypermétropie, ni astygmatisme, il recherche, à l'éclairage oblique d'abord, et ensuite avec l'ophthalmoscope, s'il n'existe pas de défauts de transparence des milieux de l'œil ; des opacités de la cornée ou du cristallin ; des exsudats dans le champ pupillaire ou, plus profondément, des altérations de la rétine, de la choroïde ou du nerf optique.

Les lésions des yeux, quelles qu'elles soient, lorsqu'elles réduisent l'acuité de la vision au-dessous de 1/4 des deux côtés ou de l'œil droit ; ou de 1/2 de l'œil gauche ; ou qu'elles occasionnent une diminution de la moitié environ de l'angle temporal du champ visuel, rendent *impropre* au service militaire, à moins que l'amblyopie, dépendant d'une altération de la réfraction, ne puisse être corrigée par des verres.

MALADIES DES PAUPIÈRES. — Les paupières peuvent présenter plusieurs maladies ou infirmités qui déterminent l'inadmissibilité dans l'armée, telles sont :

110. La *destruction*, la *division* (coloboma), plus ou moins étendues de l'une ou de l'autre des paupières, lorsqu'elles compromettent la protection du globe oculaire. — 111. Les *cicatrices vicieuses*, les *adhérences* des paupières soit entre elles (ankyloblépharon), soit avec la conjonctive oculaire (symblépharon). — 112. Le *renversement* des paupières *en dedans* (entropion), s'accompagnant de frottement des cils sur la cornée ; le *renversement en dehors* (ectropion), assez prononcé pour déterminer du larmoiement ou nuire à la physionomie. — 113. Les *tumeurs* assez volumineuses pour être gênantes et pour produire une difformité. Les *chalazions*, petits kystes qui se montrent au niveau du cartilage tarse et dont la guérison s'obtient à l'aide d'une opération facile et sans gravité, ne sont pas une cause d'*exemption*. — 114. La *blépharite ciliaire*, avec atrophie ou perte des cils, épaississement et déformation du bord palpébral qui laisse l'œil sans protection contre les corps étrangers.

115. Le *trichiasis*, assez développé pour entretenir une irritation constante de la cornée, est une cause d'*exemption*.

116. La *chute de la paupière supérieure*, ou ptosis, ou *blépharoptose*, s'oppose à l'*incorporation* dans l'armée. — Le *prolapsus* produit par un gonflement inflammatoire, l'*œdème* ou toute autre affection passagère, ne donnent pas droit à l'*exemption*.

117. La *paralysie de l'orbiculaire* des paupières, si elle existait isolément, ne serait une cause d'*exemption* que dans le cas où l'on constaterait l'impossibilité de l'occlusion des paupières.

118. Le *blépharospasme* est le plus souvent symptomatique d'une affection oculaire et subordonné, comme motif d'*exemption*, aux lésions qui l'occasionnent. Il est alors compliqué de photophobie. Lorsqu'il se rattache à une névrose du nerf facial, qu'il soit continu ou intermittent, il ne crée l'*incapacité* de servir que s'il trouble la fonction visuelle. Les lésions des paupières motivant l'exemption ne donnent lieu à la *réforme* que dans le cas où leur incurabilité a été reconnue.

MALADIES DES VOIES LACRYMALES. — 119. Les *tumeurs* de la glande lacrymale rendent *impropre* au service militaire.

120. Le *larmoiement*, ou *épiphora chronique*, est un motif d'*exemption* s'il est suffisamment développé pour constituer une infirmité. Les affections principales qui le déterminent : la *déviation* et l'*obstruction* des *points lacrymaux*, l'*oblitération* ou la *coarctation* des *conduits lacrymaux* ou du *canal nasal*, sont susceptibles de guérison et n'entraînent qu'exceptionnellement la *réforme*. — 121. La *dacryocystite chronique*, la *tumeur* et la *fistule lacrymales*, qui sont aussi la conséquence de l'oblitération ou de l'obstruction du canal nasal, présentent les mêmes condi-

tions d'*inaptitude* au service. L'admission à la *réforme* doit être réservée aux malades réfractaires à tout traitement.

MALADIES DE LA CONJONCTIVE. — 122. La *conjonctivite aiguë* grave, l'*ophtalmie purulente* ou *blennorrhagique* nécessitent le renvoi de l'examen à la fin des opérations du conseil de révision, en raison des accidents sérieux qui peuvent être la suite de ces affections. — 123. La *conjonctivite chronique* dépend souvent de causes professionnelles et guérit d'elle-même lorsque le sujet vient à changer de manière de vivre. Elle ne doit être admise comme cause d'*exemption* que lorsqu'elle est sous l'influence d'une constitution strumeuse. — 124. La *conjonctivite* ou *ophtalmie granuleuse*, affection contagieuse, longue et difficile à guérir, fréquente en Algérie, motive toujours l'*exemption*, mais n'entraîne la *réforme* que si elle est compliquée d'altérations incompatibles avec la vie militaire. — 125. Le *ptérygion* n'exempte du service que quand sa pointe s'avance vers le centre de la cornée et menace de compromettre la vision. La *réforme* n'est admise qu'après une ou plusieurs opérations restées sans succès. — 126. Les *tumeurs de la conjonctive* seront prises en considération, comme causes d'*exemption*, suivant les troubles qu'elles apporteront dans le fonctionnement oculo-palpébral.

MALADIES DE LA CARONCULE LACRYMALE. — 127. L'*hypertrophie* (encanthis) et la *dégénérescence de la caroncule* motivent l'*exemption*. La *réforme* est subordonnée au résultat du traitement.

MALADIES DE LA CORNÉE. — 128. Les *plaies de la cornée* qui sont de nature à laisser des troubles importants de la vision déterminent l'*exemption*. — 129. Les *kératites vasculaires, panniforme, interstitielle* ou *profonde*, celles qui sont compliquées d'*abcès* ou d'*ulcérations*, rendent *impropre* au service. — 130. En général, les *opacités périphériques* de la cornée, à moins d'être étendues, gênent peu la vision, tandis que les *opacités centrales*, même légères, amènent une diffusion plus ou moins grande des rayons lumineux. Elles sont des causes d'*exemption* lorsque, le sujet étant exposé à une grande lumière venant de face, elles abaissent l'acuité de la vision au-dessous d'un quart. — 131. Les *staphylômes pellucide* (cornée conique et globuleuse) et *opaque* nécessitent l'*exemption*, et la *réforme* en raison des troubles de la vision qu'ils déterminent.

MALADIES DE LA SCLÉROTIQUE. — 132. Le *staphylôme antérieur* de la sclérotique entraîne l'*incapacité* de servir.

MALADIES DE L'IRIS. — 133. Les *vices de conformation* congénitaux ou accidentels de l'iris ; *son absence, sa division* (coloboma), *son décollement, sa déchirure*, la *multiplicité des pupilles*, déterminent l'*exemption* et la *réforme*, suivant le plus ou moins de troubles qu'ils apportent dans la vision. Un décollement limité, une division peu considérable du bord iridien, sont sans influence sur la fonction visuelle. — 134. Les *adhérences de l'iris* avec la cornée, les adhérences avec la capsule cristalline, compliquées d'*atrésie* ou d'*occlusion* de la pupille, sont comprises au nombre des causes de l'*exclusion* de l'armée. — 135. Le *myosis* est la conséquence de diverses affections dont quelques-unes peuvent rendre impropre au service militaire, mais par lui-même il n'est un motif d'*exemption* que si la pupille est immobilisée par des adhérences. — 136. La *mydriase* est fréquemment le résultat d'affections oculaires graves : glaucômes, atrophie de la papille, etc. ; elle se lie assez souvent à la paralysie de la troisième paire de nerfs ; d'autres fois elle est traumatique ou succède à un refroidissement, etc. Dans les deux premiers cas, l'*incapacité* de servir est déterminée par la maladie principale ; la mydriase idiopathique n'est pas une cause d'exemption. — 137. Le *tremblement de l'iris* a peu d'importance par lui-même, mais il se rattache à des affections qui sont des causes d'*exemption*. — 138. L'*iritis chronique*, toujours compliquée d'adhérences avec la capsule du cristallin, nécessite l'*exemption* et la *réforme*.

MALADIES DU CRISTALLIN. — 139. La *luxation du cristallin*, son *extraction* ou sa *résorption* à la suite d'une déchirure de la capsule cristalline, sont des motifs d'*exemption*. Elles n'entraînent la *réforme* que si elles atteignent l'œil droit. — 140. Les *opacités du cristallin* rendent *impropre* au métier des armes. — Les *exsudats*, les *dépôts uvéens* sur la capsule cristalline, qui obstruent le champ pupillaire de manière à réduire l'acuité visuelle à un quart, motivent l'*exclusion* de l'armée.

MALADIES DU CORPS VITRÉ. — 141. Les *corps étrangers* logés dans le corps vitré, les *opacités fixes flottantes* provenant d'hémorrhagies ou d'affections oculaires qui peuvent être aggravées par la vie militaire, le *ramollissement* du corps vitré (synchysis) et le *synchysis étincelant* sont compris dans les cas d'exemption.

MALADIES DE LA CHOROÏDE. — 142. La choroïde offre quelques anomalies congénitales qui peuvent entraîner l'*incapacité* de servir : le *coloboma*, s'il est assez étendu pour produire des troubles fonctionnels importants ; l'*absence de pigment* de l'iris et de la choroïde.

143. Les différentes formes de *choroïdite* : l'*irido-choroïdite*, le *glaucome*, les *choroïdites exsudative, spécifique,* etc., sont des affections graves qui altèrent le plus souvent la vision et empêchent l'*admission* dans l'armée. Mais toutes n'exigent pas la *réforme*, et l'on en obtient quelquefois la guérison.

144. Les *tumeurs de la choroïde*, bénignes ou malignes, kystes hydatiques, sarcomes ou mélano-sarcomes, etc., ont une marche progressive d'où résulte l'affaiblissement ou la perte de la vision, et l'*impossibilité* de servir.

MALADIES DE LA RÉTINE ET DU NERF OPTIQUE. — 145. Les affections de la rétine et du nerf optique entraînent généralement l'*exemption*, et souvent la *réforme*. Parmi elles se rangent les diverses variétés de la *rétinite* : séreuse, parenchymateuse, pigmentaire, les rétinites symptomatiques de l'albuminurie et de la syphilis, qui produisent presque constamment une altération de la rétine et un trouble fonctionnel important. — 146. Le *décollement de la rétine*, même très limité, qui a beaucoup de tendance à s'étendre et aucune à se guérir. — 147. La *névro-rétinite* et la *névrite optique*, l'*atrophie du nerf optique*, qui laissent presque toujours à leur suite un affaiblissement plus ou moins grand de la vision.

148. Indépendamment des affections précédentes, qui déterminent des altérations matérielles des milieux et des membranes de l'œil faciles à reconnaître, il existe des troubles de la vision, amblyopies par intoxication, par action réflexe, etc., dans lesquels l'ophthalmoscope ne révèle aucune lésion anatomique. Dans ces cas, plus que dans tout autre, on ne doit pas négliger, après avoir déterminé l'acuité de la vision, d'examiner l'étendue du champ visuel, qui est souvent rétréci, et le sens des couleurs.

(Tout individu qui a une acuité visuelle inférieure à 1/4 des deux côtés ou de l'œil droit doit être *exempté* ou *réformé*. — Tout individu qui a une acuité visuelle inférieure à 1/12 à gauche, ou bien une diminution de la moitié environ de l'angle temporal du champ visuel, doit être *exempté* ou *réformé*.)

140. L'*héméralopie* épidémique est de courte durée et n'exempte pas du service; mais il y a des héméralopies qui sont symptomatiques de la rétinite pigmentaire, et qui, comme cette affection, rendent *impropre* à la vie militaire.

ANOMALIES DE LA RÉFRACTION. — 150. La *myopie irrégulière*, connue aussi sous le nom de fausse myopie, est une cause d'*exemption* et de *réforme*. La *myopie vraie* ou *régulière* ne rend *impropre* au service qu'autant qu'elle est supérieure à un *sixième*, ou compliquée soit d'insuffisance musculaire ou accommodative, soit de lésions du fond de l'œil. La mesure du degré de myopie doit être faite avec l'optomètre ou avec l'ophthalmoscope.

151. L'*hypermétropie* doit être considérée comme une cause d'amblyopie permanente irrémédiable; elle motive l'*exemption* et la *réforme* toutes les fois que l'acuité visuelle est inférieure à un *quart* à droite ou à un *douzième* à gauche. La constatation de l'hypermétropie suffit sans qu'il soit besoin d'en préciser le degré.

152. L'*astigmatisme*, qui complique habituellement la myopie et l'hypermétropie, confère l'*exemption* et la *réforme* lorsque, comme cette dernière affection, elle ramène l'acuité visuelle au-dessous d'un *quart* à droite et d'un *douzième* à gauche.

MALADIES DU GLOBE OCULAIRE. — 153. La *perte* et la *désorganisation* de l'œil, son *atrophie*, si elle s'accompagne d'une diminution notable de la vision, déterminent l'*exemption* et la *réforme*. L'atrophie *congénitale* est compatible avec la vie militaire lorsqu'elle est peu prononcée, mais elle donne lieu ordinairement à l'hypermétropie, qui peut être une cause d'exemption. — 154. Les affections hydrophthalmiques, les tumeurs intra-oculaires amènent parfois un développement considérable de l'œil, désigné sous le nom de *buphthalmie*, constituant une difformité choquante jointe à une altération considérable de la vision, qui entraîne l'*exemption* et la *réforme*. — 155. L'*exophthalmie*, qu'elle soit produite par la présence d'une tumeur de l'orbite ou par une maladie générale (goître exophthalmique), motive l'*exemption* et exige la *réforme* lorsqu'elle est au-dessus des ressources de l'art.

MALADIES DES MUSCLES DE L'ŒIL. — 156. La *paralysie* et la *rétraction* des muscles de l'œil se confondent, au point de vue de l'aptitude au service militaire, avec le strabisme, qui en est la conséquence. — 157. Le *strabisme* motive l'*exemption* et la *réforme* lorsqu'il détermine *à droite* une acuité visuelle inférieure à *un quart*; *à gauche*, inférieure à *un douzième*; ou une diplopie permanente ou une diminution de la moitié environ de l'angle temporal du champ visuel de l'œil dévié. — 158. La *diplopie* résulte d'un dérangement dans la symétrie des axes visuels et s'observe le plus souvent avec le strabisme paralytique. Elle est quelquefois l'annonce de l'ataxie locomotrice. Dans les deux cas elle détermine l'*inaptitude* au service militaire. — 159. Le *nystagmus léger* gêne peu la vision, mais si les oscillations de l'œil sont précipitées, elles s'opposent à la vue fixe des objets et constituent une infirmité qui entraîne l'*exemption*.

MALADIES DE L'ORBITE. — 160. Les *affections intra-orbitaires*, corps étrangers, tumeurs diverses (abcès, épanchements, kystes, lipômes, tumeurs érectiles, etc.), qui déterminent l'exorbitisme ou une altération de la vue, sont des causes d'*exemption*. La *réforme* s'impose lorsque ces affections ne cèdent pas à un traitement suffisamment prolongé. L'*ostéite*, la *carie*, la *nécrose*, l'*exostose* de la paroi orbitaire motivent l'*exemption* si elles causent une infirmité gênante pour le malade et compromettante pour les organes voisins. L'*ostéosarcome* rend, d'une façon absolue, *impropre* à tout service militaire.

Ce que nous avons dit pour les maladies des oreilles s'applique *à fortiori* aux maladies des yeux. L'instruction fournit à cet égard des détails précis qui serviront de guide au médecin militaire.

L'héméralopie et l'amblyopie sont les maladies des yeux le plus souvent simulées.

Pour *l'héméralopie* il n'existe que des signes opthalmoscopiques très incertains. On conseille, pour déjouer la fraude, d'administrer un purgatif qui oblige le simulateur à se lever pendant la nuit. Ce moyen est bon à la condition d'exercer une surveillance qui permette non seulement de découvrir la fraude si elle existe, mais aussi d'empêcher tout accident.

Il n'existe un petit nombre d'*amblyopies* sans lésions appréciables qui peuvent tenter les simulateurs. La plupart se rattachent à des intoxications ou à des états morbides complexes : hystérie, alcoolisme, saturnisme, etc. C'est par une surveillance attentive et un examen de l'état général qu'on arrivera à établir le diagnostic.

Les beaux travaux de Perrin, de Poncet et de Chauvel sur l'examen de la vision ont réduit à leur minimum les chances des simulateurs.

MALADIES DU NEZ.

161. La *difformité* du nez portée au point de gêner manifestement la respiration et la parole, ou seulement une de ces fonctions, est un cas d'*exemption* et de *réforme*. — **162.** Le nez est le siège principal, souvent même le point de départ de l'*acnée rosacea* ou *couperose*, et du *lupus* ou *dartre rongeante*, qui, par leur résistance aux moyens thérapeutiques et la fréquence des récidives, sont des cas d'*exemption* et de *réforme*. — **163.** Les *polypes*, très fréquents dans les cavités nasales, doivent *exempter* tout sujet qui en est atteint. Ils ne sont un cas de *réforme* qu'autant qu'ils ont résisté au traitement. — **164.** L'*ozène* (ou punaisie) est un cas d'*exemption* à cause de l'insupportable incommodité qui en résulterait pour les camarades du jeune soldat. Mais si elle survenait après l'incorporation, on devrait avec soin rechercher ses causes et se comporter suivant les chances de curabilité.

MALADIES DE LA BOUCHE.

Maladies des lèvres. — Les lèvres peuvent être le siège d'affections diverses qui sont *incompatibles* avec le service militaire, tels sont : — 165. Le *bec-de-lièvre* congénital ou accidentel, à moins qu'il ne soit peu étendu et qu'il n'altère pas sensiblement la physionomie. — 166. Les *difformités* résultant de *cicatrices vicieuses* ou d'*adhérences* qui rétrécissent d'une manière notable l'orifice buccal ou gênent les mouvements des lèvres. — 167. L'*hypertrophie de la lèvre supérieure*, lorsqu'elle constitue une difformité notable et une gêne pour la prononciation. — 168. Les *tumeurs érectiles* et les *tumeurs épithéliales*, fréquentes dans cette région. De ces diverses lésions ou difformités, celles qui peuvent être modifiées ou guéries par une opération ou par un traitement approprié ne donnent lieu à la *réforme* qu'après tentatives de guérison. — 169. La *paralysie de l'orbiculaire* des lèvres doit être prise en considération pour l'*exemption* de service si elle est ancienne et ne paraît pas susceptible de guérison. — Il est une autre paralysie labiale qui se lie à la paralysie musculaire progressive de la langue et du voile du palais ; cette affection, beaucoup plus grave, à terminaison funeste, entraîne l'*exemption* et la *réforme*.

Maladies des gencives et de la muqueuse buccale. — 170. La *stomatite ulcéreuse*, la *stomatite gangréneuse* et la *stomatite chronique* avec décollement, gonflement et état fongueux des gencives, motivent l'*exemption* lorsqu'elles résultent d'un état scorbutique ou d'une altération profonde de l'organisme, ou si, les dents étant déchaussées et les gencives atrophiées ou détruites par l'ulcération, la guérison doit être longue à obtenir. Dans ces conditions, la *réforme* devient quelquefois nécessaire.— 191. L'*épulis* motive l'*exemption* si elle envahit de grandes surfaces ; susceptible de guérison à l'aide de moyens chirurgicaux, elle exige rarement la *réforme*.

Maladies des dents. — 172. Le nouveau système de charger les armes à feu portatives ne nécessite plus, comme autrefois, l'intégrité des incisives et des canines ; cependant un militaire a besoin d'avoir de bonnes dents pour mâcher ses aliments qui parfois, comme le biscuit, sont durs à broyer. Un *mauvais état des dents* est donc incompatible avec le service militaire. L'*exemption* doit être prononcée toutes les fois que la mastication est difficile et incomplète, par suite de la perte ou de l'altération d'un grand nombre de dents, surtout si ce mauvais état des dents s'accompagne de ramollissement, d'ulcération et d'état fongueux des gencives, ou si la constitution du sujet est faible et détériorée. La *réforme* sera prononcée dans les mêmes conditions. — 173. Les *dents surnuméraires* ou déviées ne peuvent que très rarement entraîner l'*exemption*. — 174. Les *fistules dentaires* qui s'ouvrent à la face sont généralement guéries par l'avulsion de la dent malade, et ne constituent pas une cause d'*inaptitude* au service militaire. — 175. La *fétidité de l'haleine*, qu'elle dépende du mauvais état des dents ou d'une autre cause, doit déterminer l'*exemption* lorsqu'elle est tellement prononcée qu'elle peut être insupportable pour les autres personnes.

Maladies de la langue. — 176. Les *difformités* de la langue : sa *perte particlle*, *son atrophie*, *sa division congénitale* ou *accidentelle*, ses *adhérences anormales*, lorsquelles sont assez étendues pour gêner la phonation et la déglutition, sont autant de causes d'*exemption*. Elles motivent également la *réforme* lorsqu'elles sont au-dessus des ressources de la chirurgie. — Le *gonflement* de la langue, suite d'inflammation, est généralement passager. L'*exemption* ne s'applique qu'à son *hypertrophie* qui, ordinairement, se complique de la *procidence* de cet organe. — Des *engorgements partiels* peuvent être entretenus par le frottement de dents cariées, qu'il suffit d'enlever pour obtenir la guérison. — Il est à peine besoin de citer, comme nécessitant l'*exemption*, la *paralysie* de la langue qui a pour effet d'entraver la mastication, la déglutition et la parole. — 177. Les *tumeurs cancéreuses* et les *ulcères de mauvaise nature* sont des motifs d'*exemption* et de *réforme*. — 178. Le *bégayement*, quand il est assez prononcé pour empêcher de crier *qui vive* ou de transmettre intelligiblement une consigne, est *incompatible* avec le service militaire. — 179. Le *mutisme*, qu'il soit congénital ou acquis, *exclut* du service militaire.

AFFECTION DES GLANDES SALIVAIRES. — L'appareil salivaire est sujet à des altérations diverses : — 180. La *grenouillette* qui, lorsqu'elle a acquis un certain développement, exige l'*exemption*, mais ne nécessite pas la *réforme*. — 181. Les *engorgements chroniques* des glandes salivaires, augmentées notablement de volume, leur envahissement par le cancer, qui rendent *impropre* au service militaire. — 182. Les *fistules salivaires* qui ont leur siège à la face et qui motivent l'*exemption*, mais non la *réforme*. — 183. L'*hypertrophie des amygdales* qui n'est une cause d'*exemption* que dans le cas où elle est assez considérable pour gêner la respiration et la déglutition, n'entraine pas la *réforme*, l'excision des amygdales étant une opération généralement simple.

AFFECTION DE LA VOUTE PALATINE ET DU VOILE DU PALAIS. — 184. Les *vices de conformation* de la voûte palatine et du voile du palais, *divisions et pertes de substances*, qui altèrent la voix et nuisent à la déglutition, motivent l'*exemption* et la *réforme*. — 185. Les *adhérences pharyngiennes* du voile du palais offrant les mêmes inconvénients donnent lieu aux mêmes décisions. — 186. La *paralysie du voile du palais* qui suit la diphthérie guérit en général promptement et n'est pas un obstacle au service militaire ; mais si elle dépend d'une autre cause et qu'elle nuise à la phonation et à la déglutition, elle entraine l'*exemption*. — 187. Les *tumeurs* de la voûte palatine et du voile du palais, quelle que soit leur nature, déterminent l'*exemption* et même la *réforme* si la chirurgie ne peut en triompher. — 188. L'*hypertrophie de la luette* n'est une cause d'*exemption* que si elle est due à une affection cancéreuse.

MALADIES DU COU.

189. Le *cou*, en raison de ses fonctions et des organes importants qu'il renferme, ne doit éprouver aucune pression et aucune gêne dans ses mouvements. Il en résulte que diverses lésions ou difformités de cette région, sans être graves, sont incompatibles avec la vie militaire. C'est ainsi que le *développement exagéré* du cou, par rapport à celui du thorax et de la tête, peut être exceptionnellement une cause d'*exemption*. — 190. Les *plaies* de cette région peuvent être une cause d'*inaptitude* au service militaire, suivant leur gravité et les infirmités qui peuvent en

être la conséquence. — 191. Les *engorgements* et les *abcès ganglionnaires*, les *ulcérations* et les *cicatrices difformes*, qui sont des manifestations de la scrofule, motivent l'*exemption* lorsque leur caractère scrofuleux est bien démontré et que l'étendue et la fragilité des cicatrices sont considérables. — 192. Les *adénites cervicales chroniques* entraînent également l'*exemption* si les tumeurs sont multiples ou volumineuses. Il n'en est pas de même de l'*adénite aiguë* et des *adénopathies de nature syphilitique*, dont la guérison est moins difficile. La *réforme* ne doit être prononcée que si ces affections sont rebelles au traitement. — 193. Les *engorgements chroniques* de la glande parotide, les *enchondromes* et autres *tumeurs*, dont la région parotidienne peut être le siège, rendent *impropre* au service et nécessitent la *réforme* lorsqu'ils sont incurables. — 194. Les tumeurs désignées sous le nom générique de *goître* ; l'*hypertrophie*, les *kystes de la glande thyroïde*, le *développement* même peu considérable du lobe médian quand il atteint la fourchette sternale et se prolonge au-dessous d'elle, déterminent l'*inaptitude* à la profession des armes. Cependant dans les pays où le goitre est endémique, cette affection, lorsqu'elle est récente, peu développée, sans induration, sans complication de kystes, étant susceptible de guérison, surtout par le changement de climat et d'habitude qu'amène la vie militaire, ne saurait être une cause suffisante d'*exemption*. Quant à la *réforme*, elle ne doit être prononcée que si l'engorgement glandulaire résiste à une médication prolongée. — 195. Le cou peut encore être le siège de tumeurs diverses : *kystes*, *lipômes*, *anévrysmes*, etc., qui, soit par leur nature, soit par la gêne qu'elles apportent dans les fonctions, motivent l'*exemption* ; elles déterminent la *réforme* dans les cas où la chirurgie ne peut intervenir. — 196. Le *torticolis* peut être congénital ou accidentel. Le torticolis à *forme aiguë*, suite de refroidissement, consistant dans une contracture qui est presque toujours de courte durée, ne donne pas lieu à l'*exemption*. Celui qui est produit par une contracture ancienne, une rétraction musculaire ou fibreuse ou toute autre affection d'une guérison incertaine ou incurable, rend *inapte* au service militaire et entraîne la *réforme* lorsqu'on juge le mal au-dessus des ressources de l'art.

MALADIES DU LARYNX. — Les maladies du larynx sont souvent difficiles à diagnostiquer, et il est nécessaire que le médecin fasse usage du laryngoscope lorsqu'il doute de la nature, de la gravité ou de l'existence de la maladie, l'*aphonie* étant fréquemment *simulée*. L'examen avec le laryngoscope n'est pas sans offrir certaines difficultés : on a à lutter tantôt contre l'appréhension ou le mauvais vouloir du sujet, tantôt contre l'intolérance du pharynx, etc. Cette opération devra donc être remise à la fin de la séance ou des opérations du conseil de révision. L'examen laryngoscopique ne doit pas dispenser le médecin, lorsqu'un homme se présente avec des altérations de la voix, de rechercher s'il n'y a pas à l'extérieur, dans le voisinage du larynx, des tumeurs, des cicatrices susceptibles de modifier les conditions physiques de l'organe vocal ou d'intéresser les nerfs laryngés. — 197. Les *lésions traumatiques*, *plaies* ou *fractures* récentes du larynx, sont le plus souvent graves et entraînent l'*exemption*. Elles ne justifient la *réforme* que si elles sont suivies d'altération de la voix et de gêne de la respiration. — 198. La *laryngite chronique*, la laryngite liée à la *tuberculisation* sont *incompatibles* avec le service militaire. La *laryngite syphilitique* et les autres affections laryngées de même nature ne déterminent l'*exemption* que si les altérations du larynx sont assez graves pour exiger un traitement prolongé, ou si elles doivent porter atteinte à la phonation : telles sont les *ulcérations* des cordes vocales, les *rétractions cicatricielles* qui en sont la conséquence. — Dans tous ces cas, la *réforme* n'est prononcée que si l'affection est reconnue incurable. — 199. La *déformation* ou la *destruction de l'épiglotte* motivent l'*exemption* et la *réforme* s'il en résulte une gêne dans la déglutition ou la phonation. — 200. Le *rétrécissement* et toute *déformation* du larynx, qui entravent les fonctions de cet organe, sont aussi des causes d'*exemption* et de *réforme*. — 201. Les *polypes* du larynx, qui altèrent la voix et donnent lieu souvent à des troubles sérieux de la respiration, sont *incompatibles* avec la vie militaire. — 202. La *nécrose* du larynx est presque toujours une affection grave qui exige l'*exemption* et la *réforme*. — 203. L'*aphonie*, qui peut être la suite de lésions diverses, est une cause d'*exemption* et nécessite la *réforme* lorsqu'elle se montre rebelle aux moyens thérapeutiques. L'aphonie passagère consécutive à un refroidissement, qui est sans gravité et d'une guérison facile, fait exception.

Maladies du pharynx. — 204. Les *anomalies du pharynx*, assez rares d'ailleurs, les *rétrécissements* résultant d'adhérences vicieuses ou de rétractions cicatricielles, qui font obstacle au passage des aliments, sont des motifs d'*exemption* et de *réforme*. — 205. Les *lésions traumatiques*, la présence de *corps étrangers*, ne déterminent l'*incapacité* de servir que si elles doivent être suivies d'une infirmité capable d'entraver la déglutition. — 206. Les *pharyngites chronique* et *granuleuse* sont des causes d'*exemption* et peuvent entraîner la *réforme*. Il en est de même des *abcès rétro-pharyngiens*, le plus souvent symptomatiques de lésions du rachis. Toutefois il faut faire une réserve au point de vue de la réforme pour les *abcès idiopathiques* qui offrent moins de gravité. — 207. Les *ulcères de mauvaise nature* motivent l'*exclusion* de l'armée ; les *ulcères syphilitiques*, pouvant se guérir promptement, ne sont des causes d'*exemption* que s'ils s'accompagnent de destruction des parties profondes et s'il doit en résulter des difformités. Dans ces cas, la *réforme* peut aussi être prononcée.

Maladies de l'œsophage. — 208. Le *rétrécissement* et 209, la *dilatation* de l'œsophage motivent l'*exemption* et la *réforme*. Il en est de même quand la déglutition est gênée par une tumeur qui comprime l'œsophage. — 210. Des *corps étrangers* peuvent s'arrêter dans l'œsophage et produire des accidents graves et exiger l'œsophagotomie. En pareille circonstance l'*exemption* est indiquée, et quelquefois la *réforme* devient indispensable. — 211. Les *ulcérations de toute nature*, la *dégénérescence carcinomateuse*, motivent absolument l'*exclusion* de l'armée. — 212. L'*œsophagisme*, ou spasme de l'œsophage, s'il n'est pas lié à une lésion organique de ce canal, est peu grave et ne doit pas entraîner l'*exemption*. — 213. La *paralysie de l'œsophage et du pharynx* est une affection qui, rarement idiopathique, se rattache à des lésions graves et *incompatibles* avec le service militaire.

Parmi les maladies du larynx *l'aphonie* est assez fréquemment simulée surtout par des individus ayant vraiment été aphones par suite d'une affection des voies respiratoires. On a conseillé l'ivresse pour déjouer cette fraude ; Zuber a réussi à reconnaître la simulation en recommandant à l'homme de siffler, l'aphone s'y est refusé croyant qu'il devait s'en montrer incapable ; on peut souvent réussir par un moyen inoffensif qui consiste à réveiller subitement le simulateur au milieu de son sommeil.

Ces moyens sont également applicables au *mutisme*.

MALADIES DE LA POITRINE.

La poitrine renferme les principaux organes de la respiration et de la circulation, dont le jeu continuel et régulier est indispensable à l'entretien de la vie et de la santé ; elle sert de point fixe dans l'exécution d'un grand nombre de mouvements, et chez les militaires elle supporte immédiatement les parties les plus pesantes et les plus dures de l'équipement : le havresac, la cuirasse, etc. L'état de la poitrine doit donc être pris en grande considération dans la visite des hommes destinés à servir dans les rangs. — Chez un homme bien constitué le thorax est ample, largement saillant ; les côtes sont longuement et régulièrement arquées, les omoplates effacées par leur application exacte sur le dos et sous les muscles qui les meuvent et remplissent leurs cavités. Un défaut de développement du thorax dénote le plus souvent soit une faiblesse de la constitution, soit une disposition à la tuberculisation, dont il convient de tenir compte. Le médecin expert, après avoir fait l'exploration extérieure de la poitrine et en avoir mesuré le périmètre avec un ruban métrique, s'il le juge utile, doit toujours apprécier, à l'aide de la percussion et de l'auscultation, l'état des organes de la respiration et de la circulation.

Parois thoraciques. — 214. Les *difformités congénitales* ou *acquises* de la poitrine : les *fissures*, le *défaut d'ossification* du sternum, l'*absence du cartilage* d'une ou de plusieurs côtes ; — la *proéminence du thorax* en forme de carène, s'accompagnant d'une diminution notable de la courbure des côtes ; — les *enfoncements* assez considérables de la partie inférieure du sternum ou de l'appendice xiphoïde, avec renversement de cet appendice soit en dedans, soit en dehors ; — les *déviations partielles* du sternum ou des côtes et de leurs cartilages, par suite de fractures vicieusement consolidées ou de luxations non réduites ; — le *rétrécissement* d'un côté de la poitrine, consécutif à un épanchement pleurétique ; — les *difformités* dépendant du rachitisme, qui sont fréquentes et affectent ordinairement toute la cage thoracique, sont autant de causes qui rendent *impropre* au service militaire.

Les *voussures de la poitrine* n'ont guère d'importance qu'en raison des affections qui les déterminent et qui entraînent presque toujours la *réforme* et l'*exemption*. — Les *arrêts de développement*, les *courbures difformes* ou irrégulières de la clavicule, ces dernières provenant de causes organiques ou de fractures anciennes vicieusement consolidées, qui gênent le port du sac ou entravent les mouvements, les *pseudarthroses*, les *luxations complètes non réduites* de l'une ou de l'autre extrémité de cet os, motivent l'*exemption*, mais ne nécessitent pas toujours la *réforme*.

— *L'omoplate* peut être aussi le siège de *difformités* qui sont *incompatibles* avec la profession militaire.

215. Les *contusions*, les *compressions brusques* de la poitrine n'ont de gravité en général que par la lésion des organes internes qui les complique quelquefois. Il en est de même des *plaies* qui, lorsqu'elles sont pénétrantes, peuvent, comme les contusions, donner lieu immédiatement à des accidents sérieux et consécutivement à des altérations qui déterminent l'*inaptitude* au service militaire. — 216. La *carie*, la *nécrose*, l'*ostéosarcome* des côtes, du sternum, de la clavicule, de l'omoplate, entraînent l'*exemption*, et motivent assez souvent la *réforme*. — 217. L'*ostéite*, l'*exostose*, les *abcès ossifluents*, peuvent être aussi, dans certains cas, un motif d'*exclusion* de l'armée.

MALADIES DE LA GLANDE MAMMAIRE. — 218. Les *inflammations de la glande mammaire* sont rarement des causes d'*exemption*, mais on observe quelquefois des hypertrophies glandulaires assez développées pour la motiver. La *réforme* n'est prononcée que si l'affection est incurable.

AFFECTIONS INTRATHORACIQUES. — 219. Les *contusions, déchirures, plaies du poumon*, constituent en général des lésions graves qui entraînent le plus souvent l'*exemption*. — 220. La *hernie du poumon* motive l'*exemption*. — 221. Le grand nombre de jeunes gens qui succombent dans les hôpitaux militaires à des affections pulmonaires, et particulièrement à la *phthisie*, démontre la nécessité de ne pas admettre dans l'armée des hommes qui paraissent disposés à cette affection, surtout s'ils ont des antécédents de phthisie dans leur famille.

Le médecin doit apporter dans cet examen la plus grande attention. La *phthisie pulmonaire* n'est pas toujours facile à reconnaître à son début, et fréquemment les signes fournis par la percussion et l'auscultation peuvent être douteux ; mais assez souvent l'habitus externe permet, jusqu'à un certain point, d'affirmer la prédisposition à la tuberculisation. La poitrine alors est étroite, principalement à son pourtour supérieur, les omoplates sont saillantes, ailées, le cou est allongé, le visage pâle ou décoloré d'un rouge vif aux pommettes. Les membres sont grêles, amaigris. C'est dans ces cas surtout qu'il convient de recourir à la mensuration de la poitrine et de constater si son périmètre, mesuré à 3 centimètres au-dessous des mamelons, n'est pas au-dessous de 78 centimètres.

Non-seulement la phthisie *confirmée* est une cause d'*exemption* et de *réforme*, mais l'exemption doit encore être prononcée toutes les fois qu'il y a *imminence de tuberculisation* pulmonaire, et la *réforme* est indiquée lorsque la maladie, *même à son début*, n'est pas douteuse.

222. L'*hémoptysie*, qui se lie à la tuberculisation pulmonaire ou à une affection du cœur, etc., motive l'*exemption* et la *réforme*. — 223. La *bronchite*, la *pneumonie chronique*, avec dépérissement de la constitution, motivent toujours l'*exemption* et la *réforme*. — 224. L'*emphysème pulmonaire*, assez fréquent dans l'armée, entraîne nécessairement l'*exemption* ; elle n'exigerait la *réforme* que si elle était assez étendue pour provoquer des accès de suffocation. — 225. L'*asthme* s'oppose à la vie active et rend *impropre* au service militaire. — 226. Les *épanchements pleurétiques* sont toujours des cas d'*exemption* ; ils n'exigent la réforme que lorsqu'ils ont résisté à un traitement rationnel, qu'ils ont altéré la constitution ou déformé le thorax.

MALADIES DU CŒUR ET DE L'AORTE. — Comme les lésions organiques des poumons, celles du *cœur* et des *gros vaisseaux* sont d'un diagnostic très difficile à leur début. Cependant, les obstacles que ces lésions apportent à l'exercice du service militaire, en se développant rapidement sous l'influence des efforts qu'il occasionne, les dangers qu'elles font courir aux sujets qui en sont atteints, imposent le devoir de chercher scrupuleusement à éloigner ceux-ci des rangs de l'armée. Aucun moyen d'exploration ne doit être négligé : on aura recours à l'examen direct et à la palpation, qui font reconnaître la fréquence, la force, l'étendue, le rhythme des battements du cœur et la voussure du thorax ; à l'auscultation qui indique la nature, l'intensité des bruits anormaux ; à la mensuration, à la percussion, qui signalent l'augmentation de volume et en déterminent les limites. On cherchera en même temps, par une analyse et un examen attentifs, à apprécier les différents troubles que ces lésions peuvent faire naître dans l'organisme.

227. La *cyanose*, qui est souvent un indice de la persistance du trou de Botal, est, lorsqu'elle tient à cette cause organique, tout à fait au-dessus des ressources de l'art. Elle motive l'*exemption*. — **228.** La *transposition des organes pectoraux* de gauche à droite n'est pas une cause d'incapacité de servir quand il n'y a pas de troubles fonctionnels. Les exemples n'en sont pas très rares. — **229.** La *péricardite* et l'*endocardite aiguë* laissent souvent après elles des altérations graves qui doivent faire prononcer l'*exemption* ; il en est de même pour la *péricardite chronique* et l'*hydro-péricardite*. Ces affections peuvent aussi nécessiter la *réforme* si elles sont rebelles. — **230.** L'*hypertrophie* du cœur s'oppose formellement à l'*admission* dans l'armée ; elle entraîne la *réforme*. — **231.** La *dilatation du cœur avec amincissement* des parois motive l'*exclusion* de l'armée. — **232.** L'*insuffisance* ou le *rétrécissement* des ouvertures cardiaques rendent le sujet *impropre* au service militaire. — **233.** L'*anévrysme de l'aorte thoracique*, qui échappe le plus souvent à l'observation tant qu'il n'a pas déterminé de troubles fonctionnels assez importants pour attirer l'attention, est *incompatible* avec la profession militaire.

MALADIES DE L'ABDOMEN.

Le ventre doit être souple, médiocrement développé ; ses parois doivent avoir de l'élasticité dans tous leurs points et le degré de résistance nécessaire pour réagir contre la pression des viscères. Le médecin, afin de s'assurer de l'intégrité des organes internes, doit constater qu'il n'existe aucune induration, aucune tumeur dans la cavité abdominale.

234. Les *contusions*, les *plaies*, les *ruptures musculaires*, peuvent diminuer la force de résistance des parois de l'abdomen à la pression des organes intérieurs, prédisposer aux hernies, réagir sur les viscères, et, dans ces conditions, nécessiter l'*exemption* et la *réforme*. Il en est de même des *phlegmons* et *abcès*. — Les fistules ou les trajets fistuleux, entretenus par une lésion osseuse ou par une lésion des viscères intra ou extra-péritonéaux, constituent des cas d'*exemption* et peuvent aussi entraîner la *réforme*. — **235.** Toute *hernie abdominale*, inguinale, crurale, ombilicale, épigastrique, etc., simple ou compliquée, réductible ou non, motive l'*exemption*. Les hernies inguinales et crurales ne s'étendant pas au delà de l'orifice interne du canal sont *compatibles* avec le service auxiliaire. La *réforme* doit être prononcée dans les cas suivants : 1° éventration ; 2° hernie double, inguinale ou crurale ; 3° hernie volumineuse, difficile à réduire et à maintenir réduite. — **236.** La *péritonite chronique* rend *impropre* au service militaire. La *péritonite aiguë*, quoique étant une affection grave, pouvant se terminer heureusement, le médecin suspendra, s'il le juge convenable, sa décision jusqu'à la fin des opérations. — **237.** L'*ascite* motive l'*exemption* et peut nécessiter la *réforme*. — **238.** La *tympanite*, à moins d'être liée à une affection grave, ne nécessite pas l'*exemption*. — **239.** Les *tumeurs* de l'abdomen : *engorgements ganglionnaires* volumineux, *tumeurs tuberculeuses* ou *carcinomateuses*, etc., entraînent l'*incapacité* absolue de servir. — **240.** Les *affections chroniques* de l'*estomac* et des *intestins*, lorsque leur existence est bien démontrée, sont des motifs d'*exemption* et font prononcer la *réforme* si elles sont réfractaires à toute médication. — **241.** L'*hématémèse* est souvent le signe d'une affection grave de l'estomac, qui est *incompatible* avec la vie militaire. — Les *lésions organiques* de l'*estomac* et des *intestins : ulcères chroniques, cancer, rétrécissements* ou *obstructions* intestinaux, sont autant d'affections qui rendent *impropre* au service militaire. — **242.** Les *affections du foie* de longue durée, telles que l'hépatite chronique, les abcès, les tumeurs acéphalocystes, le cancer, la cirrhose, les calculs de la vésicule biliaire, motivent l'*exemption* et fréquemment la *réforme*. — Les *engorgements chroniques* volumineux de la rate, les *abcès* de cet organe, sont dans le même cas. Toutefois dans les contrées palustres, où les fièvres intermittentes sont endémiques, il n'est pas rare de rencontrer des engorgements de la rate et du foie qui disparaissent sous l'influence d'une médication appropriée, et surtout d'un changement de résidence. Ces considérations devront imposer une certaine réserve au médecin chargé de faire connaître son opinion en conseil. Il devra toujours se prononcer pour l'admission des sujets qui n'ont qu'un engorgement peu considérable et dont l'état général est d'ailleurs satisfaisant.

MALADIES DU RACHIS.

243. Le *spina bifida* ou *hydrorachis* motive l'*exemption*. — **244.** Les déviations du rachis impliquent l'*impossibilité de servir*, si elles sont assez prononcées pour constituer une difformité. Elles occasionneraient alors pour le militaire une grande gêne sous l'équipement et le priveraient de la plénitude et de la précision de ses mouvements. Elles peuvent produire quelquefois la compression de la moelle ou des viscères contenus dans la cavité thoracique.

Les déviations du rachis sont fréquemment simulées, souvent même des déviations *latérales* sont provoquées à l'aide d'agents mécaniques, mais quelle que soit la présomption que l'on puisse avoir relativement à la provocation, elle s'élèvera rarement à un degré de certitude suffisant pour motiver une accusation, et, du moment que l'infirmité existe et qu'elle est irrémédiable, l'*exemption* doit être prononcée. — **245.** On suit dans l'examen des conditions d'exemption l'ordre établi par la loi : *le défaut de taille* tient le premier rang ; au second viennent les infirmités. Or, comme c'est sur le deuxième chef que la loi prescrit de consulter les gens de l'art, ceux-ci n'interviennent pas dans l'examen préalable de la taille ; la toise en est seule juge. L'appelé, que cet instrument aveugle a déclaré trop petit, n'est plus soumis à aucune épreuve ; il est proclamé impropre au service. Cependant, l'expérience a appris que des individus dont la taille ne s'élève que très peu au-dessus du minimum légal peuvent, en courbant leur colonne vertébrale, se rapetisser et se faire exempter pour défaut de taille. Les médecins seraient donc utilement consultés lorsque sont toisés des jeunes gens dont la taille serait de 1 à 5 millimètres au-dessous de la hauteur exigée. Le coup d'œil du médecin, dans l'appréciation de l'habitude extérieure, pourrait utilement intervenir dans quelques circonstances de cette nature ; mais on obtiendrait un résultat plus certain en faisant coucher l'individu sur une table graduée comme la toise, avec la précaution de maintenir toutes les jointures dans l'extension. — 246. Les *fractures* et les *luxations*, l'*ostéite*, la *carie* des vertèbres, le *ramollissement* des cartilages inter-vertébraux peuvent amener des *déformations* du rachis ou gibbosités qui motivent toujours l'*exemption* et souvent la *réforme*. — 247. Les *arthrites chroniques* ou *arthropathies* traumatiques, ou de nature scrofuleuse ou rhumatismale, qui s'observent principalement à la région cervicale, rendent *impropre* au service militaire. — 248. L'*ostéite*, la *nécrose*, la *carie* de la colonne vertébrale auxquelles se rattache le *mal vertébral de Pott*, sont *incompatibles* avec la vie militaire ; il en est de même pour les *abcès par congestion*, qui les accompagnent. — 249. Le *rhumatisme lombaire* ou *lumbago* n'est pas une cause d'exemption ; mais la douleur des lombes peut être déterminée par d'autres lésions qui ont plus de gravité et que le médecin devra rechercher avec soin. — 250. Les *hernies lombaires*, fort rares d'ailleurs motivent l'*exemption*.

MALADIES DU BASSIN.

251. Les *vices de conformation* du bassin, résultant d'une étroitesse, d'un développement exagéré ou d'une déviation anormale, les *difformités consécutives* à une fracture vicieusement consolidée ou à toute autre lésion, motivent l'*exclusion* de l'armée. — 252. Le *relâchement* des symphyses nécessite l'*exemption* et la *réforme*. Ces conclusions ne s'appliquent ni à l'entorse, ni à la luxation du coccyx, affections légères qui ont rarement des conséquences sérieuses. — 253. L'*arthropathie sacro-iliaque* donne lieu à des accidents graves, qui mettent dans l'*impossibilité* de servir. — 254. Le *psoïtis* est susceptible d'une terminaison heureuse ; mais on le voit aussi amener des accidents qui déterminent l'*incapacité* de servir dans l'armée. — 255. Les *phlegmons* et *abcès de la fosse iliaque* nécessitent l'*exemption* ; la *réforme* n'est prononcée qu'en cas d'incurabilité.

MALADIES DE LA RÉGION ANO-PÉRINÉALE.

La partie inférieure du rectum et l'orifice anal recèlent souvent des altérations incompatibles avec les exigences de la vie militaire ; il est très important que le médecin expert explore toujours cette région. — 256. Les *plaies* et les *contusions* du *périnée*, lorsqu'elles intéressent l'urèthre, peuvent provoquer l'*exemption* ; elles amènent fréquemment des rétrécissements uréthraux qui nécessitent quelquefois la *réforme*. — 257. Les *plaies* ou *déchirures* de l'anus, à moins de complications, ne motivent pas l'*exemption*. — 258. Les *phlegmons* et les *abcès* du périnée, déterminés par une lésion des voies urinaires ou symptomatiques de lésions osseuses, entraînent l'*exemption* et quelquefois la *réforme*. — 259. La *fissure à l'anus*, le plus souvent liée à des hémorrhoïdes ou à la syphilis, même compliquée de contracture du sphincter anal, ne doit déterminer que rarement l'*exemption*. Cette affection est quelquefois très pénible pour les malades, mais la guérison en est facile à l'aide d'un traitement approprié ou d'une opération chirurgicale peu importante. — 260. Les *fistules* siégeant au périnée ou au pourtour de l'anus, les *fistules anales incomplètes*, compliquées d'un décollement étendu du rectum, entraînent l'*exemption*. Les moyens chirurgicaux doivent avoir été employés sans succès avant que la *réforme* soit proposée. — 261. Les *affections syphilitiques légères* de l'anus et du rectum : *ulcérations, plaques muqueuses, végétations, blennorrhagie anale*, ne motivent pas l'*exemption*. — 262. Les *affections du rectum : ulcérations de mauvaise nature, carcinomes*, sont des causes absolues d'*exemption* et de *réforme*. — 263. Le *rétrécissement du rectum* est une cause d'*exclusion* de l'armée, et peut entraîner la *réforme*. — 264. Les *hémorrhoïdes volumineuses*, internes ou externes, ou compliquées d'ulcérations, de fongosités de la muqueuse, rendent *impropre* au service militaire. La *réforme* doit être rarement prononcée. — 265. La *chute du rectum* et la *procidence de la membrane muqueuse du rectum* à travers l'ouverture anale sont des motifs d'*exemption* ; mais elles ne nécessitent la *réforme* que dans les cas où elles résistent à tout traitement. — 266. L'*incontinence des matières fécales* est une cause d'*exemption*, et peut aussi motiver la *réforme*.

MALADIES DES VOIES URINAIRES.

267. Les *lésions traumatiques des reins* : plaies, contusions, peuvent donner lieu à un pronostic plus ou moins grave, qui servira de guide au médecin expert pour faire prononcer l'*admission* ou l'*exemption*. — 268. La *néphrite albumineuse*, la *néphrite calculeuse* motivent l'*exclusion* de l'armée. La *néphrite simple*, sans complication, sans purulence, ne doit faire prononcer l'*exemption* que si elle paraît assez sérieuse pour exiger un traitement prolongé et faire craindre une issue fâcheuse. — 269. Les *calculs rénaux* sont une cause d'*exemption*, et même de *réforme* si les accidents qu'ils provoquent sont répétés et assez intenses pour empêcher la vie active. Les *abcès*, les *kystes*, les *dégénérescences* des reins, déterminent l'*incapacité* de servir.

MALADIES DE LA VESSIE. — 270. Les *vices de conformation de la vessie* : son absence complète, son *atrophie*, l'*extrophie* de cet organe, sont autant de motifs d'*inadmissibilité* dans l'armée. — 271. Les *plaies*, les *contusions*, les *ruptures* de la vessie, ont une gravité immédiate telle, qu'on les rencontre rarement devant un conseil de révision ; cependant, si la guérison semblait devoir se produire sans laisser de traces, l'*admission* pourrait être prononcée. — 272. L'*inflammation chronique* de la vessie nécessite l'*exemption*. La *cystite aiguë*, suivant son intensité et les causes qui la déterminent, peut être une cause d'*exemption*. — 273. Les *corps étrangers* introduits parfois dans la vessie, soit par cause traumatique, soit par accident, soit par suite de cathétérisme, les *calculs vésicaux*, motivent l'*exemption* : si l'existence de ces calculs ou de ces corps étrangers est mise en doute, on aura recours au cathétérisme. La *réforme* n'est acquise qu'après l'emploi infructueux des divers moyens thérapeutiques. — 274. Les *lésions organiques de la vessie : polypes, fongus, etc.*, sont *incompatibles* avec la vie militaire. — 275. L'*incontinence d'urine* est *permanente* ou s'observe seulement durant la nuit. L'*incontinence permanente* tient à des affections diverses qui motivent l'*exemption*, son incurabilité peut seule déterminer la *réforme*. — L'*incontinence nocturne* n'empêche pas l'admission, elle n'est une cause d'*exemption* que lorsqu'elle est la conséquence d'une faiblesse générale ou d'une affection des centres nerveux, et n'entraîne la *réforme* que si elle est incurable. — 276. La *rétention d'urine*, conséquence d'affections variées, peut, selon les cas, motiver l'*exemption* ; la *réforme* est réservée aux cas incurables. — 277. L'*hématurie* peut être observée quelquefois à la suite de congestions rénales ; dans ce cas, elle ne détermine pas l'incapacité pour le service militaire ; mais si elle est liée à des calculs ou à d'autres affections graves des reins et de la vessie, l'*exemption* est indiquée, et la *réforme* doit être prononcée si la guérison est reconnue impossible.

MALADIES DE L'URÈTHRE. — 278. L'urèthre peut *manquer*, être *imperforé* ou *dévié* de sa direction normale. On voit quelquefois l'urine venir se faire jour à l'ombilic, dans le rectum, etc. Ces vices de conformation imposent l'*exclusion* du service militaire. — L'*épispadias* et l'*hypospadias* rendent *impropre* au service. Toutefois, l'hypospadias est compatible avec la vie militaire lorsque l'ouverture du canal est située immédiatement en arrière de la base du gland, que l'urine peut être projetée à distance, et que l'orifice est assez large pour que la miction s'accomplisse sans difficulté. — 279. Les *fistules uréthrales* motivent l'*exemption* ; survenues après l'incorporation, elles entraînent la *réforme* s'il n'y a plus d'espoir de guérison. — 280. Les *corps étrangers* introduits dans l'urèthre ne justifient l'*exemption* que dans le cas où leur extraction qui, le plus souvent, se pratique facilement, paraît nécessiter une opération grave. On ne proposera la *réforme* que si l'opération restait sans succès. — 281. Les *rétrécissements* de l'urèthre sont généralement d'une guérison difficile et entraînent des inconvénients *incompatibles* avec le service militaire. Il ne faut prononcer la *réforme* qu'après avoir échoué dans toutes les tentatives de traitement. — 282. L'*uréthrite aiguë* ou *chronique* ne constitue jamais un cas d'*exemption* ou de *réforme*. — 283. Les *abcès*, l'*hypertrophie de la prostate*, les *calculs* prostatiques, déterminent l'*exemption*, et quelquefois la *réforme* si l'on ne peut en obtenir la guérison.

MALADIES DES ORGANES GÉNITAUX.

MALADIES DU PÉNIS ET DU SCROTUM. — 284. L'*hermaphrodisme*, l'absence du pénis, la *perte partielle ou totale du pénis* par suite de blessures ou de mutilations, nécessitent l'*exemption* et la *réforme*. — L'*atrophie* du pénis, si prononcée qu'elle soit, ne saurait motiver l'*exemption*, à moins qu'elle ne se complique ou ne s'accompagne d'une atrophie des testicules. Le *phimosis* et le *paraphimosis*, auxquels il est facile de porter remède, ne réclament ni l'*exemption* ni la *réforme*. Il en est de même des *ulcérations* et des *végétations syphilitiques*, à l'exception, cependant, des ulcères phagédéniques qui auraient détruit une partie notable de la verge.

285. Les *affections cutanées :* eczéma, lichen chronique, qui causent une démangeaison insupportable et ne peuvent que s'aggraver par le frottement occasionné par la marche et par le contact des vêtements de laine, exigent l'*exemption*, plus rarement la *réforme*. — Les *plaies*, les *déchirures du scrotum*, les *contusions*, les *infiltrations* de sang, qui en sont la conséquence, entraînent rarement l'exemption. — Les *phlegmons*, les *abcès*, ne comportent l'*exemption* que s'ils se rattachent à des lésions des voies urinaires. — L'*œdème* et l'*emphysème du scrotum* sont quelquefois *provoqués* à l'aide d'injections d'eau ou d'air. Dans aucun cas, ces maladies, fussent-elles spontanées, ne donnent lieu à l'*exemption*, à moins d'être liées à d'autres états morbides. — L'*éléphantiasis du scrotum* est incompatible avec la vie militaire.

MALADIES DU CORDON SPERMATIQUE ET DU TESTICULE. — 286. Le *varicocèle*, constitué par la dilatation des veines du cordon spermatique, n'entraîne l'*impossibilité* de servir, qu'autant qu'il est douloureux ou que, par son volume considérable, il détermine une gêne prononcée dans la marche. Il n'y a lieu à la *réforme* que dans des cas exceptionnels et lorsque tout traitement est resté infructueux. — 287. L'*hydrocèle* du cordon spermatique, celle de la tunique vaginale, l'*hématocèle de la tunique vaginale*, sont des causes d'*inaptitude* au service. Elles n'entraînent la *réforme* que si elles sont incurables. — 288. La *perte de l'un* ou *des deux testicules* par suite d'opération ou d'accidents, l'*atrophie* de ces deux organes, acquise ou congénitale, portée à un haut degré, entraînent l'*exemption*. L'*atrophie* d'un testicule, l'autre restant sain, est compatible avec le service militaire. — 289. L'*absence des testicules* (anorchidie) n'est qu'apparente. Lorsque le sujet présente tous les signes de la virilité, et que, rien ne démontrant que les testicules aient été enlevés, on doit croire à la rétention dans l'abdomen, l'*admission* est prononcée. L'*exemption* est réservée aux cas où le testicule est retenu à l'anneau ou dans le canal, en raison des douleurs qu'il provoque et de la prédisposition aux hernies qu'il entraîne. — 290. Les *orchites chronique, tuberculeuse, syphilitique*, rendent *inapte* au service militaire. — L'*enchondrome*, l'*encéphaloïde* et les autres dégénérescences du testicule sont des causes absolues d'*exemption* et de *réforme*. — 291. La *spermatorrhée* ne peut être constatée devant un conseil de révision ; d'ailleurs, cet état morbide est généralement facile à guérir, et ne peut être considéré comme cause d'*exemption*.

MALADIES DES MEMBRES.

Les membres doivent être normalement et régulièrement conformés. Leurs fonctions doivent s'accomplir physiologiquement, tant au point de vue des mouvements que de la sensibilité tactile et des sécrétions cutanées. — Quelques-unes des infirmités des membres peuvent être *dissimulées*. C'est pourquoi il est nécessaire d'examiner le jeu de toutes les articulations, et de faire marcher devant soi le sujet examiné.

292. Toute *anomalie* dans le nombre, dans la forme, dans les rapports des mem-

bres, est *incompatible* avec le service militaire. — 293. L'*inégalité* des membres thoraciques ou abdominaux, portée au degré de compromettre l'harmonie des mouvements, entraîne l'*incapacité* de servir. — 294. La *déviation* des bras n'est pas rare. Il peut en résulter l'impossibilité d'exécuter avec régularité et précision certains temps du maniement des armes. Elle entraîne alors l'*exemption*. Les jambes déviées, *cagneuses* ou *bancales,* peuvent apporter dans la marche une gêne, une irrégularité allant jusqu'à la claudication ; le rapprochement excessif des genoux s'oppose à la jonction des talons, leur éloignement détermine dans la marche un balancement disgracieux et devient rapidement une cause de fatigue. Ces difformités, suivant leur degré, entraînent l'*incapacité* de servir.

295. L'*atrophie* congénitale constitue un motif manifeste d'*inaptitude* au service militaire. L'atrophie acquise doit être étudiée dans ses causes ; elle constitue ou ne constitue pas un motif d'*incapacité*, selon la possibilité ou l'impossibilité d'un retour prochain à l'état normal.

296. Les *lésions traumatiques* qui affectent les membres et leurs articulations méritent la plus sérieuse attention, en raison des accidents actuels qu'elles déterminent et des difformités qu'elles peuvent laisser après elles. — Les *amputations* et les *résections*, les *courbures défectueuses* et très prononcées des os longs, les *dépressions* profondes, les *inégalités*, les *déviations*, les *raccourcissements*, les *fausses articulations* provenant de fractures simples ou compliquées, ou reconnaissant pour cause les distensions articulaires, les *entorses* violentes et les *luxations* anciennes, réduites, incomplètement réduites ou non réduites, le *relâchement des capsules et des ligaments articulaires* avec mobilité anormale et luxations fréquentes volontaires ou involontaires, l'*ankylose vraie*, la *fausse ankylose*, sont des causes d'*exemption*, et peuvent être des causes de *réforme*.

297. Les *déformations rachitiques*, les *engorgements chroniques* résultant des phlegmons ou d'autres causes, l'*œdème*, consécutif à des lésions vasculaires constatées et contre la *provocation* duquel il convient d'être en garde, les *tumeurs blanches* et les *hydropisies anciennes des articulations*, les *fistules osseuses et articulaires*, les *corps mobiles* constatés des articulations, motivent l'*exemption*. Il n'y a lieu à la *réforme* que lorsque les ressources thérapeutiques ont été épuisées.

Le *cancer* des membres sous toutes ses formes, l'*éléphantiasis*, entraînent l'*exemption* et la *réforme*.

298. Les *varices* légères ne constituent pas un motif d'*exemption*. Lorsque la présence des varices s'ajoute à d'autres signes, même douteux, d'une autre affection, elles motivent l'*exemption*. Les varices se détachant en *paquets noueux* ou s'élevant jusqu'à la cuisse ou jusqu'à l'aine, les varices compliquées d'*ulcères*, motivent l'*exemption*. — Dans les mêmes conditions, cette affection peut être une cause de *réforme* lorsqu'elle devient une entrave aux obligations du service.

299. L'*hygroma*, ou hydropisie des bourses séreuses sous-cutanées, et plus particulièrement celui du genou, peut être assez volumineux pour gêner la marche et entraîner l'*exemption*. — Il en est de même des *tumeurs synoviales* et des *kystes* du poignet et du jarret. — Les petits kystes synoviaux, limités aux tendons extenseurs de la main, ne deviennent un empêchement au service militaire que quand ils ont acquis un volume considérable et qu'ils semblent communiquer avec les synoviales articulaires.

300. Les *névralgies* habituelles, telles que la *sciatique*, les *douleurs rhumatismales* chroniques lorsqu'elles sont réelles, sont une cause d'*exemption*; elles n'entraînent la *réforme* que si elles sont rebelles à tout traitement.

La *goutte*, le *rhumatisme noueux*, sont des motifs d'*incapacité* de servir.

301. Les mutilations des doigts rendent impropre au service militaire quand elles consistent dans l'une des lésions spécifiées dans le tableau ci-après:

MAIN DROITE. — 1° Perte du pouce ou d'une de ses phalanges;

2° Perte de l'indicateur ou d'une phalange de ce doigt;

3° Perte de deux doigts ou de deux phalanges de deux doigts;

4° Perte simultanée d'une phalange des trois derniers doigts.

MAIN GAUCHE. — 1° Perte du pouce ou d'une de ses phalanges;

2° Perte de l'indicateur ou de deux phalanges de ce doigt;

3° Perte de deux doigts ou de deux phalanges de deux doigts;

4° Perte simultanée d'une phalange des trois derniers doigts.

C'est surtout à l'occasion de ces infirmités que s'élève la question préjudicielle de mutilation volontaire. La position du médecin consulté à ce sujet est difficile; sa conviction doit être portée au plus haut degré de certitude avant qu'il donne son opinion.

302. L'*incurvation*, la *flexion* ou l'*extension permanente* d'un ou plusieurs doigts, qui peuvent avoir des causes très diverses, déterminent l'*incapacité* de servir, excepté dans les cas où elles sont très limitées et n'entravent pas les fonctions de la main, ou lorsque la flexion, quoique assez marquée, porte sur l'auriculaire, disposition assez fréquente chez les hommes habitués aux travaux manuels.

303. Les *doigts surnuméraires* sont une cause d'*exemption* ainsi que les *doigts palmés*, lorsque la membrane qui les réunit s'oppose au libre exercice de leurs fonctions.

304. Certaines professions font naître des *kystes*, des *bourses muqueuses* surnuméraires, qui ne seraient des causes d'*incapacité* qu'autant quelles apporteraient une gêne notable aux fonctions des membres. Il en est de même des modifications que certaines professions manuelles impriment à la main. Le changement d'habitudes, de travail, suffit souvent pour les amoindrir notablement ou pour les faire disparaître.

305. Les *difformités* des pieds, connues sous le nom de pied bot, quels qu'en soient la variété et le degré, entraînent l'*inaptitude* au service. Un faible degré de pied bot peut être provoqué par une mauvaise attitude du pied, soit permanente, soit momentanée.

306. Le *pied plat*, caractérisé par la déviation du pied en dehors, avec effacement de la voûte plantaire, saillie anormale de l'astragale au-dessous de la malléole interne et projection de l'axe de la jambe en dedans de l'axe du pied, peut seul *exempter* du service militaire. Le simple effacement de la voûte n'est pas un motif d'incapacité de servir. — 307. Une conformation opposée à celle du pied plat, caractérisée par une excavation plus ou moins profonde de la plante du pied et par une voussure à saillie correspondante du cou-du-pied, doit entraîner l'*exemption* du service lorsqu'elle peut entraver la marche ou qu'elle nécessite une chaussure spéciale. — 308. Les *orteils surnuméraires*, quelle que soit leur disposition,

exemptent du service. — Le *chevauchement* d'un ou de plusieurs orteils, à un degré intense, permanent et ne cédant que difficilement à une pression mécanique, gêne plus ou moins la progression, devient une cause fréquente de blessures dans la marche, et peut nécessiter l'*exemption* du service. — 310. Il peut en être de même des *orteils en marteau* et du *marcher sur l'ongle*. — 311. Les *orteils palmés* n'exemptent du service que dans les cas où ils sont tous intimement accolés entre eux jusqu'à leur phalange unguéale inclusivement. — 312. La *perte totale du gros orteil* ou d'une *phalange* du gros orteil, la *perte simultanée* de deux orteils voisins, la *perte totale* d'une *phalange* aux *quatre derniers orteils*, entraînent l'*incapacité* de servir. — 313. L'*exostose sous-unguéale* du gros orteil peut entraîner l'*exemption* du service. — 314. Les *cors*, dans des circonstances tout à fait exceptionnelles, peuvent motiver l'*exemption*. — Les *oignons* motivent l'*exemption* lorsque l'affection s'étend au-delà de l'épiderme et du derme et altère les tissus péri-articulaires ou les os eux-mêmes. — 315. Le *mal perforant* du pied doit être considéré comme une cause d'*incapacité* de servir. — 316. L'*hypertrophie des ongles*, leur déviation, ne constitueraient une cause d'incapacité de servir que si elles étaient considérables, et que s'il était bien démontré qu'on ne peut y remédier par de fréquentes sections. — L'*onyxis simple* et l'*onyxis syphilitique* ne sont pas des causes d'*exemption*. L'*ongle incarné* ne motive l'*exemption* que lorsqu'il offre une gravité exceptionnelle.

317. La *transpiration fétide* et abondante des pieds n'est une cause d'*exemption* que lorsqu'elle est attestée par des témoignages authentiques.

318. La *claudication*, à moins qu'elle ne soit provoquée par une affection aiguë et passagère, motive l'*exemption* et la *réforme*.

IV. — DES APTITUDES AU SERVICE AUXILIAIRE.

Les jeunes gens qui sont reconnus impropres au service actif ou armé ne doivent être désignés pour le service auxiliaire que si, bien constitués, ils ont l'aptitude physique nécessaire pour remplir les obligations qui leur incomberont, lorsqu'ils seront appelés à servir. Ils ne doivent avoir aucune maladie ou infirmité qui puisse diminuer d'une manière notable la faculté de travailler ou constituer une difformité repoussante. Toutefois n'ayant pas au même degré que les jeunes gens classés dans le service actif, à supporter des fatigues et des privations prolongées, ils peuvent présenter certaines infirmités légères que ne comporte pas la profession des armes, mais compatibles avec leurs fonctions.

Parmi les infirmités qui permettent l'admission dans le service auxiliaire, il en est qui, à un degré moins prononcé, sont également compatibles avec le service armé, il en peut résulter quelque hésitation à classer les sujets dans l'un ou dans l'autre de ces deux services. La liste ci-dessous indiquera les *infirmités compatibles avec le service auxiliaire*; on pourra facilement suppléer aux lacunes qui s'y trouvent en se pénétrant des conditions que l'on doit exiger de tout individu placé dans ce service, à savoir : de pouvoir être complètement utilisé.

1. L'*alopécie, tumeurs bénignes du crâne* ; les loupes, exostoses ; les *productions cornées*, les *cicatrices*, qui n'ont d'autre inconvénient que d'apporter une gêne à la coiffure militaire, casque ou schako.

2. La *perte*, l'*atrophie* du pavillon de l'oreille, ou son *adhérence* aux parois du crâne.

3. Le *rétrécissement* d'un des conduits auditifs avec une diminution de l'ouïe peu prononcée.

4. La *perforation de la membrane du tympan* sans complication d'otorrhée.

5. Le *rétrécissement* ou l'*oblitération* de la trompe d'Eustache avec une faible diminution de l'ouïe.

6. L'*affaiblissement de l'ouïe* porté à un degré qui permet d'entendre la voix à une petite distance.

7. Le *symblépharon* qui, sans amener une grande gêne dans le mouvement des paupières, n'est pas un obstacle à la fonction visuelle.

8. La *blépharite ciliaire* ancienne sans renversement des paupières.

9. Les *opacités de la cornée*, les *exsudats de la pupille*, qui ont abaissé d'un côté l'acuité visuelle au-dessous d'un *quart*, l'autre œil ayant conservé une vision *normale* ou égale à un *quart*.

10. La *myopie* comprise entre un *quart* et un *sixième*, sans complication d'amblyopie ou d'altérations pathologiques des membranes internes.

11. L'*hypermétropie* abaissant l'acuité visuelle au-dessous d'un *quart*, et susceptible d'être corrigée par des verres.

12. Le *strabisme* à un degré incompatible avec le service armé, lorsque la vision de l'œil non dévié n'est pas sensiblement altérée.

13. Les *difformités de la face, du nez*, qui excluent du service armé, mais qui cependant, ne sont pas exagérées et n'entraînent aucun trouble fonctionnel important.

14. Le *bec-de-lièvre* congénital ou accidentel simple et peu étendu.

16. Les *tumeurs du cou* : le *goître*, les *kystes séreux*, les *adénites*, peu développées, qui ne sont une cause de l'exclusion du service armé que par la gêne que produit l'habillement militaire.

17. Les *déformations de la poitrine* : *enfoncement* ou *saillie* du sternum ou des côtes qui ne nuisent pas aux fonctions des organes internes; les *arrêts de développement*, les *courbures vicieuses* ; les *pseudarthroses* de la clavicule, les *déformations* de l'omoplate, qui n'entravent pas les mouvements des membres supérieurs.

18. Les *tumeurs bénignes* : *kystes, lipomes*, etc., les *cicatrices* qui, en dehors de l'obstacle qu'elles apportent au port du sac et du ceinturon, ne causent pas une grande gêne.

19. L'*obésité*, à moins qu'elle ne soit exagérée.

20. Les *hernies inguinale* et *crurale* ne dépassant pas l'orifice externe du canal.

21. L'*hydrocèle* de la tunique vaginale et du cordon spermatique peu volumineuse.

22. Le *varicocèle* développé ne diminuant pas l'aptitude au travail.

23. Les *difformités* congénitales ou acquises des membres qui n'entravent pas notablement leurs fonctions, telles que : un *cal volumineux* et même légèrement difforme ; une *incurvation modérée* des membres supérieurs ou inférieurs ; l'*iné-*

galité des membres supérieurs; le *raccourcissement* d'un membre inférieur, s'il n'en résulte qu'une légère claudication.

24. Les *varices*, à moins qu'elles ne soient très étendues, qu'elles ne forment des tumeurs très développées, qu'elles ne produisent de l'œdème ou de l'engourdissement du membre, ou qu'elles ne soient disposées à se rompre ou compliquées d'ulcérations.

25. L'*hygroma chronique*, les *kystes synoviaux* assez prononcés pour exclure du service armé, ne compromettant pas néanmoins le jeu des articulations.

26. La *faiblesse d'une articulation* consécutive à une entorse ou à une luxation sans relâchement des ligaments ou engorgement des tissus, si l'on peut croire qu'elle disparaîtra avec le temps.

27. La *roideur* d'une articulation avec diminution légère de l'étendue des mouvements et qui ne nuit pas très sensiblement à l'action des membres, telles que : l'*extension incomplète* de l'avant-bras sur le bras, la *flexion incomplète* de la jambe sur la cuisse, les mouvements opposés étant entièrement libres ; la *flexion permanente et complète de l'auriculaire* de l'une ou l'autre main, la *flexion incomplète de plusieurs doigts*.

28. L'*incurvation*, la *perte* ou la *mutilation* des doigts ou des orteils, non compatibles avec le service armé, qui ne gênent pas notablement les fonctions de la main et du pied.

29. Les *doigts* et les *orteils surnuméraires* qui se présentent dans les mêmes conditions.

30. Les *pieds plats* avec une déviation peu considérable mais suffisante pour rendre impropre au service militaire.

V. — DE L'IMPOTENCE LÉGALE.

L'*impotence* et l'*incurabilité* de certains des parents des appelés constituent pour ceux-ci une cause de dispense (art. 17 de la loi du 27 juillet 1872). — L'*impotence*, dans le sens de la loi, doit être considérée comme l'impossibilité, par suite d'infirmités congénitales ou acquises, de pourvoir à sa propre existence et de venir en aide à sa famille. Lorsqu'il s'agit d'une infirmité acquise, l'impotence doit s'entendre de l'impossibilité de continuer à exercer la profession qu'on avait embrassée, ou toute profession en rapport avec les aptitudes de l'individu. — L'*incurabilité*, quand il ne s'agit pas de la perte absolue d'un membre ou d'un organe important, doit être admise lorsque les caractères séméiologiques de l'infirmité ou de la blessure, et l'insuccès de traitements méthodiques, suffisamment variés et prolongés, s'accordent à faire présumer que le sujet ne guérira point, à moins de circonstances exceptionnelles que la science et l'expérience ne permettent pas de prévoir.

Résumé du chapitre VIII

L'instruction qui précède ne saurait être considérée comme un code de prescriptions absolues ; mais les indications qu'elle présente, combinées judicieusement avec les résultats de chaque examen individuel, doivent diriger les médecins et peuvent concourir à éclairer les membres du conseil chargés de statuer.

Des jeunes gens montrent quelquefois de la répugnance à subir la visite du médecin. Il suffit d'une apparence d'appréhensions de la part d'un sujet pour que l'expert procède à la visite avec encore plus de patience, de douceur et de bienveillance que de coutume, et avec un redoublement de précautions pour mettre les jeunes gens à l'abri d'une curiosité indiscrète et pour ménager les légitimes susceptibilités des familles.

Les médecins se pénétreront de ce principe : que l'expert ne doit pas acquérir pour lui seulement la conviction de l'existence du fait sur lequel son attention est appelée, mais qu'il doit encore faire partager cette conviction au conseil et aux assistants. Il convient donc, chaque fois qu'il y a possibilité de le faire, que le médecin appuie son avis sur une démonstration sensible, matérielle, évidente, ou qu'il lui donne tous les développements propres à le justifier, au lieu de se borner à une déclaration pure et simple. Les conseils de révision sont, en général, disposés à accorder l'exemption pour des infirmités visibles ou palpables, quoique souvent légères et ils se montrent plus rigoureux au sujet d'altérations viscérales qui ne frappent pas leur sens, et dont il est nécessaire de leur faire apprécier l'importance ou la gravité.

Enfin, les médecins assistant les conseils de révision se rappelleront toujours que, dans la mission qu'ils accomplissent, leur savoir et leur honneur sont également engagés.

CHAPITRE IX

DE L'ALIÉNATION MENTALE

Les questions médico-légales qui se rattachent à la folie ont une importance considérable, surtout si l'on considère les violentes polémiques auxquelles ces questions donnent journellement naissance dans la presse extra-médicale. C'est au nom du principe de la liberté individuelle qu'un grand nombre d'écrivains se livrent tous les jours à des attaques passionnées contre l'administration et le corps médical qu'on accuse de séquestrer arbitrairement un grand nombre d'individus. En 1869, le gouvernement, ému par ces attaques et désireux de donner satisfaction à l'opinion publique, avait annoncé son intention de reviser la loi de 1838 sur les aliénés. Il avait à cet effet nommé une commission qui après avoir sérieusement étudié la question n'a pas même conclu à l'urgence de la révision de la loi.

Une nouvelle commission extra-parlementaire a été nommée le 10 mars 1881 à l'effet de proposer aux Chambres un nouveau projet de loi qui sera discuté en 1891.

Ce projet dont la discussion a commencé au Parlement contient quelques dispositions nouvelles. Voici les plus importantes :

Assimilation aux asiles privés de toute maison particulière où un aliéné est traité à moins que le tuteur, le conjoint ou l'un des ascendants ne réside avec lui et ne préside personnellement aux soins que nécessite son état.

Nécessité pour l'internement de deux certificats émanant de deux médecins différents.

L'aliéné serait d'abord admis *provisoirement* dans l'asile ; dans les trois jours le procureur de la République, assisté d'un médecin choisi par lui visiterait l'aliéné, procéderait à une enquête et adresserait ses réquisitions par écrit à la chambre du conseil qui, seule, statuerait sur *l'internement définitif*.

Création dans les prisons de quartiers spéciaux pour les condamnés devenus aliénés.

Création d'asiles spéciaux pour les aliénés criminels. Ceux-ci ne pouvant être mis en liberté qu'en vertu d'une décision de la chambre du conseil.

Ces diverses modifications à la loi de 1838 ont été discutées par l'Académie de médecine en 1884. Tout en contestant l'utilité de quelques-uns des articles et notamment de celui relatif au double certificat, l'Académie a approuvé la disposition relative aux aliénés criminels.

En ce qui concerne l'intervention de l'autorité judiciaire dans les mesures concernant les aliénés, nous pensons que le médecin a tout avantage à laisser à la chambre du conseil la responsabilité de la mise en liberté lorsqu'il a lui-même exposé selon sa conscience les inconvénients que cette liberté peut présenter.

La loi de 1838 est du reste une des plus sages et des plus humaines qui aient été faites sur le sujet et il est certain qu'elle ne subira pas d'autres modifications que celles que nous venons de signaler. Les améliorations à introduire dans la législation rouleraient plutôt sur la gestion des biens des aliénés et sur d'autres points secondaires ; mais quant aux garanties qui doivent assurer la liberté individuelle, prévenir les causes d'erreur et les séquestrations arbitraires, elles nous paraissent suffisantes.

La compétence du médecin est tous les jours contestée par des avocats et par des juges lorsqu'il s'agit d'apprécier dans les affaires civiles et criminelles où quelques doutes s'élèvent sur la capacité ou la responsabilité d'un individu. Tout le monde connaît les appréciations du président Troplong[1] sur

---

1. « La médecine légale affiche, depuis quelque temps, la prétention d'imposer ses oracles à la jurisprudence. Il faut l'avouer, ce que j'ai vu et entendu de certains médecins dans ma carrière judiciaire dépasse toute croyance ; il n'y a pas un homme que l'on ne pourrait déclarer monomane en les écoutant. Si Pascal n'était pas mort, il devrait prendre garde à lui, car je connais maint docteur qui le tient pour halluciné. Socrate est bien heureux d'être venu sitôt, il a péri du moins avec la réputation du plus sage des hommes, tandis qu'on pourrait bien trouver, dans plus d'un savant écrit médical, qu'il était à peu près monomane avec son démon familier. Enfin, faut-il le dire, combien n'ai-je pas vu de consultations qui rappellent, trait pour trait, les scènes de notre divin Molière. Un

le rôle de la médecine légale dans les questions de responsabilité ; nous devons constater avec regret que les opinions de ce magistrat sont partagées par un trop grand nombre de légistes. Quoi qu'il en soit, la justice ne refuse pas les lumières de la science et elle appelle des médecins dans toutes les affaires où la responsabilité des individus peut être mise en cause. C'est alors que le rôle du médecin légiste est difficile et demande une patience au-dessus de toute épreuve. Dans sa remarquable Étude médico-légale sur la folie, Tardieu retrace en ces termes la mission du médecin : « Si le médecin sait renfermer ses appréciations dans les limites que les faits eux-mêmes lui imposent ; s'il n'apporte dans ses jugements aucune idée systématique et préconçue ; s'il reconnaît qu'au-dessus de l'intérêt de l'individu il est un intérêt plus élevé que la justice a le droit et le devoir de sauvegarder, et qu'il ne lui appartient pas d'imposer des doctrines scientifiques là où on ne lui demande que des constatations appropriées à un fait particulier ; si, en un mot, il se conforme dans les questions de folie aux mêmes principes que ceux qui doivent guider le médecin légiste dans les expertises d'un autre ordre, je ne crains pas d'affirmer qu'il retrouvera toujours et partout, devant quelque tribunal que ce soit, la confiance et l'autorité légitimement dues à son expérience et à son caractère. Il lui sera facile alors de faire bon marché de quelques paroles amères et d'ironie sans portée. »

Nous diviserons l'étude médico-légale de la folie en deux parties : dans la première nous exposerons la législation et les principales circonstances dans lesquelles l'intervention d'un médecin légiste est sollicitée ; dans la seconde nous étudierons les névroses spéciales et les affections mentales au point de vue de l'appréciation médico-légale.

mouvement nerveux dans le visage, un tic familier, une manière de parler, un geste, les choses, en un mot, les plus simples et les plus naturelles étaient tournées en diagnostic et pronostic comme la situation fréquente de M. de Pourceaugnac. Et l'on voudrait que nous autres juges, qui tenons dans nos mains la liberté et la capacité civile des personnes, nous fissions dépendre de si frivoles symptômes ces grandes questions où sont engagés l'honneur des familles, la succession des biens et les droits les plus chers de l'homme ! Je pense que la médecine légale n'a ajouté aucun progrès sérieux aux doctrines reçues dans la jurisprudence, et qu'elle ne doit en rien les modifier ».

ARTICLE PREMIER

DE L'ALIÉNATION MENTALE DANS SES RAPPORTS AVEC LA LOI CIVILE ET LA LOI PÉNALE.

§ 1er. — Législation.

Loi du 30 juin 1838 sur les aliénés.

TITRE PREMIER. — DES ÉTABLISSEMENTS D'ALIÉNÉS.

Art. 1er. — Chaque département est tenu d'avoir un établissement public, spécialement destiné à recevoir et soigner les aliénés ou de traiter, à cet effet, avec un établissement public ou privé, soit de ce département soit d'un autre département.

Les traités passés avec les établissements publics ou privés devront être approuvés par le ministre de l'intérieur.

Art. 2. — Les établissements publics consacrés aux aliénés sont placés sous la direction de l'autorité publique.

Art. 3. — Les établissements privés consacrés aux aliénés sont placés sous la surveillance de l'autorité publique.

Art. 4. — Le préfet et les personnes spécialement déléguées à cet effet par lui ou par le ministre de l'intérieur, le président du tribunal, le procureur du roi, le juge de paix, le maire de la commune, sont chargés de visiter les établissements publics ou privés consacrés aux aliénés.

Ils recevront les réclamations des personnes qui y seront placées, et prendront, à leur égard, tous renseignements propres à faire connaître leur position.

Les établissements privés seront visités, à des jours indéterminés, une fois au moins chaque trimestre, par le procureur du roi de l'arrondissement. Les établissements publics le sont de la même manière, une fois au moins par semestre.

Art. 5. — Nul ne pourra diriger ni former un établissement privé consacré aux aliénés sans l'autorisation du gouvernement.

Les établissements privés consacrés au traitement d'autres maladies ne pourront recevoir les personnes atteintes d'aliénation mentale, à moins qu'elles ne soient placées dans un local entièrement séparé.

Ces établissements devront être, à cet effet, spécialement autorisés par le gouvernement, et seront soumis, en ce qui concerne les aliénés, à toutes les obligations prescrites par la présente loi.

Art. 6. — Des règlements d'administration publique détermineront les conditions auxquelles seront accordées les autorisations énoncées en l'article précédent, les cas où elles pourront être retirées, et les obligations auxquelles seront soumis les établissements autorisés.

Art. 7. — Les règlements intérieurs des établissements publics consacrés, en tout ou en partie, au service des aliénés, seront, dans les dispositions relatives à ce service, soumis à l'approbation du ministre de l'intérieur.

TITRE II. — DES PLACEMENTS FAITS DANS LES ÉTABLISSEMENTS D'ALIÉNÉS.

SECTION Ire. — *Des placements volontaires.*

Art. 8. — Des chefs ou préposés responsables des établissements publics et les directeurs des établissements privés et consacrés aux aliénés ne pourront recevoir une personne atteinte d'aliénation mentale, s'il ne leur est remis:

1° Une demande d'admission contenant les noms, profession, âge et domicile tant de la personne qui la formera que de celle dont le placement sera réclamé, et l'indication du degré de parenté ou, à défaut, de la nature des relations qui existent entre elles.

La demande sera écrite et signée par celui qui la formera, et, s'il ne sait pas écrire, elle sera reçue par le maire ou le commissaire de police qui en donnera acte.

Les chefs, préposés ou directeurs, devront s'assurer, sous leur responsabilité, de l'individualité de la personne qui aura formé la demande, lorsque cette demande n'aura pas été reçue par le maire ou le commissaire de police.

Si la demande d'admission est formée par le tuteur d'un interdit, il devra fournir, à l'appui, un extrait du jugement d'interdiction.

2° Un certificat de médecin constatant l'état mental de la personne à placer, et indiquant les particularités de sa maladie et la nécessité de faire traiter la personne désignée dans un établissement d'aliénés, et de l'y tenir renfermée.

Ce certificat ne pourra être admis, s'il a été délivré plus de quinze jours avant sa remise au chef ou directeur ; s'il est signé d'un médecin attaché à l'établissement, ou si le médecin signataire est parent ou allié, au second degré inclusivement, des chefs ou propriétaires de l'établissement, ou de la personne qui fera effectuer le placement.

En cas d'urgence, les chefs des établissements publics pourront se dispenser d'exiger le certificat du médecin.

3° Le passe-port ou toute autre pièce propre à constater l'individualité de la personne à placer.

Il sera fait mention de toutes les pièces produites dans un bulletin d'entrée, qui sera renvoyé, dans les vingt-quatre heures, avec un certificat du médecin de l'établissement, et la copie de celui ci-dessus mentionné, au préfet de police de Paris, au préfet ou au sous-préfet dans les communes, chefs-lieux de département ou d'arrondissement, et aux maires dans les autres communes. Le sous-préfet, ou le maire, en fera immédiatement l'envoi au préfet.

Art. 9. — Si le placement est fait dans un établissement privé, le préfet, dans les trois jours de la réception du bulletin, chargera un ou plusieurs hommes de l'art de visiter la personne désignée dans ce bulletin, à l'effet de constater son état actuel et d'en faire rapport sur-le-champ. Il pourra leur adjoindre telle autre personne qu'il désignera.

ART. 10. — Dans le même délai, le préfet notifiera administrativement les noms, professions et domicile, tant de la personne placée que de celle qui aura demandé le placement, et les causes de placement : 1° au procureur de l'arrondissement du domicile de la personne placée : 2° au procureur du roi de l'arrondissement de la situation de l'établissement ; ces dispositions seront communes aux établissements publics et privés.

ART. 11. — Quinze jours après le placement d'une personne dans un établissement public ou privé, il sera adressé au préfet, conformément au dernier paragraphe de l'art. 8, un nouveau certificat du médecin de l'établissement ; ce certificat confirmera ou rectifiera, s'il y a lieu, les observations contenues dans le premier certificat, en indiquant le retour plus ou moins fréquent des accès ou des actes de démence.

ART. 12. — Il y aura dans chaque établissement un registre coté et paraphé par le maire, sur lequel seront immédiatement inscrits les noms, profession, âge et domicile des personnes placées dans les établissements, la mention du jugement d'interdiction, si elle a été prononcée, et le nom de leur tuteur ; la date de leur placement, les noms, profession et demeure de la personne, parente ou non parente, qui l'aura demandé. Seront également transcrits sur ce registre : 1° le certificat du médecin, joint à la demande d'admission ; 2° ceux que le médecin de l'établissement devra adresser à l'autorité, conformément aux articles 8 et 11.

Le médecin sera tenu de consigner sur ce registre, au moins tous les mois, les changements survenus dans l'état mental de chaque malade. Ce registre constatera également les sorties et les décès.

Ce registre sera soumis aux personnes qui, d'après l'art. 4, auront le droit de visiter l'établissement, lorsqu'elles se présenteront pour en faire la visite ; après l'avoir terminée, elles apposeront sur le registre leur visa, leur signature et leurs observations, s'il y a lieu.

ART. 13. — Toute personne placée dans un établissement d'aliénés cessera d'y être retenue aussitôt que les médecins de l'établissement auront déclaré, sur le registre énoncé en l'article précédent, que la guérison est obtenue.

S'il s'agit d'un mineur ou d'un interdit, il sera donné immédiatement avis de la déclaration des médecins aux personnes auxquelles il devra être remis, et au procureur du roi.

ART. 14. — Avant même que les médecins aient déclaré la guérison, toute personne placée dans un établissement d'aliénés cessera également d'y être retenue, dès que la sortie sera requise par l'une des personnes ci-après désignées, savoir :

1° Le curateur nommé en exécution de l'article 38 de la présente loi ;

2° L'époux ou l'épouse ;

3° S'il n'y a pas d'époux ou d'épouse, les ascendants ;

4° S'il n'y a pas d'ascendants, les descendants ;

5° La personne qui aura signé la demande d'admission, à moins qu'un parent n'ait déclaré s'opposer à ce qu'elle use de cette faculté sans l'assentiment du conseil de famille.

6° Toute personne à ce autorisée par le conseil de famille.

S'il résulte d'une opposition notifiée au chef de l'établissement par un ayant droit qu'il y a dissentiment, soit entre les ascendants, soit entre les descendants, le conseil de famille prononcera.

Néanmoins, si le médecin de l'établissement est d'avis que l'état mental du malade pourrait compromettre l'ordre public et la sûreté des personnes, il en sera donné préalablement connaissance au maire, qui pourra ordonner immédiatement un sursis provisoire à la sortie, à la charge d'en référer, dans les vingt-quatre heures au préfet. Ce sursis provisoire cessera de plein droit à l'expiration de la quinzaine, si le préfet n'a pas, dans ce délai, donné l'ordre contraire, conformément à l'article 21 ci-après. L'ordre du maire sera transcrit sur le registre tenu en exécution de l'article 12.

En cas de minorité ou d'interdiction, le tuteur pourra seul requérir la sortie.

ART. 15. — Dans les vingt-quatre heures de la sortie, les chefs, préposés ou directeurs, en donneront avis aux fonctionnaires désignés dans le dernier paragraphe de l'article 8, et leur feront connaître le nom et la résidence des personnes qui auront retiré le malade, son état mental au moment de sa sortie, et, autant que possible, l'indication du lieu où il aura été conduit.

ART. 16. — Le préfet pourra toujours ordonner la sortie immédiate des personnes placées volontairement dans les établissements d'aliénés.

ART. 17. — En aucun cas l'interdit ne pourra être remis qu'à son tuteur, et le mineur qu'à ceux sous l'autorité desquels il est placé par la loi.

SECTION II. — *Des placements ordonnés par l'autorité publique.*

ART. 18. — A Paris, le préfet de police, et dans les départements, les préfets ordonneront d'office le placement, dans un établissement d'aliénés, de toute personne interdite ou non interdite, dont l'état d'aliénation compromettrait l'ordre public ou la sûreté des personnes.

Les ordres des préfets seront motivés et devront énoncer les circonstances qui les auront rendus nécessaires. Ces ordres, ainsi que ceux qui seront donnés conformément aux articles 19, 20, 21 et 23, seront inscrits sur un registre semblable à celui qui est prescrit par l'article 12 ci-dessus, dont toutes les dispositions seront applicables aux individus placés d'office.

ART. 19. — En cas de danger imminent, attesté par le certificat d'un médecin ou par la notoriété publique, les commissaires de police à Paris, et les maires dans les autres communes, ordonneront, à l'égard des personnes atteintes d'aliénation mentale, toutes les mesures provisoires nécessaires, à la charge d'en référer dans les vingt-quatre heures au préfet, qui statuera sans délai.

ART. 20. — Les chefs, directeurs ou préposés responsables des établissements, seront tenus d'adresser aux préfets, dans le premier mois de chaque semestre, un rapport rédigé par le médecin de l'établissement sur l'état de chaque personne qui y sera retenue, sur la nature de sa maladie et les résultats du traitement.

Le préfet prononcera sur chacune individuellement, ordonnera sa maintenue dans l'établissement ou sa sortie.

ART. 21. — A l'égard des personnes dont le placement aura été volontaire, et dans le cas où leur état mental pourrait compromettre l'ordre public ou la sûreté des personnes, le préfet pourra, dans les formes tracées par le deuxième paragraphe de l'art. 18, décerner un ordre spécial, à l'effet d'empêcher qu'elles ne sortent de l'établissement sans son autorisation, si ce n'est pour être placées dans un autre établissement.

Les chefs, directeurs ou préposés responsables, seront tenus de se conformer à cet ordre.

ART. 22. — Les procureurs du roi seront informés de tous les ordres donnés en vertu des art. 19, 20 et 21.

Ces ordres seront notifiés au maire du domicile des personnes soumises au placement, qui en donnera immédiatement avis aux familles.

Il en sera rendu compte au ministre de l'intérieur.

Les diverses notifications prescrites par le présent article seront faites dans les formes et délais énoncés en l'art. 10.

ART. 23. — Si, dans l'intervalle qni s'écoulera entre les rapports ordonnés par l'art. 20, les médecins déclarent, sur le registre tenu en exécution de l'art. 12, que la sortie peut être ordonnée, les chefs, directeurs ou préposés responsables des établissements, seront tenus, sous peine d'être poursuivis, conformément à l'article 30, ci-après, d'en référer aussitôt au préfet, qui statuera sans délai.

ART. 24. — Les hospices et hôpitaux civils seront tenus de recevoir provisoirement les personnes qui leur seront adressées en vertu des art. 18 et 19, jusqu'à ce qu'elles soient dirigées sur l'établissement spécial destiné à les recevoir, aux termes de l'art. 1er, ou pendant le trajet qu'elles feront pour s'y rendre.

Dans toutes les communes où il existe des hospices ou hôpitaux, les aliénés ne pourront être déposés ailleurs que dans ces hospices ou hôpitaux. Dans les lieux où il n'en existe pas, les maires devront pourvoir à leur logement, soit dans une hôtellerie, soit dans un local loué à cet effet.

Dans aucun cas les aliénés ne pourront être conduits avec les condamnés ou les prévenus, ni déposés dans une prison.

Ces dispositions sont applicables à tous les aliénés dirigés par l'administration sur un établissement public ou privé.

SECTION III. — *Dépense du service des aliénés.*

ART. 25. — Les aliénés dont le placement aura été ordonné par le préfet, et dont les familles n'auront pas demandé l'admission dans un établissement privé, seront conduits dans l'établissement appartenant au département, ou avec lequel il aura traité.

Des aliénés dont l'état mental ne compromettrait point l'ordre public ou la sûreté des personnes y seront également admis, dans les formes, dans les circonstances et aux conditions qui seront réglées par le conseil général, sur la proposition du préfet et approuvées par le ministre.

ART. 26. — La dépense du transport des personnes dirigées par l'administration sur les établissements d'aliénés sera arrêtée par le préfet sur le mémoire des agents préposés à ce transport.

La dépense de l'entretien, du séjour et de l'entretien des personnes placées dans les hospices ou établissements publics d'aliénés sera réglée d'après un tarif arrêté par le préfet.

La dépense de l'entretien, du séjour et du traitement des personnes placées par les départements dans les établissements privés sera fixée par les traités passés par le département, conformément à l'article 1er.

ART. 27. — Les dépenses énoncées en l'article précédent seront à la charge des personnes placées ; à défaut, à la charge de ceux auxquels il peut être demandé des aliments, aux termes de l'article 205 et suivants du Code civil.

S'il y a contestation sur l'obligation de fournir des aliments, ou sur leur quotité, il sera statué par le tribunal compétent, à la diligence de l'administrateur désigné en exécution des articles 31 et 32.

Le recouvrement des sommes dues sera poursuivi et opéré à la diligence de l'administration de l'enregistrement et des domaines.

ART. 28. — A défaut, ou en cas d'insuffisance des ressources énoncées en l'article précédent, il y sera pourvu sur les centimes affectés par la loi des finances, aux dépenses ordinaires du département auquel l'aliéné appartient, sans préjudice du concours de la commune du domicile de l'aliéné, d'après les bases proposées par le conseil général sur l'avis du préfet, et approuvées par le gouvernement.

Les hospices seront tenus à une indemnité proportionnée au nombre des aliénés dont le traitement ou l'entretien était à leur charge, et qui seraient placés dans un établissement spécial d'aliénés.

En cas de contestation, il sera statué par le conseil de préfecture.

SECTION IV. — *Dispositions communes à toutes les personnes placées dans les établissements d'aliénés.*

ART. 29. — Toute personne placée ou retenue dans un établissement d'aliénés, son tuteur, si elle est mineure, son curateur, tout parent ou ami, pourront, à quelque époque que ce soit, se pourvoir devant le tribunal du lieu de la situation de l'établissement qui, après les vérifications nécessaires, ordonnera, s'il y a lieu, la sortie immédiate.

Les personnes qui auront demandé le placement, et le procureur du roi, d'office, pourront se pourvoir aux mêmes fins.

Dans le cas d'interdiction, cette demande ne pourra être formée que par le tuteur de l'interdit.

La décision sera rendue, sur simple requête, en chambre du conseil et sans délai ; elle ne sera point motivée.

La requête, le jugement et les autres actes auxquels la réclamation pourrait donner lieu seront visés pour timbre et enregistrés en débet.

Aucunes requêtes, aucunes réclamations adressées, soit à l'autorité judiciaire, soit à l'autorité administrative, ne pourront être supprimées ou retenues par les chefs d'établissements sous les peines portées au titre III ci-après.

ART. 30. — Les chefs, directeurs ou préposés responsables, ne pourront, sous les formes portées par l'article 120 du Code pénal, retenir une personne placée dans un établissement d'aliénés, dès que sa sortie aura été ordonnée par le préfet, aux termes des articles 16, 20 et 23, ou par le Tribunal, aux termes de l'article 29, ni lorsque cette personne se trouvera dans les cas énoncés aux articles 13 et 14.

Art. 31. — Les commissions administratives ou de surveillance des hospices ou établissements publics d'aliénés exerceront, à l'égard des personnes, non interdites, qui y seront placées, les fonctions d'administrateurs provisoires. Elles désigneront un de leurs membres pour les remplir : l'administrateur ainsi désigné procédera au recouvrement des sommes dues à la personne placée dans l'établissement, et à l'acquittement de ses dettes ; passera baux qui ne pourront excéder trois ans, et pourra même, en vertu d'une autorisation spéciale accordée par le président du tribunal civil, faire vendre le mobilier.

Les sommes provenant, soit de la vente, soit des autres recouvrements, seront versés directement dans la caisse de l'établissement, et seront employées, s'il y a lieu, au profit de la personne placée dans l'établissement.

Le cautionnement du receveur sera affecté à la garantie desdits deniers, par privilège aux créances de toute autre nature.

Néanmoins les parents, l'époux ou l'épouse des personnes placées dans des établissements d'aliénés dirigés ou surveillés par des commissions administratives, ces commissions elles-mêmes, ainsi que le procureur du roi, pourront toujours recourir aux dispositions des articles suivants.

Art. 32. — Sur la demande des parents, de l'époux ou de l'épouse, sur celle de la commission administrative ou sur la provocation d'office du procureur du roi, le tribunal civil du lieu du domicile pourra, conformément à l'article 497 du Code civil, nommer en chambre du conseil un administrateur provisoire aux biens de toute personne non interdite placée dans un établissement d'aliénés. Cette nomination n'aura lieu qu'après délibération du conseil de famille, et sur les conclusions du procureur du roi. Elle ne sera pas sujette à l'appel.

Art. 33. — Le tribunal, sur la demande de l'administrateur provisoire ou à la diligence du procureur du roi, désignera un mandataire spécial à l'effet de représenter en justice tout individu non interdit et placé ou retenu dans un établissement d'aliénés, qui aurait engagé dans une contestation judiciaire au moment du placement, ou contre lequel une action serait intentée postérieurement.

Le tribunal pourra aussi, dans le cas d'urgence, désigner un mandataire spécial, à l'effet d'intenter, au nom des mêmes individus, une action mobilière ou immobilière. L'administrateur provisoire pourra, dans les deux cas, être désigné pour mandataire spécial.

Art. 34. — Les dispositions du Code civil, sur les causes qui dispensent de la tutelle, sur les incapacités, les exclusions ou les destitutions des tuteurs, sont applicables aux administrateurs provisoires nommés par le tribunal.

Sur la demande des parties intéressées, ou sur celle du procureur du roi, le jugement qui nommera l'administrateur provisoire pourra en même temps constituer sur ses biens une hypothèque générale ou spéciale, jusqu'à concurrence d'une somme déterminée par ledit jugement.

Le procureur du roi devra, dans le délai de quinzaine, faire inscrire cette hypothèque au bureau de la conservation : elle ne datera que du jour de l'inscription.

Art. 35. — Dans le cas où un administrateur provisoire aura été nommé par jugement, les significations à faire à la personne placée dans un établissement d'aliénés seront faites à cet administrateur.

Les significations faites au domicile pourront, suivant les circonstances, être annulées par les tribunaux.

Il n'est point dérogé aux dispositions de l'art. 173 du Code de commerce.

Art. 36. — A défaut d'administrateur provisoire, le président, à la requête de la partie la plus diligente, commettra un notaire pour représenter les personnes non interdites placées dans les établissements d'aliénés, dans les inventaires, comptes, partages et liquidations dans lesquels elles seraient intéressées.

Art. 37. — Les pouvoirs conférés en vertu des articles précédents cesseront de plein droit dès que la personne placée dans un établissement d'aliénés n'y sera plus retenue.

Les pouvoirs conférés par le tribunal, en vertu de l'art. 32, cesseront de plein droit à l'expiration d'un délai de trois ans : ils pourront être renouvelés.

Cette disposition n'est pas applicable aux administrateurs provisoires qui seront donnés aux personnes entretenues par l'administrateur dans les établissements privés.

Art. 38. — Sur la demande de l'intéressé, de l'un de ses parents, de l'époux ou de l'épouse, d'un ami, ou sur la provocation d'office du procureur du roi, le tribunal pourra nommer en chambre du conseil, par jugement non susceptible d'appel, en outre de l'administrateur provisoire, un curateur à la personne de tout individu non interdit placé dans un établissement d'aliénés, lequel devra veiller : 1° à ce que ses revenus soient employés à adoucir son sort et à accélérer sa guérison ; 2° à ce que ledit individu soit rendu au libre exercice de ses droits aussitôt que sa situation le permettra.

Ce curateur ne pourra pas être choisi parmi les héritiers présomptifs de la personne placée dans un établissement d'aliénés.

Art. 39. — Les actes faits par la personne placée dans un établissement d'aliénés, pendant le temps qu'elle y aura été retenue, sans que son interdiction ait été prononcée ni provoquée, pourront être attaqués pour cause de démence, conformément à l'art. 1384 du Code civil.

Les dix ans de l'action en nullité courront, à l'égard de la personne retenue qui aura souscrit les actes, à dater de la signification qui lui en aura été faite, ou de la connaissance qu'elle en aura eue après sa sortie définitive de la maison d'aliénés ;

Et, à l'égard de ses héritiers, à dater de la signification qui leur en aura été faite, ou de la connaissance qu'ils en auront eue, depuis la mort de leur auteur.

Lorsque les dix ans auront commencé de courir contre celui-ci, ils continueront de courir après les héritiers.

Art. 40. — Le ministère public sera entendu dans toutes les affaires qui intéresseront les personnes placées dans un établissement d'aliénés, lors même qu'elles ne seront pas interdites.

TITRE III. — DISPOSITIONS GÉNÉRALES.

ART. 41. — Les contraventions aux dispositions des art. 5, 8, 11, 12 du second paragraphe de l'art. 13 ; des art. 15, 17, 20, 21 et du dernier paragraphe de l'art. 29 de la présente loi, et aux règlements rendus en vertu de l'art. 6, qui seront commises par les chefs, directeurs ou préposés responsables des établissements publics ou privés d'aliénés, et par les médecins employés dans ces établissements seront punis d'un emprisonnement de cinq jours à un an, et d'une amende de cinquante francs à trois mille francs, ou de l'une ou l'autre de ces peines.

Il pourra être fait application de l'art. 463 du Code pénal.

Des établissements publics consacrés aux aliénés.

ART. 1er. — Les établissements publics consacrés au service des aliénés seront administrés sous l'autorité de notre ministre secrétaire d'État au département de l'intérieur, et des préfets des départements et sous la surveillance de commissions gratuites, par un directeur responsable, dont les attributions seront ci-après déterminées.

ART. 2. — Les commissions de surveillance seront composées de cinq membres nommés par les préfets et renouvelés chaque année par cinquième.

Les membres des commissions de surveillance ne pourront être révoqués que par le ministre de l'intérieur, sur le rapport du préfet.

Chaque année, après le renouvellement, les commissions nommeront leur président et leur secrétaire.

ART. 3. — Les directeurs et les médecins en chef et adjoints seront nommés par notre ministre secrétaire d'État au département de l'intérieur, directement pour la première fois, et, pour les vacances suivantes, sur une liste de trois candidats présentés par les préfets.

Pourront aussi être appelés aux places vacantes, concurremment avec les candidats présentés par les préfets, les directeurs et les médecins en chef ou adjoints qui auront exercé leurs fonctions pendant trois ans dans d'autres établissements d'aliénés.

Les élèves attachés aux établissements d'aliénés seront nommés pour un temps limité, selon le mode déterminé par le règlement sur le service intérieur de chaque établissement.

Les directeurs, les médecins en chef et les médecins adjoints, ne pourront être révoqués que par le ministre de l'intérieur, sur le rapport des préfets.

ART. 4. — Les commissions instituées par l'art. 1er, chargées de la surveillance générale de toutes les parties du service des établissements, sont appelées à donner leur avis sur le régime intérieur, sur les budgets et les comptes, sur les actes relatifs à l'administration, tels que le mode de gestion des biens, les projets de travaux, les procès à intenter ou à soutenir, les transactions, les emplois de capitaux, les acquisitions, les emprunts, les ventes ou échanges d'immeubles, les acceptations de legs, les donations, les pensions à accorder, s'il y a lieu, les traités à conclure pour le service des malades.

Art. 5. — Les commissions de surveillance se réuniront tous les mois. Elles seront, en outre, convoquées par les préfets ou les sous-préfets toutes les fois que les besoins du service l'exigeront.

Le directeur de l'établissement et le médecin chargé en chef du service médical assisteront aux séances de la commission ; leur voix sera seulement consultative.

Néanmoins le directeur et le médecin en chef devront se retirer de la séance au moment où la commission délibérera sur les comptes d'administration et sur les rapports qu'elle pourrait avoir à adresser directement au préfet.

Art. 6. — Le directeur est chargé de l'administration intérieure de l'établissement et de la gestion de ses biens et revenus.

Il pourvoit, sous les conditions prescrites par la loi, à l'admission et à la sortie des personnes placées dans l'établissement.

Il nomme les préposés de tous les services de l'établissement ; il les révoque, s'il y a lieu. Toutefois les surveillants, les infirmiers et les gardiens devront être agréés par le médecin en chef ; celui-ci pourra demander leur révocation au directeur. En cas de dissentiment, le préfet prononcera.

Art. 7. — Le directeur est exclusivement chargé de pourvoir à tout ce qui concerne le bon ordre et la police de l'établissement, dans les limites du règlement du service intérieur, qui sera arrêté, en exécution de l'article 7 de la loi du 30 juin 1838, par le ministre de l'intérieur. Il résidera dans l'établissement.

Art. 8. — Le service médical, et tout ce qui concerne le régime physique et moral, ainsi que la police médicale et personnelle des aliénés, est placé sous l'autorité du médecin, dans les limites du règlement de service intérieur mentionné à l'article précédent.

Les médecins adjoints, dans les maisons où le règlement intérieur en établira, les élèves, les surveillants, les infirmiers et les gardiens, sont, pour le service médical, sous l'autorité du médecin en chef.

Art. 9. — Le médecin en chef remplira les obligations imposées aux médecins par la loi du 30 juin 1838, et délivrera tous certificats relatifs à ses fonctions.

Ces certificats ne pourront être délivrés par le médecin adjoint qu'en cas d'empêchement constaté du médecin en chef.

En cas d'empêchement constaté du médecin en chef et du médecin adjoint, le préfet est autorisé à pourvoir provisoirement à leur remplacement.

Art. 10. — Le médecin en chef sera tenu de résider dans l'établissement.

Il pourra, toutefois, être dispensé de cette obligation par une décision spéciale du ministre de l'intérieur, pourvu qu'il fasse chaque jour au moins une visite générale des aliénés confiés à ses soins, et qu'en cas d'empêchement il puisse être suppléé par un médecin résidant.

Art. 11. — Les commissions administratives des hospices civils, qui ont formé ou qui formeront à l'avenir dans ces établissements des quartiers affectés aux aliénés, seront tenues de faire agréer par le préfet un préposé responsable qui sera soumis à toutes les obligations imposées par la loi du 30 juin 1838.

Dans ce cas, il ne sera pas créé de commission de surveillance.

Le règlement intérieur des quartiers consacrés au service des aliénés sera soumis à l'approbation du ministre de l'intérieur, conformément à l'art. 7 de cette loi.

Art. 12. — Il ne pourra être créé, dans les hospices civils, des quartiers affectés aux aliénés, qu'autant qu'il sera justifié que l'organisation de ces quartiers permet de recevoir et de traiter cinquante aliénés au moins.

Quant aux quartiers actuellement existants, où il ne pourrait être traité qu'un nombre moindre d'aliénés, il sera statué sur le maintien par le ministre de l'intérieur.

Art. 13. — Le ministre de l'intérieur pourra toujours autoriser, ou même ordonner d'office, la réunion des fonctions de directeur et de médecin.

Art. 14. — Le traitement du directeur et du médecin sera déterminé par un arrêté du ministre de l'intérieur.

Art. 15. — Dans tous les établissements publics où le travail des aliénés sera introduit comme moyen curatif, l'emploi du produit de ce travail sera déterminé par le règlement intérieur de cet établissement.

Art. 16. — Les lois et règlements relatifs à l'administration générale des hospices et établissements de bienfaisance, en ce qui concerne notamment l'ordre de leurs services financiers, la surveillance de la gestion du receveur, les formes de la comptabilité, sont applicables aux établissements publics d'aliénés en tout ce qui n'est pas contraire aux dispositions qui précèdent.

Des établissements privés consacrés aux aliénés.

Art. 17. — Quiconque voudra former ou diriger un établissement privé destiné au traitement des aliénés devra en adresser la demande au préfet du département où l'établissement devra être situé.

Art. 18. — Il justifiera :

1° Qu'il est majeur et exerçant ses droits civils ;

2° Qu'il est de bonnes vie et mœurs ; il produira, à cet effet, un certificat délivré par le maire de la commune ou de chacune des communes où il aura résidé depuis trois ans ;

3° Qu'il est docteur en médecine.

Art. 19. — Si le requérant n'est pas docteur en médecine, il produira l'engagement d'un médecin qui se chargera du service médical de la maison, et déclarera se soumettre aux obligations spécialement imposées sous ce rapport par les lois et règlements.

Ce médecin devra être agréé par le préfet, qui pourra toujours le révoquer. Toutefois cette révocation ne sera définitive qu'autant qu'elle aura été approuvée par le ministre de l'intérieur.

Art. 20. — Le requérant indiquera, dans sa demande, le nombre et le sexe des pensionnaires que l'établissement pourra contenir ; il en sera fait mention dans l'autorisation.

Art. 21. — Il déclarera si l'établissement doit être uniquement affecté aux aliénés, ou s'il recevra d'autres malades. Dans ce dernier cas, il justifiera, par la production du plan de l'établissement, que le local consacré aux aliénés est entièrement séparé de celui qui est affecté au traitement des autres malades.

Art. 22. — Il justifiera :

1° Que l'établissement n'offre aucune cause d'insalubrité, tant au dedans qu'au dehors, et qu'il est situé de manière que les aliénés ne soient pas incommodés par un voisinage bruyant ou capable de les agiter ;

2° Qu'il peut être alimenté, en tout temps, d'eau de bonne qualité et en quantité suffisante ;

3° Que, par la disposition des localités, il permet de séparer complètement les sexes, l'enfance et l'âge mûr ; d'établir un classement régulier entre les convalescents, les malades paisibles et ceux qui sont agités ; de séparer également les aliénés épileptiques ;

4° Que l'établissement contient des locaux particuliers pour les aliénés atteints de maladies accidentelles, et pour ceux qui ont des habitudes de malpropreté ;

5° Que toutes les précautions ont été prises, soit dans les constructions, soit dans la fixation du nombre de gardiens pour assurer le service et la surveillance de l'établissement.

Art. 23. — Il justifiera également, par la production du règlement intérieur de la maison, que le régime de l'établissement offrira toutes les garanties convenables sous le rapport des bonnes mœurs et de la sûreté des personnes.

Art. 24. — Tout directeur d'un établissement privé consacré au traitement des aliénés devra, avant d'entrer en fonctions, fournir un cautionnement dont le montant sera déterminé par l'ordonnance royale d'autorisation.

Art. 25. — Le cautionnement sera versé, en espèces, à la caisse des dépôts et consignations, et sera exclusivement destiné à pourvoir dans les formes et pour les cas déterminés dans l'article suivant aux besoins des aliénés pensionnaires.

Art. 26. — Dans tous les cas où, pour une cause quelconque, le service d'un établissement privé consacré aux aliénés se trouverait suspendu, le préfet pourra constituer, à l'effet de remplir les fonctions de directeur responsable, un régisseur provisoire entre les mains duquel la caisse des dépôts et consignations, sur les mandats du préfet, versera ce cautionnement, en tout ou en partie, pour l'appliquer au service des aliénés.

Art. 27. — Tout directeur d'un établissement privé consacré aux aliénés pourra, à l'avance, faire agréer par l'administration une personne qui se chargera de le remplacer dans le cas où il viendrait à cesser ses fonctions, par suite de suspension, d'interdiction judiciaire, d'absence, de faillite, de décès, ou pour toute autre cause.

La personne ainsi agréée sera de droit, dans ces divers cas, investie de la gestion provisoire de l'établissement, et soumise, à ce titre, à toutes les obligations du directeur lui-même.

Cette gestion provisoire ne pourra jamais se prolonger au-delà d'un mois sans autorisation spéciale du préfet.

Art. 28. — Dans le cas où le directeur cesserait ses fonctions par une cause quelconque, sans avoir usé de la faculté ci-dessus, ses héritiers ou ayants cause seront tenus de désigner, dans les vingt-quatre heures, la personne qui sera chargée de la régie provisoire de l'établissement, et soumise, à ce titre, à toutes les obligations du directeur.

A défaut, le préfet fera lui-même cette désignation.

Les héritiers ou ayants cause du directeur devront, en outre, dans le délai d'un mois, présenter un nouveau directeur pour en remplir définitivement les fonctions.

Si la présentation n'est pas faite dans ce délai, l'ordonnance royale d'autorisation sera rapportée de plein droit, et l'établissement sera fermé.

ART. 29. — Lorsque le directeur d'un établissement privé consacré aux aliénés voudra augmenter le nombre des pensionnaires qu'il aura été autorisé à recevoir dans cet établissement, il devra former une demande en autorisation à cet effet, et justifier que les bâtiments primitifs ou ceux additionnels qu'il aura fait construire, sont, ainsi que leurs dépendances, convenables et suffisants pour recevoir le nombre déterminé de nouveaux pensionnaires.

L'ordonnance royale qui statuera sur cette demande déterminera l'augmentation proportionnelle que le cautionnement pourra recevoir.

ART. 30. — Le directeur de tout établissement privé consacré aux aliénés devra résider dans l'établissement.

Le médecin attaché à l'établissement, dans le cas prévu par l'art. 19 de la présente ordonnance, sera soumis à la même obligation.

ART. 31. — Le retrait de l'autorisation pourra être prononcé, suivant la gravité des circonstances, dans tous les cas d'infraction aux lois et règlements sur la matière, et notamment dans les cas ci-après :

1o Si le directeur est privé de l'exercice de ses droits civils ;

2o S'il reçoit un nombre de pensionnaires supérieur à celui fixé par l'ordonnance d'autorisation ;

3o S'il reçoit des aliénés d'un autre sexe que celui indiqué par cette ordonnance ;

4° S'il reçoit des personnes atteintes de maladies autres que celles qu'il a déclaré vouloir traiter dans l'établissement ;

5o Si les dispositions des lieux sont changées ou modifiées de manière qu'ils cessent d'être propres à leur destination, ou si les précautions prescrites pour la sûreté des personnes ne sont pas constamment observées ;

6° S'il est commis quelque infraction aux dispositions du règlement du service intérieur en ce qui concerne les mœurs.

7o S'il a été employé à l'égard des aliénés des traitements contraires à l'humanité ;

8° Si le médecin agréé par l'administration est remplacé par un autre médecin, sans qu'elle en ait approuvé le choix ;

9o Si le directeur contrevient aux dispositions de l'art. 8 de la loi du 30 juin 1838 ;

10° S'il est frappé d'une condamnation prononcée en exécution de l'art. 41 de la même loi.

ART. 32. — Pendant l'instruction relative au retrait de l'ordonnance royale d'autorisation, le préfet pourra prononcer la suspension provisoire du directeur et instituera un régisseur provisoire conformément à l'art. 26.

ART. 33. — Il sera statué pour le retrait des autorisations par une ordonnance royale.

DISPOSITIONS GÉNÉRALES.

ART. 34. — Les établissements publics ou privés consacrés aux aliénés du sexe masculin ne pourront employer que des hommes pour le service personnel des aliénés.

Des femmes seules seront chargées du service personnel des aliénés dans les établissements destinés aux individus du sexe féminin.

INTERPRÉTATION. — JURISPRUDENCE.

On le voit, cette loi distingue deux classes d'aliénés : 1° ceux dont la folie est inoffensive, et 2° ceux dont l'aliénation compromet l'ordre public et la sûreté des personnes. De là deux sortes de placements : les *placements volontaires* et les *placements d'office*.

Placements volontaires. — Ils sont faits à la requête des malades ou de leur famille. Tout en rendant faciles ces placements, la loi les a cependant entourés de garanties ; c'est ainsi qu'elle exige selon les circonstances un extrait de jugement d'interdiction, un certificat de médecin et toutes les pièces propres à constater l'individualité de la personne à placer. Nous ne saurions trop insister sur l'importance du certificat médical. La loi demande que les particularités de la maladie soient signalées. Beaucoup de médecins oublient cette prescription qui est aussi bien leur sauvegarde que celle du citoyen dont ils vont, pour un temps, supprimer la liberté et les droits. Il ne suffit pas, en effet, de déclarer « que M. X... est atteint d'aliénation mentale et qu'il est nécessaire de le placer dans un asile d'aliénés. » La loi veut que le médecin dise ce qu'il a vu, directement constaté, qu'il détermine à la fois la forme, le caractère du trouble mental. Lorsqu'il s'agit de prendre des conclusions aussi graves que celles de la séquestration, il n'est que juste de les préparer par un exposé succinct, mais net, précis, des désordres intellectuels qui les imposent. S'il survient une contestation sur l'opportunité de la mesure, à quelque moment qu'elle se produise, un certificat médical détaillé, rapportant des faits, sera la réponse la meilleure à opposer à des revendications intéressées. Ce certificat devra toujours être sur timbre et visé.

On trouvera dans l'article 8 de la loi (voyez plus haut) tous les détails relatifs aux placements volontaires. Il faut que le bulletin d'entrée, qui doit être envoyé à l'autorité administrative dans les vingt-quatre heures, avec un certificat du médecin de l'établissement, soit adressé au préfet et non au sous-préfet à cause de l'urgence. C'est au préfet du département où se trouve l'établissement et non au préfet du domicile de l'aliéné que les pièces doivent être remises.

Les familles ont le droit de traiter à domicile les aliénés qui ne compromettent ni l'ordre public ni la sécurité des personnes. On a prétendu que cette faculté pouvait devenir dangereuse, soit en compromettant la sûreté des personnes, soit en facilitant les séquestrations arbitraires. Ces objections ne sont pas sans fondement ; mais il faudrait, pour les faire disparaître, enfermer d'office tous les aliénés sans distinction, et l'on conçoit aisément que la surveillance, qu'il faudrait alors exercer dans les familles, rendrait l'application de ce régime extrêmement difficile et vexatoire. Nous avons vu du reste qu'il est question, dans un nouveau projet de loi, de modifier la législation qui concerne les aliénés traités isolément.

Placements d'office. — Ils sont ordonnés par les préfets (art. 18) et en cas de danger imminent, par les commissaires de police et les maires.

Dans tous les placements d'aliénés l'intervention du médecin est indispensable. Les chefs d'établissements publics ou privés ne peuvent recevoir un malade s'il ne leur est présenté un certificat de médecin indiquant les particularités de la folie et la nécessité de le faire enfermer. Ce certificat ne peut avoir plus de quinze jours de date ni être délivré par un médecin attaché à l'établissement ou parent ou allié au second degré du chef ou propriétaire de l'établissement ou de la personne qui fera effectuer le placement. D'autres médecins sont ensuite chargés par l'autorité de visiter, dans les trois jours, toute personne placée dans un établissement privé et de faire un rapport sur son état mental.

C'est le préfet du département où se trouve l'aliéné qui prend l'arrêté du placement d'office ; mais dès que le placement a eu lieu, c'est au préfet du département où se trouve l'établissement qu'il faut envoyer les pièces.

L'article 24 impose aux hôpitaux et hospices l'obligation de recevoir provisoirement les aliénés qui leur sont adressés en vertu des articles 18 et 19 et qui ne peuvent être déposés ailleurs partout où il existe des hospices. Dans les communes où il n'y a pas d'hospice ou d'hôpital, le maire pourvoit à leur logement, mais, dans aucun cas, les aliénés ne peuvent être confondus avec les prévenus ni incarcérés dans une prison.

On le voit, la loi présente toutes les garanties désirables. Mais c'est principalement sur le certificat d'admission, qui est le point de départ de la séquestration, qu'ont porté les attaques de la presse. On a prétendu que le certificat du médecin traitant était insuffisant pour motiver l'admission et on a proposé d'exiger deux certificats et d'imposer aux médecins l'obligation du serment. La première des conditions n'a rien qui répugne et serait parfaitement acceptable ; quant à la seconde, nous la repoussons complètement. Outre les embarras et les pertes de temps qu'entraîne une prestation de serment, on imposerait au médecin une exigence vexatoire et inutile.

Sorties. — La loi n'a pas été moins prévoyante pour les sorties qu'elle ne l'a été pour les entrées. Elle a voulu qu'elles fussent faciles, que rien ne pût les retarder quand la guérison est obtenue, et avant même que l'aliéné soit guéri, elle veut qu'il soit rendu aux personnes qui ont qualité pour le réclamer. Elle a même pris soin (art. 14) de déterminer les personnes qui pouvait user de ce droit. La seule restriction qu'elle devait poser, et elle l'a fait, c'était de permettre au médecin de s'opposer à la sortie si l'aliéné réclamé est dangereux pour l'ordre public et la sécurité des personnes. Dans ce cas, c'est au préfet que le médecin expose les motifs de son refus, et le préfet doit statuer sans délai. S'il ne le fait pas dans les quinze jours qui suivent la notification faite par le médecin, la sortie a lieu de plein droit. Le préfet peut même, ce qui nous paraît excessif, ordonner la sortie immédiate des personnes placées volontairement dans un asile (art. 16) ; nous croyons qu'il eût été bon d'ajouter au texte de la loi, « après avoir pris l'avis du médecin en chef ». Lui seul, en effet, connaît bien la personne maintenue, et peut savoir si ce malade dont les apparences calmes et raisonnables en imposent, à premier examen, n'est pas un aliéné dissimulé, halluciné, dangereux, atteint de délire partiel, et capable, aussitôt qu'il sera rendu à la vie commune, de compromettre la sécurité de tout son entourage.

L'article 29 qui donne aux tribunaux le droit de statuer sur les demandes de sortie qui peuvent toujours lui être adressées, est l'un des plus sages, des plus tutélaires de la loi de 1838. Le médecin, le directeur de l'asile public ou privé, ne peuvent sous des peines sévères, supprimer les réclamations adressées à l'autorité administrative ou judiciaire par l'aliéné qui réclame sa sortie. Quel que soit son état, s'il s'adresse au Tribunal, celui-ci, en chambre du conseil prendra telles mesures qu'il jugera utiles, il rendra sa décision sur simple requête, sans délai, sans avoir à la motiver. S'il ne se trouve pas suffisamment éclairé, il nomme un ou plusieurs experts qui font un rapport. Et l'article 30 dit expressément que les chefs, directeurs, ou préposés responsables, ne pourront sous les peines portées par l'article 120 du Code pénal, retenir la personne dont la sortie aura été ordonnée. Ces sages dispositions garantissent de la manière la plus sûre la liberté individuelle, et témoignent du souci qu'avaient les législateurs de 1838, qu'elle ne pût être compromise. Les aliénés les invoquent souvent, et toujours scrupuleusement examinées, leurs demandes ne sont rejetées qu'en parfaite connaissance de cause.

§ 2. — De la capacité des aliénés.

LÉGISLATION.— *Code civil.* ART. 174.—Lorsque l'opposition au mariage est fondée sur l'état de démence du futur époux, cette opposition dont le tribunal pourra prononcer mainlevée pure et simple, ne sera jamais reçue qu'à la charge, par l'opposant, de provoquer l'interdiction et d'y faire statuer dans le délai qui sera fixé par le jugement.

ART. 442. — Ne peuvent être tuteurs ni membres des conseils de famille les interdits.

ART. 901. — Pour faire une donation entre-vifs ou un testament il faut être sain d'esprit.

ART. 1304. — A moins d'être limitée par une loi particulière, cette action (en nullité ou en rescision des conventions) dure dix ans. Le temps ne court à l'égard des actes faits par les interdits que du jour où l'interdiction est levée.

ART. 2003. — Le mandat finit par l'interdiction du mandant ou du mandataire.

ART. 2126. — Les biens des interdits, tant que la possession n'en est déférée que provisoirement, ne peuvent être hypothéqués que pour les causes et dans les formes établies par la loi et en vertu d'un jugement.

ART. 489. — Le majeur qui est dans un état habituel d'imbécillité, de démence ou de fureur, doit être interdit, même lorsque cet état présente des intervalles lucides.

ART. 490. — Tout parent est recevable à provoquer l'interdiction de son parent. Il en est de même pour l'un des époux à l'égard de l'autre.

Art. 491. — Dans le cas de fureur, si l'interdiction n'est provoquée ni par l'époux ni par les parents, elle doit l'être par le procureur dn roi, qui, dans les cas d'imbécillité ou de démence peut aussi la provoquer contre un individu qui n'a ni époux, ni épouse, ni parents connus.

Art. 492. — Toute demande en interdiction sera portée devant le tribunal de première instance.

Art. 493. — Les faits d'imbécillité, de démence ou de fureur seront articulés par écrit. Ceux qui poursuivront l'interdiction présenteront les témoins et les pièces.

Art. 497. — Après le premier interrogatoire, le tribunal commettra, s'il y a lieu, un administrateur provisoire pour prendre soin de la personne et des biens du défendeur.

Art. 498. — Le jugement sur une demande en interdiction ne pourra être rendu qu'à l'audience publique, les parties entendues ou appelées.

Art. 499. — En rejetant la demande en interdiction, le tribunal pourra néanmoins, si les circonstances l'exigent, ordonner que le défendeur ne pourra désormais plaider, transiger, emprunter, recevoir un capital mobilier, ni en donner décharge, aliéner ni grever ses biens d'hypothèques, sans l'assistance d'un conseil nommé par le même jugement.

Art. 503. — Les actes antérieurs à l'interdiction pourront être annulés si la cause de l'interdiction existait notoirement à l'époque desdits actes.

Art. 504. — Après la mort d'un individu, les actes par lui faits ne pourront être attaqués pour cause de démence, qu'autant que son interdiction aura été prononcée ou provoquée avant son décès, à moins que la preuve de la démence ne résulte de l'acte même qui est attaqué.

Art. 505. — S'il n'y a pas d'appel du jugement d'interdiction rendu en première instance, ou s'il est confirmé sur l'appel, il sera pourvu à la nomination d'un tuteur ou d'un subrogé-tuteur à l'interdit, suivant les règles prescrites au titre *De la minorité, de la tutelle et de l'émancipation*. L'administrateur provisoire cessera ses fonctions, et rendra compte au tuteur s'il ne l'est pas lui-même.

Art. 506. — Le mari est, de droit, le tuteur de sa femme interdite.

Art. 507. — La femme pourra être nommée tutrice de son mari. En ce cas, le conseil de famille réglera la forme et les conditions de l'administration, sauf le recours devant les tribunaux de la part de la femme qui se croirait lésée par l'arrêté de sa famille.

Art. 508. — Nul, à l'exception des époux, des ascendants ou des descendants, ne sera tenu de conserver la tutelle d'un interdit au delà de dix ans. A l'expiration de ce délai, le tuteur pourra demander et devra obtenir son remplacement.

Art. 509. — L'interdit est assimilé au mineur, pour sa personne et pour ses biens ; les lois sur la tutelle des mineurs s'appliqueront à la tutelle des interdits.

Art. 510. — Les revenus d'un interdit doivent être essentiellement employés à adoucir son sort et à accélérer sa guérison.

Selon les caractères de sa maladie et l'état de sa fortune, le conseil de famille pourra arrêter qu'il sera traité dans son domicile, ou qu'il sera placé dans une maison de santé, et même dans un hospice.

Art. 511. — Lorsqu'il sera question du mariage de l'enfant d'un interdit, la dot, ou l'avancement d'hoirie, et les autres conventions matrimoniales seront réglés par un avis du conseil de famille, homologué par le tribunal sur les conclusions du procureur du roi.

Art. 512. — L'interdiction cesse avec les causes qui l'ont déterminée ; néanmoins, la mainlevée ne sera prononcée qu'en observant les formalités prescrites pour parvenir à l'interdiction, et l'interdit ne pourra reprendre l'exercice de ses droits qu'après le jugement de mainlevée.

D'après cet exposé de la législation on voit que l'appréciation médico-légale de la capacité a une importance considérable et que l'intervention du médecin est indispensable pour l'application de la loi.

Cette intervention peut être sollicitée dans plusieurs circonstances : mais principalement dans les questions relatives à *l'interdiction*, au *mariage* et aux *donations*.

DE L'INTERDICTION.

D'après la loi, l'interdiction peut être demandée pour cause d'imbécillité, de démence ou de fureur. On a reproché avec raison à cette nomenclature d'être incomplète et peu en rapport avec la science, car si l'imbécillité et la démence sont des états bien définis, la fureur ne peut être considérée comme une affection cérébrale ou un état ; elle n'est qu'un symptôme du délire. Mais on peut supposer qu'en employant ces termes vagues, le législateur a voulu laisser au magistrat une certaine latitude et lui permettre de s'appuyer sur les progrès de l'art médical.

Il n'est pas inutile de donner quelques détails sur la procédure. L'interdiction peut être provoquée par l'époux et par l'épouse ; mais celle-ci doit être autorisée par la justice, car elle ne peut *ester en justice* sans l'autorisation de son mari ou de la justice. Les autres parents de l'aliéné peuvent également demander son interdiction ou, à leur défaut, le ministère public. La requête doit être adressée au président du tribunal du domicile de la personne à interdire, articuler les faits constitutifs de la folie et être accompagnée d'un certificat médical. Le certificat délivré dans cette circonstance demande de la part du médecin, une attention toute particulière, car il est destiné à éclairer le conseil de famille dont le tribunal ordonne la réunion et réclame l'avis avant de commencer l'instruction.

L'*interrogatoire* de l'aliéné, qui a lieu devant le tribunal tout entier, est une ressource très précieuse et permet d'examiner l'expression de son visage et de reconnaitre l'étrangeté et l'incohérence de ses idées. Quoique la loi n'ait pas fixé les matières de l'interrogatoire, on est généralement d'accord pour ne pas poser de questions sur des sujets politiques, scientifiques ou religieux. Il est quelquefois difficile, même pour le médecin, de reconnaître chez les aliénés le côté vulnérable. Quelques-uns dissimulent leur état maladif avec beaucoup d'habileté. « Il est d'observation commune, dit Legrand du Saulle, que, tandis que certains aliénés subissent l'interrogatoire et que, par cela même, leur intention est vivement frappée, ils semblent avoir presque recouvré la raison. Ce n'est pas tout : la nécessité où se trouve le magistrat de répéter au greffier, pour qu'il les inscrive, chaque demande et chaque réponse, fait tenir le malade sur ses gardes, lui donne le temps de réfléchir et de modifier même ses expressions s'il croit s'être compromis ou avoir mal compris. Ces pauses inévitables amènent de la confusion dans le dialogue et le magistrat ne pouvant pas presser son interlocuteur, l'accabler d'arguments, détourner sa préoccupation, briser sa volonté, et ramener le retour des paroles incohérentes et des propos extravagants, finit parfois par marcher à tâtons. Bien plus, l'aliéné qu'on a enfin amené à parler de ses espérances ou de ses craintes, de ses illusions ou de ses hallucinations, s'arrète soudain, s'il s'aperçoit qu'on veut, par écrit, prendre acte de ses réponses. Afin d'obvier à ce sérieux inconvénient, ne pourrait-on pas remplacer le greffier par un sténographe assermenté ? Il y a là une utile réforme à introduire. » Nous nous rangeons à l'opinion de notre éminent confrère, et nous pensons également qu'il conviendrait autant que possible de pratiquer l'interrogatoire au domicile de l'aliéné, qui peut souvent être troublé par l'appareil de la justice. C'est du reste pour éviter d'affecter le malade que la loi ordonne que l'interrogatoire ait lieu dans la salle du conseil et non dans la salle ordinaire en présence du public.

On ne saurait trop approuver cette sage disposition de la loi (art. 510) qui ordonne que les revenus d'un interdit soient essentiellement employés à adoucir son sort et à hâter sa guérison.

La *mainlevée de l'interdiction* peut être obtenue lorsque l'état de folie qui l'a provoquée a cessé ; mais l'article 512 (Code civil) dit que la mainlevée ne peut être obtenue qu'en observant les formalités prescrites pour parvenir à l'interdiction et que l'interdit ne peut reprendre ses droits qu'après le jugement de mainlevée.

CONSEIL JUDICIAIRE.

A côté des aliénés que la loi frappe d'interdit, il existe une autre catégorie d'individus qui ne sont pas assez sains pour jouir de la plénitude de leurs droits civils et qui cependant sont jugés capables de se marier et de tester. C'est pour veiller à la gestion de leurs biens que la loi pourvoit ces individus d'un conseil judiciaire, sorte de demi-interdiction qui leur interdit « de plaider, transiger, emprunter, recevoir capital, mobilier, donner décharge, aliéner ni grever leurs biens d'hypothèques sans l'assistance de leur conseil ». Cette demi-interdiction s'applique aux vieillards dont la mémoire est affaiblie, aux personnes dont l'intelligence est bornée et voisine de l'état d'imbécillité, à celles dont les facultés mentales ont subi quelque atteinte sérieuse sous le coup d'une maladie convulsive, ou d'une lésion cérébrale.

DU MARIAGE.

Un mariage peut être déclaré nul lorsqu'un des conjoints n'a pu donner un consentement valable par suite de l'altération de ses facultés et il peut être fait opposition au mariage en se fondant sur l'état de démence du futur époux. (*Code civil*, art. 146 et 174.)

Il s'agit, dans ce cas, d'apprécier l'état mental de l'individu au moment même où l'acte a été accompli et c'est là une tâche extrêmement difficile ; car, comme le fait remarquer Tardieu, il s'agit bien rarement, dans ces cas, d'aliénation constante, continue, complète, qui ne laisse pas de place au doute et qui permette d'affirmer que l'individu n'a su ni voulu ce qu'il faisait, ni ce qu'on lui faisait faire. Le médecin manquera souvent des éléments d'appréciation et ne pourra appuyer son jugement que sur des motifs et des faits insuffisants ; il devra donc apporter toute son attention à ces questions épineuses, qui sont, le plus souvent, soulevées dans les cas d'imbécillité et de démence et dans certains mariages *in extremis*, où l'intelligence de l'individu est anéantie par la maladie ou l'approche de la mort.

DES DONATIONS ET DES TESTAMENTS CONTESTÉS POUR CAUSE DE FOLIE.

L'art. 901 du Code civil dit que « pour faire une donation entre-vifs ou un testament, il faut être sain d'esprit ». Cet article, dont la rédaction est très claire, a cependant donné lieu à un grand nombre de jugements contradictoires, parce que l'appréciation posthume de la folie est souvent très difficile. La question est en général facile à résoudre lorsque le donataire était déjà frappé d'interdiction au moment de l'acte. L'article 504 dit, en effet, qu' « après la mort d'un individu les actes par lui faits ne pourront être attaqués pour cause de démence qu'autant que son interdiction aurait été prononcée ou provoquée avant son décès ; à moins que la preuve de la démence ne résulte de l'acte même qui est attaqué ». D'après la loi, le testament d'un interdit *peut être attaqué*, mais il n'est pas dit qu'il sera toujours annulé. Les défenseurs peuvent, en effet, invoquer la circonstance d'un intervalle lucide qui, une fois démontré, peut faire valider l'acte, surtout si les dispositions testamentaires sont judicieuses et sages.

Mais la question est bien plus compliquée lorsque le donateur est mort sans avoir été frappé d'interdiction. « Il faut alors, dit Linas [1], établir la démonstration posthume de l'état mental au moment de la confection de l'acte. L'acte est déclaré valable si la cour décide que l'auteur était sain d'esprit à l'époque où ses dispositions ont été prises, quelque signe de folie qu'il ait pu donner avant ou après. Certaines bizarreries d'humeur, des excentricités de goûts, des travers de conduite, et même la simple faiblesse d'esprit ou l'altération de la mémoire, telle qu'on l'observe chez les vieillards, ne suffisent pas pour rendre recevable une demande d'annulation ; il faut que les fait articulés soient assez précis pour caractériser la démence et pour donner une démonstration complète de l'aliénation mentale. Cependant la nullité d'une donation ou d'un testament peut être prononcée dans le cas où divers moyens

____
1. *Dict. encycl. des scienc. méd.*, 1re série, t. III, p. 131.

»de captation, intrigues, supercheries, pressions, intimidation ou autres influences pernicieuses ont été mis en jeu pour abuser de la faiblesse d'esprit du donateur ; les artificieuses et coupables obsessions ne sont que trop souvent employées au milieu des défaillances ou des terreurs de l'agonie. »

Nous signalons, à propos des testaments, les principaux états pathologiques qui peuvent entraver la liberté d'esprit du donataire et, par suite donner lieu à des invalidations. C'est ainsi que nous considérons les circonstances relatives à l'agonie et à quelques formes d'aliénation mentale. Nous dirons ensuite quelques mots des testaments des suicidés et des testaments faits pendant les intervalles lucides.

Agonie. — Il est incontestable que dans un grand nombre de maladies les approches de la mort agissent sur les facultés intellectuelles ; il importe donc d'apprécier les circonstances et les maladies dans lesquelles le moribond a pu se trouver incapable d'accomplir certains actes tels qu'un mariage ou un testament.

Le passage suivant extrait d'un mémoire délibéré entre Tardieu et Lasègue, à l'occasion d'un mariage *in extremis*, fournit d'excellentes indications [1].

« L'état mental d'un malade, atteint d'une affection à laquelle le cerveau prend une part éventuelle et toujours secondaire, ne peut pas se déduire de la nature de la maladie. Un phthisique, une femme atteinte de péritonite, un goutteux, etc. succombent avec ou sans troubles de l'intelligence : si, comme il arrive le plus souvent au dernier moment de la vie, l'intelligence est affectée, la mesure de ce désordre final échappe à toute prévision. Il en est autrement dans les maladies cérébrales ou la nature et la marche des accidents permettent au médecin de reconnaître tout au moins le siège et le degré sinon l'espèce de la lésion. »

On sait que le délire est un phénomène exceptionnel à la période terminale d'un grand nombre de maladies, telles que la phthisie pulmonaire, les hémorrhagies, le cancer, etc., et qu'il est au contraire symptomatique dans les affections de l'encéphale. Il faudra donc, en présence d'un testament contesté, considérer l'âge du testateur, le moment précis où l'acte

---

1. TARDIEU, *Étude de la folie*, p. 126.

a été accompli et la maladie à laquelle il a succombé. Cependant dans la majorité des cas, la question présentera de grandes difficultés et ne pourra être résolue d'une manière absolue.

Paralysie générale. — Les dispositions testamentaires faites pendant la paralysie générale sont souvent attaquées. Cette affection, aujourd'hui si commune, présente quelquefois des périodes de rémission pendant lesquelles le malade peut reprendre le cours de ses occupations et rentrer dans sa famille. Mais nous pensons, avec la plupart des médecins légistes, que le paralysé général ne dispose jamais que d'une capacité amoindrie et que, malgré la rémission la plus franche, il est rarement à même 'exprimer librement ses dernières volontés.

Hallucinés et persécutés. — Legrand du Saulle a émis l'opinion que les hallucinations ne sont pas un obstacle absolu à la faculté de tester, quand elles existent depuis longtemps, qu'elles n'ont pas dénaturé les sentiments affectifs, et que l'individu a toujours rempli convenablement ses devoirs sociaux. Mais on ne saurait considérer comme valide le testament d'un halluciné qui déshérite sa famille sans motifs, qui considère faussement ses parents comme des ennemis, qui les accuse de vouloir l'empoisonner, etc.

Apoplectiques et aphasiques. — Lorsque le testament d'un apoplectique est attaqué, il importe de rechercher le degré d'affaiblissement intellectuel du malade au moment où les dispositions testamentaires ont été prises. Falret a reconnu quatre degrés dans les troubles intellectuels des apoplectiques. Dans le *premier degré*, le malade est plus irritable, quoique plus facile à gouverner et à capter ; mais il faut vivre continuellement avec lui pour s'apercevoir de ces modifications. Dans le *second degré*, l'intelligence, la volonté et la mémoire s'affaiblissent : les malades s'irritent ou versent des larmes pour les motifs les plus futiles ; mais cet état est cependant compatible avec la conservation d'un grand nombre d'idées justes. Dans le *troisième degré*, la débilité mentale est très prononcée, le jugement et la mémoire sont abolis, les malades sont souvent en proie à des hallucinations et ont parfois de l'agitation maniaque. Dans le *quatrième degré*, il y a impossibilité de parler ou bredouillement et absence totale d'idées, mais on observe plus de calme et d'uniformité dans les symptômes.

Cette division présente une certaine importance en médecine légale, et l'on peut dire qu'en thèse générale l'apoplectique du troisième degré est incapable d'exprimer librement sa volonté et par conséquent de tester.

Les *aphasiques* se trouvent dans des conditions très difficiles pour l'accomplissement des actes testamentaires. Dans quelques circonstances ils se trouvent dans l'impossibilité de laisser soit un testament olographe, soit un testament mystique (1). S'ils ne savent écrire, ils se trouvent dans la même position que le sourd-muet et ne peuvent tester, puisque la loi exige que le testament soit écrit de la main du testateur ou dicté par lui. On ne peut tester par signes ni en répondant à des interrogations ; tous les jurisconsultes sont d'accord sur ce point.

Toutefois, il est des aphasiques qui pour être privés de la faculté du langage articulé, ont cependant conservé une activité d'esprit, une rectitude de jugement qui leur permettent de manifester énergiquement leur volonté, d'accomplir des actes de la vie civile dont ils ont parfaitement conscience. S'il est vrai qu'ils ne puissent écrire eux-mêmes un testament, ils ne sont pas incapables de faire connaître leur volonté. Nous avons vu une femme aphasique contracter un mariage à l'insu de sa fille qui voulut en poursuivre l'annulation. Des médecins experts furent nommés par le tribunal, et après un examen prolongé, ils purent acquérir la certitude que l'acte avait été accompli librement, et l'aphasique suppléant par une mimique expressive à la parole qu'elle savait bien lui manquer, fit comprendre de manière à ne laisser aucun doute, qu'elle avait voulu se donner un protecteur et échapper à des convoitises mal dissimulées.

Dans ces questions aussi délicates que difficiles, le médecin ne doit pas se hâter de conclure, il doit multiplier ses visites, analyser toutes les manifestations, et avoir toujours présent à l'esprit ce résultat de l'observation clinique, c'est que aphasie

1. On sait qu'on désigne sous ce nom le testament qui est écrit par une personne tierce sous la dictée du testateur et qui, pour être valable, doit être signé par lui.

et trouble de l'intelligence ne sont pas nécessairement parallèles.

Suicidés. — Sur treize cent vingt-huit lettres, laissées par des suicidés et recueillies par Brierre de Boismont, quatre-vingt-cinq étaient des testaments. La plupart de ces documents exprimaient des dispositions raisonnables et semblaient émaner d'individus sains d'esprit. Mais si la plupart des suicidés succombent sans être aliénés, il en est néanmoins un grand nombre qui ont été entraînés à cet acte par des désordres psychiques graves. Lorsque le testament d'un suicidé est attaqué il importe d'examiner l'état mental de l'individu et de considérer l'époque à laquelle les dispositions testamentaires ont été prises.

Testaments faits pendant les intervalles lucides. — L'aliéné peut-il tester pendant les intervalles lucides que lui laisse la maladie ? Quoique la loi ne fasse aucune mention à cet égard, il est permis de répondre par l'affirmative, avec tous les jurisconsultes et les aliénistes. « Nos lois sont muettes sur ce point, dit Legrand du Saulle, mais les magistrats chargés de leur interprétation n'en valident pas moins les actes civils contractés ou consentis pendant les intercurrences de calme et de raison indubitables, et ayant eu une durée suffisante pour que leur constatation réelle ait été à l'abri de tout soupçon. »

Le témoignage des aliénés peut-il être admis devant les tribunaux ? La loi est muette sur ce point ; on peut dire, en s'appuyant sur quelques antécédents, que les faibles d'esprit et certains individus en démence peuvent être entendus à titre de renseignement, mais il est évident que leur témoignage ne doit être demandé et reçu qu'avec une grande circonspection. Si l'aliéné peut quelquefois raisonner convenablement sur des sujets qui n'ont pas de rapport avec sa folie, il ne faut pas oublier qu'il peut être en proie à des hallucinations, et que son jugement peut être faussé au moment même où il paraît raisonner le plus juste.

§ 3. — **De la responsabilité des aliénés.**

LÉGISLATION. — *Code pénal.* ART. 64. — Il n'y a ni crime ni délit lorsque le prévenu était en démence au moment de l'action, ou lorsqu'il a été contraint par une force à laquelle il n'a pas pu résister.

L'aliénation mentale n'entraîne pas seulement l'incapacité politique et civile, elle est encore incompatible avec la liberté morale et motive une irresponsabilité des actes personnels que la législation pénale a reconnue dans l'article que nous venons de citer.

Mais jusqu'à quel point cette irresponsabilité doit-elle être admise en faveur de l'aliéné ? Doit-on admettre, avec M. Falret et la plupart des aliénistes, une irresponsabilité absolue, ou bien, comme le voudraient certains auteurs, une irresponsabilité partielle ? Nous allons passer rapidement en revue chacune de ces théories ; nous examinerons ensuite quelques questions relatives à la séquestration des aliénés.

1. — IRRESPONSABILITÉ ABSOLUE.

Cette doctrine a été défendue avec beaucoup de talent par M. Falret : « On ne s'imagine pas assez, dit cet auteur, les difficultés insurmontables que l'on rencontrerait dans la pratique si on laissait échapper ce principe fondamental pour lui substituer celui de la responsabilité partielle : un inculpé est fou ou ne l'est pas. Si, en l'observant attentivement, on arrive à se convaincre qu'il présente les caractères de l'état de raison, quel qu'ait été d'ailleurs chez lui l'entraînement de la passion ou des circonstances, on doit admettre qu'il était libre, qu'il aurait pu résister : par conséquent qu'il est coupable et condamnable pour l'acte auquel il s'est livré. Tout ce qu'on peut demander pour lui, c'est le bénéfice des circonstances atténuantes. Dans le cas opposé, au contraire, si le médecin expert arrive à constater l'état de folie du sujet confié à son examen, quels que soient la forme ou le degré de cette folie, quelque apparence de liberté morale que cet individu ait conservé, il doit être considéré comme irresponsable, on doit l'absoudre comme malade [1] ».

1. Voyez sur ce sujet la discussion sur la responsabilité des aliénés qui a occupé

Cette doctrine est certainement la seule qui puisse être adoptée par le médecin et qui soit conforme aux vrais principes de la science lorsqu'il s'agit des folies confirmées. Mais, dans la pratique médico-légale, le médecin expert rencontre une foule de cas où il n'existe que des perversions du caractère, un abaissement du sens moral, des exagérations passionnelles. Pourrait-il conclure à l'irresponsabilité des auteurs d'un crime ou d'un délit, en l'absence de conceptions délirantes ? nous ne le pensons pas, son devoir est tout autre. Il doit mettre en relief tout ce qui constitue l'individu examiné dans un état d'infériorité mentale diminuant le pouvoir de résister à des sollicitations mauvaises. Il a le droit alors de demander que la responsabilité soit atténuée.

Nous n'oserions pas être aussi affirmatifs que Tardieu qui admettait « que la folie ne détruit pas toujours la liberté morale et la responsabilité, qu'elle n'enlève pas toujours au malade la conscience de certains actes coupables qu'il peut commettre ». Un aliéné peut très bien savoir que l'acte qu'il commet est coupable, mais si cet acte répond à des conceptions délirantes, il ne saurait y avoir de responsabilité. Une mère folle hésite longtemps à tuer ses enfants, parce qu'elle sait qu'elle va commettre un acte horrible ; mais l'idée qu'elle va les envoyer au ciel, qu'ils y seront éternellement heureux l'obsède, et triomphe de ses résistances. Il n'est pas possible de la considérer comme responsable, alors même qu'elle avoue qu'elle sait avoir mal agi. Pas plus qu'un aliéné qui frappe un gardien avec l'idée de s'évader n'est responsable du meurtre. Là, l'irresponsabilité est absolue, quelle que soit la préméditation, quels que soient les mobiles. Avec J. Falret nous pensons que folie et irresponsabilité sont deux termes qui se correspondent étroitement.

En dehors de la folie, dans les états de débilité mentale, par exemple, nous acceptons volontiers la doctrine de la responsabilité atténuée, telle que la comprenait Tardieu: « J'ai bien des fois dit-il, fait triompher la doctrine de la responsabilité limitée, et je suis assuré que j'ai mieux servi de cette façon et les vrais intérêts des accusés et la dignité de la médecine, dont les avis ne sont tenus en mépris que lorsqu'ils veulent

la société médico-psychologique. (*Annales médico-psychologiques*, 4e série, t. II, III et IV, 1863-64).

s'imposer sans raison et sans mesure ». Cette opinion de notre savant maître représente en effet la tendance médico-légale de l'époque ; c'est une sorte de compromis entre la science et la justice ; nous allons voir dans quelle mesure ce compromis peut être accepté pour sauvegarder à la fois les intérêts des malades et la dignité de la médecine et de la justice.

II. — IRRESPONSABILITÉ PARTIELLE.

Est-ce à dire, si l'on admet la responsabilité partielle de l'aliéné, qu'il faille que cette responsabilité soit graduée de telle sorte que, à chaque degré, réponde une pénalité en quelque sorte proportionnelle ? Nous ne le pensons pas, parce qu'un tel système est exactement celui que la loi pénale applique à tous les hommes, et qu'il serait essentiellement injuste de n'établir aucune différence entre celui qui est sain d'esprit et celui qui ne l'est pas.

Le système de l'irresponsabilité partielle tel qu'il est appliqué aujourd'hui est donc contraire aux principes de la justice, de la morale et de la science. Un aliéné, reconnu partiellement responsable, ne doit pas subir une condamnation et être envoyé dans une prison au même titre qu'un délinquant ordinaire. Il y a dans la législation relative aux aliénés une lacune regrettable sur laquelle Legrand du Saulle avait particulièrement insisté : « A côté des aliénés proprement dits [1], certains individus en proie à une idée fixe, à un délire léger, limité et très nettement circonscrit, à une névrose convulsive ou à des mouvements passionnels voisins de la folie, commettent fréquemment des actes dont ils ont à rendre compte à la justice du pays. La mesure de leur liberté morale ayant été restreinte au temps de l'action, les motifs d'excuse se puisent dans la cause et d'après les combats de l'agent avec lui-même ; le bénéfice des circonstances atténuantes est invoqué et la répression est adoucie dans de justes proportions. Ces demi-malades vont en prison : jetés parmi les malfaiteurs, ils souffrent ou se pervertissent ; heureux si, dans ce triste milieu, ils ne voient pas s'évanouir les dernières lueurs de leur intelligence. »

---

1. Pétition adressée au Sénat le 12 février 1863. LEGRAND DU SAULLE, *Méd. lég.*, p. 652.

Il importe donc de créer, pour les aliénés susceptibles de répondre dans une mesure restreinte de la moralité de leurs actes, non pas une juridiction spéciale qui les assimile à des criminels, mais des établissements spéciaux dans lesquels ils seraient l'objet d'une séquestration plus ou moins longue, selon leur état mental et la gravité des fautes commises. La législation anglaise nous fournit à ce sujet d'excellents exemples. Il y a en Grande-Bretagne des établissements spéciaux pour les aliénés criminels (*criminal lunatic asylums*) ; une certaine latitude est laissée soit au pouvoir judiciaire, qui peut prononcer l'acquittement, soit à l'administration de l'établissement où il convient de les envoyer, suivant la nature des faits dont ils sont les auteurs et la perversité de leurs instincts.

L'aliéné criminel peut être rendu à sa famille ou à ses amis mais à la condition toutefois que ceux-ci prennent l'engagement sous caution de veiller à sa conduite et répondent des actes coupables qu'il pourrait commettre [1].

La nécessité de créer des asiles spéciaux pour les aliénés criminels s'impose aujourd'hui partout, et l'administration s'occupe sérieusement de la fondation d'établissements de ce genre. Mais nous pensons qu'il serait dangereux de permettre aux familles de retirer un aliéné criminel, même avec les garanties de la loi anglaise. Nous pensons, comme M. Bertrand, « que tout individu coupable d'un crime ou d'un délit, dont le renvoi aurait été demandé et ordonné pour aliénation mentale, soit par jugement, soit par une ordonnance de non-lieu, devrait par cela même être réputé un aliéné dangereux et nécessairement séquestré dans un établissement public ou un établissement spécial, suivant les cas, au moins pendant un certain temps d'observation, sur l'ordre, soit du tribunal ou du juge, soit du parquet, soit d'une autorité publique, et la séquestration ne devrait cesser qu'avec le concours de l'autorité qui l'aurait ordonnée. »

Les questions de responsabilité partielle se présentent sur-

---

1. TARDIEU, *Étude méd. lég. sur la folie*, p. 53. BERTRAND, *Loi sur les aliénés en Angleterre*, Paris 1870. Consulter également pour cette question les *Annales d'hygiène* qui reproduisent la discussion qui a occupé la Société de médecine légale (1878, 1879) et les actes du Congrès de médecine mentale (1878). — V. in *Annales médico-psychologiques*, une étude sur *Broadmoor criminel lunatic Asylum*.

On sait qu'il est question de créer en France des asiles spéciaux pour les aliénés dits criminels.

tout dans ces états morbides qui, bien qu'engendrant parfois des impulsions irrésistibles, ne présentent pas d'une manière constante les caractères de la folie ; tels sont l'alcoolisme, le morphinisme, l'épilepsie, l'hystérie, etc. Nous étudierons ces états morbides au point de vue médico-légal en même temps que les autres affections mentales.

III. — RESPONSABILITÉ CIVILE.

Nous avons vu que l'aliéné n'est pas responsable des actes criminels, mais doit-il être dans l'obligation de réparer le dommage qu'il a pu causer à autrui ? La jurisprudence est loin d'être fixée sur ce point, qui a cependant une grande importance pratique. En général, on peut dire que l'on n'est responsable, même au point de vue civil, que du fait arrivé par sa faute, et que le fou, qui agit sans discernement, ne peut être responsable du dommage qu'il a causé. Cette doctrine a généralement dominé dans la jurisprudence, et la Cour de cassation a décidé « que le fait de celui qui était en démence au temps de l'action n'est pas susceptible d'imputation et ne peut entraîner à sa charge ni responsabilité pénale, ni responsabilité civile [1]. »

Malgré ces arrêts, nous persistons à croire, avec Tardieu, que l'aliéné ne saurait échapper à la responsabilité civile ni à l'obligation de réparer le dommage qui peut résulter de ses actes. S'il est impossible d'obtenir cette réparation du malade, on doit s'adresser à ceux qui ont mission de le surveiller et qui sont chargés de la gestion de sa fortune. L'aliéné, qu'il soit interdit ou non, doit être considéré comme un enfant, et les personnes qui ont qualité pour le surveiller doivent être responsables au même titre que les parents sont responsables du dommage causé par leurs enfants. Cette doctrine est admise en Angleterre, où les parents ou les amis d'un aliéné séquestré ne peuvent obtenir sa liberté qu'en se portant caution des actes qu'il peut commettre. Nous constatons du reste avec plaisir que la doctrine de l'irresponsabilité civile a été repoussée par plusieurs tribunaux français.

La cour de Montpellier a confirmé un jugement de Narbonne

---

1. Cassation, 14 avril 1848. — Voyez aussi les arrêts de la Cour de Bruxelles (3 juillet 1830), de la Cour d'assises de la Seine (27 mai 1872),

qui accueillait une demande en dommages-intérêts formée contre un aliéné, « attendu que, dans l'application des principes de la responsabilité civile, la loi ne tient aucun compte ni de la volonté ni de l'intention ; que si l'inexpérience d'un insensé est excusable au point de vue de la responsabilité pénale, quand elle amène un fait dommageable à autrui, elle n'oblige pas moins son auteur à le réparer, ou par lui-même, ou par ceux qui doivent veiller sur lui [1] ».

IV. — SÉQUESTRATION DES ALIÉNÉS.

Ce n'est qu'en portant atteinte à la liberté d'action de l'aliéné dangereux qu'on peut prévenir l'abus qu'il peut faire de cette liberté contre lui-même et contre autrui. De là, pour la société, le droit et le devoir d'intervenir, de séquestrer l'aliéné et de le placer dans des conditions spéciales de surveillance. « Un aliéné se trouve dans une position telle, dit Legrand du Saulle, qu'il peut, à un moment donné, commettre un crime, un délit ou tout autre acte malfaisant : la société sait d'avance qu'elle ne peut ni se défendre, ni punir ; elle doit donc avoir à sa disposition des moyens simples, mais sûrs, de se prémunir et ne peut empêcher l'accomplissement des faits qui la troublent que par la séquestration appliquée à temps [2]. »

Le principe de la séquestration n'est du reste contesté par personne, mais le point important est de déterminer le moment où il devient nécessaire de priver l'aliéné de sa liberté. On ne peut établir à ce sujet aucune règle absolue. Les malades en apparence les plus calmes sont souvent les plus dangereux et peuvent commettre d'irréparables malheurs avant qu'on ait pensé à les séquestrer ; d'autres, très calmes dans un asile, deviennent dangereux dès qu'ils sont mis au contact de la famille et de la société. « Laisser le fou dans sa maison entouré des siens et de toutes les choses qu'il a l'habitude de voir et de manier, dit M. Albert Lemoine, c'est le laisser dans le milieu où sa folie est née, où elle se fortifie chaque jour, où elle a le moins de chance d'être guérie. »

<hr>

1. Montpellier, 31 mai 1866. — Pour les arrêts rendus dans le même sens, voyez Montpellier, février 1837. Riom, 21 juin 1844, etc.

2. Consulter l'intéressante discussion qui a occupé la Société de médecine légale en 1870 à la suite du rapport de Gallard « sur les mesures à prendre contre les aliénés dangereux ».

C'est la difficulté d'établir le moment précis où la séquestration est indispensable qui a donné lieu à tant de réclamations de la part de la presse. Quelques aliénés qui avaient été séquestrés, puis rendus à la liberté lorsque leur état mental était amélioré, ont dirigé leurs attaques contre l'administration et les médecins. Ils ont facilement trouvé un écho dans la presse et sont arrivés à passionner l'opinion publique. On se souvient de tout ce qui a été dit récemment sur le placement de M. du Puyparlier à Charenton, il n'est pas nécessaire de dire que la folie était dans ce cas des plus manifestes. Malgré les réclamations de la presse, on est encore à citer un seul cas de séquestration arbitraire depuis le fonctionnement régulier de notre loi sur les aliénés [1].

Nous ne nous étendrons pas davantage sur cette question et nous rappellerons que, au point de vue clinique, les principaux signes qui révèlent la nécessité de la séquestration sont : l'excitation maniaque, les illusions pathologiques, les hallucinations, le délire restreint, les impulsions instinctives et la perversion des facultés affectives (Legrand du Saulle).

ARTICLE II

DES DIVERSES ESPÈCES D'ALIÉNATION MENTALE AU POINT DE VUE MÉDICO-LÉGAL.

Nous diviserons les affections mentales en quatre groupes. Dans le premier nous placerons les différentes espèces de folie caractérisées par la faiblesse d'esprit : *démence, idiotie, imbécillité* ; dans le second, les névroses et les formes de folie caractérisées par des impulsions instinctives : *épilepsie, hystérie, hypnotisme, hypochondrie, folie des femmes enceintes et des nouvelles accouchées* ; dans le troisième, certaines espèces de délire exerçant sur les actes des influences variées : *manie, monomanie, délire des persécutions, mélancolie, paralysie générale et somnambulisme.* Enfin, dans un quatrième groupe, nous étudierons certains délires produits par des intoxications : l'*alcoolisme,* le *morphinisme,* etc.

---

1. Voyez pour l'affaire Puyparlier : LEGRAND DU SAULLE, *Méd. lég.*, p. 670 et *Gazette des hôpitaux*, mars 1870.

Nous exposerons ensuite les règles de l'expertise et la conduite du médecin légiste appelé à constater la folie.

§ 1er. — Des espèces de folie caractérisées par la faiblesse de l'esprit.

1° Démence. — Esquirol a défini la démence « une affection cérébrale ordinairement sans fièvre et chronique, caractérisée par l'affaiblissement de la sensibilité, de l'intelligence et de la volonté » et pour bien la distinguer de l'idiotie, il ajoute : « L'homme en démence est privé des biens dont il jouissait autrefois : c'est un riche devenu pauvre ; l'idiot a toujours été dans l'infortune, dans la misère. »

La démence peut être le résultat de la vieillesse (démence sénile), de lésions cérébrales (démence apoplectique), ou la terminaison d'un grand nombre d'affections mentales (démence vésanique). Liée à la paralysie générale (méningo-encéphalite diffuse), elle présente des lésions anatomiques bien définies, elle a une marche progressive et se termine constamment par la mort.

Le dément a souvent, au début de son affection, des excitations qui le portent à commettre des actes attentatoires à la pudeur pour lesquels il est souvent amené devant les tribunaux.

2° L'Idiotie est un état morbide lié à un vice accidentel ou congénital de l'encéphale et qui consiste dans l'absence complète ou dans l'arrêt de développement des facultés intellectuelles et affectives. C'est plutôt une infirmité qu'une maladie et sa constatation médico-légale ne peut soulever aucune difficulté.

L'idiot est irresponsable de ses actes et est incapable de gérer sa fortune et de s'occuper de ses intérêts.

3° Imbécillité. — Elle a été définie par Esquirol, « un état dans lequel les individus sont d'une médiocrité telle qu'ils sont incapables de s'élever aux connaissances et à la raison communes à tous les individus du même âge, du même rang et de la même éducation qu'eux ». L'imbécillité est le premier degré de l'idiotie et est caractérisée par une faiblesse innée des facultés intellectuelles.

Les imbéciles sont presque toujours vicieux et se laissent aller à tous les entraînements de leurs instincts. Ils sont généralement irascibles, poltrons, gourmands, orgueilleux et adonnés à la masturbation.

« L'imbécile, dit Legrand du Saulle, doit être considéré comme incapable en matière civile et irresponsable en matière criminelle. Il n'a pas une intelligence assez développée pour comprendre la gravité et la valeur morale de ses déterminations. Il n'obéit qu'à des penchants grossiers ou à des instincts brutaux : les facultés de l'ordre supérieur lui manquent. »

Il s'en faut de beaucoup que tous les imbéciles puissent être considérés comme absolument irresponsables de leurs actes.

Les débilités mentales comportent une infinie variété de degrés. Entre l'imbécillité confirmée et la simple paresse de l'intelligence, il y a place pour un nombre considérable d'individus qui n'ont qu'un caractère commun : l'arrêt de développement intellectuel. On comprend sans peine qu'il y ait là une question de nuances, délicates peut-être à saisir, mais qu'il importe de faire valoir. C'est la détermination précise de ce qui manque, de ce qui reste, que le médecin expert doit s'efforcer d'établir. Aussi bien au point de vue de la responsabilité criminelle que de la capacité civile ces distinctions sont de la plus haute importance. Dans le premier cas, elles permettent de demander l'atténuation de la responsabilité, dans le second, elles permettent de substituer le conseil judiciaire à l'interdiction.

§ 2. — Des névroses et des espèces de folie caractérisées par des impulsions instinctives.

1° **Épilepsie.** — L'épilepsie a été récemment l'objet de consciencieuses études de la part des médecins aliénistes. Legrand du Saulle a traité cette question avec une autorité incontestable et a présenté des applications médico-légales d'une grande valeur. Voici les plus importantes :

L'accès incomplet, l'attaque d'épilepsie et le vertige épileptique peuvent retentir d'une façon déterminée et assez facile à reconnaître sur les facultés intellectuelles, morales ou affectives.

Le caractère et les habitudes des malades, fertiles en anomalies étranges, peuvent présenter des contrastes très saisissables et se distinguer par l'imprévu et la soudaineté des impulsions.

Tout épileptique, sans être un aliéné, est volontiers un *candidat* à la folie.

Le crime non justifiable commis sous l'empire évident d'une crise épileptique entraîne l'irresponsabilité absolue.

Le malade qui a bien manifestement commis un attentat en dehors de l'attaque nerveuse, est partiellement responsable, mais il a droit, d'après l'examen de son état mental, à une pénalité sensiblement atténuée et en quelque sorte proportionnelle au degré de résistance morale qui a pu être opposé.

Lorsque le crime a été froidement calculé et qu'il porte avec lui son explication, l'auteur est responsable, surtout si les accès d'épilepsie sont rares et qu'ils n'ont point encore compromis le libre jeu de l'entendement.

Lorsqu'un crime tout à fait inexplicable et en complet désaccord avec les antécédents d'un prévenu qui n'est réputé ni épileptique, ni aliéné, vient d'être accompli avec une instantanéité insolite, il y a lieu de se demander et l'on doit rechercher s'il n'existerait pas des accès nocturnes et méconnus d'épilepsie.

Il importe de s'enquérir désormais si certains enfants aux instincts pervers, méchants ou féroces, ne seraient pas quelquefois affectés d'épilepsie nocturne.

Le médecin expert chargé de discerner l'état mental d'un épileptique doit s'appuyer sur les caractères et la marche des accès du délire, sur les caractères physiques et moraux des accès et sur les caractères des actes eux-mêmes accomplis pendant ces accès.

Les actes civils qui émanent des épileptiques non séquestrés et qui ont été consentis en dehors de toute crise nerveuse, de tout accès d'égarement mental, doivent le plus habituellement être regardés comme valables.

Il y a lieu de rechercher si les enfants épileptiques ne sont pas plus particulièrement exposés à des sévices, à de lâches brutalités ou à d'odieux attentats de la part de *leurs parents* ou de leurs maîtres.

2º Hystérie. — Au même titre que l'épilepsie, l'hystérie constitue un état mental particulier qui altère les facultés morales, atteint la volonté et peut provoquer des impulsions instinctives que le médecin légiste doit étudier avec le plus grand soin.

Quoi qu'il soit aujourd'hui démontré que l'hystérie n'est point une maladie causée par la continence, il est incontestable qu'elle coïncide assez souvent avec une excitation morbide des organes génitaux et un certain dérèglement de l'imagination et des sens. Mais le signe vraiment caractéristique de la folie hystérique c'est la perversion des facultés affectives et de la sensibilité et ce besoin irrésistible de mentir. On ne saurait trop se tenir en garde contre les allégations de ces malades ; les médecins et les prêtres sont principalement exposés aux accusations les plus fausses et les plus graves. Il y a peu d'années, une jeune hystérique a porté des accusations calomnieuses contre des prêtres qui ont été compromis et disgraciés et contre les religieuses qui auraient servi d'intermédiaire dans les attentats dont elle se disait la victime. La fausseté des dénonciations a été reconnue, le père de la jeune fille s'est tué de désespoir et l'hystérique a été déclarée vierge par les professeurs de la faculté de Montpellier.

Les hystériques ont quelquefois une propension irrésistible au vol qui les amène assez fréquemment devant les tribunaux. La folie hystérique est également le point de départ des faits de démonomanie qui ont été si souvent observés dans les couvents et les maisons d'éducation, mais ces faits, quoique ayant une certaine importance en médecine légale, sont rarement soumis à l'appréciation des médecins légistes.

En somme on peut admettre qu'un état hystérique faible n'altère pas la liberté morale au point de rendre complètement irresponsable, mais que la folie dite *folie hystérique* est une aliénation dangereuse et entraîne nécessairement l'irresponsabilité absolue.

Dans un travail publié récemment (*Annales médico-psych.* septembre 1890) M. Pitres, de Bordeaux, émet l'opinion que les hystériques n'ont pas toujours conscience de leurs mensonges et sont de véritables aliénés.

Très fréquemment, en effet, les hystériques sont le jouet d'hallucinations sensorielles, dont le souvenir persistant peut devenir le point de départ de systématisations délirantes très complexes.

Les autobiographies de quelques hystériques célèbres, les travaux de l'école de la Salpêtrière permettent d'en préciser les caractères cliniques : leurs hallucinations sont habituellement visuelles, mobiles, fortement objectivées, souvent érotiques, et accompagnées de phénomènes douloureux persistants ; leur souvenir reste ineffaçablement gravé dans la mémoire des malades qui en sont atteints, et elles peuvent être la cause d'auto-suggestions à effets persistants.

Les tribunaux ont souvent à s'occuper des hystériques. Tout récemment, M. Grasset a publié l'histoire d'une hystérique, dont la rouerie avait failli avoir de graves conséquences (*Montpellier médical*, 1889). Lorsqu'une accusation repose uniquement sur le témoignage d'une hystérique, il ne faut pas s'obstiner à trouver un coupable dans l'accusé, ou une menteuse dans l'accusatrice. Il faut se rappeler que, dans la grande majorité des cas, les hystériques qui dénoncent des innocents racontent des aventures invraisemblables ou se posent en victimes d'outrages irréalisés, sont sincères dans leurs dépositions, que ce sont des hallucinées, et non pas de vulgaires simulatrices.

3° Hypnotisme. — A notre avis l'hypnotisme, auquel le public attache une importance trop considérable, n'est qu'une variété de l'hystérie.

Quoi qu'il en soit, cet état, fort mal défini et encore trop peu connu, tend à prendre sa place en médecine légale. Dans un rapport relatif à l'examen mental d'une criminelle [1], MM. Motet, Brouardel et Ballet ont exposé les conditions dans lesquelles la fille Bompard pouvait être mise en état d'hypnotisme et subir des suggestions. Quoique concluant à la responsabilité de la coupable, les experts n'en fournissaient pas moins à la défense un argument d'une grande valeur.

Nous ne pensons pas qu'on puisse, dans l'état actuel de la science, considérer comme irresponsables des individus ayant commis des actes délictueux étant sous l'influence de la suggestion hypnotique, alors même qu'il peut être démontré que les individus sont hypnotisables. On rendrait ainsi irresponsables une certaine catégorie d'individus qui, placés ainsi

[1]. Affaire Eyraud-Bompard, assassinat de l'huissier Gouffé. Cour d'assises de la Seine, décembre 1890.

hors la loi, pourraient commettre impunément tous les crimes.

Cette théorie serait d'autant plus désastreuse que les hypnotiques, comme les hystériques, sont le plus souvent simulateurs et menteurs.

4° Hypochondrie. — Tardieu et plusieurs auteurs ont rapporté quelques observations ayant trait à des individus chez lesquels les préoccupations de leur santé physique avaient fini par altérer les facultés affectives au point de les amener à des actes insensés et à des violences dont ils n'étaient pas responsables. C'est ainsi qu'un étudiant en médecine atteint d'une affection nerveuse hypochondriaque, ayant été refusé à un examen, se rendit chez un de ses juges et le menaça d'un coup de pistolet. Dans un autre cas, il s'agit d'un hypochondriaque qui détourne une somme considérable de la caisse qui lui était confiée. Il y a donc lieu d'admettre que, dans des cas très rares il est vrai, l'hypochondrie peut être la source de désordres intellectuels graves qui doivent provoquer l'irresponsabilité.

5° Folie des femmes enceintes, des nouvelles accouchées et des nourrices. — Nous avons déjà examiné ces questions à propos de la grossesse et de l'infanticide (page 75 et 156) et nous avons vu que la grossesse n'engendre ni la monomanie du vol ni celle du meurtre, mais qu'elle peut déterminer, dans des cas très rares, des impulsions instinctives et entraîner la femme à commettre des délits et même des crimes. C'est au médecin légiste à examiner ces cas, et il devra, lorsqu'une femme invoque la grossesse pour excuser un délit ou crime, faire abstraction de ce fait pour se livrer à un examen approfondi de l'état mental, en se rappelant que la vérité ressortira bien plus des circonstances qui ont précédé ou accompagné l'acte incriminé que du fait de la grossesse qui ne servira jamais de preuve directe (Tardieu, Marcé).

On a souvent recours à la folie pour excuser l'infanticide chez les nouvelles accouchées, mais la folie transitoire et le délire instantané qu'on invoque dans ces cas ne sauraient être admis. Une semblable doctrine impliquerait nécessairement l'acquittement de toutes les femmes qui commettent un crime au moment où elles viennent d'accoucher ; il importe donc de la combattre. Quand une mère folle commet l'infanticide, dit Legrand du Saulle, elle n'est point atteinte d'un délire instantané durant juste le temps de tuer son enfant. L'expert peut donc trouver des traces de cette folie qui n'a fait que se montrer, puis disparaître ; il doit donc la chercher partout, excepté dans l'accouchement et tenter de constituer une des formes connues de l'aliénation mentale, sans tenir compte des ingénieuses conceptions, des périodes émouvantes que la commisération peut inspirer à un défenseur éloquent.

§ 3. — Des espèces de délire exerçant sur les actes des influences variées.

1º **Manie**. — La manie, qui réalise le type le plus complet de la folie, est caractérisée par une surexcitation générale et permanente des facultés intellectuelles et morales (Baillarger). C'est l'espèce de folie la plus commune puisqu'elle forme à elle seule le cinquième de la totalité des affections mentales observées dans les asiles d'aliénés.

On distingue une *manie aiguë*, caractérisée par l'incohérence des idées, la violence des actes, ces symptômes d'excitation qui frappent les gens du monde et une *manie chronique* dans laquelle le délire n'est ni aussi étendu ni aussi continu. La manie peut être intermittente et l'affection qu'on a désignée sous le nom de folie circulaire ou à double forme doit y être rattachée.

La manie entraîne nécessairement l'irresponsabilité civile et pénale des individus qui en sont atteints et sa constatation est généralement facile. Elle présente un intérêt particulier en médecine légale parce que c'est la forme de folie qui a été le plus souvent simulée par les criminels.

2º **Délires partiels**. — Sous le nom de monomanie, on désignait autrefois les délires étroitement circonscrits ; on supposait qu'il pouvait n'y avoir qu'une seule conception délirante, qu'en dehors de l'idée délirante l'intelligence conservait toute son activité, toute sa puissance.

On croyait avoir tout dit quand on affirmait que le meurtre, le vol, etc., avaient été commis sous l'influence « de quelque chose d'irrésistible qui pousse à tuer, à voler ». Cette doctrine a été vigoureusement combattue par un grand nombre de médecins, M. J. Falret entre autres. Elle est aujourd'hui à peu près abandonnée. Par un procédé beaucoup plus scientifique, les médecins, en présence d'un acte qui paraît tout impulsif, procèdent à une véritable enquête, et recherchent le trouble mental, ancien ou récent, qui tient l'impulsion morbide sous sa dépendance. Le plus souvent ce trouble mental, insidieusement préparé par la prédisposition héréditaire, a passé inaperçu. Il se révèle tout à coup, laissant les magistrats, les gens du monde dans un doute que les affirmations du médecin ne dissipent qu'à grand'peine. L'aliéné est dominé par une idée fixe, mais il peut paraître sain tant qu'il n'est pas question de cette idée ; de là, les difficultés qu'entraîne la constatation médico-légale de cette forme de la folie. C'est pour les fous de cette espèce que le médecin légiste a le plus de peine à faire prévaloir la vérité et c'est parmi eux que l'on compte ces erreurs judiciaires qui ont envoyé de nombreux malades en prison et même à l'échafaud.

C'est particulièrement la perversion d'un sentiment moral qui domine dans le délire du monomane et devient le point de départ de ses actes criminels. Il obéit quelquefois à une impulsion réfléchie, ses actions sont même préméditées, mais il cède à un penchant irrésistible, à des actes que lui-même réprouve (monomanies homicide, incendiaire, érotique, religieuse, etc.).

3° La mélancolie ou lypémanie est une maladie mentale spéciale et bien déterminée, offrant un grand nombre de formes selon les sujets qui en sont atteints et des phases successives nombreuses chez chacun d'eux. On peut la définir « une affection mentale caractérisée par des idées délirantes de nature triste, et par de la dépression portée parfois jusqu'à la stupeur ».

Les lypémaniaques peuvent quelquefois, sous l'influence d'hallucinations, se livrer à des impulsions violentes d'autant plus dangereuses que leur attitude habituelle les fait généralement considérer comme très inoffensifs.

La mélancolie est en général facile à constater et les individus qui en sont atteints sont absolument irresponsables.

4° Le délire des persécutions est une variété de la folie qui est devenue extrêmement commune. Le persécuté se croit poursuivi par des ennemis imaginaires ; si quelqu'un s'approche de lui, c'est pour l'observer : si on lui parle, c'est pour lui arracher des secrets ; il est en même temps en proie à des hallucinations de l'ouïe qui l'avertissent des tentatives de ses persécuteurs. Le persécuté est un aliéné dangereux, mais il faut souvent les plus grands efforts de la part du médecin expert pour faire éclater sa folie aux yeux des tribunaux appelés à juger ses actes criminels. On possède malheureusement trop d'exemples dans lesquels des lypémaniaques ont péri sur l'échafaud.

5o **Paralysie générale**. — La paralysie générale est une affection lente, caractérisée par des troubles de l'intelligence, de la motilité et de la sensibilité et qu'un délire spécial, ambitieux ou mélancolique, aide principalement à reconnaître. Plus commune dans les classes élevées, chez les hommes que chez les femmes, cette affection reconnaît pour causes l'hérédité, l'ivrognerie, les revers de fortune, les ambitions déçues, etc.

Legrand du Saulle divise la paralysie générale en quatre périodes distinctes : période prodromique, période initiale, période d'état, période terminale.

Les symptômes de la *période prodromique* sont considérés d'abord comme rentrant dans les limites de variations de caractère et échappent ordinairement au médecin. On peut cependant observer pendant cette période l'irritabilité, l'affaiblissement du niveau intellectuel et de la mémoire, les oscillations de la volonté. L'excitation génésique s'observe dans un petit nombre de cas ; il faut encore noter le tremblement passager de la lèvre, l'inégalité des pupilles, l'embarras à peine marqué de la parole, la diminution de l'aplomb dans la station verticale, la tristesse, l'avarice et l'hypochondrie.

Dans la *période initiale* on observe, dans les quatre cinquièmes des cas, le délire expansif des grandeurs et, dans l'autre cinquième, le délire dans des conceptions mélancoliques ou hypochondriaques.

Dans la *période d'état* le malade entre dans une phase de dégradation physique et morale. Il oublie son nom, son âge, la profession qu'il a exercée. Tantôt il est silencieux et très doux, tantôt il devient violent et irascible. L'appétit est conservé et la digestion se fait bien, mais la parole est très embarrassée, la marche incertaine et on observe un grincement de dents caractéristique.

Le malade arrive à la *période terminale* et l'organisme entier est en proie à la paralysie qui dominera seule désormais ; incoordination des mouvements, perte involontaire de l'urine et des excréments, abolition de la sensibilité, du mouvement, de la parole et de l'instinct. La nutrition et l'assimilation se maintiennent dans quelques cas et peuvent prolonger l'existence d'une manière inattendue.

Le médecin légiste peut intervenir dans toutes les phases de cette maladie, quoi qu'il soit rarement consulté pendant la période prodromique. Il arrive très souvent qu'après la mort de fous paralytiques la justice ait à décider de la validité des actes civils qu'ils ont accomplis.

6o **Somnambulisme**. — Il est incontestable que certains individus peuvent pendant leur sommeil se livrer à des actes qui attestent la persistance de l'activité intellectuelle et physique et une perversion des facultés sensoriales. Le somnambule endormi peut accomplir des actes criminels et n'en conserver aucun souvenir à son réveil ; il en résulte que, comme l'aliéné, il ne saurait être responsable des actions commises pendant son sommeil. Mais pour que le somnambulisme puisse entraîner l'irresponsabilité, il faut qu'il ne soit ni prétexté ni invoqué, mais bien établi, et c'est au médecin légiste à déterminer les cas où il existe réellement.

« Il est fort rare, a dit Tardieu, il est presque inadmissible que le somnambulisme se produise d'emblée et comme fait isolé, et qu'un individu qui n'a jamais présenté soit dans son enfance, soit dans sa jeunesse, cette disposition particulière, devienne tout d'un coup somnambule sous une impression passagère. Aussi ne doit-on accueillir qu'avec défiance les cas où, en dehors de toute condition d'habitude, d'âge, d'hérédité surtout, une excitation morale très vive aurait suffi pour déterminer un accès de somnambulisme. »

Fodéré a prétendu que si le somnambule endormi commettait un attentat contre un individu connu pour être son ennemi, on devait le déclarer coupable, attendu que cet attentat ne serait que l'exécution de projets criminels conçus pendant la veille. Cette doctrine ne trouve plus aujourd'hui de défenseurs, et il est admis que les actes accomplis pendant le somnambulisme ne sauraient être imputés aux individus qui les commettent.

L'état intermédiaire au sommeil et à la veille, que Casper a désigné sous le nom d'*ivresse du sommeil,* peut donner lieu à quelques considérations médico-légales. Un jeune homme était descendu dans un hôtel de Lyon dans la nuit du 1er janvier 1843. Tout à coup il se réveille en sursaut; il pousse des cris, l'hôtelier se présente, il se jette sur lui et lui fait de profondes blessures; on le désarme et on l'arrête; il affirme qu'il *a vu et entendu* l'aubergiste donner la mort à deux personnes dans la chambre voisine, et qu'il a voulu courir à leur secours; il persiste énergiquement dans ses déclarations. Après une instruction, une ordonnance de non-lieu a été rendue en sa faveur.

D'après Briand et Chaudé, à qui nous empruntons ce fait, l'homme qui passe du sommeil à la veille ne jouit pas tout de suite du libre et complet exercice de ses sens. Pour peu que le réveil soit brusque, les premiers objets que nous voyons sont modifiés par les idées antécédentes, et nous sommes déjà en état d'exécuter des mouvements avec une certaine précision, que nos sens ne sont pas encore complètement éveillés; et souvent ces mouvements se rapportent non pas à notre état réel, mais à celui dans lequel nous croyons être en mêlant aux idées qui nous ont occupé les sensations obscures des objets qui nous environnent réellement. Il faut donc, lorsque des actes criminels sont commis dans ces conditions, qu'un examen attentif du caractère de l'individu, de l'intérêt qu'il peut avoir et de toutes les circonstances du fait, éclaire la conscience des magistrats et des jurés (Briand et Chaudé). La question du somnambulisme s'est singulièrement compliquée de nos jours. Le somnambulisme soit spontané, soit provoqué, pendant lequel les hypnotisés ont subi des violences ou bien ont commis des actes qualifiés crimes ou délits, a donné lieu à des expertises médico-légales des plus intéressantes. Nous ne saurions entrer dans le détail des recherches que suppose un rapport médico-légal sur de pareils faits. Mais, ce que nous devons dire, c'est que, avant tout, le médecin devra se préoccuper de constater l'existence ou l'absence d'accès antérieurs, et se souvenant que les sujets facilement hypnotisables sont des névropathiques, des hystériques, il s'assurera qu'il existe des troubles appartenant aux névroses. Puis, avec une prudence, une réserve extrême, il reproduira les phénomènes du somnambulisme provoqué, se mettant surtout en garde contre les supercheries, les causes d'erreur. Nous avons parlé de l'hypnotisme dans un article précédent (page 389).

§ 4. — **Des délires résultant de certaines intoxications.**

Un assez grand nombre de substances toxiques déterminent un délire aigu pendant lequel l'individu qui en est atteint perd le contrôle de ses actes. Parmi ces substances nous n'avons à nous occuper ici que de celles dont l'emploi continu et prolongé a déterminé un état mental caractérisé ; les plus importantes de cette catégorie sont l'alcool, la morphine et la cocaïne.

1º Ivresse et alcoolisme. Delirium tremens. — Nous avons peu à nous occuper de l'ivresse qui est un fait volontaire et qui loin d'avoir le privilège de l'excuse légale constitue plutôt une circonstance aggravante du crime et de la pénalité. L'Assemblée nationale de 1871, justement émue des progrès de l'alcoolisme, a dicté une excellente loi répressible, car l'état d'ivresse est le plus souvent volontaire et ses conséquences possibles échappent aux prévisions humaines.

Mais si l'ivresse n'est pas la folie, elle y conduit d'une manière certaine lorsqu'elle dégénère en habitude. L'état morbide qu'elle engendre alors est *l'alcoolisme* ou *folie alcoolique*. « Sous ce nom, dit Legrand du Saulle, on décrit les différentes formes de l'aliénation mentale qui sont la conséquence de l'usage habituel des boissons fermentées. La folie alcoolique diffère de l'ivresse. L'une est le résultat immédiat d'une intoxication aiguë ; l'autre est une des manifestations symptomatiques de l'alcoolisme chronique, — elle peut au contraire se présenter avec une allure extrêmement aiguë ; — mais qu'elle soit aiguë, subaiguë ou chronique, elle ne se développe que chez des sujets qui depuis longtemps font un usage abusif des liqueurs alcooliques. »

L'état qu'on désigne sous le nom de *delirium tremens* ne constitue pas la véritable folie alcoolique, mais un état passager résultant de l'empoisonnement alcoolique chez les individus qui par passion ou habitude boivent fréquemment et avec excès. Il est bon de remarquer qu'il se manifeste moins chez les gens qui s'enivrent souvent mais qui restent sobres dans l'intervalle de leurs excès que chez ceux qui prennent chaque jour une quantité d'alcool exagérée mais insuffisante pour produire l'ivresse.

Le malade atteint de *delirium tremens* est agité, il crie, menace, gesticule et on est le plus souvent obligé de le maintenir. La voix est tremblante, l'œil brillant et injecté, le pouls petit, non fébrile ; l'insomnie est complète pendant toute la durée de l'accès ; le malade est en proie à des hallucinations de la vue qui le jettent dans une épouvante indéfinissable ; il voit des animaux, des rats, des chiens, des chats qui courent sur son lit, quelquefois des fantômes et des spectres.

Ces accès récidivent presque inévitablement et les individus qui y sont sujets ne tardent pas à être atteints de folie alcoolique ; ils deviennent maniaques ou déments ou finissent par succomber à une paralysie générale (Tardieu).

La forme subaiguë de la folie alcoolique est caractérisée par un délire mélancolique, accompagné d'hallucinations terrifiantes et d'idées de persécution, mais le délire des persécutions d'origine alcoolique conduit beaucoup plus rarement que le délire des persécutions idiopathiques à des attentats contre les personnes (Legrand du Saulle).

L'individu atteint de *delirium tremens* et de folie alcoolique est un aliéné véritable et par conséquent irresponsable.

2° **Morphine et morphinomanie.** — L'abus de la morphine, qui a pris pendant ces dernières années une importance considérable, détermine des symptômes qui, dans leur ensemble, présentent quelque analogie avec ceux de l'alcoolisme.

Chez ceux qui en font un usage continu la morphine ne détermine pas des effets hypnotiques, mais une sorte de stimulation, de bien-être passager semblable à celui que produit l'alcool. Elle devient alors un stimulant indispensable ; la morphinomane commettra des vols, se privera de manger, se prostituera pour obtenir son toxique.

Prise à petites doses quotidiennes (de 5 à 15 centigr.), la morphine peut être employée pendant des années sans déterminer des symptômes graves. Nous avons observé des femmes atteintes d'affections utérines, qui prennent depuis 15 ans environ 10 centigrammes de morphine sans présenter aucun symptôme morbide. Les tentatives de suppression de ce médicament faites chez ces malades nous ont démontré qu'elles ne pouvaient conserver la santé qu'à ce prix.

Mais ce sont là des exceptions. La plupart des individus qui ont pris l'habitude de la morphine élèvent graduellement les doses et arrivent à prendre jusqu'à 1 gr. 50 de toxique par jour.

C'est alors que surviennent les symptômes qui peuvent placer le morphinomane parmi les aliénés.

Passant par des alternatives de dépression et d'excitation, le morphinomane perd graduellement le sentiment de sa responabilité ; le seul désir impérieux qu'il manifeste est celui de se procurer le toxique qu'il croit indispensable à son existence. Il commet pour cela des vols qui l'amènent souvent devant les tribunaux.

Nous pensons que, dans ces conditions, le morphinomane est dans un état de trouble intellectuel qui ne lui permet pas d'apprécier la valeur de ses actes.

Nous avons été le premier à signaler [1] l'action spéciale que la morphine exerce sur les organes génitaux de la femme. Prise à doses quotidiennes dépassant 10 centigrammes, cette substance supprime la menstruation et fait disparaître tout désir vénérien. Elle produit une sorte de ménopause artificielle. Ce point peut présenter une certaine importance en médecine légale.

3º **Cocaïne et cocaïnomanie**. — La cocaïne n'est guère employée que par des morphinomanes ou des névropathes dans un but thérapeutique. Mais les symptômes aigus qu'elle détermine rapidement ne permettent pas longtemps son emploi.

Nous avons été le premier à signaler ces symptômes en 1886 sur des malades à qui des médecins avaient administré de la cocaïne dans le but de les guérir de la morphinomanie.

Administrée par la voie hypodermique à la dose de 10 centigrammes, la cocaïne produit rapidement un état mental caractérisé par du délire aigu, des hallucinations qui enlève aux malades toute responsabilité de leurs actes.

____

1. *Société de médecine de Paris*, 1886.

Cet état se prolonge rarement pendant plus de deux ou trois jours si l'emploi de la cocaïne n'est pas continué ; comme il présente une acuité extrême, l'internement des cocaïnomanes devient absolument nécessaire et la guérison est ainsi obtenue.

Nous avons vu cependant ce délire persister pendant plusieurs semaines chez une malade qui prenait, avec l'autorisation de son médecin, de la cocaïne pour guérir la morphinomanie. C'est ainsi que nous avons pu découvrir l'action spéciale de la cocaïne et faire cesser les accidents aigus en supprimant la cause qui les produisait.

§ 5. — **Conduite de l'expertise**. — **Constatation médico-légale de la folie**.

Dans toutes les affaires judiciaires civiles ou criminelles, où se débat la question de folie, le médecin est appelé par le juge ou les parties, soit pour établir, soit pour repousser l'allégation ou la présomption de folie ; s'il agit en vertu d'une délégation judiciaire, le médecin prend le titre d'expert ; s'il est simplement commis par les particuliers, il n'est qu'un simple mandataire. Dans le premier cas, le résultat écrit de ses appréciations se nomme un *rapport*, dans le second une *consultation*.

L'expertise a pour but d'éclairer les juges dans les cas difficiles et de suppléer aux connaissances spéciales qui leur manquent. En France, contrairement à ce qui a lieu dans d'autres pays, la loi n'oblige pas les magistrats à s'aider des conseils d'un médecin pour constater l'état mental d'un individu. Ceux-ci sont libres d'ordonner et de refuser l'expertise, et sont seuls appréciateurs de l'opportunité de cette mesure.

La tâche du médecin légiste, appelé à constater l'aliénation mentale, n'est pas toujours facile, car il est souvent en présence de cas mal déterminés où l'individu est sur la limite de la maladie, sous le coup de l'imminence morbide qui existe pour les maladies mentales comme pour les autres maladies. Il faut avant tout éviter les généralités, les termes vagues, et établir autant que possible à quelle catégorie d'aliénés l'individu appartient ; c'est à cette condition seulement que l'expert pourra faire passer sa conviction dans l'esprit des juges et qu'il sauvegardera les intérêts des malades et de la science.

Quoiqu'il soit impossible de poser des règles qui puissent guider l'expert pour l'examen des aliénés, nous allons indiquer les quelques préceptes posés par les auteurs et principalement par les médecins aliénistes. Nous consulterons surtout l'excellent article publié par Linas dans le *Dictionnaire encyclopédique des sciences médicales* [1].

Les procédés de diagnostic médico-psychologiques sont au nombre de trois : l'enquête, l'interrogatoire, l'examen direct.

1° L'enquête consiste à prendre tous les renseignements susceptibles d'éclairer l'expert sur l'état de l'aliéné et sur la nature de son délire ; à s'enquérir de ses prédispositions héréditaires, de ses antécédents morbides, de ses goûts, de ses penchants, de ses habitudes, de son genre de vie avant et après l'explosion de la folie, des causes certaines et présumées de celle-ci, de la date de son début, de son mode d'invasion et de développement, de ses phénomèmes les plus saillants et de ses symptômes les plus caractéristiques ; enfin des circonstances et des détails particuliers de l'acte imputé.

Ces renseignements peuvent être puisés à des sources diverses : dans le dossier judiciaire, les certificats des médecins, les écrits du malade, auprès de ses parents, de ses amis, de ses voisins ; mais il faut savoir que les parents et les amis sont en général enclins, par ignorance ou par intérêt, à dénaturer ou à exagérer les faits.

Il est toujours utile de visiter le domicile de l'aliéné, où l'on trouvera une source précieuse de révélations. La distribution des meubles, les peintures, tous les autres détails d'intérieur peuvent fournir d'excellents indices.

L'examen des écrits de l'aliéné a une grande importance, et est surtout mis à profit dans les contestations de testament. Des omissions graves et des lacunes inattendues, des lettres répétées et incomplètement formées, un mélange bizarre de lettres et de chiffres, des mots inventés et grotesques, des

_____
1. Article ALIÉNÉS, vol. III, première série.

lignes singulièrement disposées, des barbouillages indéchiffrables, telles sont les modifications que l'aliénation mentale imprime le plus souvent à l'écriture. La rédaction a également une grande importance. A côté des phrases embrouillées et incompréhensibles se trouvent des passages d'une remarquable lucidité : les écrits de l'aliéné offrent l'image du désordre et de l'incohérence de ses idées. Il faut tenir compte, en examinant ces documents, du degré d'instruction et de l'écriture ordinaire du malade.

2o **Interrogatoire.** — On recommande avec raison de ne procéder à l'interrogatoire qu'après l'enquête, c'est-à-dire lorsque les renseignements auront fait connaître les idées habituelles de l'aliéné et fait soupçonner son genre de folie. « L'attitude de l'expert, dit Linas, doit être celle d'un médecin et non d'un juge d'instruction. Tous ses efforts doivent tendre à dissiper les défiances et les craintes du malade, à fixer son esprit distrait ou préoccupé. De la précision et de la clarté dans les questions, de la simplicité dans le langage, de la bienveillance et de la douceur dans les paroles et dans les manières, beaucoup d'habileté, de tact et de finesse, de la fermeté au besoin ; dans des cas rares et exceptionnels, l'intimidation et la menace : telles sont les qualités et les dispositions qu'il convient d'apporter dans l'interrogatoire des aliénés. »

Il faut autant que possible adresser des questions en rapport avec les habitudes et l'éducation des malades, de façon à les amener sur le sujet de leur délire. Dans les cas de folie rémittente, le malade peut avoir momentanément recouvré la raison ; il faudra alors renouveler l'interrogatoire à un autre moment.

L'expert ne doit pas se borner à l'interrogatoire, qui ne peut toujours fournir des résultats suffisants. Il faut soumettre l'aliéné à une observation directe et continue, remonter à l'origine de sa folie et aux causes qui ont pu la produire. Parmi ces causes, la plus importante au point de vue médicolégal est sans contredit l'*hérédité*.

3o **Examen direct de l'aliéné.** — Il faut considérer l'état mental et surtout l'état somatique.

A. *État mental.* — D'après Tardieu, cet examen doit porter

LUTAUD, *Méd. lég.* 26

sur trois ordres de faits : 1° les troubles des fonctions intellectuelles ; 2° la perversité des facultés affectives et des instincts ; 3° l'altération des fonctions sensoriales.

Le *trouble des fonctions intellectuelles* consiste tantôt dans un désordre général marqué par des conceptions délirantes avec abolition complète du jugement, de la mémoire et de la conscience ; tantôt, ce qui est le cas le plus commun, dans un désordre partiel des facultés de l'entendement., Au point de vue médico-légal, le résultat le plus direct et le plus immédiat du désordre des facultés intellectuelles est une perversion de la volonté et un trouble dans les actes provenant, soit de l'absence de direction soit de la direction fausse que leur impriment des idées incohérentes ou erronées.

Les *troubles des facultés affectives* sont constants dans la folie. Il n'est pas d'aliéné qui n'éprouve une altération plus ou moins considérable des facultés affectives et des instincts. Les sentiments les plus naturels sont abolis ou pervertis, et l'instinct même de la conservation est quelquefois aboli.

Les *troubles des fonctions sensoriales* sont les plus singuliers et les plus caractéristiques de la folie ; les plus importants sont les hallucinations et les illusions.

L'*hallucination* est un trouble de la partie du cerveau qui perçoit habituellement, trouble tel que, sans impression ni transmission, elle se trouve spontanément dans l'état d'activité causée par ces dernières et de la sorte détermine les pensées et les actes suscités par une sensation réelle et complète. L'*hallucination*, dit Esquirol, *est un phénomène cérébral ou psychique qui s'accomplit indépendamment des sens et consistant en des sensations externes que le malade croit éprouver, bien qu'aucun agent extérieur n'agisse matériellement sur ses sens.* Un homme voit un être fantastique alors qu'aucun objet apparent n'est devant ses yeux, il entend une voix alors qu'aucun son ne frappe ses oreilles : tel est l'halluciné.

Les hallucinations peuvent occuper tous les sens, l'ouïe, la vue, l'odorat, le goût, soit isolément soit tous à la fois et successivement, quel que soit l'état organique des organes des sens, mais celui de l'ouïe l'est plus souvent que les autres.

Contrairement à ce qui a lieu dans l'hallucination, l'*illusion* ne peut se produire sans la présence d'un objet extérieur.

Ainsi, un homme est halluciné, si, plongé dans les ténèbres il croit voir un ennemi ; un autre a une illusion s'il reconnaît cet ennemi dans un ami, un parent qui lui sont chers. Tous deux manifestent le même phénomène cérébral, mais aucun objet ne frappe présentement la vue du premier, tandis que c'est la présence d'une personne qui, chez le second, réveille l'idée d'ennemi.

En somme, dit M. Calmeil, le médecin expert chargé de la constatation de l'état mental d'un individu se rappellera que les hallucinations, les illusions erronées, les faux jugements, l'aliénation des facultés morales, le désordre de la volonté constituent les principaux éléments de la folie.

B. *État somatique*. — Pour obtenir une notion aussi exacte que possible de la folie, il faut que les recherches portent non seulement sur les phénomènes psychologiques, mais encore sur les caractères physiques et sur l'ensemble de l'organisme. En un mot, il faut étudier avec le plus grand soin les signes somatiques fournis par l'aliéné.

Ces indications ont été très bien résumées par Linas dans l'article que nous avons cité plus haut. Le maintien, l'attitude, la démarche, les gestes, la tenue des vêtements, la malformation du crâne, la physionomie, l'expression du regard, les détails et l'ensemble des traits du visage et de l'habitude extérieure, laissent percer plus d'une fois, aux yeux d'un observateur exercé, la marque non équivoque de la folie.

La circulation et la température sont diminuées dans l'engourdissement mélancolique et augmentées dans l'agitation maniaque ; la sensibilité générale est exaltée ou pervertie chez les monomanes, et émoussée jusqu'à l'analgésie dans la stupeur lypémaniaque. Les spasmes, les tressaillements, les soubresauts musculaires, les paralysies partielles du sentiment et de la motilité, indiquent une altération grave des centres nerveux ; l'embarras de la parole, la dilatation inégale des pupilles, la déviation permanente de la luette, l'incertitude et l'ataxie des mouvements, appartiennent à la folie paralytique. Enfin on tiendra compte de tous les symptômes qui se rattachent plus ou moins directement à l'aliénation mentale : vertiges, éblouissements, manifestations névropathiques et cutanées. On recherchera les morsures de la langue, indices de l'épilepsie, et les autres traces de cicatrices qui peuvent témoigner d'une ou plusieurs tentatives de suicide.

Résumé du chapitre IX.

La législation relative aux aliénés a été définitivement fixée par la loi du 30 juin 1848.

Cette loi détermine les conditions que doivent réunir les établissements privés et publics d'aliénés.

Ces établissements sont à la charge du département et sont placés sous la direction ou la surveillance de l'autorité publique.

La loi distingue deux sortes d'aliénés : ceux dont la folie est inoffensive et ceux dont l'aliénation compromet l'ordre public et la sécurité des personnes. Cette distinction entraîne deux sortes de placements : les placements volontaires et les placements d'office.

Les *placements volontaires* sont faits à la requête des malades ou de leur famille.

Les *placements d'office* sont ordonnés par les préfets, et, en cas de danger imminent, par les commissaires de police et les maires.

Ces placements sont entourés de toutes les garanties nécessaires. Les chefs d'établissements publics ou privés ne peuvent recevoir un malade s'il ne leur est présenté un certificat de médecin constatant les particularités de la folie et la nécessité de la séquestration.

Ce certificat ne peut avoir plus de quinze jours de date ni être délivré par un médecin attaché à l'établissement ou parent, ou allié au second degré du chef ou propriétaire de l'établissement ou de la personne qui fera effectuer le placement.

D'autres médecins sont ensuite chargés de visiter dans les trois jours toute personne placée dans un établissement privé et de faire un rapport sur son état mental.

L'appréciation médico-légale de la *capacité* des aliénés est nécessaire dans plusieurs circonstances, mais principalement dans les questions relatives à l'interdiction, au mariage et aux donations.

D'après la loi, l'*interdiction* peut être demandée pour cause d'imbécillité, de démence ou de fureur.

L'interdiction n'est prononcée que sur la présentation d'un certificat de médecin et après que l'individu a subi un interrogatoire devant le tribunal.

Le *conseil judiciaire* est une sorte de demi-interdiction qui s'applique aux individus qui ne sont pas jugés assez sains pour jouir de la plénitude de leurs droits civils. Elle peut avoir lieu sans l'intervention médicale.

Un *mariage* peut être déclaré nul lorsqu'un des conjoints n'a pu donner un consentement valable par suite de l'altération de ses facultés. Le médecin légiste doit, dans ce cas, apprécier l'état mental de l'individu au moment où l'acte a été accompli, et c'est là une tâche souvent difficile.

« Pour faire une *donation* entre-vifs ou un testament, il faut être sain d'esprit. »

Les principaux états pathologiques qui peuvent enchaîner la liberté d'esprit du donataire et, par suite, donner lieu à des invalidations sont : l'agonie, la paralysie générale, l'apoplexie, l'aphasie, la mélancolie, le délire des persécutions, etc.

Les actes accomplis par un aliéné *pendant les intervalles lucides* que lui laisse la maladie sont généralement validés par les tribunaux.

L'aliénation mentale entraîne non seulement l'incapacité politique et civile, mais encore l'*irresponsabilité* des actes. Il n'y a ni crime ni délit, dit la loi, lorsque le prévenu était en état de démence au moment de l'action.

Deux doctrines sont en présence : la doctrine de l'*irresponsabilité absolue* et la doctrine de l'*irresponsabilité partielle*.

La première doctrine est généralement admise par les médecins aliénistes, mais elle rencontre une grande opposition dans la magistrature, ce qui tient à ce que certaines formes d'aliénation mentale, très reconnaissables pour le médecin, ne le sont pas pour les juges et les gens du monde.

L'irresponsabilité partielle telle qu'elle est pratiquée aujourd'hui est contraire aux principes de la justice et de la science. Un aliéné ne doit pas subir une condamnation au même titre et dans les mêmes conditions qu'un délinquant ordinaire.

Il importe de créer, pour les aliénés susceptibles de répondre dans une mesure restreinte de la moralité de leurs actes, non pas une juridiction spéciale, mais des établissements spéciaux dans lesquels ils seraient soumis à une séquestration plus ou moins longue.

Les questions de responsabilité partielle se présentent surtout dans les états morbides, qui, tout en engendrant des impulsions irrésistibles, ne présentent pas d'une manière constante les caractères de la folie. Tels sont l'alcoolisme, l'épilepsie et l'hystérie.

Malgré l'incertitude de la jurisprudence actuelle, on doit considérer l'aliéné comme civilement responsable du dommage qui peut résulter de ses actes.

On peut diviser, au point de vue médico-légal, les affections mentales en trois groupes (Tardieu).

Le premier comprend les espèces de folie caractérisées par la faiblesse d'esprit : *démence, idiotie, imbécillité.*

Le second comprend les espèces de folie caractérisées par les impulsions instinctives : *épilepsie, hystérie, hypochondrie, alcoolisme, morphinomanie, folie des femmes enceintes et des nouvelles accouchées.*

Le troisième comprend les espèces de folie exerçant sur les actes des influences variées : *manie, monomanie, délire des persécutions, mélancolie, paralysie générale, somnambulisme.*

La *démence* est caractérisée par l'affaiblissement de la sensibilité, de l'intelligence et de la volonté.

L'*idiotie* consiste dans l'arrêt de développement des facultés intellectuelles et affectives.

L'*imbécillité* est le premier degré de l'idiotie.

L'*épilepsie* et le vertige épileptique peuvent retentir sur les facultés morales et affectives. Le crime non justiciable commis sous l'empire évident d'une crise épileptique entraîne l'irresponsabilité absolue.

Comme l'épilepsie, l'*hystérie* peut provoquer des impulsions instinctives et entraîner l'irresponsabilité.

Dans quelques cas très rares, l'*hypochondrie* peut être la source de désordres intellectuels graves et provoquer l'irresponsabilité.

L'*ivresse* est un fait volontaire qui, loin d'avoir le privilège de l'excuse légale, constitue plutôt une circonstance aggravante du crime.

La *folie alcoolique* résulte de l'usage habituel et excessif des boissons fermentées.

Le *delirium tremens* est un état passager résultant de l'empoisonnement alcoolique chez les individus qui boivent fréquemment et avec excès.

L'individu atteint de *delirium tremens* et de folie alcoolique doit être considéré comme un véritable aliéné. Il est par conséquent irresponsable.

La *manie* est caractérisée par une surexcitation générale et permanente des facultés intellectuelles et morales. Dans la *monomanie*, le délire est partiel et roule sur un seul objet.

La *mélancolie* ou *lypémanie* est caractérisée par des idées délirantes de nature triste et par de la dépression portée parfois jusqu'à la stupeur.

La *paralysie générale* est une affection lente, caractérisée par des troubles de l'intelligence et qu'un délire spécial, ambitieux ou mélancolique, aide principalement à reconnaître.

L'individu en état de *somnambulisme* peut accomplir des actes criminels et n'en conserver aucun souvenir à son réveil.

Les procédés de diagnostic médico-psychologique sont

au nombre de trois : l'enquête, l'interrogatoire, l'examen direct.

L'enquête consiste à prendre tous les renseignements relatifs aux circonstances et aux détails particuliers de l'acte imputé.

L'interrogatoire vient après l'enquête. On doit autant que possible adresser au malade des questions en rapport avec son éducation et ses habitudes.

L'examen de l'aliéné doit porter sur l'état mental et sur l'état somatique.

Pour l'examen de l'état mental, il faut considérer trois ordres de faits : 1º les troubles des fonctions intellectuelles ; 2º la perversion des facultés affectives et des instincts ; 3º l'altération des fonctions sensoriales.

Parmi les signes somatiques, on recherchera les symptômes physiques qui se rattachent plus ou moins directement à l'aliénation mentale : paralysies, troubles du sentiment et de la motilité, vertiges, éblouissements, dilatation de la pupille, etc.

CHAPITRE X

ASSURANCES SUR LA VIE. — ASSURANCES CONTRE LES
ACCIDENTS. — RENTES VIAGÈRES (1).

Les assurances qui sont de nature à intéresser le médecin
et à soulever des questions médico-légales sont de trois sortes :
1° *les assurances sur la vie* ; 2° *les assurances contre les accidents* ;
3° *les rentes viagères*. Les premières, de beaucoup les plus connues, ont pour but de garantir à la famille de l'assuré un certain capital en cas de décès ; les secondes, encore trop peu
répandues en France, ont pour objet de garantir à l'assuré une
réparation pécuniaire du préjudice qu'il a pu souffrir s'il est
victime d'un accident violent et imprévu.

Nous allons étudier séparément au point de vue médico-légal
chacune de ces assurances.

ARTICLE PREMIER

ASSURANCES SUR LA VIE.

§ 1er. — **Définition.**

L'assurance sur la vie est un contrat par lequel l'assuré s'engage à payer soit une somme fixe, soit une somme annuelle à
l'assureur qui, de son côté, s'engage à payer au bout d'un cer-

1. *Annales d'hygiène*, 2ᵉ série, tomes XV et XXVI. — *Étude médico-légale sur les
assurances de la vie*, Paris, 1867. — Consultez : Gallard, *les Médecins et les Compagnies d'assurances*. — Legroux, *Des assurances au point de vue médico-légal*, 1878.
— Briand et Chaudé, *Méd. légale*, xᵉ édition, tome II. — Lutaud, *Étude médico-
légale sur les assurances sur la vie et le secret médical*, Paris, 1887. — Hand, *De la
Paralysie générale au point de vue des assurances sur la vie*. Annales d'hygiène,
janvier 1883.

tain nombre d'années, ou, en cas de décès de l'assuré, une somme stipulée à l'avance. La nature de ces contrats peut varier à l'infini, mais il n'entre pas dans notre plan de faire connaître toutes les combinaisons qui peuvent exister entre les assureurs et les assurés. Qu'il nous suffise de dire que les primes à verser ont été fixées à l'aide de formules et de calculs qui permettent de savoir quelle sera la durée moyenne de la vie chez un individu dont on connaît l'âge et le sexe.

Les sommes à payer par l'assureur et par l'assuré sont donc nécessairement en rapport avec l'âge, le sexe, l'état de santé ou de maladie de ce dernier. Un individu jeune et bien portant payera une prime moins forte qu'un vieillard ou un infirme. Or, les compagnies qui font de ces sortes de contrats tiennent évidemment à connaître l'état physique des individus qu'elles assurent. De là l'intervention du médecin qui sera appelé à constater l'état de santé ou de maladie de la personne à assurer et dont les déclarations serviront de base aux opérations de l'assureur.

L'étude médico-légale relative aux assurances sur la vie portera donc sur les rapports du médecin avec les compagnies d'assurances et sur quelques points de responsabilité médicale ; elle comprendra aussi l'étude des maladies qui peuvent abréger la vie ainsi que celles qui peuvent être dissimulées par les intéressés.

§ 2. — Rapports des médecins avec les compagnies d'assurances. Secret professionnel. Question de responsabilité médicale. Modèle de questionnaires.

A qui doit s'adresser la compagnie pour obtenir les renseignements sur l'état de santé de la personne qui se propose de contracter avec elle ?

Est-ce à un médecin qu'elle aura choisi elle-même ou au médecin habituel de la personne ? Là se présente une question très délicate qui a déjà été l'objet de justes préoccupations de la profession médicale en France ou à l'étranger. Le médecin qui, pour ne pas déplaire à son client, lui délivre facilement un certificat favorable, s'expose à faire annuler le contrat et à lui porter un préjudice notable. Si au contraire il reste fidèle au devoir et refuse un certificat qu'il n'y a pas lieu de délivrer, il s'expose lui-même à perdre un client tout en nuisant à sa propre réputation.

Les compagnies ont cru trancher la question en constituant autour d'elles un conseil médical qui serait chargé d'examiner les personnes à assurer et de recevoir d'une manière confidentielle les renseignements fournis par le médecin particulier de ces personnes. Cette combinaison serait jusqu'à un certain point acceptable, si le caractère confidentiel de la communication était toujours respecté. Mais il est arrivé maintes fois que les malades ont eu connaissance des certificats qui avaient été délivrés à leur sujet et que ces pièces ont été employées en justice et livrées à la publicité.

C'est en présence de ces difficultés que la Société médicale du deuxième arrondissement en 1862, et l'association des médecins de Toulouse en 1865, avaient pris une décision par laquelle les membres prenaient l'engagement de ne délivrer aucun certificat demandé par les compagnies d'assurances, quel que soit l'état de santé du postulant. Cette décision était basée sur l'obligation du secret médical et sur des considérations de déontologie professionnelle.

On verra plus loin l'avis donné par la *Société de médecine légale* pour les certificats *post-mortem*.

Il y a certainement de grands inconvénients pour le médecin à répondre au questionnaire de la compagnie, surtout si les réponses doivent empêcher l'acceptation du contrat et faire connaître au malade le mauvais état de sa santé. Mais nous pensons que la question du secret médical ne saurait être soulevée à ce propos. La loi qui impose au médecin l'obligation du secret professionnel n'est pas une loi de répression ni d'intimidation, mais plutôt une sauvegarde utile. Non seulement l'article 378 n'est pas appliqué contre les médecins, mais il est plutôt invoqué par eux. Le médecin ne saurait donc se refuser à répondre aux questions de la compagnie en se basant sur l'obligation du secret médical, car il s'agit ici des véritables intérêts de son client et personne ne saurait lui reprocher d'avoir dit la vérité dans un cas de ce genre lorsqu'elle lui était demandée par les deux parties contractantes : l'assureur et l'assuré. En un mot, l'article 378 ne saurait s'opposer à un acte de nature à satisfaire les légitimes intérêts de la personne à laquelle le médecin a été appelé à donner des soins.

Ce serait du reste, rendre un très mauvais service à un client, que de fournir des renseignements inexacts, car la compagnie peut toujours être admise à faire la preuve qu'au moment de l'assurance, l'assuré était atteint d'une maladie grave connue de lui et de sa famille, et que l'assurance n'a été que le résultat d'une combinaison frauduleuse ou de certificats complaisamment délivrés [1].

En présence de cette opposition systématique de certains médecins traitant et de la complaisance de quelques autres, un grand nombre de compagnies ont pris la résolution d'agir à leurs risques et périls et de ne tenir aucun compte des renseignements fournis par le médecin ordinaire de l'individu qui désire s'assurer. Elles s'inspirent seulement des renseignements fournis par un ou plusieurs médecins qui lui sont attachés et qui constituent un conseil médical. Cette manière de procéder nous paraît avantageuse et pour l'assureur et pour l'assuré. Les médecins ainsi choisis ne sont point retenus par la crainte de déplaire à un client, et la compagnie possède plus de garanties pour l'exécution de ses opérations. Néanmoins nous pensons que la pratique de la plupart des compagnies anglaises qui demandent des certificats au médecin traitant, tout en s'entourant des lumières d'un conseil médical, mérite d'être continuée, à la condition toutefois de passer outre si le médecin traitant refuse le certificat. Lorsque ce certificat est délivré il n'a pour la compagnie qu'une valeur relative et consultative.

Secret professionnel. — *Certificats post-mortem.* — Les compagnies insèrent dans leurs polices une clause par laquelle le paiement du montant de l'assurance ne peut être payé que lorsque les intéressés produisent un certificat du médecin traitant indiquant la nature de la maladie à laquelle a succombé l'assuré.

L'exécution de cette clause est certainement de nature à soulever de vives critiques au point de vue du secret professionnel. Le fait de révéler la cause de la mort d'un individu, constitue certainement une violation de la loi. La récente condamnation du Dr Watelet en est la preuve [2]. D'un autre

----

1. Cour de Paris, 13 décembre 1851.
2. Le docteur Watelet a été condamné à 100 fr. d'amende pour avoir divulgué

côté il est sans intérêt pour le médecin, de délivrer des certificats dont l'utilité est contestable pour les compagnies comme pour les assurés.

Dans sa séance de juillet 1884, la *Société de médecine légale de France* a émis l'avis *que les médecins feront bien de refuser toujours et absolument de délivrer des certificats indiquant la nature de la maladie à laquelle a succombé un de leurs clients et les circonstances dans lesquelles il est mort.* Un avis semblable a été émis en 1891 par la Société de médecine pratique.

Tout en pensant que le médecin doit conserver son libre arbitre nous approuvons complètement la décision de la Société de médecine légale.

La loi du 15 juillet 1868, qui créait deux caisses d'assurances, l'une en cas de décès, l'autre en cas d'accident résultant de travaux agricoles et industriels, est basée sur un principe qui nous semble excellent et pouvant être appliqué par les compagnies d'assurances en vue de déjouer les fraudes. L'article 3 de cette loi porte que l'assurance, faite moins de deux ans avant le décès de l'assuré, demeure sans effet et que les versements effectués sont restitués avec intérêt à 4 pour cent. Ainsi que l'explique le rapport on a voulu, par cette clause, éviter les assurances contractées en vue d'une mort prochaine et qui auraient eu pour effet de modifier les probabilités sur lesquelles sont basés les calculs des compagnies.

On supprime ainsi les visites, les certificats de médecins et autres frais en laissant au temps le soin de déjouer la fraude et la spéculation. Un tel exemple ne pourrait-il pas être suivi par les compagnies ?

Les renseignements demandés par la compagnie soit au médecin, soit à la personne à assurer, sont présentés sous la forme d'un questionnaire. Ils varient selon qu'ils sont demandés au médecin traitant ou au médecin officiel de la compagnie. Voici un modèle de *questionnaire* :

Déclarations confidentielles de l'agent.

1° Nom et prénoms, profession[1] et demeure exactes de la personne sur la tête de laquelle l'assurance est proposée ;

l'affection à laquelle avait succombé le peintre Bastien-Lepage, dans une lettre rendue publique par la voie de la presse.

1. La profession doit être indiquée avec assez de précision pour qu'il n'y ait pas d'incertitude sur les risques auxquels elle peut exposer l'assuré.

2° Connaissez-vous cette personne ? Depuis combien de temps ? Est-elle mariée ? Combien a-t-elle d'enfants ? Vit-elle en famille ?

3° L'avez-vous vu elle-même au sujet de cette assurance ? Est-ce en votre présence qu'elle a signé la proposition ? Vous êtes-vous suffisamment assuré de son identité ?

4° Qu'elle est son apparence extérieure, robuste ou délicate ? Est-elle maigre ou grasse ? Paraît-elle être sanguine ? Quel âge paraît-elle avoir ? A-t-elle des difformités apparentes ?

5° Que savez-vous de son état de santé ? De l'état de ses facultés mentales, soit dans le passé, soit quant au présent ? Pouvez-vous affirmer en toute sincérité qu'elle est sous ces deux rapports dans un état parfaitement satisfaisant ?

6° Quelles sont ses habitudes ? Sont-elles sédentaires ou actives ? Sont-elles en harmonie avec la constitution de l'assuré ? N'est-il pas à craindre que des préoccupations ou des excès puissent abréger son existence ?

7° Connaissez-vous ses parents ? Que savez-vous de leur état de santé, de leur longévité, des maladies dont ils ont pu être atteints, de l'âge auquel ils sont morts ? Quelques-uns d'entre eux auraient-ils succombé à des maladies du poumon et du cœur, ou auraient-ils été atteints d'asthmes, de convulsions ou d'aliénation mentale ?

8° Quel est le **motif réel et tout à fait vrai** pour lequel cette opération a été proposée[1] ? Cette assurance est-elle en rapport avec la position de fortune du contractant ? Pensez-vous qu'elle ne couvre aucune pensée de spéculation ?

9° Pouvez-vous certifier que la personne désignée ci-dessus soit bien la même que celle qui s'est présentée au médecin délégué de la Compagnie ?

10° Pouvez vous certifier aussi en toute conscience, que M. est dans d'excellentes conditions pour être assuré par la Compagnie ? Pouvez-vous le recommander comme tel à l'Administration ?

11° *Si le souscripteur est une autre personne que l'assuré :* Connaissez-vous la personne qui propose l'assurance ? Est-elle parfaitement honorable ?

Renseignements demandés au médecin.

Monsieur le docteur,

Une assurance de la somme de payable au décès de M. étant proposée à la Compagnie et ne pouvant être acceptée que sur l'avis du Comité médical, je viens vous prier de vouloir, après examen, faire connaître à l'Administration *votre opinion motivée sur la santé et la constitution de cette personne.*

Ci-après se trouvent deux formules disposées selon l'exigence des règlements administratifs de la Compagnie.

L'une d'elles est destinée à recevoir les déclarations qui devront vous être faites par la personne examinée, en réponse aux questions indiquées par l'Adminis-

---

1. La réponse à cette question, devant être prise en très sérieuse considération pour la décision à intervenir, engage par conséquent la responsabilité morale de l'agent.

tration. Aucune de ces questions ne doit être omise ; vous pouvez même y ajouter toutes celles qui vous paraîtront utiles pour éclairer complètement votre opinion. *Après avoir rempli vous-même* cette première partie du document vous voudrez bien faire certifier l'exactitude des déclarations qu'elle contiendra par la personne de qui elles seront émanées.

Au moyen de la seconde formule, qui doit être également remplie de votre main vous ferez connaître à l'Administration l'opinion que vous vous serez formée de l'état sanitaire et constitutionnel de la personne sur la tête de laquelle l'assurance est proposée, *d'après l'examen auquel vous aurez procédé.*

Veuillez bien me permettre d'appeler votre attention sur les observations suivantes :

1° Des deux parties dont se compose le document pour lequel la Compagnie a recours à vos lumières et à vos bons soins, la dernière est destinée à rester *tout à fait confidentielle*, de vous à la Compagnie ; son contenu ne pourra donc être communiqué ni à la personne examinée, ni à aucune autre personne étrangère à l'Administration.

2° Pour assurer ce caractère confidentiel au document dont il s'agit et aussi en raison de ce qu'il est impossible de laisser en suspens des propositions d'assurances payables au décès, vous voudrez bien adresser, directement, *sans aucun intermédiaire, quel qu'il soit, et par la voie de la poste, à M. le directeur de la Compagnie à Paris*, la pièce complète, c'est-à-dire les déclarations de la personne à assurer et votre rapport, le jour même de l'examen ou le lendemain au plus tard.

Questions adressées par le médecin à la personne sur la tête de laquelle l'assurance est proposée.

1° Nom, prénoms, profession, demeure et date de naissance.

2° Êtes-vous déjà assuré ? Pour quelle somme ? Depuis quelles époques ? A quelles Compagnies ?

3° Une ou plusieurs Compagnies d'assurances sur la vie ont-elles refusé ou ajourné des propositions reposant sur votre tête ? A quelles époques ? Pour quelles causes ? Quelles sont ces Compagnies ?

4° Vos père et mère vivent-ils ? Quel est leur âge ? Leur état de santé ? S'ils n'existent plus à quel âge sont-ils morts ? Depuis combien de temps ? De quelle maladie ? Durée de leur maladie [1].

1. Les déclarations à faire ici ayant une importance particulière, la Compagnie appelle spécialement sur elles l'attention de MM. les médecins. Si le nom de la maladie est inconnu, indiquer les symptômes dominants : *vomissements, jaunisse, crachements de sang, étouffements, enflure des jambes, paralysie des membres.* L'indication de la *durée* est indispensable, notamment quand la déclaration porte les mots : *bronchite, pneumonie, pleurésie.*
La mort est souvent indiquée comme *suites de couches.* Demander *combien de temps après les couches et à la suite de quels symptômes* la mort a eu lieu ; — même recommandation à l'égard de l'indication « *âge critique* ».

5° Nombre des frères et sœurs. Combien vivent ? Leur âge ? État de leur santé ? Combien sont morts ? A quel âge ? De quelle maladie ? Durée de la maladie ?

6o Jouissez-vous d'une santé habituellement bonne ? Avez-vous des infirmités apparentes ou d'autres qui ne le sont pas ? Souffrez-vous d'hémorrhoïdes ?

7o Affections héréditaires chez les ascendants (grands-pères, grand'mères, oncles, tantes, etc.). Y a-t-il dans votre famille des cas de phtisie ou de folie ?

8° Quel est votre médecin habituel ?

9° Avez-vous été attaqué, et à quelle époque, de fièvre intermittente, de maladie du cerveau et de la moelle épinière, de maladie des organes génitaux et urinaires ? *Poser au préposant les questions qui peuvent être suggérées par son apparence et ses déclarations relativement aux grandes fonctions (circulation, respiration), à la vaccination, à la petite vérole, etc., etc.*

10o Des précautions particulières vous sont-elles utiles à certaines époques périodiques, telles que l'usage de purgatifs ou d'évacuations sanguines ? Ces dernières (c'est-à-dire des saignées, des applications de sangsues ou de ventouses) ont-elles été pratiquées ? Combien de fois ? Pour quelles causes ?

11o Avez-vous jamais été atteint de toux ou de crachement de sang ?

12o Quel a été et quel est l'état de vos fonctions digestives ? Avez-vous eu la jaunisse ?

13° Avez-vous eu quelques maladies assez graves pour nécessiter les soins d'un médecin ou d'un chirurgien ? Quels sont ces médecins ou chirurgiens ? La guérison est-elle complète, et depuis combien de temps ?

14° Avez-vous habité les pays chauds ? A quelle époque et pendant combien de temps ? Comment vous y êtes-vous porté ?

Questions spécialement adressées aux femmes.

15° Avez-vous eu des enfants ? Combien ? Quelle a été la nature des accouchements ? N'ont-ils pas entraîné aucune maladie particulière à votre sexe ? Avez-vous eu des accouchements prématurés ? Combien ? A quelles époques de la grossesse ? Êtes-vous enceinte en ce moment ?

16o Enfin déclarez-vous ne rien cacher de ce qui pourrait influencer la Compagnie sur la décision qu'elle doit prendre à l'égard de l'assurance proposée sur votre tête ?

Renseignements confidentiels délivrés par le délégué.

Désignation de la personne examinée [1].

Nom :   prénoms :   profession :   demeure :
date de naissance :   lieu de naissance :

1° Avez-vous eu précédemment l'occasion de connaître les habitudes sobres ou non, le genre de vie régulier ou non, l'état de santé habituel et la constitution de

______

1. Les détails demandés sont tous nécessaires pour établir l'identité de la personne.

M   , la santé et la constitution de ses père et mère, de ses frères et sœurs ? Veuillez bien indiquer ce que vous avez ainsi connu.

2° Quel âge paraît avoir M   ?

3° Quel est son apparence extérieure ? Son teint ? Sa stature ? Sa taille ? Son tempérament ? Son embonpoint ?

4° Quels sont la forme et le développement de la poitrine ? Quel est l'état de ses poumons ? Quel est l'état du cœur ? Les fonctions de ses organes (la respiration et la circulation) sont-elles normales, régulières, ou laissent-elles à désirer ? Quel est l'état du pouls ? Son rhythme ? En cas de rhumatismes antécédents, porter spécialement son attention sur l'état des fonctions circulatoires.

5° En cas de fièvre intermittente, de jaunisse, de mauvaises digestions, examiner le foie et la rate.

6° N'y a-t-il aucune crainte de catarrhe vésical ? albuminurie ? diabète ? Analyser les urines *si c'est possible.*

7° M   a-t-   une hernie ? Cette hernie est-elle réductible, en totalité ou en partie ? Se maintient-elle facilement réduite ?

8° M   est   exposé à quelque *maladie héréditaire* ou prédisposé à d'autres maladies, telles par exemple que celles des viscères de l'abdomen ou à des infirmités ?

9° Pouvez-vous, en conséquence, certifier que M   jouit d'une constitution saine et d'un état de santé qui permettent, sans crainte fondée, de placer un capital sur sa vie ? L'assurance proposée sur sa tête peut-elle donc être acceptée par la Compagnie ?

10° En résumé, M   , dans les conditions actuelles de santé où   se trouve peut-   , suivant toutes probabilités, atteindre le terme de la vie probable, d'après le tableau ci-dessous, et l'assurance proposée sur sa tête peut-elle être acceptée ?

TABLEAU DE LA MORTALITÉ, D'APRÈS DEPARCIEUX.

AGE.	VIE probable.		AGE.	VIE probable.		AGE.	VIE probable.	
Ans.	Ans.	Mois.	Ans.	Ans.	Mois.	Ans.	Ans.	Mois.
25	37	2	37	29	7	49	21	»
26	36	7	38	28	11	50	20	5
27	36	»	39	28	2	51	19	9
28	35	4	40	27	6	52	19	1
29	34	8	41	26	10	53	18	8
30	34	»	42	26	»	54	17	10
31	33	5	43	25	4	55	17	3
32	32	10	44	24	7	56	16	8
33	32	2	45	23	11	57	16	»
34	31	6	46	23	2	58	16	5
35	30	11	47	22	6	59	14	10
36	30	3	48	21	9	60	14	3

On voit que la compagnie dont nous avons reproduit les questionnaires n'adresse pas de questions au médecin ordinaire et n'agit que d'après les renseignements qui lui sont fournis par ses médecins particuliers.

Mais nous avons déjà dit que toutes les compagnies n'agissent pas de la même façon.

Nous pensons, du reste, que cette forme ne convient pas sous beaucoup de rapports à un certificat médical. Ces questionnaires ressemblent à une enquête de police et il est souvent difficile de répondre par un *oui* ou par un *non* aux questions souvent complexes qui se rattachent à la santé ou à la constitution d'un individu. Cela est tellement vrai, que beaucoup de médecins n'attachent pas toujours à ces certificats toute l'importance qu'ils comportent et les délivrent souvent avec une facilité regrettable. Il serait certainement préférable de laisser le médecin rédiger son appréciation dans les termes et dans les limites qu'il jugerait convenables, en lui indiquant toutefois les points essentiels sur lesquels doivent porter ses investigations.

Nous pensons également que les compagnies ont tout avantage à s'attacher un certain nombre de médecins présentant toutes les garanties désirables, à s'entourer d'un conseil médical qui serait chargé d'examiner les candidats, de statuer sur leur admission ou leur refus. Cette marche est aujourd'hui suivie par un grand nombre de compagnies françaises et anglaises, qui n'adressent pas de questionnaire au médecin ordinaire. Elles se contentent des renseignements fournis par leur conseil médical et évitent ainsi les inconvénients que nous avons signalés au commencement de ce chapitre.

Quels que soient du reste les renseignements fournis par le médecin traitant, ils sont toujours soumis au contrôle du médecin officiel de la compagnie, qui ne se fait aucun scrupule d'éliminer le postulant s'il ne remplit pas les conditions nécessaires pour être admis.

§ 4. — Causes d'annulation des contrats.

Toute réticence ou fausse déclaration de la part de l'assuré de nature à diminuer l'opinion du risque ou à en changer le sujet est une cause d'annulation du contrat.

Il résulte même de quelques arrêts récents de la jurisprudence française que la non-déclaration, même faite de bonne foi et lorsque l'assuré l'ignorait, d'une maladie ou d'une infirmité, lorsque cette maladie peut avoir une influence sur la durée de la vie, peut annuler le contrat. Ces arrêts se basent sur ce fait, que la maladie non déclarée, quoique ignorée de l'assuré, modifie les risques du contrat, quand bien même elle n'a pas été la cause de la mort.

Quelle que soit la jurisprudence adoptée sur ce point par les tribunaux, nous pensons qu'il n'y a pas *réticence* lorsque l'assuré est de bonne foi et qu'il ignore la maladie dont il est atteint au moment de l'assurance, surtout lorsque cette maladie n'a pas été reconnue par le médecin de la compagnie. En contestant le paiement des primes dans les cas de ce genre les compagnies portent un tort sérieux au principe même de l'assurance sur la vie.

L'arrêt suivant, de la Cour de Rouen, qui se rattache à une affection de la moelle épinière, mérite d'être rapporté. Il s'agissait d'un sieur B... qui avait contracté le 2 décembre 1873 une assurance pour une somme de 30,000 fr. payable à son décès. L'assuré étant tombé malade en juillet 1874, la compagnie forma une demande en nullité offrant de restituer la prime qu'elle avait déjà touchée, mais il mourut le 31 mars 1875 avant la solution du procès.

Voici l'arrêt de la Cour.

« Attendu que l'article 1er de la police porte que dans les déclarations de l'assuré servant de base à la convention, toute réticence, toute déclaration fausse ou inexacte de nature à modifier l'opinion de la Compagnie sur le risque, annulerait l'assurance ; que le 21 octobre, lors de la proposition faite à l'assuré, il a été consigné sur la police, d'après ses propres déclarations, qu'il n'était atteint d'aucune infirmité, et n'avait jamais eu de maladie grave ; que lors de l'examen médical du 30 octobre par le docteur Tinel, B... répondait encore négativement aux questions qui lui étaient posées, notamment : s'il avait été attaqué, et à quelle époque, d'une maladie de la moelle épinière et des organes génitaux ; qu'il affirmait enfin se bien porter et ne rien dissimuler de ce qui pouvait influencer la décision de la Compagnie ; qu'il est cependant établi qu'à l'époque même de l'assurance, B... se savait affecté d'une maladie de la moelle épinière ; qu'il résulte en effet de la lettre du 16 avril 1874 adressée à sa belle-mère par L..., médecin à Paris, « que son gendre était depuis longtemps atteint d'une maladie de la moelle à marche lente, chronique en un mot ; que la lésion est malheureusement trop certaine, et que, s'il existe une amélioration dans la marche, si les jambes sont moins hésitantes, les bras restent toujours ce qu'elle-même les avait

vus » ; qu'il ignorait si peu la nature de son mal, que dans ses conclusions du
18 décembre 1874 devant le tribunal, il est forcé de confesser que « quant à sa
santé personnelle, ce qui était du reste parfaitement visible, il souffrait en ce
moment d'une affection caractérisée nerveuse dans les membres inférieurs qui le
faisait boiter très sensiblement » que vainement il prétend que cette indisposition
qui, pour lui comme pour les médecins, ne présentait aucune gravité, a trompé
les pronostics de la science, et s'est aggravée contre toute prévision ; qu'en présence des aveux qu'il a eu l'imprudence de signifier lui-même à la Compagnie, il
est constant que, par une dissimulation qui tombe sur la substance même de la
chose objet du contrat, il a induit celle-ci en erreur et vicié son consentement ;
que d'ailleurs le mal avait, dès le jour du traité pris une telle intensité que moins
de cinq mois après, les médecins de Paris le déclaraient incurable, et l'assuré
succombait à ses atteintes le 31 mars 1875 ; qu'il est en outre établi par la lettre
du 16 avril qu'antérieurement à son mariage, B... avait été affecté de la syphilis ;
qu'il a cependant affirmé qu'il n'avait jamais eu de maladie des organes génitaux,
nouvelle inexactitude qui aggravait le risque et portait préjudice à la Compagnie ;
que la veuve B... soutient, il est vrai, que l'examen subi par son mari chez le
docteur Tinel avant la conclusion définitive du traité en a changé les conditions ;
que sans doute, si, par le fait spécial d'un de ses agents, la police contenait une
réticence ou une déclaration inexacte, la Compagnie serait responsable de l'omission ou de la déclaration vicieuse de son proposé ; qu'elle ne pourrait imputer sa
propre faute à l'assuré qui a suivi sa foi ; mais que le docteur Tinel n'a jamais été
le représentant de la Compagnie vis-à-vis B... ; qu'il ne s'est substitué à l'assuré
ni dans la constatation des circonstances, ni dans la rédaction de la police ; que,
chargé par elle de la délicate mission de vérifier, d'une part, les déclarations de
celui-ci, et de donner, de l'autre un avis confidentiel sur le mérite de ces déclarations, sa visite n'était qu'une garantie particulière, un contrôle exercé dans l'intérêt
de l'assuré ; que le secret professionnel imposé au médecin, comme son caractère
personnel, s'opposait à des révélations de cette nature, et qu'aucun lien de droit
ne s'est formé entre B... et lui ; que c'est le 21 octobre que les réponses de B...
étaient consignées sur la police par le préposé de la Compagnie, tandis que l'examen médical n'avait lieu que le 30 ; que cet examen ultérieur et purement confidentiel n'a donc pu ni modifier les statuts sous l'empire desquels il a contracté,
ni déplacer les responsabilités en couvrant le vice dont cet acte était infecté dès
l'origine... ; que d'ailleurs et à défaut de stipulation expresse et spéciale il est de
principe, en matière d'assurance, que toute réticence, toute fausse déclaration
de la part de l'assuré, qui diminueraient l'opinion du risque ou en changerait le
sujet, annulent le contrat (art. 348, Code de com.) ; qu'il en est ainsi aux termes
du droit, alors même que la réticence ou la fausse déclaration n'aurait pas influé sur le dommage ou la perte de l'objet assuré ; qu'il importe donc peu que les
affections qui avaient altéré la santé de B... aient ou non influé sur son décès prématuré ; que nulle dès le principe à défaut du concours des volontés sur les éléments
essentiels et constitutifs, la convention aléatoire du 20 novembre n'a pu produire
aucun effet légal et juridique ; qu'il y a lieu dès lors de la déclarer non-avenue, et
de valider les offres faites de restituer la somme de 834 francs montant de la
prime qu'il a payée. » (Rouen, 21 janv. 1878 ; Dall., 1877.2.126 ; Sir., 1878.2.337.)

On voit, d'après cet arrêt, que la réticence de la part de l'assuré suffit pour annuler la police, alors même qu'avant la conclusion du contrat, celui-ci avait été examiné par un médecin délégué par la Compagnie.

Un autre arrêt, plus rigoureux encore et emprunté à la juriprudence étrangère, annule une police contractée par un individu qui avait déclaré faussement n'avoir jamais eu aucune maladie secrète lorsqu'en réalité il avait eu la syphilis. Le contrat a été annulé, quoique l'assuré ait succombé à une fluxion de poitrine, affection tout à fait étrangère à celle qui avait été dissimulée.

Voici l'arrêt que nous empruntons ainsi que le précédent à Briant et Chaudé.

« Attendu qu'aux termes de la police d'assurance, toute fausse déclaration, toute réticence, soit de la part du souscripteur, soit de la part de l'assuré, qui pourrait influer sur l'appréciation du risque ou tromper sur sa nature, entraîne de plein droit la nullité du contrat ; que cet article ne s'applique pas à toutes les déclarations fausses ni seulement à celles qui sont dolosives, mais qu'il s'applique à toutes celles qui induisent l'assureur à croire le danger moins grand ; qu'il résulte du même article qu'il suffit que la fausse déclaration ait été faite par le souscripteur ou par l'assuré ; que dès lors il n'est pas nécessaire qu'elle ait été faite en commun par l'un et par l'autre, attendu que K... a déclaré dans le rapport médical du médecin de la Compagnie qu'il n'avait jamais été atteint d'une maladie des organes génitaux ; que la Compagnie demande à prouver par témoins qu'il a été atteint en 1869 d'une maladie syphilitique pour laquelle il a été soigné à l'hôpital, et que cette maladie influe sur la durée de la vie humaine, admet la preuve (Trib. de Hanovre, 10 fév. 1871). Après enquête : la Cour appelée par la législation du pays à statuer : Considérant qu'il résulte du rapport médical et des dépositions des témoins qu'une maladie syphilitique a existé à un degré avancé chez l'assuré ; que cette affection n'est pas sans influence sur la vie humaine et qu'elle est de nature à aggraver les risques de la Compagnie, annule le contrat. » (Cour de Hanovre, 5 juin 1871.)

Nous avouons que la solution prise par la Cour du Hanovre nous paraît excessivement rigoureuse et peu en rapport avec les lois de l'équité et les données de la science. Il serait même permis de contester que la syphilis abrège d'une manière appréciable la vie humaine. Convenablement traitée, la diathèse syphilitique ne nous paraît pas de nature à compromettre l'existence d'une manière sérieuse. Nous aimons du reste à croire qu'aucune compagnie française, soucieuse de ses inté-

rêts et de sa réputation, ne voudrait attaquer un contrat pour
de semblables motifs.

Nous sommes heureux de produire, à la suite de ce jugement émanant d'un tribunal étranger, un arrêt de la Cour de
Paris qui décide que, s'il suffit, pour annuler le contrat, d'avoir
négligé de déclarer une circonstance qui aurait pu influencer
sur la perte de chose, quoiqu'en réalité elle n'ait eu aucune
influence, la non-déclaration d'une infirmité qui ne peut avoir
aucune influence sur la durée probable de la vie humaine ne
constitue pas une réticence.

Par contrat en date du 22 juin 1872, la compagnie L'ALLIANCE
devait payer au survivant des époux P..., une somme de 4.000f.
La compagnie refusa de s'exécuter et le 27 août 1877 le tribunal de la Seine rendait l'arrêt suivant :

« Attendu que la Compagnie défenderesse soutient que la police doit être
annulée, parce qu'il a été commis par les contractants une réticence qui, aux
termes de l'article 348 du Code de com., rend nulle l'assurance, même dans
le cas où la réticence n'a pas influé sur la perte de l'objet assuré ; attendu
que la dame P..., lorsqu'elle a contracté l'assurance, a été examinée par le
médecin de la Compagnie qui connaissait l'état de sa santé ; qu'en effet, la
dame P.... avait donné de graves inquiétudes lors de son second accouchement ; qu'après son premier accouchement, qui avait dû être opéré à l'aide
du forceps, la dame P... était restée affligée d'une déchirure du périnée qui cons-
tituait, par ses conséquences, une infirmité pénible et désagréable ; que les médecins s'étaient préoccuppés du danger que ferait courir à sa vie un second accouchement ; qu'une seconde grossesse s'étant manifestée, son médecin, inquiet sur
les dangers du second accouchement, s'était fait assister de plusieurs médecins ;
que parmi eux se trouvait précisément le médecin de la Compagnie défenderesse;
que le second accouchement avait eu lieu, comme le premier, à l'aide du forceps,
sans aucun des accidents redoutés par les hommes de l'art, et sans aucune aggravation de la déchirure produite lors du premier accouchement ; que, postérieurement aux deux accouchements, le médecin de la Compagnie chargé d'examiner
la dame P... au moment où l'assurance a été contractée avait fait connaître ces
précédents qui pouvaient être inquiétants au point de vue de la conservation de la
vie ; qu'il n'avait pas dit un mot de la déchirure du périnée ni de l'infirmité qui
en avait été la suite ; que c'était évidemment pour le médecin de la Compagnie
une circonstance absolument indifférente à connaître, puisque, selon lui, tout
incommode que fût l'infirmité, elle ne pouvait exercer sur le plus ou le moins de
durée de la vie de la dame P... aucune influence ; que si tel était le sentiment
du médecin de la Compagnie, on se demande comment il est possible de reprocher au contractant de n'avoir pas parlé dans leur déclaration d'une circonstance
de fait absolument étrangère ou inutile au contrat ; qu'il est constant que la
dame P... est morte d'une affection de poitrine, sur laquelle l'infirmité de la

dame P... provenant de la déchirure du périnée n'a exercé aucune influence, même éloignée, que l'infirmité dont s'agit n'a aucune relation avec le plus ou le moins de durée de la vie de ceux qui en sont atteints; que, par suite, le silence gardé sur cette infirmité n'a pas le caractère de la réticence prévue et punie par le paragraphe 2 de l'article 348 du Code de com. qu'une omission indifférente n'est pas une réticence au point de vue juridique de ce mot : que l'omission, pour être une réticence, doit entraîner la dissimulation d'une circonstance qui n'a pas influé sur la perte de l'objet assuré, mais qui du moins aurait dû influer sur cette perte ; attendu que, de ce qui précède, il résulte que la Compagnie défenderesse n'a pas fait la preuve du dol ou de la fraude allégués par elle, qu'il y a lieu par suite d'accueillir la demande d'Avrillon ; condamne la Compagnie à payer la somme de 4,000 fr. » (Paris, 7 janvier 1879.)

Cet arrêt, dont la justesse ne saurait être contestée, a été confirmé purement et simplement par la Cour d'appel. Il nous paraît difficile, en effet, d'admettre que la déchirure du périnée soit un accident de nature à compromettre sérieusement l'existence ou à abréger la vie. La non-déclaration de cette complication ne saurait être considérée comme une réticence de nature à annuler le contrat.

Il faut du reste faire observer que les questionnaires des compagnies ne sont pas toujours assez explicites. Trop détaillés sur quelques points ils pèchent certainement sur d'autres. D'un autre côté le zèle des agents subalternes de quelques compagnies entraîne parfois à la signature de contrats où les réticences peuvent être mises aussi bien sur le compte de l'assureur que sur celui de l'assuré. C'est ainsi qu'il a été établi dans un arrêt du tribunal de la Seine du 11 mai 1877 que la compagnie LE MONDE avait accepté une assurance refusée par la compagnie D'ASSURANCES GÉNÉRALES. Ce qui n'empêcha pas la compagnie LE MONDE de refuser le paiement de la prime au moment du décès de l'assuré.

Nous ne saurions donc trop engager les assurés à répudier toutes les réticences et faire connaître exactement l'état de leur santé au moment du contrat. De même nous conseillerons aux compagnies de refuser le concours d'agents trop zélés et trop peu scrupuleux qui, dans un but lucratif, engagent des personnes ignorantes à signer des contrats qui seront plus tard l'objet de contestations et de procès.

§ 5. — Des maladies et des habitudes qui tendent à abréger la vie. Contestations auxquelles ces maladies peuvent donner lieu.

Il serait impossible de retracer l'histoire médico-légale des maladies tendant à abréger l'existence ; on pourrait même ajouter que tous les états morbides conduisent à ce résultat. Mais il existe cependant des habitudes ou des infirmités qui sont incompatibles avec la conservation de la santé et que le médecin doit toujours avoir présentes à l'esprit lorsqu'il est chargé d'examiner un individu. Parmi les habitudes, nous signalerons l'intempérance, la morphinomanie, l'abstinence, l'usage du tabac ; parmi les maladies, nous signalerons surtout les affections nerveuses et la folie, qui peuvent donner lieu à de nombreuses complications médico-légales.

Intempérance. — Les compagnies refusent souvent de payer le montant de la police, lorsque l'individu avait des habitudes d'ivrognerie et les avait dissimulées au moment de son contrat. Des difficultés peuvent alors survenir, soit parce que beaucoup de médecins pensent que l'usage des liqueurs fortes n'entraîne pas immédiatement des conséquences fatales, soit parce qu'il est souvent difficile d'établir que l'assuré s'adonnait à l'ivrognerie. Il existe en effet, dans certaines classes de la société, des individus qui absorbent des quantités considérables d'alcool et qui ne se sont jamais montrés en état d'ivresse ; M. Decaisne a récemment publié (1) plusieurs cas d'alcoolisme qui ne reconnaissait d'autres causes que l'usage immodéré de la liqueur de la Grande Chartreuse et de l'Eau de mélisse des Carmes chez des personnes qu'on ne pourrait soupçonner de s'adonner à l'ivrognerie. Dans un procès jugé en Angleterre en 1841, la compagnie, s'appuyant sur le témoignage de vingt et un individus, refusait le payement de la police pour cause d'intempérance, mais les héritiers produisaient eux-mêmes onze témoins qui affirmaient que l'assuré menait une vie régulière et n'avait jamais été vu en état d'ivresse ; interrogé par le juge, un de ces témoins définissait l'ivresse : l'état d'un homme qui a perdu la raison et l'usage

1. *Bulletin de l'Académie*, 1870.

de ses jambes et qui est incapable de répondre aux questions qu'on lui adresse. La compagnie fut, dans ce cas, condamnée à payer la police. Dans une affaire récente, la compagnie LE MONDE refusa de payer la police d'une femme alcoolique et gagna son procès contre les héritiers, parce qu'il put être établi que l'assurée était adonnée à l'ivrognerie au moment du contrat.

« Attendu qu'il résulte dès à présent des documents et de toutes les circonstances de la cause que, le 20 mai 1875, lorsque les époux P... ont passé un contrat d'assurance sur la vie de la femme P... qui est morte six mois plus tard, ils savaient que l'assurée était déjà atteinte d'une affection maladive qui se révélait par des accidents fréquents et qui exigeait les soins du médecin.

» Attendu qu'ils pouvaient d'autant moins se méprendre sur le danger des désordres produits dans les organes digestifs de la femme P... que de l'aveu du demandeur, elle était depuis un grand nombre d'années adonnée à l'ivrognerie.

» Qu'en répondant aux préposés da la Compagnie que l'assuré avait une bonne santé et que notamment les voies digestives étaient en bon état, ils ont fait de fausses déclarations et usé de réticences qui ont diminué l'opinion des risques que dès lors la Compagnie est fondée à demander la nullité du contrat.

» Par ces motifs, déclare nul et de nul effet le contrat d'assurance du 20 mai 1875. »

(Jugement du tribunal civil de la Seine, 22 août 1876.)

Nous avons étudié avec soin cette affaire et nous avons dû, à cette occasion, manifester le regret de voir que la compagnie avait contesté le paiement de la prime alors qu'elle avait été parfaitement informée par ses agents que l'assurée avait des habitudes d'intempérance au moment du contrat. Le fait même d'avoir perçu les primes à leur échéance établit que la compagnie tenait l'assurance pour bonne. Dans la supposition contraire il faudrait admettre que les assureurs recevraient l'argent des primes avec l'arrière-pensée qu'ils ne paieraient rien en compensation.

Aucune question positive, à cet égard, ne figure, du reste, sur les questionnaires et il est permis de supposer que l'assurée, tout en ayant des habitudes d'intempérance, ait pu de bonne foi, se croire en bonne santé.

Dans les questions de ce genre, la difficulté consiste à établir le degré d'intempérance qui peut annuler une police. En Angleterre surtout, où l'emploi des boissons alcooliques est répandu dans presque toutes les classes de la société, la question est difficile à résoudre et les compagnies seraient bientôt obligées de fermer leurs bureaux si elles refusaient d'assurer tout individu adonné à l'usage des liqueurs fortes. Beaucoup d'individus ont en outre l'habitude de s'enivrer chez eux et savent dissimuler leur goût pour l'alcool : dans tous les cas, il se gardent bien d'en parler lorsqu'ils désirent contracter une assurance.

Quoi qu'il en soit, il est du devoir du médecin de révéler ces faits aux assureurs lorsqu'ils arrivent à sa connaissance. La plupart des compagnies anglaises posent aujourd'hui la question suivante : *Avez-vous maintenant et avez-vous toujours eu des habitudes de tempérance ?* Il est certainement préférable de répondre franchement à cette question, car la dissimulation, si elle était prouvée, entraînerait certainement l'annulation de la police.

Abstinence systématique. — Taylor fait justement remarquer que l'exagération des principes qui ont donné lieu à la formation des *Sociétés de tempérance* peut devenir le point de départ d'affections plus ou moins graves qui abrègent l'existence. Un grand nombre d'individus qui avaient été pendant de longues années adonnés aux plaisirs de la table prennent subitement la résolution de changer de vie, s'enrôlent dans une société de tempérance et adoptent le régime végétal (*vegetariam system*). Un changement si subit survenant chez des personnes âgées est certainement de nature à produire des désordres constitutionnels graves. Dans une affaire qui a occupé les assises de Newcastle en 1851, la compagnie refusait le payement de la police d'un médecin qui était mort trois mois après l'assurance après s'être adonné à des habitudes exagérées de sobriété. La compagnie fut condamnée, mais le président du tribunal conseilla aux compagnies d'ajouter la question suivante au questionnaire habituel : *avez-vous des habitudes exagérées de tempérance ? êtes-vous partisan du régime végétal ?* (are you vegetarian?).

Tabac. — L'usage immodéré du tabac est-il de nature à abréger l'existence ? Taylor répond affirmativement à cette question et conseille aux compagnies d'ajouter une question dans ce sens à leurs questionnaires. Nous ne pensons pas que l'habitude de fumer ait jamais été le point de départ de difficultés sérieuses entre les assureurs et l'assuré.

Opium. — Morphine. — Il n'en est pas de même de l'usage immodéré de l'opium et de la morphine qui a donné lieu, en Angleterre, à quelques procès remarquables. En 1826, une compagnie refusait le montant de la police du comte de Mar, parce que l'assuré avait été pendant de longues années un mangeur d'opium. La question fut ainsi posée par le tribunal aux experts : l'usage continu de l'opium peut-il abréger la vie ? MM. Christison, Alison, Abescrombie et Duncan répondirent par l'affirmative, mais ils émirent l'opinion que, dans le cas de Mar, l'usage de l'opium avait été motivé par les souffrances provoquées par une maladie aiguë.

Nous pensons également que la morphinomanie est de nature à abréger considérablement l'existence. Mais il est évident que les compagnies ne sauraient être admises à demander l'annulation d'un contrat lorsque l'individu est devenu morphinomane après la signature de ce contrat. L'emploi de la morphine est du reste souvent justifié dans certaines maladies douloureuses qu'elle est appelée à combattre.

Maladies nerveuses. — Aliénation mentale. — Nous ne sommes plus au temps où l'on demandait au médecin si l'aliénation mentale était une affection de nature à abréger la durée de la vie. On a peine à croire que le fait suivant, ait été observé à une époque si rapprochée [1] :

En 1835, se plaida devant les assises d'York un procès dans lequel la question était de savoir si l'aliénation mentale avait ou non une tendance à abréger la vie. Les représentants d'un ecclésiastique intentèrent un procès à la compagnie d'assurances LA PROVIDENCE, pour recouvrer le montant d'une police effectuée sur la vie d'un gentleman, mais la compagnie refusa de payer, parce que la personne avait été aliénée et qu'on lui avait caché ce point quand la police avait été faite. Plusieurs médecins furent appelés à donner leur avis à cette occasion. L'un prétendait que l'aliénation avait une tendance à abréger la vie, l'autre qu'elle n'en avait pas ; un troisième, qui admettait que le défunt aurait été atteint d'aliénation, ne pensait pas que son état mental avait été tel qu'il eût pu abréger sa vie. Le juge chargea le jury de décider si l'aliénation mentale avait une tendance à abréger la vie, car dans ce cas la dissimulation en eût été importante. Si l'aliénation avait cette ten-

[1]. TAYLOR et TARDIEU, *Assurances sur la vie (Annales d'hygiène, t. XXVI, p. 152).*

dance, ils décidaient en faveur du défendeur ; sinon, en faveur du demandeur par la raison que l'aliénation n'avait pas de tendance à abréger la vie, et que la dissimulation de la folie n'avait aucune portée.

Ce fait montre tout le soin qu'on doit apporter à la constatation des maladies nerveuses qui marquent souvent le début de l'aliénation mentale. Cette constatation a d'autant plus d'importance pour les assureurs que le malade ignore lui-même son état et que la compagnie serait absolument incapable de prouver la simulation. Le cas suivant, rapporté par Legrand du Saulle, en est un exemple :

Un médecin bien connu dans la science avait depuis neuf ans une assurance sur la vie de 100,000 francs. Il donne tout à coup des signes d'une assez grande excitation cérébrale, va, vient, parle et écrit beaucoup. Il a de ses travaux une opinion exagérée, vante ses succès dans la pratique et exalte ses aptitudes professionnelles. Le hasard lui fait rencontrer le directeur de la compagnie d'assurance, et, après l'avoir longuement entretenu, il lui dit qu'il est assuré pour une somme tout à fait insignifiante et qu'il est résolu à faire les frais d'une assurance de 500,000 francs. On en réfère à l'administration générale à Paris, qui déclare consentir. Le contrat est préparé, et, au moment où il est soumis à la signature du docteur X..., ce dernier parlait avec tant de véhémence que l'agent de la compagnie le crut en état d'ivresse, prétexta l'oubli d'une formalité indispensable et remporta la police d'assurance. Le surlendemain, notre malheureux confrère entrait dans une maison de santé, et six mois après il mourait paralysé ; la compagnie paya les 100,000 francs à sa veuve et s'estima très heureuse de ne pas avoir eu à lui compter le demi-million qu'avait désiré souscrire son mari, dans un excès de *témérité pathologique*, car il était bien loin alors de prévoir sa fin si prochaine !

La police peut être annulée lorsque l'assuré n'a pas déclaré qu'antérieurement il a été atteint d'une affection mentale, même lorsqu'il ignore avoir été atteint de cette affection et que son omission est involontaire. Il en est ainsi, même lorsque l'assuré est décédé des suites d'une autre maladie dont il n'était pas atteint lors de l'assurance et que l'omission n'a eu aucune influence sur le décès. La nullité du contrat résultant de réticence commise sans fraude remet les parties en même état qu'auparavant et entraîne la restitution de la prime [1].

Lorsque la réticence a été frauduleuse les primes restent acquises à l'assureur.

La paralysie générale est de toutes les affections mentales celle qui produit le plus de *sinistres* dans les opérations financières des compagnies. Nous avons retracé les principaux symptômes de cette affection dans le chapitre précédent.

Il importe au médecin de savoir que les renseignements qu'il donne sur la durée probable de certaines affections peuvent être employés dans un but coupable. Le fait suivant que nous empruntons à M. Legrand du Saulle en est un exemple frappant :

Deux hommes d'un certain âge — et les deux frères — se présentent un jour dans le salon d'un médecin aliéniste de Paris. L'aîné pénètre seul dans le cabinet de notre confrère et le prie d'examiner avec soin le malade qu'il lui amène.

« Il n'a rien, dit-il, il se porte bien, et cependant il n'est plus le même. » Après un long interrogatoire, le frère aîné prend en particulier le médecin aliéniste et le supplie de lui parler à cœur ouvert. « La situation me paraît fort grave, répond l'homme de l'art ; votre frère a des signes avant-coureurs de paralysie générale. » Des explications furent ensuite réclamées et données au sujet de cette terrible maladie, et l'on parla même de la possibilité d'une échéance fatale dans l'espace de trois ou quatre ans. Les visiteurs disparurent, mais une assurance de 100,000 francs fut placée sur la tête du malade, et, trois ans après, le frère aîné recueillait tranquillement le produit de son vol.

§ 6. — De la mort accidentelle, du suicide et de l'homicide.

Mort accidentelle [2]. — Plusieurs compagnies assurent aujourd'hui contre la mort accidentelle. C'est ainsi qu'un militaire, un marin, un voyageur peuvent, en payant une cer-

Tours, 30 août 1871, *Moniteur des assurances*, 1872, p. 371. — BRIAND et CHAUDÉ, vol. II, p. 874.

2. Voyez plus loin l'article consacré aux assurances contre les accidents.

taine prime, éviter pour leur famille les inconvénients qui pourraient résulter de leur mort prématurée. Il importe donc, dans ce cas, de déterminer si le décès est survenu naturellement ou a été causé par un accident. Dans une affaire qui fut jugée en 1861 par les tribunaux anglais, les héritiers réclamaient le montant de la police d'un marin, nommé Laurence, qui avait succombé à une insolation pendant qu'il faisait son service sur le pont. La compagnie prétendait qu'un coup de soleil (Sunstroke) ne pouvait être considéré comme un accident, et la cour adopta cette manière en déboutant les héritiers de leur demande.

Taylor, à qui nous empruntons ce fait, le fait suivre des réflexions suivantes : « Il serait difficile de tracer la limite, dans ces occasions, entre une mort par *accident* et une mort par *des causes* naturelles. La cour pouvait très bien penser que le terme accident comprenait les violences, les malheurs ou la force majeure, et qu'une mort produite par une cause naturelle bien connue ne devait pas être considérée comme accidentelle. La maladie ou la mort produite par l'exposition à la chaleur, au froid, à l'humidité et aux vicissitudes des climats ou des influences atmosphériques ne peuvent pas être appelées accidentelles, à moins que cette éventualité ne soit produite par des circonstances d'un caractère accidentel. Ainsi, si un marin, en s'acquittant comme à l'ordinaire de son service, prenait froid et mourait, sa mort ne serait pas accidentelle ; mais elle pourrait l'être si, par suite d'un naufrage, on lui eût ordonné d'armer le canot et qu'il fût mort pour s'être exposé au froid ou à l'humidité. Dans un sens, la mort était accidentelle, car l'effet était incertain d'abord, mais elle doit être considérée comme l'effet des causes naturelles et non accidentelles.

« Dans le cas où une personne est frappée par la foudre, après avoir assuré sa vie contre une mort accidentelle, il peut s'élever la question de savoir si cette mort était accidentelle ou non. La mort par la foudre n'est certes pas une mort naturelle et, dans le langage ordinaire, toute personne frappée par la foudre serait dite être morte accidentellement. »

Suicide. — Dans la plupart des compagnies, la résiliation du contrat a lieu de plein droit dans les circonstances suivantes : 1° lorsque l'assuré s'est suicidé ; 2° lorsqu'il a été tué en duel ; 3° lorsqu'il a subi la peine capitale. Nous n'avons à nous occuper ici que du suicide.

Il est souvent difficile de déterminer si la mort est due à un suicide, à un accident ou si elle est survenue spontanément. Ainsi, un individu disparaît au fond d'une rivière pendant qu'il prenait un bain, un autre tombe par la portière ent'rouverte d'un wagon en marche, un troisième tombe du haut d'un pic élevé ou est pris de vertige au moment où il traversait un précipice ; ces morts sont-elles accidentelles ou suicides ?

Chaque fois que la mort a lieu subitement ou accompagnée de circonstances suspectes, il s'engage un procès entre la compagnie à fournir la preuve du suicide, ce qui est extrêmement difficile, pour ne pas dire impossible. L'exemple suivant présente, au point de vue légal, un grand intérêt. Le nommé X... arrive de la chasse, monte dans un fiacre avec son fusil encore chargé. A peine la voiture est-elle en marche qu'une détonation retentit et l'individu est trouvé mort, la moitié gauche du crâne ayant été enlevée par l'explosion du fusil placé entre ses jambes. X..., s'était assuré, peu de temps auparavant, pour une somme de 150,000 francs à LA PATERNELLE et au PHÉNIX. Les compagnies refusèrent le paiement des polices, prétextant que la mort avait été volontaire et non accidentelle. Malgré les habiles consultations de MM. Brierre de Boismont et Tardieu, qui concluaient au suicide, les compagnies furent condamnées à acquitter le montant de l'assurance. L'organe du ministère public, M. Pinard, s'exprimait ainsi à propos de cette affaire : « N'oublions pas le point de départ du débat. Il s'agit de résilier un contrat. La base de la résiliation, c'est le suicide. C'est donc aux compagnies, qui demandent la résiliation, à faire la preuve... Je comprends qu'on me trouve difficile pour la preuve ; mais, à cela, il y a deux raisons : la première, c'est qu'il s'agit d'une résiliation, et que les compagnies doivent l'établir comme demanderesses ; la seconde, c'est qu'il s'agit d'un suicide et qu'un semblable fait ne doit pas s'induire, mais se prouver comme un délit. Et puisque la preuve n'est pas faite, que l'alternative me poursuit et que je suis encore entre la mort accidentelle possible et le suicide probable ; oh ! alors j'incline pour le possible et je maintiens le contrat. »

Cette décision du tribunal de la Seine a eu une grande influence sur la jurisprudence, et plusieurs arrêts ont été rendus dans le même sens depuis cette époque.

Ce que nous venons de dire s'applique au suicide *volontaire*; mais qu'arrivera-t-il si un aliéné, en proie à un délire triste ou à des idées de persécution, met fin à ses jours? La jurisprudence est maintenant fixée sur ce point, et le tribunal civil de la Seine a décidé par des arrêts successifs que celui qui s'est donné la mort dans un accès d'aliénation mentale ne peut être réputé avoir péri victime d'un suicide volontaire[1].

Dans un jugement récemment rendu par le tribunal civil de la Seine [2], il était établi que le suicide n'entraînait pas l'annulation du contrat quand étant le fait de l'aliéné, il n'était pas, par cela même, volontaire. Il appartenait à la compagnie de fournir la preuve que, dans l'espèce, l'aliéné avait eu la volonté de se donner la mort. Or, cette preuve n'ayant pu être faite, la compagnie fut condamnée à payer le montant de la police.

Dechambre, fait suivre ce jugement des réflexions suivantes[3] :

« De l'avis de beaucoup de personnes, la jurisprudence plusieurs fois suivie par le tribunal civil est contestable. Rien dans les polices d'assurance, au moins dans celle que nous connaissons, n'autorise à prétendre que l'annulation du contrat soit subordonnée au caractère *volontaire* du suicide et non au suicide lui-même. La preuve en est que l'assurance est de nul effet quand la mort de l'assuré *est imputable au bénéficiaire du contrat* ou qu'elle résulte d'une *condamnation judiciaire*. Il en est de même, ajoutent la plupart des polices, si la mort a lieu par suite de duel ou de suicide. Nulle part il n'est spécifié que le suicide doive être volontaire.

« Quelle est la situation des compagnies vis-à-vis des contractants? Les contrats ont pour base, convenue entre les parties, d'abord les tables mortuaires qui permettent de calculer la durée probable de la vie aux différents âges : puis l'examen médical, établissant les chances de vie ou de mort que peut offrir chaque assuré dans l'état actuel de sa santé. Il est évident que tout fait accidentel qui ôte la vie à l'assuré change les conditions du contrat. Les compagnies cependant accep-

<hr>

1. Tribunal civil de la Seine, 8 août 1854.
2. 1er avril 1870.
3. *Gazette hebdomadaire*, 1870, p. 495.

tent ce risque et le subissent en mille circonstances (blessure, empoisonnement, etc.), hors les cas réservés par les polices. Ces réserves sont-elles destinées uniquement à déjouer les calculs intéressés? Non, puisqu'elles s'appliquent à la mort subie comme peine capitale. L'interprétation du tribunal tend donc à assimiler le suicide d'un aliéné au fait fortuit, à l'accident, uniquement parce que le suicidé n'a pas eu la pleine conscience de l'acte qu'il accomplissait. Combien de difficultés soulève cette interprétation ! Il y a des psychologues, des psychiâtres, qui n'admettent pas de suicide sans aliénation au moins momentanée : qu'un juge soit de cet avis et il sera conséquent envers lui-même s'il raye tout suicide, même celui qu'on appelle volontaire, du nombre des causes d'annulation de contrat. Il y a des intervalles de lucidité dans la folie. Un homme a eu un accès d'aberration mentale ; redevenu lucide, il se tue de honte et de chagrin ; il a prémédité le meurtre, il l'a accompli en pleine possession de ses facultés. Quelle tâche impose-t-on à une compagnie, en l'obligeant à prouver que ce fou notoire, réputé fou dans sa famille et dans sa ville ne l'était plus au moment de se tuer ? »

Mais Dechambre a soin de dire ailleurs [1] qu'il n'entend pas déclarer erronée, mais seulement « contestable », la jurisprudence du tribunal ; et la seule conclusion qu'il paraisse tenir à tirer de ses remarques, c'est que les compagnies seront amenées à se prémunir, par une clause spéciale de leur police, contre l'interprétation *psychologique* d'un *contrat d'affaires*. « Plus est grande, dit-il, cette difficulté de distinguer le suicide volontaire de celui qui a été accompli sous l'influence d'impulsions aberratives, plus les compagnies devront s'attacher à les éviter, surtout en présence de ce principe incontestable de droit qui met à leur charge la preuve du caractère volontaire du meurtre. Si les évêques consultés refusent la sépulture à une foule d'infortunés qui n'étaient que fous, les amis, les parents, les médecins eux-mêmes, pour obtenir cette sépulture, ne refusent guère aux parents, même en cas de suicide volontaire, des attestations d'aberration mentale, attestations écrites qui peuvent parfaitement servir de pièces à conviction devant un tribunal. Et nous ne revenons pas sur les folies intermittentes ; et nous ne disons rien de la folie simulée,

<hr>

1. *Gazette hebdomadaire*, 1870, p. 591.

LUTAUD, *Méd. lég.* 28

qui, se produisant loin de tout contrôle médical, quelques jours, quelques heures, quelques minutes avant le suicide, soit pour égarer l'opinion publique, soit même dans un but de fraude à l'égard d'une compagnie, ne laisserait à celle-ci aucun moyen de fournir la preuve dont nous parlions à l'instant. »

Malgré la justesse de ces réflexions, nous pensons que les arrêts rendus par le tribunal de la Seine sont absolument conformes à l'équité, car le suicide d'un aliéné ne saurait être considéré comme volontaire. Il serait du reste facile aux compagnies d'éviter les inconvénients et les contestations relatives au suicide en introduisant dans leurs polices la clause suivante : le contrat est nul dans les cas de suicide, même lorsque celui-ci aura été accompli pendant un accès d'aliénation mentale ; c'est précisément ce que demandait Dechambre.

Il n'est pas inopportun de rappeler ici un autre jugement qui, quoique rendu dans une affaire relative aux assurances contre l'incendie, consacre le même principe qui a prévalu à propos des assurances sur la vie. En 1869, à Sainte-Marguerite-Duclair, le propriétaire d'une ferme avait, dans un accès d'aliénation mentale, mis le feu à un immeuble pour lequel il avait pris assurance. La compagnie, qui refusait de payer les dégâts, y fut condamnée par jugement du tribunal de Rouen [1].

Homicide. — On comprend les combinaisons criminelles qui peuvent être faites sur la tête de certains individus en les assurant pour une somme plus ou moins considérable et en provoquant la mort de ces individus pour toucher le montant de la police. Ce système de s'enrichir au moyen des assurances sur la vie a été mis en pratique dans beaucoup de circonstances, et souvent par des médecins. On connait l'histoire du fameux William Palmer, qui empoisonna sa femme, qu'il avait assurée à diverses compagnies pour une somme de 325,000 fr. ; non content d'avoir touché cette somme importante, il continua ses spéculations criminelles et empoisonna son frère et un autre individu, sur la tête desquels il avait placé des polices considérables. Il allait continuer l'application de ce système lorsque ses crimes furent découverts.

On sait que l'homœopathe Lapommerais empoisonna la

<hr>

1. *Journal de médecine mentale*, 1869, p. 145.

veuve de Pauw après avoir assuré sa vie pour la somme de 550,000 francs.

Tout récemment (1888) les assises de la Seine ont eu à juger un médecin du nom de Castelnau qui avait escroqué des sommes considérables à des compagnies autrichiennes en substituant un phthisique à un assuré parfaitement bien portant et qui avait quitté l'Europe.

Tardieu a rapporté un exemple extraordinaire de spéculation homicide qui a été tenté en Suède, au détriment d'une compagnie française. Une assurance fut faite, le 26 mars 1856, sur la vie de Hoffstedt, domestique, demeurant à Carlskroud, au profit de Swenson, commis négociant. Hoffstedt était adonné à l'ivrognerie et, s'étant pendu, fut détaché encore vivant et sauvé par Swenson. Ce dernier eut l'idée d'une spéculation et fit un véritable contrat avec Hoffstedt, en lui promettant de l'entretenir d'eau-de-vie, à la condition qu'il ne prendrait aucune nourriture. La vie de l'ivrogne se prolongea au delà des prévisions de son assureur : il succomba néanmoins le 31 août 1856, empoisonné par de l'arsenic. Swenson passa devant le tribunal de Stockholm, et quoiqu'il fût acquitté faute de preuves, les débats révélèrent les détails honteux de la spéculation. Swenson ayant ensuite réclamé le montant de l'assurance, la *Caisse paternelle* en refusa le paiement, et le tribunal de la Seine [1] résilia la police d'assurance faite au profit de Swenson sur la tête de Hoffstedt.

Nous ne nous étendrons pas plus longtemps sur les spéculations homicides relatives aux assurances sur la vie. Elles se rattachent aux questions qui concernent les attentats à la vie et les empoisonnements, qui sont traitées dans les autres chapitres de cet ouvrage.

Résumé et conclusions.

Les questions relatives aux rapports des médecins avec les compagnies d'assurances sur la vie ont été résumées par Legrand du Saulle, ainsi qu'il suit :

« Le médecin ne devant jamais abdiquer sa liberté d'ac-

[1]. Jugement du 25 novembre 1859.

tion, tout refus systématique du certificat est une faute.

L'article 378 du Code pénal n'est en aucune façon applicable au certificat demandé par les compagnies d'assurances. On s'est entièrement mépris sur son sens véritable, qui a été de réprimer l'intention de nuire, et non pas de priver le médecin de rendre un service à son malade.

Il ne peut pas exister en France de responsabilité civile pour le médecin, à propos d'un certificat en matière d'assurance. L'état actuel de la jurisprudence ne permet pas de prouver, en effet, que l'on ait pu agir sans bonne foi.

Les compagnies devraient laisser toute latitude au médecin ordinaire, et ne point emprisonner ses appréciations dans un cadre limité èt identique pour tous.

Dans beaucoup de cas, l'examen par un seul médecin n'est pas suffisant, et il expose les compagnies soit à refuser de bonnes opérations, soit à en accepter de mauvaises.

Si des doutes graves s'élèvent sur le genre de mort d'un assuré, les compagnies d'assurances doivent pouvoir demander impérieusement à la famille ou aux héritiers l'autorisation de faire procéder à l'autopsie, par une commission de trois médecins : le médecin ordinaire, le médecin de la compagnie et l'un des médecins experts près les tribunaux.

Si la famille ou les héritiers refusent énergiquement, les compagnies peuvent solliciter sans retard du président du tribunal une ordonnance de référé qui tranchera immédiatement la difficulté pendante. (Nous reproduisons sous toutes réserves cette conclusion de Legrand du Saulle, qui nous paraît un peu avancée. Il nous semble que l'autopsie ainsi ordonnée répugnerait à quelques familles, et que l'idée d'y être soumis empêcherait beaucoup de personnes de s'assurer.)

« Lorsque la mort de l'assuré reste entourée d'un impénétrable mystère et laisse tous les esprits dans le doute, ce doute doit toujours être interprété en faveur des parents ou des héritiers, et le montant de l'assurance doit leur être compté par les compagnies. »

A ces conclusions de Legrand du Saulle, nous ajoutons les suivantes :

Il existe un certain nombre de maladies et d'habitudes qui doivent attirer particulièrement l'attention du médecin appelé à statuer. L'intempérance, l'abstinence systématique, les maladies nerveuses, l'aliénation mentale, sont les états morbides qui donnent le plus souvent lieu à des contestations.

La paralysie générale est, de toutes les affections mentales, celle qui produit le plus de sinistres dans les compagnies.

La résiliation d'un contrat a lieu de plein droit : 1° lorsque l'assuré s'est suicidé ; 2° lorsqu'il a été tué en duel ; 3° lorsqu'il a subi la peine capitale.

Il est souvent difficile de distinguer entre la mort accidentelle et le suicide. Lorsque la mort a été entourée de circonstances suspectes et qu'un procès s'engage entre la compagnie et les héritiers, c'est à la compagnie à fournir la preuve du suicide.

Lorsqu'un individu se donne la mort dans un accès d'aliénation mentale, le suicide ne saurait être considéré comme volontaire, et la compagnie doit payer le montant de l'assurance.

Des combinaisons criminelles ont été faites en assurant des individus pour une somme plus ou moins considérable et en provoquant leur mort pour toucher le montant de la police. Ces spéculations homicides rentrent dans la catégorie des attentats à la vie, qui ont été étudiés dans une autre partie de cet ouvrage.

ARTICLE II

ASSURANCES CONTRE LES ACCIDENTS.

Les *assurances contre les accidents* pouvant atteindre les personnes ont aujourd'hui leur place marquée parmi les institutions de prévoyance.

Le développement considérable qu'a pris, en France, cette

nouvelle branche d'assurances, qui est en quelque sorte le corollaire de l'assurance sur la vie, nous a inspiré la pensée de consacrer un chapitre spécial à l'étude de cette intéressante question.

L'assurance contre les accidents a pour objet de garantir aux assurés la répartition pécunaire du préjudice qu'ils auront à souffrir s'ils sont directement ou indirectement victimes d'accidents résultant d'une cause violente et involontaire.

Il résulte de la statistique qu'une personne sur dix-huit est victime d'accidents plus ou moins graves ; quelques-uns causent la mort, d'autres une incapacité permanente de travail, le plus grand nombre, une incapacité temporaire seulement. Cette proportion démontre, mieux que tous les raisonnements, l'utilité de ces assurances.

Le contrat d'assurance est *individuel* ou *collectif*.

Le contrat *individuel* est souscrit par une personne, dans son intérêt ou en faveur d'un tiers désigné dans la police ; il embrasse les accidents de toute nature qui déterminent la mort, ou causent des blessures, des mutilations ou des maladies entraînant une incapacité de travail.

Le contrat *collectif* a pour but de garantir un groupe de personnes contre une catégorie de dangers, c'est-à-dire ceux qu'elles courent dans l'exercice de leurs professions ou de leurs occupations habituelles.

La police d'assurance souscrite dans les deux cas qui précèdent détermine les indemnités à payer par l'assureur en cas d'accident, moyennant une prime exigible d'avance et qui est basée sur la nature de la profession de l'assuré ou de l'industrie qu'il exploite.

La police stipule, en outre, les cas de déchéance qui peuvent se produire lorsque l'assuré, au moment où il a souscrit son contrat, était atteint de maladies organiques et qu'il a omis d'en faire la déclaration à l'assureur.

Nous aurons l'occasion de revenir sur cette question dans le courant de cette étude.

Nous avons parcouru avec soin les conditions générales des polices d'assurances individuelles et collectives des principales compagnies françaises ; il nous a été donné de nous rendre compte du rôle important que le médecin était appelé à remplir toutes les fois qu'un accident atteignait un assuré et lui causait des blessures, dont le degré de gravité pouvait donner naissance à des réclamations exagérées que la science et l'expérience du médecin ramènent presque toujours à des proportions légitimes.'

Contrairement à l'usage établi par les compagnies d'assurances sur la vie, l'intervention du médecin n'est pas exigée pour contracter une assurance contre les accidents ; le proposant signe un questionnaire ou un projet de police qui est soumis, par l'agent, à l'approbation de l'Administration de la Compagnie qui, aux termes des statuts et de la police elle-même, a seule qualité pour rendre le contrat parfait.

Les déclarations du proposant servent de base à l'établissement du contrat et à la fixation de la prime ; elles doivent indiquer la nature de sa profession et particulièrement que le proposant n'est atteint d'aucune infirmité grave et permanente, telles que l'épilepsie, la surdité, la paralysie, la cécité, l'apoplexie ou de toute autre maladie organique. Si ses déclarations sont reconnues inexactes au moment où le contrat reçoit sa sanction, c'est-à-dire lorsque l'assuré est victime d'un accident, il est déchu de ses droits à une indemnité quelconque, en vertu des stipulations de la police et des dispositions de l'article 348 du Code de commerce qui est ainsi conçu :

« *Toute réticence, toute fausse déclaration de la part de l'assuré,*
» *qui diminuerait l'opinion du risque ou en changerait le sujet,*
» *annule l'assurance.* »

Rapports du médecin avec la Compagnie. — Les compagnies s'attachent le concours d'un docteur en médecine dans chacune de leurs agences ; sa mission consiste à visiter l'Assuré victime d'un accident, à constater la gravité de ses blessures, les conséquences qu'elles peuvent entraîner dans son état physique, enfin la durée probable de l'incapacité de travail.

Le médecin délivre à l'Assuré un certificat médical, extrait d'un livre à souche, qui est envoyé par l'agent à la direction centrale avec les pièces prescrites par la police ; la Compagnie fait visiter l'Assuré par son médecin toutes les fois qu'elle le croit utile, de manière à être renseignée exactement sur les phases de la maladie et les conséquences qui peuvent résulter de l'accident.

Le Conseil d'administration, après avoir pris l'avis du comité médical attaché à la Compagnie, statue sur l'indemnité à allouer à l'Assuré, particulièrement pour le cas d'incapacité absolue et permanente qui constitue le point le plus délicat de la police, dans ce sens, que l'indemnité qui en résulte ne doit pas être confondue avec celle qui fait l'objet du cas spécial d'incapacité partielle et temporaire donnant droit seulement à une indemnité quotidienne stipulée par les conditions particulières de la police.

Comme on le voit, le rôle du médecin dans l'appréciation des deux cas qui précèdent est pour ainsi dire prépondérant et, pour ce motif, il ne doit s'inspirer, avant de délivrer un certificat à l'assuré, que de ses devoirs professionnels, sans avoir égard aux influences locales qui pourraient être mises en œuvre pour favoriser l'assuré ou le bénéficiaire.

Police individuelle. — Les Compagnies françaises se sont attachées particulièrement à la vulgarisation des assurances individuelles ; aussi croyons-nous devoir reproduire ici une copie des conditions générales et particulières de ses polices, afin de bien faire ressortir les obligations de l'assuré au moment où il souscrit un contrat et les déclarations qu'il est tenu de faire pour éviter toute équivoque en cas d'accident.

L'assurance individuelle est incontestablement la combinaison la plus rationnelle ; elle est le complément nécessaire, obligatoire de l'assurance sur la vie, et la modicité de la prime qui en fait l'objet en rend l'application facile dans toutes les classes de la société.

Modèle de prime pour les assurances individuelles contre les risques d'accidents corporels de toute nature.

Article premier. — La Compagnie assure contre les risques d'accidents corporels de toute nature provenant d'une cause extérieure, violente et involontaire : chute d'un corps, explosion de gaz, des appareils à vapeur, de la foudre, asphyxie par les gaz ou par submersion, insolation, morsure des chiens, morsures et piqûres des animaux et reptiles venimeux, etc., et aussi les accidents arrivant dans une tentative de sauvetage de personne ou de propriétés.

Art. 2. — L'apoplexie, les épidémies, la mort naturelle et, en général, les maladies ne donnent lieu à aucune indemnité.

Art. 3. — L'Assuré n'a droit à aucune indemnité lorsque l'accident est le résultat d'un suicide (alors même qu'il serait dû au dérangement des facultés mentales), de faits de guerre, d'émeute, de rixe, de lutte, d'ivresse, d'ascension en aérostat, pics, d'expériences de natation, de machines à vapeur ou autres, d'infractions aux lois et règlements publics ou particuliers ayant pour but la sûreté des personnes, d'une opération chirurgicale n'étant pas la conséquence d'un accident.

Art. 4. — La Compagnie n'admet pas à l'assurance les personnes atteintes d'infirmités graves et permanentes, telles que l'épilepsie, la surdité, la paralysie, etc.

ART. 5. — L'assurance individuelle est celle que contracte une personne isolée, sur sa tête, dans son intérêt ou dans celui d'autres personnes désignées par la police, pour la garantir contre les conséquences pécuniaires des accidents qui peuvent l'atteindre. Les assurances ne peuvent être contractées que par ou pour des personnes ayant douze ans au moins et soixante-dix ans au plus ; cependant le contrat pourra être continué ou renouvelé au delà de soixante-dix ans.

ART. 6. — La Compagnie garantit à l'Assuré une indemnité, stipulée dans les conditions particulières de la police et selon les conséquences de l'accident.

ART. 7. — Ces conséquences peuvent être :

1° La mort de l'Assuré dans les trois mois de l'accident et par suite de l'accident. Dans ce cas, les héritiers directs de l'Assuré reçoivent jusqu'à concurrence de la somme stipulée dans la police ;

2° Incapacité totale et permanente de travail ; l'Assuré reçoit l'indemnité stipulée dans la police, jusqu'à concurrence d'une somme une fois payée ;

3° Incapacité partielle et permanente ne permettant pas le travail de la profession, mais laissant cependant la capacité de certaines occupations. Dans ce cas, l'indemnité est proportionnelle à l'incapacité de travail constatée et elle sera déterminée à l'amiable par le Conseil d'administration et l'Assuré ;

4° Incapacité totale et temporaire du travail à partir du lendemain de l'accident jusqu'à cent-vingt jours au plus.

ART. 8. — La Compagnie se réserve la faculté de résilier la police après chaque sinistre réglé et payé, s'élevant au moins au montant de chaque prime annuelle. Cette résiliation sera faite par la Compagnie au moyen d'une simple notification.

ART. 9. — Les Polices délivrées par la Compagnie pour les assurances individuelles contre les accidents de toute nature, couvrent tous les risques d'accidents sur le territoire français.

A l'étranger, elles ne couvrent que le risque de mort accidentelle et la prime à payer est la même que celle qui, en France, assure contre les risques de mort et d'incapacité de travail.

ART. 10. — La durée de l'assurance est de dix années consécutives. Elle n'a d'effet que le lendemain à midi du jour de la signature par la Direction générale et du payement de la prime.

ART. 11. — Les déclarations de l'Assuré servent de base à la Police. Elles devront contenir :

1° La profession de l'Assuré ;

2° La mention qu'il n'est atteint d'aucune infirmité grave ou permanente.

Si les déclarations de l'Assuré sont reconnues fausses ou incomplètes, l'assurance sera annulée de plein droit, et les primes versées seront acquises à la Compagnie.

ART. 12. — Lorsqu'un Assuré change de profession ou, par un motif quelconque, augmente le risque assuré énoncé dans la police, il doit en informer par écrit et dans les trois jours, le Directeur général de la Compagnie à Paris, sous peine de perdre tous ses droits au bénéfice de son assurance.

ART. 13. — La prime est payée comptant et par avance au siège social, au domicile des représentants de la Compagnie en province, et sans qu'il soit besoin d'une mise en demeure, sur une quittance du Directeur général. Dans le cas de non payement de la prime dans la quinzaine de l'échéance, l'effet de l'assurance est suspendu de plein droit, et les accidents qui pourraient atteindre l'Assuré restent à sa charge.

ART. 14. — Dans les quarante-huit heures qui suivent l'accident l'Assuré, ou son ayant droit en fait, ou en fait faire une déclaration signée par deux témoins et l'envoie immédiatement au Directeur général de la Compagnie à Paris ou à l'agent principal de la localité.

ART. 15. — Un récépissé des déclarations de sinistre sera délivré par la Direction générale ou l'agent qui les a reçues.

ART. 16. — La déclaration contiendra les nom, prénoms, profession, âge et domicile de l'Assuré et le numéro de sa Police, les nom, prénoms, profession et domicile de l'auteur de l'accident, s'il y en a un. Elle devra constater la date, la nature et les causes de l'accident, les circonstances qui l'ont accompagné et ses conséquences pour le sinistré.

On y joindra un certificat du médecin ou du chirurgien constatant les causes de la mort ou le genre et la gravité de la blessure qui a occasionné l'incapacité de travail, les suites probables de cette blessure, l'indication que l'incapacité est totale ou partielle.

En cas de mort, l'acte de décès et l'acte de naissance de l'Assuré seront joints aux pièces précédentes.

ART. 17. — L'emploi de documents ou moyens mensongers, tendant à exagérer ou dénaturer les suites de l'accident, à en déguiser les causes, entraîne la déchéance de tous les droits à l'indemnité, et les primes payées restent acquises à la Compagnie.

L'Assuré (ou ses ayants droit) est tenu de requérir immédiatement les soins d'un médecin ou d'un chirurgien diplômé sous peine de déchéance de tous droits à l'Indemnité.

Le médecin délégué et l'agent de la Compagnie auront toujours un libre accès auprès de l'Assuré afin de constater son état.

ART. 18. — Par le fait seul du contrat d'assurance, l'Assuré subroge la Compagnie dans tous ses droits contre l'auteur de l'accident, ou les personnes qui en sont responsables.

L'Assuré s'oblige, au besoin, et oblige ses représentants à renouveler cette subrogation par acte séparé et de la manière que l'exigera la Compagnie.

Cette subrogation n'aura lieu que pour les sommes payées par la Compagnie.

Le coût de la Police, le timbre et l'enregistrement s'il y a lieu seront à la charge de l'Assuré.

Sur le capital social il a été versé le quart. Le maximum sur un seul risque est limité à 100,000 fr.

CONDITIONS PARTICULIÈRES : Entre M   né le
                        demeurant à
et   , Compagnie anonyme à primes fixes contre les accidents, dont le siège est à Paris,

Il a été convenu ce qui suit :

La Compagnie s'oblige, suivant les conditions générales ci-dessus et les conditions particulières ci-après, à payer :

1º En cas de décès causé par un accident, jusqu'à concurrence d'un capital de payable dans les trois mois qui suivent les formalités prescrites. Ce capital sera payé ;

2º En cas d'incapacité totale et permanente de travail, procédant d'une même cause accidentelle, jusqu'à concurrence d'une somme de payable dans les trois mois qui suivent les formalités prescrites ;

3º En cas d'incapacité partielle et permanente causée par un accident ne permettant pas le travail de la profession, mais laissant cependant la capacité de certaines occupations, l'indemnité en capital est proportionnelle à l'incapacité de travail, et elle sera déterminée à l'amiable par le Conseil d'administration et par l'Assuré ou par des arbitres choisis par les parties. Elle ne pourra, dans aucun cas, dépasser la somme de   ;

4º En cas d'incapacité totale et temporaire causée par un accident, une indemnité quotidienne, à partir du lendemain de l'accident jusqu'à cent-vingt jours au plus, de payable du lendemain de la production des pièces. La Compagnie se réserve la faculté de faire par anticipation les avances qu'elle jugera nécessaires, sauf à régler après le rétablissement de l'Assuré.

Cette assurance est conclue moyennant la prime de que le contractant s'oblige à payer   et d'avance.

L'Assuré déclare qu'il n'est atteint d'aucune infirmité grave.

Fait double à Paris, etc.

Nous avons tenu à donner le texte *in extenso* des conditions générales et particulières d'une Police individuelle afin de bien faire comprendre la nature de cette assurance, les circonstances qui donnent lieu au bénéfice de l'indemnité fixée par le contrat, et les cas d'exclusion, de réticence ou de fausse déclaration qui annulent l'assurance et privent l'assuré de tous droits à une indemnité quelconque.

Tarif des assurances individuelles.

MAXIMUM DES INDEMNITÉS			PRIMES ANNUELLES			
EN CAS DE MORT	Incapacité permanente	Allocation quotidienne	1re CLASSE	2e CLASSE	3e CLASSE	4e CLASSE
1.000 »						
2.000 »	800 »	1 »	6 40	9 05	13 20	18 25
3.000 »	1.000 »	2 »	11 15	16 20	23 75	32 85
4.000 »	2.400 »	3 »	16 65	24 45	35 65	49 25
5.000 »	3.200 »	4 »	22 15	32 25	47 55	65 65
10.000 »	4.000 »	5 »	27 60	40 05	59 45	81 10
	8.000 »	10 »	54 00	80 10	117 85	162 10

Les compagnies françaises ne se sont pas arrêtées aux assurances individuelles contractées dans la forme synallagmatique : elles ont mis en pratique, suivant l'usage anglais, des tickets d'assurances spécialement appropriés aux accidents de chemin de fer, bateaux à vapeur, omnibus, tramways et voitures publiques d'après les tarifs ci-après :

Assurance spéciale aux accidents de chemins de fer, voitures publiques, tramways ou omnibus.

Indemnité	Pour un an	Cinq ans	Dix ans	Vie entière
1.000	» 85	3.70	7.40	13.25
5.000	3.30	15.90	30 »	52.90
10.000	5.70	21.60	51.60	92 »
20.000	9.90	43.40	80 »	157.50
25.000	12.30	54.90	105.90	191.10

Indemnité	Pour un an	Cinq ans	Dix ans	Vie entière
1.000	» 35	1.25	2.40	3.60
5.000	1 20	5 »	10 »	16.50
10.000	2 »	7.95	16 »	26.50
20.000	3.25	14.90	28.50	50.90
25.000	3.75	15.70	35 »	62.50

Tarif pour un voyage simple.

PRIMES	Indemnité journalière en cas de blessure entraînant une incapacité de travail temporaire.	Rente viagère en cas d'incapacité de travail perpétuel.	Indemnité à payer aux héritiers en cas de décès.
» — 10°	2 — 50	250 — »	2.500 — »
» — 20	5 — »	500 — »	5.000 — »
» — 5	10 — »	1.000 — »	10.000 — »
1 — »	15 — »	2.000 — »	20.000 — »
2 — »	20 — »	3.000 — »	40.000 — »
5 — »	20 — »	6.000 — »	100.000 — »

Nullité du contrat. — Jurisprudence. — Dans les diverses combinaisons d'assurances contre les accidents, exploitées par les compagnies françaises, les cas d'*exclusion* et de *déchéance* sont prévus par les conditions générales et particulières de leurs polices.

La maladie, lorsqu'elle n'est pas la conséquence d'un accident, ne donne droit à aucune indemnité en faveur de l'assuré.

Le suicide constitue également un cas de déchéance, alors même qu'il serait dû au dérangement des facultés mentales.

Sans doute il est des circonstances où la science elle-même est impuissante à reconnaître s'il y a eu suicide ou non ; c'est à la Compagnie assureur à faire la preuve, sinon, elle sera infailliblement condamnée à exécuter le contrat.

La jurisprudence sur ce point est constante. (Tribunal civil de la Seine des 8 août 1854, 1er avril 1876 et 20 juillet 1880.)

L'analogie qui existe entre les assurances contre les accidents et les assurances sur la vie est telle, que la jurisprudence est fixée sur la plupart des questions de déchéance qui peuvent faire l'objet de contestations entre les Compagnies et les assurés.

Nous engageons nos lecteurs à se rapporter au chapitre précédent des Assurances sur la vie où nous avons reproduit plusieurs jugements et arrêts rendus sur cette matière.

Visite des blessés reçus dans les hôpitaux par les médecins des Compagnies d'assurances contre les accidents. — Cette question, qui a donné lieu à de nombreux conflits, vient d'être tranchée de la façon suivante par une consultation de M. Brouardel.

La question était ainsi posée par une Compagnie :

1º Les Compagnies d'assurances contre les *accidents* sont-elles en droit de demander que leur médecin puisse aller dans un hôpital ou hospice civil, constater l'état des blessés qui sont leurs assurés et apprécier ainsi la durée probable de leur incapacité de travail ?

2º Les administrations hospitalières et les médecins de ces hôpitaux ou hospices civils sont-ils en droit de s'opposer à cette visite alors même que le médecin de la Compagnie s'engagerait à ne toucher à aucun pansement et à se borner à voir et à interroger le blessé ?

3º En cas de conflit entre les médecins des hôpitaux et les médecins des Compagnies d'assurances, quel recours auraient ceux-ci pour obtenir qu'ils puissent remplir les fonctions dont ils sont chargés ?

« Pour répondre aux questions qui me sont posées, dit M. Brouardel, il me semble indispensable de préciser la position faite à un malade ou à un blessé par son admission dans un hôpital. Elle ne diffère de celle que le blessé aurait chez lui que par les règles que l'administration est obligée d'imposer dans l'intérêt de tous et dans celui de l'ordre. Sur ces points, la liberté du malade peut être soumise à quelques restrictions. Mais on ne saurait admettre que ces règles puissent porter atteinte aux intérêts matériels du blessé. Il importe d'établir dès le début que l'Assistance n'intervient que pour être utile au malade, que son action ne doit à aucun moment lui porter préjudice.....

« En résumé, le blessé est seul libre de décider qu'il recevra ou ne recevra pas la visite du médecin de la Compagnie ; le médecin traitant doit faciliter toutes les constatations nécessaires, car elles peuvent être utiles aux intérêts de son malade ; le médecin de la Compagnie ne doit rien faire qui puisse être considéré comme capable de nuire au blessé, et ici il vaut mieux qu'à son appréciation personnelle soit substituée celle du médecin traitant.

« A l'hôpital les choses doivent s'accomplir autant que possible comme dans la clientèle de la ville. C'est l'intérêt du malade, ou ce que celui-ci juge tel, qui prime toutes les autres considérations. L'administration et le corps médical hospitalier doivent au malade de faciliter toutes les constatations qu'il juge utiles.

« L'intérêt du blessé doit donc seul diriger la conduite des autorités administratives et médicales de l'hôpital : compromettre ces intérêts par des raisons tirées des relations confraternelles peu sympathiques, ou de tout autre ordre, serait de la part du médecin manquer à son devoir professionnel, plus étroit encore à l'hôpital qu'en ville ; car, une fois hospitalisé, le blessé subit, par son isolement même, bien plus puissamment l'influence des personnes qui l'entourent et lui donnent leurs soins.

« Lorsque le directeur d'un hôpital ou le médecin traitant à l'hôpital est prévenu que le médecin d'une Compagnie d'assurances contre les accidents désire voir un blessé, j'estime donc que le devoir étroit de l'un et de l'autre est de demander au blessé lui-même s'il consent à voir ce médecin, et une fois qu'il a exprimé sa volonté, de s'y conformer absolument. A l'hôpital, comme en ville, le médecin de la Compagnie prendra auprès de son confrère les renseignements nécessaires et constatera l'existence et la nature des lésions en sa présence et de façon que l'on ne puisse plus tard invoquer, même à tort, que son intervention a pu être nuisible. »

Voici en quels termes M. Brouardel formule les règles qui doivent servir de base dans la solution de ces questions :

1° Les Compagnies d'assurances sont en droit de demander que leur médecin puisse aller dans un hôpital ou hospice civil constater l'état des blessés qui sont leurs assurés, et apprécier ainsi la durée probable de leur incapacité de travail. Elles peuvent toutefois se heurter au refus catégorique exprimé par le blessé, qui, lui, supportera plus tard les conséquences de ce refus, mais qui est seul juge d'en apprécier l'avantage ou le désavantage. Elle peuvent encore se trouver en présence de l'avis formellement exprimé par le médecin traitant que la mise en présence du blessé et d'une personne quelconque pourrait nuire à la vie ou à la santé du premier. En ce cas le médecin de la Compagnie n'a qu'à se retirer après avoir demandé acte de ce refus et des motifs invoqués.

2° Les administrations hospitalières et les médecins des hôpitaux ou hospices civils ne sont pas en droit de s'opposer à cette visite, alors que le médecin de la Compagnie d'assurances s'engage à ne jamais toucher à aucun pansement et à se borner à voir et interroger le blessé. J'estime que cette visite, pour être vraiment utile et pour qu'on ne puisse arguer plus tard qu'elle a été nuisible, doit être faite en présence du médecin traitant, ainsi que cela se passerait en ville.

3° En cas de conflit entre les médecins des hôpitaux et les médecins des Compagnies d'assurances, quels recours auraient ceux-ci pour obtenir qu'ils puissent remplir les fonctions dont ils sont chargés ?

« En fait, dit M. Brouardel, il n'y a ni tribunal, ni autorité, qui puissent intervenir pour juger le différend. Mais il me paraît évident que si un médecin prend la responsabilité d'interdire la visite du médecin de la Compagnie, dès que le malade se croira lésé parce que certaines constatations possibles au début n'ont pu être faites et ont entraîné un jugement qu'il estime défavorable à ses intérêts, il pourra se retourner contre son médecin, qui ne l'a pas consulté et a substitué son autorité à celle de l'intéressé en lui portant ainsi préjudice. »

ARTICLE III

RENTES VIAGÈRES.

Les questions relatives aux rentes viagères peuvent avoir une certaine importance en médecine légale. Les articles du Code civil que nous reproduisons spécifient en effet plusieurs circonstances dans lesquelles l'avis de l'homme de l'art peut être nécessaire, notamment lorsqu'il s'agit de déterminer si la personne sur la tête de laquelle était constituée la rente a succombé dans les vingt jours de la date du contrat à la suite d'une affection dont elle était atteinte avant le contrat.

LÉGISLATION. — *Code civil.* ART. 1972. — La rente viagère peut être constituée sur une ou plusieurs têtes.

ART. 1974. — Tout contrat de rente viagère créée sur la tête d'une personne qui était morte au jour du contrat ne produit aucun effet.

ART. 1975. — Il en est de même du contrat par lequel la rente a été créée sur la tête d'une personne atteinte de la maladie dont elle est décédée dans les vingt jours de la date du contrat.

L'article 1974, qui déclare que toute rente constituée sur la tête d'une personne qui était morte au jour du contrat ne produit aucun effet, ne présente aucune particularité qui intéresse la médecine légale.

Il n'en est pas de même de l'article 1975 qui déclare formellement la nullité du contrat lorsque la personne sur la tête de laquelle la rente a été constituée succombe dans les vingt jours à la maladie dont elle était déjà atteinte. Dans ce cas, en effet, le débiteur n'a, eu à courir aucune chance sérieuse. Cette disposition s'applique non seulement lorsque la rente est fournie sur la tête d'un tiers, mais aussi lorsqu'elle est constituée sur la tête de celui qui doit en fournir la valeur et qui doit en jouir.

La mort arrivée plus de vingt jours après le contrat ne l'annule pas, alors même qu'il serait possible de démontrer qu'elle est la conséquence évidente d'une maladie existant déjà au moment où le contrat a été réalisé.

D'après la jurisprudence actuelle, le jour de la date du contrat ne doit pas être compté dans les vingt jours. Il a même été jugé (Bordeaux, 16 août 1852) que le point de départ du délai de vingt jours pouvait être non le jour où l'acte a été réalisé, mais le jour où le contrat avait été formé. (Briand et Chaudé, 10ᵉ édition, p. 886, t. II.)

Il faut donc, pour que le contrat viager soit déclaré nul, le concours de deux circonstances :

1° Que le décès ait eu lieu dans les vingt jours de la date du contrat ;

2° Que la personne ait été atteinte d'une maladie au moment du contrat et qu'elle ait succombé à cette maladie.

Le médecin peut donc être consulté par les tribunaux sur la question de savoir si le créancier de la rente viagère n'était pas atteint de la maladie qui a causé la mort au moment où la rente a été constituée.

Nous allons examiner les états morbides qui ont donné lieu à des contestations dans des affaires de ce genre.

Maladies cérébrales. Apoplexie. — On se reportera avec intérêt à une consultation de Marc donnée à propos d'un individu qui était hémiplégique depuis dix ans, qui avait eu plusieurs attaques d'apoplexie et qui avait succombé à une quatrième attaque survenue deux jours après la constitution d'un contrat de rente sur sa tête, à la suite d'une vive altercation. Voici comment s'exprimait l'éminent médecin légiste :

« L'article 1795 ne peut s'appliquer qu'aux cas où la maladie est individuellement la même que celle dont la personne était atteinte le jour du contrat ; il doit y avoir par conséquent continuité de la maladie qui a produit la mort. Dans le cas d'une affection paroxystique avec des intermittences plus ou moins prolongées, l'article 1795 ne peut être appliqué parce que les intermittences rompent la continuité de la maladie. Il ne doit pas l'être non plus lorsque à l'époque de la passation du contrat il y avait seulement disposition à une maladie, bien que cette disposition se soit exaltée depuis de manière à se convertir en une affection devenue mortelle dans l'espace de vingt jours à dater du jour de la signature de l'acte...

« Ainsi, par exemple, un individu ayant depuis longtemps un anévrysme interne dont il est peu incommodé reçoit un coup violent qui en détermine la rupture et cause la mort. Il ne serait pas juste de considérer celle-ci comme une suite naturelle de la maladie...

« Supposons, dit encore Marc, qu'un homme ait eu en janvier plusieurs accès de fièvre quotidienne pernicieuse, et que le dernier accès ait eu lieu le 15 janvier ; que les quinze au tres jours il n'y ait pas eu de fièvre...; qu'au mois de février il soit repris de fièvre quotidienne pernicieuse, et qu'il succombe au deuxième ou troisième accès : pourrait-on dire que la maladie existait déjà dans la dernière quinzaine de janvier? Nous ne le pensons pas. Il y avait eu maladie du 1er au 15 janvier ; la maladie avait cessé pendant toute la seconde quinzaine ; il y a eu, comme on pouvait le craindre, rechute, maladie nouvelle en février. »

L'opinion de Marc fut combattue à cette époque par Renauldin, Desgenettes, Chaussier, Coze et Tourdes ; mais elle fut appuyée par les professeurs de Montpellier : Baume, Serane, Vigarous et Delpech [1].

Quoi qu'il en soit, l'opinion de Marc serait difficilement acceptée aujourd'hui. S'il est permis de dire que deux attaques d'apoplexie survenant chez le même individu sont deux affections différentes et de supposer que la guérison de la lésion de la première attaque a eu lieu dans l'intervalle, on ne saurait admettre de tels faits que comme très exceptionnels. Dans la grande majorité des cas, en effet, les attaques d'apoplexie, se succédant chez le même individu, doivent être rattachées à une même affection.

Le tribunal de Lodève a rendu un jugement dans ce sens à la suite d'un rapport des docteurs Pécholier, Bouisson et Combal (6 juillet 1867). Il s'agissait d'une femme qui succomba à une attaque d'apoplexie cérébrale et qui était atteinte, avant la constitution de la rente, d'une paralysie générale. Le contrat a été annulé.

Phthisie pulmonaire. Hémoptysie. — L'individu qui succomberait à une hémoptysie, conséquence de lésions tuberculeuses du poumon existant avant la passation du contrat, serait évidemment dans les conditions prévues par l'article 1975. Si l'on peut soutenir avec quelque apparence de raison que la phthisie et l'hémoptysie sont deux maladies distinctes, il est impossible de nier que l'une ne soit la conséquence de l'autre. Mais on comprend combien il peut être difficile, dans ces cas, de prouver l'existence de la lésion au moment où le contrat a été passé.

La même remarque peut être faite pour un grand nombre d'affections organiques. Une femme succombant à une hémor-

<hr>

1. *Annales d'hygiène et de méd. lég.*, 1830, t. III, p. 161.

rhagie produite par un cancer utérin existant déjà au moment du contrat se trouverait évidemment dans les mêmes conditions.

Suicide. — Le suicide de la personne sur la tête de laquelle est passée l'assurance n'annule pas le contrat, alors même qu'il a lieu dans les vingt jours qui suivent.

« Le crédi-rentier, disent Briand et Chaudé, ne peut être réputé mort d'une maladie dont il était atteint au moment où il a souscrit l'acte; il en serait de même si, dès avant cette époque, il avait manifesté l'intention de se tuer. » (Caen, 22 nov. 1871). Les mêmes auteurs rapportent un exemple remarquable produit devant la Cour d'Orléans en 1866. Il s'agissait d'un individu qui avait placé tous ses capitaux et même ses revenus en viager afin de priver sa femme de son héritage et qui s'était suicidé en 1855, réalisant ainsi un projet annoncé depuis longtemps. Les contrats étaient attaqués par les héritiers pour cause de démence; mais la Cour d'Orléans les a déclarés valables :

« Attendu qu'il ne ressort de ces actes en eux-mêmes aucune preuve de la démence du crédi-rentier qui, animé d'une haine implacable, a poursuivi avec une persévérance énergique l'exécution de sa vengeance contre sa femme, mais d'après un système froidement raisonné, parfaitement combiné et calculé sans qu'aucun fait de folie puisse être révélé, etc. » (Orléans, 28 avril 1866, Briand et Chaudé, *id.*, p. 888.)

Grossesse. — La grossesse doit-elle être considérée comme une maladie et la mort qui survient à la suite d'un accouchement chez une femme dans les vingt jours qui suivent la signature d'un contrat doit-elle être une cause d'annulation ? Nous n'hésitons pas à déclarer que, la grossesse étant un état physiologique et naturel, elle ne saurait rentrer dans la catégorie des circonstances prévues par l'article 1975.

A qui incombe la preuve de l'existence de la maladie avant la signature du contrat ? — La jurisprudence est d'accord sur ce point et décide que c'est au demandeur à fournir la preuve que l'individu qui est décédé dans les vingt jours était atteint de la maladie dont il est mort avant la passation du contrat.

On voit par ce court exposé que la question des rentes viagères présente un véritable intérêt en médecine légale et que les avis de l'homme de l'art peuvent être fréquemment requis par l'application de la loi qui régit ces sortes de contrats.

DEUXIÈME PARTIE

TOXICOLOGIE,
CHIMIE ET MICROGRAPHIE LÉGALES

CHAPITRE PREMIER

TOXICOLOGIE.

LÉGISLATION. — *Code pénal.* ART. 301. — « Est qualifié empoisonnement tout attentat à *la vie* d'une personne, par l'effet de substances *qui peuvent donner la mort* plus ou moins promptement de *quelque manière* que ces substances aient été employées ou administrées, et *quelles qu'en aient été* les suites. »

Code pénal. ART. 302. — « Tout coupable d'assassinat, de parricide, d'infanticide ou d'empoisonnement, sera puni de mort. »

Code pénal. ART. 317. — § 4. « Celui qui aura occasionné à autrui une maladie ou incapacité de travail personnel, en lui administrant volontairement, de quelque manière que ce soit des substances qui, sans *être de nature à donner la mort*, sont nuisibles à la santé, sera puni d'emprisonnement d'un mois à cinq ans, et d'une amende de seize francs à cinq cents francs ; il pourra de plus être renvoyé sous la surveillance de la haute police pendant deux ans au moins et dix ans au plus. » — § 5. » Si la maladie ou incapacité de travail personnel a duré plus de vingt jours, la peine sera celle de la réclusion. » — § 6. « Si le coupable a commis, soit le délit, soit le crime spécifié aux deux paragraphes ci-dessus envers un de ses ascendants tels qu'ils sont désignés en l'article 312, il sera puni, au premier cas, de la réclusion, et au second cas, des travaux forcés à temps.

§ 1er. — Généralités sur l'empoisonnement et les poisons.

Le poison est toute substance qui, prise à l'intérieur ou appliquée à l'extérieur du corps, est capable de donner la mort, ou tout au moins de détruire ou d'altérer profondément la santé. L'empoisonnement est l'ensemble des symptômes produits par l'administration du poison ; il est défini par Tardieu « un état morbide accidentel qui résulte de l'action spéciale qu'exercent sur l'économie certaines substances minérales ou organiques délétères ».

Le poison ne diffère du *médicament* que par la différence des doses : le premier pervertit les fonctions, le second tend à les ramener à l'état normal. On confond souvent le poison avec les virus : le poison est une substance pondérable et éliminable, agissant suivant la dose, tandis que les virus ne sont pas éliminables et n'agissent pas proportionnellement à la dose.

Nous allons successivement considérer : 1° les voies d'introduction et d'absorption des poisons ; 2° la distribution des poisons dans l'organisme ; 3° l'élimination des poisons ; 4° la métamorphose des poisons. Nous étudierons ensuite les symptômes propres à chaque variété d'empoisonnement.

1° Voies d'introduction et d'absorption. — L'absorption d'un poison n'a lieu que lorsqu'il est mis en contact avec les éléments anatomiques ou qu'il peut se mélanger avec les humeurs, c'est-à-dire lorsqu'il se trouve à l'état gazeux ou soluble. Le poison peut être introduit dans l'économie par les voies suivantes :

A. Par *l'ingestion gastro-intestinale* ; c'est le procédé le plus ordinaire.

B. Par *l'injection dans le torrent circulatoire*. Ce procédé d'absorption, qui est le plus rapide, est généralement employé par les physiologistes.

C. Par les *voies respiratoires*. Ce mode d'absorption, qui est spécial aux gaz et substances dissoutes dans des liquides dialysables, s'effectue avec une grande rapidité.

D. Par la *méthode endermique*, qui consiste à appliquer le poison sur le derme, préalablement dénudé.

E. Par *injection dans le tissu cellulaire sous-cutané* (méthode hypodermique).

F. Par *l'absorption cutanée*.

La voie d'introduction a une certaine importance en médecine légale. L'intoxication par les voies respiratoires ou par absorption cutanée est le plus souvent accidentelle (professions et industries insalubres), tandis que l'ingestion est le mode le plus fréquent de l'empoisonnement criminel.

La rapidité de l'absorption dépend non seulement du procédé d'introduction, mais encore de certaines conditions physiologiques. C'est ainsi que les individus affaiblis et à jeun absorbent plus rapidement les poisons que ceux qui sont robustes et en pleine digestion. Certaines substances peuvent, par leur action spéciale sur les capillaires, retarder l'absorption ou atténuer ses effets. C'est ainsi qu'il est généralement admis que l'ingestion simultanée d'opium et de tartre stibié produit un effet inférieur à la somme des effets que produiraient séparément ces deux poisons. (Briand et Chaudé.)

2° Distribution des poisons dans l'organisme. — Les poisons se distribuent aux tissus en obéissant à une influence d'*électivité*. Cette influence n'est pas encore très bien expliquée dans l'état actuel de la science; Rabuteau a cependant pu formuler la proposition suivante que nous reproduisons sous toute réserve (1) : *Une substance agissant sur des éléments anatomiques déterminés et se trouvant en circulation dans le sang impressionne d'autant plus vivement les organes composés de ces éléments anatomiques qu'ils sont plus irrigués.* Cette loi n'a pas encore été démontrée pour *toutes* les substances toxiques, mais la proposition suivante, émise par le même auteur, est maintenant acceptée par tous les toxicologistes : *les métaux sont d'autant plus actifs que leur poids atomique est plus élevé.*

3° Élimination. — Les poisons s'éliminent principalement par les reins, puis par les glandes, les voies respiratoires et la peau. Les substances fixes sont généralement éliminées par les reins, tandis que les voies respiratoires éliminent les principes volatils. Les produits éliminés par les glandes salivaires sont le plus souvent réabsorbés. Le rôle éliminateur de la peau et des muqueuses est moins important. La peau élimine ce-

1. Rabuteau, *Éléments de toxicologie*, p. 11, 1874. — Paris, Steinheil.

pendant les substances volatiles et gazeuses, et même les substances solides, car ses propriétés d'élimination sont plus grandes que ses propriétés d'absorption. Les glandes intestinales sont des organes puissants d'absorption.

La *durée* de l'élimination a une grande importance en médecine légale, mais nos connaissances toxicologiques sont malheureusement très restreintes sur ce sujet. On sait que l'élimination des alcaloïdes de l'opium commence environ une heure après l'ingestion et devient complète au bout de trois jours, que les substances toxiques métalliques s'éliminent moins vite que les substances végétales, etc., mais ce sont là des données générales assez incertaines. Nous reviendrons sur les questions relatives à la durée de l'élimination en étudiant chaque substance isolément ; mais nous ferons remarquer dès à présent que la loi ainsi formulée par M. Chatin : « *la promptitude de l'élimination est, chez les divers animaux, en raison inverse de la faculté de résister au poison* », n'est nullement confirmée par les faits.

4° Métamorphoses. — Certains principes subissent dans l'organisme des transformations qui reviennent soit à des oxydations, soit à des réductions ou à des dédoublements. Nous empruntons à Rabuteau le tableau suivant, qui contient les noms des principales substances qui subissent des métamorphoses dans l'organisme.

Les sulfures qui se transforment en	sulfates.
Les hyposulfites....................	sulfates.
Les sulfites	sulfates.
Les cyanates de potasse et de soude	carbonates de potasse et de soude.
Les acétates, tartrates, malates, citrates alcalins	carbonates alcalins.
Les formiates, valérianates, quinates, méconates, fumarates, aconitates alcalins...................	carbonates alcalins.
Les acides succiniques, succinates alcalins	carbonates alcalins.
Le ferricyanure de potassium.......	ferrocyanure.
Le perchlorure de fer	protochlorure.
Les hypochlorites..................	chlorures.
Les iodates......................	iodures.
Les bromates....................	bromures.
Les séléniates...................	acide sélénhydrique.

Les tellurites et tellurates...........	acide tellurhydrique et tellure.
Les acides bénzoïque et cinnamique	acide benzoïque.
L'acide nitrobenzoïque.............	acide nitro-hippurique.
L'acide tannique	acide gallique.
Les hypophosphites................	phosphates.
Les phosphites	phosphates.

5° **Antagonisme et antidotisme.** — Certaines substances toxiques produisent sur l'organisme des effets physiologiques contraires, de telle sorte qu'un poison peut, jusqu'à un certain point, atténuer les effets d'un autre poison.

Le nombre des agents antagonistes est aujourd'hui assez restreint, mais il semble s'agrandir chaque jour, grâce aux progrès de la physiologie expérimentale. Il existe un antagonisme limité entre le chloral et la strychnine, entre le sulfate d'atropine et la fève de Calabar, entre la morphine et l'atropine, etc. [1].

Nous insistons sur la qualification d'*antagonisme limité* ; parce qu'ainsi que l'ont établi MM. Brouardel et Boutmy [2], dans un travail sur l'antagonisme de la morphine et de l'atropine, il faut se garder d'admettre qu'il existe actuellement un seul médicament ayant *toutes les actions physiologiques opposées à celles d'un autre médicament.*

On sait que l'atropine dilate la pupille, que la morphine la contracte ; que l'atropine fait resserrer les capillaires du mésentère de la grenouille et que la morphine les dilate. Mais la mort résulte-t-elle de la contraction ou de la dilatation excessive et généralisée de ces vaisseaux ? on l'ignore. Parce qu'un médicament fait disparaître un accident produit par un autre médicament, on ne peut dire que l'action toxique du premier est annihilée par le second. Il est très possible que la toxicité de l'atropine et de la morphine soient sous la dépendance d'une tout autre série de phénomènes encore inconnus.

Ce qu'il y a de certain c'est que la présence de la morphine dans les viscères n'est pas annihilée par celle de l'atropine qui est douée de propriétés opposées, comme cela arrive par exemple pour l'acide sulfurique et la potasse. Les réactions chimiques des deux alcaloïdes permettent de les retrouver, et

1. Lutaud, *De l'antagonisme en thérapeutique.* Expériences de la commission de l'association anglaise, in *Gaz. hebd.*, numéros 44 et 47, 1874.
2. *Annales d'hygiène et de méd. lég.*, janvier 1881.

leurs actions physiologiques se traduisent par leurs caractères propres dans les expériences faites sur les animaux avec les produits extraits du cadavre.

Ces considérations importantes ont conduit M. Brouardel à formuler ainsi quant à la morphine et à l'atropine la question de l'antagonisme :

« Un certain nombre des accidents produits par l'un de ces alcaloïdes est précisément inverse de ceux que produit l'autre : il est donc rationnel d'essayer de limiter les effets toxiques de l'un et de l'autre. Mais aller plus loin et conclure d'une indication pratique à une doctrine générale serait préjuger une question de toxicologie que l'on entrevoit à peine aujourd'hui, celle de la cause directe de la mort par la morphine ou l'atropine. »

Il y a *antidotisme* lorsque deux poisons se neutralisent chimiquement. L'antidotisme est très restreint et ne peut le plus souvent avoir lieu que lorsque les substances toxiques se trouvent encore dans le tube digestif.

§ 2. — Signes de l'empoisonnement.

Lorsque l'expert est appelé à la constatation d'un empoisonnement, il devra prendre en considération : 1° les symptômes ; 2° les lésions pathologiques ; 3° les signes fournis par la chimie ; 4° les signes fournis par l'expérimentation physiologique.

1° Signes tirés des symptômes. — « Ce qui frappe avant tout dans les symptômes d'un empoisonnement, dit Legrand du Saulle, c'est l'impossibilité de les pouvoir grouper de manière à reconstituer le tableau connu d'une *maladie*. Que ces symptômes soient ceux d'une irritation violente, d'une inflammation intense des voies digestives, ou bien ceux d'une atteinte des centres nerveux, ils diffèrent tellement de ceux de la gastrite ou de la gastro-entérite, que l'erreur n'est guère possible, pour peu qu'on y fasse attention.

Les symptômes propres à chaque espèce d'empoisonnement seront étudiés plus loin, mais on peut dès à présent signaler quelques signes communs. L'ingestion d'une substance toxique est en général suivie de troubles des fonctions digestives, puis d'une altération plus ou moins profonde des fonctions circulatoire et respiratoire, et enfin de désordres du système nerveux.

D'après les symptômes, on peut distinguer trois variétés d'empoisonnement : un empoisonnement aigu, un empoisonnement subaigu et un empoisonnement chronique. Dans le premier, la mort survient au bout de quelques heures et même de quelques minutes ; dans le second, les symptômes présentent des rémittences et des alternatives diverses, et la terminaison heureuse ou funeste, n'a lieu qu'au bout de quelques jours ; quant à l'empoisonnement chronique, il se montre ordinairement à la suite de l'exercice de certaines professions insalubres et appartient plutôt à l'hygiène qu'à la médecine légale. Nous n'avons pas besoin de dire que tous les faits transmis par l'histoire et la légende concernant les *poisons lents* ne méritent aucun crédit.

2° Signes tirés des lésions anatomiques. — Les lésions pathologiques varient suivant les espèces d'empoisonnement, et il est très difficile d'en généraliser l'étude. On rapportait autrefois tous les symptômes de l'empoisonnement à l'inflammation. Tout en accordant aux lésions inflammatoires une large place dans l'anatomie pathologique de l'empoisonnement, il faut bien reconnaître que les lésions consécutives à l'absorption du poison ont une importance considérable. Ces lésions s'observent surtout dans le foie qui peut être considéré comme le confluent de toutes les substances absorbées dans les voies digestives. La stéatose du foie et des reins et les diverses albuminuries dites toxiques sont des lésions qui semblent appelées à jouer un rôle important dans l'anatomie pathologique des empoisonnements.

Dans l'interprétation des symptômes et des lésions, l'expert doit se tenir en garde contre les causes d'erreur, et surtout éviter d'attribuer à l'action du poison ce qui serait le résultat d'une maladie spontanée. Nous reviendrons plus loin sur ce point important.

3° Signes fournis par la chimie. — Ce sont les plus probants, et leur étude constitue un des chapitres les plus importants de la science médico-légale.

4º Examen microscopique des matières vomies. — L'examen des matières vomies à l'aide du microscope présente également une grande importance. La figure ci-dessous indique les éléments que l'on rencontre le plus souvent dans les matières vomies.

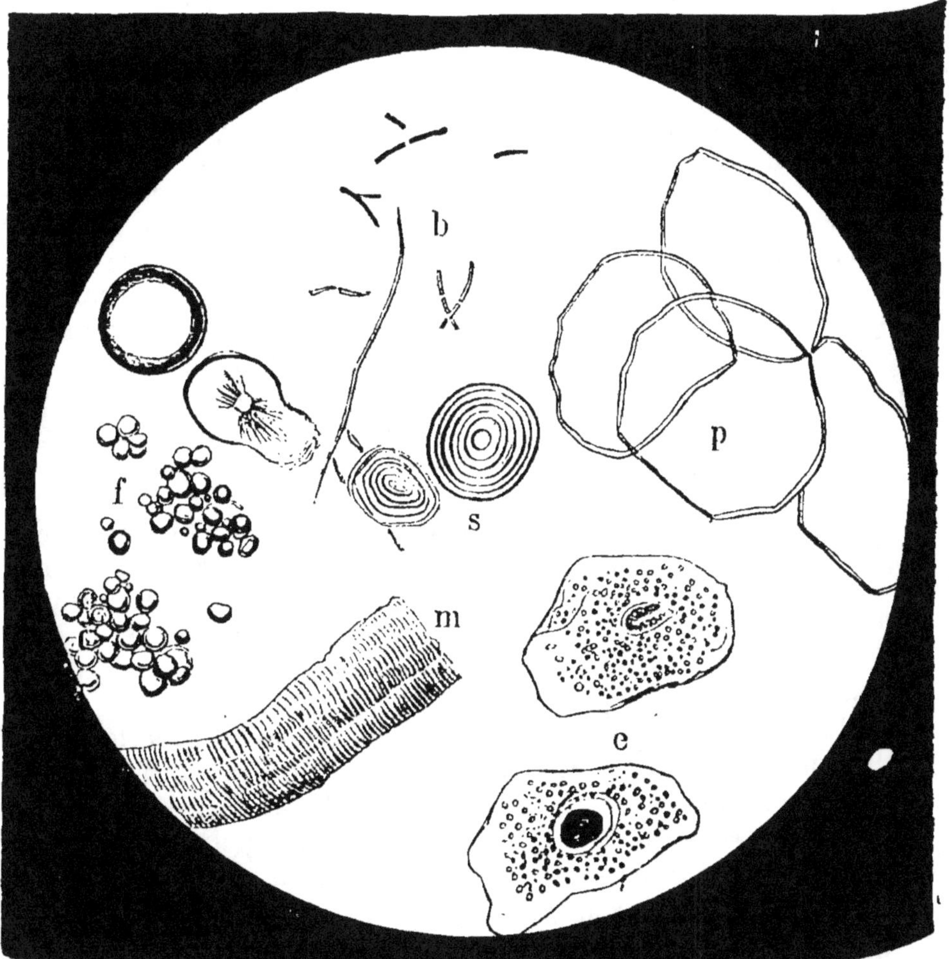

Fig. 3. — Éléments que l'on rencontre le plus fréquemment dans les matières vomies, (d'après EICHHORST). m, fibres musculaires. — e, épithélium buccal. — p, cellules végétales. — b, bactéries et filaments de leptothrix. — f, gouttelettes graisseuses. — s, granulations amylacées. Gross¹ 275 diamètres.

5º Expérimentation physiologique. — Dans les recherches de chimie légale, la découverte des poisons minéraux n'offre pas en général de grandes difficultés. L'expert nommé par la justice retrouve sûrement les plus faibles traces de plomb, de mercure, de cuivre, d'arsenic, etc. ; au point de vue technique, les résultats de son travail sont irréfragables.

Mais lorsque la mort est le fait d'un empoisonnement par les alcaloïdes végétaux, il peut arriver que les réactions chimiques qui servent à caractériser cette sorte de poison ne présentent pas toute la netteté désirable et qu'il reste quelques doutes sur la nature du toxique qui a agi.

On sait, en effet, que les réactions chimiques qui différencient entre eux les alcaloïdes végétaux consistent surtout en colorations spéciales que prennent ces divers alcaloïdes sous l'action des oxydants énergiques ou des acides concentrés. Or ces colorations sont peu fixes par elles-mêmes, et, ce qui est plus grave, elles varient profondément de teinte en présence de faibles traces d'impuretés. Il résulte de là qu'elles n'éclairent pas toujours suffisamment l'opérateur et qu'elles le conduisent alors à des probabilités plutôt qu'à des certitudes.

D'autre part, on constate que la méthode indiquée par les savants pour procéder aux expériences physiologiques ne donne que des indications incomplètes sur la nature même du poison ingéré parce qu'on manque de règles précises pour l'employer, qu'on ignore la quantité de toxique nécessaire pour produire tel phénomène déterminé, et que dans cette ignorance on fait parfois agir sur l'animal des doses de poison qui le tuent d'une manière foudroyante. On a vu même dans quelques occasions se produire des effets opposés à ceux qu'on s'attendait à obtenir.

Pendant le cours des nombreuses expertises médico-légales qui ont été confiées à MM. Boutmy et G. Bergeron dans ces dernières années, il est arrivé plusieurs fois à ces expérimentateurs de se trouver en présence d'alcaloïdes n'ayant fourni à l'analyse chimique que des résultats dont la netteté laissait à désirer. Ils ont cherché alors à contrôler ces réactions par des essais physiologiques, et à cette occasion ils ont entrepris de déterminer les conditions les plus favorables au succès de ce mode de recherches.

Nous résumons les travaux de MM. Boutmy et Bergeron [1].

Lorsqu'on étudie les ouvrages de toxicologie dans lesquels on traite de l'expérimentation physiologique, on y relève que

1. *Annales d'hyg. et de méd.*, 1ᵉ série, t. III, 1880.

les essais tentés jusque dans ces derniers temps avaient principalement pour but, soit de démontrer que la substance retirée du cadavre était un poison, soit de caractériser, en dehors de l'examen chimique le poison, rencontré par les phénomènes qu'il détermine chez l'animal [1].

Il est superflu d'insister sur la valeur du premier de ces deux résultats, quant au second, il ne nous paraît pas suffisant, lorsqu'il est isolé, pour permettre à l'expert de conclure que la mort a été le résultat d'un empoisonnement par tel alcaloïde déterminé. Ainsi le ralentissement des battements du cœur ne caractérise pas uniquement la digitaline ; il existe d'autres poisons qui déterminent le même effet. Les convulsions tétaniques avec intervalles de rémittence, hypéresthésie, etc., ne sont pas exclusivement provoquées par la strychnine, la brucine les amène également ; l'atropine, l'hyoscyamine, la daturine dilatent toutes la pupille, etc.

Par ces exemples, dont il nous paraît inutile d'augmenter le nombre, l'on voit qu'il ne faut pas demander plus qu'un renseignement complémentaire à l'expérimentation physiologique ; en un mot, que ses résultats ne doivent qu'ajouter une preuve nouvelle aux preuves déjà acquises par l'analyse chimique.

La question ainsi ramenée sur son véritable terrain, voici, les conditions dans lesquelles les recherches physiologiques doivent être exécutées pour arriver à un bon résultat.

Lorsque la base a été isolée des viscères, soit par la méthode de Stass, soit par celle d'Otto ou de Draggendorff, il faut la transformer en sulfate en la dissolvant dans la plus petite quantité possible d'acide sulfurique au centième. On amène ensuite, par addition progressive d'eau distillée, la solution sulfurique au volume de 10 ou 20 centimètres cubes, suivant qu'elle paraît riche ou pauvre en toxique, ce que les réactions chimiques ont indiqué d'une manière suffisamment précise.

A l'aide d'une pipette graduée, on enlève 2, 3 ou 4 centimètres cubes de liquide à la masse totale, et on les met à part dans un vase à saturation pour servir à doser exactement la quantité d'alcaloïdes qu'ils renferment.

<hr>

1. TARDIEU, Relation médico-légale de l'affaire Couty de la Pommerais, *Empoisonnement par la digitaline*. (*Ann. d'hyg.*, 1864, 2ᵉ série, t. XXII, p. 20.)

Ce dosage a lieu soit par le procédé Mayer, soit par tout autre procédé chimique sensible et éprouvé.

On sépare alors en trois portions égales le reste de la solution sulfatée.

La première portion de liqueur est consacrée à établir chimiquement la nature de l'alcaloïde qu'elle contient. Cette détermination s'opère à l'aide des réactifs généraux et particuliers mentionnés dans les traités de toxicologie.

Quand la nature chimique du toxique existant dans les viscères est connue, on contrôle l'exactitude des résultats obtenus à l'aide d'essais comparatifs faits sur une solution de même richesse alcaloïdique que la précédente et qu'on a préparée à cette intention avec un sulfate pur, de même base, qu'on dissout dans 10 ou 20 centimètres cubes d'eau distillée.

La quantité de sulfate à introduire dans cette liqueur est indiquée par le tirage qu'on a fait au commencement des expériences sur les 2, 3 ou 4 centimètres cubes qui ont été placés dans le vase à saturation.

Comme précédemment, un tiers de cette liqueur est traité par les réactifs qui ont servi à caractériser l'alcaloïde trouvé dans les viscères ; et, si l'on n'a pas fait d'erreur, les essais auxquels on se livre donnent à peu de chose près les mêmes réactions chimiques que le poison existant dans le cadavre.

C'est seulement lorsqu'on est parvenu à ce résultat important qu'il convient de procéder aux expériences physiologiques.

A la la suite des nombreux essais que nous avons exécutés, nous avons reconnu que ces expériences doivent être amenées simultanément :

1° Avec la deuxième portion de liqueur contenant l'alcaloïde retiré des viscères ;

2° Avec le deuxième tiers de la solution du sulfate alcaloïdique pur préparé au laboratoire pour servir de terme de comparaison.

Comme les alcaloïdes sont toxiques à faible dose, qu'ils se diffusent dans l'organisme et que, de plus, dans toute expertise médico-légale, on ne peut disposer que d'une partie des organes afin de réserver les matières nécessaires à la contre-partie qui peut être demandée, il résulte de là que le plus ordinairement la quantité d'alcaloïde isolée est très faible.

Dans la plupart des cas on ne peut donc expérimenter sur

de gros animaux tels que des chiens, par exemple, sur lesquels on n'obtiendrait pas d'effet sensible. On a recours alors aux lapins, aux cobayes et aux grenouilles. Ce dernier animal peut être considéré comme un réactif d'une grande sensibilité.

Il ne faut point ingérer le poison, mais employer la solution sulfatée par injections sous-cutanées, soit à l'aide d'un tube de verre filé, soit par l'intermédiaire d'une seringue de Pravaz. L'endroit où a lieu l'introduction n'est pas indifférent ; le bas des reins ou le haut des cuisses doivent être préférés pour éviter d'atteindre quelque organe essentiel. On dirige toujours le trocart de l'instrument dans une direction qui s'éloigne du centre abdominal et l'on a le soin de ne pénétrer jamais que dans le tissu cellulaire.

Toute expérience tentée sur un animal avec la solution sulfatée du toxique retiré des organes doit être exécutée simultanément sur un animal de même poids et de même taille avec la solution tirée du sulfate pur, de même base, préparé au laboratoire.

Il est indispensable que les deux injections soient faites avec des doses égales des poisons à comparer.

Les quantités de sulfates toxiques employées doivent être toujours très faibles, afin de ne pas amener la mort rapide des animaux. On commence en général par injecter une goutte de la solution dans le tissu cellulaire, puis on attend qu'un phénomène quelconque se produise. Ordinairement, c'est après quinze ou vingt minutes que l'effet du toxique se manifeste. S'il y a identité entre le poison retiré du cadavre et celui avec lequel on le compare, on constate également l'analogie la plus complète dans les effets produits. Pour rendre l'observation plus facile on peut, quand on se sert de grenouilles, fixer les pattes de derrière des animaux sur une plaque de liège qui les immobilise. On étiquette soigneusement chacune des deux plaques employées.

Quand la première goutte de solution toxique n'a amené aucun trouble perceptible à l'extérieur, on en injecte une seconde, puis une troisième, et ainsi de suite jusqu'à ce qu'on observe une action manifeste.

Alors, montre en main, on suit attentivement les deux animaux intoxiqués comparativement en notant avec soin la succession des phénomènes auxquels donne lieu le poison employé.

Il n'est pas nécessaire d'arriver par ces additions successives jusqu'à faire périr l'animal, car le nombre des phénomènes observés tant sur celui qui a été intoxiqué par le poison type que sur celui qui l'a été par le poison retiré des viscères est suffisant pour fournir les éléments d'une conclusion précise. Cependant cette mort même peut amener un nouvel enseignement en permettant l'étude supplémentaire de l'état dans lequel se trouvent les organes. On observe par exemple si le cœur est en diastole ou en systole ; si les poumons sont congestionnés, etc.

En tout cas, et ceci est un renseignement à noter, en opérant avec les mêmes soins, sans négliger aucune des précautions que nous avons indiquées, si la mort survient, elle a lieu après un temps égal (de deux à douze heures) chez les deux animaux soumis à l'expérience.

L'emploi de doses de toxiques toujours faibles et graduellement croissantes en comparaison avec un poison type constitue le côté nouveau de notre méthode d'investigation par voie physiologique.

Si l'on se reporte aux traités de toxicologie connus, l'on voit, en effet, que les animaux intoxiqués l'ont constamment été par des doses de poison qui ont amené la mort dans un temps trop court pour permettre l'observation graduelle des phénomènes qui ont précédé cette mort.

C'est une lacune que nous avons comblée. En opérant comme nous l'avons indiqué, l'animal devient en quelque sorte un réactif nouveau dont les indications donnent à celles fournies par la chimie une valeur de beaucoup plus absolue.

On peut, du reste, répéter un grand nombre de fois les essais avec la deuxième portion de liqueur ; et si celle-ci vient à s'épuiser, on a recours à la troisième portion, qui a été mise à part dans ce but.

Il peut arriver que la quantité d'alcaloïde toxique retirée des organes soit si faible qu'il devienne impossible d'opérer le titrage de la solution sulfatée de cet alcaloïde.

Quand ce cas se présente, voici comment on tourne la difficulté :

La portion de solution destinée aux expériences physiologiques est fractionnée en deux parties. Avec l'une on fait un premier essai sur une très petite grenouille. On note minute par minute les accidents qui surviennent. L'autre partie est mise en réserve pour parer aux accidents imprévus et pour pouvoir au besoin répéter l'expérience.

Ceci fait, en se basant sur les résultats de l'analyse chimique qui a fait connaître la nature de l'alcaloïde trouvé dans les viscères, on prépare une solution sulfatée pure du même alcoïde, puis on injecte sous la peau d'une seconde petite grenouille quelques gouttes de cette solution. Des accidents beaucoup plus énergiques que ceux obtenus dans la première expérience se manifestent. Alors on prépare avec le poison type des solutions cinq fois, dix fois moins actives ; on injecte à d'autres grenouilles toujours de petite taille d'abord cinq gouttes, puis dix gouttes, etc., du toxique et l'on multiplie ces essais jusqu'à ce qu'on arrive par ces tâtonnements successifs à reproduire sensiblement les accidents observés chez la première grenouille ; le but se trouve ainsi atteint et l'on peut par suite conclure à l'empoisonnement avec la même certitude que lorsqu'on emploie la méthode que nous avons précédemment décrite.

En opérant comme il vient d'être indiqué on peut évaluer avec une certaine approximation la quantité d'alcaloïde existant dans la solution provenant des viscères.

L'étude de l'action physiologique des poisons ne doit jamais être négligée lorsqu'on constate dans la solution provenant des organes les caractères provenant d'une base organique.

L'expérience doit être faite suivant des règles rigoureuses et avec une précision que nécessite la faible quantité de substance dont on peut disposer.

Il est certain que par le résultat de l'expérience physiologique on ne pourra jamais, en l'absence des réactions chimiques caractériques, affirmer avec une certitude absolue qu'il y a eu empoisonnement ; mais on aura par le fait de l'expérience ajouté aux réactions chimiques une preuve qui sans être de même ordre n'en a pas moins une grande valeur.

L'importance des essais tentés sur les animaux s'est de beaucoup accrue depuis les travaux de Selmi, Brouardel et Boutmy, qui ont découvert que des alcaloïdes très vénéneux (ptomaïnes) et présentant le plus souvent les réactions chimiques des alcalis végétaux (strychnine, vératrine, morphine, etc.), peuvent se développer dans les cadavres par le fait de la putréfaction.

Nous reviendrons sur les ptomaïnes en traitant de l'extraction des poisons organiques et l'on verra par les exemples que nous donnerons la manière de distinguer des alcaloïdes provenant des végétaux.

§ 3. — Maladies qui peuvent être confondues avec un empoisonnement.

Il n'est pas rare que certaines affections aiguës des voies digestives fassent naître des soupçons d'empoisonnement par la rapidité de leur invasion et de leur terminaison. Après avoir cité quelques exemples de mort naturelle et de maladies spontanées qui ont pu faire croire à un crime, Tardieu fait remarquer que la justice intervient, non seulement dans les cas où il y a certitude, mais encore lorsqu'il n'y a que des soupçons. Or, il arrive souvent que les soupçons sont dus à l'ignorance ou à la malveillance et que le médecin n'a à constater que des préventions absurdes et mal fondées. De là nécessité d'établir deux catégories de faits ; 1° ceux où la mort doit être attribuée à une lésion matérielle manifeste et nullement en rapport avec l'empoisonnement ; ceux où la cause de la mort reste douteuse après l'autopsie et dans lesquels l'analyse chimique est jugée nécessaire.

Parmi les affections qui produisent rapidement la mort et peuvent donner lieu à des soupçons d'empoisonnement, Tardieu cite la *hernie étranglée*, *l'iléus*, *la fièvre typhoïde*, les *ruptures viscérales*, les *ulcères simples du tube digestif*, les *perforations spontanées*, *la péritonite*, *la congestion cérébrale*, *la méningite*, etc.

M. Brouardel a publié un cas de mort subite pendant la durée d'une *colique hépatique*[1], fait qui était certainement de nature à faire naître une suspicion d'empoisonnement.

Dans les cas de ce genre, l'autopsie lève tous les doutes en révélant la lésion matérielle qui a causé la mort ; mais il en est d'autres où la distinction de la mort naturelle et de l'empoisonnement est absolument impossible sans le recours de l'analyse chimique et des autres moyens d'investigation que nous avons signalés plus haut. Tels sont certains cas d'hémorrhagies intestinales, d'entérites inflammatoires, d'indigestion. Mais le choléra est de toutes les affections dont nous avons

[1]. *Annales d'hygiène*, mars 1882.

parlé, celle qui peut donner lieu à la plus grande incertitude. « Nous ne connaissons pas, dit Tardieu, de ressemblance plus saisissante que celle qui existe entre le choléra épidémique foudroyant et l'empoisonnement aigu par l'arsenic ; dans l'un et l'autre, vertiges, troubles des sens, abattement profond, anxiété épigastrique, soif, crampes, refroidissement général, suppression des urines. Dans tous les cas cependant, l'apparition de la cyanose et le caractère bien tranché des évacuations cholériques feraient cesser toute confusion. » La diarrhée riziforme est en effet le symptôme caractéristique du choléra.

§ 4. — Des poisons naturellement contenus dans l'organisme et pouvant y être introduits à titre de médicaments ou d'aliments.

La découverte d'une substance vénéneuse dans un cadavre n'est pas toujours une preuve d'empoisonnement, car plusieurs circonstances peuvent légitimer la présence de cette substance dans le cadavre. Mais ces circonstances sont beaucoup plus restreintes qu'on ne le croit généralement et ont été exagérées à dessein par la défense. C'est ainsi qu'on avait affirmé que l'*arsenic* existait dans le corps de l'homme à l'état normal, tandis qu'il est aujourd'hui démontré qu'il n'en est rien.

Quelques chimistes ont émis l'opinion que le *cuivre* et le *plomb* existaient à l'état normal dans l'économie ; mais il résulte des observations de Barse et Chevalier, que si l'on rencontre presque toujours dans le corps humain du plomb, la présence de ces deux métaux n'est nullement inhérente à l'économie, qu'il est des individus chez lesquels il n'en existe pas et qu'il paraît constant qu'ils sont introduits en même temps que les boissons, les aliments et l'air inspiré. Mais il est évident que lorsqu'un composé de cuivre et de plomb se trouve en quantité notable dans les voies digestives, il ne provient ni des aliments, ni des boissons.

A ce propos voici les quantités de cuivre normal qui ont été trouvées par MM. L'Hôte et Bergeron dans le foie et les reins de plusieurs cadavres :

	Cuivre dosé	
	Minima	Maxima
Sur 11 individus de 26 à 58 ans....................	0g.001	0g.0007
1 — 78 ans		0g.0015
6 fœtus...............................		traces

En ce qui concerne le *fer*, Orfila a indiqué un procédé pour distinguer lorsque la présence de ce métal est due à un empoisonnement. On agit sur les organes avec de l'eau aiguisée d'acide acétique qui dissout les sels de fer de l'empoisonnement, tandis qu'elle n'attaque pas le fer normalement contenu dans l'organisme.

Il peut arriver qu'une substance toxique ayant été administrée dans un but thérapeutique, l'analyse chimique révèle la présence de cette substance et fasse croire à un empoisonnement. « L'expert, dit Tardieu, peut trouver dans cette circonstance, une cause réelle d'embarras. Toutefois, il ne lui sera peut-être pas toujours impossible d'y échapper. En premier lieu, il sera le plus souvent facile de s'éclairer par les témoignages et les dépositions sur le fait même et sur les conditions du traitement médical suivi. Il y aura alors à en apprécier l'opportunité, à en chercher très scrupuleusement les formules et le mode d'emploi, à en apprécier l'action ; enfin et surtout à en préciser l'époque et la durée. Il est arrivé plus d'une fois, en effet, que l'on a invoqué comme origine du poison, une médication très éloignée tout à fait temporaire et ayant cessé depuis longtemps. L'expert ne se laissera pas induire en erreur, il comparera ces données avec ce qu'il sait de l'élimination des substances vénéneuses et du temps qu'elle met à s'opérer ; et il ne lui arrivera pas de laisser dire devant lui, comme on l'a fait dans une affaire célèbre, où la présence d'un composé vénéneux saturnin était constatée dans un cadavre, que l'administration de lavements d'acétate de plomb dix-huit mois avant la mort, devait être prise en sérieuse considération. En résumé, à moins de circonstances qui devront se rencontrer rarement, le remède pourra être distingué du poison et, plus sûrement encore, la médication de l'empoisonnement. »

Il nous paraît nécessaire de revenir ici sur les *intoxications professionnelles* qui peuvent compliquer parfois les questions d'expertise médico-légale. On sait, en effet, que certains individus absorbent en travaillant des poussières dangereuses et qui peuvent s'accumuler dans l'organisme. On comprend alors combien il est prudent pour l'expert, avant de prendre ses conclusions, de s'entourer de tous renseignements à l'égard du *modus vivendi* de la victime présumée de l'empoisonnement. Et pour donner une idée nette de l'importance de cette question nous citerons le fait suivant qui a été observé dans ces dernières années par Gallard et Boutmy.

Il s'agissait d'un sieur G..., mort peu de temps après l'absorption d'un breuvage inconnu qui lui avait été remis par une femme X..., pour le délivrer de coliques violentes.

Les experts procèdent à l'analyse des viscères et organes : ils rencontrent dans ces matières les quantités suivantes de plomb :

	Plomb métallique 0/0
Rein	0ᵍ,060
Foie	0 ,020
Rate	0 ,054
Cerveau	0 ,010
Contenu de l'estomac	0, 018

En présence de ce résultat, on pouvait être porté à croire qu'il y avait eu empoisonnement par le plomb. Et ce qui venait à l'appui de cette manière de voir, c'est que les gencives du sieur G.. présentaient sur leur bord libre le liséré bleuâtre caractéristique de l'intoxication saturnine. Mais en l'absence du plomb dans les restes du breuvage absorbé par le sieur G..., et en raison de ce que ce dernier était peintre en bâtiments, voici comment conclurent les experts :

« Si l'on rappelle les divers accidents que cet homme a éprouvés pendant sa vie, on ne peut s'empêcher de reconnaître que, soumis par sa profession à un contact incessant avec des préparations à base de plomb, il a absorbé une grande quantité de cet agent toxique, et qu'il en a ressenti les effets, puisqu'il a été atteint de plusieurs états maladifs dus à l'intoxication saturnine chronique. Arrivée à ce degré, cette intoxication peut certainement causer la mort ; mais il suffit de se reporter aux derniers symptômes éprouvés par cet individu pour reconnaître que telle n'est pas la cause véritable immédiate de sa mort et pour l'attribuer bien plutôt à un vaste ulcère qui occupait une grande partie de l'estomac. Cette ulcération, qui s'était développée en dehors de toute influence toxique, avait causé les douleurs abdominales, les vomissements incessants, les troubles de digestion qui ont marqué les derniers moments de la vie.

D'où nous concluons :

1º Que la mort du sieur G... est naturelle et qu'elle a été causée par ulcération simple de l'estomac etc. »

Nous terminerons ce chapitre en rappelant, d'après Rabuteau, les noms des principaux corps simples qui entrent dans l'organisme. Ils sont au nombre de dix-sept : dix à onze métalloïdes et cinq à six métaux :

MÉTALLOIDES.	MÉTAUX.
Carbone.	Calcium.
Oxygène.	Sodium.
Hydrogène.	Potassium.
Azote.	Magnésium.
Phosphore.	Fer.
Soufre.	Manganèse.
Chlore.	
Fluor.	
Silicium.	
Brome.	
Iode.	

§ 5. — De l'exhumation et de l'autopsie des individus empoisonnés.

Nous avons déjà indiqué les règles à suivre dans les autopsies juridiques relatives à l'infanticide et à l'homicide (voy. p. 157, Infanticide et p. 221, Homicide). Nous avons dit également que l'expert n'était astreint à aucune règle fixe et qu'il devait suivre la marche naturellement indiquée par les circonstances ; il nous a paru néanmoins utile de rappeler quelques particularités relatives à l'autopsie des individus empoisonnés. Nous reproduisons donc, malgré leur étendue, les règles si pratiques et si nettes qui ont été formulées par Tardieu et suivies par lui dans sa longue carrière médico-légale.

« L'expert doit assister à l'exhumation et noter, avec le plus grand soin, toutes les particularités. Il n'y a pas de détail, si munitieux qu'il soit, qui n'ait son utilité. Il doit décrire le mode de sépulture, l'état de la fosse et du sol, le cercueil et la condition d'intégrité ou de destruction plus ou moins complète dans laquelle on le trouve, l'état du linceul et des vêtements qui enveloppent le cadavre. Si l'inhumation est récente et le cercueil intact, il n'y a qu'à enlever le corps et à le déposer sur la table où devra être faite l'autopsie. Si, au contraire, après un long séjour dans la fosse, les ais de la bière sont disjoints, le bois et le linceul en partie détruits, il importe, avant de déplacer et d'examiner le cadavre, de recueillir quelques-uns des débris qui sont en contact avec lui, ainsi qu'une certaine quantité de la terre dont il est entouré, et qui adhère parfois à sa surface, et de la terre prise en un autre point du cimetière, pour servir à la comparaison.

« Si le cercueil a résisté, comme cela arrive, lorsqu'il est de plomb ou de chêne et enfermé dans une sépulture de pierre, les circonstances extérieures perdent beaucoup de leur intérêt. Mais il est une particularité sur laquelle j'appelle l'attention, parce qu'elle pourrait surprendre et embarrasser dans la pratique ceux qui ne seraient pas avertis. La décomposition, dans le cercueil ainsi hermétiquement clos, suit une marche toute différente de celle que l'on observe pour les corps simplement inhumés dans une fosse, soit commune, soit privée. Elle transforme le corps tout entier en une sorte de masse de consistance, tantôt analogue à du carton, tantôt analogue à de la cire ou du savon, et qui adhère aux parois du cercueil quelquefois très étroitement. Dans ce cas, je conseille de ne pas chercher à en retirer le corps et de procéder à l'autopsie dans le cercueil même, quelque incommode et pénible que soit, en général, cette manière de faire.

« Les règles de cette opération en elle-même, dans le cas d'empoisonnement, ne diffèrent guère de celles qu'il convient d'observer dans toute autre expertise. L'état de conservation plus ou moins parfaite du corps est la première chose qui soit à noter. On aura soin de s'enquérir seulement si l'embaumement n'a pas été pratiqué. Il n'est pas douteux non plus qu'il faille faire l'autopsie complète du cadavre, sans omettre un seul organe, de manière à ne laisser échapper aucune lésion, aucune cause de mort naturelle ou accidentelle.

« Mais il est un point sur lequel je veux insister. Quelques médecins légistes recommandent, et je les ai vus conformer leur pratique à leurs préceptes, de commencer par fermer, à l'aide d'une ligature, les orifices supérieur et inférieur de l'estomac et du canal intestinal, et de les enlever en totalité pour les examiner plus tard, et ne rien perdre des matières qui peuvent y être contenues. Je modifie quelque peu, pour ma part, ce procédé. Je crois, en effet, qu'il importe que le médecin chargé de pratiquer l'autopsie, et que je ne veux supposer ni léger ni incapable, constate lui-même, au moment de l'ouverture du corps, l'état exact de tous les organes, des organes digestifs comme des autres ; car les altérations, déjà si difficiles à retrouver dans bien des cas où la mort remonte à une époque éloignée, perdent bien vite leur caractère. Et il m'est arrivé plus d'une fois, de rechercher vainement la trace de lésions qui avaient dû certainement exister dans des viscères extraits des cadavres depuis un temps quelquefois assez long, et qui étaient envoyés à de grandes distances pour être soumis à l'analyse. Il faut donc, dès qu'on peut le faire, et au moment même de l'autopsie cadavérique, constater et décrire exactement les altérations que peuvent présenter les divers organes sans exception. Il y a moyen d'ailleurs de tout concilier.

« L'expert qui procède, dans les circonstances dont il s'agit, doit s'être fait apporter deux grands bocaux de verre neufs, jamais moins de deux, à large orifice, munis d'un bouchon de liège plat, s'adaptant bien à ses dimensions, d'une forme et d'une capacité semblables à celles des bocaux employés pour les conserves de fruits. Cas vases sont destinés à renfermer les organes qui seront extraits du cadavre. Le premier sera exclusivement consacré au tube digestif, et voici comment je conseille d'agir. L'estomac sera enlevé isolément et d'une manière rapide, sans qu'il soit besoin de le lier à ses deux extrémités ; le contenu en sera versé dans le bocal ; pour l'intestin, l'extrémité supérieure sera également engagée dans le bocal, pendant que l'on détachera le canal digestif dans toute son étendue, en rasant, avec des ciseaux ou avec un scalpel, l'insertion mésentérique ; de cette façon, les liquides et matières qu'il renferme s'écouleront dans le vase. On pourra ensuite, sans aucun inconvénient, examiner sur place et complètement la surface de la membrane muqueuse gastro-intestinale. Il faut bien reconnaître, du reste, et l'on en retrouvera la preuve à chaque pas dans la suite de cette étude, que ce n'est pas comme on le croyait autrefois, dans les organes digestifs que se rencontreront le plus ordinairement les principaux caractères anatomiques de l'empoisonnement.

« Le second bocal sera réservé pour les autres viscères qui, après avoir été extraits avec précaution du cadavre et avoir été examinés attentivement à l'extérieur et à l'intérieur seront en totalité ou en partie, introduits dans le vase. Le foie, les reins, le cœur, la rate, les poumons, quelques portions de chair musculaire et de substance cérébrale, seront ainsi conservés suivant la contenance du bocal et dans l'ordre d'importance que je viens d'indiquer. Il sera bon de détacher de chacun de ces organes un petit fragment, de le soumettre, aussitôt après l'autopsie, à l'examen microscopique.

« La séparation du tube digestif et des autres viscères abdominaux et thoraciques est capitale, je ne saurais trop le répéter. C'est là une condition essentielle qui simplifie et facilite singulièrement la tâche du chimiste. J'en dirai autant, et avec non moins d'instance, d'une règle trop souvent enfreinte et que je pose d'une manière absolue. Il faut se garder de rien ajouter dans les vases où sont placés les organes extraits du cadavre. L'addition d'un liquide conservateur quelconque, l'addition de l'alcool notamment, n'est pas seulement inutile, elle est nuisible. L'aspect et la consistance des tissus sont modifiés et ne peuvent plus être appréciés par les experts qui interviennent dans les opérations ultérieures, et de plus, la composition inconnue et parfois l'impureté des liquides ainsi employés créent, pour l'analyse chimique, des complications extrêmement fâcheuse. Les bocaux, ne contenant que les viscères, seront donc simplement bouchés et recouverts d'un papier ou mieux d'un parchemin, scellés et munis d'une étiquette sur laquelle le médecin lui-même mentionnera par écrit les organes placés par lui dans chaque vase après qu'il les a extraits du cadavre, et qui devra porter sa signature en même temps que celle des officiers de police judiciaire qui l'assisteront et qui auront reçu son serment.

« Tous ces détails de l'exhumation, de l'autopsie cadavérique, de l'extraction des organes, de leur conservation dans des vases séparés, de la clôture des scellés, seront exposés dans un rapport qui devra, en outre, contenir la description aussi exacte que complète de toutes les altérations anatomiques qui auront été constatées.

« Mais ce qu'il importe surtout de ne jamais perdre de vue, c'est que ces premières constatations, relatives seulement à un des termes du problème, ne peuvent autoriser l'expert à conclure d'une manière positive à l'empoisonnement. Il doit donc s'imposer une grande réserve, sauf le cas où une cause de mort naturelle lui paraîtrait évidente.

La *nature du terrain dans lequel le cadavre a été inhumé* peut donner lieu à des considérations médico-légales importantes. On a prétendu que l'arsenic contenu naturellement dans les terrains pouvaient pénétrer dans les corps inhumés et rendre impossibles les constatations chimiques. Mais il faudrait, pour appuyer cette proposition, prouver que le composé arsenical contenu dans le sol est *soluble*, et il a été parfaitement démontré par Orfila, Barse et autres chimistes, que ce composé est insoluble dans les circonstances ordinaires et qu'il ne devient soluble que sous l'action combinée de l'acide sulfurique et d'une haute température.

On a prétendu également que l'ammoniaque développée par la putréfaction peut convertir le composé arsenical insoluble en un composé soluble (arsenite ou arséniate d'ammoniaque); mais l'expérience a démontré que les terrains arsenifères des cimetières, où des milliers de cadavres s'étaient putréfiés, ne fournissaient à l'analyse que de l'arsenic insoluble [1]. On peut

1. Depuis plus de trois ans, Venaud était inhumé dans le cimetière de la Maurelle, et depuis dix-huit mois la femme Goubinel avait été enterrée dans celui de Cazeneuve, lorsqu'une instruction criminelle fut dirigée contre les époux survivants, qui s'étaient mariés ensemble au bout de neuf mois. L'exhumation eut lieu : l'un et l'autre cadavre fournirent de l'arsenic ; et il fut reconnu que l'un et l'autre cimetières étaient arsenifères. Considérant que le cercueil de la femme Goubinel était parfaitement clos et conservé, que le suaire et les vêtements épais avec lesquels, contre toute habitude, cette femme avait été inhumée étaient parfaitement intacts, les experts conclurent que le poison dont ils avaient constaté la présence était bien de l'arsenic toxique. Quant à Venaud, dont le cercueil était pourri et effondré, de manière que la terre était mêlée aux détritus cadavériques, ils n'osèrent exprimer qu'un doute. Le ministère public invoqua les lumières de M. Barse. L'arsenic des terres, dit ce chimiste, ne s'y montre qu'à l'état d'insolubilité ; donc, l'arsenic des terres, en quantité, du reste, très minime ne peut se communiquer par le moyen des infiltrations aux corps que ces terres environnent; donc, si ces corps renferment de l'arsenic, il leur est propre et non point communiqué. A la vérité on a émis, dans la science, l'opinion que l'arsenic des terres, généralement insoluble, pouvait peut-être devenir soluble sous l'influence de certains agents naturels dont le hasard ou des circonstances particulières pourraient, à la rigueur, amener la présence. C'est une erreur; et dans l'espèce, les terrains arsenifères des cimetières de la Maurelle et de Cazeneuve n'ont fourni de l'arsenic que sous l'action combinée de l'acide sulfurique et d'une haute température. On peut donc poser en principe que l'arsenic des terres est insoluble sous l'influence de tous les agents naturels; l'arsenic retiré des restes de Venaud est facilement soluble ; l'empoisonnement est donc incontestable à l'égard de Venaud comme à l'égard de la femme Goubinel. (Cour d'assises de Lot-et-Garonne, 1851. Briand et Chaudé, 9e édition). Un exemple analogue a été fourni par l'affaire Pel (Cour d'assises de la Seine, 1885) et par l'affaire X... au Havre où trois personnes

donc dire que, quelles que soient les circonstances, *l'arsenic ne passe pas du terrain dans le corps inhumé.*

La même question a été soulevée à propos du *mercure.* « Comme l'élimination de ce sel est assez lente, disent Briand et Chaudé, il en résulte que les terrains des cimetières peuvent en contenir souvent, et que l'analyse doit en être faite avec circonspection. C'est une des objections les plus plausibles que puisse faire l'accusé dans une affaire d'empoisonnement par le calomel et le sublimé. M. Schutzenberger, appelé par la défense dans l'affaire de Martin Réau (Cour d'assises des Deux-Sèvres, décembre 1866), a soutenu que la présence du mercure dans les parties examinées pouvait dépendre du terrain et n'avait aucune valeur décisive ; mais l'examen des planches de la bière, qui ne contenaient du poison que dans les parties déclives, fut pour l'expert la preuve que le mercure venait du corps, et du corps seul. On peut d'ailleurs affirmer que si le mercure se trouve en quantité notable dans les cimetières des grandes villes, il manquera le plus souvent dans les cimetières de village, où la syphilis est plus rare et souvent n'est pas traitée ».

La substance vénéneuse peut-elle être dissoute et entraînée par les eaux dans les terrains d'inhumation au point de ne plus être reconnaissable dans le cadavre ? Quoique la décomposition putride puisse transformer le corps en une sorte de cambouis, on retrouvera toujours des traces du poison, du moins, lorsque ce poison est de nature minérale dans le résidu du cadavre et dans les couches de terre les plus voisines.

§ 6. — Des différentes espèces d'empoisonnement. Classification des poisons.

Les poisons les plus employés sont ceux que leur usage dans la médecine et dans les arts donne les moyens de se procurer facilement, mais le nombre de ces poisons est très restreint, eu égard à la quantité de substances qui possèdent des propriétés vénéneuses. C'est ainsi que, dans six cent dix-sept empoisonnements criminels relevés pendant une période de douze

employées dans une pharmacie ont succombé à un empoisonnement arsenical (Cour d'assises de la Seine-Inférieure, 1889).

années (1851 à 1862), vingt-six substances vénéneuses seulement ont été employées, et, sur ce nombre, six seulement méritent d'appeler sérieusement l'attention : ce sont le phosphore, l'arsenic, le sulfate de cuivre, le vert-de-gris (sous-carbonate de deutoxyde de cuivre), l'acide sulfurique et les cantharides. L'arsenic, qui occupait autrefois le premier rang dans cette nomenclature, s'est effacé devant le phosphore, ce qui s'explique par la facilité avec laquelle on se procure ce dernier agent et par les mesures prises par l'autorité pour empêcher la vente des préparations arsenicales.

Classifications. — Quoique l'étude médico-légale de l'empoisonnement ne porte que sur un nombre restreint de substances, il n'en est pas moins nécessaire d'établir une classification des poisons, afin que ceux-là mêmes qui ne sont que très rarement employés puissent être indiqués dans le groupe auquel ils appartiennent.

Un grand nombre de classifications ont été proposées : les premières étaient basées sur l'histoire naturelle et sur l'origine du poison, les autres sur les caractères cliniques, et enfin les dernières sur l'expérimentation physiologique.

La première classification rationnelle, c'est-à-dire ayant pour base l'action que les poisons exercent sur les éléments anatomiques et les humeurs, est due à Taylor. Cet auteur n'admet que deux classes de substances toxiques : la classe des irritants et celle des neurotiques. Jugeant cette classification insuffisante, Rabuteau en a proposé une autre, basée sur le même principe.

Cet auteur divise les poisons en *hématiques*, *neurotiques*, *névro-musculaires et musculaires*.

Nous pensons du reste que la classification des poisons n'a aucune importance en médecine légale et que l'on pourrait sans inconvénients suivre en toxicologie l'ordre alphabétique.

Cependant la classification de Tardieu, uniquement basée sur les symptômes cliniques, nous paraît devoir être conservée.

« L'empoisonnement par les *poisons irritants et corrosifs* a pour caractère essentiel une action locale irritante qui peut aller jusqu'à l'inflammation la plus violente, la corrosion et la désorganisation des tissus atteints par la substance vénéneuse.

ingérée, dont les effets sont presque exclusivement bornés à la lésion des organes digestifs.

L'empoisonnement par les *poisons hyposthénisants* a pour caractères essentiels, non pas l'irritation locale, produite par le poison, bien qu'elle soit réelle, mais les accidents généraux résultant de l'absorption ; ils sont tout à fait disproportionnés avec les effets locaux, qui manquent d'ailleurs très souvent, et complètement opposés à l'irritation et à l'inflammation ; ils consistent en effet en une dépression rapide et profonde des forces vitales et sont liés à une altération souvent manifeste du sang.

« L'empoisonnement par les *poisons stupéfiants*, dont la plupart étaient compris sous la dénomination impropre de narcotico-âcres, bien que ne produisant ni narcotisme ni âcreté, a pour caractère essentiel une action directe, spéciale, sur le système nerveux, action dépressive qui répond à ce qu'on nomme en séméiotique la stupeur, accompagnée parfois d'une irritation locale, toutefois peu intense.

« L'empoisonnement par les *narcotiques* est caractérisé par l'action toute spéciale et distincte que l'on ne peut définir que par son nom même, le narcotisme. Ce groupe tout entier est formé par l'opium, ses éléments et ses composés.

« L'empoisonnement par les *poisons névrosthéniques* a pour caractère essentiel, ainsi que l'indique cette dénomination, dont le sens est dès longtemps fixé dans la langue médicale, une excitation violente des centres nerveux, dont l'intensité peut aller jusqu'à produire instantanément la mort. »

Telles sont les définitions de Tardieu et tel est l'ordre que nous allons suivre dans l'étude clinique et chimique des poisons.

Un auteur allemand, Hofmann, divise les poisons en *poisons irritants locaux* et en poisons agissant par *résorption*. Cette classification, très avantageuse par sa simplicité, ne nous paraît pas cependant devoir être adoptée parce qu'un grand nombre de poisons irritants agissent en même temps par résorption.

§ 7. — **Les poisons au point de vue des symptômes et des lésions qu'ils déterminent**.

PREMIÈRE CLASSE. — Poisons irritants ou corrosifs.

Symptômes généraux. — Selon la quantité de poison ingérée, les symptômes ont une marche suraiguë ou subaiguë. Dans le premier cas, le malade éprouve une douleur très vive dans la gorge, l'œsophage et l'estomac ; les vomissements sanguinolents, qui surviennent rapidement, sont bientôt suivis de coliques et d'évacuations alvines très abondantes. Les symptômes sont ceux d'une gastro-entérite intense ; ballonnement du ventre, suppression des urines, facies hippocratique, pouls petit et fréquent. La mort survient au bout de quelques heures.

Dans le second cas, les vomissements sont moins intenses et finissent par se calmer ; mais les fonctions digestives restent profondément troublées, et le malade succombe dans le marasme au bout de quelques semaines ou de quelques mois. La guérison peut quelquefois être obtenue, mais il reste toujours une dyspepsie rebelle.

On trouve comme *lésions* des taches et eschares de couleur variable dans la bouche et des traces d'une inflammation violente de l'estomac, de l'intestin et particulièrement du rectum. Ces lésions peuvent aller jusqu'à l'ulcération et la perforation. Dans les cas où l'empoisonnement a revêtu la forme subaiguë, on trouve un rétrécissement de l'œsophage, de l'estomac et de l'intestin, et les parois de ces organes sont épaissies et plissées.

Les principaux poisons à étudier dans cette classe, au point de vue médico-légal, sont les *acides* concentrés (sulfurique, chlorhydrique, tartrique, azotique, acétique, oxalique), les *sels acides* (alun, nitrate acide de mercure), les *alcalis* (potasse et soude caustique, eau de Javelle, ammoniaque) et les *irritants drastiques*.

I. — Acides concentrés.

1° Acide sulfurique. — L'empoisonnement criminel par cet acide n'est pas très commun, et c'est principalement dans les cas de suicide et d'empoisonnement accidentel qu'on a l'occasion de constater ses effets. Il est quelquefois employé par les femmes jalouses pour défigurer leur amant ou leur rivale, et il produit dans ce cas des lésions locales qui se rapprochent des brûlures (voy. p. 204) L'empoisonnement a lieu par l'acide du commerce ou par le bleu de teinture, qui est une solution d'indigo dans l'acide sulfurique.

Symptômes. — L'acide sulfurique détermine au plus haut degré les symptômes qui appartiennent aux poisons irritants; irritation très vive du tube digestif, sensation atroce de brûlure dans la bouche, la gorge, jusqu'à l'estomac ; dysphagie, contraction de la gorge, vomissements bilieux et sanguinolents, quelquefois de la diarrhée. Il y a petitesse du pouls et tendance à la syncope. Les matières vomies ont le caractère fortement acide avec le tournesol et font effervescence avec les carbonates. On observe des eschares aux lèvres, à la bouche, sur le menton. L'eschare a souvent la forme du vase: elle est noire parce que l'acide sulfurique s'empare de l'eau et met le charbon en liberté. Le rétrécissement de l'œsophage est une des suites les plus graves de l'ingestion de cet acide et des poisons corrosifs en général ; le siège de ces rétrécissements est constamment à la partie supérieure de l'œsophage.

Lésions cadavériques. — Eschares noires depuis la bouche jusqu'à l'estomac, quelquefois perforation de la partie supérieure de l'œsophage. Ecchymoses et liquide acide dans l'estomac. Les lésions consécutives à l'empoisonnement subaigu occupent l'œsophage, l'estomac et l'intestin, et sont caractérisées par des ulcérations, des cicatrices et un épaississement des parois.

M. Laboulbène a publié une intéressante observation d'empoisonnement par l'acide sulfurique dans lequel les eschares présentaient une coloration blanchâtre. Quinze jours après l'ingestion du poison, le malade a rejeté par le vomissement une masse noirâtre qui n'était autre chose que la totalité des membranes muqueuse et fibreuse de l'estomac [1].

Traitement. — Faire vomir le malade et lui donner une grande quantité d'eau albumineuse ; administrer la magnésie à haute dose, pour saturer l'acide, et l'opium contre les douleurs.

---

1. *Bulletin de l'Académie de médecine*, 1876, 2ᵉ série, t. V, p. 1145.

2° Acide chlorhydrique. — Cet acide moins employé que les acides sulfurique et nitrique, est également un poison énergique. A la dose de 15 grammes, il peut donner la mort à un adulte.

Les symptômes et les lésions sont à peu près les mêmes que pour l'acide sulfurique. Les vomissements ont généralement une coloration *couleur de café* analogue à celle que l'on observe chez les individus atteints de cancer stomacal. L'haleine des malades est extrêmement acide ; elle est parfois fumante, et, dans ce cas, elle donne des vapeurs blanches abondantes au contact de l'ammoniaque. Les eschares sont blanches, et on n'observe pas de perforations de l'estomac, comme cela arrive quelquefois avec l'acide sulfurique.

Le *traitement* est le même que pour l'acide sulfurique.

3° Acide azotique. — L'aide azotique du commerce (acide à 26 degrés), appelé vulgairement *eau-forte*, est la cause de fréquents empoisonnements.

Symptômes. — Les mêmes que pour l'acide sulfurique. L'ingestion de cet acide détermine sur les lèvres des taches jaunes caractéristiques, et les vomissements sont quelquefois mélangés de débris de muqueuse gastrique et œsophagienne, ce qui tient à la grande énergie du poison.

Les *lésions* présentent la plus grande analogie avec celles que produit l'acide sulfurique. La muqueuse de l'œsophage offre l'aspect d'un tissu graisseux de couleur orangée ; la muqueuse intestinale est boursouflée, parsemée de corps jaunes. Toutes les parties corrodées par l'acide nitrique présentent une coloration jaune orangé.

Traitement. — Comme pour l'acide sulfurique.

4° Acide acétique concentré (vinaigre radical). — 10 à 12 grammes de cet acide suffisent pour accasionner la mort.

Symptômes et lésions. — On observe au pourtour de la bouche des taches brunâtres en partie *desséchées*, ce qui les distingue de celles produites par l'acide sulfurique, qui sont humides. La langue est noire et contractée, et les matières contenues dans l'estomac sont semblables à de la suie humide.

5° Acide oxalique. — Cet acide est très rarement employé dans l'empoisonnement criminel, mais il est souvent ingéré par erreur à la place du sulfate de magnésie, du sulfate de soude ou de la crème de tartre[1] 8 à 10 grammes suffisent pour produire la mort.

Symptômes. — Si l'acide a été pris en solution concentrée, on observe des douleurs violentes à la gorge et à l'épigastre, des vomissements de matière sanguinolente et une sensation de spasme et de suffocation. Si la solution est étendue, on n'observe que des symptômes généraux : les malades tombent dans le collapsus, le pouls se ralentit et devient imperceptible, la peau devient froide et visqueuse, et les extrémités des ongles prennent une coloration d'un gris de plomb. La mort survient très rapidement dans les deux cas.

Lésions cadavériques. — Les muqueuses de la bouche, de l'œsophage et de l'estomac sont blanches, ramollies et dépouillées de leur épithélium. L'estomac présente des érosions et contient un liquide brunâtre, couleur de café. On trouve généralement une coloration vermeille du sang et de tous les tissus pourvus d'un système capillaire très apparent.

Traitement. — Il faut administrer de la craie en suspension dans de l'eau ou de la magnésie pour transformer la substance vénéneuse en oxalate de chaux ou de magnésie qui sont presque insolubles. On emploiera l'opium contre la douleur et les accidents nerveux et l'alcool pour diminuer la prostration. Lorsque l'acide a été ingéré en solution concentrée, l'usage de la pompe stomacale et des vomitifs est contre-indiqué à cause du ramollissement de l'estomac.

6° **Acide tartrique.** — L'empoisonnement par cet agent est très rare. Taylor rapporte l'observation d'un individu qui succomba neuf jours après avoir pris 30 grammes d'acide tartrique au lieu d'un purgatif. Devergie et Bayard ont attribué la mort à l'ingestion de cet agent dans un cas d'empoisonnement criminel qui a donné lieu à de vives controverses[2].

Lésions cadavériques. — Dans le cas observé par Devergie, la muqueuse de la bouche et de l'estomac était blanchie ; celle de l'estomac présentait des arborisations et des ecchymoses et contenait un liquide rougeâtre et violacé. Le sang était fluide

---

1. M. Hardy, chef des travaux chimiques de l'Académie de médecine a succombé (septembre 1890) à un empoisonnement accidentel par l'acide oxalique.
2. *Annales de médecine légale*, 1852, t. XLV, II, p. 109.

et présentait une coloration rouge groseille qui se communiquait aux tissus. Des lésions analogues ont été observées sur
des animaux empoisonnés par l'acide tartrique.

Traitement. — Comme pour l'acide oxalique.

Pour les *recherches chimiques* relatives aux acides (voy. *Chimie toxicologique*, Recherche des acides).

II. — CORROSIFS ALCALINS.

Les poisons alcalins, si différents des poisons acides au point
de vue chimique, s'en rapprochent au contraire au point de
vue des symptômes toxiques qu'ils déterminent. Dans l'empoisonnement par les alcalins, la matière des vomissements,
au lieu d'être *acide* et de bouillonner au contact d'une matière
calcaire, est *alcaline* et verdit le sirop de violette.

Nous étudierons dans cette catégorie la *potasse*, la *soude* et
l'*ammoniaque*.

1º Potasse et soude. — L'empoisonnement par ces substances est rarement criminel et a lieu plus souvent accidentellement ou par suicide. La potasse et la soude du commerce
(carbonate de potasse et carbonate de soude), l'*eau seconde*
dont se servent les peintres et les graveurs, l'eau de Javelle
(chlorure de potasse ou de soude), sont les poisons de cette
catégorie les plus employés.

Symptômes. — Immédiatement après l'ingestion du poison,
sensation de brûlure avec constriction à la bouche, à la gorge
et à l'œsophage. Les vomissements viennent ensuite et sont
suivis de déjections alvines abondantes dans lesquelles on
trouve des stries de sang et des fragments de muqueuses. Les
liquides vomis ont une réaction alcaline. A ces symptômes s'a-
joutent souvent le hoquet et des mouvements convulsifs des
membres. La mort survient plus ou moins rapidement, mais
elle ne peut être évitée. Lorsqu'elle n'a pas lieu dans les premiers jours qui suivent l'empoisonnement, elle survient par
suite des lésions de l'estomac et des rétrécissements de l'œ-
sophage.

Lésions cadavériques. — On trouve dans le tube digestif des
lésions moins profondes mais plus étendues que celles qui résultent du contact des acides. Les eschares de la bouche sont
grises, molles, savonneuses. Le sang conserve sa fluidité. L'es-

tomac présente des altérations qui peuvent aller jusqu'au ramollissement.

Traitement. — Provoquer des vomissements et administrer des boissons acides : eau vinaigrée, jus de citron étendu d'eau, solutions faibles d'acide citrique. Faire prendre ensuite de l'eau tiède avec de l'huile, mélange qui peut rendre moins dangereux le contact du poison avec les parois du tube digestif.

2º Ammoniaque liquide (alcali volatil). — Cet empoisonnement est rarement criminel, mais il a été fréquemment observé à la suite d'accidents. C'est surtout à l'aide de l'*eau sédative* qui n'est toxique que par l'ammoniaque qu'elle contient, qu'ont lieu ces empoisonnements accidentels.

Symptômes. — Aussitôt après l'ingestion du poison, sensation affreuse de brûlure, de constriction à la gorge, de suffocation ; déchirement à la région épigastrique, toux convulsive, difficulté de la déglutition, vomissements glaireux, striés de sang. Les lèvres et la cavité buccale sont rouges et douloureuses par suite de la desquamation de l'épithélium. Le pouls est lent, irrégulier ; l'intelligence est le plus souvent conservée.

Lésions cadavériques. — On trouve une rougeur générale du tube digestif. L'estomac et les intestins sont ulcérés et renferment un liquide sanguinolent. Le tissu pulmonaire est congestionné et on remarque souvent des exsudations membraniformes dans les bronches. A ces lésions, il faut ajouter la stéatose du foie et des reins qui a été signalée par M. Potain.

Traitement. — Le même que pour l'empoisonnement par la potasse et la soude. On donnera du chlorate de potasse contre la salivation.

III. — Irritants drastiques.

Les poisons rangés dans cette classe sont des agents thérapeutiques appartenant au règne végétal et possédant des propriétés purgatives ou *drastiques* dues, dans la plupart des cas, à un principe actif, la *vératrine*. Ces substances produisent des empoisonnements accidentels, mais elles sont rarement employées dans un but homicide. Quelques-unes d'entre elles, administrées dans le but de procurer l'avortement, ont déterminé des accidents mortels sans que l'action spéciale sur l'utérus eût été manifeste.

Symptômes. — Les poisons de ce groupe exercent sur la peau une action locale énergique et produisent une éruption vésiculeuse. A l'intérieur, ils déterminent les symptômes les plus alarmants : douleur intense dans le ventre et l'estomac, vomissements répétés, évacuations alvines, sanguinolentes et cholériformes, refroidissement général, ralentissement du pouls, puis, dans la période ultime, prostration, convulsions et paralysie. La mort survient en général au bout de vingt-quatre ou quarante-huit heures.

Lésions cadavériques. — Les intestins sont plus profondément lésés que l'estomac. On trouve la muqueuse intestinale ramollie, parsemée d'ulcérations, de taches noirâtres et de plaques gangréneuses, l'intestin contient un liquide floconneux, blanchâtre. Tous les viscères, le foie et la rate principalement, sont le siège d'un ramollissement profond.

Traitement. — On a conseillé plusieurs antidotes contre la vératrine et les végétaux qui contiennent cette substance. L'iodure de potassium ioduré, qui donne avec la vératrine des précipités très peu solubles, a été proposé. Aussitôt après l'administration de cet antidote, on provoquera les vomissements et les selles.

Voici les substances drastiques les plus employées :

1° **Croton tiglium.** — L'huile qu'on extrait des graines de cette plante est épaisse, d'une couleur brune, d'une odeur désagréable et d'une âcreté excessive. Elle purge à la dose de 4 centigrammes.

Tardieu indique le procédé suivant pour constater la présence de ce poison dans l'organisme : on traite par l'éther les déjections et les parties d'intestin réduites en bouillie, on agite et on décante l'éther ; le résidu traité par l'alcool à 85° donne une solution qu'on filtre au papier et qu'on évapore à siccité. Ce dernier résidu obtenu doit renfermer toute l'huile de croton et peut être essayé soit sur la peau de l'expert, soit sur un animal à l'intérieur ou à l'extérieur.

Mayet et Hallé ont publié un cas d'empoisonnement par l'huile de croton dans lequel la substance fut criminellement introduite dans la cavité de la pulpe de fraises que l'assassin recouvrit avec la corolle et la queue.

2° **Gomme-gutte.** — Cette gomme résine est employée en médecine vétérinaire et dans les arts ; elle se dissout très rapidement dans les alcalis caustiques ; les acides la précipitent de cette solution.

3° **Coloquinte.** — La chair de fruit de la coloquinte constitue un purgatif violent, mais son amertume extrême la rend impropre à un empoisonnement criminel.

4° **Épurge** (*Euphorbia lathyris*). — Cette plante croît en France sur le bord des champs ; ses semences renferment une huile grasse qui purge violemment à la dose de 1 à 2 grammes.

5° **Colchique d'automne.** — Cette plante (fig. 4 et 5),

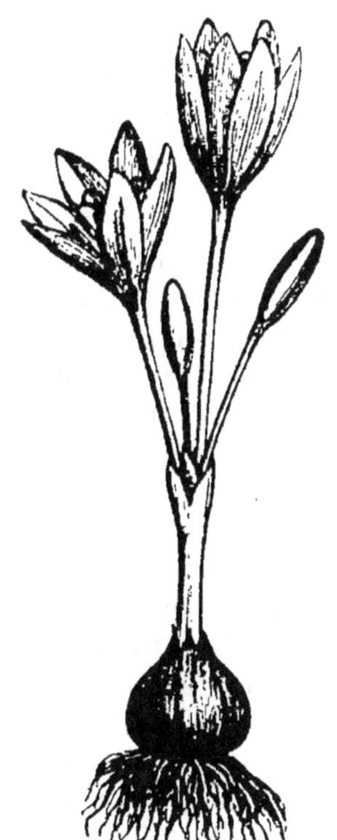

Fig. 4. — Colchique d'automne
(*Colchicum autumnale*).

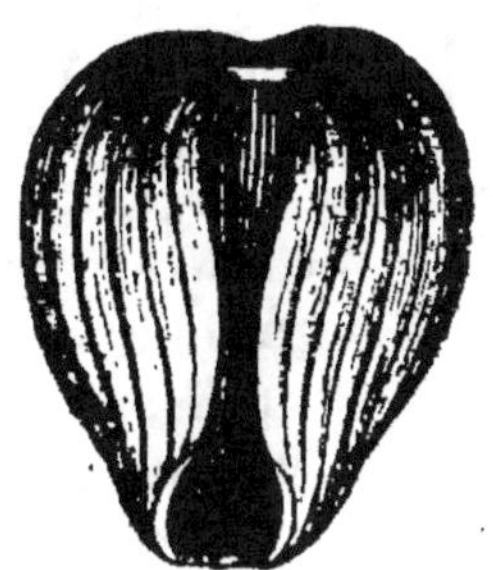

Fig. 5. — Bulbe de colchique
d'automne.

qui est fort commune en France, est employée en thérapeutique. Les parties qui sont surtout vénéneuses sont les graines et les tubercules. Le colchique doit ses propriétés toxiques à un alcaloïde, la *colchicine*.

On peut encore placer dans ce groupe, la *bryone* (**Bryonia dioica**), dont la racine a plusieurs fois donné lieu à de funestes méprises à cause de sa ressemblance avec le navet alimentaire, la *gratiole officinale*, dont les effets sont analogues à ceux de la coloquinte, la *rue*, la *sabine* et l'*if*, dont nous avons parlé à propos de l'avortement.

IV. — IRRITANTS MÉCANIQUES.

Briand et Chaudé placent à côté des irritants drastiques, certaines substances qui, quoique n'ayant pas d'action toxique par l'action locale et irritante qu'elles exercent sur le tube digestif, peuvent déterminer des accidents et sont souvent administrées par des mains criminelles. Nous citerons, parmi ces substances, le verre, les épingles, les aiguilles, les pièces de monnaie, etc.

1º Verre. — Réduit en une poudre fine et ingéré en même temps que les aliments, le verre est à peu près sans danger ; mais en poudre grossière il peut provoquer des accidents plus ou moins graves et le danger augmente en raison du volume et de la forme plus ou moins anguleuse des fragments.

On sait que, aux yeux du public, l'ingestion de verre pilé est considérée comme mortelle, et cette croyance a été le point de départ de plusieurs tentatives d'empoisonnement restées sans effet. Mais quelle qualification faut-il donner au fait d'avoir administré du verre pilé dans l'intention de causer la mort ? La jurisprudence a rendu sur ce point des arrêts contradictoires. En 1826, la femme Livret, traduite devant la Cour d'assises du Loiret, pour un attentat de ce genre, fut acquittée, parce qu'il fut démontré par la défense que le verre pilé n'est pas un poison. En 1847, Collet, qui avait tenté d'empoisonner son enfant avec du verre pilé, fut condamné par la Cour de l'Yonne aux travaux forcés à perpétuité.

2º Épingles, aiguilles. — Introduits dans les voies digestives, ces corps peuvent déterminer des accidents sérieux ; mais ils cheminent le plus souvent avec les aliments et vont sortir avec les déjections sans donner lieu à des symptômes graves. D'autres fois, ils s'arrêtent dans le tube intestinal et déterminent des douleurs permanentes dont la cause reste inconnue. D'autres fois encore, ces corps viennent poindre sous la peau, après avoir séjourné longtemps dans l'organisme.

Ollivier d'Angers, ayant à déterminer, à l'occasion d'une accusation de tentative d'homicide sur un enfant de deux ans et demi, quelles conséquences pouvait avoir l'introduction dans les voies digestives de cet enfant d'un certain nombre d'épingles que la fille Rosa Mélanie S... lui avait fait avaler, a conclu, des divers faits de ce genre rapportés par les auteurs, que la terminaison funeste est une exception.

DEUXIÈME CLASSE. — Poisons hyposthénisants.

Tandis que les symptômes des poisons corrosifs se rapportent presque toujours à l'irritation locale et à l'inflammation, ceux produits par les poisons hyposthénisants sont caractérisés par une dépression rapide et profonde des forces vitales et des accidents tout à fait disproportionnés avec les effets locaux. Après quelques symptômes aigus, qui sont loin d'être aussi prononcés que ceux causés par les irritants, on observe des vomissements de matière glaireuse, une gande oppression, une soif ardente, l'absence d'urine, le météorisme du ventre et un état syncopal caractéristique. Ces symptômes se rapprochent de ceux produits par certaines affections spontanées, telles que l'indigestion grave et le choléra.

La classe des hyposthénisants comprend l'*arsenic*, le *phosphore*, le *sublimé corrosif* et les autres *sels de mercure*, les *sels de cuivre*, l'*émétique*, le *nitre*, le *sel d'oseille*, la *digitale*, la *ciguë* et leurs principes extractifs.

1º Arsenic. — Cette substance redoutable a été de tous temps employée dans l'empoisonnement criminel. C'est à l'aide de l'acide arsénieux, que le pape Alexandre VI et sa fille, la trop célèbre Lucrèce Borgia, commirent les nombreux crimes qui leur sont imputés. Dans ce siècle, l'arsenic a fait un nombre considérable de victimes ; sur 647 empoisonnements criminels observés en France de 1851 à 1864, 232 ont été causés par cette substance (Tardieu).

Ces faits justifient pleinement l'importance qu'on accorde, en médecine légale, à cet empoisonnement et les mesures administratives prises par l'autorité pour empêcher la vente du poison. D'après les ordonnances du 26 octobre 1846 et du 28 mars 1848, l'arsenic et ses composés ne peuvent être vendus par les pharmaciens que combinés avec d'autres substances (si ce n'est pour l'usage de la médecine), et les formules de ces préparations ont été rédigées par les professeurs de l'École de pharmacie, pour celles qui servent à la destruction des animaux nuisibles et par les professeurs de l'École d'Alfort pour celles qu'on emploie dans la médecine vétérinaire. La vente de l'arsenic et de ses composés est interdite pour le chaulage des grains, l'embaumement des corps et la destruction des insectes. Depuis l'application de ces mesures, le chiffre des empoisonnements par l'arsenic a considérablement diminué; ce chiffre, qui atteignait 35 pour l'année 1851, est descendu à 3 en 1860 [1].

C'est le plus souvent l'acide arsénieux qu'emploient les criminels. Cette substance se prête d'autant plus à leurs desseins qu'elle est incolore et n'a qu'une saveur peu prononcée qui permet de la mélanger aux aliments solides ou liquides sans produire de changements notables. Il est difficile de déterminer d'une manière précise la dose nécessaire pour produire l'empoisonnement. Abstraction faite de l'habitude (arsénicophages) [2], on peut admettre avec M. Lachèse, que 6 milligrammes d'acide arsénieux peuvent produire des accidents légers, 1 à 3 centigrammes des symptômes d'empoisonnement, 5 à 10 centigrammes, la mort.

Le poison arsenical est toujours administré par les voies digestives dans les empoisonnements criminels, mais il peut être absorbé par les plaies (emploi des caustiques arsenicaux), par la peau (pommades), par les voies respiratoires (poussières,

1. La vente de l'arsenic, interdite aux pharmaciens, est permise dans l'industrie et donne lieu à de fréquents accidents (affaire de Villeneuve, empoisonnement d'un grand nombre d'individus à Hyères par des vins arseniqués, 1888).

2. En 1864, deux médecins anglais, MM. Craig Maclagan et Rutter, s'étaient rendus en Syrie afin d'obtenir quelques renseignements authentiques sur les arsénicophages. Il s'adressèrent à Sigist au docteur Knapp qui put découvrir deux individus qui prirent en présence des deux docteurs anglais, le premier 25 et le second 30 centigrammes d'acide arsénieux. On examina avec soin leur bouche afin de se prémunir contre la simulation et leurs urines furent conservées ; elles furent plus tard analysées à Édimbourg et on trouva une quantité notable d'arsenic.
En 1875, le docteur Knapp a présenté au congrès des naturalistes allemands, à Gratz, deux individus qui prirent, le premier 25 centigrammes d'orpiment et le second 30 centigrammes d'acide arsénieux. (*Archives gén. de méd.*, janvier 1876).

papiers peints, etc.). On cite quelques cas dans lesquels le poison a été introduit par la muqueuse vaginale et, d'après Zacchias, Ladislas, roi de Naples, aurait été empoisonné par son membre viril qui aurait absorbé de l'acide arsénieux introduit dans le vagin de sa maîtresse.

Nous allons d'abord étudier l'intoxication produite par le type des poisons arsenicaux : *l'acide arsénieux.*

Symptômes. — Tardieu admet quatre formes distinctes dans l'empoisonnement par l'arsenic au point de vue de la marche des symptômes : les formes *suraiguë, latente, subaiguë* et *lente.* Nous pensons, avec **M. Rabuteau,** que cette division peut être simplifiée et qu'il n'y a en réalité à considérer que deux formes d'empoisonnement par l'arsenic : une forme *aiguë* et une forme *lente.*

Dans l'empoisonnement aigu, le malade éprouve une sensation d'âcreté et une constriction spasmodique de la gorge accompagnée d'une déglutition douloureuse et d'une ardeur qui s'étend d'une extrémité à l'autre des voies digestives. Viennent ensuite des vomissements abondants composés d'abord des substances alimentaires qui ont pu être ingérées et dans lesquelles on trouve quelquefois de l'acide arsénieux, puis de matières blanchâtres. La soif est intense et l'on observe souvent de la diarrhée cholériforme ou dysentérique.

A mesure que l'absorption s'effectue, les symptômes s'aggravent ; abattement, prostration, altération des traits, refroidissement de la peau, petitesse du pouls, crampes dans les membres, suppression des urines. Le ventre est dur, ballonné, la langue devient rouge et sèche, la cyanose survient, la respiration s'embarrasse, la face et les extrémités bleuissent et la mort arrive au bout de peu de jours. On observe vers le deuxième jour des accidents du côté de la peau par laquelle le poison s'élimine en partie et qui consistent en des taches pétéchiales, des élevures vésiculeuses ou papuleuses, quelquefois de l'ictère. Si le malade ne succombe pas, ces phénomènes diminuent, mais la douleur dans les membres, la gêne dans les mouvements, la paralysie persistent encore et rendent la convalescence extrêmement longue et difficile.

« La forme *lente* de l'empoisonnement, dit Tardieu, résulte le plus souvent de l'administration de doses répétées et successives du poison. » On observe des alternatives de malaise et de santé après chaque ingestion de poison, qui finissent par jeter le malade dans un état de maigreur considérable et par produire une apparence de vieillesse anticipée. Vomissements fréquents, digestions difficiles, coliques violentes, vertiges, lassitude, hémorrhagies variées, taches pétéchiales, éruptions miliaires ou pustuleuses, contracture des doigts et des orteils, rachialgies, arthralgies, tremblements, tels sont les symptômes variés et complexes de l'empoisonnement lent par l'arsenic.

Lésions cadavériques. — Elles portent principalement sur le tube digestif, les organes parenchymateux, la peau et le sang.

L'estomac porte les traces d'une inflammation plus ou moins violente ; la membrane muqueuse est rouge et présente des plaques arrondies d'un rouge violacé formé par une infiltration sanguine sous-muqueuse. La muqueuse de l'intestin grêle pré-

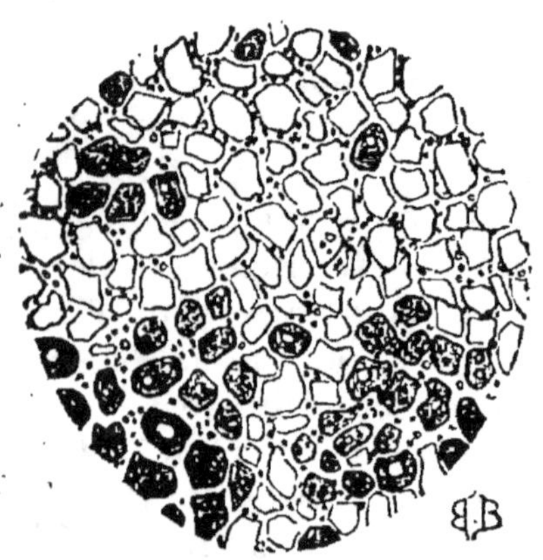

Fig. 6.

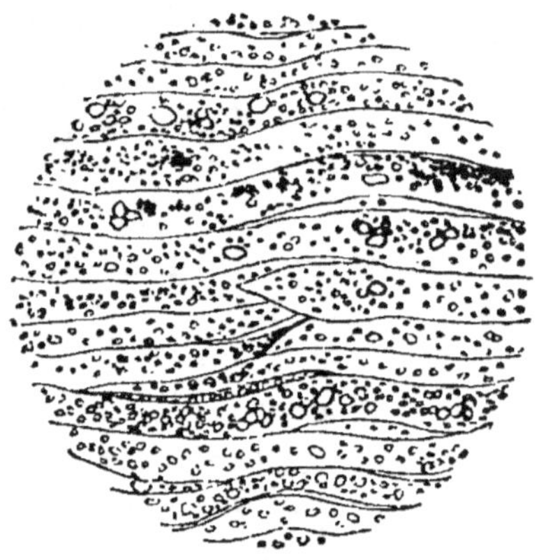

Fig. 7.

sente des lésions analogues, mais moins prononcées et qui sont généralement limitées au duodénum.

Le foie et les reins présentent souvent les altérations caractéristiques de la stéatose (fig. 6 et 7). Les poumons sont engorgés ou parsemés, à leur surface, d'ecchymoses sous-pleurales larges et diffuses ; ces mêmes taches ecchymotiques se rencontrent fréquemment sous le péricarde et l'endocarde (Tardieu).

On croyait autrefois que l'arsenic accélérait la décomposition des cadavres ; mais une opinion contraire a été soutenue récemment par plusieurs observateurs, notamment par Tardieu. On peut admettre que si l'arsenic a été absorbé en quantité notable, il retarde la décomposition du cadavre ; mais dans le cas contraire, il est probablement sans action sur les phénomènes de la putréfaction.

Traitement. — Favoriser l'évacuation du poison par les vomissements; ingérer une grande quantité d'eau tiède ou d'eau albumineuse. Administrer la magnésie à haute dose : elle précipite l'acide arsénieux à l'état d'arsénite insoluble, puis elle purge sans irriter. Le sesquioxyde de fer hydraté, le sesquisulfure de fer hydraté ont donné de bons résultats. Lorsque le poison est absorbé, il faut le chasser le plus rapidement possible par les urines et par la peau. Orfila a proposé pour cela le mélange suivant : Eau, 3 litres ; vin blanc, 1/2 litre ; eau de Seltz, 1 litre ; nitrate de potasse, 30 à 40 grammes. On frictionnera ensuite le malade, afin d'activer la circulation.

Autres composés arsenicaux. — Nous signalerons seulement l'*acide arsénique*, le *bisulfure d'arsenic* (réalgar), le *trisulfure d'arsenic* (orpiment), l'*arsénite de cuivre* (vert de Schweinfurt, vert de Scheele), qui sont employés à divers usages et peuvent donner lieu à des accidents toxiques qui se rapprochent de ceux que nous venons de décrire à propos de l'acide arsénieux.

Pour les *recherches chimiques* relatives à l'arsenic, voyez la *Chimie légale.*

2º **Phosphore.** — L'empoisonnement par cette substance était autrefois très rare et ne résultait guère que de son usage comme aphrodisiaque, mais il est devenu beaucoup plus fréquent depuis l'emploi des allumettes phosphorées.

Les préparations les plus employées sont, par ordre de fréquence : 1º le mastic inflammable des allumettes chimiques, employé en infusion ou en macération dans l'eau, dans du café, etc. ; 2º les pâtes phosphorées, destinées à détruire les animaux, avalées par des enfants ou mélangées à des substances alimentaires ; 3º le phosphore pur mélangé à des substances alimentaires. On a en outre observé des *empoisonnements indirects*, dans lesquels les symptômes toxiques étaient produits par des substances phosphorées (Tardieu). Nous ne parlons ici que pour mémoire de l'intoxication professionnelle si fréquente chez les ouvriers employés à la fabrication des allumettes et des poudres phosphorées.

Symptômes. — « L'empoisonnement par le phosphore produit : 1º des symptômes locaux ; 2º des symptômes généraux beaucoup plus graves et consécutifs à son absorption.

« 1° Aussitôt après l'ingestion de la substance vénéneuse, et parfois au moment même de cette ingestion, la victime éprouve des éructations alliacées et phosphorescentes. Puis, au bout de quelques heures, de cinq à six par exemple, elle ressent une douleur brûlante à l'épigastre, douleur qui se propage dans l'abdomen. L'estomac et le ventre sont excessivement sensibles ; il y a du météorisme. Il survient des renvois de gaz ayant une odeur alliacée, et, le plus souvent, des vomissements de matières contenant du phosphore, ayant une odeur forte, et lumineuses dans l'obscurité. Ces vomissements s'accompagnent de selles diarrhéiques offrant les mêmes caractères. Il est rare que ces matières vomies et les selles soient sanguinolentes dans cette première série de symptômes.

« 2° La substance toxique se trouve déjà diffusée dans l'organisme. A ce moment, le patient peut succomber rapidement dans le collapsus, par syncope, ou dans les convulsions, comme s'il s'agissait d'une intoxication par l'oxyde de carbone ou l'acide cyanhydrique. Mais, en général, les choses se passent de la manière suivante : L'haleine, la sueur et l'urine, qui naguère n'avaient pas d'odeur alliacée et n'étaient pas phosphorescentes, acquièrent souvent cette odeur et luisent dans l'obscurité, ce qui prouve d'une manière frappante la pénétration du poison dans le sang, car on observe la même chose chez les animaux dans lesquels on a injecté de l'huile phosphorée. Puis il se manifeste une dépression considérable de toutes les fonctions, dépression précédée en général d'une excitation de courte durée. Ainsi le pouls, d'abord fort et fréquent, devient petit, insensible, souvent irrégulier ; la respiration, d'abord accélérée, devient pénible, faible, stertoreuse ; la température, qui s'était d'abord élevée, s'abaisse d'une manière considérable ; les muscles, qui étaient souvent atteints de tremblements, se paralysent ; de sorte que non seulement les mouvements sont difficiles, mais qu'il survient parfois des selles involontaires, par suite de la paralysie du sphincter anal. Enfin, aux douleurs violentes de l'épigastre et de l'abdomen pendant la première période, aux crampes qui se produisent pendant la seconde période, après la pénétration du poison dans la profondeur de l'organisme, aux sensations de fourmillement, succède une anesthésie parfois complète (Rabuteau). »

L'ictère, l'albuminurie, la stéatose des organes et autres

symptômes qui indiquent le trouble de la nutrition surviennent ensuite vers le troisième ou le quatrième jour. Enfin la mort arrive, quelquefois précédée de convulsions, mais le plus souvent dans le collapsus ou le coma. Lorsque la terminaison funeste n'a pas lieu à la fin de la première période, elle survient vers le huitième ou le dixième jour.

Tardieu a signalé une forme *nerveuse* de cet empoisonnement dans laquelle l'excitation générale domine jusqu'à la mort, puis une forme *chronique* ou *hémorrhagique* dont la terminaison a lieu après deux ou trois semaines. Cette dernière forme est caractérisée par des hémorrhagies fréquentes (taches pétéchiales à la peau, selles sanguinolentes, épistaxis, métrorrhagies, etc.).

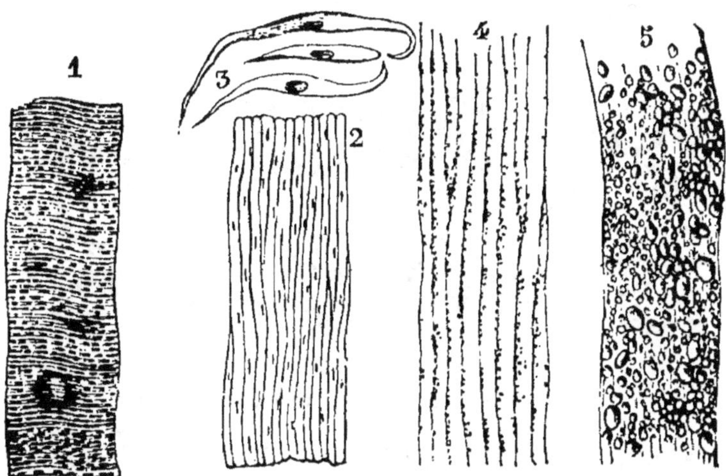

Fig. 8. — 1, fibre musculaire striée normale ; 2. faisceaux de fibres musculaires lisses normales ; 3, fibres-cellules ; 4. granulations interstitielles ; 5, fibre musculaire graisseuse.

Lésions cadavériques. — Dans certains cas où la mort est survenue rapidement, on retrouve dans l'estomac ou dans les intestins du phosphore solide facilement reconnaissable à son odeur alliacée et aux lueurs qu'il dégage dans l'obscurité. La membrane muqueuse de l'estomac est rouge et enflammée, parsemée de taches noires et ardoisées, rarement perforée ; mais la lésion la plus importante, après la congestion des reins, est la dégénérescence graisseuses des organes (stéatose), particulièrement du foie.

Lorsqu'on étudie au microscope les lésions de la stéatose,

on trouve les cellules du foie remplies de granulations et de gouttelettes graisseuses très abondantes (fig. 7). Les fibres musculaires striées sont granuleuses et ont perdu leur striation. Le rein subit également des altérations remarquables qui expliquent l'albuminurie ; les cellules épithéliales des tubuli et des glomérules de Malpighi se remplissent de graisse ou disparaissent complètement (fig. 9).

Le sang est noir et ne donne au spectroscope que la raie unique de l'hémoglobine réduite.

Traitement. — Faire vomir avec le sulfate de cuivre, qui est réduit en phosphure de cuivre ; purger avec de la magnésie ; éviter le lait, les purgatifs huileux et les matières grasses, qui favorisent l'intoxication en dissolvant le phosphore.

Pour les *recherches chimiques* relatives au phosphore, voyez la *Chimie légale.*

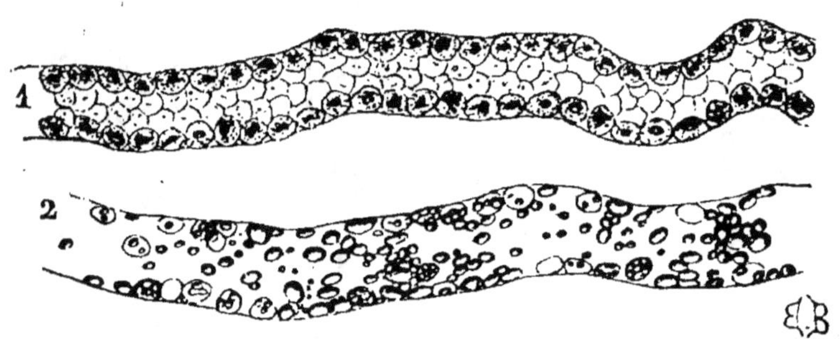

Fig. 9. — 1, tube urinifère normal ; 2, tube desquamé graisseux.

3° Mercure. — Ingéré à l'état métallique en grande quantité, le mercure ne produit d'autres accidents que ceux qui résultent de son poids ; il n'agit comme poison que lorsqu'il a été trituré avec des substances pulvérulentes, grasses ou visqueuses.

Tous les sels de mercure sont, au contraire, très vénéneux ; le plus connu d'entre eux et le plus employé dans l'empoisonnement criminel est le sublimé corrosif (bichlorure de mercure) ; les autres (protoiodure, biiodure, cyanure et nitrate de mercure, précipité rouge, etc.) ne figurent guère que dans les empoisonnements accidentels. Quant au calomel (protochlorure de mercure), il ne devient toxique qu'autant qu'il trouve sur son passage des substances capables de le transformer, soit en sublimé corrosif, comme le sel de cuisine, soit en cyanure, comme les amandes amères.

Bien que toutes les préparations mercurielles n'aient pas les mêmes propriétés, elles déterminent des effets généraux qui diffèrent peu et qui se rapprochent de ceux produits par le sublimé, qui mérite d'être pris pour type de l'empoisonnement par le mercure.

Le sublimé et toutes les préparations mercurielles solubles sont vénéneuses à très petites doses (10 à 20 centigrammes). Dans les cas d'homicide ou de suicide, le poison est généralement pris dans une solution aqueuse ou alcoolique, plus rarement avec les aliments. Quelle que soit la voie par laquelle il a été introduit, il détermine des symptômes locaux et généraux d'une gravité exceptionnelle.

Symptômes. — D'après la marche des accidents, Tardieu distingue trois sortes de formes : *suraiguë, subaiguë* et *lente.*

1° *Forme suraiguë.* — Accidents rapides et violents, analogues à ceux qu'on observe dans l'empoisonnement par les irritants. Vomissements et évacuations alvines bilieuses accompagnées de violentes douleurs avec tension du ventre. Face rouge et vultueuse, gonflement des lèvres, des gencives et de la langue ; peau froide, haleine fétide, salivation abondante ; mort à la fin du premier jour.

2° *Forme subaiguë.* — On observe les mêmes accidents que dans la forme suraiguë, mais avec une violence moindre. Vers le cinquième, ou le sixième jour, s'opère une rémission apparente, mais les malades restent dans un état de prostration générale. La guérison est possible dans cette forme, mais il survient le plus souvent un état cachectique qui peut amener la mort au bout d'un temps plus ou moins long.

3° *Forme lente.* — Les accidents surviennent pendant le cours d'un traitement mercuriel, et chez les ouvriers exposés aux vapeurs de mercure. Ils constituent une forme d'intoxication professionnelle qui ne se rattache qu'indirectement à la médecine légale et dont on trouvera la description dans les traités de pathologie.

Lésions cadavériques. — Les muqueuses de l'estomac et de l'intestin présentent des arborisations, des ecchymoses et des ulcérations. Ces lésions peuvent exister alors même que le poison n'a pas été ingéré. Le sublimé corrosif attaque également la bouche, le pharynx et l'œsophage, dont la muqueuse est gonflée, ramollie, colorée en blanc ou gris bleuâtre.

Lorsque la mort n'est arrivée qu'au bout de quelques jours,

on observe également la dégénérescence graisseuse du foie et des reins. M. Hénocque a fort bien étudié cette stéatose dans un cas d'empoisonnement qu'il a communiqué à la Société anatomique [1]. A l'examen microscopique du foie, on voyait nager dans la préparation un grand nombre de gouttelettes et de granulations graisseuses (fig. 10). Dans le rein, on a trouvé le parenchyme complètement détruit et remplacé par des gouttelettes de graisse. Les tubuli qui existaient encore (fig. 11) étaient desquamés et infiltrés de granulations graisseuses.

Traitement. — Le meilleur antidote est l'*eau albumineuse*, qui forme dans l'estomac un albuminate de mercure non corrosif et insoluble dans l'eau ; puis la *magnésie*, qui transforme

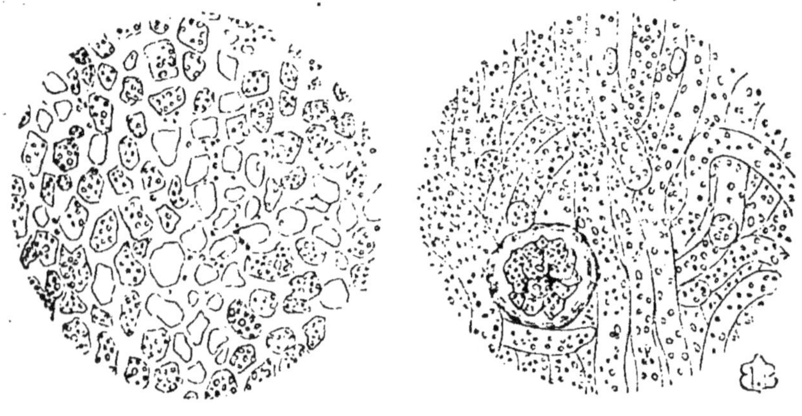

FIG. 10.　　　　FIG. 11.

les sels de mercure en oxydes. A défaut de ces substances, on peut administrer des cendres délayées dans de l'eau tiède, qui formeraient dans l'estomac un carbonate de mercure insoluble. On a proposé divers métaux qui peuvent transformer le sublimé en calomel : la limaille de fer, la limaille de fer et d'or, la limaille de fer et d'argent. Bouchardat recommande le sulfure de fer hydraté comme antidote du précipité rouge.

On administrera ensuite, comme agent d'élimination, les purgatifs, les sudorifiques et les diurétiques.

Pour les *recherches chimiques*, voyez la *Chimie légale*.

4° **Cuivre**. — Les sels de cuivre occupent une place importante dans l'empoisonnement ou les tentatives d'empoison-

1. HÉNOCQUE, *Société anatomique*, juillet 1868.

LUTAUD, *Méd. lég.*

nement. L'empoisonnement se produit accidentellement dans des cas assez nombreux, par suite de l'emploi d'ustensiles de cuivre. On observe également un empoisonnement professionnel par les sels de cuivre.

A l'état de métal pur, le cuivre n'a par lui-même aucune action sur l'économie. Les composés les plus employés comme poison sont : le sulfate de cuivre (couperose bleue), le sous-carbonate et le sous-acétate (vert-de-gris).

L'action vénéneuse des sels de cuivre a été contestée. On a prétendu que les propriétés vomitives de ces agents empêchaient leur absorption ; mais la clinique n'a pas confirmé cette manière de voir. Les sels de cuivre, quoiqu'étant le plus souvent rejetés, déterminent néanmoins des symptômes et des lésions dont la gravité ne peut être niée.

Symptômes. — Une demi-heure au plus après l'ingestion du poison surviennent des vomissements violents accompagnés de coliques atroces, de cardialgie, d'évacuations alvines répétées, de ténesme. Le malade éprouve une violente céphalalgie, un sentiment de constriction à la gorge et une saveur cuivreuse extrêmement pénible. Le pouls est petit, fréquent, irrégulier ; l'abolition de la fonction rénale constitue un symptôme constant à l'approche de la mort, qui survient après des mouvements convulsifs et tétaniques.

Ces symptômes appartiennent à la forme aiguë. L'intoxication lente se manifeste par les symptômes de dépression générale, qui appartiennent à tous les empoisonnements par des substances minérales administrées à dose faible et répétée.

Lésions cadavériques. — Les signes fournis par l'autopsie ne ne sont pas constants. On observe généralement sur tout le trajet du tube digestif des rougeurs et des taches ecchymotiques noirâtres, et ces *lésions* sont d'autant plus prononcées que le poison se trouvait en solution plus concentrée. Les matières contenues dans l'estomac ont quelquefois une couleur verdâtre, et la peau présente souvent une teinte ictérique prononcée.

Traitement. — Administrer une grande quantité d'eau albumineuse, qui forme, avec les sels de cuivre, un albuminate. On peut également employer la magnésie et les solutions alcalines, qui précipitent le cuivre à l'état d'oxyde. La limaille de fer a été conseillée dans le but de précipiter le cuivre à l'état métallique.

Pour les *recherches chimiques*, voyez la *Chimie légale*.

5° **Antimoine. Émétique.** — L'empoisonnement criminel par les préparations antimoniales est rare ; mais quelques procès qui se sont déroulés en Angleterre dans ces dernières années ont montré l'emploi criminel qu'on peut faire de ces substances et les difficultés médico-légales que les empoisonnements peuvent soulever.

La préparation la plus employée est l'émétique (tartrate d'antimoine et de potasse), qui possède des propriétés toxiques très énergiques, puisque, suivant M. Taylor, 15 à 20 centigrammes, ingérés en une seule fois, peuvent déterminer la mort. Les autres composés (kermès minéral, antimoine diaphorétique, etc.) n'agissent comme poison qu'à des doses relativement élevées. Nous ne nous occuperons donc que de l'empoisonnement par l'émétique ou tartre stibié.

Symptômes. — Le malade ressent une saveur métallique très prononcée, puis accuse des douleurs vives à l'épigastre, accompagnées de vomissements et de déjections alvines abondantes. Le pouls devient petit, la peau se refroidit (algidité stibiée), les urines deviennent rares, et l'on observe des symptômes choumes choumes choumes.

Symptômes. Le pouls devient petit, la peau se refroidit (algidité stibiée), les urines deviennent rares, et l'on observe des symptômes choumes choumes.

tômes choumes choumes choumes. La mort arrive par arrêt de la circulation, après un temps variable ; dans un cas elle est survenue au bout de dix heures.

Lorsque la mort n'a pas lieu avant le premier ou le second jour, on observe des éruptions vésiculo-pustuleuses (ecthyma stibié), qui se manifestent surtout aux cuisses, aux bras et au dos. Les mêmes accidents cutanés peuvent être obtenus en frictionnant la peau avec une pommade stibiée.

Deux médecins anglais, Palmer et Pritchard, ont employé l'émétique à petites doses répétées dans un but criminel. La mort est survenue après quelques mois.

Lésions cadavériques. — Les lésions du tube digestif ne présentent rien de caractéristique et peuvent même faire défaut. Dans l'empoisonnement aigu, Magendie a signalé la congestion pulmonaire et une inflammation générale des organes internes, mais ces lésions sont loin d'être constantes.

Traitement. — Il faut employer le tannin ou bien la décoction de quinquina gris, ou simplement de l'écorce de chêne ; il se forme un tannate d'antimoine insoluble (Rabuteau).

Pour les *recherches chimiques*, voyez la *Chimie légale*.

6° **Sel de nitre** (*azotate de potasse*). — Ce médicament, employé à petites doses comme diurétique, a souvent donné lieu à des empoisonnements accidentels à cause de sa ressemblance avec le sulfate de magnésie.

Symptômes. — A la dose de 10 à 12 grammes, ce sel peut déterminer des vomissements, des déjections alvines abondantes, le ralentissement du pouls, la diminution progressive des battements du cœur, des convulsions et la mort.

Lésions cadavériques. — La membrane muqueuse de l'estomac est rouge, parsemée de petites taches noires. Le rein est augmenté de volume et présente souvent les signes de la néphrite albumineuse.

Traitement. — Provoquer l'élimination du poison par les vomitifs et un purgatif huileux. Administrer ensuite l'alcool, qui relève les forces et agit comme diurétique.

7° **Sel d'oseille** (*bioxalate de potasse*). — Le sel d'oseille a été souvent confondu avec la crème de tartre, dont les symptômes présentaient une grande analogie avec ceux produits par le sel de nitre.

Ce qu'il y a de plus remarquable dans cet empoisonnement, c'est la couleur vermeille de tous les tissus et du sang toujours fluide qui les pénètre (Tardieu).

8° **Digitale. Digitaline**. — Les feuilles de la digitale ont quelquefois été confondues avec celles de la grande consoude ou du bouillon blanc ; elles sont ovales, oblongues, crénelées, brunâtres à leur face supérieure, blanchâtres à leur face inférieure (fig. 12). La poudre des feuilles de la digitale pourprée est jaune verdâtre. L'empoisonnement par cette substance est presque toujours accidentel.

Le principe actif de la digitale, la digitaline, est un poison qui tue à la dose de 1 à 2 centigrammes. Il existe un cas d'empoisonnement criminel par cette substance, celui de la veuve de Pauw, par l'homœopathe Lapommerais.

Symptômes. — Briand et Chaudé résument ainsi les symptômes de l'empoisonnement par la digitale : « Malaise, vomissements répétés glaireux et verdâtres ; vertiges, éblouissements, troubles de la vue et de l'ouïe ; pâleur extrême, prostration complète ; le pouls, qui, dans les premières heures, avait été rapide, désordonné et violent, s'affaiblit, se ralentit et tombe à cinquante et même à quarante pulsations à la minute. La respiration devient suspirieuse, et une diarrhée abondante

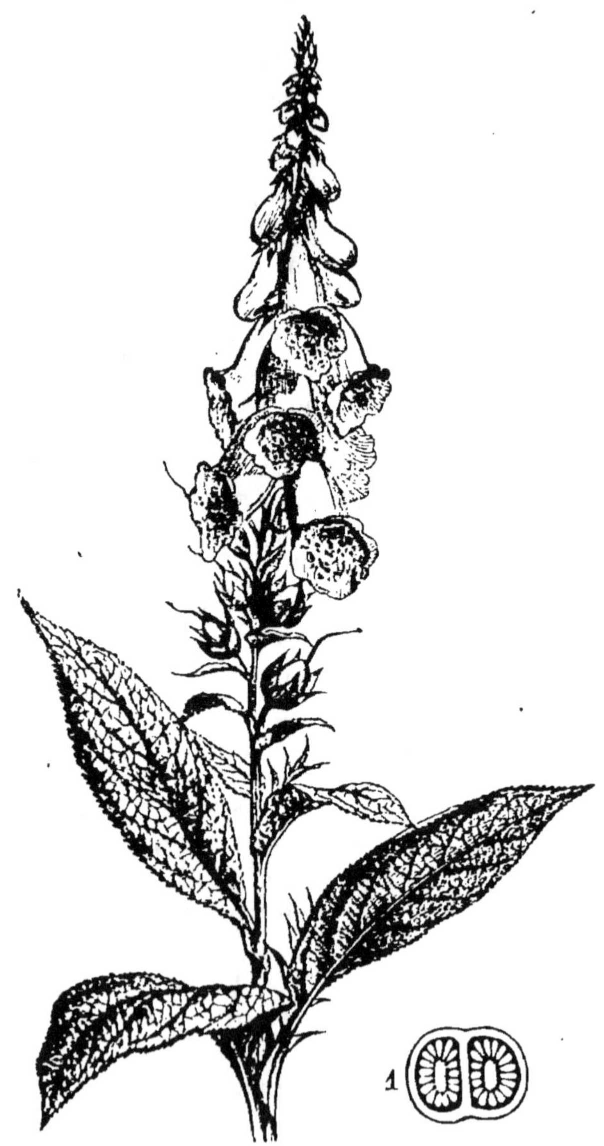

Fig. 12. — Digitale pourprée (*Digitalis purpurea*). — 1, section du fruit.

et cholérique s'établit le plus souvent. » La mort n'est pas la terminaison certaine de cet empoisonnement : sur vingt-huit observations recueillies par Ducroix, plus des deux tiers ont eu une issue favorable.

Dans l'empoisonnement par la digitaline, les symptômes sont plus accentués, la prostration plus complète et la mort plus probable et plus rapide ; mais c'est surtout par l'analyse chimique qu'on peut reconnaître cet empoisonnement.

Lésions cadavériques. — Elles n'ont rien de caractéristique. Dans quelques cas, cependant, on a constaté quelques rougeurs, quelques plaques violacées dans l'estomac ; une certaine quantité de sérosité épanchée dans le péricarde et un état de congestion et d'infiltration séro-sanguine des méninges.

Pour les *recherches chimiques*, voyez la *Chimie légale*.

TROISIÈME CLASSE. — Poisons stupéfiants.

« Les poisons stupéfiants, dit Tardieu, forment un groupe très naturel, car ils agissent tous directement et d'une manière spéciale sur le système nerveux, dont ils dépriment l'activité. » Quelques auteurs, M. Rabuteau entre autres, n'admettent pas ce groupe, et font rentrer les substances qui le composent dans la classe des poisons névrotiques et musculaires. Cette manière de voir est logique jusqu'à un certain point, mais nous avons déjà dit que les classifications qui reposent sur la physiologie expérimentale présentent, en médecine légale, moins d'avantages que celles qui sont basées sur l'étude clinique des symptômes. Nous admettons donc la classe des stupéfiants, qui comprend les poisons qu'Orfila avait improprement désignés sous le nom de *narcotico-âcres*.

Nous étudierons dans ce groupe le *plomb*, la *belladone*, les *solanées vireuses*, le *tabac*, la *ciguë*, l'*aconit*, les *champignons*, le *curare*, les *anesthésiques* et l'*alcool*.

1° Plomb. — L'empoisonnement par le plomb est rarement pratiqué dans un but criminel, mais il est au contraire observé très fréquemment à la suite de fraudes ou d'imprudences. C'est ainsi que la litharge, mélangée au vin pour en corriger l'acidité, a produit des accidents toxiques. Le carbonate de chaux contenu dans les eaux de source forme du carbonate de plomb en séjournant dans les tuyaux et communique ainsi à l'eau des propriétés vénéneuses. Les accidents observés en

Angleterre en 1848, à Claremont, sur la famille de Louis-Philippe, et qui ont été très bien décrits par M. Henri Gueneau de Mussy, ne reconnaissaient pas d'autre cause.

Toutes les préparations saturnines sont toxiques, mais les préparations solubles possèdent des propriétés beaucoup plus énergiques.

L'empoisonnement peut être *aigu* ou *chronique*, mais nous ne nous occuperons que de l'empoisonnement aigu, les symptômes de l'empoisonnement chronique, ou *saturnisme*, étant l'objet de longues descriptions dans tous les traités de pathologie interne.

Symptômes. — L'ingestion du poison produit une saveur douceâtre et sucrée; elle est bientôt suivie de violentes douleurs intestinales avec rétraction des parois abdominales. On observe presque toujours des vomissements, rarement de la diarrhée. La paralysie des muscles extenseurs, l'anesthésie, le délire, les convulsions surviennent ensuite, et la mort arrive après deux ou trois jours de coma.

Dans l'empoisonnement *lent*, on observe une cachexie spéciale caractérisée par une teinte ardoisée des gencives, une teinte jaune terreuse de la peau, une constipation opiniâtre et un amaigrissement considérable. La confirmation de la maladie s'annonce par des paralysies partielles, principalement des muscles extenseurs de l'avant-bras (saturnisme épitrochléen).

Lésions cadavériques. — Elles sont peu marquées ou nulles. On observe quelquefois une légère inflammation de l'estomac. Orfila a donné comme un signe propre à l'empoisonnement aigu par l'acétate de plomb, la formation de points blancs figurant des espèces de traînées sur la muqueuse stomacale. Dans les empoisonnements à forme lente, on rencontre souvent un rétrécissement du canal intestinal et presque toujours les lésions rénales caractéristiques de la maladie de Bright.

Traitement. — Évacuation immédiate des matières contenues dans l'estomac à l'aide de vomitifs végétaux et de la pompe gastrique. Parmi les antidotes, on conseille l'eau albumineuse et le lait, puis les sulfates de soude et de magnésie, qui donnent lieu à la formation d'un sulfate de plomb insoluble.

Pour les *recherches chimiques*, voyez la *Chimie légale*.

2° Belladone. — Cette plante croît communément sur les sols montueux et ombragés, et atteint une hauteur de 50 centimètres à 1m50 (fig. 12). Elle doit ses propriétés toxiques à l'*atropine*, alcaloïde d'une saveur âcre et amère.

Les empoisonnements par la belladone et l'atropine résultent le plus souvent d'une erreur: des enfants mangent les fruits de la belladone, que leur couleur noirâtre et leur goût douceâtre peuvent faire prendre pour des cerises. L'empoisonnement par l'atropine a lieu quelquefois lorsqu'on a l'imprudence de laisser des collyres contenant cette substance sur les

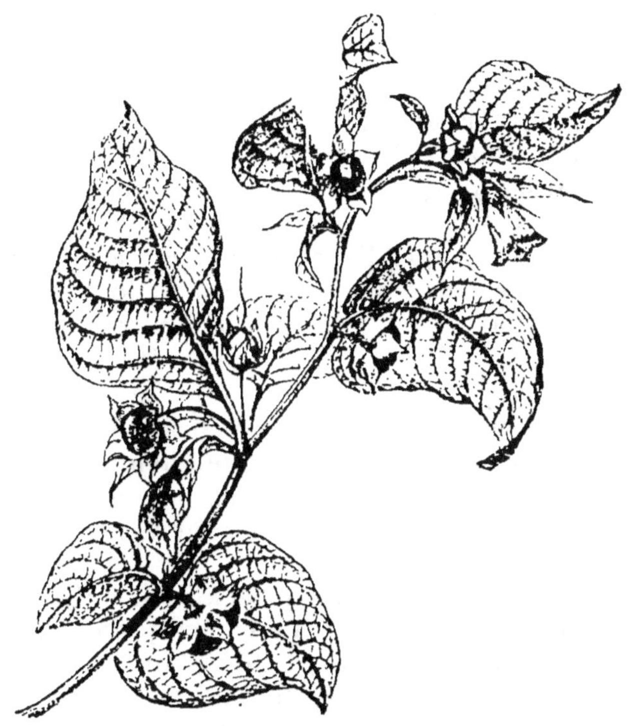

Fig. 13. — Belladone (*Atropa belladona*).

tablettes d'un individu plus ou moins privé de l'usage de ses yeux, à côté de fioles contenant d'autres médicaments.

Symptômes. — Immédiatement après l'absorption de la belladone, les malades sont pris de vertiges et de nausées, rarement ils vomissent. La pupille se dilate énormément, et on voit alors apparaître des vertiges, des défaillances, des sueurs froides.

« Les effets de l'atropine, dit M. Meuriot, varient suivant les espèces. C'est surtout pour l'homme qu'elle est un poison violent. Les effets en diffèrent suivant les doses employées : de petites doses d'atropine accélèrent les mouvements du cœur et augmentent la tension du sang ; des doses toxiques font tomber la tension et ralentissent le cœur. A petite dose, l'atropine augmente la tonicité des fibres musculaires des vaisseaux ; à dose toxique, elle la diminue ou la détruit même : à petite dose, elle accélère la respiration ; à dose toxique, elle la ralentit ; à petite dose, elle augmente les fonctions excito-motrices de la moelle ; à dose toxique, elle exagère le pouvoir réflexe, au point de produire des convulsions. La dose toxique produit le coma ; l'agitation, l'insomnie, le délire sont les effets de la dose thérapeutique ou du début de la dose toxique avant l'absorption totale. Les petites doses augmentent la température ; les doses toxiques la diminuent. L'atropine s'élimine surtout par les reins, et avec une rapidité telle que son action est de courte durée et que l'analyse médico-légale ne peut en révéler la présence que dans les cas où une dose énorme a été administrée et n'a pas eu le temps d'être chassée par les reins. »

Lésions cadavériques. — Elles ne sont ni constantes ni caractéristiques. On a observé des congestions considérables de certains viscères et des muscles, quelquefois des ruptures vasculaires et des hémorrhagies légères. La congestion de la rétine est fréquente dans les empoisonnements lents et répétés.

Traitement. — Evacuer l'estomac à l'aide des vomitifs et de la pompe gastrique. Administrer de l'alcool, qui agit comme éliminateur et diurétique. L'emploi du sulfate d'ésérine comme antagoniste ne saurait être conseillé jusqu'à ce que des expériences plus concluantes aient permis de statuer sur l'antagonisme qu'on soupçonne devoir exister entre l'atropine et l'ésérine.

3° **Tabac.** — Toutes les parties de la plante du tabac renferment une substance éminemment toxique, la *nicotine*, qui neutralise tous les acides avec lesquels elle donne des sels, cristallisables pour la plupart, mais très déliquescents (Rabuteau). Le tabac et la nicotine ont été employés dans un but criminel ; cette dernière substance est toxique à des doses très faibles ; 5 à 10 centigrammes tuent un chien du forte taille.

Symptômes. — On observe un trouble particulier de la respiration, une agitation violente et convulsive du diaphragme, des vertiges, des vomissements, de la prostration, le refroidissement de la peau et le ralentissement du pouls ; la mort survient rapidement dans un état de stupeur entrecoupé de convulsions générales ou partielles.

Les effets physiologiques de la nicotine ont été étudiés par Cl. Bernard, qui lui a reconnu cette propriété générale de faire contracter les artérioles et d'accélérer les mouvements du cœur.

Lésions cadavériques. — Les parties qui ont été en contact avec la nicotine sont blanches, racornies, couvertes de croûtes ; tous les tissus exhalent une forte odeur de tabac ; le sang est noir et fluide. On ne trouve pas, du reste, de lésions caractéristiques.

Traitement. — Le même que celui de l'empoisonnement par les alcaloïdes des autres solanées vireuses.

Pour les *recherches chimiques*, voyez la *Chimie légale*.

4° **Autres solanées vireuses**. — La jusquiame, la stramoine et la morelle produisent sur l'organisme des effets analogues à ceux de la belladone.

A. *Jusquiame* (*hyoscyamus niger*). — La jusquiame noire est une plante annuelle qui croît sur les bords des chemins et des décombres. Ses racines, qui sont de la grosseur du doigt, ont été prises pour des racines de chicorée ; ses feuilles ont été confondues avec celles du pissenlit. Le principe auquel la jusquiame doit ses propriétés toxiques est l'*hyoscyamine*, substance qui cristallise très difficilement, mais qui donne des sels cristallisables.

B. *Stramoine* (*Datura stramonium*). — La stramoine, pomme épineuse, herbe aux magiciens, est une plante (fig. 14) qui croît communément sur les chemins, et qu'on cultive quelquefois dans les jardins. Elle doit ses propriétés toxiques à la daturine, alcaloïde identique à l'atropine.

Il résulte des expériences de Trousseau qu'on ne peut saisir aucune différence essentielle entre les effets de la stramoine et ceux de la belladone, si ce n'est que le premier de ces poisons est plus actif et plus dangereux.

C. *Morelle* (*Solanum nigrum*). — De même que la belladone, la morelle est un poison que les enfants prennent volontiers. Les suites n'en sont pas d'ordinaire aussi inquiétantes que celles de l'empoisonnement par les baies de la belladone. Nous savons qu'une des conséquences constantes, c'est le vomissement, qui débarrasse l'estomac et dans les matières duquel on reconnaît aisément les fruits de la morelle, dont la coloration est à peine modifiée.

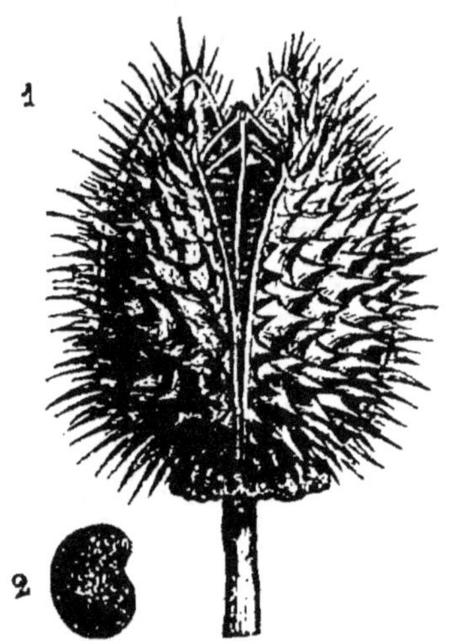

FIG. 14. — Stramoine ou pomme épineuse (*Datura stramonium*). — 1, fruit et graine ; 2, dimension de la graine.

3° Ciguës. — On connaît plusieurs espèces de ciguë qui sont le plus souvent confondues entre elles et qui appartiennent toutes à la famille des ombellifères. Voici les plus importantes.

La *grande ciguë* (fig. 15), plante bisannuelle, qui croît sur les bords des chemins et atteint une hauteur de 1 mètre à 1 ^{m} 50. Elle est reconnaissable par les taches ponctuées dont sa tige est semée.

La *ciguë vireuse* ou *ciguë aquatique* (fig. 16), plante vivace qui croît sur le bord des étangs et des marais et n'atteint guère qu'une hauteur de 50 centimètres.

La *petite ciguë* ou *ciguë des jardins* (fig. 17), plante annuelle dont la hauteur ne dépasse guère 50 centimètres.

Les empoisonnements criminels par la ciguë et son alcaloïde, la cicutine, sont assez rares, mais ils ont cependant été observés. Toulmouche en a rapporté [1] un cas, dans lequel

1. *Journ. de chim. méd.*, 1845, p. 533, et Tardieu, *Empoisonnement*, p. 806.

une femme avait voulu empoisonner son mari en lui faisant manger une soupe avec des racines de ciguë ; celui-ci fut averti du danger par le goût âcre du mets qu'on lui servait.

L'empoisonnement accidentel est fréquent, et reconnaît presque toujours pour cause la ressemblance qu'offrent les différentes espèces de ciguë avec d'autres végétaux inoffensifs, surtout avec le persil (fig. 17). Il importe donc de bien établir les caractères à l'aide desquels on peut distinguer cette dernière plante des ciguës proprement dites.

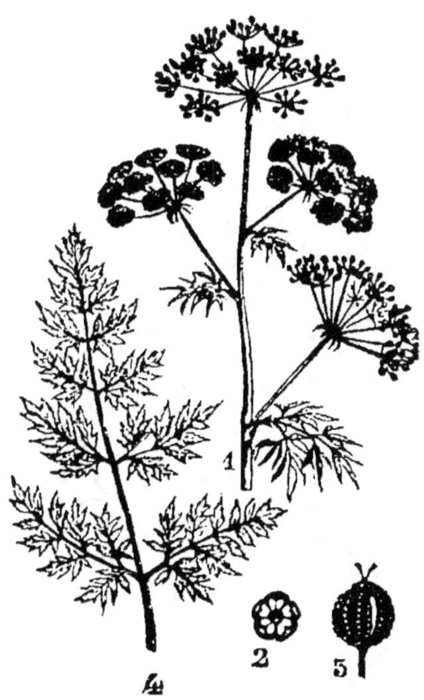

FIG. 15. — Grande ciguë (*Conium maculatum*). — 1, inflorescence ; 2, fleur ;
3, fruit ; 4, feuille.

« Le persil, dit Rabuteau, a des fleurs d'un *vert jaunâtre*, tandis que celles des ciguës sont blanches. Les pétales en sont émarginées par l'inflexion de leur pointe. Les ombelles composées sont munies d'un involucre qui ne se trouve ni dans la ciguë des jardins, ni dans la cicutaire, ni dans le phellandre, mais seulement dans la grande ciguë avec laquelle on ne peut d'ailleurs confondre le persil à cause du port et des dimensions qui en sont très différentes. Les feuilles ont des segments ovales, cunéiformes, dentés et exhalant une *odeur aromatique*, tandis que celle des ciguës exhalent une odeur vireuse lorsqu'on les froisse. Enfin le fruit n'est ni subglobuleux comme dans les trois ciguës précédentes, ni cylindrique comme dans

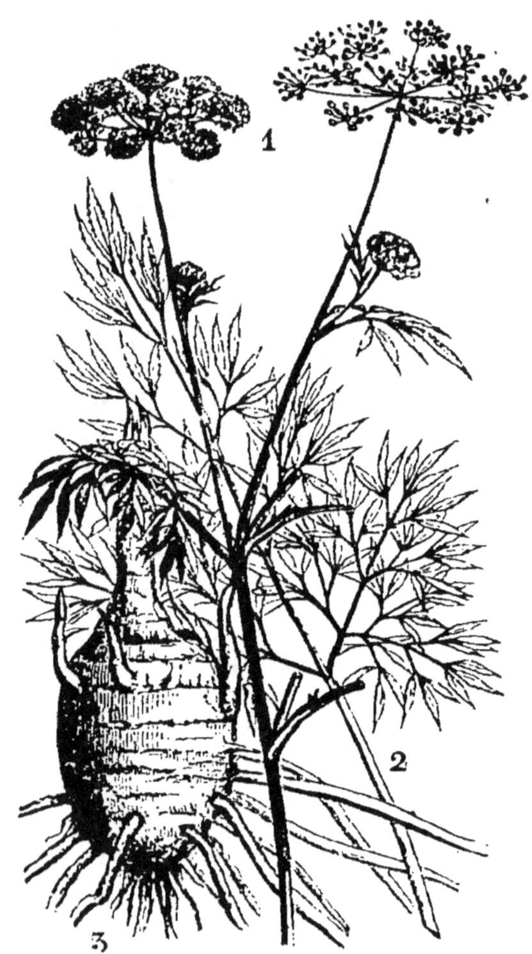

Fig. 16. — Ciguë vireuse (*Cicuta virosa*). — 1, inflorescence ; 2, feuilles ; 3, tubérosité radicale.

le phellandre ; il est comprimé perpendiculairement à la commissure et offre des côtes *filiformes*, tandis qu'elles sont crénelées dans la grande ciguë, aplanies dans la cicutaire, crénées dans la ciguë des jardins, obtuses dans le phellandre. »

Symptômes. — Les effets sont les mêmes pour toutes les espèces de ciguë. On observe, une heure environ après l'ingestion du poison, des vertiges, des éblouissements, de la céphalalgie, une anxiété précordiale et des vomituritions sans résultat. La pupille est dilatée, la vue trouble, l'intelligence nette. Le malade a des mouvements spasmodiques et des contractions tétaniques ; puis la mort arrive dans le coma.

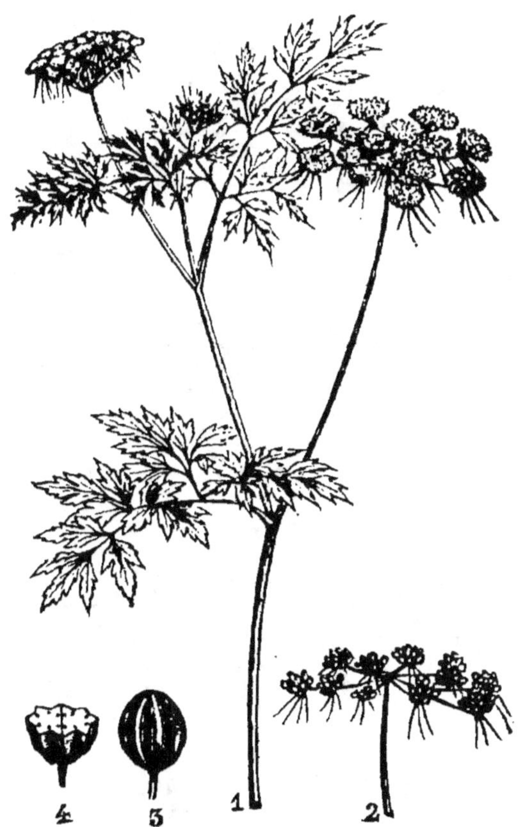

Fig. 17. — Petite ciguë (*Æthusa cynapium*).

Lésions cadavériques. — On observe à la surface du corps des plaques livides et des extravasations sanguines. Le sang est moins fluide ; presque tous les organes sont congestionnés. On trouve quelquefois dans l'estomac des fragments reconnaissables de la plante toxique qu'il suffit de triturer dans un mortier avec une solution de potasse pour développer l'odeur caractéristique de la conicine (Christison).

Traitement. — Après avoir provoqué des vomissements, on fera prendre soit du tannin, soit de l'eau iodée ou une solution faible d'iodure de potassium ioduré. La solution iodée donne avec la conicine et les sels de cette base, comme avec presque tous les alcaloïdes, un précipité qui est insoluble dans l'eau (Rabuteau).

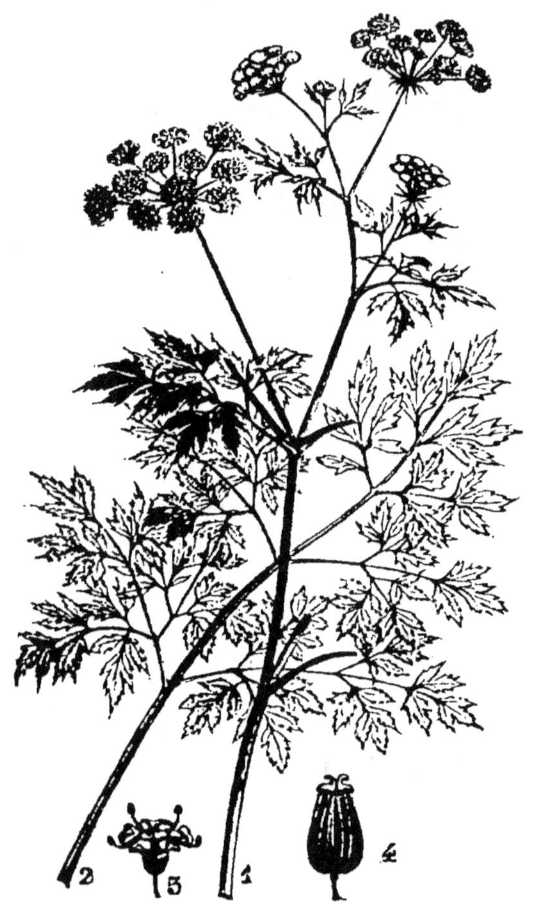

FIG. 18. — Persil (*Petroselinum sativum*).

6o Aconit. — Les aconits appartiennent à la famille des renonculacées et possèdent tous des propriétés vénéneuses. L'aconit Napel (fig. 19) est une plante vivace qui croît dans les bois et dont les racines ressemblent à celle du navet ou du raifort sauvage.

Les aconits doivent leurs propriétés toxiques à *l'aconitine*, poison violent qui peut déterminer la mort à la dose de 5 à 10 milligrammes.

L'empoisonnement par les préparations d'aconit et l'aconitine est presque toujours accidentel ; on a cependant observé en Angleterre des cas d'empoisonnement criminel.

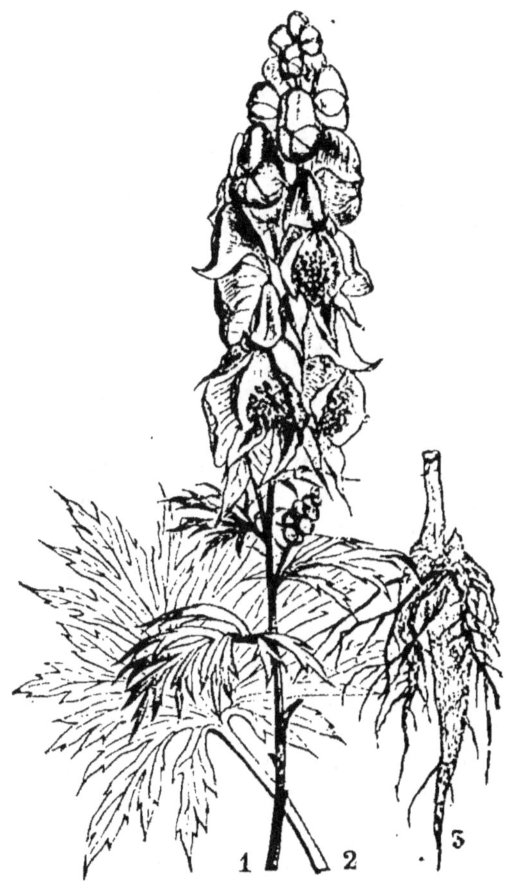

FIG. 19. — Aconit Napel. — 1, tiges et fleurs ; 2, feuilles ; 3, racines tubériformes.

Symptômes. — Nausées, somnolence, syncope, dilatation de la pupille, douleur vive à l'épigastre, tuméfaction de la face, ballonnement du ventre, sueurs froides, convulsions, syncope et mort. Les symptômes présentent une grande analogie avec ceux de l'empoisonnement par la ciguë.

Lésions cadavériques. — Elles n'ont rien de caractéristiques, on a observé une inflammation de la muqueuse intestinale et une congestion des poumons et des méninges.

Traitement. — Comme pour la ciguë.

7° **Champignons**. — Quoique l'empoisonnement par les champignons soit rarement criminel, il importe au médecin légiste d'en connaître les caractères à cause de la grande fréquence des accidents déterminés par l'ingestion des champignons vénéneux. On a du reste signalé quelques cas d'empoisonnements criminels soit avec des champignons seuls, soit avec des champignons mélangés avec un autre poison dont ils étaient destinés à dissimuler la présence et l'action.

Les champignons vénéneux appartiennent à l'ordre des *hyménomycètes.* Les genres les plus importants sont l'*Agaric* et le *Bolet,* qui contiennent à la fois des espèces alimentaires et toxiques. Parmi les toxiques les plus dangereux, nous citerons l'*Agaric mouche* ou *Fausse oronge.* La fausse oronge se distingue de l'oronge vraie, en ce que la surface de son chapeau, au lieu d'être sèche comme celle de l'oronge vraie, est visqueuse. Il y a également un *Bolet pernicieux* qu'on distingue du *Bolet comestible,* en ce que sa chair devient bleue à l'air, lorsqu'on l'a incisé, tandis que celle du bolet comestible reste blanche.

Symptômes. — Ce n'est qu'au bout de sept à huit heures, que surviennent les symptômes d'empoisonnement : douleur à l'épigastre, constriction à la gorge, soif vive, vomissements, coliques ; pouls petit, fréquent ; refroidissements de la peau, vertiges, assoupissement. On observe quelquefois des convulsions et du trismus, mais la mort survient généralement dans le coma. Il est du reste très difficile de décrire les symptômes de l'empoisonnement, car ils varient non seulement pour des espèces différentes, mais encore pour la même espèce. C'est ce qui a été très bien démontré par M. J. Michel[1].

Lésions cadavériques. — Elles ne sont pas caractéristiques et manquent d'uniformité. La membrane muqueuse de l'estomac offre dans certains cas une coloration violacée uniforme et des taches ecchymotiques. On trouve le plus souvent le

---

1. *De l'empoisonnement par les champignons* (Gaz. hebd., 20 octobre 1876).

LUTAUD, **Méd. lég.**

foie et la rate hypertrophiés et congestionnés. Le sang est noir et fluide.

Traitement. — Evacuer l'estomac et l'intestin par des vomitifs et des purgatifs. Comme antidote, on a conseillé le tannin en solution ou une décoction de noix de galle. Il faut se garder de donner de l'eau salée ou du vinaigre, qui dissolvent le principe toxique.

8° **Curare.** — Nous ne possédons aucune observation d'empoisonnement criminel par ce terrible toxique dont Auguste Voisin et Henry Liouville ont récemment publié une étude très complète [1].

Ce poison arrive en Europe dans des petits vases d'argile (fig. 20) ou dans des calebasses. On l'a longtemps considéré comme un venin, mais on sait aujourd'hui qu'on le retire de

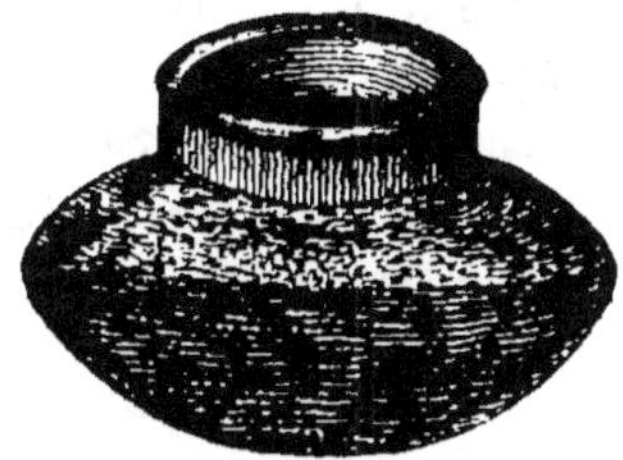

FIG. 20.

diverses strychnées. Le curare est soluble dans l'eau, et la solution, qui est très amère, donne avec le tannin un précipité blanc jaunâtre, qui n'est autre chose que la *curarine.*

Symptômes. — Si l'on injecte du curare sous la peau d'un chien, la mort arrive sans convulsions au bout de dix minutes. Les paupières s'abaissent, les pupilles se dilatent, les mouvements respiratoires cessent, le cœur ne bat plus. Chez l'homme, le curare administré dans un but thérapeutique a produit des frissons, de la fièvre, une accélération notable des mouvements du pouls et de la respiration.

Les belles recherches de Cl. Bernard ont démontré que le curare éteint les propriétés des nerfs moteurs tout en conservant celles des nerfs sensitifs.

Lésions cadavériques. — On ne trouve aucune lésion caractéristique à l'autopsie.

1. *Étude médico-légale sur le curare (Ann. d'hyg. et de méd. lég. 1866, t. XXVI).*

9° **Anesthésiques.** — La plupart des auteurs pensent que l'empoisonnement par l'inhalation des vapeurs anesthésiques ne saurait intéresser la médecine légale, et n'étudient que l'intoxication résultant de l'injection directe du chloroforme dans l'estomac. Cette manière de voir nous paraît trop exclusive, car non seulement les inhalations peuvent être employées dans un but criminel, mais elles produisent souvent la mort par imprudence et donnent lieu à des questions de responsabilité.

Un grand nombre de substances possèdent des propriétés anesthésiques : les plus importantes sont le chloroforme, l'éther et l'amylène ; cette dernière n'est presque plus employée aujourd'hui.

A. *Chloroforme.* — *Symptômes.* — Introduit dans l'économie par *inhalation*, le chloroforme produit d'abord une excitation générale, puis une extinction rapide de la sensibilité suivie d'une résolution complète de l'action musculaire, si ce n'est de celle des muscles respiratoires. Si les inhalations se continuent au delà d'une certaine limite, le sujet pâlit, la respiration et la circulation s'arrêtent brusquement. La mort a lieu par asphyxie ou par syncope.

Si le chloroforme est *ingéré* à l'état liquide, il produit d'abord une action irritante. L'insensibilité et la résolution musculaire se produisent également, mais moins rapidement que par les inhalations : la respiration devient stertoreuse, la circulation se ralentit, la pupille éprouve des alternatives de contraction et de dilatation, le pouls est imperceptible ; la mort survient dans le coma.

Il importe de déterminer la *quantité de chloroforme nécessaire pour produire la mort.* On savait déjà que la mort n'arrive que lorsque les vapeurs du chloroforme sont concentrées, mais les recherches de Lallemand, Perrin et Duroy nous ont fourni à cet égard des données d'une grande précision.

Ces expérimentateurs ont employé un appareil composé d'un tonneau dans lequel l'eau d'un réservoir se déversait d'une manière uniforme. L'air contenu dans le tonneau se trouvait chassé, traversait un tube où il se desséchait et arrivait dans un ballon où tombait goutte à goutte du chloroforme ; de là, il se rendait dans une cage à parois vitrées, percée d'un trou dans lequel était placé un petit tube abducteur. On pouvait ainsi calculer le volume d'air débité et le poids du chloroforme dépensé. On introduisit un chien dans la boîte et on reconnut que ces animaux pouvaient séjourner sans danger pendant plus d'une heure dans une atmosphère renfermant 4 pour 100 de chloroforme et qu'ils mouraient rapidement dans une atmosphère qui en renfermait le double.

B. *Éther.* — L'inhalation et l'ingestion de l'éther produisent des symptômes qui ont la plus grande analogie avec ceux que nous venons de décrire pour le chloroforme, si ce n'est qu'ils ont une apparition moins rapide et une durée moindre.

C. *Amylène.* — Les effets de l'amylène se produisent rapidement, mais ils sont plus fugaces que ceux de l'éther et du chloroforme, ce qui tient à l'insolubilité de cet agent dans le liquide sanguin (Rabuteau).

Lésions cadavériques produites par les anesthésiques. — Le sang et les organes répandent une odeur de chloroforme si l'autopsie n'est pas faite tardivement. Les grosses veines et les cavités droites du cœur sont distendues par un sang noir et fluide; les cavités gauches sont habituellement vides. On trouve dans l'estomac les traces d'une inflammation plus ou moins vive, lorsque le poison a été ingéré. Le poumon et le cerveau sont le plus souvent à l'état normal.

Traitement. — Pratiquer la respiration artificielle, flageller le malade, incliner la tête en bas pour ramener le sang dans l'encéphale. Lorsque le chloroforme a été pris à l'intérieur, évacuer l'estomac avec la pompe gastrique.

Pour les *recherches chimiques* relatives aux anesthésiques, voir la *Chimie légale.*

10° **Alcool.** — Indépendamment des questions relatives à l'alcoolisme que nous avons traitées dans le chapitre de l'aliénation mentale, l'empoisonnement aigu par l'alcool trouve sa place en médecine légale. C'est ainsi que, à la suite de gageures coupables, certains individus absorbent des quantités considérables de liqueurs fortes ou en font ingérer à d'autres ; ces faits sont de nature à motiver des poursuites judiciaires et par suite l'intervention du médecin légiste.

Les liqueurs et eaux-de-vie ordinaires marquent de 30 à 40 degrés à l'alcoomètre de Gay-Lussac. L'alcool n'est pas brûlé complètement dans l'organisme comme le croient encore quelques physiologistes, mais il s'élimine en nature par les voies respiratoires, par les urines et par la peau.

Lallemand, Perrin et Duroy ont mis hors de doute l'élimination de l'alcool par la peau, par l'expérience suivante (fig. 21) : Ils ont renfermé un chien dans une cage communiquant avec un tube contenant la liqueur d'essai, qui communiquait lui-même avec un aspirateur rempli d'eau. Sur la paroi supérieure

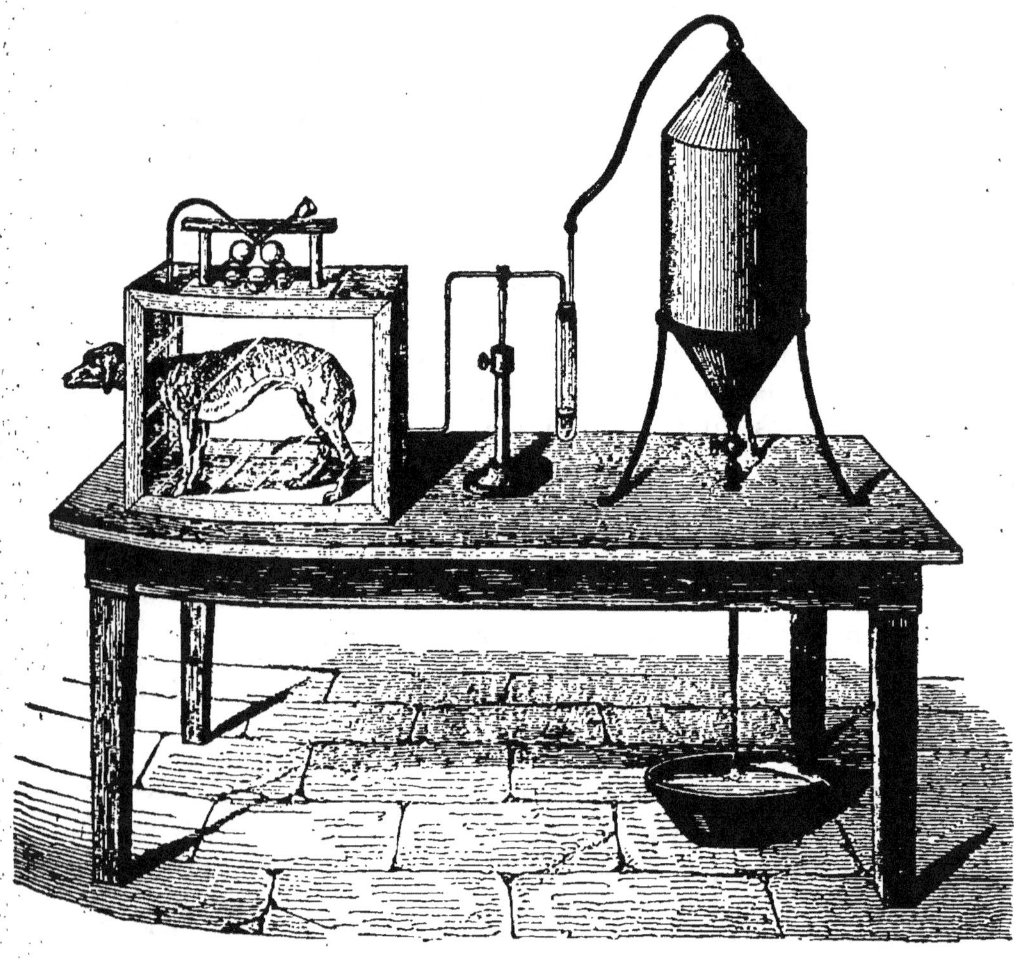

Fig. 21.

de la cage était fixé un tube à boules de Liebig, contenant de la même liqueur destinée à permettre l'entrée de l'air. L'animal est d'abord placé dans la cage sans avoir pris de l'alcool ; on fait fonctionner l'aspirateur et l'air s'échappe sans produire aucun changement dans la liqueur d'essai. On plonge ensuite l'animal dans une torpeur ébrieuse très forte, et au bout d'un quart d'heure, la liqueur d'essai avait pris une couleur vert émeraude, qui ne pouvait être produite que par l'alcool éliminé par la peau.

Symptômes. — Dans l'empoisonnement aigu par l'alcool, les individus tombent très rapidement dans un coma plus ou moins profond ; la respiration est lente, bruyante, stertoreuse ; la bouche est écumante, la pupille dilatée, la peau froide et gluante, le pouls faible, la température abaissée. Cet état comateux peut se terminer par le sommeil, mais la mort survient fréquemment tantôt une heure, tantôt quinze ou vingt heures après l'ingestion du poison. Elle est due à des complications cérébrales ou à des phénomènes asphyxiques.

Lésions cadavériques. — Dans les cas observés par Tardieu, on a constamment trouvé du sang épanché dans la cavité de l'arachnoïde et infiltré dans les poumons.

Traitement. — Il faut vider l'estomac avec la pompe gastrique et chercher à rétablir autant que possible la respiration, la circulation et les fonctions de la peau.

Pour la recherche de l'alcool, voyez la *Chimie légale*.

QUATRIÈME CLASSE. — Poisons narcotiques.

Cette classe ne comprend qu'un seul genre, l'*empoisonnement par l'opium* et les préparations qui s'y rattachent.

L'opium est le suc concret obtenu par l'incision des capsules du pavot, notamment du pavot blanc (*Papaver somniferum album*), qui est très répandu dans l'Asie Mineure, les Indes et la Chine.

C'est une substance complexe qui contient quinze alcaloïdes (Hesse), un acide, l'*acide méconique*, et un corps neutre, la *méconine*.

L'empoisonnement par l'opium est le plus commun de tous, si l'on compte les suicides et les accidents. Les empoisonnements accidentels sont surtout fréquents chez les enfants qui présentent pour cette substance une intolérance remarquable. On a vu des enfants au-dessous d'un an succomber après l'ingestion de une ou deux gouttes de laudanum de Sydenham (Rabuteau). Chez l'adulte, la tolérance pour l'opium est très variable ; il est donc difficile de dire quelle est la dose nécessaire pour produire la mort ; les auteurs la fixent approximativement à 1 gramme.

Symptômes. — Selon la quantité absorbée, on peut distinguer deux formes dans la marche de l'intoxication par l'opium : une forme suraiguë et une forme aiguë. Il y a également un empoisonnement lent qui s'observe chez les mangeurs d'opium, les fumeurs d'opium et les morphinomanes ; il n'offre qu'un intérêt secondaire en médecine légale.

Dans l'*empoisonnement suraigu*, l'individu est immédiatement plongé dans un profond coma : les pupilles sont dilatées, la respiration est stertoreuse ; la mort survient dans l'espace d'une heure ou deux, après avoir été quelquefois précédée de mouvements convulsifs.

Dans l'*empoisonnement aigu*, on observe d'abord de la pesanteur de tête, des vertiges, des nausées et une exaltation des sens. Le malade tombe ensuite dans l'assoupissement : la respiration est stertoreuse, la face est injectée, l'œil insensible à la lumière et la pupille contractée. La mort arrive de cinq à quinze heures après l'ingestion du poison.

Lésions cadavériques. — L'encéphale est fréquemment hyperhémié ; il peut même présenter de petits foyers d'apoplexie capillaire. Les poumons sont également le siège d'une congestion plus ou moins intense. Notons cependant que ces signes congestifs sont loin d'être constants, de sorte que les lésions anatomiques dans l'empoisonnement par l'opium n'ont rien de caractéristique. Le sang est noir ; il est fluide, à moins que l'agonie n'ait été prolongée (Rabuteau).

L'autopsie fournit quelques signes particuliers, si l'empoisonnement a eu lieu par le laudanum ; ou peut, dans ce cas, reconnaître le couleur safranée et l'odeur vireuse de ce médicament.

Traitement. — Vomitifs, forte infusion de café ou de thé, ammoniaque, révulsifs énergiques, lavements, purgatifs. L'emploi de la pompe gastrique est indiqué chaque fois que l'on suppose qu'il existe encore de la substance vénéneuse dans l'estomac. Quant aux prétendus antidotes et antagonistes : tannin, eau iodée, belladone, etc., ils ne méritent qu'une confiance très limitée.

11° **Préparations opiacées et alcaloïdes.** — Le *laudanum de Sydenham* est la préparation la plus employée dans l'empoisonnement. Ce médicament peut produire la mort à la dose de 15 à 20 grammes et détermine des symptômes analogues à ceux de l'opium. Le *laudanum de Rousseau*, moins employé en médecine, contient une dose double d'opium.

Alcaloïdes. — Les principaux sont : la *morphine*, la *narcéine*, la *codéine*, la *thébaïne*, la *papavérine* et la *narcotine*. De ces six substances, trois seulement possèdent des propriétés narcotiques, les autres sont convulsivantes et appartiendraient plutôt à la classe des poisons névrosthéniques.

La *morphine* et ses sels produisent des symptômes analogues à ceux de l'opium, mais ils sont plus énergiques. On a observé en outre une démangeaison à la peau précédée ou accompagnée d'une éruption de petites élevures arrondies ou incolores (Bailly). La morphine et ses sels sont toxiques à partir de 4 à 5 centigrammes.

Intoxication chronique par la morphine. — On sait le développement qu'a pris aujourd'hui l'habitude du morphinisme et il importe de dire quelques mots des symptômes produits par cette intoxication chronique.

Nous avons vu des morphinomanes prendre chaque jour jusqu'à 1 gr. 50 de morphine par la voie hypodermique. Le principal symptôme est l'amaigrissement et un abattement général qui se manifeste surtout lorsque le malade est resté plusieurs heures sans prendre la dose toxique qui agit alors en stimulant provisoirement l'organisme à la manière de l'alcool.

Chez la femme la morphine a une action élective sur l'utérus. Elle éteint la vie sexuelle, détermine la frigidité et fait cesser la menstruation. Nous avons été le premier à signaler ce fait en 1887 [1].

La mort par le morphinisme survient par affaiblissement graduel sans déterminer de lésions spécifiques.

Nous connaissons des morphinomanes qui prennent chaque jour depuis 15 ans de 10 à 12 centigrammes de morphine sans que leur santé ait été sensiblement altérée.

La *narcéine* est, d'après Cl. Bernard, la plus soporifique des bases de l'opium, mais elle est moins toxique que la codéine, la thébaïne et la papavérine. La morphine et la narcéine sont anexosmotiques, c'est-à-dire qu'elles arrêtent les courants aqueux qui se font à travers la membrane intestinale.

—————

1. Société de médecine de Paris, 1887.

La *codéine* détermine également le narcotisme, mais elle est moins énergique que la morphine et la narcéine,

Pour la recherche des alcaloïdes, voyez la *Chimie légale*.

CINQUIÈME CLASSE. — POISONS NÉVROSTHÉNIQUES.

« L'empoisonnement par les névrosthéniques, dit Tardieu, a pour caractère essentiel une excitation des centres nerveux tellement violente et si rapide, que la mort peut en être la conséquence presque instantanée. »

Les substances de ce groupe qui présentent de l'intérêt en médecine légale sont la *strychnine*, l'*acide cyanhydrique*, la *nitrobenzine* et les *cantharides*.

1° Strychnine. — La strychnine est le principe actif des plantes de la famille des strychnées, parmi lesquelles nous citerons la noix vomique et la fève de saint Ignace.

La *noix vomique* (*Strychnos nux vomica*) est la graine du vomiquier (fig. 22), arbre de l'Inde et de la Cochinchine.

La *fève de saint Ignace* (fig. 23 et 24) est la graine du *Strychnos Ignatii*, arbre assez élevé, qui croît à Manille, et dont les fruits ont la forme et les dimensions d'une grosse poire.

La *fève de Calabar* (*Physostigma venenosum*) appartient à la famille des légumineuses (fig. 25). C'est un poison d'épreuve employé, dit-on, en Guinée et qui contient un alcaloïde très vénéneux, l'*ésérine*.

L'empoisonnement par la strychnine est presque toujours accidentel en France ; mais il n'en est pas de même dans la Grande-Bretagne ; Gallard a rapporté plusieurs cas d'empoisonnements criminels, suicides et accidentels, qui ont eu lieu en Angleterre, à l'aide d'une préparation vermicide désignée sous le nom de *Battle's vermin Killer* [1], et contenant une quantité notable de strychnine. Un seul cas d'empoisonnement criminel par la strychnine a été observé en France et a été jugé devant la Cour d'assises de la Seine-Inférieure (août 1865).

La strychnine est extrêmement amère et produit la mort chez l'adulte à la dose de 1 à 2 centigrammes.

[1]. *De l'empoisonnement par la strychnine*, par M. T. Gallard (Ann. d'hyg. et de méd. lég., 2ᵉ série, t. XXIV, 1865).

Symptômes. — Aussitôt après l'ingestion du poison, on observe une angoisse et une agitation promptement suivies de spasmes et de contractions toniques. Une raideur générale s'empare des muscles ; le corps est renversé dans la position de

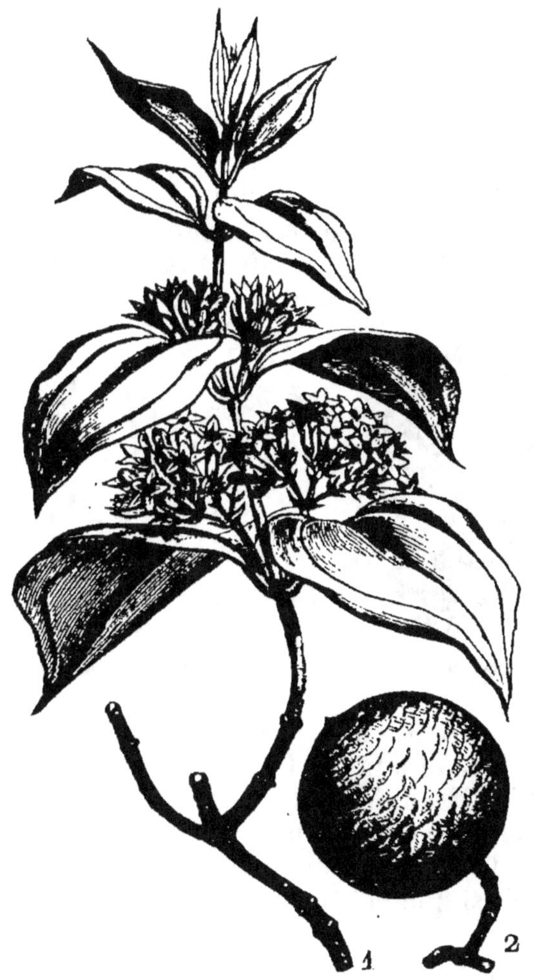

FIG. 22. — Vomiquier, noix vomique (*Strychnos nux vomica*). — 1, rameau avec feuilles et fleurs ; 2, fruit.

l'opisthotonos, la parole est entrecoupée, l'intelligence nette, les membres sont agités de secousses plus ou moins violentes. Cette contraction se dissipe après un temps variable, pour faire place à un instant de calme qui est suivi d'un second accès plus violent que le premier, puis d'un troisième plus violent encore ; enfin la mort arrive après un nombre d'accès variable, accès qui augmentent toujours en intensité. Il n'existe pas, chez l'homme, un seul exemple d'empoisonnement dans lequel la mort n'ait été précédée de plusieurs accès convulsifs.

Lésions cadavériques. — Aussitôt après la mort, survient une rigidité cadavérique remarquable. On trouve à l'autopsie une congestion prononcée des vaisseaux du cerveau, de ses membranes et de la moelle épinière. Le cœur est tantôt rempli de sang, tantôt vide : le sang est fluide. C'est à tort qu'on a avancé que les individus tués par la strychnine présentaient les lésions de l'asphyxie, on ne trouve aucune altération particulière dans le poumon et dans les organes digestifs.

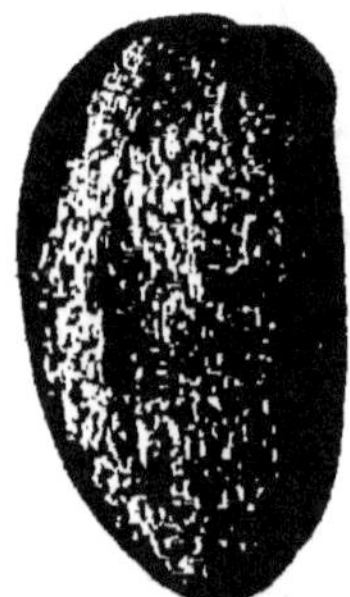
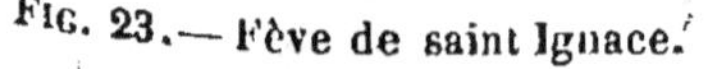
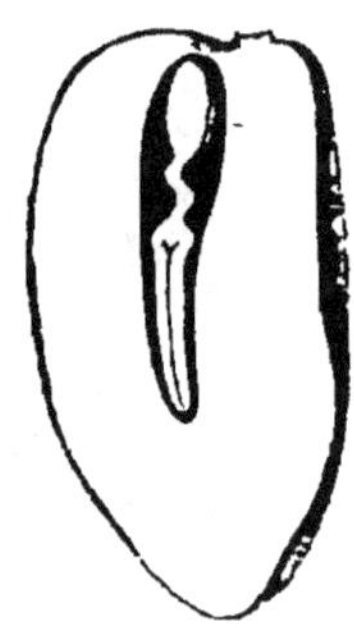

FIG. 23. — Fève de saint Ignace.   FIG. 24. — Coupe de la même graine.

Traitement. — Évacuer l'estomac par les vomitifs et la pompe gastrique et administrer les antidotes. Les principaux sont le tannin, le chlore et l'iode ; le tannin forme un précipité de tannate de strychnine ; le chlore, un précipité blanc de trichlorostrychnine ; l'iodure de potassium précipite la strychnine ainsi que la plupart des alcaloïdes.

2° **Acide cyanhydrique** (Acide prussique). — C'est un des poisons les plus énergiques que nous connaissions. A l'état de pureté, une seule goutte suffit pour tuer un chien vigoureux et il est probable que deux ou trois gouttes donneraient la mort à un homme. L'acide cyanhydrique, dit médicinal, contient une partie d'acide anhydre pour 8, 5 parties d'eau ; c'est celui qui est le plus souvent employé dans les empoisonnements, suicides, accidentels ou criminels. A l'état de vapeur, l'acide cyanhydrique peut également déterminer la mort, et c'est à l'inspiration accidentelle de ces vapeurs qu'on attribue la mort du chimiste Scheele.

Symptômes. — Lorsque le poison n'a pas été administré en quantité suffisante pour produire instantanément la mort, on observe immédiatement les symptômes suivants : perte de con-

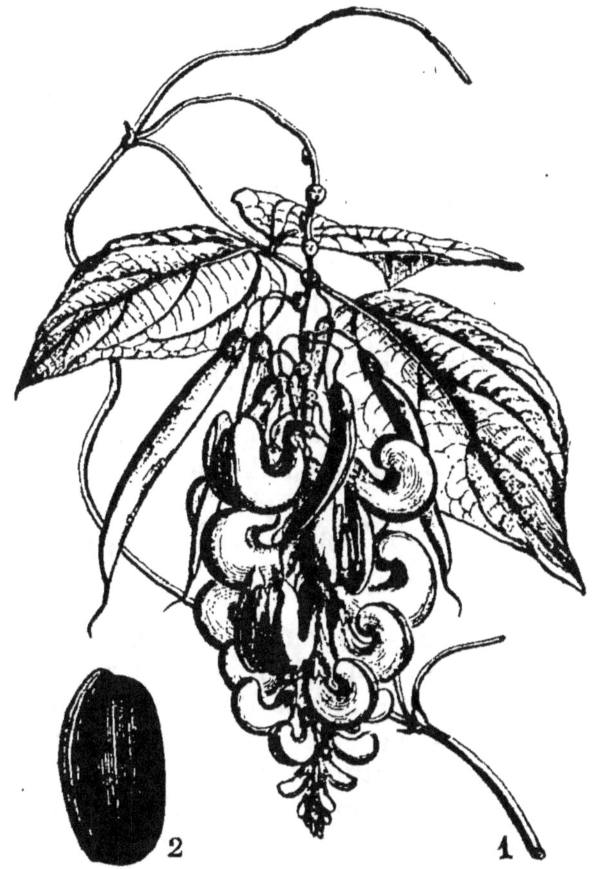

FIG. 25. — Physostigma venenosum. — 1, tige, feuilles, fleurs et fruits ; 2, fève réduite à la moitié de sa grandeur.

naissance, du sentiment et du mouvement : pupilles fixes, dilatées ; respiration bruyante, convulsive ; anxiété précordiale, crampes alternant avec un relâchement complet des sphincters. Le corps se refroidit, le pouls devient insensible, et la mort a lieu dans l'espace de dix à quinze minutes, au plus dans l'espace de trois quarts d'heure.

L'acide cyanhydrique est un poison hématique qui tue les globules et supprime la fonction de l'hématose.

Lésions cadavériques. — Les tissus exhalent une odeur d'amandes amères et les muscles présentent en général une rigidité plus prononcée qu'à l'ordinaire ; les yeux ont un aspect brillant et cristallin. L'estomac et les intestins présentent çà et là des plaques rouges ; le cerveau, la moelle, les poumons, le foie, la rate, les reins sont congestionnés ; le sang est fluide et le plus souvent coloré en rouge.

Traitement. — Évacuer l'estomac avec la pompe gastrique et chercher à neutraliser le poison. On a conseillé pour cela un mélange à parties égales de sulfate ferreux et de carbonate de soude (Smith), qui peut donner naissance à du bleu de Prusse, corps inoffensif.

Plusieurs autres substances, le laurier-cerise, les cyanures alcalins, doivent leurs propriétés toxiques à l'acide cyanhydrique. Le *cyanure de potassium* a produit fréquemment des empoisonnements accidentels. Dans un cas d'empoisonnement par une potion contenant 4 grammes de cette substance, le malade succomba dès la première cuillerée et le médecin qui avait fait l'ordonnance fut condamné à 50 francs d'amende et trois mois de prison.

Pour la *recherche* de l'acide cyanhydrique, voyez la *Chimie légale.*

3º **Nitrobenzine.** — Quoique l'action physiologique de la nitrobenzine soit loin d'être identique avec celle de l'acide cyanhydrique, **MM.** Briand et Chaudé rapprochent ces deux substances en raison des caractères extérieurs qu'elles ont de commun et des substitutions que l'industrie en fait journellement. En effet, les pharmaciens vendent sous le nom d'essence de mirbane de la nitrobenzine que les parfumeurs emploient de préférence à l'essence d'amandes amères dont le prix est beaucoup plus élevé.

Symptômes. — Voici ce qu'on observe dans deux cas d'empoisonnement accidentel qui ont été récemment publiés par M. Strohl [1]. Dix minutes après l'ingestion de 9 ou 10 grammes de nitrobenzine : vertiges, anxiété, nausées, vomissements, mouvements spasmodiques ; pupilles dilatées, respiration dif-

____

[1] *Ann. d'hyg. et de méd. lég.,* avril 1867, p. 449.

ficile, intelligence obtuse. Un des individus succomba, l'autre fut sauvé après quarante-huit heures, temps probable de la durée de l'élimination.

Lésions cadavériques. — Dans le cas rapporté pas Strohl, l'autopsie fit voir de l'hyperhémie du cerveau, des poumons et du foie ; la réplétion des deux ventricules du cœur par du sang noir, liquide ; l'estomac était absolument intact. Des symptômes et des lésions analogues ont été observés dans un cas d'empoisonnement par la nitrobenzine, publié par Letheby.

4° Cantharides. — C'est le seul poison énergique que présente le règne animal. L'empoisonnement par les cantharides occupe le dixième rang dans la statistique criminelle, et on en a observé vingt-trois cas de 1851 à 1863.

Les propriétés aphrodisiaques de cet agent, qui étaient déjà bien connues dans l'antiquité, augmentent encore la fréquence de l'empoisonnement criminel et accidentel par les cantharides.

Les cantharides doivent leurs propriétés toxiques et vésicantes à un principe vénéneux très énergique : la *cantharidine.* Cinq centigrammes de cantharidine suffisent pour produire des accidents mortels, tandis qu'il faut 4 à 8 grammes de poudre pour produire la mort.

Symptômes. — Aussitôt après l'injection du toxique, on observe une sensation de brûlure dans la bouche et dans la gorge ; des vomissements de matières sanguinolentes dans lesquelles on trouve souvent des parcelles de poison sous forme de points brillants d'un vert bronzé ; la langue et les glandes sous-maxillaires se gonflent ; l'haleine, les matières vomies et les selles exhalent l'odeur de la cantharide ; les urines deviennent albumineuses, sanguinolentes et même purulentes. Les symptômes observés du côté des organes génitaux sont des plus remarquables : l'homme éprouve un priapisme opiniâtre et extrêmement douloureux ; l'organe érectile de la femme devient lui-même turgide, la vulve est enflammée par suite de son contact avec la cantharidine qui s'élimine par les urines. On observe ensuite du délire, des convulsions, des accès tétaniques ; le pouls, qui était d'abord accéléré, se ralentit ; les malades s'affaiblissent de plus en plus, les parties génitales tombent quelquefois en gangrène, et la mort arrive du premier au cinquième jour.

Lésions cadavériques. — La muqueuse de l'estomac est injectée et présente une coloration d'un rouge noirâtre ; les méninges et le cerveau sont injectés, les ventricules renferment une sérosité abondante ; les reins sont hyperhémiés, la vessie contractée ; les corps caverneux sont gorgés d'un sang noir, la muqueuse vésicale est quelquefois recouverte de plaques pseudo-membraneuses.

Traitement. — C'est à tort qu'on a longtemps prescrit l'huile dans l'empoisonnement par les cantharides, car cette substance ne peut que favoriser l'absorption en dissolvant la cantharidine. On administrera des vomitifs, des purgatifs et des calmants, tels que l'opium et le camphre.

Outre les substances dont nous venons de parler et qui appartiennent pour la plupart à la classification que nous avons adoptée, il en est encore un grand nombre qui possèdent des propriétés toxiques énergiques et qui peuvent, par conséquent, donner lieu à des empoisonnements, suicides, criminels ou accidentels. Parmi les plus importants, nous citerons l'*iode* et *le brome* qui peuvent causer la mort à la dose de 2 grammes ; les *sels de fer* et *d'argent* qui sont d'un usage journalier en thérapeutique ; l'*étain* et le *zinc*, qui donnent assez fréquemment lieu à des empoisonnements accidentels; le *pétrole*, l'*acide phénique* dont l'emploi si fréquent en chirurgie détermine de nombreuses intoxications ; le *camphre*, dont les effets toxiques sont très variables : et enfin l'*ergot de seigle* dont nous avons déjà parlé à propos de l'avortement criminel (voy. p. 99).

Nous renverrons aux traités complets de toxicologie pour l'étude de ces substances qui ne donnent généralement lieu qu'à des empoisonnements accidentels qui ne présentent qu'une importance secondaire en médecine légale.

§ 8. — Conduite du médecin chargé d'une expertise toxicologique.

Nous avons déjà donné de nombreux détails sur la manière de procéder aux autopsies judiciaires dans les cas d'homicide, d'infanticide et d'empoisonnement.

Voici quelques indications spéciales à l'expert chimiste :

Mise en bocaux. — Autant que possible il est bon que l'expert chimiste assiste à l'autopsie et procède lui-même à la mise en bocaux des viscères. Il est bon de peser les bocaux, d'abord vides, puis avec leur contenu.

Les bocaux destinés à contenir les liquides et les viscères doivent être de verre et autant que possible se boucher à l'émeri. Le bouchon en verre doit être fixé à l'aide de parchemin qu'on a trempé préalablement dans l'eau pour le ramollir. Une ficelle ou un mince ruban de toile retient ensuite ce parchemin autour du goulot du bocal. Dans le but de conserver les viscères *il ne faut verser dans les bocaux aucune substance étrangère*, telle que alcool, solution d'acide chromique, etc.

On comprend pourquoi l'addition d'un liquide conservateur doit être évitée ; ce liquide, l'alcool par exemple, peut contenir des impuretés, etc. Si l'addition en avait été effectuée, il faudrait en joindre un échantillon aux pièces destinées à être analysées. Enfin, et c'est là un des points importants de la recommandation qui vient d'être faite, il peut arriver que l'agent conservateur masque les caractères du toxique à retrouver, C'est ce qui a lieu, par exemple, pour le phosphore dont l'alcool masque les lueurs phosphorescentes dans l'appareil de Mitscherlich.

Dans l'une des expertises judiciaires confiées à MM. Bergeron et Boutmy, les experts ont extrait des viscères une quantité de potasse carbonatée égale à peu près à 20 grammes. La présence de ce toxique dans les matières à analyser était due à ce qu'on avait, lors de l'exhumation, désinfecté les restes du cadavre avec une solution de permanganate de potasse. Cette potasse pouvait faire conclure à un empoisonnement par les alcalis ; or, il n'en était rien, la victime avait succombé à la suite d'une ingestion de conicine.

Il est cependant utile de conserver une portion des organes lorsque l'examen histologique ne peut en être fait immédiatement. Dans ce cas, l'addition du liquide conservateur n'est plus à craindre.

Enfin, lorsque les bocaux sont fermés ainsi qu'il a été dit, l'expert retient, à l'aide de la cire à cacheter, les extrémités de la ficelle ou du ruban fixées au col de ces bocaux et appose son sceau. Une étiquette revêtue de sa signature et de celle du magistrat ou de l'officier de police judiciaire, qui l'aura assisté et aura reçu son serment, est fixée à chacun des scellés.

§ 9. — **Examen des scellés**.

L'expert chimiste constate d'abord si les scellés sont intacts, et prend note des caractères extérieurs qu'ils présentent, tels que formes, dimensions, etc., afin que l'identité puisse en être vérifiée. Il relève par écrit les empreintes des cachets, la signature et les indications que portent les étiquettes.

Il ouvre ensuite avec précaution les bocaux scellés et verse le contenu de chacun d'eux dans des cuvettes de verre toutes neuves et fort propres. Il en constate la réaction, l'odeur, l'état de conservation. S'il trouve quelques fragments, quelques parcelles étrangères, il les met de côté. Ainsi, dans un cas d'empoisonnement par l'acide arsénieux, il est souvent possible de découvrir des parcelles blanches de cette substance dans les vomissements ou dans le contenu du tube digestif.

On peut aussi déplisser l'intestin et en examiner les parois à la loupe pour y rechercher des fragments des substances toxiques (acide arsénieux ; chlorures d'argent, de plomb ; sulfate de baryum, etc.), qui se forment dans le tube digestif après l'ingestion de sels solubles de ces métaux (débris végétaux, poudre de cantharides, etc.).

Marche de l'expertise. — M. Ogier donne les conseils suivants pour l'ordre à suivre en l'absence de toute indication préalable [1].

On recherche d'abord si le sang contient de l'oxyde de carbone. On prélève ensuite un échantillon composé du quart environ de chaque viscère ; sur cet échantillon on recherche le phosphore, l'acide cyanhydrique, les acides ou alcalis ; puis enfin les métaux toxiques, le plomb, le mercure, l'antimoine et surtout l'arsenic.

On prélève ensuite un second échantillon composé du quart environ de chaque viscère qui sera consacré à la recherche des alcaloïdes.

Lorsque les premiers essais ont donné un résultat positif, on recommence en opérant, s'il y a lieu, sur chaque viscère isolément, de façon à déterminer la localisation du poison. On consacre à cette nouvelle analyse le tiers de ce qui reste. Le surplus est conservé en vue des contre-expertises.

[1] *Le laboratoire de toxicologie*, par MM. BROUARDEL ET OGIER, 1 vol. in-8°, Paris 1891, page 23.

LUTAUD, *Méd. lég.*

CHAPITRE II

CHIMIE LÉGALE.

Lorsqu'il s'agit de constater les symptômes et les lésions anatomiques qui caractérisent l'empoisonnement, c'est au médecin légiste que s'adresse la justice ; mais lorsqu'il s'agit de rechercher une substance toxique dans les organes d'un cadavre, elle a généralement recours à des hommes spécialement versés dans l'étude chimique des poisons. C'est l'ensemble des connaissances que doit posséder l'expert chimiste pour résoudre les questions posées par la justice qui constitue la *chimie toxicologique*, qu'on désigne aussi sous le nom très approprié de *chimie légale*.

Dans les recherches légales, les substances toxiques sont presque toujours mélangées avec des matières organiques qui démasquent leurs caractères. Il importe donc d'abord de détruire les matières organiques avant de procéder à l'identification du poison. Nous allons décrire les procédés employés pour la destruction des matières organiques lorsqu'il s'agit de toxiques minéraux ; nous indiquerons ensuite les différentes méthodes qui sont appliquées à la recherche et à l'identification des poisons.

ARTICLE PREMIER

DESTRUCTION DES MATIÈRES ORGANIQUES ET SÉPARATION DU POISON.

Le poison peut être isolé par plusieurs procédés : 1° par la destruction des matières organiques ; 2° par la distillation ; 3° par les dissolvants ; 4° par la dialyse.

La destruction des matières organiques n'est applicable que

dans le cas où la substance cherchée peut résister à l'action des acides concentrés (métaux); la distillation est employée spécialement à la recherche de certains corps volatils (acide cyanhydrique, chloroforme, etc.); les méthodes par dissolution s'appliquent à l'extraction des composés organiques altérables (alcaloïdes).

§ 1er. — Procédés de destruction des matières organiques.

A. Destruction par l'acide azotique. — On chauffe dans une capsule de porcelaine, à une douce température, un poids d'acide azotique égal à celui des matières organiques à détruire, à moins que celles-ci ne soient un foie ou un cerveau, auquel cas le poids de l'acide azotique doit s'élever à quatre et jusqu'à six fois ce poids (Naquet). On projette ensuite par petites portions, dans le liquide ainsi chauffé, la matière organique, qui se dissout et se carbonise sur les parois de la capsule. On ramène le charbon au centre de la capsule, on l'écrase avec un pilon, on l'humecte avec un peu d'eau régale et on le dessèche. On le fait ensuite bouillir pendant un quart d'heure avec de l'eau acidulée; on filtre, on évapore à sec, et c'est dans le résidu qu'on recherche le poison.

Ce procédé peut être appliqué à la recherche de tous les poisons minéraux; mais il présente un inconvénient: c'est que le charbon, imbibé d'acide azotique, prend feu facilement et risque de déflagrer et d'être projeté hors de la capsule. Filhol conseille d'éviter cet inconvénient en ajoutant douze à quinze gouttes d'acide sulfurique à l'acide azotique dont on fait usage.

B. Destruction par l'acide sulfurique. — On mélange aux matières un cinquième de leur poids d'acide sulfurique concentré; on chauffe progressivement et en remuant; la matière se dissout, puis s'épaissit et se carbonise. On pulvérise ensuite le charbon avec un pilon, et on le traite différemment selon le métal dont il s'agit de constater la présence: 1° par l'*eau*, si celui-ci est de ceux dont le sulfate est fixe et soluble; 2° par l'*acide azotique* étendu, s'il y a lieu de penser que le sulfate a été décomposé ; 3° par l'*acide azotique*, en faisant évaporer ensuite et en traitant le résidu par l'eau bouillante, si l'on recherche de l'arsenic.

Ce procédé est d'une exécution facile, mais il présente des inconvénients, notamment dans la recherche de l'arsenic si la matière suspecte contient du chlorure de sodium. Les chlorures peuvent, en présence de l'acide sulfurique et d'un composé arsenical, donner naissance à du chlorure d'arsenic volatil qu'on s'expose à perdre. On peut remédier à cet inconvénient en faisant l'opération dans une cornue de verre et en recueillant les produits condensés.

C. Destruction par l'azotate de potasse. — Ce procédé a été proposé par Rapp, en 1817, et modifié par Orfila de la manière suivante : On place les matières dans une capsule, avec 10 % de potasse caustique et une quantité d'eau variable, suivant le poids des organes, puis on ajoute une quantité d'azotate de potasse égale à deux fois le poids de l'objet que l'on veut brûler, et enfin on évapore à siccité. Le résidu de l'évaporation est ensuite projeté par pincées dans un creuset de porcelaine chauffé au rouge, en ayant soin d'attendre que la partie projetée soit devenue complètement blanche avant d'en projeter une nouvelle. On verse alors la masse fondue dans une capsule de porcelaine préalablement chauffée, et on détache ce qui reste dans le creuset avec un peu d'eau distillée qu'on y fait bouillir pour l'ajouter à ce qu'on a versé dans la capsule, puis on traite le tout par l'acide sulfurique et on chauffe jusqu'à ce qu'il n'y ait plus de vapeur nitreuse. On laisse ensuite refroidir, et le sulfate de potasse cristallise ; on filtre et on lave le sel qui reste sur le filtre, d'abord avec de l'eau distillée, puis avec de l'alcool concentré, qu'on chasse ensuite par ébullition de la liqueur filtrée.

Ce procédé n'est employé que pour la recherche de l'arsenic ; pour les autres cas, la masse de sel de potasse pourrait nuire à la netteté des réactions.

D. Destruction par la potasse et l'azotate de chaux. — On chauffe les substances organiques dans de l'eau contenant 10 ou 15 pour 100 de leur poids de potasse caustique ; on traite les matières désagrégées par l'azotate de chaux et on évapore à siccité. On brûle ensuite le charbon, et le résidu parfaitement blanc, repris par l'acide chlorhydrique, donne une liqueur claire dans laquelle on peut rechercher les poisons.

Ce procédé détruit très bien les substances organiques et ne produit pas de sulfate de potasse en trop grande quantité, mais il a l'inconvénient d'introduire une foule de corps étrangers dans la matière à analyser.

E. Destruction par le chlore (Jaquelain). — On fait passer à travers les substances, réduites en bouillie et placées dans un flacon, un courant de chlore jusqu'à ce qu'elles soient déposées en flocons incolores dans le fond, et on bouche le flacon. La liqueur est ensuite abandonnée à elle-même pendant vingt-quatre heures, puis filtrée et concentrée dans un récipient.

F. Destruction par l'acide chlorhydrique et le chlorate de potasse. — Voici comment il convient d'opérer (Bouis) : On introduit les matières dans une capsule de porcelaine et l'on y ajoute de l'acide chlorhydrique de manière à former une bouillie claire. On place la capsule sur un bain-marie et l'on y projette, en remuant, par petites portions, 2 grammes environ de chlorate de potasse pur. Il faut éviter d'ajouter trop de chlorate à la fois, car il pourrait arriver des accidents. Chaque addition de sel détermine un dégagement de gaz jaune ; bientôt la liqueur devient jaune, s'éclaircit et renferme en suspension des débris de tissus et de la matière grasse. Lorsque le liquide ne se colore plus par l'addition de chlorate, on chasse l'excès de chlore par la chaleur ou par un courant d'acide carbonique, on le jette sur un filtre mouillé qui retient les matières grasses et les tissus décolorés et privés de matières minérales. Le liquide filtré et soumis à l'évaporation est traité ensuite par différents réactifs. Quand on recherche spécialement l'arsenic, il est bon, avant de traiter par l'hydrogène sulfuré, de réduire d'abord l'acide arsenique en acide arsénieux au moyen d'un courant d'acide sulfureux.

Ce procédé est excellent et est applicable à la recherche de tous les poisons métalliques.

G. Destruction par incinération directe. — Dans quelques circonstances, on se borne à brûler directement les matières organiques sans employer aucun réactif ; on se sert, dans ce cas, d'un fourneau de coupelle, on introduit les matières dans une capsule de porcelaine ou de platine et on la chauffe dans le moufle. On attaque ensuite les cendres par l'acide chlorhydrique ou l'acide azotique. Il faut avoir soin d'opérer à une basse température, si l'on soupçonne la présence de corps volatils ou facilement réductibles comme l'arsenic, le mercure, etc.

H. Destruction par l'acide sulfurique et le chlorure de sodium. — Ce procédé a été indiqué en 1853 par Schneider,

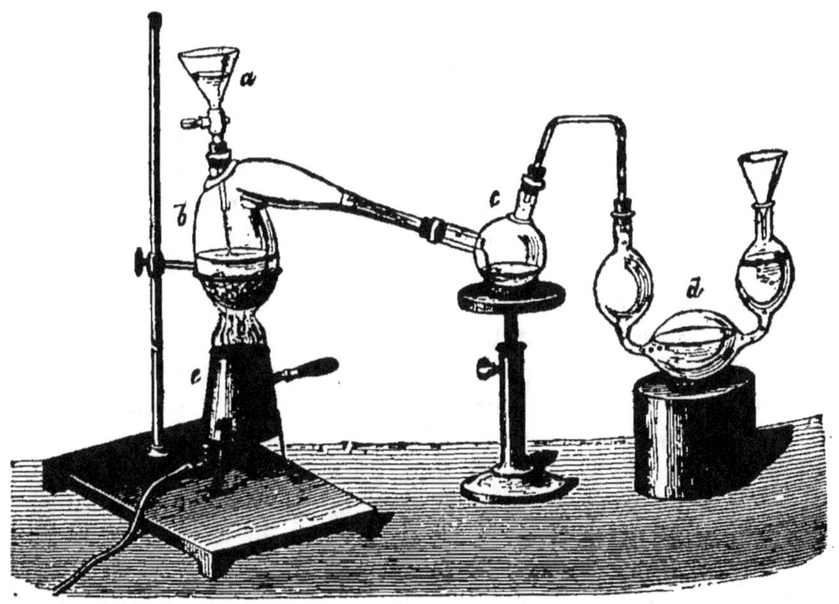

Fig. 26.

et ne s'applique qu'à la recherche de l'arsenic. Les matières suspectes sont introduites (fig. 26) avec du chlorure de sodium fondu dans une cornue tubulée *b*, puis additionnées d'eau en quantité suffisante pour recouvrir le mélange. Le col de la cornue se rend dans un ballon vide *c*, communiquant avec un appareil à boule *d* contenant de l'eau distillée. On verse peu à peu dans la cornue de l'acide sulfurique concentré, à l'aide de l'entonnoir à robinet *a*, puis on chauffe lentement avec le fourneau à gaz. Les premiers produits de la distillation sont de l'eau et de l'acide chlorhydrique provenant de la réaction de l'acide sulfurique sur le chlorure de sodium ; il se dégage ensuite du chlorure d'arsenic qui est mélangé avec de l'acide chlorhydrique et vient se condenser dans le ballon c. Ce n'est que lorsque la distillation a été trop rapide qu'on trouve de l'acide arsénieux dans l'appareil à boule. On ajoute d'ailleurs de l'eau, s'il est nécessaire, au contenu du ballon c, pour transformer totalement le chlorure d'arsenic en acide arsénieux, que l'on caractérise ensuite par ses propriétés chimiques, ou que l'on introduit dans l'appareil de Marsh. La présence de matières organiques azotées, même en quantité notable, dans la cornue b n'empêche pas la formation ni le dégagement du chlorure d'arsenic. Les corps gras ne s'opposent pas non plus à la réaction (Rabuteau).

I. Destruction par un mélange d'acide sulfurique et d'acide nitrique. — Ce procédé, autrefois préconisé par Boutmy, donne d'excellents résultats. Les matières réduites en pulpe sont introduites dans une cornue tubulée bouchée à l'émeri. On les additionne d'une quantité d'acide sulfurique pur égale au cinquième de leur poids, puis on met le col de la cornue en communication avec un ballon de verre plongeant dans un vase rempli d'eau froide et qui se renouvelle constamment. Les matières s'échauffent d'elles-mêmes et se réduisent en une sorte de bouillie de couleur noire. Si cette transformation s'opère avec trop de lenteur, on chauffe la cornue à 50 ou 60° centigrades pour l'accélérer. Une fois ce résultat atteint, on enlève le bouchon de verre qui ferme la cornue, puis on instille peu à peu dans l'appareil dix ou douze centimètres cubes d'acide azotique pur. Une réaction énergique se manifeste et la masse jaunit. Lorsque l'attaque s'apaise, on ajoute une nouvelle quantité d'acide azotique dans la cornue et l'on continue à chauffer. Peu à peu les matières organiques se brûlent et le contenu de la cornue se change en un liquide d'un jaune madère clair, que surnage une couche de graisse. On transvase alors le contenu de la cornue dans une capsule de porcelaine où on l'abandonne au refroidissement complet. Il se forme à la surface des matières une couche de graisse d'un blanc jaunâtre qu'on enlève avec une spatule de porcelaine. Le liquide sous-jacent est alors remis dans la cornue et soumis de nouveau à l'action de l'acide azotique. Lorsque la production des vapeurs nitreuses a cessé, et que le contenu de la cornue ne noircit plus par la concentration, la destruction des matières organiques est presque absolue. On enlève le liquide restant, on l'étend d'eau, puis on filtre sur du papier Berzélius.

Si les matières contiennent de l'étain ou de l'antimoine, ces deux toxiques restent sur le filtre à l'état de poudre blanche insoluble qu'on caractérise ultérieurement. Si l'étain et l'antimoine font défaut, le produit passe en entier au travers du filtre.

On évapore alors au bain-marie le produit filtré provenant tant de la cornue que du ballon récipient et l'on se trouve ainsi en possession d'une liqueur qui contient, sans pertes possibles, tous les toxiques minéraux existant dans les matières à examiner. On recherche alors ces toxiques par les méthodes ordinaires d'analyse chimique.

J. Destruction par l'acide nitrique et le bisulfate de potasse. — M. Gabriel Pouchet conseille le procédé suivant :

Les matières sont additionnées d'acide nitrique pur et d'un peu de bisulfate de potasse. On chauffe le tout, modérément, dans une très grande capsule, jusqu'au moment où il se produit un dégagement tumultueux de vapeurs nitreuses ; on arrête le feu, et il reste un résidu charbonneux qu'on épuise à chaud par l'acide chlorhydrique étendu. C'est dans ce liquide chlorhydrique qu'on recherche, par les procédés ordinaires, l'arsenic et l'antimoine.

D'autre part, le charbon restant est chauffé de nouveau avec de l'acide sulfurique concentré, en présence d'une nouvelle dose de bisulfate de potasse. On poursuit le chauffage jusqu'à ce que le charbon soit entièrement oxydé ; le résidu final, légèrement coloré en brun, est dissous dans l'eau et soumis à l'électrolyse. Sur la lame de platine servant d'électrode négative, se déposent les divers métaux que l'on caractérise selon les méthodes habituelles.

§ 2. — **Procédés de séparation du poison.**

A. Distillation. — Si le poison est volatil, comme l'acide cyanhydrique, on place les substances suspectes dans une cornue tubulée à laquelle on adapte un ballon réfrigérant, et l'on chauffe cette cornue au bain-marie, ou à feu nu, suivant les cas ; les produits condensés sont examinés (Bouis).

B. **Dissolvants.** — L'emploi des dissolvants est très limité et ne peut s'appliquer qu'à la recherche d'un petit nombre de poisons organiques. C'est un procédé très simple qui consiste à broyer les substances avec de l'eau et à les faire bouillir. On filtre, et le liquide obtenu est soumis à divers réactifs.

Les méthodes d'extraction des alcaloïdes reposent également sur l'emploi de divers dissolvants, tels que l'alcool, l'éther, la benzine, le chloroforme.

C. **Dialyse.** — Ce procédé de séparation a été introduit dans la science par Graham, et repose sur l'expérience suivante :

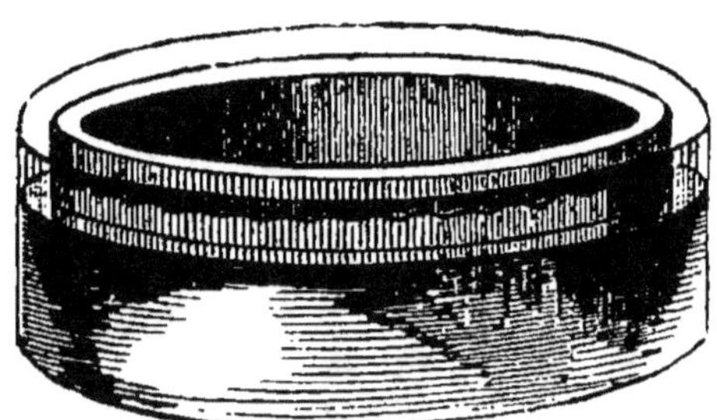

Fig. 27.

« Quand on sépare, à l'aide d'un papier sulfurique dit *papier parchemin*, deux liquides dont un est de l'eau pure ou à peu près, et l'autre une solution de diverses substances cristallisables telles que les sels, l'urée, les alcaloïdes, et les substances non cristallisables telles que la gélatine, l'albumine, etc., mélangées avec les premières, on constate que les substances non cristallisables restent dans le second liquide. Ainsi, le sang, qui renferme divers sels et divers principes cristallisables associés à des matières albuminoïdes, étant séparé de l'eau pure à l'aide d'une cloison de papier parchemin, laisse passer dans cette eau les premiers principes, tandis que les matières albuminoïdes n'y passent pas.

« Les substances qui traversent le papier parchemin sont dites *cristalloïdes*, celles qui ne le traversent pas, ou ne le traversent du moins que très peu, sont dites *colloïdes*.

« Le dialyseur (fig. 27), c'est-à-dire l'appareil dont on se sert dans la méthode nouvelle d'analyse, ressemble à une sorte de tamis. Il est formé d'un cylindre de bois ou de gutta-percha de 5 à 6 centimètres de hauteur et de 20 à 30 centimètres de diamètre, sur l'une des bases duquel on a attaché fortement un papier parchemin. On le fait reposer par sa base, ainsi fermée, sur de l'eau pure placée dans une cuve de verre. Or si l'on introduit dans le dialyseur une solution aqueuse de substances cristalloïdes et de substances albuminoïdes mélangées ensemble, les substances cristalloïdes traversent le dialyseur et peuvent être retrouvées presque en totalité, au bout de quelques heures, dans l'eau sous-jacente. Si, par exemple, on verse dans le dialyseur une solution albumineuse contenant des sels de quinine, de strychnine, etc., on retrouve bientôt ces substances dans le liquide inférieur. »

Cette nouvelle méthode a fait beaucoup de bruit à son apparition, mais elle n'a pas donné, en médecine légale, tous les résultats qu'on pouvait en attendre. Tardieu et Roussin pensent que lorsque la quantité de matière vénéneuse contenue dans les organes est très abondante, le dialyseur peut permettre d'en isoler plus facilement une petite portion ; mais lorsque le poison n'existe plus qu'en très petite quantité, la dialyse n'aboutira qu'à le délayer encore davantage ou à le séparer d'une manière trop incomplète pour être utile aux recherches. Néanmoins, ces auteurs conseillent d'appliquer cette méthode au début de l'analyse ; si elle ne fournit pas de résultats, il sera toujours facile à l'expert de traiter les résidus par les autres procédés.

ARTICLE II

RECHERCHE DES POISONS ET IDENTIFICATION DES SUBSTANCES.

Lorsqu'on a déjà quelques données sur la nature du poison absorbé, on caractérise ce poison par les méthodes spéciales suivantes :

§ 1er. — **Métaux et métalloïdes.**

1° **Recherche de l'arsenic.** — *Procédé de Marsh.* — Nous ne décrirons que le procédé perfectionné tel qu'il est employé aujourd'hui.

Les matières organiques ayant été détruites par l'un des procédés ci-dessus indiqués (procédé de Boutmy, procédé de Gabriel Pouchet, ou destruction par le chlorate de potasse), on transforme les composés arsenicaux en sulfure au moyen de l'hydrogène sulfuré : le précipité obtenu est dissous dans l'ammoniaque, qui laisse de côté diverses impuretés ; la solution ammoniacale est évaporée à sec et donne un résidu qu'on oxyde par l'acide nitrique : enfin on chasse avec précaution l'excès d'acide nitrique, et le résidu final, dissous dans l'acide sulfurique étendu, peut être introduit dans l'appareil de Marsh.

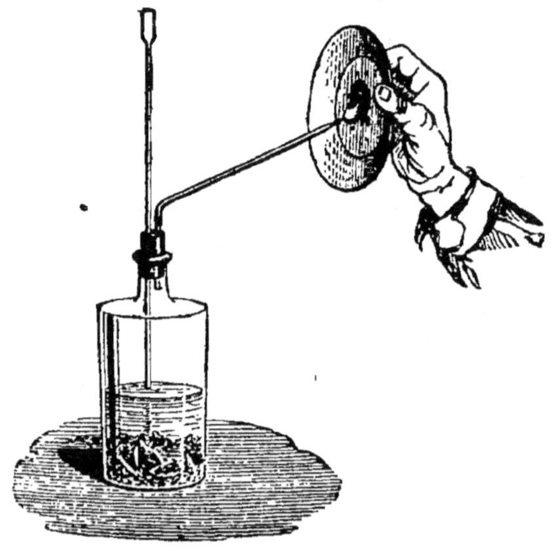

Fig. 28.

Le principe de la méthode consiste à *isoler l'arsenic* à l'état métallique en mettant à profit les trois faits suivants :

1° L'hydrogène à l'état naissant réduit à l'état métallique les composés oxydés de l'arsenic et leurs sels ;

2° L'hydrogène et l'arsenic, tous deux à l'état naissant, s'unissent pour former des hydrures d'arsenic ; l'un solide, ne se forme qu'en petite quantité et n'est pas volatil ; le second est gazeux et constitue le produit principal de la réaction. Que, par exemple, on reçoive sur une soucoupe de porcelaine la flamme d'un jet d'hydrogène arsénié se dégageant d'un flacon (fig. 28), cette flamme étant refroidie et l'afflux de l'oxygène de l'air étant gêné, l'arsenic ne brûle plus ou ne brûle qu'en faible quantité et se dépose sur la soucoupe en formant des taches miroitantes;

3º L'hydrure d'arsenic gazeux traversant un tube chauffé au rouge se décompose en hydrogène et en arsenic qui se dépose dans les parties refroidies du tube sous forme d'un anneau brillant.

L'appareil de Marsh employé aujourd'hui se compose d'un flacon à deux ouvertures A : à l'une est adapté un tube droit descendant jusqu'au fond du vase; à l'autre se trouve un tube horizontal qui conduit dans un tube B plus gros contenant de l'amiante ou du coton et qui communique avec un troisième tube entouré de clinquant, effilé à son extrémité, reposant sur

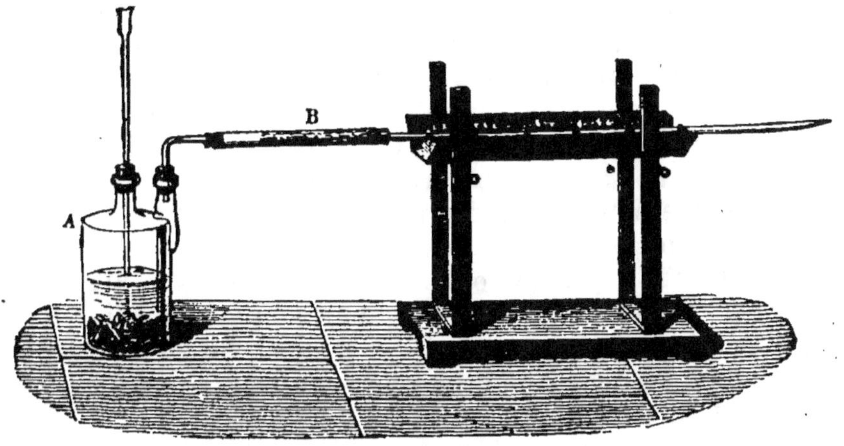

Fig. 29.

un support et au-dessous duquel sont placés des charbons ardents (fig. 29) : on peut aussi chauffer le tube au moyen d'un bec de gaz à flamme plate.

On produit dans le flacon un dégagement d'hydrogène, au moyen du zinc et de l'acide sulfurique étendu. Le zinc pur, qu'on emploie pour les expériences, ne s'attaque par l'acide sulfurique qu'avec une extrême lenteur ; pour déterminer le dégagement, il convient d'ajouter une goutte ou deux de chlorure de platine, ou encore quelques morceaux de mousse de platine. On chauffe le petit tube entouré de clinquant pendant deux ou trois heures environ. Si les réactifs sont purs, il ne doit se déposer dans le tube, au delà de la partie chauffée, aucune trace d'arsenic. Au bout de ce temps, on retire le feu ét on enflamme le gaz ; si aucune tache ne se dépose sur la soucoupe présentée à l'extrémité du tube, cela indique que les réactifs ne contiennent pas d'arsenic. On répète ensuite l'opération après avoir introduit les matières à examiner dans le flacon ; si elles contiennent de l'arsenic, on voit la flamme de l'hydrogène devenir d'un blanc livide et répandre des fumées blanches d'acide arsénieux. La flamme, refroidie par la soucoupe, donne un dépôt noir brillant d'arsenic. Lorsqu'on veut recueillir tout l'arsenic, il est préférable de ne pas chercher à produire des taches ; on se sert d'un tube assez long pour qu'on puisse y déterminer la production d'un certain nombre d'anneaux ; ces anneaux sont ensuite examinés séparément.

Il s'agit maintenant de reconnaître si les taches ou anneaux sont réellement produites par l'arsenic, car on sait que l'hydrogène antimonié dépose des taches comme le fait l'hydrogène arsénié. On distinguera ces taches par les caractères suivants, que nous reproduisons d'après Naquet [1] :

1° Les taches d'arsenic sont brunes, tandis que celles d'antimoine sont noires, surtout près des bords ; mais ce caractère ne donne même plus des probabilités dès que les taches acquièrent un certain volume.

2° Les taches d'arsenic obtenues dans le tube peuvent se volatiliser facilement d'un bout du tube à l'autre, si l'on a soin d'y entretenir un courant d'hydrogène ou d'anhydride carbonique ; les taches d'antimoine sont bien moins volatiles.

3° Si l'on chauffe le tube au point où se trouve la tache, en le laissant ouvert à ses deux extrémités et en le tenant incliné de manière à y déterminer un courant d'air, l'arsenic s'oxyde, et il vient se sublimer plus haut en formant un anneau d'anhydride arsénieux sur lequel on peut reconnaître à la loupe la forme octaédrique des cristaux. Cet anneau peu être soumis aux essais suivants :

a. On le dissout dans une goutte d'acide chlorhydrique, et l'on traite la solution par l'hydrogène sulfuré ; il se forme un précipité de sulfure jaune d'arsenic soluble dans l'ammoniaque et les sulfures alcalins, et insoluble dans l'acide chlorhydrique.

b. L'anneau d'acide arsénieux se dissout dans l'eau pure et donne alors, avec le sulfate de cuivre ammoniacal, un préci-

<hr>

1. *Précis de chimie légale.* Paris, 1873.

pité d'un beau vert (vert de Scheele) : d'arsénite de cuivre.

4° Les taches arsenicales, traitées par l'acide azotique concentré, s'y dissolvent. Si l'on chasse ensuite tout l'acide nitrique par une évaporation ménagée, il reste un résidu d'acide arsénique très soluble dans l'eau, et dont la dissolution aqueuse est précipitée en rouge brique par l'azotate d'argent ammoniacal. Soumis à un traitement semblable, l'antimoine laisse un résidu d'oxyde insoluble dans l'eau.

5° Si l'on dépose sur une des taches une goutte de sulfhydrate d'ammoniaque, le métalloïde se sulfure, et l'on peut constater sur le composé produit les propriétés énumérées plus haut du sulfure d'arsenic. Nous ajouterons, comme caractère distinctif, que le sulfure d'antimoine est très soluble dans l'acide chlorhydrique, et qu'il affecte la couleur rouge, tandis que le sulfure d'arsenic est jaune.

5° Un anneau d'arsenic chauffé dans un courant d'hydrogène sulfuré donne un sulfure jaune; un anneau d'antimoine donne un sulfure orangé. Dans un courant de gaz chlorhydrique sec, le sulfure d'antimoine disparaît promptement, le sulfure d'arsenic reste inattaqué.

7° Les taches métalliques, traitées par une dissolution d'hypochlorite de soude (obtenue en faisant agir le chlore gazeux sur une dissolution de carbonate de soude), disparaissent aussitôt si elles sont arsenicales ; elles persistent au contraire sans altération si elles sont constituées par de l'antimoine.

Le *dosage* de l'arsenic se fait en coupant la partie du tube qui contient l'anneau; on la pèse au dixième de milligr. ; on dissout l'anneau dans l'acide nitrique ; on sèche le tube et on pèse de nouveau : la différence donne le poids de l'arsenic (Ogier).

2° **Recherche de l'antimoine.** — On voit que l'appareil de Marsh peut également servir pour la recherche de l'antimoine, mais il ne peut servir à séparer l'arsenic de l'antimoine, s'il y a mélange de ces deux poisons. On arrive à ce résultat à l'aide de l'appareil et de la méthode de Naquet.

Cet appareil se compose d'un flacon à deux tubulures A (fig. 29), dans lequel on introduit un alliage de sodium et de mercure ; une des tubulures de ce flacon porte un bouchon que traverse un tube terminé par un entonnoir à sa partie supérieure, et qui sert à introduire la liqueur suspecte dans le flacon. La seconde tubulure est fermée par un bouchon que traverse un petit tube B courbé à angle droit ; celui-ci, par son extrémité opposée, et à l'aide d'un bouchon de liège, communique avec un tube d'un plus grand diamètre C, rempli de coton ou d'amiante, à l'autre extrémité duquel se fixe un tube à boule de Liebig D plein d'une dissolution d'azotate d'argent. Lorsque l'appareil est monté, on introduit par le tube à entonnoir la liqueur suspecte légèrement acide ; aussitôt le dégagement du gaz commence. Si cette matière contient de l'antimoine et de l'arsenic, il se forme de l'hydrogène arsénié et de l'hydrogène antimonié. En traversant la dissolution d'azotate d'argent, ces deux gaz se décomposent : l'un précipite de l'ar-

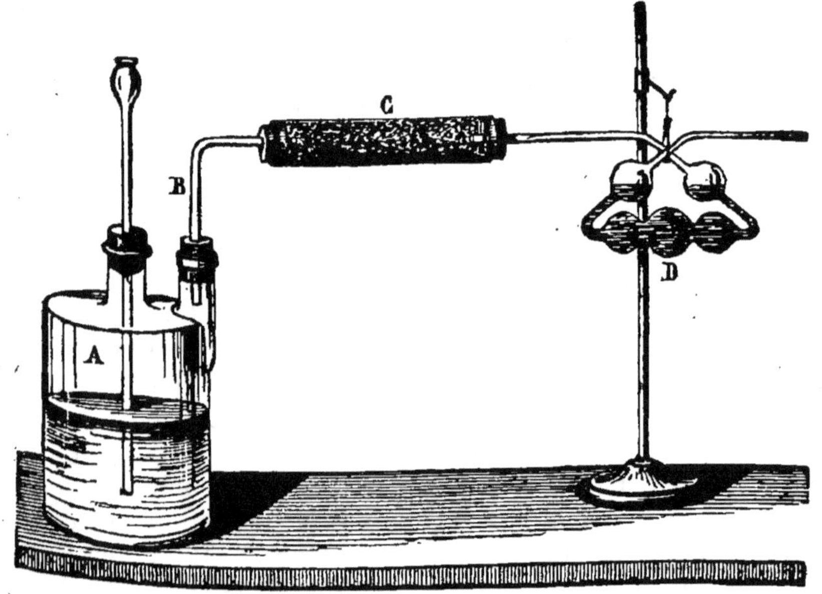

Fig. 30.

gent et laisse de l'acide arsénique dans la liqueur ; l'autre donne lieu à un dépôt d'antimoniure d'argent insoluble. Lorsqu'on a continué l'opération pendant plusieurs heures, on démonte l'appareil, on verse le contenu du tube à boules sur un filtre et on lave bien le précipité. Dans la liqueur filtrée, on verse un excès d'acide chlorhydrique, on sépare de nouveau par le filtre le précipité que l'on obtient ; on le lave et on réunit les eaux de lavage à la liqueur que l'on peut ensuite introduire dans l'appareil de Marsh pour y rechercher l'arsenic.

Quant au précipité métallique qui contient l'antimoniure d'argent, on le calcine dans un creuset de porcelaine pendant trois quarts d'heure environ avec un mélange de carbonate et d'azotate de potasse. On retire ensuite le creuset du feu ; on traite la masse refroidie par l'acide chlorhydrique, jusqu'à ce que la liqueur acide filtrée qui provient de ce traitement ne laisse plus de résidu appréciable lorsqu'on en évapore une goutte sur une lame de verre ; on fait passer à travers cette liqueur de l'anhydride sulfureux gazeux jusqu'à ce qu'elle en conserve l'odeur ; on la fait alors bouillir pendant une heure pour chasser l'excès de cet acide, et on l'introduit dans l'appareil de Marsh pour y rechercher l'antimoine.

3° **Recherche du phosphore.** — On ne saurait se contenter aujourd'hui des procédés très imparfaits proposés par

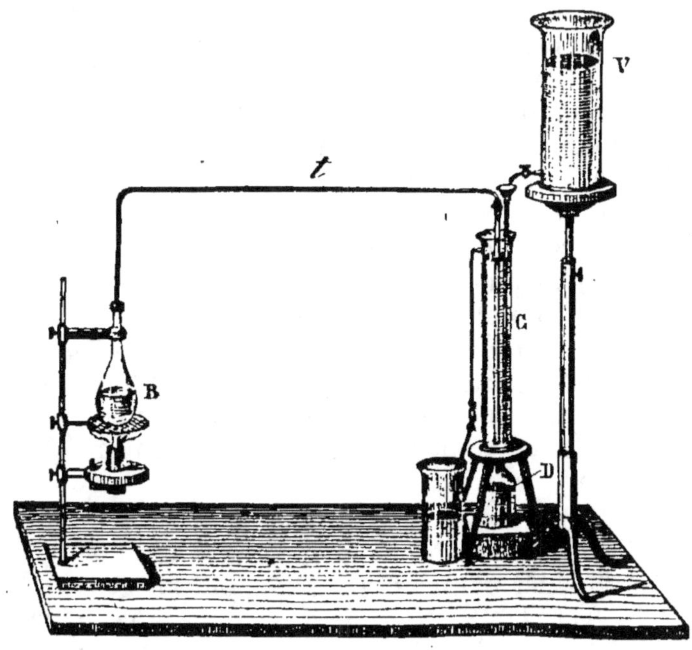

Fig. 31.

Orfila, et qui consistaient à examiner les substances suspectes à la loupe, à séparer mécaniquement les parcelles de phosphore et à les conserver sur l'eau, ou bien à chercher à apercevoir des vapeurs phosphorescentes dans l'obscurité, ou à placer sur les matières suspectes du nitrate d'argent, qui les fait successivement passer au roux, puis au noir.

Ces méthodes doivent être abandonnées aujourd'hui pour faire place au procédé de Mitscherlich, plus sûr et plus rigoureux.

Procédé de Mitscherlich. — La propriété que possède le phosphore de luire dans l'obscurité a conduit ce chimiste à la découverte d'un procédé excellent qui est universellement adopté aujourd'hui.

L'appareil consiste (fig. 31) en un ballon de verre B, dans lequel on introduit les matières suspectes, additionnées d'eau acidulée par l'acide sulfurique. De ce ballon part un tube *t*, qui se rend dans une fiole D et qui est entouré d'un manchon de verre C, dans lequel passe un courant d'eau froide provenant d'un réservoir A.

On chauffe le ballon, et il se dégage de la vapeur d'eau qui entraîne avec elle le phosphore, si les matières suspectes en contiennent. Cette eau et les vapeurs de la substance toxique viennent se condenser dans la partie du tube T entourée d'eau froide. Si l'on a eu soin d'opérer dans l'obscurité, les vapeurs de phosphore produisent des lueurs très visibles. Ces lueurs apparaissent alors même que le phosphore ne forme que la millionième partie des matières contenues dans le ballon A. Les vapeurs phosphorescentes viennent ensuite se condenser dans la fiole C, où elles sont recueillies avec soin.

Certaines substances volatiles, telles que l'alcool, l'éther, l'essence de térébenthine, s'opposent à la phosphorescence. L'alcool et l'éther n'empêchent le phénomène que dans les premiers instants, mais l'essence de térébenthine l'empêche complètement.

4° **Recherche du mercure.** — On recherchera le mercure dans les fèces, les urines et la salive, dans les cas où l'empoisonnement n'a pas été funeste ; lorsque la mort est survenue, on soumettra à l'analyse les parois gastro-intestinales et leur contenu, le foie, la bile et le sang. On emploiera le procédé de destruction par l'acide chlorhydrique et le chlorate de potasse (voy. p. 533) ou bien celui de Boutmy (voy. p. 535).

Le liquide qui résulte de la destruction des matières organiques sera évaporé à siccité au bain-marie et repris par l'eau distillée. On fera ensuite passer dans la solution filtrée un courant d'hydrogène sulfuré ; s'il y a du mercure, on voit se produire un précipité blanc sale, puis jaune rougeâtre (sulfo-

LUTAUD, *Méd. lég.*

chlorure de mercure), puis noir (sulfure de mercure). On évapore ensuite à siccité et toujours au bain-marie la solution du précipité dans l'eau régale, et on redissout le résidu dans de l'eau, en ajoutant quelques gouttes d'acide chlorhydrique, qui facilitent la solution du sulfate basique de mercure qui aurait pu se former. On obtient alors une solution contenant du bichlorure de mercure, qu'on reconnaît facilement aux réactifs suivants :

Avec l'*iodure de potassium* ou l'*iodure de sodium*, précipité rouge vif (biiodure de mercure).

Avec l'*ammoniaque*, précipité blanc (chloramidure de mercure).

Avec la *potasse* et la *soude*, précipité jaune, difficilement soluble dans un excès de réactif.

Avec le *chlorure stanneux*, précipité blanc, qui noircit lorsque la réaction continue ; on obtient ainsi du mercure métallique. Cette réaction est sensible à 1/40000.

Recherche par l'électrolyse. — On emploie la pile de Smithson, qui consiste en une lame de fer ou d'étain autour de laquelle on a enroulé une petite lame d'or très mince. On la plonge dans la solution mercurielle après l'avoir acidulée, et le mercure se dépose sur la lame d'or, qui blanchit et peut reprendre ensuite sa couleur naturelle lorsqu'on l'expose à la flamme d'une lampe à alcool. La lame d'or blanchie est introduite dans un tube de verre effilé par un bout et l'on chauffe à la lampe : le mercure se volatilise et se condense dans la partie effilée du tube et donne une colonne semblable à celle du thermomètre. Les sels d'étain blanchissent également la lame d'or, mais ils ne produisent pas le mêmes phénomènes physiques sous l'influence de la chaleur. Pour employer ce procédé, il faut avoir soin de détruire les matières organiques.

On peut également employer *l'appareil de Flandin et Danger*, qui se compose (fig. 32) d'un support S, d'un ballon A, destiné à contenir le liquide suspect, d'un entonnoir B, effilé à son extrémité inférieure, sous laquelle est placée une capsule C. Un fil d'or qui forme l'électrode positive d'un élément de Bunsen, pénètre dans l'entonnoir par la partie supérieure ; un autre fil de même métal pénètre par la partie inférieure et communique avec le pôle négatif.

Si l'on renverse le ballon A, de manière que son col plonge dans l'eau de l'entonnoir, celle-ci s'écoulera goutte à goutte, par la pointe effilée, pour tomber dans la capsule C, et l'extrémité du col du ballon se trouvera mise à découvert au bout d'un certain temps ; de l'air y pénètre alors, et le liquide du ballon passe lentement dans l'entonnoir. Si le liquide contient du mercure, ce métal est décomposé par l'électricité et se dépose sur le fil négatif. On retire ensuite ce fil et on le traite comme la lame d'or de la pile de Smithson, dont nous venons de parler.

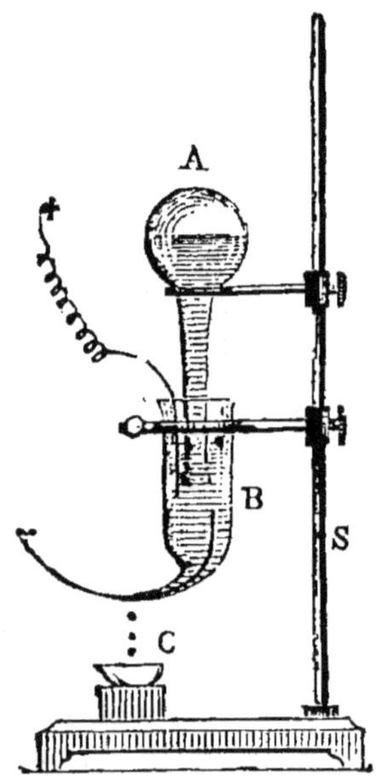

Fig. 32. — Appareil de Danger et Flandin.

5° **Recherche du chlore, du brome et de l'iode. —** *Chlore.* Le chlore est très difficile à retrouver, parce qu'il passe vite à l'état de chlorure et d'acide chlorhydrique (voy. p. 552, pour la recherche de cet acide). S'il en existait à l'état libre on le reconnaîtrait à son odeur et en faisant bouillir les matières organiques, dont les vapeurs devraient bleuir un papier imbibé d'iodure de potassium et d'empois d'amidon (Naquet). On reconnaît encore le chlore contenu en petite quantité dans un liquide en ajoutant un sel de protoxyde de fer contenant du sulfo-cyanure de potassium : il se forme aussitôt une coloration rouge.

Brome. On isole le brome en traitant les matières qui le contiennent par le sulfure de carbone, qui le dissout en se colorant en violet ; en agitant cette dissolution avec de la potasse, celle-ci s'empare du brome, et on a une solution de bromure de potassium.

Pour rechercher la présence d'un bromure, on fait bouillir avec de l'eau les matières suspectes, on filtre et on agite la liqueur avec de l'éther et de l'eau de chlore. Le brome, mis en liberté, se dissout dans l'éther, qu'il colore en rouge jaunâtre.

Iode. On l'isole de la même manière que le brome, et on recherche ensuite la réaction caractéristique de l'iode, qui est de bleuir en présence de l'empois d'amidon et de colorer en violet le sulfure de carbone.

L'iodure de potassium, administré à haute dose, a souvent produit des accidents qui ont été attribués au bromure contenu dans l'iodure. Bouis propose les procédés suivants pour reconnaître le mélange : on dissout le sel dans l'eau et on y ajoute du chlorure de palladium additionné de chlorure de sodium ; il se précipite de l'iodure de palladium ; on filtre, et dans la dissolution, on retrouve le brome à l'état de bromure.

On peut encore reconnaître le mélange des deux sels en y versant du sulfate de cuivre et un excès d'acide sulfureux ; il se précipite du proto-iodure de cuivre blanc. La liqueur filtrée renferme le brome, que l'on peut mettre en liberté avec le chlore.

6° **Recherche du plomb.** — Voici le procédé de Rabuteau : « On détruit les matières organiques en les chauffant avec un mélange d'acide sulfurique et d'acide nitrique (deux parties du premier acide pour une partie du second). Le plomb se trouve à l'état de sulfate dans le résidu charbonneux. Ce résidu broyé et traité par une solution d'acide tartrique lui cède le sulfate de plomb. En faisant passer un courant d'acide sulfhydrique dans la solution, on obtient du sulfure de plomb que l'on transforme en azotate, qui doit donner les réactions des sels de plomb, dont les principales sont les suivantes :

« Avec la *potasse* et la *soude,* précipité blanc d'oxyde de plomb hydraté, soluble dans un excès de réactif (caractère distinctif des solutions de bismuh, dont l'oxyde ne se dissout pas dans un excès de potasse ou de soude).

« Avec les *carbonates alcalins,* le *ferrocyanure* et le *cyanure de potassium, l'acide sulfurique* et les *sulfates solubles*, précipités blancs.

« Avec l'*acide sulfhydrique, sulfhydrate d'ammoniaque* et les autres *sulfures alcalins*, précipité noir de sulfure de plomb.

« Avec le *chromate de potasse*, précipité jaune de chromate de plomb, soluble dans la potasse. L'*iodure de plomb* donne également un précipité jaune soluble dans l'eau bouillante, qui le laisse déposer par le refroidissement sous forme de belles paillettes d'un jaune d'or.

« *Une lame de zinc*, plongée dans la solution d'un sel de plomb, se recouvre d'abord d'une couche noire de plomb pulvérulent, puis de paillettes de ce métal.

« Comme pièce de conviction, on pourra présenter, soit le sulfure, soit le sulfate de plomb, soit enfin un globule métallique obtenu en chauffant au chalumeau un mélange formé de carbonate de soude anhydre et du chlorure obtenu à l'aide du sulfure précipité par l'acide sulfhydrique. »

Pour constater la présence du plomb dans le *vin*, le *vinaigre*, le *cidre* et les autres boissons, on précipite le plomb par l'acide sulfhydrique. Le sulfure de plomb recueilli est ensuite transformé en sulfate par l'acide azotique, et réduit par le charbon au moyen du chalumeau (Bouis).

L'analyse de l'*eau plombifère* se fait en évaporant dans une capsule de porcelaine, chauffée sur un bain de sable, 5 à 10 litres d'eau. On continue l'évaporation, par petites portions, dans une petite capsule de porcelaine, capable de supporter une température élevée. Le résidu est ensuite traité par l'acide azotique, et l'on obtient le plomb à l'état d'azotate et de sulfate.

7° Recherche du cuivre. — On détruit les matières organiques par l'acide sulfurique et l'acide azotique ou par l'incinération dans une capsule de platine, en traitant ensuite les cendres par l'acide azotique. Les liqueurs provenant de ces opérations sont évaporées jusqu'à consistance sirupeuse, le résidu est additionné d'eau distillée, puis filtré et traité par les réactifs du cuivre.

Voici les principaux réactifs des solutions de cuivre :

Le *ferrocyanure de potassium* donne un précipité brun rougeâtre.

Avec l'*ammoniaque*, on a un précipité blanc bleuâtre donnant, avec un excès de réactif, une solution bleu foncé. Cette réaction est sensible au 1/4000.

L'arsénite de potasse donne un précipité vert (vert de Scheele).

On sait que le cuivre donne lieu à un grand nombre d'empoisonnements accidentels ou professionnels.

Un procédé très expéditif pour rechercher le cuivre dans un aliment consiste à épuiser le corps suspect avec de l'eau aiguisée d'acide acétique, ou de l'acidifier seulement lorsqu'il est liquide et à y plonger pendant quelques heures un fil de fer bien décapé ; le fil se couvre d'un enduit rouge de cuivre métallique.

Le kirsch, l'eau-de-vie et presque tous les liquides distillés dans les appareils en cuivre contiennent du cuivre dont on a démontré la présence en ajoutant au liquide quelques gouttes d'acide cyanhydrique étendu d'alcool, puis un morceau de racine de gaïac ; la plus petite trace de cuivre communique à la liqueur une coloration bleue.

On trouve souvent du cuivre dans le pain. Ce métal provient soit du chaulage du blé par le sulfate de cuivre, soit de l'addition de sulfate de cuivre à la farine avariée, dans le but d'augmenter la blancheur du pain et de faire absorber plus d'eau à la pâte. On reconnaît la présence du métal en mouillant un peu de mie de pain et en l'arrosant avec une solution étendue de prussiate jaune de potasse, qui se colore en rose plus ou moins intense.

8° Recherche de la potasse et de la soude. — On constate d'abord l'alcalinité des matières à l'aide du papier de tournesol. C'est par le procédé de l'alcalimétrie qu'on peut reconnaître la quantité de potasse et de soude qui se trouve dans les vomissements ou le tube digestif. Après que les matières ont été filtrées ou lavées, puis colorées à l'aide de quelques gouttes de teinture de tournesol, on verse dans la liqueur une solution titrée d'acide sulfurique étendu. L'addition de la liqueur titrée est continuée jusqu'à ce que la coloration bleue du tournesol soit ramenée au rouge. A chaque division de la liqueur ajoutée correspond un poids donné d'alcali.

Les chlorures décolorants, les hypochlorites de potasse et de soude (eau de Javelle, liqueur de Labarraque), peuvent quelquefois donner lieu à des empoisonnements. Ces composés décolorent le tournesol et l'indigo ; ils dégagent du chlore par l'addition d'un acide faible, comme l'acide acétique.

9° **Recherche du zinc.** — On détruit les matières organiques par l'acide chlorhydrique et le chlorate de potasse. La liqueur restant après ce traitement est soumise à l'action de l'hydrogène sulfuré. On filtre, on ajoute un excès d'acétate de soude dans la liqueur claire, puis on la sature à nouveau par l'hydrogène sulfuré qui précipite le zinc à l'état de sulfure blanc. Ce sulfure, séparé par filtration et redissous dans l'acide chlorhydrique, doit précipiter en jaune le cyano-ferride de potassium.

§ 2. — **Recherche des acides**.

Considérations générales. — D'après Dragendorff, la *réaction fortement acide* des matières vomies, du contenu de l'estomac et du tube digestif, est un caractère d'une si haute importance dans la recherche des acides, que l'on pourrait se dispenser de faire l'analyse lorsque ce caractère manque. M. Ritter signale cependant une restriction à cette loi, c'est lorsqu'un contre-poison alcalin (magnésie, bicarbonate de soude, savon) aura été administré.

Naquet fait observer que les acides ne peuvent être recherchés que sur le tube digestif ou son contenu ; leur découverte dans le reste de l'organisme ne permettrait pas d'arriver à des conclusions rigoureuses, puisqu'on trouve normalement dans l'économie, à l'état de sels, les divers acides qu'on pourrait avoir à rechercher. Nous apprécions la justesse de cette remarque, mais nous pensons que l'analyse peut parfois faire découvrir dans l'organisme des sels qui par leur nature et leur quantité ne sauraient être mis sur le compte des produits naturels de l'économie et des aliments.

Comme méthode générale, il convient d'épuiser le tube digestif et son contenu par de l'eau jusqu'à ce que cette eau cesse de rougir le tournesol. On précipite par l'alcool les substances organiques en dissolution ; on filtre ensuite une seconde fois et l'on traite la liqueur obtenue de différentes manières selon l'acide qu'on recherche.

Il convient de distinguer entre les acides volatils et les acides fixes :

ACIDES VOLATILS.

1° **Acide chlorhydrique.** — Le procédé le plus simple consiste à distiller la liqueur dans une cornue munie d'un récipient jusqu'à ce que le liquide devienne pâteux. Le liquide recueilli dans le récipient possède tous les caractères de l'acide chlorhydrique ; il est acide ; il est précipité en blanc par l'azotate d'argent ; le précipité se dissout facilement dans l'ammoniaque et ne se dissout pas dans l'acide azotique.

Tardieu et Roussin recommandent le procédé suivant :

« Les organes internes et produits de vomissements sont divisés en petits fragments et réduits en une bouillie claire que l'on divise en deux parties parfaitement égales. L'une de ces portions est saturée par un grand excès de carbonate de soude exempt de chlorure, et mise à évaporer au bain-marie jusqu'à dessiccation à peu près complète. L'autre portion acide est soumise à la même évaporation sans saturation préalable. Les deux produits qui en résultent sont calcinés séparément dans deux creusets de porcelaine jusqu'à complète carbonisation. Chaque masse charbonneuse est épuisée par un égal volume d'eau distillée, et les liqueurs qui en résultent soumises à la filtration. Chaque solution est alors fortement acidulée par l'acide azotique pur et additionné d'un excès d'azotate d'argent. Il se forme constamment, dans ce cas, un précipité dans chaque solution, attendu que les liquides alimentaires et les organes renferment des chlorures à l'état normal. Les deux précipités sont séparément recueillis sur de petits filtres de papier Berzélius, lavés jusqu'à épuisement, desséchés, calcinés avec leur filtre dans de petits creusets de porcelaine, puis finalement pesés à la balance de précision. Si la quantité de chlorure d'argent est sensiblement la même dans les deux cas, l'expert aura la preuve certaine qu'il n'existait pas d'acide chlorhydrique libre dans les organes et les vomissements. Si la portion saturée par le carbonate de soude a fourni une quantité de chlorure d'argent beaucoup plus considérable que la portion non saturée, il sera évident qu'il provient de source étrangère. »

2° Acide azotique. — Après avoir traité les matières par la méthode générale indiquée ci-dessus, on place la liqueur dans un appareil distillateur, on sature le produit de la distillation par la potasse ou la soude et on évapore à siccité. On recueille ensuite le résidu, on le mélange avec de la limaille de cuivre et on le place dans un tube de verre, fermé à un bout et muni à l'autre extrémité d'un bouchon traversé par un tube adducteur dans lequel on verse de l'acide sulfurique. On chauffe, et les gaz qui se dégagent (vapeurs rutilantes) présentent une coloration brune : si l'on fait rendre ces gaz dans de l'eau contenant une petite quantité de protosulfate de fer (vitriol vert) et qu'on a rendue acide par un peu d'acide sulfurique, la liqueur devient brune ou rose ; une coloration rouge se produit également lorsqu'on les fait agir sur une solution de sulfate de narcotine.

3° Acide cyanhydrique. — On soumettra à l'analyse le contenu de l'estomac et de l'intestin ; on peut encore opérer sur le sang, le foie et le cerveau. Voici le procédé indiqué par Dragendorff : Les matières finement divisées sont transformées par l'addition d'eau en une bouillie fluide ; si le liquide n'a pas une réaction fortement acide, on la lui communique par l'addition d'acide sulfurique ou mieux encore d'acide tartrique, car un excès d'acide minéral peut avoir des inconvénients. On distille le liquide dans une cornue qui communique avec un réfrigérant de Liébig ; on chauffe au bain de chlorure de calcium, mais en ne dépassant pas la température de 105 à 110 degrés. Les produits distillés sont fractionnés ; pour chaque 100 centimètres cubes de liquide mis en expérience on retire 3 centimètres cubes qui ont passé à la distillation. On a proposé, pour faciliter la distillation, de faire traverser le liquide par un courant d'air. L'acide prussique se retrouve alors dans les premières portions et se reconnaît déjà à la simple odeur, quand il en existe une quantité un peu notable (Dragendorff).

1° On ajoute à une partie du liquide distillé une solution de sulfate ferreux qui s'est oxydée partiellement au contact de l'air (et est devenue jaune), et un léger excès de soude ; on agite et l'on ajoute avec précautions de l'acide chlorhydrique étendu, jusqu'à ce que le liquide soit devenu acide ; il restera un précipité de bleu de Prusse, s'il y a de l'acide prussique en quantité un peu notable ; on n'obtient qu'un liquide vert qui peu à peu abandonne un précipité bleu lorsque la liqueur n'en renferme que des traces.

2° Une autre partie du liquide distillé est neutralisée avec de la potasse ; on ajoute à cette solution quelques gouttes d'une solution d'acide picrique, on chauffe entre 50 et 60 degrés, et l'on obtient une coloration rouge, pour peu qu'il y ait de l'acide prussique.

3° On ajoute à un centilitre du liquide distillé une ou deux gouttes de solution de sulfate cuivrique, puis assez de potasse ou de soude pour que l'oxyde cuivrique commence à se précipiter ; on acidule de nouveau avec un peu d'acide azotique ou sulfurique, et l'on voit se former un précipité blanc de cyanure de cuivre. On a pu constater ainsi la présence de 0 gr. 00006 d'acide dans un centilitre de liquide.

On peut se servir d'un papier trempé dans le sulfate cuivrique et puis dans la teinture de gaïac, pour reconnaître, à l'ouverture des bocaux qui renferment les matières à examiner, si l'atmosphère ne renferme pas d'acide prussique. Schoenbein a vu le papier se colorer dans l'atmosphère d'un ballon de 46 litres de capacité dans lequel il avait introduit une goutte d'une solution au 1/100 d'acide cyanhydrique ; il put déceler le même corps dans l'atmosphère d'un ballon de 10 litres, dans lequel il avait projeté un morceau gros comme un pois de cyanure de potassium. Cette réaction, malheureusement, n'appartient pas exclusivement à l'acide prussique ; elle se produit encore sous l'influence d'autres corps et notamment de l'ammoniaque. Seule, elle n'est donc pas caractéristique de l'empoisonnement par l'acide prussique, mais elle est néanmoins très précieuse puisqu'elle dispense de rechercher cet acide, lorsque le papier ne bleuit pas.

4° **Acide sulfurique**. — Les liqueurs filtrées du lavage des organes et des vomissements sont évaporées en consistance semi-sirupeuse et introduites dans un tube fermé avec un peu de limaille de cuivre. On chauffe ensuite jusqu'à ce qu'il se dégage de l'acide sulfureux, reconnaissable à son odeur autant qu'à sa réaction sur un papier amidonné imprégné d'acide iodique.

MM. Tardieu et Roussin reprochent à ce procédé de ne produire des résultats qu'autant que la proportion d'acide est considérable, et ils proposent le suivant, qui est fondé sur la solubilité du sulfate de quinine dans l'alcool. On fait digérer les matières pendant plusieurs heures avec de l'eau distillée, on filtre, et les matières filtrées sont introduites dans une capsule de porcelaine, additionnées d'un petit excès d'hydrate de quinine, jusqu'à neutralité complète, et soumises à l'évaporation ménagée au bain-marie. L'extrait semi-liquide qui en résulte est traité à plusieurs reprises par de l'alcool absolu, qui dissout le sulfate de quinine formé aux dépens de l'acide libre et laisse indissous tous les autres sulfates. Les solutions alcooliques filtrées sont évaporées de nouveau, et l'extrait qu'on obtient est redissous dans un peu d'eau distillée bouillante et filtré immédiatement. Si la proportion d'acide sulfurique est un peu notable, le sulfate de quinine cristallisera par refroidissement. Si la quantité est trop faible pour que le sulfate de quinine formé puisse cristalliser, il sera facile de constater dans la liqueur la présence de l'acide sulfurique à l'aide du chlorure de baryum, qui donnera naissance, dans ce cas, à un précipité blanc, complètement insoluble dans l'eau et dans les acides azotique et chlorhydrique.

5° **Acide oxalique.** — Les matières sont découpées en petits morceaux et amenées par addition d'eau à l'état de bouillie claire, le mélange est évaporé au bain-marie et repris par l'alcool. La solution ainsi obtenue est divisée en deux parts qui sont traitées séparément.

Dans l'une on verse du chlorure de calcium et l'on obtient un précipité blanc d'oxalate de chaux insoluble dans l'acide acétique et le chlorhydrate d'ammoniaque, soluble dans l'acide azotique et qui, calciné légèrement, fait effervescence avec l'acide chlorhydrique.

Dans l'autre, on verse de l'azotate d'argent et l'on obtient un précipité qui, recueilli et placé dans un tube fermé à l'une de ses extrémités, détonne par la chaleur.

On peut isoler l'acide oxalique en précipitant les liquides qui le renferment par un sel de plomb ; l'oxalate obtenu est lavé et décomposé par un courant d'acide sulfhydrique gazeux, qui précipite le plomb à l'état de sulfure. Le liquide est filtré et évaporé au bain-marie, puis placé dans le vide, ou sous une cloche avec de la chaux ou de l'acide sulfurique. L'acide oxalique se sépare à l'état cristallisé.

6° **Acide acétique**. — On distille les eaux de lavage du tube digestif et l'on obtient un liquide acide, ayant l'odeur du vinaigre, ne rougissant par les persels de fer et acquérant la propriété de les rougir si on le sature préalablement par une base. Ce même liquide acide, bouilli avec l'amidon, ne lui enlève pas sa propriété de bleuir par l'iode ; chauffé avec la litharge, il donne un sel basique qui bleuit le tournesol.

7° **Acide tartrique**. — On dessèche les matières suspectes presque à siccité, et on fait bouillir le résidu avec de l'alcool à 90 degrés. Cette solution alcoolique est évaporée au 1/6, et le résidu est divisé en deux parties. On neutralise l'une d'elles par du carbonate de potassium, puis on lui ajoute la seconde. Le liquide est mélangé avec de l'alcool concentré et abandonné dans un endroit frais. Le tartrate acide de potassium, qui est insoluble dans l'alcool, se dépose sous forme d'un précipité cristallin : on le recueille sur un filtre, on le purifie par des lavages à l'alcool et on le soumet à l'action des réactifs (Dragendorff).

Avec *l'azotate d'argent* on a un précipité blanc qui noircit quand on le chauffe et qui est soluble dans l'acide azotique et dans l'ammoniaque.

Par la calcination, ce sel répand une forte odeur de caramel et abandonne un résidu noir.

En transformant une partie du précipité en tartrate neutre soluble par l'addition ménagée de carbonate de potassium, ce sel neutre précipite à froid par l'eau de chaux, le précipité obtenu par l'eau de chaux est soluble dans le chlorure d'ammonium.

§ 3. — **Recherches des alcaloïdes.**

Nous étudierons d'abord les alcaloïdes proprement dits, puis certaines substances d'origine végétale ou animale, telles que la digitaline, la picrotoxine, le curare, etc.

Plusieurs méthodes peuvent être appliquées à la recherche des alcaloïdes. Le premier procédé général qui ait été proposé est celui de Stas; ce procédé a été modifié de diverses manières, notamment par Otto. Dragendorff a également indiqué une méthode générale d'extraction des alcaloïdes, qui, dans beaucoup de cas, présente de sérieux avantages.

La recherche des alcaloïdes par les diverses méthodes est toujours une opération difficile : aussi doit-on tâcher, lorsque les renseignements fournis par l'instruction mettent l'expert sur la voie du corps à chercher, de simplifier autant que possible les procédés généraux et de les modifier selon les propriétés spéciales de l'alcaloïde que l'on espère isoler.

Méthode de Stas. — Cette méthode repose : 1° sur la solubilité dans l'eau et l'alcool des sels acides formés par les alcaloïdes avec l'acide tartrique et l'acide oxalique ; 2° sur la décomposition de ces sels acides en solution par les alcalis caustiques ; 3° sur la propriété que possède l'éther de s'emparer des alcaloïdes mis ainsi en liberté.

Voici le manuel opératoire formulé par Rabuteau :

« On recueille les matières suspectes et on les divise, s'il est nécessaire, par exemple lorsqu'il s'agit d'organes tels que le foie, la rate, les reins, d'un sujet qu'on présume intoxiqué, On les mêle avec le double de leur poids d'alcool pur à 90°, puis on ajoute, suivant la quantité de la matière suspecte, 50 centigrammes à 2 grammes d'acide tartrique ou d'acide oxalique ; enfin on chauffe le mélange dans un ballon jusqu'à 60 ou 75 degrés. Après le refroidissement, on filtre, on lave avec de l'alcool concentré le résidu insoluble, on réunit les liqueurs filtrées et l'on évapore, soit dans le vide en présence de l'acide sulfurique, soit à l'aide d'un courant d'air sec dont la température ne doit pas dépasser 35 degrés. Après la volatilisation de l'alcool, on dissout le résidu acide dans la plus faible quantité d'eau possible. La solution est ensuite introduite dans une éprouvette et additionnée de bicarbonate de potasse ou de soude jusqu'à ce qu'il ne se produise plus d'effervescence. A ce moment les alcaloïdes, s'il en existe dans les matières suspectes, sont mis en liberté. On agite alors le tout avec quatre ou cinq fois son volume d'éther pur et l'on abandonne au repos. On décante, lorsqu'il est parfaitement éclairci, l'éther qui surnage, et on l'abandonne à l'évaporation spontanée dans une capsule de verre ou de porcelaine.

« Deux cas peuvent alors se présenter : ou bien l'alcaloïde contenu dans les matières suspectes est liquide et volatil, ou bien il est solide et fixe. Dans le premier cas, il forme sur les parois de la capsule des stries huileuses ; dans le second, on obtient un résidu solide et souvent cristallin. Il ne reste plus qu'à identifier l'alcaloïde, c'est-à-dire à le caractériser à l'aide des réactifs.

« Quelques modifications ont été apportées à la méthode de Stas. Otto conseille d'agiter avec de l'éther les liqueurs renfermant les tartrates ou oxalates acides des alcaloïdes, avant de les additionner de bicarbonate de potasse ou de soude. On enlève ainsi non seulement les matières colorantes, mais certains principes, tels que la *digitaline*, la *colchicine*, la *picrotoxine* et diverses impuretés. Lorsque l'éther ajouté en dernier lieu ne se colore plus et n'enlève plus de matières étrangères, ce dont on est certain, quand il ne donne plus de résidu après évaporation, on ajoute du bicarbonate de potasse ou de soude et l'on termine l'opération comme précédemment. Cette modification apportée à la méthode de Stas permet d'obtenir, du premier coup, l'alcaloïde presque à l'état de pureté. »

La méthode de Stas présente un inconvénient au point de vue de la recherche de la morphine : en effet, cet alcaloïde, précipité à l'état cristallin par le bicarbonate de soude, est insoluble dans l'éther. Au cas où l'on soupçonne la présence de la morphine, il convient d'ajouter l'éther avant le bicarbonate, de matière à dissoudre l'alcaloïde avant qu'il ait le temps de se précipiter. Mieux vaut encore employer les dissolvants spéciaux de la morphine (alcool amylique.)

Identification de l'alcaloïde. — L'alcaloïde étant obtenu, il s'agit d'en déterminer la nature. C'est là une tâche souvent difficile, car les composés organiques ne présentent qu'un petit nombre de réactions caractéristiques.

On vérifiera d'abord, au moyen de quelques réactifs généraux, que le résidu est bien de nature alcaloïdique : Les réactifs les plus usités dans ce but sont le réactif de Bouchardat (iodure de potassium ioduré) qui donne avec les alcaloïdes des précipités bruns, et le réactif de Mayer (iodure de mercure et de potassium), qui fournit des précipités blancs plus ou moins jaunâtres.

Afin d'éviter de longs tâtonnements, l'expert pourra, lorsqu'il n'a aucune notion sur la nature de l'alcaloïde, essayer divers autres réactifs moins généraux. Le tableau suivant, dressé par M. Valser et reproduit par Bouis [1], sera employé dans ce but.

ALCALIS VOLATILS ET ODORANTS	Colorés en violet par Au^2Cl^3 : pas de réaction par $HCl + BaO^2$			Conicine.
	Colorés en brun par Au^2Cl^3 : coloration groseille par $HCl + BaO^2$			Nicotine.
ALCALIS FIXES	Colorés en rouge par AzO^5,HO	Colorés en violet par SO^3 étendu à chaud.........		Morphine.
		Colorés en bleu par Fe^2Cl^3 — en violet par SO^3 étendu à chaud		Brucine.
		Rien par Fe^2Cl^3...........		
	Coloration rouge brique à froid ou carmin à chaud..	Se colorant spontanément en violet par SO^3HO à froid......		Vératrine. Delphine.
		Ne se colorant en violet qu'à chaud.........		Narcotine.
	Coloration en vert foncé.........................			Codéine.
	Ne devenant ni rouges, ni verts, ni jaunes.	Colorés en violet par SO^3 étendu à chaud.................		Solanine. Atropine. Aconitine.
		Pas colorés par SO^3 à chaud......	Pas de coloration bleu verdâtre par KO à chaud......	Aconitine. Atropine.

Après avoir essayé les méthodes générales, on procède ensuite à l'étude des caractères particuliers qui peuvent faire reconnaître chaque alcaloïde. Deux cas peuvent se présenter : l'alcaloïde est liquide ou *volatil*, l'alcaloïde est *fixe*.

ALCALOIDES LIQUIDES ET VOLATILS.

Les principaux sont la *conicine*, l'*aniline*, et la *nicotine*.

La **conicine** est un liquide oléagineux d'une odeur forte et nauséabonde, peu soluble dans l'eau et se dissolvant dans l'alcool et l'éther. Le gaz chlorhydrique lui donne une couleur pourpre qui passe au bleu indigo ; l'acide azotique la co-

1. BOUIS, *Chimie légale*, faisant suite au *Manuel de médecine légale*, de BRIAND et CHAUDÉ.

lore en rouge ; le chlorure de platine ne la précipite pas, ce qui la distingue de la nicotine. L'empoisonnement criminel par la conicine est rare à cause de la difficulté qu'on a à se procurer cet alcaloïde.

C'est avec la ciguë qu'ont lieu les empoisonnements ; on retrouve souvent dans le tube digestif des fragments de la plante qu'on traite par la potasse et que l'on reconnaît alors à l'odeur caractéristique de la conicine qui se dégage.

Dans ces derniers temps, on a constaté que certaines réactions chimiques peuvent donner naissance à de la conicine. Il faut donc être très circonspect lorsqu'il s'agit de se prononcer sur un empoisonnement par cet alcaloïde.

L'aniline est un liquide incolore, d'une odeur aromatique, presque insoluble dans l'eau et soluble dans l'alcool et l'éther. Traité par l'acide sulfurique et le bichromate de potasse, l'aniline donne, à une douce chaleur, une coloration bleu qui passe au violet par l'addition d'eau. Le chlorure de chaux dissous produit avec l'aniline une coloration violette.

Les couleurs dérivées de l'aniline sont employées pour la coloration artificielle et frauduleuse de certains produits alimentaires et peuvent donner lieu à des intoxications chroniques qui n'ont pas encore été bien étudiées.

La **nicotine** est liquide, incolore, soluble dans l'eau, l'alcool et l'éther, se colorant à l'air et brunissant le curcuma. En dissolution dans l'éther, elle se combine avec l'iode et donne des aiguilles rouge-rubis. Avec l'iodure de potassium ioduré, on a un précipité brun kermès.

Voici la méthode générale indiquée par Naquet pour l'identification de ces trois alcaloïdes :

On divise l'alcaloïde sur un certain nombre de verres de montre, puis on fait les essais suivants :

1° On traite une goutte de matière par l'acide azotique, qui rougit ou ne rougit pas. Si cet acide rougit, on fait arriver de l'acide chlorhydrique gazeux sec sur une autre goutte, et l'on constate que celle-ci prend une teinte violette foncée ; on a alors très probablement de la *conicine*.

2° Si l'acide azotique ne rougit pas, on traite alors une autre goutte par le chlorure de chaux. Si celui-ci donne une teinte violette, et que deux autres gouttes chauffées, l'une avec de l'acide arsénique, l'autre avec du nitrate mercurique, deviennent rouges, on a de l'*aniline*, ou une base homologue.

3° Si ces diverses réactions manquent, mais que le chlore donne une réaction rouge de sang et que l'acide chlorhydrique ne donne rien à froid et devienne violet foncé par l'ébullition, on se trouve probablement en présence de la *nicotine*.

ALCALOIDES SOLIDES FIXES.

Alcaloïdes de l'opium. — Nous signalerons les principaux et l'*acide méconique*, dont les réactions servent à reconnaître les préparations opiacées.

1° *Morphine.* — Les sels formés par la morphine sont solubles dans l'eau et l'alcool, insolubles dans l'éther et l'alcool amylique. La morphine elle-même est insoluble dans l'éther lorsqu'elle est précipitée à l'état cristallin. La morphine est précipitée de ses sels par la potasse et le précipité se redissout dans un excès de potasse. L'acide azotique concentré produit avec la morphine une coloration rouge jaunâtre. L'acide iodique est réduit par la morphine et l'iode est mis en liberté. Pour faciliter cette réaction, on ajoute à la morphine de l'empois d'amidon et l'on obtient, en ajoutant l'acide iodique, la coloration bleue de l'iodure d'amidon. Le perchlorure de fer colore la morphine en vert bleuâtre. Le sulfomolybeate de soude (réactif de Frohde) donne une coloration lilas. Le ferricyanure de potassium est réduit par la morphine : on constate cette réduction par l'addition de perchlorure de fer ; il se produit alors un précipité de bleu de Prusse.

2° *Narcéine.* — Se présente sous la forme de fines aiguilles peu solubles dans l'eau, solubles dans l'alcool, insolubles dans l'éther, donne, au contact de l'iode, une coloration bleue, qui se détruit par la chaleur et les alcalis.

3° *Narcotine.* — Presque insoluble dans l'eau, soluble dans l'alcool et l'éther, la narcotine se colore en rouge et dégage des vapeurs rutilantes abondantes, lorsqu'elle est humectée avec l'acide azotique fumant.

4° *Codéine.* — Soluble dans l'eau, l'alcool et l'éther, la codéine ne se colore pas par l'acide azotique. Elle donne avec le sélénite de soude en solution sulfurique une belle coloration verte (Lafon). Chauffée doucement avec le sulfomolybeate elle produit une coloration bleue.

5° *Thébaïne.* — Insoluble dans l'eau, soluble dans l'alcool et l'éther, la thébaïne forme, lorsqu'elle est attaquée à froid par l'acide azotique concentré, une solution jaune qui se fonce par une addition de potasse.

6° *Papavérine.* — Insoluble dans l'eau, peu soluble dans l'alcool et l'éther, la papavérine est colorée en bleu par l'acide sulfurique concentré.

7° *Acide méconique.* — Se présente sous la forme de paillettes blanches, peu solubles dans l'eau, solubles dans l'éther et l'alcool. Les sels de sesquioxyde de fer colorent l'acide méconique en rouge, la coloration disparaît par les hypochlorites.

Strychnine. — Incolore et inodore, la strychnine est presque insoluble dans l'eau, soluble dans l'alcool ordinaire et le chloroforme, insoluble dans l'éther.

L'eau de chlore versée dans une dissolution de strychnine donne immédiatement un précipité blanc, qui se dissout dans l'ammoniaque. Les sels de strychnine sont précipités en blanc par le sulfocyanure de potassium.

En présence de l'acide sulfurique et du bichromate de potasse, la strychnine donne une belle coloration violette. Le vanadate d'ammoniaque dissous dans l'acide sulfurique produit une coloration semblable (Mandelin).

L'acide nitrique colore souvent la strychnine en rouge : cette coloration est due à la présence des traces de brucine.

De faibles doses de strychnine injectées à des grenouilles, déterminent chez ces animaux des convulsions tétaniques.

Brucine. — Peu soluble dans l'eau et l'éther, soluble dans l'alcool, la brucine donne avec l'acide azotique concentré une coloration rouge intense, qui passe au violet par l'addition de protochlorure d'étain. Les sels de la brucine sont précipités par l'ammoniaque, sous la forme de gouttelettes huileuses.

Atropine et daturine. — Ces deux alcaloïdes paraissent identiques. Ils sont peu solubles dans l'eau, très solubles dans l'alcool, l'éther et le chloroforme. L'acide sulfurique produit avec l'atropine une coloration violette en développant une odeur de roses.

Hyosciamine. — Cet alcaloïde est considéré par beaucoup de chimistes comme identique à l'atropine.

MÉTHODE DE DRAGENDORFF.

La méthode générale d'extraction des alcaloïdes proposée par Dragendorff est longue et délicate ; mais elle est, à notre avis, supérieure aux autres procédés, dans le cas où l'on n'a aucune indication sur la nature de l'alcaloïde à rechercher. Voici en peu de mots le principe de cette méthode :

Les matières sont acidulées par de l'eau étendue d'acide sulfurique et mises à digérer vers 40 ou 50°. Les liquides acides, filtrés, sont évaporés à consistance sirupeuse ; le résidu est mélangé d'alcool, et filtré. Le liquide alcoolique est privé d'alcool par la distillation :

1° Par le pétrole léger. — Le pétrole enlève dans ces conditions la pipérine.

2° Par la benzine, — qui enlève la caféine, la delphine, la colchicine, la digitaline, la cubébine, la cantharidine, etc., — des traces de vératrine et d'ésérine. Sur les résidus benziniques, on effectue les diverses réactions qui permettent de caractériser ces alcaloïdes.

3° Par le chloroforme. — Ce disolvant extrait la théobromine, la narcéine, la papavérine, la cinchonine, la picrotoxine, l'elléborine, etc.

Le résidu est agité avec du pétrole qui a pour but d'éliminer la benzine et le chloroforme dissous. Puis on neutralise avec de l'ammoniaque, et la solution ammoniacale est épuisée successivement.

1° Par le pétrole léger — qui enlève la strychnine, la quinine, la brucine, la vératrine, la sabadilline, la conicine, la nicotine, l'aniline, etc.

2° Par la benzine, — qui enlève la strychnine, la brucine, l'émétine, la quinine, la quinidine, la cinchonine, l'atropine, l'aconitine, l'hyosciamine, l'ésérine, la vératrine, la codéine, la thébaïne, la narcotine, la sabadalline, etc.

3° Par le chloroforme, — qui dissout la cinchonine, la papavérine, la narcéine, des traces de morphine.

4° Par l'alcool amylique, — qui enlève la morphine, la solanine, etc.

Ce procédé consiste, comme on le voit, à employer des

dissolvants variés, successivement en présence des liqueurs acides et des liqueurs alcalines de manière à séparer les alcaloïdes en groupes et à simplifier aussi les recherches ultérieures.

§ 4. — Méthode générale applicable lorsqu'on ne possède aucune donnée sur la nature du poison.

Quand on n'a aucun renseignement sur la substance toxique ou que les expériences faites sur une partie des matières suspectes n'ont pas donné de résultats satisfaisants, il faut procéder d'une manière générale et se livrer à une analyse minutieuse.

Sous ce rapport, les méthodes suivantes rendent d'utiles services.

MÉTHODE DE NAQUET.

Cette méthode s'applique à la fois à la recherche des toxiques minéraux et à celles des bases organiques.

On pratique d'abord des *expériences indicatives* qui permettent de reconnaître si la substance toxique est un métal, un acide ou un alcaloïde, puis on pratique des *expériences définitives* qui permettent de statuer sur la nature du poison.

Expériences indicatives. — Ou les matières suspectes sont alcalines ou neutres, ou bien elles sont acides.

Quand elles sont acides, on les chauffe légèrement au bain-marie dans une cornue munie d'un tube abducteur qui plonge dans l'azotate d'argent ; si la substance contient un cyanure, il se dégage de l'acide cyanhydrique, et il se forme un précipité blanc de cyanure d'argent, dont on examine les caractères.

S'il ne se produit rien de tel, on augmente la quantité d'eau qui est dans la cornue, et l'on fait bouillir ce mélange pendant une heure environ, en ayant soin de recueillir dans un récipient convenablement refroidi les vapeurs qui s'en dégagent. Quand ce laps de temps est écoulé, on jette sur un filtre les matières qui restent dans la cornue ; on réunit le produit de la distillation à la liqueur filtrée, on lave le résidu avec de l'alcool concentré et bouillant, et l'on ajoute ce liquide au liquide aqueux provenant de la première opération ; on a ainsi séparé les substances suspectes en une partie dissoute et une partie insoluble, que l'on examine successivement.

Partie dissoute. — L'alcool qu'on y a mêlé a coagulé une certaine quantité de substances animales qu'on sépare à l'aide du filtre, après quoi on place la liqueur restante sous une cloche au-dessus de l'acide sulfurique, de façon à en réduire le volume, si elle est par trop étendue. Cette précaution une fois prise, on a une solution qui peut également contenir des acides minéraux ou organiques et des bases minérales ou organiques. Pour y déceler les unes ou les autres de ces substances, on agit comme il suit :

1° On fait passer à travers cette dissolution un courant d'acide sulfhydrique. Il ne faut pas s'attendre à ce que ce gaz précipite tous les métaux qu'il précipiterait dans une solution où il n'y aurait pas de substances organiques, celles-ci s'opposant à son action sur plusieurs métaux ; mais enfin il est des métaux qui sont précipités par l'hydrogène sulfuré même dans ces conditions ; et d'ailleurs le liquide peut ne pas contenir d'acide organique : si donc on s'aperçoit qu'il s'est produit un précipité, on le sépare à l'aide d'un filtre, après y avoir ajouté un peu de silice pure au besoin, puis on le redissout en faisant agir sur lui l'acide azotique et l'eau régale, si l'acide azotique ne suffit pas ; on recherche enfin, sur la solution, par les procédés ordinaires, les métaux qu'elle contient.

2° La liqueur que l'hydrogène sulfuré n'a pas précipitée, ou qui a été séparée du précipité formé, est divisée en deux parts : dans l'une on verse une dissolution de potasse et de l'éther, dans l'autre de l'éther et une dissolution de soude, et l'on agite chacune d'elles ; on examine si l'éther s'est emparé de quelque chose ; dans ce cas, on décante le contenu de chaque éprouvette, on recommence plusieurs fois ce traitement, afin d'enlever tout ce que l'éther peut dissoudre, puis on réunit les liqueurs éthérées et l'on y recherche les alcaloïdes, comme nous venons de le dire (pages 556 et suiv.).

3° Que les opérations précédentes aient ou n'aient pas donné de résultats, s'il s'est formé un précipité par l'addition de la potasse et de la soude, et que ce précipité ne se soit pas dissous dans l'éther, on le sépare par le filtre, on le lave, on le redissout dans un acide, et, sur la solution que l'on obtient, on fait des expériences propres à faire découvrir la base minérale qu'elle renferme.

4° Si l'on n'a rien trouvé jusqu'ici, on prend une ou deux portions de la liqueur, celle par exemple qui a été traitée par la potasse, et l'on recherche les acides qui s'y trouvent à l'état de sels.

Pour y arriver, voici comment on opère :

On divise la liqueur en deux parties que l'on traite séparément et que nous nommerons A et B.

Partie A. On l'évapore à siccité, et l'on fait du résidu quatre parts : sur l'une on recherche l'acide fluorhydrique, sur l'autre l'acide azotique, sur la troisième l'acide oxalique, et sur la quatrième les acides acétique et formique.

Partie B. On la sature par un léger excès d'acide azotique. On y ajoute ensuite un léger excès d'ammoniaque pour saturer l'acide azotique, et l'on fait chauffer pour chasser l'excès d'ammoniaque. On verse enfin de l'azotate de baryte dans la liqueur. S'il se forme un précipité, on le recueille sur un filtre pour y rechercher les acides sulfurique, phosphorique et oxalique et l'on conserve la liqueur pour y rechercher les acides chlorhydrique, bromhydrique et iodhydrique.

5° Lorsqu'on a achevé la recherche des acides, on évapore à siccité les liqueurs d'où on les a successivement extraits. On détruit par l'acide azotique ce que le résidu peut encore contenir d'organique, et, sur le produit qu'on obtient, on recherche la soude ; comme on n'en avait pas introduit dans cette portion de la liqueur, si l'on en trouve en quantité assez considérable pour qu'on ne puisse pas supposer que cela est normal, il y a tout lieu de penser que l'individu a été empoisonné par la soude et qu'on lui a administré un acide propre à masquer le poison ou à servir d'antidote. Il faudrait rechercher avec le plus grand soin dans ce cas l'acide acétique dans les expériences définitives ; car c'est ordinairement de cet acide qu'on fait usage comme contre-poison des alcalis.

6° Quel qu'ait été le résultat des précédentes recherches, on évapore à siccité la seconde portion de la liqueur, qui avait été traitée par la soude ; on détruit par l'acide azotique ou l'eau régale ce qu'elle contient encore d'organique ; on reprend par l'eau le résidu, et dans la solution aqueuse qui provient de ce traitement on recherche toutes les bases minérales par les procédés ordinaires, et parmi elles la potasse, qui n'a pas été introduite dans cette partie de la liqueur, et qui, par cela même, si l'on en trouve, ne peut pas provenir des manipulations.

7° Lorsqu'on a ainsi examiné sous toutes ses faces la partie dissoute des matières incriminées, on passe à celle qui est restée sur le filtre.

Partie insoluble. — 1° On détruit toutes les matières organiques qu'elle renferme au moyen de l'acide azotique. On évapore la liqueur acide à siccité ; on en chauffe le résidu jusqu'à ce que tout l'acide azotique en soit expulsé, en ayant soin de recueillir les vapeurs dans un récipient refroidi ; on reprend par l'eau ; on filtre, et l'on ajoute de l'acide sulfurique. Si, par hasard, il se forme alors un précipité de sulfate de chaux, de baryte ou de strontiane, on le recueille avec soin pour en reconnaître la nature, puis on introduit le liquide filtré dans un appareil de Marsh, fonctionnant au moyen de l'amalgame de potassium ou de sodium, et l'on recherche l'arsenic et l'antimoine en faisant usage de la méthode que nous avons indiquée plus haut.

2° Que l'on trouve ou non l'un de ces poisons, on retire du flacon la liqueur encore acide ; on la fait traverser pendant plusieurs heures par un courant de chlore, puis on y recherche le mercure par le procédé de Danger et Flandin. Si l'on en trouve, il ne peut provenir de celui qui était dans l'appareil de Marsh, puisque ce métal n'est pas attaquable par l'acide sulfurique étendu et froid. Toutefois, pour lever tous les doutes, on recommence l'expérience avec la portion de matières destinée aux recherches définitives.

3° Quel que soit le résultat des précédentes recherches, on examine si la liqueur ne contient pas d'autres métaux, et on emploie, pour cela, les procédés ordinaires.

Lorsque la matière est neutre ou alcaline, on agit identiquement comme dans le cas précédent, si ce n'est qu'on commence par la rendre acide au moyen de l'acide oxalique ou de l'acide tartrique.

Expériences définitives. — Les expériences que nous avons nommées indicatives peuvent être définitives dans bien des cas. C'est ainsi que, si l'on isole un alcaloïde ou un métal, à moins que celui-ci ne soit du mercure trouvé dans les conditions que nous venons de supposer, il est évident qu'il n'y a aucun doute à conserver. Mais si, ne pouvant déceler ni métal ni alcaloïde, et la liqueur étant primitivement acide, on a trouvé, après l'avoir saturée par la potasse et la soude, des sels de ces bases en abondance ; si la liqueur étant primitivement alcaline, on a trouvé, après l'avoir saturée par un acide, de la potasse ou de la soude, il y a lieu, dans le premier cas, de soupçonner un empoisonnement par un acide, et, dans le second, de soupçonner un empoisonnement par les alcalis. Si la liqueur, étant neutre, mais plus ou moins colorée et odorante, on a trouvé des bromures et des iodures, cela autorise à soupçonner un empoisonnement par l'iode ou par le brome, et dans les matières qu'on a mises de côté pour cela on recherche soit le brome, soit l'iode, soit un ou plusieurs acides, soit les alcalis caustiques, en suivant les méthodes que nous avons données lorsque nous supposions l'expert chimiste sur la voie du poison à rechercher. Rien n'est plus facile, par cette méthode, que de découvrir la soude et la potasse si elles étaient mélangées, le brome et l'iode s'ils l'étaient également. Il ne nous reste donc plus qu'à exposer la marche à suivre pour la recherche des acides, lorsqu'ayant été conduit à penser que c'est à eux qu'il faut imputer l'empoisonnement, on est en même temps conduit à croire que le crime a été consommé avec un mélange de plusieurs d'entre eux, que par cela même il faut déterminer.

Après avoir fait bouillir les organes et leur contenu avec de l'eau, avoir coagulé les matières animales par l'alcool et avoir filtré, on distille la liqueur jusqu'à ce qu'elle ait une consistance de bouillie. On a ainsi séparé les acides en deux classes : l'une contient tous ceux qui sont assez volatils pour qu'on les retrouve en totalité dans le récipient, ce sont les acides acétique, azotique, chlorhydrique et l'acide sulfurique qui se volatilise en partie ; on détermine ces divers acides par les procédés ordinaires dans le produit distillé.

Dans le résidu qui est dans la cornue on verse de l'alcool absolu, on filtre, et l'on ajoute de l'acétate de plomb qui précipite l'acide sulfurique, l'acide phosphorique et l'acide oxalique. En décomposant, par un courant d'acide sulfhydrique, le précipité délayé dans l'eau, on met l'acide en liberté et on peut le déterminer par les réactions qui le caractérisent le mieux, et dont il a déjà été question.

Si l'on avait lieu de croire que le liquide contient à la fois de l'acide sulfurique et de l'acide oxalique, il ne faudrait pas pousser l'évaporation très loin. En agitant, avec de l'éther, le liquide moyennement concentré, on dissoudrait ces deux acides.

MÉTHODE GÉNÉRALE DE BOUTMY POUR LA RECHERCHE
DES TOXIQUES [1].

Les organes extraits du cadavre sont retirés des bocaux où on les avait placés au moment de l'autopsie. On coupe les ligatures placées à l'estomac et aux intestins et l'on recueille séparément le contenu de chacun d'eux dans des capsules de porcelaine pour les étudier ultérieurement.

Les parois des deux organes sont alors examinées soigneusement à la loupe afin de constater s'ils ont retenu soit des grains blancs d'acide arsénieux, soit des têtes d'allumettes, ou des fragments de phosphore, soit des fragments d'ailes de cantharides, soit enfin des débris végétaux de plantes toxiques ou abortives.

Dans le cas de l'affirmative, on enlève lesdites matières et on les caractérise les unes par leurs propriétés chimiques, les autres par leur étude au microscope.

Quand ce premier essai n'a pas donné de résultats, on s'empresse de réduire les organes en pulpe à l'aide de ciseaux, puis, après les avoir pesés, on les divise en autant de parts égales qu'il y aura de toxiques à rechercher.

La première part est ordinairement destinée à la recherche du phosphore [2] et de l'acide cyanhydrique, substances qui disparaissent rapidement de l'organisme.

Phosphore. — On emploie dans ce but l'appareil de Mitscherlich que nous avons déjà décrit, avec cette modification toutefois de verser de l'eau acide sur la matière au lieu d'eau pure et de faire plonger quelque peu l'extrémité de l'appareil dans une solution de nitrate d'argent au 1/10.

---

1. Cette méthode, très employée aujourd'hui, nous a été communiquée par Boutmy lui-même qui avait bien voulu revoir la partie de cet ouvrage consacrée à la chimie toxicologique.

2. Il peut arriver en effet que malgré les résultats négatifs de l'examen à la loupe, les viscères contiennent du phosphore très divisé et par conséquent invisible à l'œil.

Si les organes contiennent du phosphore, la présence de ce toxique est de suite indiquée par des lueurs qui apparaissent dans le tube réfrigérant. Dans le cas contraire, il ne se produit pas de lueurs caractéristiques.

Il peut arriver que par suite du temps qui s'est écoulé entre le moment où la victime présumée de l'empoisonnement a absorbé le toxique et celui où l'on peut procéder à l'examen, le phosphore soit passé à son premier état d'oxydation. Il ne se forme pas alors de phosphorescence, mais une partie du produit passe à la distillation et vient donner naissance à du phosphure d'argent brun dans la solution argentique.

Si ce précité brun apparaît, on le recueille sur un filtre, on le lave à l'eau distillée, puis on l'attaque par l'acide azotique. La liqueur claire obtenue par ce traitement est additionnée d'acide chlorhydrique qui sépare l'argent à l'état de chlorure insoluble. On filtre pour séparer ce chlorure et l'on précipite l'acide phosphorique provenant du phosphore et resté en solution en rendant ammoniacale la liqueur filtrée et en l'additionnant de sulfate de magnésie saturé de sel ammoniac. L'acide phosphorique se dépose alors à l'état de phosphate ammoniaco-magnésien, qui s'attache aux parois du vase dans lequel on opère. Ce sel est ensuite caractérisé par les procédés connus d'analyse minérale.

Il faut se garder de conclure à la présence du phosphore sur la seule apparition d'un précipité brun noir dans la solution de nitrate d'argent. En effet, par suite d'un commencement de putréfaction, les organes peuvent dégager une certaine quantité d'hydrogène sulfuré qui vient ainsi former dans le nitrate d'argent un précipité d'un noir quelquefois brunâtre et qui peut être confondu avec le phosphure d'argent.

La preuve de la présence du phosphore n'est complète que lorsqu'on a obtenu, comme on l'a vu plus haut, le précipité de phosphate ammoniaco-magnésien.

Acide cyanhydrique. — Lorsque l'empoisonnement a eu lieu par l'acide cyanhydrique et qu'il est tout récent, il arrive souvent qu'à l'ouverture de l'estomac et des intestins, on sent très nettement une franche odeur d'amandes amères. Ce caractère ne se présentant pas toujours, c'est encore dans la solution de nitrate d'argent qu'il convient de rechercher l'acide cyanhydrique. Cet acide a en effet la propriété de produire dans la solution de nitrate d'argent un précipité blanc de cyanure d'argent, insoluble à froid dans l'acide nitrique, soluble à chaud dans le même acide et qui, fondu au creuset d'argent avec de la potasse caustique, se convertit en cyanure de potassium reconnaissable à son action sur les sels de fer.

Acides corrosifs. — La deuxième part de matière sert à rechercher les acides corrosifs, acides *sulfurique, nitrique, chlorhydrique, oxalique.*

Ces divers acides produisent ordinairement sur les organes des lésions importantes et qui peuvent jusqu'à un certain point faire soupçonner leur emploi. Ainsi l'acide sulfurique détermine en général une forte irritation des muqueuses à laquelle se joint la perforation des intestins et de l'estomac. Les parois internes de ce dernier organe sont noirâtres et recouvertes d'un sang poisseux. On y constate des eschares et des plaques rouges, etc.

L'acide nitrique produit sur les lèvres et sur la peau des taches d'un jaune orangé caractéristique. Pas d'eschares. Les cavités buccale et pharyngienne sont plissées et d'un blanc grisâtre. Le larynx et l'arrière-gorge sont tuméfiés et présentent des traînées grises ou jaunes. Rarement les effets dépassent le duodénum, et l'estomac n'est presque jamais perforé.

Au point de vue des lésions, l'empoisonnement par l'acide chlorhydrique ressemble beaucoup à celui par l'acide nitrique, seulement on n'observe pas de taches jaunes, mais une nuance grisâtre particulière des taches formées sur les lèvres ainsi qu'à l'intérieur de la cavité buccale.

L'acide oxalique amène en général le blanchissement des muqueuses de la langue, de la bouche, de l'œsophage et de l'estomac. La surface interne de cet organe est décolorée et ramollie, la perforation est très rare, mais elle a été cependant observée ; on constate aussi parfois un commencement de gangrène. Les matières contenues dans l'estomac sont brunes et gélatineuses.

Dans tous les cas, lorsqu'il y a empoisonnement par un acide corrosif, les matières extraites de l'estomac et de l'intestin et les organes eux-mêmes sont fortement acides au papier de tournesol.

Pour découvrir les acides susnommés, on réunit leur contenu aux organes et l'on épuise la masse par de l'eau distillée. Le liquide est introduit après filtration dans un appareil distillatoire de verre dont le récipient est fortement refroidi. On chauffe lentement et lorsque la cornue est à sec, on élève la température jusqu'à 110° centigrades au maximum.

Il se produit des vapeurs rutilantes et le contenu de la cornue jaunit — *acide nitrique.*

Il ne se produit pas de vapeurs rutilantes, mais il se dégage de l'acide sulfureux et le résidu noircit — *acide sulfurique.*

On ne constate pas de formation d'acide sulfureux et le produit distillé donne avec le nitrate d'argent un précipité blanc caillebotté, insoluble dans l'acide azotique et soluble dans l'ammoniaque — *acide chlorhydrique.*

Il ne se dégage ni acide sulfureux, ni acide chlorhydrique, et le contenu de la cornue, repris par de l'alcool, fournit une solution qui donne avec les sels de chaux un précipité blanc insoluble dans l'acide acétique et soluble dans l'acide nitrique — *présence de l'acide oxalique libre.*

Si cet acide a été employé à l'état de bi-oxalate de potasse (sel d'oseille), on le recherche dans la matière insoluble dans l'alcool. Dans ce but, on reprend cette matière par de l'eau distillée bouillante, puis on traite la solution filtrée par un sel de chaux. S'il se forme comme ci-dessus un précipité blanc d'oxalate de chaux, insoluble dans l'acide acétique et soluble dans l'acide nitrique — *présence du sel d'oseille.*

Alcalis caustiques. — La troisième part de matière sert à rechercher les alcalis caustiques (potasse, soude, ammoniaque).

La potasse et la soude sont des poisons violents qui peuvent déterminer la mort à la dose de 10 à 15 grammes.

Les lésions observées se rapprochent de celles produites par les acides corrosifs. Dans les cas d'intoxication lente, on constate l'inflammation des muqueuses et le rétrécissement de l'œsophage ; dans les cas aigus, un ramollissement des parois et une sorte de gangrène humide de l'estomac. Les matières trouvées et la paroi interne des organes sont fortement alcalines.

Nous décrirons ici le procédé qui sert pour découvrir la potasse ; la soude se retrouve de la même façon.

Potasse. — En raison de la facilité avec laquelle la potasse se carbonate à l'air, les matières à examiner contiennent le toxique partie à l'état pur, partie à l'état de carbonate.

Les organes réduits en pulpe sont mis en macération à une douce chaleur dans l'eau distillée. On filtre au bout de douze heures, puis on évapore doucement au bain-marie. Lorsque le résidu paraît desséché, on le chauffe à 120° pendant quelque temps afin de chasser les sels ammoniacaux, puis on le reprend par un peu d'eau distillée. La liqueur ainsi obtenue est filtrée, puis additionnée d'alcool à 90°. Il se forme un précipité qu'on lave avec de l'alcool qu'on dessèche et qu'on calcine finalement au rouge dans une capsule de porcelaine. Si les organes sont chargés de carbonate de potasse, le résidu de la calcination fera effervescence avec l'acide chlorhydrique et colorera en violet la flamme bleue d'un bec à gaz de Bunsen. La solution chlorhydrique précipitera en outre le bichlorure de platine, en donnant naissance à du chloro-platinate de potasse reconnaissable à sa couleur jaune et au mélange de platine et de chlorure de potassium qu'il laisse à la calcination.

Quand les organes contiennent de la potasse libre, on recherche cette substance dans la solution alcoolique. Dans ce but, la liqueur est évaporée à sec, on calcine le résidu, puis on le reprend par de l'eau distillée. La solution renferme maintenant toute la potasse caustique à l'état de carbonate qu'on caractérise comme ci-dessus.

Soude. — Ainsi que nous l'avons dit, la soude se recherche par le même procédé que celui qui sert à retrouver la potasse. On la distingue de cette dernière substance par la propriété qu'elle présente de colorer en jaune la flamme du gaz et par celle de ne pas précipiter le bichlorure de platine.

Si la potasse ou la soude sont ingérées à l'état d'hypochlorites, c'est l'action des bases qui prédomine, le chlore passe rapidement à l'état de chlorure et ce n'est que quand la dose de toxique ingérée est considérable qu'on perçoit l'odeur de ce métalloïde. Parfois il est possible de constater sa présence par l'action décolorante qu'exerce sur l'indigo l'extrait aqueux des organes.

Ammoniaque. — L'ammoniaque peut amener la mort à la dose de 30 grammes. Les lésions qu'on observe à l'autopsie sont une inflammation générale des organes supérieurs de la digestion ; le pharynx contient souvent des fausses membranes et des eschares jaunâtres. On remarque parfois une hémorrhagie des enveloppes muqueuses ; le foie est teinté de jaune, il présente des plaques rougeâtres ; enfin il est le siège d'une dégénérescence graisseuse semblable à celle qu'on observe dans l'empoisonnement par le phosphore. Le sang reste fluide.

Lorsque l'empoisonnement a eu lieu peu de temps avant l'autopsie et que la dose de toxique ingérée est forte, l'odeur du poison se manifeste à l'ouverture des organes. Mais quand il s'écoule un certain temps avant qu'on procède à l'expertise, l'odeur disparaît et les résultats de l'analyse présentent du doute parce que, dans les cas d'empoisonnement par l'ammoniaque, la putréfaction des organes et de leur contenu qui survient détermine la formation de composés ammoniacaux. Il résulte de là qu'on ne peut se livrer avec avantage à la recherche de l'ammoniaque que lorsque les matières sont encore fraîches.

Ces matières sont introduites dans un appareil distillatoire de verre muni d'un réfrigérant de Liebig et terminé par un petit ballon fortement refroidi. On distille doucement jusqu'à sec et au besoin on renouvelle l'eau de la cornue. Le produit distillé, qui présente une réaction alcaline manifeste, est neutralisé par de l'acide sulfurique étendu. On l'introduit ensuite avec de la chaux éteinte dans un petit ballon muni d'un tube recourbé se rendant dans un flacon fortement refroidi par de la glace et contenant à peu près moitié de son volume d'eau pure. Le ballon est chauffé avec modération. L'ammoniaque, chassée par la chaux, va se dissoudre dans l'eau du flacon terminant l'appareil et dans laquelle on la caractérise par son odeur, son action alcaline sur le papier de tournesol et la propriété qu'elle présente de précipiter le bichlorure de platine, en donnant naissance à du chloroplatinate d'ammoniaque.

Ce dernier sel est jaune ; à la calcination, il laisse un résidu de platine métallique pur.

Métaux et métalloïdes. — La deuxième part de matières est consacrée à la recherche des toxiques minéraux suivants : *zinc, étain, plomb, cuivre, antimoine, mercure, arsenic.*

Les viscères, organes, etc., sont introduits dans un appareil distillatoire de verre composé d'une cornue communiquant avec un ballon récipient convenablement refroidi. La cornue doit être tubulée pour faciliter l'entrée des matières, et bouchée à l'émeri pour éviter l'attaque des bouchons de liège par les acides qui vont servir à détruire les éléments organiques. Pour la même raison, l'on ne place pas de bouchon au col de la cornue et l'on s'arrange pour que ce col entre profondément dans celui du ballon récipient et le bouche presque complètement vers la bague.

Une fois ces préparatifs terminés, à l'aide d'un entonnoir, on verse sur la matière à traiter le quart de son poids d'acide sulfurique chimiquement pur, puis on chauffe doucement la cornue au bain de sable. Au bout de 20 ou 30 minutes, le contenu de la cornue est devenu noirâtre et parfaitement fluide. On laisse refroidir, puis on verse sur la matière 15 à 20 centimètres cubes d'acide azotique pur et concentré. Il se dégage de nombreuses vapeurs rutilantes qui viennent se condenser dans le ballon récipient, tandis que la masse se boursoufle et jaunit. Lorsque cette attaque tumultueuse s'apaise, on chauffe à nouveau la cornue et l'on maintient l'action de la chaleur jusqu'à ce que le dégagement de vapeurs rutilantes ait cessé. Une partie des éléments organiques se trouve ainsi annihilée. Comme il est indispensable d'arriver à une destruction absolue de ces éléments, on éteint le feu, et quand le refroidissement est complet, on répète l'addition des 15 à 20 centimètres cubes d'acide azotique. En chauffant comme on l'a indiqué précédemment, une nouvelle portion de matière organique se brûle; de telle sorte qu'en répétant un nombre de fois suffisant les additions successives d'acide azotique, on parvient à détruire la totalité de cette matière.

Comme par suite de la vivacité de la réaction une partie de l'acide azotique distille sans avoir coopéré à la destruction, il est bon de cohober de temps en temps. On évite ainsi l'emploi inutile d'un excès d'acide azotique.

La fin de l'opération est indiquée par la cessation des vapeurs rutilantes. Il faut en outre qu'en maintenant encore pendant quelque temps l'action de la chaleur, il se produise quelques vapeurs blanches d'acide sulfurique sans que le contenu de la cornue noircisse. Si ce noircissement survient, ce qui indique qu'il reste encore un peu de matière organique à décomposer, on fait agir encore une ou deux fois de l'acide azotique sur le résidu noir obtenu.

Ce traitement met l'opérateur en possession d'une liqueur couleur de madère et qui ne renferme plus que les toxiques minéraux à caractériser. Deux cas peuvent alors se présenter: ou bien la liqueur est parfaitement limpide, ou bien elle tient en suspension une matière blanche.

Étain et *antimoine*. — Quand la liqueur est limpide, elle ne contient ni étain ni antimoine, parce que ces deux métaux présentent la propriété de se transformer en oxydes insolubles sous l'action de l'acide azotique.

Quand, au contraire, elle est troublée par une poudre blanche, il est probable qu'elle est ou stannifère ou antimonifère.

On élucide ce point en recueillant la poudre blanche sur un petit filtre de papier Berzélius, la lavant à l'eau et la faisant sécher à l'étuve. Il est facile alors de la détacher du papier, de l'attaquer au rouge sombre dans un creuset d'argent par 5 fois son poids de soude caustique et de reprendre par de l'eau le contenu du creuset. La solution aqueuse ainsi obtenue est additionnée d'un tiers de son volume d'alcool à 83°; on agite quelque temps ce mélange, puis on l'abandonne au repos. Si la poudre à caractériser contient de l'antimoine, ce toxique reste insoluble à l'état d'antimoniate de soude. On décante la liqueur claire sur un filtre Berzélius, on lave en premier lieu avec de l'alcool étendu de son volume d'eau l'antimoniate de soude resté sur le filtre, puis on achève le lavage avec de l'alcool contenant seulement le tiers de son volume d'eau.

Après ce lavage, l'antimoniate est dissous sur le filtre même par un peu d'acide chlorhydrique faible. Cette solution chlorhydrique sert alors à caractériser le toxique.

On reconnaît l'antimoine au précipité jaune orangé qu'il donne avec l'acide sulfhydrique, au dépôt noir d'antimoine métallique qu'une lame d'étain fait naître dans la liqueur, lorsqu'on l'y plonge pendant quelque temps, enfin aux taches d'un noir velouté qu'il donne à l'appareil de Marsh lorsqu'on introduit dans cet appareil une petite quantité de la solution chlorhydrique de l'antimoniate. Nous rappelons ici que les taches fournies par l'antimoine à l'appareil de Marsh se distinguent des taches d'arsenic: 1° à leur aspect velouté; 2° à leur insolubilité dans l'hypochlorite de soude et à ce que, reprises par l'acide nitrique, elles donnent une liqueur qui ne précipite pas en rouge brique le nitrate d'argent ainsi que le fait l'arsenic.

Lorsque la recherche de l'antimoine est terminée, on passe à celle de l'étain restée en solution dans les eaux de lavage alcoolique précédemment obtenues. Dans ce but, on fait bouillir ces eaux pour chasser l'alcool, puis on acidifie par l'acide chlorhydrique. La liqueur obtenue précipite en jaune pâle par l'hydrogène sulfuré lorsqu'elle est stannifère ; de plus, une lame de zinc y fait naître un précipité d'étain métallique, reconnaissable à la double propriété qu'il présente d'être facilement fusible à chaud et de se convertir en oxyde d'étain blanc et insoluble sous l'action de l'acide azotique.

Symptômes et lésions de l'empoisonnement par l'antimoine. — L'empoisonnement par l'antimoine est caractérisé par les symptômes et les lésions suivantes :

10 à 12 centigrammes d'un composé soluble d'antimoine, le tartre stibié par exemple, ingérés en une fois par un adulte, peuvent amener la mort. Après l'ingestion, le sujet ressent une saveur métallique désagréable, puis les nausées, les vomissements, les superpurgations, les douleurs à l'épigastre surviennent. La respiration et les mouvements cardiaques s'accélèrent d'abord, puis se ralentissent par suite de la paralysie qui se manifeste dans le muscle cardiaque et les muscles dilatateurs de la poitrine. Le pouls s'affaiblit, devient presque insensible ; la cyanose apparaît et la température s'abaisse rapidement ; enfin, après quelques convulsions, la mort arrive par arrêt de la circulation. On observe ordinairement, lorsque la mort n'a pas lieu le premier ou le deuxième jour après l'ingestion, l'apparition d'une éruption analogue à celle de la variole.

Les lésions observées à l'autopsie sont l'éruption que nous venons de signaler qui se montre aussi à l'intérieur dans le tube digestif. Le canal intestinal est fortement injecté : le sang est fluide et de couleur sombre, parfois en constate une congestion des méninges, du cerveau et du poumon.

Symptômes et lésions de l'empoisonnement par l'étain. — Il est rare qu'on ait à constater un empoisonnement par l'étain. Les symptômes les plus caractéristiques sont une salivation particulière (salivation stannique), la fétidité de l'haleine, la coloration grisâtre des gencives, des douleurs violentes à l'épigastre et des abcès stanneux au pourtour de la langue. La muqueuse de l'estomac est souvent ulcérée.

Les lésions que présente le cadavre sont l'inflammation de la paroi stomacale qui est rouge par places, noire dans d'autres et parfois même ulcérée.

Plomb. — L'emploi du mélange d'acide sulfurique et d'acide nitrique pour détruire la partie organique des matières à examiner a fait passer le plomb à l'état de sulfate qui ne reste pas dissous en entier dans la liqueur jaune madère obtenue. Une portion du métal sulfaté reste au fond de la cornue à l'état de poudre blanche et pourrait à la rigueur être pris pour de l'oxyde d'étain ou de l'oxyde d'antimoine. Néanmoins, lorsqu'il ne s'agit pas d'un dosage, la quantité de plomb demeurée en solution est suffisante pour qu'on puisse caractériser ce métal. D'ailleurs on peut facilement lui adjoindre le sulfate de plomb précipité en traitant le sulfate par l'acide azotique qui le dissout peu à peu à l'ébullition. Une fois la dissolution opérée, on réunit toutes les liqueurs et c'est sur une partie de leur mélange qu'on opère la recherche du plomb.

Dans ce but, la portion de liqueur consacrée à l'expérience est évaporée à sec dans une capsule de porcelaine ; on porte le résidu au rouge sombre, puis on laisse refroidir. En traitant alors ce résidu par la plus petite quantité possible d'eau froide, on enlève le zinc qu'il contient ; le plomb reste indissous à l'état de sulfate qu'on recueille sur un filtre.

Pour caractériser le plomb dans ce sulfate, on fait sécher le filtre, puis on le brûle au rouge sombre après l'avoir imbibé d'acide azotique. Le papier se détruit et le sulfate reste isolé. Après refroidissement, à l'aide d'une spatule de platine, on enlève une petite quantité du produit et on la dépose sur un verre de montre. Si l'on est en présence de sulfate de plomb, le contenu du verre noircit au contact d'une solution aqueuse d'hydrogène sulfuré. Une deuxième portion de la matière, placée également dans un verre de montre, est recouverte avec un peu d'eau distillée ; on agite quelque temps le mélange avec une baguette de verre ; la liqueur filtrée après cette agitation donne un précipité jaune soit avec l'iodure de potassium, soit avec le chromate de potasse.

Symptômes et lésions de l'empoisonnement par le plomb. — Dans l'intoxication aiguë par le plomb, le sujet éprouve aussitôt après l'ingestion une saveur d'abord douceâtre, puis métallique et désagréable. Il est pris de nausées et de vomissements. Les matières rejetées sont souvent blanchâtres et renferment du chlorure de plomb. Une douleur vive commence à la bouche et s'étend peu à peu à l'estomac ; l'abdomen devient bientôt aussi douloureux ; il se contracte fortement. Des coliques surviennent et sont accompagnées de diarrhées peu abondantes et souvent colorées en noir parce qu'elles contiennent du sulfure noir de plomb. Le pouls se ralentit. Les traits s'altèrent et une faiblesse générale suit, puis le malade meurt dans le coma souvent avec une paralysie des extrémités inférieures.

Lorsque l'intoxication est lente, la peau se colore en jaune pâle terreux. L'haleine est odorante. La muqueuse buccale présente des taches d'un gris bleu ardoisé. Les gencives sont bordées d'un liséré de même couleur et les dents deviennent jaunes. Les malades éprouvent des coliques dites coliques saturnines, des douleurs dans les membres et des céphalalgies pénibles.

Les lésions observées sur le cadavre consistent en la couleur jaune pâle du corps, en la contraction de l'abdomen, en la formation à la surface des muqueuses d'un enduit blanc plombifère.

A ces caractères vient se joindre la coloration ardoisée des bords de la langue et des gencives.

On a constaté aussi parfois l'altération des tubuli des reins.

Zinc. — Dans les cas d'empoisonnement, du reste fort rares, par le zinc, ce toxique se concentre et peut être retrouvé dans la solution sulfo-azotique claire obtenue lors de la destruction des matières organiques.

Pour rechercher le zinc, on étend d'eau une portion de cette liqueur, puis on y fait passer un courant de gaz hydrogène sulfuré. Le plomb et le mercure se précipitent à l'état de sulfure noir, tandis que le zinc reste en solution. On filtre s'il y a lieu, puis on porte la liqueur filtrée à l'ébullition pour chasser l'excès d'hydrogène sulfuré employé. Quand toute odeur a disparu, la liqueur est rendue ammoniacale, puis ramenée à une légère acidité par l'acide acétique. On le traite alors à nouveau par l'hydrogène sulfuré, qui donne cette fois naissance à un précipité blanc de sulfure de zinc s'il y a eu ingestion de ce métal.

Après quelque temps de repos, le sulfure de zinc est recueilli sur un filtre et lavé à l'eau chargée d'hydrogène sulfuré. On le dissout ensuite sur le filtre même en l'arrosant avec de l'acide azotique faible, puis on fait bouillir la solution jusqu'à ce qu'elle soit parfaitement éclaircie. Cette liqueur est propre alors à servir pour la recherche du zinc.

Le fait déjà observé de la précipitation en blanc par l'hydrogène sulfuré est un des caractères les plus saillants du zinc.

On peut lui adjoindre les réactions suivantes :

La *potasse* et l'*ammonique* produisent dans la liqueur un précipité blanc d'oxyde de zinc hydraté qui est soluble dans un excès du réactif employé.

Le *cyanoferride de potassium* versé dans la liqueur détermine la formation d'un précipité jaune de cyanoferride de zinc.

Symptômes et lésions de l'empoisonnement par le zinc. — On distingue l'empoisonnement aigu de l'empoisonnement lent ou professionnel. Dans le premier cas, les sujets ressentent une saveur styptique désagréable, leur face est pâle ; ils éprouvent de la constriction à la gorge, des nausées suivies parfois de vomissements, la faiblesse est très grande et les patients se tiennent difficilement debout, ils sont atteints de crampes. La température s'abaisse et la mort survient au bout de quelques heures.

Dans l'intoxication lente ou professionnelle, on observe d'abord de la constipation, de l'amaigrissement et de l'anémie, puis surviennent la saveur métallique, la manque d'appétit, les vomissements, la céphalalgie, la toux, de l'érythème, des crampes, enfin la série des phénomènes signalés ci-dessus. Les lésions consistent dans le ramollissement de la muqueuse de l'estomac et de l'intestin grêle. Celle de la bouche se ride et blanchit.

Cuivre. — Quand la proportion de cuivre que contiennent les organes est très notable, la liqueur azoto-sulfurique qui reste dans la cornue après la destruction des matières organiques présente une teinte verdâtre ; mais ce cas n'est pas très fréquent et le plus ordinairement cette coloration n'est pas apparente. Quoi qu'il en soit sur ce point, on ajoute un excès d'ammoniaque liquide dans une partie de la liqueur à essayer, puis on filtre ; si cette liqueur contient du cuivre, elle devient d'un bleu plus ou moins foncé. On sépare par filtration le dépôt insoluble qu'a fait naître l'addition d'ammoniaque, puis on évapore à sec la liqueur filtrée. Le résidu obtenu est porté au rouge et maintenu pendant quelque temps à cette température. On laisse refroidir, puis on reprend à chaud la matière par de l'acide chlorhydrique. La solution acide sert alors à la recherche du cuivre.

Lorsqu'elle est cuprifère, cette liqueur présente les caractères suivants :

1° Elle précipite en noir par l'hydrogène sulfuré ;

2° Elle se colore en bleu par l'ammoniaque ;

3° Elle donne un dépôt de cuivre métallique sur le fer poli ;

4° Enfin le cyanoferrure de potassium lui fait prendre une teinte rouge brun ou bien la précipite en même couleur.

Symptômes et lésions de l'empoisonnement par le cuivre. — Dans l'empoisonnement aigu par le cuivre le patient ressent une saveur styptique écœurante. Bientôt les vomissements se déclarent et sont suivis de selles plus ou moins abondantes. La couleur des matières rendues est verdâtre ; on y rencontre souvent du sang. La céphalalgie devient intense ; des crampes surviennent, la circulation, d'abord accélérée, se ralentit ; une sueur visqueuse couvre le corps du malade ; les urines se suppriment ; la respiration va en s'affaiblissant ; des phénomènes de paralysie se manifestent ; enfin la mort arrive par arrêt du cœur.

Lorsque l'intoxication est lente comme dans les cas d'intoxication professionnelle, les cheveux sont souvent verdâtres ; la peau prend une teinte jaune pâle, les gencives sont bordées d'un liseré rouge, l'anémie est rapide ; il survient une toux catarrhale qu'aucune lésion pulmonaire ne peut expliquer ; on constate enfin les phénomènes de l'intoxication aiguë.

Les lésions les plus marquées qu'on observe sur le cadavre sont l'inflammation des muqueuses, qui présentent des taches rouges ou noirâtres et des ulcérations dans le rectum. Ces derniers caractères ne se montrent toutefois que rarement. La peau présente une teinte jaune ictérique. Le foie est injecté, les poumons congestionnés.

Mercure. — Comme pour les métaux dont il vient d'être question, c'est encore dans la liqueur azoto-sulfurique que se trouve le mercure.

Pour caractériser ce toxique, on évapore à siccité au bain-marie une partie de cette liqueur, puis on reprend le résidu de l'évaporation par une petite quantité d'eau froide et rendue faiblement nitrique. On filtre et on lave le précipité resté sur le filtre avec un peu d'eau. Les liqueurs éclaircies ainsi obtenues sont alors franchement acidifiées, puis traitées par un courant d'hydrogène sulfuré. Il se forme un précipité qu'on recueille sur un nouveau filtre et qu'on lave successivement avec de l'eau chargée d'hydrogène sulfuré et avec une solution de sulfhydrate d'ammoniaque. Le résidu que contient le filtre après ces diverses opérations est constitué par du sulfure de mercure. Ce sulfure, débarrassé à l'aide d'eau distillée de l'excès de solution sulfureuse qui l'imprègne, est dissous à chaud dans l'acide azotique.

On peut maintenant caractériser le métal qu'elle contient à l'aide des réactions suivantes :

1º La solution nitrique amenée à neutralité doit précipiter en rouge par l'iodure de potassium, le précipité est soluble dans un excès de réactif ;

2º Une goutte de la solution, déposée sur une lame de cuivre décapé, doit produire une tache grise et volatile de mercure métallique ;

3º Si l'on soumet à l'action d'une pile de Smitson (voir page 546) le reste de la liqueur consacré à la recherche du mercure, cette liqueur doit fournir sur la lame d'or une tache grise de mercure métallique. On caractérise en ce cas le mercure en roulant la lame d'or sur elle-même et en la chauffant au rouge dans un petit tube à essai fermé à l'une de ses extrémités. Le mercure se volatilise et vient former en avant de la partie chauffée du tube un anneau grisâtre de mercure métallique. On peut parfois en ce cas constater dans cet anneau la présence de petits globules de mercure métallique. Si ce caractère fait défaut, on coupe, à l'aide d'un trait de lime, l'extrémité fermée du tube à essai et on y introduit un petit cristal d'iode. En chauffant légèrement ce cristal, il se produit des vapeurs d'iode qui viennent transformer en iodure rouge de mercure l'anneau miroitant de mercure métallique.

Symptômes et lésions de l'empoisonnement par le mercure. —

Lorsque l'empoisonnement par les composés mercuriels est aigu, les symptômes suivants se manifestent avec netteté; saveur métallique désagréable, haleine fétide, salivation mercurielle, tuméfaction de la langue, des lèvres, des parois buccales et de la gorge, sentiment de constriction. Il se produit des vomissements biliaires verdâtres et parfois sanguinolents, des évacuations alvines à odeur fétide. La face est pâle et grippée; le pouls s'affaiblit rapidement; le corps se couvre de sueurs froides; la prostration devient extrême; la voix s'éteint et la mort arrive après quelques syncopes.

Dans l'empoisonnement lent ou professionnel, on constate surtout la faiblesse, la salivation plus ou moins accentuée, le tremblement mercuriel et parfois la nécrose des maxillaires.

Indépendamment de l'inflammation des muqueuses, des ecchymoses de l'intestin et de l'estomac, le foie subit une dégénérescence graisseuse profonde ainsi que les reins; ces derniers organes sont décolorés et de teinte jaunâtre.

Arsenic. — Les dernières portions de la solution azoto-sulfurique servent à la recherche de l'arsenic. A cet effet, on les évapore doucement au bain-marie jusqu'à ce qu'elles cessent de dégager des vapeurs nitreuses. On étend d'eau le résidu acide restant, puis on répète l'évaporation au bain-marie.

Les dernières traces de produit nitreux étant chassées par ce deuxième traitement, on étend d'eau, puis on ramène l'arsenic au minimum par l'action d'un courant de gaz acide sulfureux. Il convient de laisser agir environ douze heures cet agent sur la matière, afin d'opérer une réduction complète. On chasse alors par l'ébullition l'excès d'acide sulfureux employé, puis après refroidissement, on fait passer dans la liqueur un courant de gaz hydrogène sulfuré. Le précipité recueilli sur un filtre et lavé à l'eau distillée est arrosé avec une solution aqueuse d'ammoniaque qui dissout le sulfure d'arsenic. La solution ammoniacale saturée peu à peu par de l'acide chlorhydrique laisse déposer le sulfure d'arsenic qu'elle a soustrait au précipité formé par l'hydrogène sulfuré. On attaque le sulfure par l'acide azotique, qui le convertit à l'ébullition en un mélange d'acide sulfurique et d'acide arsénique. Le mélange est évaporé doucement à siccité, l'acide arsénique reste ainsi isolé.

Pour caractériser ce dernier acide, on le dissout dans une

petite quantité d'eau, puis on cherche à obtenir les réactions suivantes avec la solution.

1° Une partie de la solution est neutralisée par de l'ammoniaque, on fait agir sur le produit une solution de nitrate d'argent. Il se forme un précipité rouge brique d'arséniate d'argent.

2° Une autre partie de la solution est évaporée à une douce chaleur jusqu'à siccité dans une capsule de porcelaine. A l'aide d'une spatule on détache du fond de la capsule le résidu de l'évaporation, puis après en avoir mélangé une partie avec son volume de charbon en poudre, on chauffe ce mélange jusqu'au rouge dans un petit tube de verre fermé à l'une de ses extrémités. Il se forme bientôt en avant de la partie chauffée un anneau miroitant d'arsenic.

Cet anneau est volatil et se déplace à mesure qu'on le rapproche de la flamme qui sert à chauffer le tube. De plus, il se convertit en acide arsénieux de couleur blanche lorsqu'après avoir coupé l'extrémité fermée du tube on continue à faire agir la chaleur sur ce tube tenu dans une position inclinée.

3° La troisième réaction caractéristique que doit fournir la solution qu'on suppose arsénicale est la production des taches miroitantes à l'appareil de Marsh.

Nous avons déjà décrit cet appareil (page 540) et la manière de le faire fonctionner. Il nous paraît donc superflu de revenir sur ce sujet, mais nous croyons utile d'insister sur certains détails d'exécution sans l'observation desquels la réussite de l'opération peut être compromise. En premier lieu, il est absolument indispensable que la liqueur à essayer soit complètement exempte d'acide nitrique, car on a reconnu qu'une petite quantité d'acide introduite dans l'appareil suffit pour empêcher la formation des taches caractéristiques. En second lieu, le dégagement de gaz hydrogène doit se produire avec assez de lenteur pour que la flamme qui brûle à l'extrémité du tube terminant l'appareil ait au plus une longueur de cinq à six millimètres. On a reconnu, en effet, qu'avec une flamme plus longue il peut arriver qu'une liqueur faiblement arsénicale ne donne pas de taches. Pour obtenir à la fois une flamme de dimension convenable et brûlant régulièrement, il faut n'introduire dans l'appareil qu'une dizaine de fragments de zinc pur en lames ayant 3 à 4 centimètres de longueur sur 1 centimètre de largeur. L'acide sulfurique pur employé pour produire le gaz hydrogène devra être versé en faible quantité par le tube à entonnoir, et s'il y a lieu d'en faire une addition nouvelle, ce sera avec un tube gradué qui permettra de ne pas en faire sensiblement varier la dose. Grâce à ces précautions, la flamme de l'hydrogène restera la même tout le temps que durera l'essai.

Enfin nous insistons sur le point d'essayer à blanc la flamme de l'appareil afin de s'assurer de l'arsenic dans l'acide sulfurique et dans le zinc employés.

Symptômes et lésions de l'empoisonnement par l'arsenic. — La manifestation des phénomènes d'intoxication ne se montre en général qu'au bout d'une demi-heure après l'ingestion. Il survient dans l'œsophage une sensation de brûlure très vive, des douleurs intenses à l'estomac, des vomissements de matières muqueuses, enfin des diarrhées blanches et séreuses. En même temps se déclarent une soif ardente et des crampes aux mollets. La peau d'abord fraîche et pâle se cyanose au visage et aux mains : le pouls s'affaiblit ; enfin, après une prostration générale, le malade succombe dans le collapsus, dit Taylor.

Dans certains cas, les vomissements cessent et les symptômes ci-dessus mentionnés sont remplacés par d'autres symptômes. On constate alors de l'albuminurie, l'affaiblissement des muscles et de l'énergie du cœur. La peau prend une teinte ictérique.

Il arrive aussi que les signes qui prédominent sont ceux d'une affection cérébro-spinale que suit une paralysie générale et la mort.

Les lésions existant sur le cadavre sont la cyanose de la face et des extrémités, le gonflement et le ramollissement des muqueuses de l'estomac et de l'intestin. Ces deux portions de l'appareil digestif renferment un liquide séreux parfois teinté de sang. La dégénérescence graisseuse du foie, des reins et du cœur est manifeste.

Alcaloïdes organiques. — La cinquième partie des matières est consacrée à la recherche des alcaloïdes organiques. Boutmy se sert ici de la méthode de Stas qui lui paraît encore le procédé le plus sûr parmi tous ceux qui ont été proposés.

Méthode de Stas. — Nous avons déjà fait connaître cette

méthode. Néanmoins nous en répétons ici les détails pour éviter aux expérimentateurs, dans le cas d'une expertise médico-légale, l'obligation de se reporter à ce que nous avons dit précédemment.

Les matières amenées à l'état de pulpe ou de bouillie claire et auxquelles on adjoint une partie des liquides trouvés dans les organes sont introduites dans un ballon de verre. On les recouvre avec deux fois leur poids d'un alcool à 95° et dans lequel on a fait dissoudre à l'avance de 0 gr. 5 à 1 gramme d'acide tartrique pur. A l'aide d'un bain-marie on porte la masse à la température de 70° centigrades, puis on laisse refroidir. Le contenu du ballon est jeté sur un linge de toile dans lequel on l'exprime fortement. Les matières solides restées sur le linge en sont alors détachées et lavées à l'alcool pur jusqu'à ce qu'elles ne cèdent plus rien à ce dissolvant. On réunit toutes les liqueurs obtenues et après les avoir filtrées sur un filtre de papier qui retient les impuretés passées au travers du linge, on les concentre dans le vide. Pendant le cours de cette concentration, il se dépose ordinairement des matières grasses qu'on enlève de temps en temps en filtrant sur du papier Berzélius mouillé. Quand la liqueur est devenue sirupeuse, on la mélange par petites portions avec de l'alcool absolu, qui détermine la précipitation de matières protéiques. Ces matières sont séparées par filtration et le liquide clair restant est finalement évaporé à sec dans le vide. On reprend par un peu d'eau distillée le résidu de cette dernière évaporation. La solution aqueuse ainsi obtenue est placée dans un flacon bouché à l'émeri, on la sature par du bicarbonate de soude. Dès que l'alcalinité de la masse est manifeste, on agite le contenu du flacon successivement avec de l'éther et du chloroforme. Ces dissolvants, enlevés par décantation, sont évaporés librement à l'air. Ils abandonnent alors un résidu alcalin, qui peut être liquide ou solide. Dans le premier cas, il y a de grandes présomptions pour qu'on se trouve en présence de la conicine ou de la nicotine. Dans le second, pour que ce soit en présence des alcaloïdes fixes tels que la morphine, la strychnine, la vératrine, etc.

Pour caractériser l'alcaloïde isolé, on a recours alors au tableau que nous avons placé page 559 et dans lequel se trouvent indiquées les réactions les plus nettes que présentent les principaux de ces corps.

Ptomaïnes. — Jusque dans ces derniers temps les réactions chimiques dont il vient d'être question ont suffi aux médecins et aux chimistes pour appuyer les conclusions de leurs rapports d'expertise. Mais en 1878, M. Selmi, professeur à Bologne, a appelé l'attention du monde savant sur la formation au cours de la décomposition cadavérique de certains alcaloïdes vénéneux, auxquels il a donné le nom de *ptomaïnes* et qui peuvent être confondus avec les bases végétales toxiques. Brouardel et Boutmy ont établi d'une manière certaine que l'existence des ptomaïnes ne pouvait être contestée, que ces alcaloïdes vénéneux 6 fois sur 10 se forment dans un court espace de temps après la mort (8 jours suffisent souvent pour les voir apparaître), que les uns se rapprochent par leur action toxique de la strychnine et de la vératrine et que d'autres présentent de l'analogie avec la morphine ; qu'ils sont le plus souvent solides, cristallisables et fixes, mais qu'il paraît en exister aussi de volatils ; enfin que le moyen le meilleur pour s'opposer à la formation des ptomaïnes dans le temps qui s'écoule entre le moment de l'autopsie et celui où l'on peut procéder à l'analyse des viscères est le maintien du cadavre à une basse température par un procédé de réfrigération quelconque de l'air ambiant.

Des travaux récents semblent démontrer que des corps alcaloïdiques peuvent prendre naissance dans l'organisme sous l'influence d'états pathologiques divers. D'après certains auteurs, l'urine même normale pourrait contenir des ptomaïnes.

L'opérateur doit donc être sans cesse en défiance et chercher à caractériser les alcaloïdes par le plus grand nombre d'essais possible. Ce n'est pas seulement parce qu'une base retirée d'un cadavre présentera par exemple la coloration bleue de la strychnine avec le mélange de bichromate de potasse et l'acide sulfurique qu'on pourra l'identifier avec ce poison redoutable. Il sera indispensable pour conclure en ce sens que toutes les autres réactions chimiques connues de la strychnine aient été obtenues et qu'à ces nombreux renseignements chimiques vienne se joindre l'analogie la plus complète entre les phénomènes physiologiques produits par la strychnine proprement dite ou ses combinaisons et les phénomènes déterminés par la base extraite du cadavre.

On consultera avec fruit le travail récemment publié par M. Popoff sur les caractères chimiques qui permettent de différencier les alcaloïdes végétaux des ptomaïnes (Travaux du Laboratoire de toxicologie, Paris 1891).

§ 5. — Recherche des spiritueux et des anesthésiques.

1° **Alcool.**— On retrouve assez facilement l'alcool contenu dans les matières de l'estomac par la distillation ; aux liquides distillés, on ajoute du carbonate de potasse cristallisé, qui détermine la séparation de l'alcool et de l'eau qui l'accompagne. L'alcool pourra être caractérisé de diverses façons, notamment par sa transformation en iodoforme sous l'influence de la potasse et de l'iode. Lorsqu'on ne peut opérer que sur une très petite portion de substances, on ne peut obtenir un résultat appréciable par la distillation. On doit alors avoir recours à l'appareil de Perrin et Duroy, qui se compose (fig. 33) d'un ballon sur une capsule, servant de bain-marie et muni d'un bouchon traversé par deux tubes de verre : le premier tube se rend à un gazomètre plein d'air ; le second se rend, après avoir traversé deux petits ballons remplis de chaux vive, dans deux tubes d'essais contenant une solution d'acide chromique qui doit servir de réactif à l'alcool. Cette liqueur titrée est obtenue par la dissolution d'un décigramme de bichromate de potasse dans 30 grammes d'acide sulfurique.

Lorsqu'on place dans le grand ballon de l'alcool en solution ou du sang d'un animal ayant été intoxiqué par cette substance, le courant d'air pénétrant dans ce ballon chasse les vapeurs hydro-alcooliques. Celles-ci se dessèchent en passant sur la chaux des petits ballons et se rendent dans la liqueur du tube d'essai qui prend instantanément une couleur verte indiquant la réduction de l'acide chromique en sesquioxyde de chrome.

2° **Chloroforme.** — C'est dans le sang, le cerveau, les organes parenchymateux, principalement le foie et la rate, que le chimiste doit rechercher le chloroforme, en procédant de la matière suivante :

On délaye les matières de manière à obtenir une bouillie claire, et on les place dans un ballon récipient A (fig. 34). Ce ballon est mis en communication par un tube de verre t avec un tube de porcelaine BB, placé dans un fourneau à réverbère ;

l'appareil est terminé par un tube à boules de Liebig t', contenant une dissolution d'azotate d'argent.

On porte au rouge le tube BB', puis on chauffe le ballon A

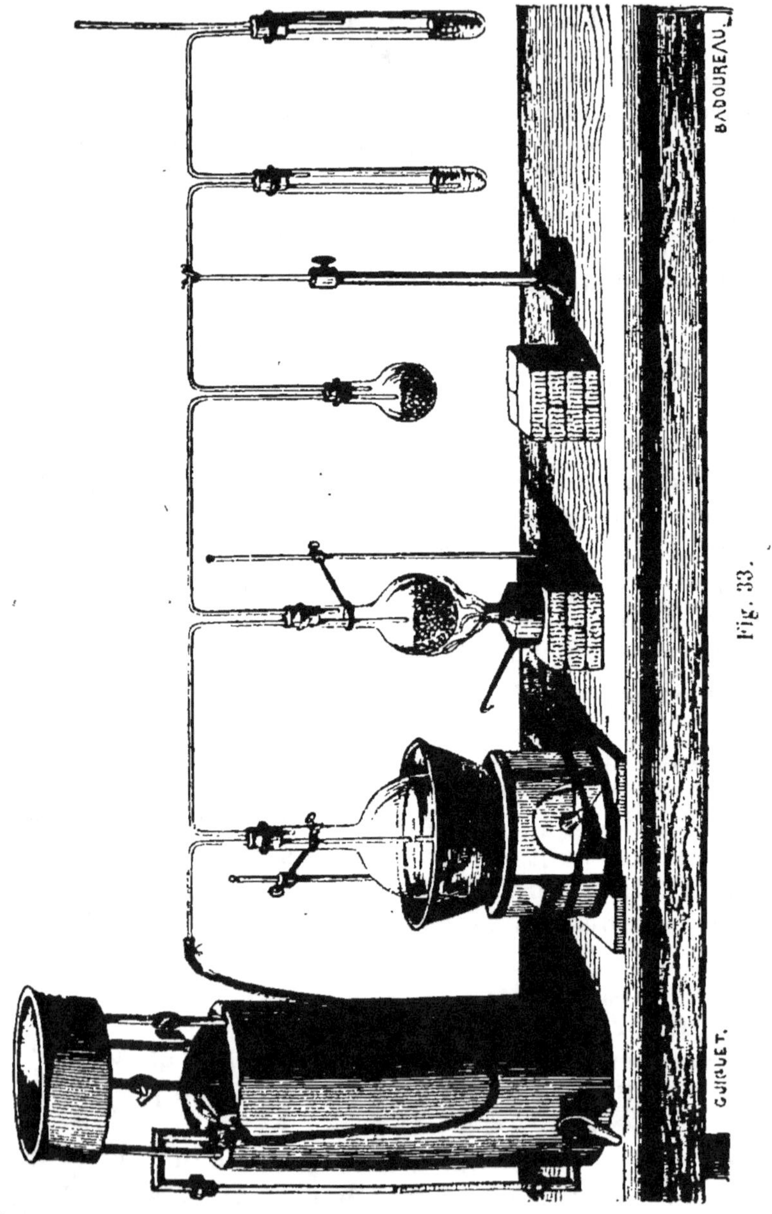

au bain-marie. Le chloroforme se dégage avec de la vapeur

d'eau, se décompose dans le tube de porcelaine en donnant du chlore et de l'acide chlorhydrique qui forment du chlorure d'argent avec l'azotate d'argent du tube de Liebig. Ce chlorure est recueilli et on le reconnaît à la propriété qu'il possède d'être insoluble dans l'acide nitrique, de se dissoudre rapidement dans l'ammoniaque et de devenir violet à la lumière.

3o **Éther.** — C'est principalement dans le cerveau, le foie et le sang qu'on doit rechercher l'éther. On peut employer soit le procédé que nous avons indiqué pour l'alcool, car cette

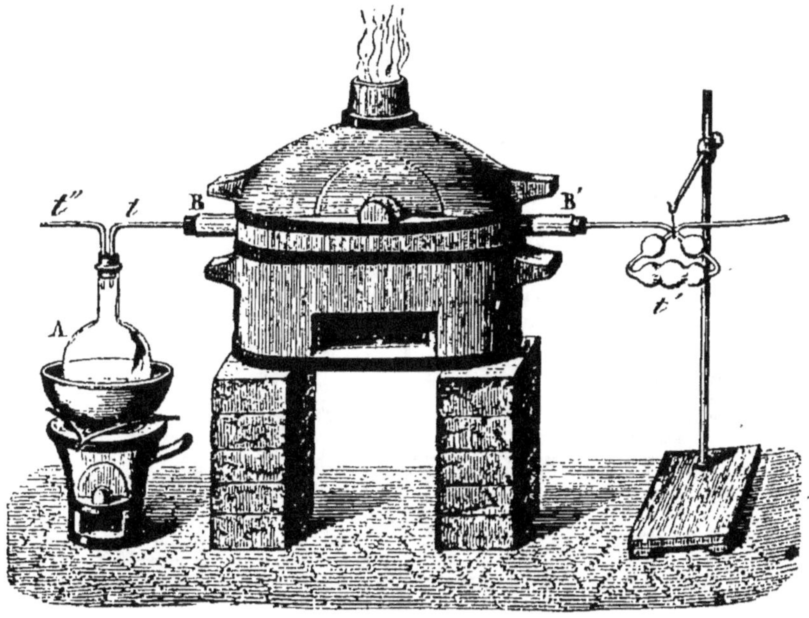

Fig. 34.

substance réduit le bichromate de potasse, soit l'appareil qui sert à la recherche du phosphore. Dans ce cas, au lieu de chauffer directement le vase distillatoire B (fig. 35), dans lequel on a placé les matières, il est préférable de chauffer doucement au bain-marie et de faire passer dans le ballon B un courant d'air qui favorise le départ de l'éther.

4° **Amylène.** — Lallemand, Perrin et Duroy ont employé pour la recherche de l'amylène la propriété que possède cet agent de s'oxyder aux dépens de l'acide chromique, qui se transforme alors en sesquioxyde de chrome.

L'appareil qu'ils ont employé est analogue à celui mis en usage pour l'alcool, mais il est un peu plus simple. Il se compose (fig. 36) d'un ballon duquel partent deux tubes : l'un qui se rend à un gazomètre, l'autre à un tube d'essai contenant une dissolution de 10 centigrammes de bichromate de potasse dans 30 grammes d'acide sulfurique. L'appareil se termine par un autre tube d'essai. (Voyez la description de l'appareil pour la recherche de l'alcool.)

Il n'est pas nécessaire de faire chauffer les matières conte-

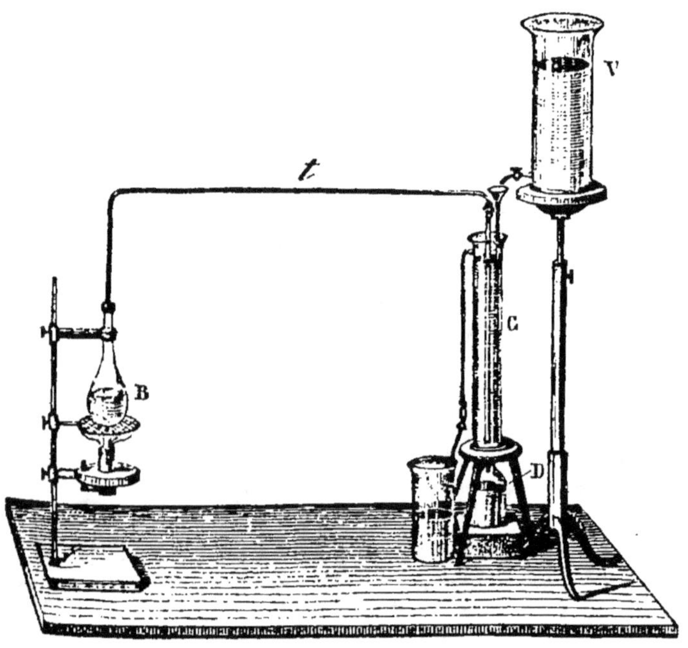

Fig. 35.

nues dans le ballon, car l'amylène est très volatil et insoluble dans l'eau; le courant d'air qui se dégage du gazomètre est suffisant pour enlever, même à une basse température, l'amylène contenu dans les matières organiques.

§ 6. — Autres substances toxiques d'origine végétale ou animale.

1° Digitaline. — Cette substance se présente sous la forme de cristaux blancs, solubles dans l'alcool, presque insolubles

dans l'éther. Elle est inaltérable à l'air et possède une amertume excessive. Les acides la dissolvent et donnent un liquide
qui réduit les dissolutions alcalines de cuivre par une longue

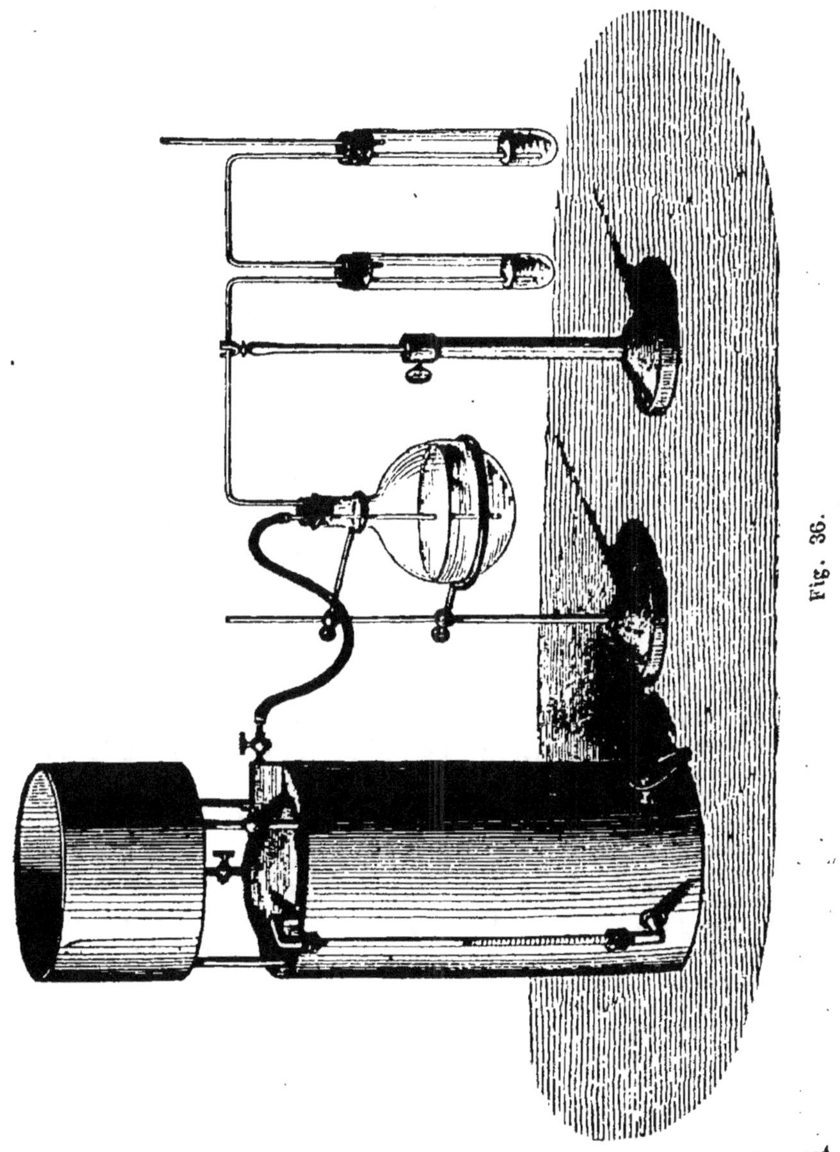

Fig. 36.

ébullition (Bouis). Certaines espèces de digitaline se colorent
en vert par l'acide chlorhydrique. Traitée par un mélange d'a-
cide sulfurique et d'alcool, puis additionnée d'une goutte de

perchlorure de fer, la digitaline donne une coloration verte intense et caractéristique (Lafon). Il ne faut pas oublier que les digitalines de diverses provenances présentent souvent des réactions diverses. Lefort indique comme caractère spécial de la digitaline l'odeur propre à la feuille de digitale récemment pulvérisée, odeur qui est encore plus prononcée par l'addition d'acide chlorhydrique.

L'expert devra toujours traiter les matières suspectes par l'alcool afin d'obtenir un extrait destiné à l'expérimentation physiologique.

2⁰ Picrotoxine. — Cette substance est extraite de la coque du Levant. Elle cristallise en prismes quadrilatères et a une amertume excessive. Elle est un peu soluble dans l'eau, soluble dans l'alcool, l'éther et l'acide acétique. La picrotoxine réduit les solutions alcalines de cuivre et donne de l'acide oxalique par l'action de l'acide acétique. On n'a jamais observé d'empoisonnement criminel par la coque du Levant, mais cette substance peut donner lieu à des empoisonnements accidentels. On sait qu'elle est souvent employée pour empoisonner les étangs et les rivières, et on prétend que les poissons ainsi pêchés ne peuvent pas toujours être mangés impunément (Bouis).

3⁰ Colchicine. — C'est le principe actif du colchique. Cette substance a un aspect résineux, jaunâtre et cristallise dans l'alcool aqueux en aiguilles déliées. Elle est soluble dans l'eau, l'alcool et l'éther. Le tannin donne avec la colchicine un précipité blanc qui se rassemble par la chaleur et prend un aspect résineux ; avec la teinture d'iode et l'iodure de potassium ioduré, on a un précipité brun kermès ; avec le chlorure d'or, un précipité jaune d'or ; avec l'eau de chlore, on a également un précipité jaune (Rabuteau). L'acide nitrique (de densité 1,4) colore la colchicine en violet passant au rouge par addition de potasse. Le sulfovanadate d'ammoniaque donne une coloration verte.

4⁰ Sabine. — Nous avons vu (p. 100) que la sabine était employée dans l'avortement criminel et possédait des propriétés éminemment toxiques. D'après Bouis, on reconnaît la présence de ce corps en distillant les matières suspectes avec

LUTAUD, *Méd. lég.* 38

de l'eau : on obtient un liquide trouble et opaque qui a l'odeur et le goût de l'huile de sabine. Le résidu traité par l'éther peut donner une solution verdâtre, contenant de la sabine et de la chlorophylle.

5o **Curare et curarine.** — La curarine est insoluble dans l'éther lorsqu'elle est sèche, et se dissout dans ce liquide lorsqu'elle est précipitée de sa solution dans l'acide tartrique. Cette substance se colore en bleu par l'acide sulfurique ; en violet par le bichromate de potasse et l'acide sulfurique ; l'acide nitrique la colore en pourpre.

6o **Cantharides et cantharidine.** — Voici le procédé indiqué par Rabuteau. On épuise les matières suspectes par l'alcool additionné d'éther ; on évapore à moitié, puis on agite le résidu avec de la magnésie calcinée et l'on continue l'évaporation au bain-marie. Le résidu sec est repris par l'éther, et la solution éthérée obtenue est abandonnée à elle-même à une douce chaleur. Des cristaux de cantharidine se déposent bientôt, mais pour les obtenir à l'état de pureté, il faut traiter le résidu éthéré par le chloroforme qui dissout la cantharidine et la laisse déposer à son tour par évaporation.

La cantharidine est insoluble dans l'eau, peu soluble dans le chloroforme et les acides sulfurique et acétique. Eboli a signalé la réaction suivante : lorsqu'on traite cette substance par l'acide sulfurique concentré, elle se dissout dans l'acide sans le colorer ; mais si, après avoir chauffé, jusqu'au point d'ébullition, un peu de la dissolution acide dans un verre de montre, on éloigne la flamme, puis on ajoute un peu de bichromate de potasse, on obtient une masse verte. On sait que la plus petite quantité de cantharidine détermine sur la peau la formation d'une vésicule.

Quand l'empoisonnement a eu lieu par la poudre de cantharides, on retrouve souvent dans les intestins des fragments d'élytres qui brillent à la lumière directe du soleil d'un éclat mordoré éblouissant.

CHAPITRE III

Les progrès de la chimie et de l'histologie ont donné à l'étude médico-légale des taches une importance considérable. On peut dire, en effet, que grâce à l'emploi du microscope, la solution d'un grand nombre de questions, que les experts considéraient autrefois comme très obscures, sont aujourd'hui résolues avec certitude.

§ 1er. — Taches de sang.

Si le médecin appelé à constater la présence du sang n'est pas exercé aux manipulations chimiques et au maniement du microscope, il se bornera le plus souvent à recueillir les parties tachées pour les transmettre à un chimiste plus habitué à ces sortes de recherches.

Les recherches histologiques, physiques et chimiques qui se rattachent à l'étude médico-légale du sang ont été parfaitement indiquées dans une instruction présentée à la Société de médecine légale, par MM. Mialhe, Mayet, Lefort et Cornil [1], et que nous reproduisons en partie.

Analyse histologique. — Le sang présente à considérer, comme éléments principaux qu'on détermine au microscope, les globules rouges, les globules blancs et la fibrine.

a) *Recherche des globules rouges.* — L'intérêt majeur de l'expert est de trouver et de pouvoir observer les *globules rouges* dans un état de conservation aussi complet que possible, pour

---

1. Instruction pour servir à déterminer les éléments constituants du sang. (*Bulletin de la Société de méd. lég.*, 1873-1875, p. 53).

déterminer d'abord leur forme et leur diamètre, et s'assurer ainsi qu'il s'agit de sang humain. C'est pour cela qu'il est nécessaire de bien connaître le mode d'action des divers réactifs sur les globules.

Les globules rouges sont rendus sphériques par l'eau, qui dissout ensuite très rapidement leur matière colorante en les rendant invisibles ; il faudra par conséquent bien se garder de laver les taches sanguines avec l'eau, et surtout avec l'eau chaude, avant d'avoir essayé de voir les globules au microscope.

Une série de substances, les acides acétique, gallique, chlorhydrique, sulfurique, les alcalis, la potasse, la soude même en solutions faibles, l'éther, le chloroforme, les acides biliaires,

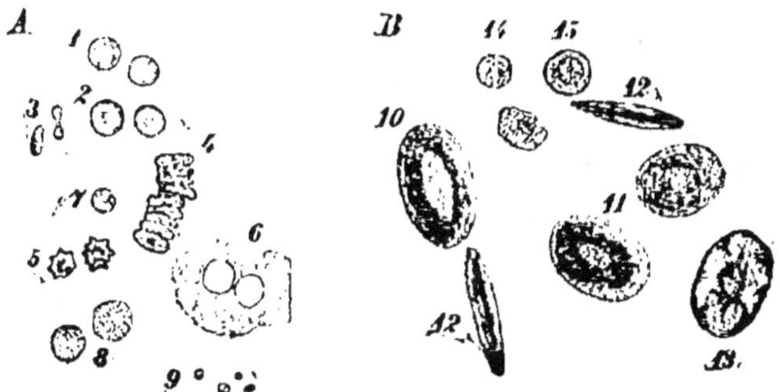

Fig. 37. — Corpuscules sanguins (Gross. 560). A. Sang humain. B. Sang de grenouille. 1 à 6. Globules rouges discoïdes. 1. Plan optique inf. 2. Plan optique sup. 3 et 4. Globules vus du côté. 5. Globules crénelés par dessiccation. 6. Après addition d'eau. 7. Globules rouges sphériques. 8. Globules blancs. 9. Plaquettes du sang. 10 à 13. Globules rouges de la grenouillette. 10. Globules tout à fait frais, noyau peu apparent. 11. Globule vu quelques minutes plus tard, noyau plus visible. 12. Globule vu de côté. 13. Après addition d'eau. 14. Globule blanc vivant. 15. Globule blanc mort. D'après STOHR (*Manuel technique d'histologie*).

etc., presque tous les réactifs, en un mot, altèrent les globules au point de les rendre méconnaissables et de les faire disparaître. On doit donc éviter de les mettre en contact avec les taches à analyser. Au contraire, l'alcool, l'acide chromique, l'acide picrique, le bichromate de potasse en solution dans l'eau, conservent les globules tout en altérant leur forme.

La chaleur agit différemment sur les globules suivant le degré auquel on les soumet : la congélation et la chaleur entre 50 et 60 degrés les détruisent. L'électricité agit de même.

Si, dans une expertise médico-légale, on arrivait assez à

temps pour constater du sang encore liquide, on en mettrait une goutte entre deux lames de verre pour l'examiner le plus tôt possible.

Si l'examen ne pouvait être fait que quelques heures ou un jour plus tard, il faudrait sceller la plaque de verre mince avec de la cire à cacheter dissoute dans l'alcool, ou avec du bitume de Judée, pour empêcher l'évaporation du sang placé entre les deux plaques.

Lorsqu'on est assez heureux pour avoir à sa disposition du sang liquide, on constatera les caractères des globules rouges et leur diamètre.

Les globules humains sont des disques légèrement déprimés à leur centre et biconcaves. Isolés les uns des autres et vus suivant leur face, ils présentent à leur centre un point obscur qui devient clair lorsqu'on abaisse l'objectif. Réunis, ils s'empilent comme des pièces de monnaie, et vus ainsi de profil, ils permettent de bien observer la double dépression de leurs faces. Leur couleur est rouge à un faible grossissement, d'un jaune verdâtre à un grossissement fort.

Pour mesurer le diamètre des globules rouges, on emploie un micromètre oculaire dont on connaît d'avance la valeur de chaque division.

Les globules rouges de l'homme mesurent $0^{mm},0075$; ceux des mammifères domestiques sont plus petits. Ils mesurent, chez le chien, $0^{mm},0073$; chez le lapin, $0^{mm},0069$; chez le chat, $0^{mm},0065$; chez le cochon, $0^{mm},006$; chez le cheval et le bœuf, $0^{mm}0056$; chez le mouton, $0^{mm}005$; chez la chèvre, $0^{mm},0046$. Chez les oiseaux, les globules sont elliptiques et mesurent $0^{mm},012$ à $0^{mm},014$. Les globules elliptiques de la grenouille ont $0^{mm},021$.

Malgré la précision de ces indications nous pensons, avec M. Vibert, qu'il est le plus souvent difficile de *distinguer* le sang de l'homme de celui des mammifères. Cet auteur pense que dans la plupart des expertises la dessiccation du sang fait subir aux globules des déformations qui en rendent la mensuration très difficile.

Voici les conclusions du travail de M. Vibert [1] : 1° Il est toujours impossible d'affirmer qu'une tache est formée par

---

1. *Annales d'hygiène*, 1881.

du sang humain. Il est seulement permis de dire dans certains cas qu'elle peut provenir de sang humain.

2º On peut affirmer *quelquefois* qu'une tache provient du sang d'un mammifère autre que l'homme. Mais il faut pour cela que l'animal dont le sang a fourni la tache appartienne à une espèce dont les globules sont beaucoup plus petits que ceux de l'homme et que l'on ait pu exécuter les recherches dans des conditions très favorables.

Les taches de sang desséché laissent d'autant plus facilement voir les globules rouges qu'elles sont plus récentes.

Pour reconnaître les caractères des globules sur des taches desséchées, il faut ramollir ces taches dans un liquide conservateur des globules. Les meilleurs de ces liquides sont ceux qui se rapprochent le plus de la composition du sérum, c'est-à-dire contenant une matière albumineuse dissoute, un peu de chlorure de sodium, ou des sels variés et de l'eau. On peut faire un sérum artificiel avec 30 grammes de blanc d'œuf, 270 grammes d'eau distillée, et 40 centigrammes de chlorure de sodium.

La partie tachée de sang, linge de toile ou de coton, étoffe de laine, papier ou bois, sera imbibée dans un des liquides précédents sur un verre de montre.

Les petits fragments fortement colorés, les petites écailles qui se soulèvent sur le bois ou le papier, seront mis de suite dans le liquide conservateur, entre le verre porte-objet et la lame mince à recouvrir. Pour que l'imbibition et la macération du sang dans le liquide puissent se faire pendant plusieurs jours sans que le liquide se vaporise, on mettra le fragment à examiner sur une plaque de verre excavée et recouverte d'un verre mince, de manière à constituer une chambre humide comme en vendent les fabricants de microscopes.

Le liquide gonfle les parties contenues dans les taches d'autant plus rapidement qu'elles sont plus récentes; avec des spécimens qui remontent à plusieurs années, il faudra attendre un ou deux jours.

On observera au microscope le liquide qui entoure les fragments colorés; ce liquide se teint en jaune dans une zone périphérique aux fragments de sang, et c'est là ou à la limite du fragment primitif plus ou moins complètement décoloré que l'on rencontre les globules rouges. On en trouve peu, parce que la plupart d'entre eux ont été fragmentés et détruits par la dessiccation. Lorsque la dessiccation ne remonte pas très loin, lorsque la tache n'a pas déjà été lavée à l'eau, et à l'eau chaude surtout, on retrouve toujours, en cherchant avec soin et assez longtemps, des globules rouges dans un état de conservation suffisant.

b) *Recherche de la fibrine et des globules blancs.* — Les petits fragments de sang imbibés de cette façon sont toujours décolorés après un séjour prolongé dans le liquide.

Leur examen microscopique permet d'y voir de la *fibrine* et des *globules blancs*. La fibrine se reconnaît à ces minces fibrilles, qui se laissent gonfler et prennent un aspect gélatiniforme lorsqu'on les traite par l'acide acétique. Les fibrilles retiennent dans leur réseau les globules blancs, dans lesquels le même réactif décèle la présence des noyaux.

L'expertise devra être complétée néanmoins par l'analyse spectroscopique de la coloration de l'hémoglobine et par la recherche de l'hématine.

Analyse de la coloration et des substances colorantes du sang. — *Analyse spectrale.* — L'analyse spectrale est basée sur ce fait, que les corps colorés absorbent certaines irradiations colorées de la lumière blanche, et non les autres. C'est par conséquent un moyen rigoureux d'analyse de la coloration.

Pour étudier le sang par ce procédé, on met dans le tube à analyse quelques gouttes de sang et de l'eau de façon à donner au liquide la couleur fleur de pêcher. Le tube étant fixé dans la fente du spectroscope, les rayons lumineux du spectre qui passent au travers du liquide présentent deux bandes d'absorption entre les lignes D et E de Fraünhofer, dans le jaune et le vert[1]. Ces bandes d'absorption ne diffèrent pas de celles qu'on peut produire avec une solution de cristaux d'hémoglobine.

Si l'on avait des doutes sur la matière colorante qui fournit le spectre, ils seraient levés par la réduction du sang au moyen de substances avides d'oxygène (fer réduit par l'hydrogène, tartrate d'oxyde d'étain, etc.). L'hémoglobine réduite,

---

1. Les raies du spectre, étudiées par Fraünhofer, sont très nombreuses, mais il en existe sept principales qui sont désignées par les sept premières lettres de l'Alphabet. Ces lignes sont d'une grande importance et servent, par leur position constante, de point dans les analyses spectrales.

analysée par le spectroscope, possède, en effet, un spectre différent de l'hémoglobine oxygénée et se caractérise par une seule bande d'absorption aussi large que les deux bandes réunies de l'hémoglobine oxygénée et commençant un peu à gauche de la ligne D de Fraünhofer.

c) *Recherche des cristaux du chlorhydrate d'hématine.* — L'hématine est un produit de dédoublement de l'hémoglobine. Elle prend naissance dans la décomposition du sang, qui revêt alors une couleur brune sale, ou par l'addition à ce liquide des acides et alcalis caustiques. Elle forme avec l'acide chlorhydrique des cristaux de chlorhydrate d'hématine. Ces cristaux sont caractéristiques.

Voici de quelle façon on les obtient : Un petit fragment de sang desséché est placé sur une lame de verre porte-objet ; on le dissout dans une goutte d'eau, et on ajoute un tout petit

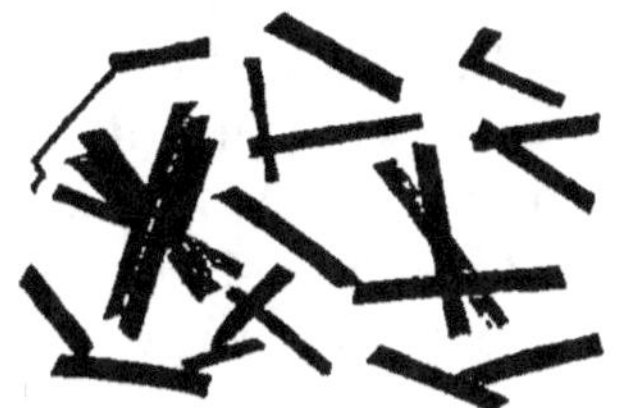

Fig. 38. — Cristaux provenant
de sang frais.

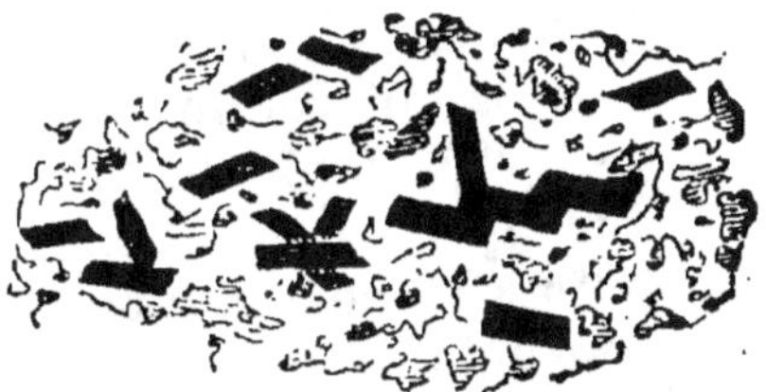

Fig. 39. — Cristaux provenant de taches
de sang anciennes.

fragment de sel marin. On le couvre d'une lame mince : on fait passer de l'acide acétique pur entre les deux lames, et on chauffe au-dessus d'une lampe à alcool jusqu'à l'ébullition. On ajoute encore de l'acide acétique, on chauffe de nouveau et l'on répète l'expérience jusqu'à ce qu'on ait obtenu des cristaux. Ceux-ci, qui sont petits lorsqu'on a eu affaire à une très faible quantité de sang, sont rhomboïdaux et de couleur brun sale. Ils sont parfaitement caractéristiques, et la réaction en vertu de laquelle ils prennent naissance est d'une fidélité telle qu'on peut par leur existence affirmer celle du sang (fig. 39).

La constatation des cristaux de chlorhydrate d'hématine est suffisante pour déceler la présence du sang, et, par ce procédé, la plus minime partie de matière colorante sanguine dissoute dans l'eau sera reconnue par l'expert. Ce procédé dispense de l'analyse spectrale, de même que celle-ci pourrait rendre inutile celui-là, puisqu'il s'agit dans les deux cas de mettre en évidence la matière colorante du sang. Il est bien entendu que ni l'un ni l'autre de ces moyens ne peut faire affirmer qu'il s'agit de sang humain, puisque la matière colorante est la même chez tous les animaux à sang rouge.

Analyse chimique. — Les procédés chimiques n'offrent pas autant de certitude que les précédents, parce que certaines matières de l'organisme, telles que le mucus nasal et la salive, se comportent de la même manière que le sang.

Le sang, dissous dans l'eau en quantité inappréciable à la vue, ou répandu sur un objet incomplètement lavé, mis en contact avec de la résine de gaïac et du bioxyde d'hydrogène (eau oxygénée), développe aussitôt une coloration bleue ou bleu verdâtre persistante.

Voici comment on procède à cette recherche :

On prépare de la teinture de gaïac avec de l'alcool marquant 83 degrés et de la racine de gaïac détachée du milieu même d'un morceau volumineux ; d'autre part, on ajoute de l'eau oxygénée (bioxyde d'hydrogène, antozone) avec de l'éther sulfurique pur, et l'on obtient de l'éther ozonisé qui est versé dans un vase à l'émeri et que l'on conserve dans un vase rempli d'eau froide à l'abri des rayons lumineux.

L'eau oxygénée remplit le même but que l'éther ozonisé, mais elle présente l'inconvénient de s'altérer plus rapidement.

Lorsque l'objet sur lequel le sang est fixé est blanc et peut être lavé, on le place dans une petite capsule de verre ou de porcelaine, et on le mouille avec un peu d'eau distillée froide, afin de dissoudre entièrement la tache ; on ajoute dans le liquide décanté quelques gouttes de teinture de gaïac et un peu d'éther ozonisé ; dans le cas de la présence du sang, le mélange acquiert aussitôt une teinte bleue ou bleu verdâtre.

Mais les taches de sang se rencontrent très souvent sur des vêtements diversement colorés ou sur le feutre, et alors elles ont perdu la teinte brune qui les caractérise ; mais, en présence de l'eau, la matière colorante du sang reprend assez vite sa coloration habituelle.

Quand le sang est répandu sur un tissu de cette nature, que les taches ne sont pas visibles, ou que le drap a été lavé, voici d'après Taylor, comment on opère :

La portion suspecte du tissu est mouillée avec de l'eau distillée. Deux ou trois feuilles de papier buvard blanc, préalablement essayées par le gaïac, sont vigoureusement pressées sur la tache mouillée ; si la tache est produite par la matière colorante du sang, une tache rougeâtre ou jaune rougeâtre, ou (si c'est du vieux sang) une tache brune s'imprime sur le papier. Le chimiste peut alors, avant d'ajouter du gaïac, être en état de se former une opinion et d'apprécier si la tache est telle que pourrait la produire du sang. S'il obtient une couleur rouge, il peut traiter par l'ammoniaque un morceau de papier taché pour voir si cet alcali change la couleur en teinte cramoisie ou verte. Sur un autre morceau de papier, on laissera tomber une ou deux gouttes de teinture de gaïac. Qu'il se manifeste tout à coup un changement en couleur bleue, alors une recherche par les procédés physico-chimiques précédents est absolument nécessaire pour déterminer si le principe colorant est dû au sang ou à toute autre cause.

Si la tache sur le papier ne subit pas de changement par l'addition du gaïac seul, on y verse quelques gouttes d'éther ozonisé ; dans le cas de la présence du sang, le morceau de papier taché acquiert une couleur bleue variant d'un bleu de ciel pâle à la teinte de l'indigo foncé, en rapport avec la quantité de matière colorante qui s'y trouve, sauf cependant le cas de la présence du mucus nasal et de la salive qui se comportent de la même manière que le sang.

Au contraire l'absence de toute coloration par l'emploi successif de la teinture de gaïac et de l'éther ozonisé est un indice certain que la tache suspecte n'est pas produite par du sang.

Emploi du spectroscope. -- Lorsque les taches ont une certaine étendue, sont d'origine récente et se dissolvent facilement dans l'eau, l'emploi du spectroscope peut fournir des résultats très prompts et très sûrs. Mais comme cet instrument ne peut fournir des renseignements sur la nature de l'animal qui a fourni le sang et que le plus souvent on ne soumet à l'expert que des taches anciennes et de petite dimension, le spectroscope ne peut que rarement être employé en médecine légale.

M. E. Cherbuliez a récemment proposé (thèse de Paris, 1890) un procédé d'examen spectrométrique du sang basé sur l'affinité de l'oxyde de carbone pour l'hémoglobine. L'emploi d'appareils fort complexes que nécessite ce procédé n'a pas encore permis son application pratique en médecine légale.

§ 2. — **Taches de sperme**.

Cet examen a une importance considérable, puisque, dans certains cas d'attentats aux mœurs, la constatation des taches de sperme peut fournir la preuve du crime.

Le liquide séminal est constitué par un mélange de sperme pur et des produits de la sécrétion des glandes de Cooper, de la prostate et des vésicules séminales. Il présente une odeur fade caractéristique ; il est alcalin et renferme environ le $1/6^e$ de son poids de matériaux solides parmi lesquels on trouve une graisse phosphorique (2 pour 100), des sels et une matière albuminoïde improprement appelée *spermatine*. Cette matière albuminoïde n'est pas un corps de nature spéciale ; elle ne se coagule pas par la chaleur, mais elle se trouble par l'addition d'acide acétique ; un excès d'acide la redissout et la solution est précipitée par le ferro-cyanure de potassium ; l'acide azotique la coagule également (Dragendorff).

Nous ne nous étendrons pas sur les caractères chimiques du sperme, parce que ce liquide est le plus souvent mélangé à du mucus et à d'autres produits qui masquent les réactions chimiques. L'examen microscopique seul peut fournir des indications certaines.

Le sperme est caractérisé par l'élément organisé qu'il contient et que l'on nomme *spermatozoïde*. Ces organismes ne peuvent être aperçus qu'à l'aide d'un grossissement de 300 à 500 diamètres.

Voici comment on dispose la préparation qui doit être placée sous le microscope. On coupe sur le linge taché une bandelette de 1 centimètre de largeur de manière à ce que les deux extrémités de la bandelette dépassent la partie tachée. On place ensuite une de ces extrémités dans une capsule contenant de l'eau pure de manière à ce que la bandelette plonge jusqu'au voisinage de la tache sans que celle-ci trempe elle-même dans l'eau. Le liquide monte par capillarité et imbibe la tache, qui reprend peu à peu les caractères extérieurs des taches fraîches.

Une fois la tache gonflée, on racle légèrement la surface de la bandelette avec le scalpel, et on place la matière ainsi enlevée sur le porte-objet du microscope.

On voit alors très facilement les spermatozoïdes qui se présentent soit brisés, soit entiers. Le nombre des brisés est plus grand, lorsque les taches sont anciennes, très desséchées ou ont exigé un raclage plus fort. Les spermatozoïdes brisés le

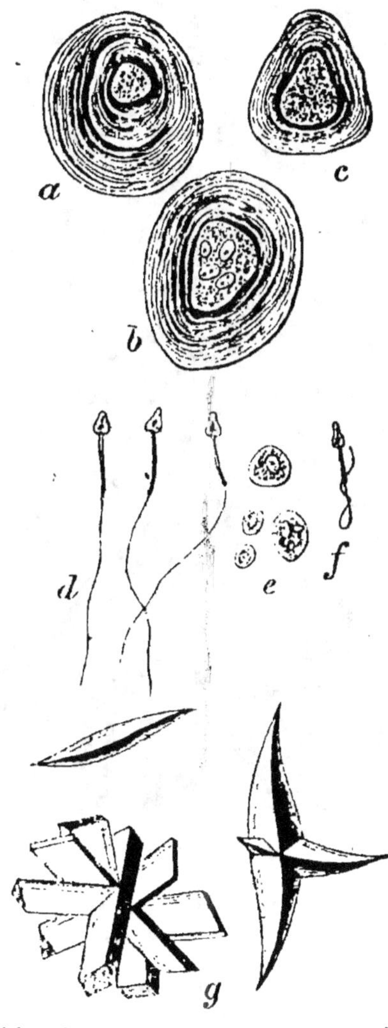

Fig. 40. — Composition du sperme normal : a, b, c : Calculs prostatiques, provenant d'un sperme normal; d : Filaments spermatiques; e : Grandes et petites cellules, quelques-unes remplies de granulations, éléments morphologiques du sperme; f : Filament spermatique altéré par l'eau; g : Cristaux spermatiques (d'après Bizzorero).

sont près de la tête ou au milieu de la queue. Les spermatozoïdes entiers forment des filaments étroits de $0^m,4041$ à $0^m,04512$ de longueur.

Spermine. — On a signalé dans le sperme une base dési-

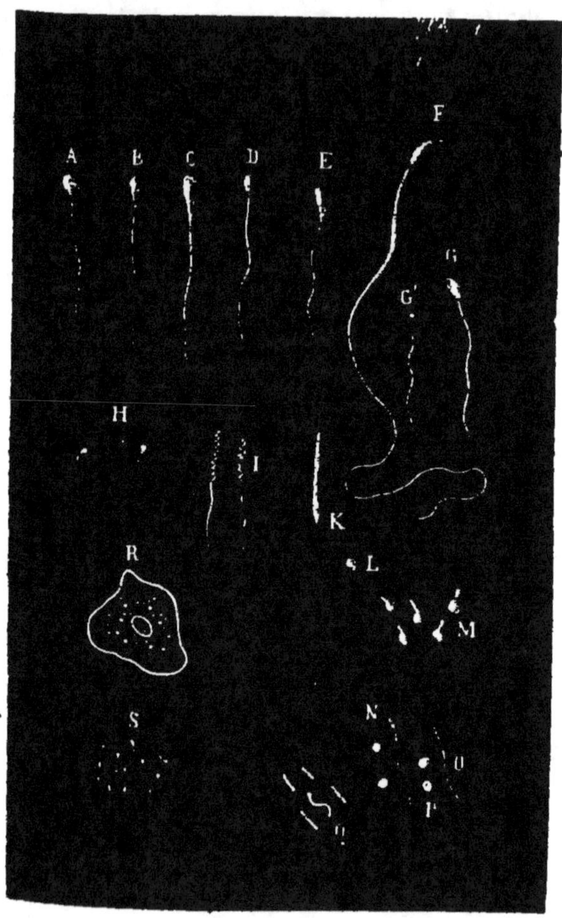

Fig. 41 (1).

1. A, spermatozoïde du cochon d'Inde ; B, spermatozoïde du taureau ; C, spermatozoïde du mouton ; D, spermatozoïde du cheval ; E, spermatozoïde du lapin ; F, spermatozoïde du rat ; GG, spermatozoïdes de l'homme ; H, spermatozoïde du coq ; I, spermatozoïde du moineau ; K, spermatozoïde du pigeon ; L, spermatozoïde de la perche ; M, spermatozoïde du brochet ; N, O, spermatozoïde de la grenouille (en hiver) ; P, granulations mobiles du sperme chez le même animal ; Q, spermatozoïde de la grenouille (en été) ; R, spermatozoïde à petite tête que l'on trouve chez certains sujets ; S, cellule épithéliale pavimenteuse. (Fig. extraite du *Traité d'accouchements* de MM. Tarnier, Chantreuil et Budin.)

gnée par quelques auteurs sous le nom de spermine et on a pensé que la recherche de cette substance pourrait être utilisée en médecine légale.

D'après Lademburg la spermine n'est pas un corps stable et nous ne pensons pas que la médecine légale puisse actuellement tirer parti des recherches faites sur cette substance (*Therapeutic Gaz.*, 1889, p. 56).

§ 3. — Taches de substance cérébrale.

Il importe de reconnaître les taches de substance cérébrale qui peuvent se trouver sur les vêtements d'un assassin, sur une arme meurtrière ou sur tout autre objet. On y arrive assez facilement en étudiant les caractères chimiques et histologiques de ces taches.

Analyse chimique. — Lorsque les taches de matière cérébrale sont humectées et mises en contact avec une assez forte proportion d'acide sulfurique concentré, la *matière se dissout immédiatement*, et le liquide prend de suite une *couleur violette* persistante. Mise en contact avec de l'acide chlorhydrique concentré, la substance cérébrale *ne se dissout pas et le liquide ne se colore pas immédiatement* ; ce n'est qu'au bout de trois ou quatre jours, qu'il acquiert avec le contact de l'air une teinte gris sale tirant légèrement sur le violet. Ce mélange de substance cérébrale et d'acide chlorhydrique ne passe jamais au bleu.

Caractères histologiques. — La substance cérébrale est composée de tubes d'un diamètre d'environ $0^{mm},04$ à parois transparentes, renfermant un liquide visqueux et se détruisant avec une grande facilité à l'état frais. Lorsqu'on traite ces tubes par l'alcool ou par une solution de sublimé, on voit apparaître dans leur axe un petit cylindre d'un diamètre de $0^{mm},04$ à $0^{mm},02$, mais plus résistant que la paroi du tube. Il arrive souvent qu'on trouve des tubes rompus et reliés ensemble par le petit cylindre qui les traverse (cylindre-axe). La dessiccation à l'air libre produit le même résultat que l'alcool et le sublimé : il suffit d'humecter avec de l'eau la substance cérébrale desséchée pour distinguer les cylindres-axes qui caractérisent la substance cérébrale.

Lorsque les taches à examiner contiennent de la matière cérébrale et du sang, il faut, au lieu d'eau, qui dissoudrait les globules sanguins, employer une solution concentrée de sulfate de soude qui conservera les globules et permettra d'examiner à la fois la substance cérébrale et le sang.

§ 4. — Taches diverses.

Il importe d'étudier les caractères comparatifs qui permettent de distinguer certaines substances qui présentent quelque analogie avec le sang ou le sperme, ou qui peuvent s'y trouver mélangées en quantités plus ou moins abondantes.

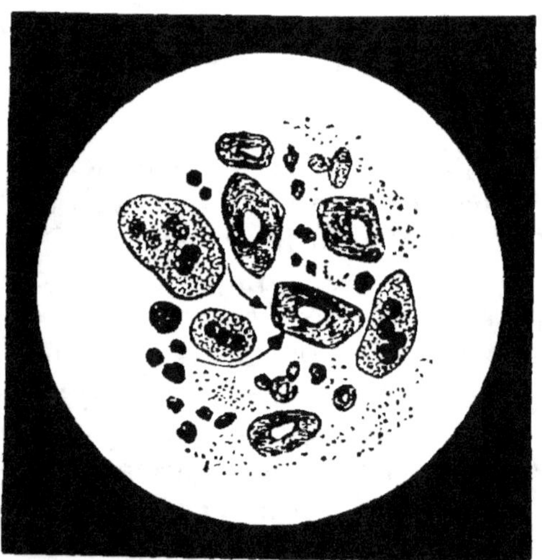

Fig. 42. —Mucus cervical une heure après le coït, provenant d'une femme atteinte d'endométrite chronique. — On voit quelques spermatozoïdes isolés, immobiles et morts entre les cellules épithéliales, les globules de pus et du protoplasma granuleux.

Mucus utérin et vaginal. Sang menstruel. — Ce mucus est sécrété abondamment pendant la période menstruelle, et l'examen histologique permet le plus souvent de distinguer les taches de sang formées par le sang des règles et celles produites par le sang ordinaire [1].

On trouve dans le sang menstruel, outre les globules de

1. Ch. Robin, *Leçons sur les humeurs*. Paris, 1867. Briand et Chaudé, 9ᵉ édition.

sang à l'état normal et les leucocytes, des cellules d'épithélium pavimenteux du vagin, des cellules prismatiques et des épithéliums de l'utérus.

Il faut étudier avec soin les caractères du mucus vaginal, parce que la plupart des taches présentées à l'expert sont composées d'un mélange de ce mucus avec le sperme.

« Les taches de mucus vaginal, après l'union des sexes, sont grisâtres, empesées et circonscrites comme les taches de sperme, mais l'eau dans laquelle on a fait macérer le linge taché tient en suspension, outre les zoospermes, des monades prostatiques et de petites écailles roussâtres, de forme irrégulière, souvent ovalaires, qui ne sont que du mucus vaginal. Bayard a constaté qu'on peut retrouver les zoospermes huit, dix et jusqu'à soixante-douze heures après l'union des sexes, lors même qu'on avait fait des lotions *avec de l'eau* ; mais qu'on n'en trouverait déjà plus après quatre heures, si l'eau avait été aromatisée avec de l'eau de Cologne. — Si les taches n'étaient produites que par du mucus vaginal sans mélange de sperme, elles seraient toutes roussâtres ou légèrement jaunâtres ; le tissu ne serait pas empesé, mais seulement un peu roide et comme gonflé.

« Pour les examiner, ainsi que lorsqu'il s'agit de taches d'un mucus quelconque, on procède comme si l'on avait affaire à une tache de sperme. Dans le cas dont il est question, on les trouve composées d'une masse amorphe de mucus gonflé, parsemé d'une plus ou moins grande quantité de granulations moléculaires, accompagnées de cellules épithéliales pavimenteuses, à noyau tantôt volumineux, et d'autres fois plus pâle. Ces cellules sont isolées ou imbriquées, quelquefois plissées et chiffonnées, etc. ; elles sont fréquemment accompagnées de leucocytes ou globules de mucus offrant les caractères qui se présentent partout et que doit bien connaître l'expert qui accepte l'examen des questions de cet ordre. » (Briand et Chaudé.)

Lochies. — Immédiatement après la délivrance et l'hémorrhagie qui l'accompagne, tout écoulement est suspendu. Mais bientôt apparaissent les lochies. C'est d'abord un sang vermeil ; bientôt il devient tantôt épais, tantôt séreux, exhale une odeur forte et désagréable en passant à l'état de matière sanguinolente et muco-purulente, semblable à de la lavure de chair (Robin). Après quelques jours, le liquide des lochies devient moins abondant, perd son odeur caractéristique et prend les caractères d'un suintement séreux.

On trouve dans les lochies des globules rouges en plus ou moins grande quantité pendant les premiers jours ; au bout de cinq à sept jours, ces globules disparaissent et les leucocytes constituent l'élément anatomique prédominant ; parmi ceux-ci il en est de très volumineux, pleins de granules graisseux et qu'on a désignés sous le nom de *globules granuleux*.

Taches produites par les punaises, les mouches, les puces. — On demande quelquefois aux experts de déterminer si les taches sont produites par ces insectes ou par du sang.

Après un séjour de quelques heures dans une solution de sulfate de soude, les excréments de punaises se désagrègent sous forme de poussière d'un brun rougeâtre ou tirant sur le noir. Sous le microscope, cette poussière se montre formée de petites gouttelettes desséchées, sphériques ou ovoïdes variant de volume depuis $0^{mm},001$ jusqu'à $0^{mm},010$.

Les excréments de puces et de mouches ont pu être pris pour des taches de sang. En les examinant au microscope, on voit que ces taches sont composées d'une matière amorphe incolore, transparente, contenant des granules colorants. Ces granules colorants sont d'un brun jaunâtre, brillants au centre et réfractent fortement la lumière. Ils sont insolubles dans l'eau et l'acide acétique et se dissolvent dant l'alcool chaud et l'éther.

Taches de rouille. — On les reconnaît en mettant sur la tache une goutte d'acide chlorhydrique pur : il se forme une liqueur jaune et le fer reprend sa netteté. Si l'on étend d'eau distillée la dissolution acide, on obtient par le ferro-cyanure de potassium et la noix de galle toutes les réactions des sels de fer.

Taches de matière fécale. — Pour examiner ces taches, on découpe des bandelettes d'étoffe et l'on procède comme pour l'examen des taches de sperme (voy. p. 604), au microscope, on trouve les éléments qui existent dans le méconium (voy. ci-après), moins les cristaux de cholestérine. On y trouve également un certain nombre de cellules épithéliales pavimen-

teuses et des fragments de faisceaux striés des muscles qui
proviennent de la viande de boucherie incomplètement digé-
rée. On y voit encore des corpuscules polyédriques allongés
ou tubuleux provenant de l'alimentation végétale et des cristaux incolores prismatiques de phosphate ammoniaco-magnésien.

Taches de boue. — En examinant au microscope le produit du raclage, on trouve des petits grains polyédriques an-
guleux, à facettes multiples, n'ayant pas de coloration propre. Le diamètre de ces grains varie de 5 à 70 millièmes de
millimètre. L'eau n'a pas d'action sur eux ; l'acide acétique
les attaque à peine, l'acide chlorhydrique les dissout rapidement avec dégagement d'une certaine quantité de gaz.

Taches de méconium. — La constatation de ces taches
a une grande importance dans les cas d'infanticide et dans
les autres circonstances relatives à l'accouchement. Le méconium est brun ou brun verdâtre, visqueux, tenace, adhérent
aux doigts et aux linges. Il présente ces caractères à partir du
sixième mois de la vie intra-utérine. Dans les premiers mois,
il est plus grisâtre, ce qui est dû à la présence d'une grande
quantité de gaînes épithéliales mélangées aux parties consti-
tuantes de ce liquide.

Le linge taché de méconium se gonfle d'une manière notable par l'imbibition. Détachées par le raclage, les taches représentent une masse muqueuse incolore, parsemée de granules graisseux ; des cellules épithéliales de l'intestin colorées
en jaune verdâtre ; des cristaux incolores, transparents, lamel-
leux, formés de cholestérine. La partie constituante qui prédomine dans le méconium et le caractérise essentiellement se
compose de granules de matière colorante verte de bile (bili-
verdine). Ces granules ou grumeaux sont globuleux quelquefois, et le plus souvent ovoïdes et présentent un contour net,
bien plus pâle que le centre. Traités par l'acide nitrique, ils
prennent rapidement une teinte rougeâtre passant bientôt au
brun violet, réaction propre à la matière colorante de la bile.

CHAPITRE V

Il importe à l'expert légiste d'être à même d'élucider certaines questions qui, quoique ne se rattachant qu'indirectement à la médecine, sont cependant de sa compétence. Ces questions sont nécessairement très complexes et ne se prêtent que très difficilement à une étude sommaire ; parmi les plus importantes, nous allons rechercher ceux qui se rattachent aux points suivants : examen des armes à feu, altération des écritures, détermination de la nature des poils, altération des monnaies et des alliages, recherche dans les cendres des restes d'un cadavre brûlé, etc.

§ 1er. — Examen des armes à feu.

Les questions sont habituellement posées aux experts de la manière suivante : *l'arme a-t-elle fait feu* ? depuis combien de temps ? si elle est chargée, à quelle époque l'a-t-elle été ?

Il faut, pour répondre à ces questions, employer des moyens différents selon que l'arme est à bassinet ou à piston et selon la nature de la poudre employée.

Arme à bassinet. Poudre ordinaire. — L'expert examine d'abord l'extérieur de l'arme et note avec soin les taches de rouille, de sang, etc. Si elle est chargée, il la débourre et examine si la partie cylindrique des bourres est couverte de rouille, si le plomb est brillant ou terne, il note la grosseur et la forme des projectiles, la coloration de la poudre, etc.

Après cet examen, on lave séparément le bassinet et les

canons avec un peu d'eau distillée, on filtre et l'on recherche : 1° l'acide sulfurique, par le chlorure de baryum ; 2° le fer, en peroxydant une partie du liquide avec quelques gouttes d'acide azotique et en traitant par le ferrocyanure potassique, qui doit donner une coloration bleue ; les sulfures, par le sous-acétate de plomb.

Les recherches faites par M. Boutigny, sur un grand nombre d'armes à bassinet, ont donné les résultats suivants :

Si l'on trouve sur la batterie et sur la partie correspondante du canon une crasse d'un noir bleu, sans rouille ni cristaux de sulfate de fer, et si l'eau de lavage prend une couleur jaunâtre par le sous-acétate de plomb, l'arme est déchargée *depuis deux heures au plus.*

Si la crasse est moins foncée, si l'on ne trouve encore ni rouille ni cristaux, mais si l'on découvre quelques atomes de sulfate de fer, il y a *plus de deux heures*, mais moins de *vingt-quatre heures* que l'arme a été déchargée.

Si l'eau de lavage contient du fer en quantité très appréciable, l'arme a été tirée depuis *vingt-quatre heures* au moins, et *deux jours* au plus.

Enfin, si la quantité de rouille est considérable et si les réactifs ne donnent plus les caractères des sels de fer, il y a *dix jours* au moins et *cinquante jours* au plus que l'arme a été déchargée.

Si l'on a rechargé une arme immédiatement après l'avoir tirée et sans la laver, la partie des bourres qui bouche le canon est d'un noir gris pendant les quatre premiers jours ; la couleur devient ensuite moins foncée ; après quinze jours elle est grise et se conserve telle. On trouve de l'acide sulfurique dans l'eau de lavage.

Si l'arme a été lavée et séchée avant d'être rechargée, les bourres sont généralement d'une couleur rouge ou jaune d'ocre au bout de deux jours, d'un rouge prononcé les jours suivants et d'une couleur de rouille franche vers le sixième jour. On ne trouve plus d'acide sulfurique dans les eaux de lavage.

Si le fusil avait été chargé immédiatement après le lavage, les bourres présentent au bout de quelques heures une couleur jaune verdâtre et prennent une couleur rouge les jours suivants.

L'arme n'est pas à bassinet. Poudres diverses. — Les

armes à bassinet, dit M. Naquet [1], ont maintenant presque absolument disparu pour faire place aux armes à piston, et ces dernières sont à leur tour en voie de disparition, elles tendent à être remplacées par les fusils qui se chargent par la culasse avec des cartouches métalliques ou non.

Il est évident qu'avec les armes à piston tous les caractères tirés de l'examen du bassinet disparaissent, mais que les caractères tirés de l'examen du canon persistent. Quant aux fusils qui se chargent par la culasse avec des cartouches métalliques ou non, ils ne nous offrent plus aucun de ces caractères de coloration, soit de la bourre, soit de la poudre, qui fourniraient des indications utiles. La poudre, en effet, est enfermée d'avance dans des douilles de cuivre ou dans de petits cylindres de papier dans lesquels elle ne s'altère pas, et les bourres sont supprimées.

Ajoutons à ces premières difficultés que le fulmi-coton et la poudre au chlorate et au cyanoferrure de potassium peuvent remplacer la poudre ordinaire dans bien des cas. Or la poudre au chlorate et au cyanoferrure n'oxyde pas les armes, ne produit aucun sel de fer, est tout à fait incolore, et le fulmi-coton donne lieu à des phénomènes qui varient suivant qu'il a été plus ou moins bien préparé. Il résulte de ces diverses considérations, que, sauf les cas, désormais très rares, où l'on aura fait usage d'un fusil à bassinet chargé avec de la poudre ordinaire, les moyens proposés par M. Boutigny perdent toute leur valeur, et que, devant ce problème : « depuis quelle époque une arme a-t-elle été tirée ? » la science est encore aujourd'hui sans réponse satisfaisante.

§ 2. — **Altération des écritures.**

L'expert chimiste appelé à se prononcer sur cette question devra d'abord examiner le papier à la loupe, afin de reconnaître s'il n'a pas subi un *grattage* et s'il ne s'y trouve pas de tâches. Le grattage se reconnaît assez facilement en imbibant la feuille et en l'examinant par transparence ; on aperçoit mieux les détails en imbibant le papier avec de l'alcool à 87 degrés, qui présente en outre l'avantage de dissoudre la sanda-

---

[1]. *Chimie légale,* page 121.

raque, avec laquelle on cherche quelquefois à dissimuler le grattage. En desséchant ensuite le papier et en passant dessus un fer à repasser chauffé, on arrive souvent à faire apparaître les traces d'écriture qui n'étaient pas reconnaissables avant cette opération.

Lorsque l'écriture a été enlevée au moyen d'un lavage, on peut la faire revenir par les réactifs. L'encre ordinaire étant formée par un sel de fer et du tannin, on peut la faire disparaître avec de l'acide chlorhydrique étendu ou de l'acide oxalique, qui enlèvent le fer à l'état de chlorure ou d'oxalate; mais il reste toujours dans la pâte du papier une certaine quantité d'oxyde de fer qu'on peut déceler par le procédé suivant : on place la feuille sur une lame de verre et on l'humecte avec les agents chimiques capables de faire reparaître les caractères (les plus employés sont le tannin et le prussiate jaune de potasse) et on répète le mouillage plusieurs fois. En employant une solution au centième de prussiate de potasse, les caractères apparaissent avec une couleur bleue; on acidule la liqueur avec un peu d'acide acétique et, après l'action du prussiate, on lave la feuille dans un vase rempli d'eau.

M. Lassaigue a indiqué les moyens de reconnaître *si un acte a été écrit entièrement avec la même encre.* Si l'encre ne contient que du sulfate de fer, de la noix de galle et de la gomme, les caractères, touchés avec une solution d'acide chlorhydrique, s'affaiblissent, sans qu'il se développe de couleur particulière. Si l'encre contient du campêche, ils rougissent avant de se décolorer ; si elle contient du bleu de Prusse, ils bleuissent ou verdissent.

On emploie quelquefois, dans un but coupable, des encres dites *sympathiques,* dont les caractères n'apparaissent que sous l'influence de la chaleur ou de divers agents chimiques.

Les encres de sympathie se font principalement avec des sels de cobalt, de cuivre ou de plomb, des sucs végétaux, des dissolutions étendues d'acide sulfurique, etc.

Les encres fabriquées avec le chlorure de cobalt et le suc d'oignon apparaissent par la simple action de la chaleur. Les sels de cobalt donnent une coloration bleue; mêlés à du chlorure de fer, ils donnent une coloration verte. Avec les sels de nickel, on obtient une encre qui apparaît en vert par la chaleur. Avec l'acide sulfurique et les sucs végétaux, on obtient une couleur noire.

Si les caractères sont tracés avec une dissolution de plomb, il apparaissent en noir par l'acide sulfhydrique ; ceux tracés avec les sels de cuivre deviennent bleus au contact des vapeurs ammoniacales.

§ 3. — Détermination de la nature des poils.

Nous avons indiqué, à propos de l'identité, les procédés à l'aide desquels certains individus se teignaient ou se décolo-

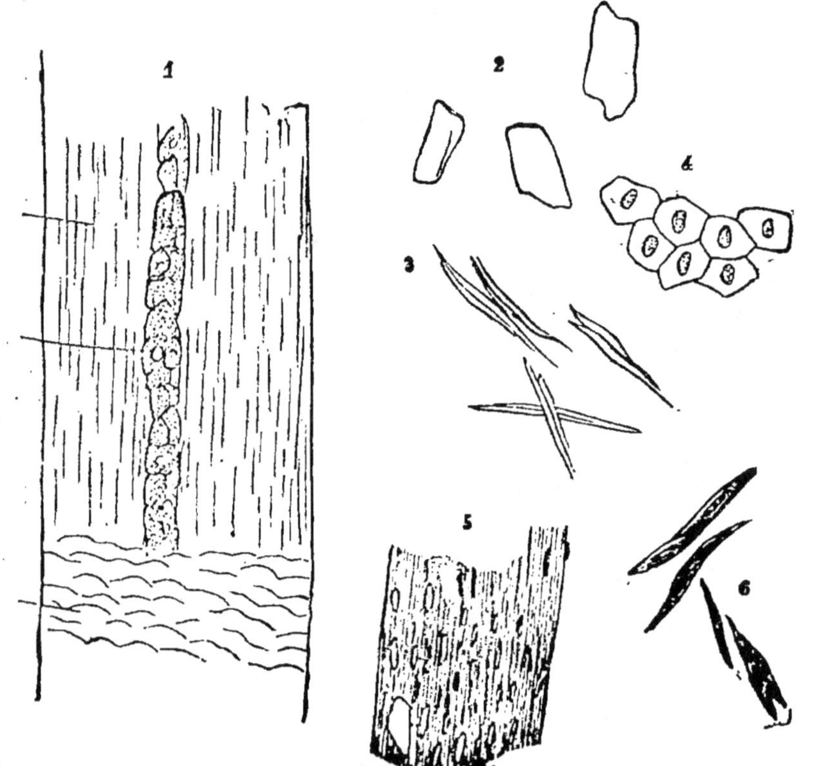

Fig. 43. — Éléments d'un poil humain et du follicule pileux. (Gross. 240 d'après STOHR)
1. Poil blanc. 2. Écaille de l'épidermicule.

raient la barbe et les cheveux pour échapper aux recherches de la justice (voy. p. 267).

Il peut arriver qu'un instrument qui a servi à l'accomplissement d'un crime retienne des poils de barbe ou des cheveux ; il importe, dans ce cas, de déterminer si ces poils ou cheveux appartiennent à un homme ou à un animal. La solution de cette question dépend uniquement de l'examen microscopique. Voici, d'après M. Naquet, les caractères que présentent les différents poils sous le champ du microscope :

« Les cheveux de l'homme sont tantôt cylindriques, tantôt aplatis ; quelquefois ils présentent un canal central et d'autres fois une série longitudinale de cavités oblongues, contenant une matière colorante huileuse, et ils sont toujours d'un diamètre qui reste le même dans toute l'étendue de leur longueur.

Les poils bruns de barbe ou de favoris ont de $0^{mm},13$ à $0^{mm},15$ de diamètre ; des cheveux châtains de grosseur moyenne $0^{mm},08$ à $0^{mm},09$; des cheveux de jeune fille blonde $0^{mm},06$; des poils follets d'homme de $0^{mm},015$ à $0^{mm},022$; et tous ces poils ont à leur surface des écailles peu saillantes à bords sinueux irréguliers, séparés par un espace de $0^{mm},01$ environ. Enfin les cheveux sont transparents, quelle que soit leur couleur.

Les poils des ruminants sont courts, roides et renferment des cavités remplies d'air qui les font distinguer de suite ; il faut cependant en excepter la laine qui est formée de poils pleins, homogènes en apparence, et formés d'écailles imbriquées qui leur donnent la propriété de se feutrer.

« Les poils de cheval, de bœuf et de vache, n'ont jamais plus de 12 millimètres de long, ils sont fusiformes, c'est-à-dire que leur diamètre diminue à mesure qu'on s'éloigne de leur base, ils sont complètement opaques et ne paraissent pas contenir de canal central, leur couleur est roussâtre, enfin ils présentent quelquefois des renflements latéraux, et il arrive même qu'un filament ténu se détache de ces renflements, à angle droit, comme un rameau se détache de la branche qui le supporte. »

De quelle partie du corps proviennent les poils ? Il est souvent possible à l'expert de reconnaître, par l'examen des poils, la région qui les a fournis.

Nous avons vu que les cheveux humains présentent un diamètre variant de $0^{mm},06$ à $0^{mm},09$; les poils de la barbe étant notablement plus épais (de $0^{mm},11$ à $0^{mm},13$), on peut tirer de l'examen des déductions importantes.

Les cheveux et les poils qui n'ont jamais été coupés sont

terminés en pointe ; ceux qui ont été coupés sont terminés par une surface plane d'autant plus prononcée que la coupe est plus récente.

Les *poils du pubis* présentent une grande analogie avec ceux de la barbe ; cependant ils sont plus rugueux, plus frisés et leur longueur ne dépasse pas 5 à 6 centim. Comme ils sont rarement coupés, ils se terminent presque toujours en pointe.

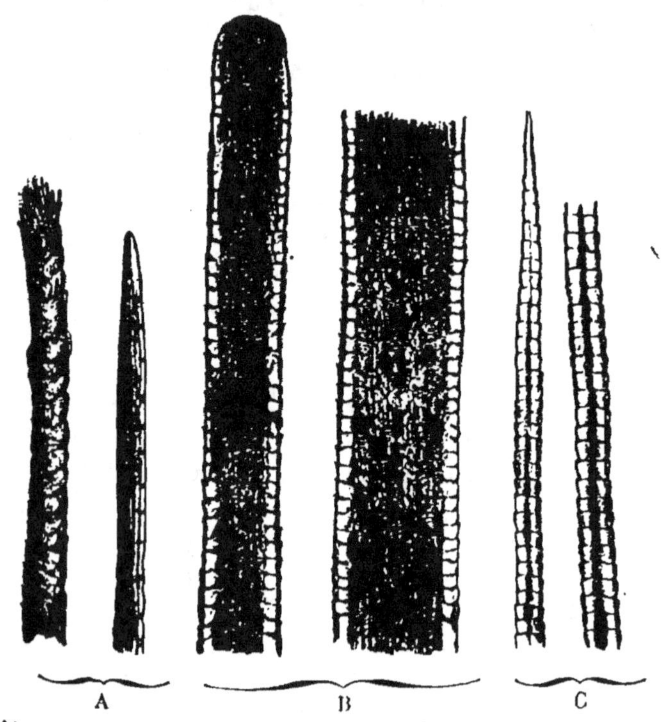

Fig. 44. — *Poils humains.* 150 diam. — A. Poils du bras ou de la jambe d'un adulte. — B. Poils du pubis d'un adulte (vus par leur extrémité). — C. Poils du duvet d'un enfant nouveau-né.

Les *cils* sont fusiformes, courts et terminés par une pointe effilée.

Les *poils de duvet* de l'enfant n'ont pas de canal médullaire et ont une pointe très effilée.

Les *poils qui ont été arrachés* présentent à leur base des fragments ou la totalité de leur gaine, ce qui leur forme une sorte d'enveloppe ; ce fait s'observe rarement sur les poils qui sont tombés *spontanément.*

Il ne faut pas oublier lorsqu'on examine des cheveux de signaler la présence des parasites ou œufs qu'on peut y rencontrer, ainsi que tout indice de nature à montrer que ces cheveux ont été teints.

§ 4. — Recherches dans les cendres des restes d'un cadavre.

M. Naquet [1] indique les deux réactions suivantes, qui peuvent démontrer que des matières osseuses ont été brûlées. Nous ferons remarquer que ces réactions ne sont pas spéciales aux os humains, et qu'elles n'ont de valeur médico-légale qu'autant qu'il est possible de démontrer que des os d'animaux n'ont pas été brûlés dans le même foyer.

1° On chauffe une portion de la cendre avec de la potasse dans un creuset d'argent, et l'on reprend par l'eau froide. Si réellement la cendre provient de la combustion d'une matière animale, la liqueur renferme alors du cyanure potassique; pour déceler ce dernier sel, on la rend acide au moyen de l'acide chlorhydrique, et on la précipite par le sulfate ferroso-ferrique. La présence d'un cyanure est alors indiquée par la formation d'un beau précipité bleu.

2° On cherche si les cendres renferment du phosphate de chaux. En effet, la houille, le bois et les matières dont on se sert pour faire du feu en général, n'en renfermant pas ou en renfermant à peine, la présence d'une quantité notable de cette substance annonce que des os ont été brûlés. Pour rechercher ce sel, on laisse macérer les cendres pendant vingt-quatre heures, avec les trois quarts de leur poids d'acide sulfurique, puis on ajoute de l'eau à la pâte, et l'on filtre. Le phosphate de chaux ainsi transformé en phosphate acide soluble passe dans la liqueur filtrée. Cette dernière, additionnée d'ammoniaque, donne un précipité de phosphate neutre de chaux, et retient en dissolution du phosphate neutre d'ammoniaque. On filtre et l'on recherche l'acide phosphorique dans la liqueur, en acidulant celle-ci au moyen de l'acide azotique, et en la faisant ensuite bouillir avec du molybdate ammonique acidifié par le même acide; il doit se produire un précipité ou tout au moins une coloration jaune.

1. *Chimie légale*, page 152.

TROISIÈME PARTIE

JURISPRUDENCE MÉDICALE

CHAPITRE PREMIER

LOIS, DÉCRETS ET ORDONNANCES
RÉGISSANT L'ENSEIGNEMENT ET L'EXERCICE
DE LA MÉDECINE

Avant la Révolution, l'organisation de la médecine était ce qu'elle est encore aujourd'hui dans beaucoup de pays, particulièrement en Angleterre [1] et en Allemagne. Il existait un grand nombre d'écoles et de facultés, et le droit de délivrer les diplômes était réservé à des corporations à peu près indépendantes de l'État, qui s'occupaient de toutes les questions relatives à la médecine, à la chirurgie et à la barberie, aux sages-femmes, à la pharmacie, à la droguerie et à l'her-

1. Les écoles de médecine sont très nombreuses en Angleterre ; il y en a presque autant que de grands hôpitaux. Les diplômes sont délivrés par des corporations ou collèges au nombre de dix-huit ; ils sont très variés ; c'est ainsi qu'on est bachelier, licencié, docteur en médecine ou en chirurgie, membre ou *fellow* d'un collège, etc. Tous ces titres donnent le droit de pratiquer, mais les qualifications ne confèrent pas les mêmes droits et il est nécessaire, pour se livrer à la pratique générale, de se munir d'un diplôme de chirurgien et d'un diplôme de médecin. Cet état de choses n'est pas du reste considéré comme parfait par nos confrères d'outre-Manche qui s'efforcent d'obtenir la réforme qu'on désigne sous le nom d'*Unification des grades*.

boristerie. Les corporations furent supprimées en 1789, et un décret du 18 août 1792 prononça la suppression des universités, des facultés et de tous les corps savants. Un assez grand désarroi régna dans l'enseignement et l'exercice de la médecine pendant dix ans. Ce fut à la fin du Consulat, le 19 ventôse an XI (10 mars 1803), que fut promulguée la nouvelle loi dont nous donnons le texte plus loin (V. *Annexes*).

ARTICLE PREMIER

ENSEIGNEMENT DE LA MÉDECINE

§ 1er. — Facultés et Écoles de médecine.

L'enseignement de la médecine est donné par des facultés, par des écoles de plein exercice et par des écoles préparatoires de médecine et de pharmacie.

1° **Facultés.** — La France compte actuellement sept facultés de médecine, dont les sièges sont à Paris, à Montpellier, à Nancy, à Lyon, à Lille, à Toulouse et à Bordeaux, et sept écoles de pharmacie dans les mêmes villes.

Les facultés se composent de professeurs titulaires dont la nomination est dirctement faite par le gouvernement, de professeurs honoraires pris parmi les titulaires mis à la retraite, et de professeurs agrégés.

2° **Écoles préparatoires de médecine : écoles de plein exercice.** — Les écoles préparatoires sont au nombre de quatorze. Elles siègent dans les villes suivantes : Alger, Amiens, Angers, Besançon, Caen, Clermont, Dijon, Grenoble, Limoges, Poitiers, Reims, Rennes, Rouen et Tours.

Elles se composent de professeurs titulaires, de professeurs adjoints et de professeurs suppléants, tous nommés directement par le ministre de l'Instruction publique.

Les écoles de plein exercice siègent à Marseille et à Nantes.

Les élèves des écoles préparatoires peuvent prendre 12 inscriptions dans ces établissements. Ils peuvent prendre 16 inscriptions dans les écoles de plein exercice.

§ 2. — Obtention des diplômes.

Les études de la médecine préparent à l'obtention de trois diplômes, qui sont :

1º Le titre de docteur en médecine ;
2º Le titre d'officier de santé (1) ;
3º Le titre de sage-femme.

Le titre de docteur en médecine n'est délivré que par une des Facultés de l'État ; tandis que le titre d'officier de santé est délivré soit par une Faculté, soit par une École préparatoire de médecine et de pharmacie.

Le diplôme de sage-femme est délivré dans des conditions particulières, que nous examinerons plus loin.

CONDITIONS A REMPLIR POUR OBTENIR LE DIPLOME DE DOCTEUR EN MÉDECINE.

Le décret suivant promulgué le 20 juin 1878 fixe les conditions d'obtention du diplôme.

Art. 1. — Les études pour obtenir le diplôme de docteur en médecine durent quatre années ; elles peuvent être faites, pendant les trois premières années, soit dans les Facultés, soit dans les Écoles de plein exercice, soit dans les Écoles préparatoires de médecine et de pharmacie.

Les études de la quatrième année ne peuvent être faites que dans une Faculté ou une École de plein exercice.

Art. 2. — Les aspirants doivent produire, au moment où ils prennent leur première inscription, le diplôme de bachelier ès lettres et le diplôme de bachelier ès sciences restreint pour la partie mathématique.

Ils subissent cinq examens et soutiennent une thèse. Les deuxième, troisième et cinquième examens sont divisés en deux parties.

Les examens de fin d'année sont supprimés (2).

(1) On sait que la nouvelle loi supprime ce titre qui sera cependant encore délivré pendant quelques années à ceux qui avaient commencé leurs études avant sa promulgation.

(2) Cette suppression se rapporte à l'ancien régime d'études. Nous n'avons pas jugé utile de reproduire les anciens règlements.

Art. 3. — Les cinq examens portent sur les objets suivants :

Premier examen. — Physique, chimie, histoire naturelle médicale.

Deuxième examen. — Première partie : Anatomie et histologie. — Deuxième partie : Physiologie.

Troisième examen. — Première partie : Pathologie externe, accouchements, médecine opératoire. — Deuxième partie : Pathologie interne, pathologie générale.

Quatrième examen. — Hygiène, médecine légale, thérapeutique, matière médicale et pharmacologie.

Cinquième examen. — Première partie : Cliniques externe et obstétricale. — Deuxième partie : Clinique interne, épreuve pratique d'anatomie pathologique.

Thèse. — Les candidats soutiennent cette épreuve sur un sujet de leur choix.

Art. 4. — Le premier examen est subi après la quatrième inscription et avant la cinquième ; la première partie du deuxième examen, après la dixième inscription et avant la douzième, et la seconde partie de cet examen, après la douzième et avant la quatorzième inscription.

Le troisième examen ne peut être passé qu'après l'expiration du seizième trimestre d'études.

Tout candidat qui n'aura pas subi avec succès le premier examen en novembre, au plus tard, sera ajourné à la fin de l'année scolaire et ne pourra prendre aucune inscription pendant le cours de l'année.

Art. 5. — Les aspirants au doctorat, élèves des Ecoles de plein exercice et des Ecoles préparatoires, sont examinés devant les Facultés aux époques fixées au précédent article ; ils peuvent toutefois, sans interrompre leur cours d'études, ne passer le premier examen qu'après la douzième inscription. Dans ce dernier cas, ils subissent le deuxième examen (première et deuxième partie) avant la treizième inscription, et sont soumis, chaque semestre à partir de la seconde année d'études, à des interrogations dont le résultat est transmis aux Facultés, pour qu'il en soit tenu compte dans les examens de doctorat.

Art. 6. — Les inscriptions d'officier de santé ne seront, en aucun cas, converties en inscriptions de doctorat, pour les élèves en cours d'études ; cette conversion pourra être autorisée en faveur des officiers de santé qui ont exercé la médecine pendant deux ans au moins.

Art. 7. — Les travaux pratiques de laboratoire, de dissection et le stage près des hôpitaux sont obligatoires.

Chaque période annuelle des travaux de laboratoire et de dissection comprend un semestre.

Le stage près des hôpitaux ne peut durer moins de deux ans.

Art. 8. — Les droits à percevoir des aspirants au doctorat en médecine sont fixés ainsi qu'il suit.

8 examens en épreuves à 30 fr	240 fr.
8 certificats d'aptitude à 25 fr.	200
Frais matériels de travaux pratiques (première année, 60 fr. ; — deuxième année, 40 fr. ; — troisième année, 40 fr. ; — quatrième année, 20 fr.), soit	160
Thèse	100
Certificat d'aptitude	40
Diplôme.	100
Total. . . .	840 fr.

Art. 9. — Tout candidat qui, sans excuse jugée valable par le jury, ne répond pas à l'appel de son nom le jour qui lui a été indiqué, est renvoyé à trois mois et perd le montant des droits d'examen qu'il a consignés.

Art. 10. — Les droits acquittés par les élèves des Facultés sont versés au Trésor public. Les droits d'inscription et de travaux pratiques acquittés par les élèves des Ecoles de plein exercice et des Ecoles préparatoires sont versés dans les caisses municipales.

Diplôme de sage-femme. — LÉGISLATION. *Loi du 19 ventôse an XI.* — ART. 30. — Outre l'instruction donnée dans les écoles de médecine, il sera établi dans l'hospice le plus fréquenté de chaque département un cours annuel et gratuit d'accouchement théorique et pratique, destiné particulièrement à l'instruction des sages-femmes.

ART. 31. — Les sages-femmes devront avoir suivi au moins deux de ces cours, et vu pratiquer pendant neuf mois, ou pratiqué elles-mêmes les accouchements pendant six mois dans un hospice, ou sous la surveillance d'un professeur, avant de se présenter à l'examen.

ART. 32. — Elles seront examinées par les jurys, sur la théorie et la pratique des accouchements, sur les accidents qui peuvent les précéder, les accompagner et les suivre, et sur les moyens d'y remédier.....

Les sages-femmes peuvent faire leurs études soit dans une Faculté, soit en suivant les cours établis dans un hospice de chaque département.

Il y a deux classes de sages-femmes.

La sage-femme de première classe ne peut-être reçue que devant une Faculté ; mais ce diplôme lui donne le droit d'exercer dans toute la France. Pour suivre le cours, l'élève sage-femme doit être munie d'un certificat constatant qu'elle sait lire et écrire, et de son acte de naissance prouvant qu'elle a dix-huit ans au moins et trente-cinq ans au plus : pour se présenter aux examens, elle doit produire des certificats d'assiduité prouvant qu'elle a suivi les cours théoriques et pratiques. Les droits à payer pour les sages-femmes de première classe ont été ainsi fixés (décret du 22 août 1854) :

2 examens à 40 fr......................	80 fr.
Certificat d'aptitude....................	40
Visa du certificat	10
Total.............	130 fr.

Le certificat de capacité est ensuite échangé à la Faculté de médecine moyennant le versement de la somme de 25 fr. et donne alors le droit d'exercer sur tout le territoire français.

L'aspirante au titre de sage-femme de seconde classe doit avoir suivi les cours indiqués par les articles 30 et 31 de la loi de ventôse et institués dans l'hospice le plus fréquenté du département ; l'examen se fait non plus par un jury, mais dans les écoles préparatoires, sous la présidence d'un professeur de faculté (décret du 22 août 1854). Avant de subir l'examen, il faut produire l'acte de naissance constatant qu'on a dix-huit ans au moins et trente-cinq ans au plus, un certificat constatant qu'on a fait les études réglementaires, et un certificat de bonne vie et mœurs. Les droits à payer sont de 25 francs, savoir : certificat d'aptitude, 20 francs ; visa de certificat, 5 francs. La sage-femme de seconde classe ne peut exercer que dans la circonscription pour laquelle elle a été reçue. Lorsqu'elle veut exercer dans la circonscription de l'une des trois facultés, elle doit être reçue dans cette Faculté ; elle n'a alors à acquitter qu'un droit de 25 francs comme devant une école préparatoire ; il n'est pas besoin d'ajouter qu'elle ne peut exercer hors de ce département.

ÉCOLE D'ACCOUCHEMENT DE LA MATERNITÉ DE PARIS

L'Ecole d'accouchement établie à Paris, boulevard du Port-Royal, n° 123, est destinée à former des sages-femmes de première classe pour toute la France.

On enseigne dans cette Ecole :

La théorie et la pratique des accouchements ;

La vaccination et les soins à donner aux enfants ;

La saignée et les pansements ;

Les éléments de botanique, d'histoire naturelle et de pharmacologie.

Les personnes qui se destinent à la profession de sage-femme sont reçues à cette Ecole depuis l'âge de dix-huit ans révolus jusqu'à trente-cinq ans.

Le diplôme qui est délivré a la valeur d'un diplôme de *première classe* et donne ainsi le droit d'exercer dans toute la France.

Le diplôme est signé par le Président du Jury, par le Doyen et par le Secrétaire de la Faculté.

Les impétrantes n'ont à payer qu'un droit de 25 fr. 25.

ARTICLE II

EXERCICE DE LA MÉDECINE.

LÉGISLATION. — Nous publions à la fin de ce volume (voyez *annexes*) la nouvelle loi sur l'exercice de la médecine.

Cette loi, depuis longtemps attendue, remplacera avec avantage la législation surannée de l'an XI. Elle fixe d'une façon plus précise les attributions du médecin, établit une ligne bien tranchée entre l'exercice de la médecine et de la pharmacie et crée un diplôme spécial pour les dentistes. Elle présente enfin le grand avantage, en ce qui concerne l'exercice illégal, de fixer des pénalités en rapport avec les délits. Nous espérons, si cette loi est bien appliquée, voir disparaître rapidement les nombreux charlatans qui exerce illégalement dans toute la France.

Nous donnons plus loin le texte précis de la loi. Nous énumérons simplement ici les points principaux qui diffèrent de la législation ancienne.

Nul ne peut exercer l'art dentaire s'il n'est pourvu du diplôme de docteur en médecine ou du brevet de dentiste.

Les médecins étrangers ne peuvent exercer sans être munis du diplôme français et les dispenses accordées à ces médecins ne peuvent porter sur plus de trois épreuves.

L'exercice simultané de la médecine et de la pharmacie est prohibé.

La prescription des honoraires est prolongée à cinq années.

Les syndicats médicaux sont autorisés.

La déclaration des maladies contagieuses est obligatoire pour le médecin.

Nous allons examiner et commenter les principales questions que peut soulever l'exercice de la médecine en les accompagnant des arrêts de la jurisprudence.

§ 1er. — Distinction entre les docteurs et les officiers de santé.

Les articles 28 et 29 de la loi de ventôse établissaient des distinctions importantes entre les docteurs et les officiers de santé.

La nouvelle législation fait disparaître toute restriction en ce qui concerne le lieu de la résidence. Les officiers de santé peuvent donc, comme les docteurs, pratiquer dans toute la France sans restriction d'aucune sorte.

Ils ne peuvent pratiquer les grandes opérations sans être assistés d'un docteur, sinon ils sont responsables des accidents qui peuvent survenir.

D'après une instruction du 8 février 1823, ils ne peuvent être nommés médecins en chef des hospices, à moins qu'il n'y ait pas de docteurs dans les lieux où les hospices sont situés.

Ils peuvent cependant remplir près des tribunaux les fonctions de médecin-juré.

L'article 29 oblige les officiers de santé à user d'une grande circonspection dans la pratique chirurgicale, mais la restriction apportée par la loi à l'égard des *grandes opérations* ne les rend passibles d'aucune peine lorsqu'ils pratiquent ces opérations ; elle les rend seulement responsables vis-à-vis de leurs clients des mauvais résultats qui pourraient survenir.

On demande souvent à l'expert *quels sont les caractères qui distinguent une grande opération chirurgicale*. On comprend qu'il

est difficile de répondre positivement à cette question. En général, on regarde comme grandes opérations celles qui sont
longues, douloureuses ; celles qui intéressent des vaisseaux
importants et nécessitent l'emploi des anesthésiques ; l'amputation d'un membre, la lithotomie, la lithotritie, l'opération
de la cataracte, les laparotomies, etc., rentrent dans cette catégorie.

Certains officiers de santé, profitant de la facilité avec laquelle on peut se procurer à l'étranger un diplôme *in absen-
tiâ*, ont pu se parer avec une apparence de légalité du titre
de docteur. La Cour de cassation a considéré que cette usurpation n'est qu'un acte de vanité répréhensible, mais non délictueux.

§ 2. — **Des médecins étrangers exerçant en France.**

L'article 4 de la loi de ventôse permettait au gouvernement
d'accorder à un médecin étranger gradué dans une faculté
étrangère le droit d'exercer sur le territoire de la République.
C'est ainsi qu'en vertu de cet article, des étrangers ont été
admis à exercer dans toute la France ; d'autres ont reçu les
droits attribués aux officiers de santé et n'ont été admis à pratiquer que dans les départements où ils désiraient s'établir ;
d'autres enfin ont reçu une autorisation plus limitée et ne peuvent exercer que dans certaines villes, principalement dans
les stations hivernales.

La nouvelle loi sur l'exercice de la médecine fixe définitivement la situation des médecins étrangers désirant exercer
en France.

§ 3. — **De l'exercice illégal.**

La nouvelle loi dont nous reproduisons le texte, fixe d'une
façon précise les conditions dans lesquelles la médecine est
exercée illégalement. Elle fixe également la pénalité.

*L'application d'une pénalité distincte pour chaque contravention
à la loi est une obligation pour le juge*, et l'amende est appliquée autant de fois que la coutravention a pu être constatée.
C'est ainsi qu'un individu contre lequel on relève dix faits

d'exercice illégal doit être condamné à dix amendes. La multiplicité des amendes arrive ainsi, malgré la modicité de chacune d'elles, à constituer une pénalité assez sévère, surtout lorsque l'on considère que le cumul doit s'appliquer également en cas de récidive, et que la peine d'un à cinq jours de prison pourra alors être appliquée à chaque contravention, si le juge pense devoir recourir à cette pénalité (1).

L'individu non diplômé qui exerce en s'abritant derrière un médecin se rend coupable d'exercice illégal et le médecin qui a servi de prête-nom peut être poursuivi non comme complice, mais comme *coauteur.* Il paraîtra extraordinaire de voir un médecin poursuivi pour exercice illégal, mais l'arrêt suivant de la Cour de cassation (2) explique ce fait :

Clovis Surville et Anonith donnaient des consultations, ils magnétisaient la fille Élisa Surville, somnambule qui indiquait les maladies et les remèdes. Depoulx, officier de santé, écrivait sous sa dictée les ordonnances et les signait. Poursuivis pour exercice illégal, la Cour de Toulouse, par arrêt du 12 août 1850, reconnut qu'il y avait, en effet, exercice illégal, et que l'intervention de Depoulx n'était qu'un artifice ; en conséquence elle condamna les trois premiers prévenus, mais elle acquitta Depoulx, par ce motif que le fait incriminé, exercice illégal sans usurpation de titre, est une contravention ; qu'en cette matière les articles 59 et 60 excluent formellement la complicité, qu'elle ne peut résulter que d'une disposition expresse, et que dès lors Depoulx, poursuivi comme complice, devait être renvoyé. — La Cour de cassation, saisie du pourvoi, a statué en ces termes : « Attendu que s'il est vrai, en principe, qu'en matière de contravention la complicité n'est pas admise, rien ne fait obstacle à ce que les tribunaux puissent rechercher si la contravention n'était pas de nature à être commise simultanément ; que dans les actes de complicité on a toujours distingué ceux qui, extrinsèques à l'acte, tendent à en préparer et en réaliser la consommation, et ceux qui, par la simultanéité d'action et l'assistance réciproque, constituent la perpétration même ; que lorsque ces derniers ont été commis, il existe bien moins des complices que des coauteurs ; qu'en

1. Voy. Briand et Chaudé, p. 856 ; voy. aussi Gallard, *Rapports de médecine légale,* in *Annales d'hygiène,* 1876.

2. Cassation, 17 déc. 1859. Briand et Chaudé, 9ᵉ édit., p. 861.

cessant de considérer Depoulx comme complice, il y aurait encore à rechercher s'il ne devait pas être réputé coauteur de la contravention ; qu'à cet égard toutes les constatations de l'arrêt établissent que le fait incriminé a été l'œuvre commune et simultanée des inculpés ; qu'on objecterait en vain que celui qui revêtu du titre d'officier de santé ne peut être considéré comme coauteur d'un délit qui consiste à avoir exercé la médecine sans titre , qu'en effet, le diplôme ne donne à l'officier de santé que le droit d'exercer par lui-même, d'après son propre examen et son contrôle ; que, s'il ne juge ni ne prescrit, si comme le reconnaît l'arrêt, il s'abdique complètement, si sa présence n'est plus qu'un artifice, et s'il se borne à couvrir de son nom et de sa signature la pratique illégale d'un tiers, il devient, par une participation solidaire, le coopérateur de celui-ci et l'un des auteurs de la violation de la loi ; qu'en refusant d'appliquer à Depoulx l'article 35 et en le renvoyant des poursuites, l'arrêt a violé cet article et faussement interprété les articles 59 et 60 du Code pénal, — casse l'arrêt de la cour de Toulouse. » (Cass., 14 déc. 1859.)

Le sieur B..., docteur en médecine de la Faculté de Paris, ayant consenti à devenir le comparse d'un empirique de Vaucluse a été condamné par la cour de Nîmes à 200 fr. d'amende *pour complicité de remèdes secrets*. La cour d'appel de Nîmes a confirmé le premier jugement et déclaré le prévenu *coupable d'exercice illégal de la médecine* (1).

Il y a *exercice illégal de la médecine* dans le fait de l'individu qui, sans diplôme, reçoit ou visite les malades, les interroge sur leur état, remplit un questionnaire qu'il adresse à un médecin, alors que celui-ci, sur le vu des renseignements de son agent et sans se mettre en relation avec le malade, établit le diagnostic et fait expédier au malade les médicaments qu'il doit prendre (2).

L'individu qui exerce la médecine sans titre est évidemment responsable des accidents et blessures qui peuvent résulter de ses soins intempestifs, et les tribunaux prononcent toujours une double condamnation pour la contravention résultant du fait

1. *Annales d'hygiène,* avril 1883, p. 371.
2. Tribunal correctionnel de Loudun (Vienne) ; Journal *le Droit,* 14, 15, 16 juillet 1884.

d'exercice illégal et pour le délit de blessures par imprudence.

Les médecins ont-ils le droit de poursuivre directement les faits d'exercice illégal et de se porter partie civile ? — Ce droit est maintenant universellement reconnu aux médecins, quoique, d'après les règles de notre législation, le ministère public soit seul chargé de la poursuite de faits délictueux. Le médecin, dans ce cas, n'agit pas en exécuteur de la loi, mais en alléguant un préjudice ; il doit alors habiter la commune, ou tout au moins une commune voisine de celle où les contraventions ont été commises. Le médecin qui se porte partie civile ne fait qu'user d'un droit légitime, car par cela seul qu'il y a exercice illégal de la médecine, il y a atteinte au privilège que la loi lui a accordé dans un intérêt général, il y a un préjudice et un trouble apporté dans l'exercice de sa profession.

Le médecin peut recourir à trois voies pour obtenir la réparation du dommage qui lui est causé par l'exercice illégal : il peut, soit dénoncer le fait au ministère public et intervenir aux débats, soit citer directement les délinquants en police correctionnelle, soit enfin les assigner devant le tribunal civil. Il est généralement préférable d'agir par l'intermédiaire du ministère public et d'intervenir ensuite dans les débats au nom du Syndicat dont on fait partie.

L'officier de santé qui prend le titre de docteur commet le délit d'usurpation de titre ; cependant, la Cour de cassation a jugé (11 juin 1840), que « l'officier de santé pourvu de diplôme qui prend le titre de docteur commet un acte de vanité répréhensible, mais ne se rend pas passible de la pénalité édictée par le paragraphe 2 de l'article 36. »

Cette doctrine a été admise par le tribunal correctionnel de la Seine, qui a jugé (10 avril 1860) qu'un officier de santé, pourvu du diplôme de docteur d'une Université étrangère, ne commet pas un acte atteint par la loi pénale en prenant le titre de docteur. Cette jurisprudence est regrettable à tous les points de vue, puisqu'elle permet à un officier de santé d'usurper le titre de docteur, à la condition qu'il ait pu se procurer un diplôme étranger. On sait, en effet, que l'obtention de certains titres étrangers est une simple formalité, et qu'on peut se procurer, moyennant finances, un diplôme *in absentia*. La nouvelle loi précise mieux le délit et permettra à l'avenir de condamner cette usurpation.

Une femme qui exerce illégalement l'art des accouchements, avec ou sans usurpation de titre, est passible des amendes édictées ; en cas de récidive, le tribunal peut porter la peine de l'emprisonnement. Les sages-femmes qui, en dehors de l'art des accouchements, exercent illégalement la médecine, sont passibles des peines édictées par la nouvelle loi.

Dentistes. — La nouvelle loi fixe la situation des *dentistes*, qui devront être pourvus du diplôme de docteur en médecine ou d'un brevet spécial.

L'arrêt suivant rendu par le tribunal de Lille, le 8 avril 1874, présente un grand intérêt et interdit aux dentistes non pourvus du titre de docteur en médecine *l'anesthésie par le chloroforme*. Nous pensons que cette interdiction devrait s'étendre aux autres agents anesthésiques, tels que le protoxyde d'azote et la cocaïne qui sont d'un usage journalier dans l'art dentaire[1].

« Attendu que le 1er février 1873, X..., dentiste à Lille, a employé le chloroforme pour une opération dentaire ; que le 27 du même mois il a eu de nouveau recours au chloroforme, dans les mêmes circonstances et pour la même personne ; attendu que l'emploi du chloroforme, qui est tout à la fois un médicament, une substance vénéneuse et un agent anesthésique d'une grande énergie, constitue nécessairement un acte d'exercice de la médecine ; que X..., ne justifiant d'aucun diplôme, n'avait pas qualité pour en faire usage ; qu'il a ainsi, à deux reprises différentes, exercé illégalement la médecine ; attendu que le 27 février l'inhalation du chloroforme a causé la mort de la dame C..., que cette opération, qui avait pour but de provoquer l'anesthésie, est essentiellement différente des opérations réservées aux dentistes ; qu'elle exige des précautions et des connaissances spéciales, et qu'elle est exclusivement du domaine de la médecine et de la chirurgie ; qu'en se livrant à cette opération sans être muni d'un diplôme, X... a manqué à l'observation des règlements ; qu'il a de plus

---

1. Cette question a été discutée en 1878 au Congrès de médecine légale, à la suite d'un travail que nous avions présenté. Le Congrès a émis l'opinion que les dentistes non diplômés ne pouvaient employer le protoxyde d'azote sans tomber sous le coup de la loi qui condamne l'exercice illégal de la médecine.

commis une imprudence en ne demandant pas le concours d'un médecin, et une négligence en ne se préoccupant pas suffisamment, pendant le cours de l'opération, de l'état des organes de la respiration et de la circulation, au point de vue des conséquences que pouvait produire l'anesthésie, » le tribunal a condamné le dentiste à deux amendes de 15 francs chacune pour l'exercice illégal de la médecine, et à un mois de prison et 500 francs d'amende pour homicide involontaire.

Des accidents récents sont venus depuis ce jugement alarmer l'opinion publique. Le 25 novembre 1884, M. Lejeune était venu se faire arracher une dent chez M. Duchenne, rue Lafayette. Le malade soumis à l'anesthésie par le protoxyde d'azote est mort pendant l'opération.

Nous pensons donc que *l'anesthésie générale ou locale* rentre dans la catégorie des opérations que la loi interdit aux dentistes et nous engageons vivement les praticiens qui exercent avec ou sans diplôme l'art dentaire à se faire assister par un médecin lorsqu'ils auront des opérations à pratiquer pendant l'anesthésie.

Usurpation de titres. — Nous avons dit plus haut que la loi punissait plus sévèrement l'exercice illégal de la médecine lorsqu'il était accompagné de l'usurpation du titre de médecin. Un jugement du tribunal civil de Pontoise en date du 19 juillet 1883 a considéré comme un fait délictueux *l'usurpation du titre d'interne des hôpitaux.* Le Dr C..., exerçant à Deuil a été condamné à 50 francs de dommages-intérêts à la requête du Dr G..., pour avoir inscrit sur ses cartes le titre d'ancien interne des hôpitaux de Paris « attendu que la valeur, reconnue du titre d'interne et l'estime que le public en fait légitimement sont de nature à attirer chez les médecins un grand nombre de malades. »

§ 4. — Du secret médical.

Le secret médical est non seulement une obligation morale et un devoir sacré pour le médecin, mais encore la loi le lui impose formellement.

Code pénal. — Art. 378. — Les médecins, chirurgiens et autres officiers de santé, ainsi que les pharmaciens, les sages-femmes et toutes autres personnes dépositaires, par état ou profession, des secrets qu'on leur confie, qui, hors le cas où la loi les oblige à se porter dénonciateurs, auront révélé ces secrets, seront punis d'un emprisonnement d'un mois, et d'une amende de 100 à 500 francs.

Les cas où le médecin doit se porter dénonciateur sont heureusement fort rares et mal définis ; ce seraient ceux qui ont rapport aux crimes, complots et attentats contre le chef du gouvernement ou la sûreté de l'État ; et encore le médecin ne serait pas obligé de révéler le nom des auteurs et des complices, mais seulement le complot et l'attentat.

Le médecin, appelé devant les tribunaux comme témoin, ne doit donc rendre compte que des faits qui sont parvenus à sa connaissance autrement que comme médecin. Toute question qui se rattache à un secret confié *pendant l'exercice de sa profession* doit rester sans réponse.

Plusieurs légistes croient que la divulgation du secret médical n'est coupable que lorsqu'elle a été faite dans l'intention de nuire, par imprudence ou par le désir d'alimenter la presse de faits intéressants. C'est là une erreur. Le tribunal de la Seine a rendu, le 11 mars 1885, un jugement confirmé en appel qui a condamné le Dr Watelet à 100 francs d'amende pour avoir fait connaître les causes de la mort du peintre Bastien-Lepage. Voici un extrait de ce jugement : « Qu'en admettant même que Watelet se crut en butte à des reproches immérités d'impéritie, la polémique des journaux ou bien l'intérêt personnel ne saurait jamais légitimer les violations du secret professionnel, et autoriser le médecin à porter à la connaissance du public les caractères de la maladie de la personne qu'il a soignée et le traitement qu'il a prescrit. »

Nous allons passer en revue les principaux cas où la question du secret médical se présente dans la pratique médicale. Les plus importants se rattachent aux déclarations de naissances, au mariage, aux attentats à la vie, au duel, à la transmission des maladies vénériennes, etc.

Le secret médical et le témoignage en justice. — D'après l'art. 80 du Code d'instruction criminelle, le médecin peut être appelé comme toute autre personne à venir témoigner en justice ; mais d'après l'article 378 du Code pénal il est tenu à garder le secret pour les faits dont il est dépositaire par profession. Il est souvent difficile de concilier ces deux obligations.

D'après un arrêt de la Cour de cassation (affaire Saint-Pair, 26 juillet 1845), le médecin ne serait délié de l'obligation de déposer en justice que lorsqu'il s'agit de faits qui lui ont été confiés sous le sceau du secret, mais il doit faire connaître les faits qui sont venus à sa connaissance à *l'occasion* de l'exercice de sa profession.

Malgré cet arrêt, nous pensons, avec la plupart des jurisconsultes, que le médecin peut refuser de déposer sur les faits dont il a eu connaissance en exerçant sa profession, alors même que les personnes intéressées ne lui auraient pas demandé le secret.

L'Association des médecins de la Seine a proposé en 1863 la formule suivante : « Le médecin appelé devra déclarer qu'il considère comme confidentiels les rapports qui ont amené à sa connaissance les fais sur lesquels il est interrogé. » Cette réponse a été agréée par le ministère public. Mais le médecin cité n'en est pas moins obligé de répondre à la citation et de prêter serment. Le Dr Berrut a été condamné à 100 francs d'amende (18 décembre 1885) pour avoir refusé de prêter serment, alléguant « que le serment l'obligerait à dire toute la vérité, obligation incompatible avec le secret professionnel ».

S'il ne veut pas encourir l'amende, le médecin devra donc quand même se rendre à la citation et prêter serment. Il perdra son temps et fera un serment inutile ; mais ainsi le veut la jurisprudence.

Il résulte de tout ceci, que le médecin, appelé à déposer en justice sera l'unique juge des faits qu'il considère comme confidentiels.

Déclarations de naissances. — D'après la législation actuelle (Code pénal, art. 346, voy. p. 79), toute personne qui ayant assisté à un accouchement, n'aura pas fait la déclaration à elle prescrite par l'article du Code civil (voy. p. 79), sera punie d'un emprisonnement de six jours à six mois et d'une amende de 16 à 300 francs.

Faut-il admettre qu'un médecin ou une sage-femme puisse s'affranchir de cette pénalité par le motif que ce serait dans l'exercice de leur fonction que le secret d'un accouchement leur aurait été confié ? — Certains auteurs n'admettent pas qu'il en soit ainsi, car l'article 345 du Code pénal a précisément en vue les naissances entourées de mystères. — Celles qui n'ont rien à redouter de l'éclat du jour sont déclarées sur la demande des parents, et il n'est pas besoin des menaces de la loi pénale pour les faire parvenir à l'officier de l'état civil. Dans tous les cas, il est probable que la personne qui se serait conformée à l'article 56 du Code civil et à l'article 346 du Code pénal ne pourrait être punie en vertu de l'article 378 du même Code, comme coupable de révélations de secrets[1].

Il a été jugé : 1° que le médecin qui déclare à l'officier de l'état civil un enfant, à la naissance duquel il a assisté en qualité d'accoucheur, n'est pas tenu de déclarer le nom de la mère qu'il affirme n'avoir connue que sous le sceau du secret.

2° Que l'obligation de déclarer la naissance imposée, par l'article 346 du Code pénal à toute personne qui a assisté à l'accouchement, est remplie lorsque l'assistant a purement et simplement déclaré le fait matériel de la naissance, conformément à l'article 56 du Code civil ; le déclarant n'est pas tenu de donner en outre les indications exprimées par l'article 57, et, par exemple, de faire connaître le nom de la mère. — Qu'il en est spécialement ainsi à l'égard du médecin ou de la sage-femme chez lesquels l'accouchement a eu lieu lorsqu'ils n'ont connu le nom de la mère qu'à raison de l'exercice de leur profession, et que l'article 378 du Code pénal leur impose le secret. Quant à l'intention de nuire, elle existe par le seul fait d'une indiscrétion volontaire, sauf au prévenu à justifier qu'il n'avait pas cette intention.

En thèse générale, devant les jurisprudences ordinaires tout citoyen doit son témoignage sur les faits dont il a connaissance ; ce devoir souffre exception en faveur des médecins, officiers de santé, sages-femmes et de toutes personnes dépositaires par état des secrets d'autrui et plus particulièrement lorsqu'il s'agit de déclarer la naissance d'un enfant. Voici quelques exemples à l'appui :

Le maire du VIIᵉ arrondissement de Paris, ayant dernièrement intenté un procès à M. le docteur Berrut qui refusait, en déclarant la naissance d'un enfant, de faire connaître la demeure de la mère, le tribunal donna gain de cause à notre confrère. Nous avons eu récemment l'occasion de soulever de nouveau la question du secret médical dans ses rapports avec les déclarations de naissances.

1. *Du secret médical,* thèse de Paris, 1875.

Le 8 mars 1880 nous présentions à la mairie du IXᵉ arrondissement de Paris un enfant qui fut déclaré né de parents inconnus. Le maire demanda à connaître le nom de la rue où était né l'enfant, sur notre refus il ne voulut pas recevoir la déclaration. Le procureur de la République fut consulté et écrivit au maire la lettre suivante. « J'estime que vous devez recevoir la déclaration qui vous a été faite par M. Lutaud de la naissance d'un enfant à vous présenté bien que le déclarant se borne à faire connaître que l'enfant est né dans le neuvième arrondissement sans autre désignation plus précise. »

Le tribunal civil de Toulon a également reconnu à son tour les obligations qu'impose le secret professionnel. Une sage-femme de Toulon avait présenté à l'hospice de cette ville un nouveau-né assez gravement malade. L'enfant guéri, l'hospice voulut le rendre ; mais la sage-femme refusa de reprendre cet enfant, et, se retranchant derrière l'obligation du secret professionnel, elle ne voulut pas faire connaître le nom de sa mère. Les règlements de l'administration de l'Assistance publique déclarant que l'admission des enfants nouveau-nés dans les hospices est soumise à la nécessité de faire connaître le nom de la mère de l'enfant, la commission administrative s'adressa à la justice pour faire condamner la sage-femme à reprendre l'enfant. Malgré les conclusions du ministère public, le tribunal, reconnaissant que la sage-femme n'avait employé « aucune manœuvre dolosive de nature à surprendre le consentement des membres de la commission... ; qu'elle s'était présentée en sa qualité d'accoucheuse en déclarant que l'enfant était né de parents inconnus, ce qui indiquait suffisamment qu'il était abandonné », renvoya la sage-femme des fins de la plainte et condamna la commission administrative aux dépens [1].

Déclaration de fœtus et embryons. — Le préfet de la Seine a adressé aux médecins et aux sages-femmes de ce département une circulaire en date du 26 février 1882, concernant la déclaration et l'inhumation des produits embryonnaires, soit au-dessus, soit au-dessous de quatre mois.

Cette circulaire avait pour but de rendre obligatoire, pour les médecins et sages-femmes, la déclaration de tout produit

____
1. *Gaz. hebd.*, 1876, p. 400.

embryonnaire quels que soient l'âge et les circonstances. Ainsi toute femme faisant une fausse couche même de 15 jours était par ce fait signalée à la préfecture ou à la mairie. « Je prie M. le maire, disait l'arrêté, de porter à la connaissance des médecins et des sages-femmes que personne ne peut désormais se soustraire à l'obligation de déclarer les cas d'accouchement prématuré nécessitant l'inhumation des produits embryonnaires. »

Les motifs exprimés dans cette circulaire sont assurément des plus légitimes et des plus respectables. Il est certain que l'abandon des embryons et des fœtus sur la voie publique, ou leur projection dans les égouts ou les fosses d'aisances, blessent profondément le sentiment des convenances et sont de nature à mettre inutilement en mouvement la police judiciaire. Les médecins se feront toujours un devoir de prêter leur concours à l'administration dans de semblables circonstances.

Mais il suffit de jeter les yeux sur la circulaire du 26 janvier pour reconnaître qu'elle a été conçue et rédigée dans une ignorance complète du sujet qu'elle concerne ; et un examen attentif ne peut qu'amener la conviction que les mesures qu'elle propose sont absolument irréalisables.

Les deux points qui sont innovés dans cette circulaire, et qui doivent appeler l'attention sont relatifs :

A — A la déclaration des accouchements prématurés au-dessous de quatre mois.

B — A l'obligation imposée aux médecins (ou aux sages-femmes) de déclarer les cas d'accouchements prématurés nécessitant l'inhumation de produits embryonnaires ;

Il n'est pas difficile de démontrer que la déclaration des accouchements *au-dessous* de quatre mois est impossible dans la plupart des cas, parce que la présence du produit embryonnaire dans un avortement des premières semaines se trouve souvent soustraite à la constatation médicale.

En ce qui concerne l'*obligation* que le préfet de la Seine voudrait imposer aux médecins, nous avons dit que l'article 56 du Code civil s'oppose absolument à la divulgation par le médecin des faits dont il a eu connaissance pendant l'exercice de sa profession. Or on sait que les femmes qui font des fausses couches de quelques semaines désirent le plus souvent que cet accident reste secret.

La circulaire préfectorale doit donc être considérée comme non-avenue. Elle est du reste tombée en désuétude.

Questions relatives au mariage. — On s'est demandé si le médecin est astreint au secret médical, dans les cas si communs où il est consulté sur des questions relatives au mariage.

« Qu'un de nos clients, dit M. Gaide, rongé par une de ces syphilis constitutionnelles qui résistent à tout traitement, ne craigne pas de solliciter la main d'une jeune fille pure et qui fait la joie de sa famille ; que le père de cette jeune fille vienne avec confiance vous demander s'il peut, en toute sécurité, la donner à l'homme qui va la souiller au premier contact, et qui, pour toute consolation, lui laissera des enfants infectés de la maladie de leur père, devrons-nous, je vous le demande, répondre par un silence qui peut être mal compris, et nous rendre ainsi complice d'un mariage dont les fruits seront si déplorables ? Je ne le crois pas, et pour ma part, je le déclare, jamais je ne me sentirais le courage d'obéir à la loi en pareille circonstance ; ma conscience parlerait plus haut qu'elle, et sans hésiter je dirais : Non, ne donnez pas votre fille à cet homme. Je n'ajouterais pas un mot, j'aurais la prétention de n'avoir pas trahi mon secret, et si, par impossible, la peine prononcée par l'article 378 m'était appliquée pour ce fait, j'en appellerais à tous les pères de famille, et, la tête haute, je plaindrais le tribunal qui se serait cru autorisé à me punir d'avoir préservé d'une infection presque certaine une femme et sa génération tout entière. »

C'est en s'appuyant sur ces nobles sentiments, que quelques médecins ont proposé le *secret restreint* qui permettrait au médecin, dans des circonstances rares et exceptionnelles, de céder à des considérations d'humanité. Mais nous pensons que cette pratique du secret restreint est pleine d'écueils où peuvent sombrer la conscience et la tranquillité du médecin ; et nous nous rangeons, avec Dechambre, à l'opinion du secret absolu « parce que la prescription légale est impérative, qu'elle ne comporte pas d'exception, et qu'on ne saurait s'y soustraire sous prétexte qu'il n'y aurait pas toujours secret confié, parce que toute communication faite par un malade à son médecin constitue, par sa nature, un dépôt nécessaire, partant un secret [1] » .

1. *Gaz. hebdom.*, 1863, p. 8.

Des blessures et du duel. — Malgré l'ordonnance de police du 2 décembre 1822, que nous avons rapportée plus haut (page 166), et qui oblige le médecin à fournir le nom des individus qu'il a secourus, nous pensons que, dans aucun cas, l'homme de l'art ne doit se transformer en inquisiteur. Nous rappelons à ce sujet les belles paroles de Dupuytren, qui dit un jour à des magistrats qui voulaient trouver à l'Hôtel-Dieu des coupables : « Je ne connais pas d'insurgés dans mes salles ; je n'y ai trouvé que des blessés. »

En ce qui concerne le duel, la jurisprudence a donné lieu à des interprétations diverses. En 1844, le docteur Saint-Pair avait refusé de déposer dans une affaire relative à un duel, et fut condamné à 150 francs d'amende. S'étant pourvu en cassation, la Cour rendit le jugement suivant d'où il résulte qu'aucune profession ne dispense de cette obligation de déposer en justice, et que, lorsqu'il s'agit d'un duel, le médecin ne peut fonder son refus de répondre sur ce qu'il n'a connu le fait qu'en exerçant sa profession :

« Attendu que tout citoyen doit la vérité à la justice, lorsqu'il est interpellé par elle ; qu'aucune profession ne dispense de cette obligation d'une manière absolue ; qu'il ne suffit donc pas à celui qui exerce une des professions tenues au secret par l'article 378, d'alléguer, pour ne pas déposer, que c'est dans l'exercice de sa profession que le fait sur lequel on l'interroge est venu à sa connaissance ; mais qu'il en est autrement lorsque le fait lui a été confié sous le sceau du secret auquel il est astreint à raison de sa profession ; — attendu que, si l'on admettait la dispense de déposer dans le premier cas, la justice se trouverait privée des preuves qui lui sont nécessaires, par le seul caprice du témoin ; que si on la refusait dans le second, il en pourrait résulter les inconvénients les plus graves pour l'honneur des familles et pour la conservation de la vie des citoyens ; que ces intérêts exigent en effet, dans les cas particuliers où le secret est nécessaire, que le malade soit assuré de le trouver dans l'homme de l'art auquel il se confie ; — attendu que la dispense de déposer, ainsi restreinte, a toujours été admise ; — et attendu, en fait, que devant le juge d'instruction, Saint-Pair s'est borné à déclarer, pour justifier son refus de répondre, qu'il était appelé en qualité de médecin pour répondre à des questions posées sur des faits dont il pouvait avoir eu connaissance dans l'exercice de sa profession ;

que c'est seulement devant la cour d'assises qu'il a déclaré, sous la foi du serment, que ce qui s'était passé avait été confidentiel... ; que, dans ces positions différentes, le juge d'instruction et la cour ont dû statuer différemment ; — Rejette les deux pourvois. » (26 juillet 1845.)

Le secret médical et les réclamations d'honoraires. — Lorsque le médecin doit intenter une action en justice pour obtenir le paiement de ses honoraires, doit-il indiquer dans l'exploit introductif d'instance le nom et la nature de la maladie ?

Il faut distinguer. Nous pensons que dans beaucoup de cas, on peut spécifier la nature des soins. C'est ainsi qu'on peut parler d'une fracture, d'une luxation, etc. et de toute maladie dont la connaissance ne peut porter aucun préjudice à l'intéressé. Mais s'il s'agit d'une maladie secrète le médecin ne doit, sous aucun prétexte, en spécifier la nature, même s'il s'expose à perdre ses honoraires.

Nous pensons cependant, avec M. Hemar, que la nature intime des soins peut toujours être confiée à l'avocat, tenu lui-même au secret. Celui-ci peut fournir quelques explications discrètes au tribunal ou tout au moins discuter plus utilement la question avec l'avocat de la partie adverse.

Des maladies vénériennes. — Syphilis infantile. — Questions de responsabilité des parents. — C'est surtout dans le traitement de ces affections que le médecin devra conserver le secret le plus absolu. Non seulement il ne doit pas révéler la nature des maladies vénériennes qu'il est appelé à soigner, mais il doit s'attacher dans quelques circonstances à en dissimuler habilement la nature. C'est ainsi qu'il aura souvent la satisfaction de maintenir la paix dans certains ménages où, malgré la faute d'un des époux, l'harmonie peut encore exister.

Le mal est fait, il faut le guérir ; quant à le compliquer d'une querelle conjugale, le médecin doit à tout prix conjurer ce funeste résultat. Il attachera peu d'importance à l'affection pour laquelle il exigera néanmoins un traitement rigoureusement suivi. Sans nier la nature contagieuse du mal (le médecin doit toujours prendre ses précautions pour ne pas s'exposer à voir sa science mise en défaut), il citera des cas où la maladie s'est développée spontanément, il s'appuiera sur ce que cet écoulement ne diffère pas essentiellement de certaines leucorrhées, cette dernière affection pouvant même déterminer une légère inflammation chez le mari, qui, pour ne pas effrayer sa femme, a tenu secret ce petit accident. En un mot le médecin consciencieux, faisant appel à toute son habileté, guérira d'abord, consolera ensuite si son âge le lui permet, et la confiance qu'il a su inspirer lui tiendra lieu des années ; il administrera une consciencieuse admonestation à l'époux coupable ou léger, et rétablira l'harmonie dans ce ménage qu'un moment d'oubli, qu'une coupable faiblesse aurait à tout jamais compromise.

Il est un cas cependant dans lequel le médecin est autorisé à faire connaître l'existence d'une affection vénérienne ; c'est lorsque cette affection peut compromettre la vie d'un enfant ou la santé d'une personne innocente. Nous voulons parler de la transmission de la syphilis par les nourrissons aux nourrices et réciproquement.

Que doit faire le médecin appelé auprès d'une nourrice atteinte d'une syphilis constitutionnelle?

Il faut distinguer deux cas : la nourrice a pris l'affection de l'enfant, l'enfant a pris la syphilis de la nourrice en puissance de contagion. Dans le premier cas, le médecin, tout en déplorant un mal irréparable dont les conséquences pèseront lourdement sur toute une famille, doit prendre d'abord les précautions les plus grandes pour arrêter la maladie et conjurer la contagion sur les autres membres de la famille. Les parents de l'enfant contaminé, coupables d'une si grave imprudence et d'une si grande imprévoyance, doivent être rendus responsables, et sur l'avis du médecin se soumettront à une réparation pécuniaire en rapport avec leur situation et la gravité du cas. S'ils refusent de se soumettre à cet arbitrage, le médecin, sans conseiller à la nourrice de s'adresser aux tribunaux, la laissera libre de ses agissements et ne lui refusera pas, sous prétexte du secret médical, une attestation consciencieuse et exacte de l'état dans lequel il l'a trouvée.

Dans le second cas, le plus rare, l'enfant a pris la contagion de la nourrice. Dès qu'il a constaté le fait, bien qu'appelé par la nourrice elle-même, le médecin doit avertir la famille afin que l'enfant puisse être traité convenablement.

Il imposera à la nourrice l'obligation de ne plus prendre

aucun enfant pour l'allaiter sous peine d'une dénonciation dont sa conscience lui fait alors un devoir rigoureux.

Questions de responsabilité des parents. — Le médecin ne doit pas oublier que lorsque la nourrice contracte la syphilis par un nourrisson à elle confié, les parents sont civilement responsables. Même lorsque les parents ignorent l'existence de la syphilis ils n'en sont pas moins responsables du dommage causé à la nourrice si, au moment de la remise de l'enfant, ils ont négligé de le soumettre à l'examen du médecin. Il y a là une négligence de leur part qui les rend responsables du préjudice causé aux termes des art. 1382 et 1383 du Code civil (*Jugement du tribunal civil de la Seine, 7 juillet* 1883).

Assurances sur la vie. — Nous avons traité dans un chapitre spécial les questions se rattachant aux assurances et aux rentes viagères (voyez pages 409 et suiv). Nous rappellerons seulement, à propos du secret médical, que le médecin doit considérer comme une règle de ne délivrer aucun certificat sur la santé de ses clients lorsqu'il est sollicité par une compagnie d'assurances, même lorsque son client l'autorise à parler. La législation est formelle à cet égard et la Société de médecine légale a émis une opinion dans ce sens (juin et août 1884).

C'est à leurs médecins que les compagnies doivent s'adresser pour procéder à l'examen de leurs postulants et il va sans dire que ceux-ci ne sont pas tenus au secret professionnel dans les rapports qu'ils adressent à la compagnie qui les emploie.

§ 5. — **Des honoraires.**

Le médecin apportera le plus grand soin dans la rédaction de ses mémoires d'honoraires et il spécifiera le nombre et la date des visites, la nature des soins particuliers et des opérations. En agissant ainsi, il ne donnera prise à aucune critique et ne s'exposera pas à voir son mémoire discuté et souvent réduit.

Nous n'avons pas besoin de dire que le médecin ne doit jamais se départir de la plus grande équité. Il doit tenir compte de la position de fortune de ses clients et subordonner le prix de ses visites à leur nombre, en se montrant moins exigeant lorsqu'elles ont été très nombreuses.

Le traitement *à forfait* des maladies est généralement condamné, mais seulement au point de vue moral : en agissant ainsi, le médecin s'exposerait à s'entendre reprocher d'avoir employé une pression morale sur son malade pour lui faire souscrire un engagement onéreux. Il n'en est pas de même lorsqu'il s'agit d'un accouchement ou d'une opération chirurgicale bien définie et dont le prix peut être aisément fixé à l'avance. Il faut également admettre qu'un médecin, requis par un malade qui demeure dans un autre pays, est autorisé à fixer ses conditions avant d'entreprendre un déplacement, et que le directeur d'une maison de santé a le droit, quoique médecin, d'indiquer à l'avance à ses clients le montant de la somme qu'il entend recevoir.

Nous devons donc dire que les conventions faites à l'avance entre médecins et malades ne sont nullement prohibées par la loi et ont toujours été respectées par la jurisprudence.

Il résulte même d'un arrêt de la Cour de cassation du 21 août 1839 qu'un médecin peut, moyennant une somme fixée à l'avance, s'engager à donner les soins de son art pendant toute sa vie à une personne.

Les honoraires du médecin sont privilégiés. — *Code civil.* ART. 2101. — Les créances privilégiées sur la généralité des meubles sont celles ci-après exprimées, et s'exercent dans l'ordre suivant : 1° les frais de justice ; 2° les frais funéraires ; 3° *les frais quelconques de la dernière maladie,* concurremment entre ceux à qui ils sont dus.

La nouvelle loi sur l'exercice de la médecine a modifié de la façon suivante le 3e paragraphe de l'article 2101 en ce qui concerne les créances privilégiées sur la généralité des meubles.

« Les frais quelconques de la maladie quelle qu'en soit l'issue ».

D'après les articles 2104 et 2105 du Code civil, ces privilèges s'exercent d'abord sur les meubles et ne s'étendent sur les immeubles qu'en cas d'insuffisance des premiers.

Le privilège du médecin doit-il s'exercer avant celui du propriétaire qui, aux termes de l'article 2102, a un privilège spécial sur les meubles ? Cette question est généralement résolue par l'affirmative, mais la jurisprudence n'est pas absolument fixée sur ce point.

Que doit-on entendre par la *dernière maladie* ? Est-ce seulement la maladie à laquelle le débiteur a succombé ou la maladie la plus rapprochée de l'événement quel qu'il soit : faillite, déconfiture ou décès qui donnent lieu à la distribution des deniers.

Cette dernière opinion est adoptée par un grand nombre de jurisconsultes, parmi lesquels nous citerons Duranton, Toulier, Dalloz, Chaudé. « Sans doute, dit ce dernier auteur, il pourrait y avoir quelque inconvénient à admettre comme privilégiés les frais d'une maladie déjà très ancienne sous prétexte qu'elle a été la dernière du débiteur ; mais ce danger est peu à craindre si l'on songe que l'on pourrait invoquer la prescription de l'article 2272 (voyez ci-après), et que le juge pourra toujour rejeter la demande si elle ne semble pas complètement justifiée. Décider le contraire conduirait d'ailleurs à cette anomalie que le médecin qui aurait guéri son malade serait privé, pour le payement de ses honoraires, d'un privilège qui lui aurait été assuré si le malade avait succombé. »

La modification introduite dans la nouvelle loi éclaircit du reste ce point de jurisprudence.

Prescription des honoraires. *Code civil.* ART. 2272. — L'action des médecins, chirurgiens et apothicaires, pour leurs visites, opérations ou médicaments, se prescrit par un an.....

ART. 2274. — La prescription dans les cas ci-dessus a lieu, quoiqu'il y ait eu continuation de fournitures, livraisons, services et travaux. Elle ne cesse de courir que lorsqu'il y a eu compte arrêté, cédule, ou obligation ou citation en justice non périmée.

La nouvelle loi sur l'exercice de la médecine étend à cinq années la prescription qui s'applique également aux dentistes et aux sages-femmes.

Il ne suffit pas que le débiteur invoque la prescription pour refuser le payement des honoraires de son médecin, il faut encore qu'il affirme par serment qu'il a payé (article 2275). Mais lorsqu'il s'agit d'un héritier à qui l'on demande, après un an, des honoraires dus par celui de qui il a hérité, l'héritier peut repousser la demande en affirmant simplement qu'il n'est pas à sa connaissance que cette dette existe réellement. (Briand et Chaudé.)

La question la plus importante est de déterminer l'époque à laquelle la prescription commence à courir. Quelques auteurs pensent que la prescription court du jour de chaque visite, et que toute visite qui a plus d'une année de date est prescrite. Mais la plupart des jurisconsultes pensent au contraire que la prescription ne commence à courir que du jour de la guérison ou de la mort du malade, à moins que le médecin n'ait cessé ses visites avant ce temps, cas auquel la prescription court de l'époque à laquelle le médecin n'a plus eu de rapports avec son client.

D'après Boileux, Massé, Verger, etc., la prescription ne doit commencer, pour les maladies aiguës, qu'à la fin de chaque maladie ou à la cessation des soins ; pour les maladies chroniques, qu'à l'époque où il est d'usage général de se faire payer dans ces sortes de maladies ; c'est ce qui a été jugé par les tribunaux de Besançon (14 août 1866), de Caen (21 avril 1868), de la Seine (tribunal civil, 15 janvier 1870). Disons cependant que l'opinion contraire, qui consiste à considérer chaque visite comme une créance distincte, a pour elle un arrêt de la cour de Toulouse confirmé par la cour de Paris (1859).

Des donations faites au médecin. ART. 909. *Code civil.* — Les docteurs en médecine ou en chirurgie, les officiers de santé et les pharmaciens qui auront traité une personne pendant la maladie dont elle meurt, ne pourront profiter des dispositions entre vifs ou testamentaires qu'elle aura faites en leur faveur pendant le cours de cette maladie.

Sont exceptées : 1° Les dispositions rémunératoires faites à titre particulier, eu égard aux facultés du disposant et aux services rendus ; 2° Les dispositions universelles, dans le cas de parenté jusqu'au quatrième degré inclusivement, pourvu toutefois que le décédé n'ait pas d'héritier en ligne directe ; à moins que celui au profit de qui la disposition a été faite ne soit lui-même du nombre de ces héritiers.

ART. 911. — « Toute disposition au profit d'un incapable sera nulle, soit qu'on la déguise sous la forme d'un contrat onéreux, soit qu'on la fasse sous le nom de personnes interposées. — Seront *réputées* personnes interposées les père et mère, les enfants et descendants, et l'époux de la personne incapable. »

Les médecins, chirurgiens ou pharmaciens qui ont entrepris une cure, dit Pothier, sont incapables de recevoir aucune libéralité de leurs malades, parce que ceux-ci, pour avoir leur guérison, n'osent rien refuser à ceux qui les traitent ; les ministres du culte, parce l'empire qu'ils acquièrent sur l'esprit de leurs pénitents est si grand que la loi présume que les libéralités qu'ils reçoivent du malade n'ont pas été faites avec la liberté nécessaire.

L'incapacité édictée par l'article 909 s'applique également aux sages-femmes et à ceux qui, sans aucun titre légal, ont soigné des malades (Grenoble, 6 février 1830 ; Caen, 10 août 1841).

Pour que les donations et les legs faits au médecin soient déclarés nuls, il faut, dit Legrand du Saulle, que les trois conditions suivantes soient réunies :

1° Que les médecins, chirurgiens, officiers de santé aient traité le malade, c'est-à-dire qu'ils aient entrepris sa guérison, ce qui autorise à dire que les pharmaciens qui ont simplement fourni des médicaments, les médecins qui n'ont fait aux malades que quelques visites, ou qui n'ont été appelés qu'en consultation, les gardes-malades, ne sont pas incapables de recevoir ;

2° Que les donations ou les legs aient été faits pendant le cours de la maladie, de sorte que les libéralités faites avant ou après la maladie sont parfaitement valables ;

3° Que le disposant soit mort de la maladie dont il était atteint au moment où il a fait la disposition entre vifs ou testamentaire.

Ici encore se présente la question relative à *la dernière maladie*. On a soutenu que la période d'incapacité qui se rattache à la dernière maladie ne commence qu'au moment où l'état s'est aggravé et où la mort parait imminente. « La loi n'a pas voulu entendre par dernière maladie, dit M. Vallette, un état qui a duré plusieurs années et peut-être une grande partie de la vie, mais seulement la maladie qui se rattache à la mort d'une manière immédiate et déterminante. »

Cette opinion n'a pas prévalu, et, d'après la jurisprudence actuelle, la dernière maladie est cette altération de la santé qui conduit progressivement à la terminaison fatale, à la condition qu'elle se caractérise assez énergiquement pour qu'il soit certain que l'on marche vers la mort. Quelle que soit la cause de la mort, dit M. Chaudé, il n'y a qu'une question à examiner : *à quelle maladie a succombé le disposant, à quelle époque la maladie a-t-elle pris un caractère qui puisse rendre la mort certaine ?*

Dans un testament à la date du 17 décembre 1860, le père Lacordaire institua pour légataire universel le père Mourey, son confesseur ; cet acte, ayant été attaqué par l'un des frères du testateur, fut annulé par le tribunal de Castres, parce que, à l'époque de la confection du testament, l'illustre dominicain était déjà atteint d'une affection mortelle : « attendu que les faits suffisent pour démontrer l'unité d'une maladie qui, reconnue une anémie en 1860, était encore une anémie en 1861 », époque de la mort du testateur.

On connaît le testament du duc de Caderousse-Grammont, en faveur du docteur D..., qui fut annulé par le tribunal de la Seine, le 8 août 1866, parce que cet acte avait été fait pendant la maladie dont est mort le testateur, au profit du médecin qui l'avait traité pendant le cours de cette maladie.

L'article 909 permet cependant deux exceptions à l'incapacité du médecin ; la première en faveur des dispositions rémunératoires, la seconde en faveur de la parenté.

Pour que les dispositions rémunératoires et les dons à titre particulier, soient valables, il faut que les facultés du testateur et les services rendus soient en rapport avec la libéralité.

Les dispositions universelles peuvent être faites en faveur du médecin lorsque celui-ci est parent au quatrième degré inclusivement, pourvu toutefois que le testateur n'ait pas d'héritiers en ligne directe.

Le malade peut également faire des dispositions universelles en faveur de son médecin, même dans le cas où il a des héritiers directs, si celui-ci est du nombre de ces héritiers.

Un médecin qui soigne sa femme peut-il en hériter ? — Non, d'après l'article 909 ; mais la jurisprudence est unanime pour reconnaître que cette libéralité est valable. En effet, aux termes de l'article 212 du Code civil, le mari est tenu de secourir sa femme, et par conséquent de la soigner : il ne peut donc être frappé d'incapacité de recevoir parce qu'il remplit un devoir imposé par la loi.

On a cherché à éluder l'article 907 en déguisant la libéralité à l'aide d'un contrat onéreux ou en la faisant sous le nom d'une personne interposée ; mais la loi a prévu le cas et a admis contre certains individus, en raison de leur parenté avec l'incapable, une présomption de supposition de personnes. Sont présumés interposés et ne peuvent recevoir de libéralité :

1° le père ou la mère ; 2° les enfants ou descendants ; 3° le conjoint de l'incapable.

Dans sa séance du 12 janvier 1885, la Société de médecine légale, consultée sur la responsabilité des médecins relativement aux missions qui peuvent leur être confiées par leurs clients aux approches de la mort a voté les conclusions suivantes à la suite d'un rapport de M. Boudet.

1° L'acte par lequel un médecin ou toute autre personne reçoit d'un mourant un paquet cacheté avec prière de le remettre, après la mort de ce dernier, à une personne déterminée, constitue un mandat qui prend fin par la mort du mandant. Ce mandat doit être refusé comme contraire à la loi.

Toutefois, exceptionnellement, et sous sa responsabilité personnelle, le médecin pourra accepter la mission confiée par un mourant, s'il trouve des garanties suffisantes contre les conséquences d'une pareille acceptation dans sa propre situation ; dans la situation et dans le caractère du malade.

2° Le médecin à qui un mourant demande d'être l'intermédiaire d'un don manuel doit s'y refuser d'une manière absolue.

Vente de clientèle. — Quoique la clientèle médicale ne puisse être assimilée à un établissement industriel ou commercial, il est incontestable qu'un médecin peut céder sa clientèle et s'obliger vis-à-vis d'un confrère, à le recommander, à l'introduire près de ses clients et à ne plus exercer dans un rayon déterminé. Il est également incontestable que cette *obligation* peut donner lieu à un contrat valable et que les infractions à ce contrat sont de nature à justifier des demandes de dommages-intérêts. Cette opinion a pour elle un grand nombre de jugements (Versailles, novembre 1844 ; Fontainebleau, mars 1846). Le tribunal de la Seine (17 mars 1846) a rendu le jugement suivant qui semble fixer la jurisprudence sur ce point.

« Attendu qu'il est incontestable que l'obligation prise par un médecin de ne plus exercer sa profession dans un lieu déterminé, d'introduire un autre médecin auprès de ses clients, de l'aider à acquérir leur confiance, peut faire l'objet d'une convention et est une cause licite de l'obligation, contractée par le médecin au profit duquel cet engagement est pris, de payer une somme d'argent... »

La vente des clientèles n'est donc pas contestée au point de vue légal ; nous ajouterons qu'elle constitue un acte inattaquable même en se plaçant au point de vue moral. Pourquoi le médecin qui a dépensé une partie de sa vie à se créer une situation convenable n'aurait-il pas le droit de présenter un confrère honorable à ses clients lorsqu'il se trouve arrêté par la vieillesse et la maladie ?

§ 6. — De la responsabilité médicale.

La loi de ventôse ne parlait de la responsabilité que pour un cas spécial ; elle la fait peser sur l'officier de santé qui aura exécuté une grande opération chirurgicale hors la surveillance et l'inspection d'un docteur, s'il est arrivé à la suite des accidents graves. De cette disposition spéciale résulte-t-il que la responsabilité n'existe pas, dans les autres cas, pour les docteurs et les gens de l'art en général ?

Il paraît qu'en ce qui concerne les faits de science, le talent, l'appréciation médicale, un médecin ne saurait être soumis à un recours et puni par cela seul qu'il se serait trompé. Mais toutes les fois qu'en dehors de la question scientifique on reproche une faute au médecin, la responsabilité existe. Ainsi, il est évident que si l'homme de l'art a opéré en contrevenant à des obligations spéciales prescrites par la loi, il répond du dommage. En second lieu, la responsabilité ne peut faire de doute si le préjudice éprouvé est imputable à un fait étranger à l'art médical en lui-même : par exemple, si des accidents se sont manifestés dans une maladie après l'abandon du médecin, sans motifs valables : si la mort a suivi une opération faite par un chirurgien en état d'ivresse. Ce sont là des fautes de l'homme plutôt que des fautes du médecin. Bien plus, et alors qu'il s'agit de faits de pratique, il peut encore y avoir lieu à responsabilité si le médecin a agi avec légèreté ; par exemple, s'il a, dans une ordonnance, commis une erreur matérielle, prescrit une substance au lieu d'une autre ; ou avec négligence, en omettant d'indiquer les précautions nécessaires pour l'administration des remèdes prescrits par lui ; ou avec imprudence, en faisant des prescriptions inusitées, des essais hasardés.

D'après la jurisprudence actuelle, on peut conclure : 1° que l'accoucheur qui, sans nécessité évidente, ampute les deux bras de l'enfant pour opérer la délivrance de la mère, peut être condamné à des dommages-intérêts ; 2° que les médecins sont, comme tous autres, responsables de leur négligence ou de leur faute grave, et que le médecin qui, pratiquant une saignée, a fait à l'artère brachiale une piqûre dont le résultat a été de rendre nécessaire l'amputation du bras a pu être déclaré responsable de cet accident, arrivé à la suite de son opération, s'il est reconnu que cet accident est la conséquence de sa *négligence*, de sa faute grave, et notamment de l'*abandon* dans lequel il a laissé le malade, en refusant de lui continuer ses soins lorsqu'il en était requis : 3° que, bien qu'en général ce qui est du domaine de la médecine ou de la chirurgie puisse être ordonné ou exécuté par l'homme de l'art, sans qu'on puisse lui reprocher le résultat de ses prescriptions, cependant, comme il y a dans l'exercice de la profession de médecin un certain degré d'ignorance ou de négligence qui ne saurait être permis, le médecin, reconnu coupable de *faute lourde, inattention* ou *maladresse* dans les soins donnés à un malade, doit, suivant l'appréciation du tribunal, être déclaré responsable des suites du traitement par lui pratiqué. (Code civil, 1382, 1383.)

La première chambre de la Cour de Nîmes (26 février 1884) a jugé notamment : « que le médecin qui maintient pendant 36 heures un bandage destiné à réduire une luxation, malgré les instances du malade et les vives souffrances qu'il accuse, commet une imprudence d'autant plus grave que l'appareil pouvait être enlevé sans aucun inconvénient et qu'il n'ignorait pas que la persistance des douleurs pouvait être considérée comme un signe de gangrène. »

La question de responsabilité s'est présentée à propos des *anesthésiques*. Un docteur avait soumis à l'action du chloroforme un malade auquel il devait faire une opération chirurgicale fort simple ; celui-ci éprouva une asphyxie et tomba foudroyé. Poursuivi pour ce fait, le docteur avait été condamné par le tribunal correctionnel de la Seine, malgré les témoignages des médecins les plus habiles, qui déclarèrent que l'emploi du chloroforme avait eu lieu avec toutes les précautions prescrites en pareil cas, et que l'accident arrivé était hors des prévisions de la science, bien qu'il se produise parfois ; mais sur appel, la Cour infirma ce jugement.

Les médecins sont-ils passibles de l'application des peines prononcées par les articles 319 et 320 du Code pénal contre quiconque par maladresse, imprudence, inattention, négligence, inobservation des règlements, a volontairement commis un homicide, ou en a été involontairement la cause, ou a fait des blessures à autrui ? Cette question doit se résoudre d'après les distinctions qui ont été faites ci-dessus et par les mêmes considérations.

La jurisprudence a décidé : 1° que l'officier de santé qui, en saignant un malade, atteint l'artère brachiale, doit être puni conformément à l'article 320 du Code pénal, si la gangrène, s'étant mise au bras, par suite non seulement de la maladresse avec laquelle l'opération a été faite, mais pour n'avoir pas employé les moyens que l'art prescrivait, l'amputation est devenue nécessaire ; 2° que le médecin qui prescrit à un malade une potion dans laquelle entraient 4 grammes de cyanure de potassium, et dont l'effet est l'empoisonnement du malade dès la première cuillerée, doit être condamné comme coupable d'homicide involontaire ; 3° que l'article 29 de la loi du 19 ventôse an XI, qui déclare l'officier de santé responsable, indépendamment de toute faute ou maladresse, des suites d'une opération chirurgicale accomplie par lui sans l'assistance d'un docteur en médecine, ne doit pas être considéré comme le cas unique de responsabilité médicale, et qu'il ne s'oppose nullement à l'application des articles 319 et 320 du Code pénal aux médecins coupables d'imprudence ou de négligence dans l'exercice de leurs fonctions.

Orfila n'approuve pas cette jurisprudence, qui n'a cependant rien de contraire à la dignité médicale ; on ne concevrait pas que le diplôme devînt pour les médecins un brevet d'irresponsabilité absolue. Sans doute, il pourra être quelquefois difficile de tracer la limite où devra s'arrêter une pareille responsabilité ; c'est au juge d'apprécier ces délicates questions.

§ 7. — De la patente des médecins.

Tout individu qui exerce une profession est soumis à une patente qui consiste en un droit proportionnel au quinzième sur le prix de la location.

La loi de brumaire, an XIII, avait exempté de la patente les officiers de santé attachés aux armées, aux hôpitaux et au service des pauvres par nomination du gouvernement, et les sages-femmes.

Mais la loi de 1850 n'a pas admis ces exceptions, et les médecins attachés aux établissements de bienfaisance sont imposés comme les autres.

On conçoit aisément que le médecin qui n'exerce pas ou qui a cessé d'exercer ne doit pas payer patente. Plusieurs décisions du Conseil d'Etat ont prononcé la décharge de la patente à des médecins qui avaient cessé de pratiquer ou qui n'exerçaient qu'exceptionnellement, dans les cas d'urgence, par exemple.

Le médecin directeur d'un asile public d'aliénés n'est pas imposé s'il n'exerce pas en dehors de l'établissement, parce qu'il est considéré commé fonctionnaire public. Il règne néanmoins une certaine indécision relativement aux médecins qui, en dehors du service public auquel ils sont attachés, n'exercent pas leur profession. Le docteur Arlin, qui n'exerçait que comme médecin en chef d'un hôpital et donnait ses soins gratuitement aux pauvres, ne put être exempté de la patente (Conseil d'Etat, 28 mars 1860).

Le médecin qui vend des médicaments dans les cas où la loi l'autorise à le faire ne peut être imposé comme pharmacien.

La sage-femme n'est patentable que dans le cas où elle reçoit des pensionnaires ; elle est imposée dans ce cas comme chef de maison d'accouchement.

§ 8. — Des syndicats médicaux.

La loi du 21 mars 1884 ayant permis la constitution légale de syndicats professionnels, les médecins s'étaient réunis dans un grand nombre de départements pour former des syndicats.

Mais la jurisprudence avait condamné à diverses reprises les syndicats médicaux et considéré leur existence comme illégale, se basant sur ce fait « que les médecins n'ont pas d'intérêts économiques et commerciaux à défendre ».

La nouvelle loi sur l'exercice de la médecine met fin à cette indécision en disant que « *les médecins jouiront du droit de se constituer en associations syndicales dans les conditions de la loi du 21 mars 1884* ».

Les médecins peuvent donc se syndiquer, défendre collectivement leurs intérêts, intervenir en justice, se constituer partie civile pour réclamer des indemnités lorsque des individus sont poursuivis pour exercice illégal ; jouir en un mot de tous les avantages attribués aux syndicats professionnels.

CHAPITRE II

L'enseignement, l'exercice et le commerce de la pharmacie
ont été jusqu'en 1892 régis par la loi du 21 germinal, an XI
(11 avril 1803), qui était certainement très incomplète. Une
législation plus moderne vient d'éclaircir les diverses questions se rattachant à l'exercice de la pharmacie.

ARTICLE PREMIER

ENSEIGNEMENT DE LA PHARMACIE.

L'enseignement de la pharmacie est donné par des écoles
supérieures de pharmacie et par des écoles préparatoires de
médecine et de pharmacie.

Il y a en France sept écoles supérieures de pharmacie, dont
les sièges sont Paris, Montpellier, Nancy, Lyon, Lille, Toulouse et Bordeaux.

Il existe en outre des écoles préparatoires de pharmacie
dans toutes les villes où existent des écoles préparatoires de
médecine, avec lesquelles elles se confondent (voyez p. 620).

Les études de pharmacie préparent à l'obtention de trois
grades universitaires qui sont :

1° Le titre de pharmacien de première classe ;

2° Le titre de pharmacien de deuxième classe ;

3° Le diplôme supérieur de pharmacie.

Le titre de pharmacien de première classe n'est délivré que
par les écoles supérieures de pharmacie, tandis que le titre de
pharmacien de deuxième classe est délivré soit par une école

supérieure de pharmacie, soit par une école préparatoire de médecine et de pharmacie.

1º Pharmaciens de première classe. — Les aspirants au titre de pharmacien de première classe doivent produire le diplôme de bachelier ès sciences, ou ès lettres, avant de prendre la première inscription soit dans les écoles supérieures, soit dans les écoles préparatoires de médecine et de pharmacie.

Pour obtenir le titre de pharmacien de première classe, il faut être âgé de vingt-cinq ans au moins, justifier de trois années d'études dans une école supérieure de pharmacie, soit douze inscriptions, et de trois années de stage dans une officine. Le stage et les études que représentent les inscriptions sont essentiellement distincts ; la simultanéité est impossible.

Les élèves qui se présentent pour prendre leur première inscription doivent déposer au secrétariat :

1º Leur acte de naissance ;

2º S'ils sont mineurs, le consentement de leur père ou tuteur ;

3º L'indication de leur domicile et celle du domicile de leur père, mère ou tuteur ;

4º S'ils résident dans une officine, l'autorisation à eux accordée par le pharmacien de suivre les cours de l'école. Mais, ainsi qu'il vient d'être dit, ils ne pourront faire compter comme stage en pharmacie le temps correspondant à leurs inscriptions ;

5º Un certificat constatant que le candidat a subi l'examen de validation de stage.

Le registre des inscriptions est ouvert du 1er au 20 novembre, au début de l'année scolaire ; il est ouvert de nouveau, pour le renouvellement des inscriptions, pendant les quinze premiers jours de chaque trimestre.

Les droits à acquitter pour le titre de pharmacien de première classe sont les suivants :

Examen de validation de stage	25 fr.
12 inscriptions (droits de bibliothèque) à 2 fr. 50.....	30
Travaux pratiques pendant trois années (à 100 fr. par année)	300

A reporter 355 fr.

	Report 355 fr.
3 examens de fin d'année à 50 fr. l'un................	150
Les deux premiers examens de fin d'études à 80 fr. l'un	160
Le troisième examen de fin d'études.................	200
3 certificats d'aptitude à 40 fr. l'un....................	120
Diplôme...	100
Total...............	1,085 fr.

Indépendamment de ces frais d'études et de réception, il y en a d'autres qui sont facultatifs. Les élèves qui veulent participer aux conférences, exercices pratiques et manipulations, doivent verser la somme annuelle de 150 francs.

Des examens, qui ont pour but de constater que les étudiants ont mis à profit l'enseignement oral, ont lieu tous les ans à la fin de l'année.

Ceux qui n'ont pas subi les examens de fin d'année avec succès ne peuvent prendre l'inscription de l'année suivante.

Les examens de fin d'études sont au nombre de trois : deux de théories dont l'un sur les principes de l'art, et l'autre sur la botanique et l'histoire naturelle des drogues simples ; le troisième, de pratique. Ce dernier dure quatre jours, et consiste dans au moins neuf opérations chimiques et pharmaceutiques. L'aspirant fait lui-même ces opérations, il en décrit les matériaux, les procédés et les résultats.

Les candidats au diplôme de pharmacien ne sont pas tenus de faire de thèse. Ceux qui désirent traiter une thèse spéciale communiquent d'avance au directeur de l'école le sujet de leurs recherches. Le directeur, après avoir pris l'avis de l'école, peut les autoriser à travailler dans le laboratoire, aux frais de l'établissement. Les produits obtenus sont placés dans les collections.

Les élèves en pharmacie n'ont pas à justifier de stage dans les hôpitaux, comme les élèves en médecine ; mais ils concourent comme ces derniers pour l'internat.

Le temps passé dans les hôpitaux civils de Paris en qualité d'interne compte pour deux ans, quel que soit le temps passé dans ces établissements, pourvu qu'il soit supérieur à deux années.

Les élèves ne peuvent commencer leurs études que par le stage.

2° Pharmaciens de deuxième classe. — Le titre de pharmacien de deuxième classe est délivré soit par les écoles supérieures de pharmacie, soit par les écoles secondaires de médecine et de pharmacie.

Les pharmaciens de deuxième classe doivent subir leur dernier examen devant l'école située dans le ressort académique du département où ils veulent se fixer. Ils ne pouvaient autrefois s'établir dans les départements de la Seine et de l'Hérault, dont les chefs-lieux possèdent des écoles supérieures de pharmacie ; mais cet article du règlement a été abrogé par un arrêté ministériel du 30 novembre 1867 (voyez *Annexes*).

Les écoles supérieures de pharmacie tiennent au moins trois sessions par an pour la réception des pharmaciens de deuxième classe. A Paris, les examens de réception ont lieu pendant toute l'année scolaire.

Dans les écoles secondaires, il n'y a qu'une seule session pendant les vacances ; cette session est présidée par un professeur délégué des écoles supérieures.

Pour être reçu pharmacien de deuxième classe, il faut justifier de six années de stage et de quatre inscriptions dans une école secondaire ; ou bien quatre années de stage et huit inscriptions dans une école supérieure, ou douze inscriptions dans une école secondaire (ancienne loi).

D'après la nouvelle loi, il faut justifier de trois années de stage, trois années d'école (douze inscriptions), deux examens de fin d'études ; ils sont gratuits.

Avant de prendre sa première inscription, le candidat au titre de pharmacien de deuxième classe doit justifier du certificat d'examen de grammaire.

Les autres conditions sont les mêmes que pour le titre de pharmacien de première classe.

Les droits à acquitter pour le titre de pharmacien de deuxième classe sont les suivants :

Examen de validation de stage......................	25 fr.
12 inscriptions (droits de bibliothèque) à 2 fr. 50......	30
Travaux pratiques trois années à 100 fr..............	300
Les deux premiers examens de fin d'études...........	100
Le troisième examen de fin d'études.................	200
3 certificats d'aptitude à 40 fr. l'un.................	120
Diplôme	100
Total...................	875 fr.

LUTAUD, *Méd. lég.*   42

3° **Diplôme supérieur de pharmacie.** — Par décret des 12 août et 13 août 1878, il est créé un diplôme supérieur de pharmacie qui pourra s'obtenir après une quatrième année d'étude validée, et une thèse originale acceptée par l'école. Le diplôme supérieur est équivalent au doctorat ès sciences pour l'agrégation dans les écoles supérieures et les facultés mixtes.

ARTICLE II

EXERCICE DE LA PHARMACIE

La loi de l'an XI qui a régi l'exercice de la pharmacie jusqu'en 1892 contenait des lacunes, des obscurités et un grand nombre de prescriptions inexécutables. De nombreuses tentatives de codification nouvelle avaient été faites sans résultats à différentes époques. Ce n'est qu'en 1883 que M. Naquet a déposé une proposition de loi qui n'a pu être votée, la législature devant laquelle elle était présentée étant arrivée à la fin de ses pouvoirs.

Mais l'œuvre de M. Naquet a été reprise et a servi de base à la nouvelle loi votée par les Chambres (voyez *Annexes*).

Nous reproduisons à la fin de ce volume (voyez *Annexes*) la loi nouvelle qui comporte d'importantes modifications sur la législation précédente. Voici les plus importantes :

Les pharmaciens de seconde classe ne peuvent s'établir dans les chefs-lieux de département et d'arrondissement et dans les villes dont la population dépasse 10.000 habitants.

Aucune officine ne peut être exploitée en association qu'entre pharmaciens diplômés.

L'exercice simultané de la médecine et de la pharmacie est interdit.

Il est créé un corps d'inspecteurs de la pharmacie.

Enfin la nouvelle loi est pourvue d'une sanction qui précise les pénalités et poursuit sévèrement l'exercice illégal de la profession.

Nos lecteurs trouveront aux *Annexes* le texte de cette loi. Nous allons, dans cet article, examiner les principales questions que peut soulever l'exercice de la pharmacie en nous appuyant sur les arrêts de la jurisprudence.

Le pharmacien est-il commerçant ? — Malgré un arrêt de la cour de Montpellier (19 février 1836), qui a jugé que la profession pharmaceutique était essentiellement libérale, il est universellement admis aujourd'hui que le pharmacien est un commerçant. En fait, dit M. Chaudé, le pharmacien figure sur la liste des notables commerçants ; il peut être mis en faillite ; il est obligé de se pourvoir d'une patente ; il est assujetti aux dispositions de la loi sur les poids et mesures. Il paye comme impôt un droit fixe de 100 à 18 francs, eu égard à la population, et un droit proportionnel au vingtième sur la valeur locative.

Le pharmacien *qui exerce la profession de droguiste* dans un local séparé est imposé comme pharmacien et comme droguiste lorsque les deux locaux ont chacun une entrée spéciale sur la voie publique.

Un individu non pharmacien peut-il posséder une pharmacie dans laquelle il place comme gérant ou associé un pharmacien légalement reçu ? — Après plusieurs arrêts contradictoires, les tribunaux semblent décider aujourd'hui qu'une pharmacie ne peut être gérée que par son propriétaire. Mais ces décisions ont été rendues dans les cas où des individus non diplômés exerçaient eux-mêmes la pharmacie et ne se servaient d'un pharmacien reçu que comme prête-nom, « lorsque la prétendue association n'est qu'un subterfuge destiné à éluder les prescriptions de la loi ». (Tribunal civil de la Seine, 10 février 1861.) La loi est rarement appliquée dans les cas où un individu non pharmacien, propriétaire d'une pharmacie, place à la tête de son établissement, un pharmacien responsable qui gère et administre réellement et ne sert pas uniquement de prête-nom.

Le pharmacien légalement reçu qui s'associe avec un individu non diplômé, dans le but de se procurer des capitaux pour l'exploitation d'une pharmacie, ne contrevient pas à la loi. C'est l'exploitation et non la propriété qui a été soumise à des conditions de capacité.

La vente d'une pharmacie à un individu non pourvu d'un diplôme régulier est-elle valable ? — La jurisprudence a varié à cet égard ; dans les cas où les tribunaux ont annulé de pareilles ventes, ils ont généralement tenu compte des intérêts des parties et ont séparé autant que possible la question pharmaceutique de la question commerciale. Un jurisconsulte éminent, M. Hémar, adopte la doctrine qui veut qu'une pharmacie ne puisse appartenir qu'à un pharmacien, et pense que la création d'une officine par un individu non pharmacien constitue un acte illicite, et que le fonds ainsi créé ne peut devenir, tant sous le rapport de son exploitation que sous celui de sa transmission, l'objet d'une convention valable que la justice puisse sanctionner ; mais le matériel qui garnit l'officine, la clientèle, le droit au bail, peuvent être considérés comme étant dans le commerce et devenir le point de départ de transactions valables. La nouvelle loi confirme cette théorie.

De l'administration d'une pharmacie en cas de décès du titulaire. — La nouvelle loi permet à la veuve d'un pharmacien de tenir l'officine ouverte pendant un an à la condition qu'elle place à la tête de la pharmacie un pharmacien ou un élève agréé par l'École et présentant des garanties suffisantes de capacité.

Un pharmacien peut-il posséder et diriger plusieurs pharmacies ? — La loi de thermidor ne le défendait pas formellement, et la jurisprudence semblait le tolérer. Il résulte d'un grand nombre de décisions juridiques que ce fait ne constitue aucune contravention, à la condition que le pharmacien exerçât une surveillance effective sur tous les établissements qu'il dirigeait. Mais la nouvelle loi dit formellement qu'aucun pharmacien ne peut tenir plus d'une officine.

Le pharmacien doit se prêter à la visite de son officine par les autorités. — Les pharmaciens sont tenus, lors de la visite des inspecteurs, de présenter eux-mêmes les médicaments qui leur sont demandés. Le pharmacien qui, aux demandes de certains médicaments qui lui sont adressées, garde le silence ou répond « ma pharmacie est ouverte, cherchez » commet une contravention, cette réponse équivalant à un refus.

Un pharmacien ayant été dans ces circonstances condamné par le tribunal de simple police le 11 juillet 1882 à 5 francs d'amende et aux frais s'est pourvu en cassation, son pourvoi a été rejeté le 3 février 1883.

Les sœurs de charité peuvent-elles vendre des médicaments ? — La loi le défend formellement, mais il existe une tolérance regrettable à cet égard. Les tribunaux ont cependant prononcé plusieurs condamnations et ont reconnu que les pharmaciens avaient le droit de poursuivre directement l'exercice illégal de la pharmacie, même lorsqu'il était pratiqué par des religieuses. C'est ainsi que le tribunal civil de Villefranche a condamné les sœurs de Saint-Forgeux (Rhône) à 300 francs de dommages-intérêts au profit des pharmaciens de Tarare (16 mai 1862), et que le tribunal de Cusset (Allier) a rendu trois jugements semblables. Récemment encore des accidents graves d'empoisonnement ont été la conséquence de cette tolérance.

Dans quelles conditions le médecin peut-il vendre des médicaments ? — D'après la loi le médecin peut vendre des médicaments dans les bourgs, villages ou communes où il n'existe pas de pharmacie ouverte, et lorsque son domicile se trouve distant de plus de quatre kilomètres d'une officine.

Lorsque le médecin se trouve dans ces conditions, il ne peut vendre des médicaments à tous ceux qui viennent lui en demander, mais seulement aux malades auprès desquels il est appelé et à ceux qui viennent le consulter chez lui (Cassation, 23 août 1861). Il n'a pas non plus le droit d'en vendre aux malades qui habitent une commune privée de pharmacien lorsqu'il réside lui-même dans une commune ayant une officine ouverte (Orléans, 27 février 1840).

Les médecins homœopathes ont longtemps exercé illégalement la pharmacie et l'exercent encore dans beaucoup de communes. Les lois qui régissent la pharmacie, disent-ils, sont antérieures à l'homœopathie, et le pharmacien, à la tête d'une pharmacie ordinaire, n'ayant fait aucune étude spéciale, n'est pas apte à préparer les médicaments homœopathiques. Il y a là un argument spécieux que nous ne discuterons pas ; nous dirons seulement que la loi est la même pour tous, qu'elle ne connaît pas plusieurs sortes de médecins et de pharmaciens, et qu'elle ne saurait admettre un privilège au profit des homœopathes. La jurisprudence a donc décidé par de nombreux arrêts que le médecin homœopathe n'a pas le droit de distribuer des médicaments à ses malades, à moins que les pharmaciens de la commune aient refusé de préparer ses ordonnances.

La même personne peut-elle exercer simultanément la médecine et la pharmacie ? — La loi de ventôse était muette sur cette question. Il en résulte que les personnes munies du diplôme de médecin et de pharmacien peuvent exercer simultanément ces deux professions.

Ce n'est qu'à partir de la promulgation des nouvelles lois sur la médecine et la pharmacie que cette interdiction sera absolue et encore cette loi n'aura pas d'effet rétroactif.

Le pharmacien a-t-il le droit de conserver les ordonnances ? — L'ordonnance du médecin transmise au pharmacien, pour qu'il en exécute les formules, doit-elle être remise au malade par le pharmacien, ou rester dans les mains de ce dernier ? Cette question souvent discutée pendant ces dernières années a été résolue dans le sens que voici :

Un malade a reçu, sur sa demande, une ordonnance de son médecin. Il l'a payée ou il est censé l'avoir payée. Cette ordonnance est donc devenue sa propriété, son bien, sa chose, dont il doit pouvoir jouir en toute liberté.

Si le malade, se souvenant du soulagement qu'il a reçu des prescriptions de son médecin, veut recourir aux mêmes moyens, il ne le peut si l'ordonnance est restée chez le pharmacien.

Il est assez général que, dans l'ordonnance contenant les prescriptions des médicaments, le médecin indique aussi la façon dont il faut les prendre. D'ailleurs l'ordonnance contient presque toujours des indications qu'il importe que le malade n'oublie pas. Le médecin lui-même peut avoir besoin de se reporter à ses précédentes ordonnances.

Le pharmacien prétend-il que sa responsabilité est engagée ? Mais il n'a qu'à copier les ordonnances, comme la loi l'y oblige d'ailleurs quand il s'agit des substances vénéneuses.

Dans cette question, les éléments juridiques font défaut. Mais voici un extrait du décret du 29 octobre 1846, relatif à la vente des substances vénéneuses, y touchant par quelque côté :

« 1° Les pharmaciens transcriront lesdites prescriptions avec les indications qui précèdent sur un registre spécial, coté et paraphé par le maire ou le commissaire de police.

« 2° Les pharmaciens ne rendront les prescriptions que re-
» vêtues de leur cachet, et après y avoir indiqué le jour où les
» substances auront été livrées, etc. »

Le pharmacien est-il autorisé à exécuter plusieurs fois la même prescription. — Vente de la morphine. —
« L'emploi d'une même ordonnance ne peut ni se répéter ni se prolonger indéfiniment de manière à devenir, par l'effet d'une complaisance coupable, un moyen frauduleux d'éluder la loi et de se procurer des substances vénéneuses en quantité considérable. » Tel est l'énoncé d'un jugement prononcé le 2 mai 1883 et confirmé par la Cour d'appel de Paris le 2 juillet suivant et qui condamnait un pharmacien Armand V.... à 8 jours d'emprisonnement et 1,000 fr. d'amende.

Nous reproduisons les considérants les plus importants de ce jugement.

« Attendu qu'aux termes de l'ordonnance royale du 29 octobre 1846 rendue en exécution de la loi du 19 juillet 1845, les médecins, lorsqu'ils ordonnent l'emploi des substances vénéneuses, doivent signer et dater les prescriptions et indiquer en toutes lettres la dose à délivrer ;

Que les pharmaciens sont tenus de transcrire les prescriptions sur un registre, et sans aucun blanc, et de ne la rendre que revêtue de leur cachet et après avoir indiqué le jour auquel les substances ont été remises.

Attendu qu'il ressort de ces dispositions que le pharmacien ne doit délivrer les substances vénéneuses qu'en vertu d'une prescription spéciale et particulière du médecin, indiquant les quantités et les doses à fournir ;

Attendu que la loi et l'ordonnance ne sont ni abrogées, ni tombées en désuétude ; que les tribunaux les ont constamment appliquées lorsque des plaintes fondées leur ont été déférées ;

Attendu qu'il résulte des débats, des documents produits au tribunal, et notamment des mémoires de fournitures présentés par Armand V.., que du 29 mai 1881, au 29 octobre 1882, dans l'espace de 516 jours, ce pharmacien a vendu à la dame J..., 693 grammes de sel de chlorhydrate de morphine, produit classé au nombre des substances vénéneuses, par livraisons successives de 10, 15, 20, 40, 45, 50, 60, 100 et 110 paquets, au total 3,465, et dont le prix s'est élevé à 1,650 fr. 50 ;

Attendu qu'il s'est contenté, pour délivrer ce produit en grande quantité, de la présentation de deux ordonnances de médecin datées de mars et juin 1881, enregistrées sous les nos 19,705 et 20,002, lesquelles prescrivaient chacune une dose fixe divisée en 10 paquets, et timbrées à ce chiffre ;

Attendu, qu'en admettant qu'un certain relâchement se soit introduit dans la pratique, et qu'il en soit résulté une tolérance d'une seule ordonnance pour obtenir plusieurs fois le même médicament, il est évident que cet emploi ne doit pas se répéter ni se prolonger indéfiniment et devenir par l'effet de la complaisance coupable d'un débitant un moyen frauduleux d'éluder la loi et de se procurer des substances vénéneuses en quantités considérables ;

Attendu que pendant dix-sept mois consécutifs, Armand V.., au mépris de ses devoirs professionnels, n'a pas cessé de fournir du chlorhydrate de morphine à la dame J... ;

Qu'il n'a jamais pris de précautions de s'enquérir de la personnalité de cette malade, de sa situation, ni des causes qui nécessitaient l'emploi continu et excessif de cette substance ; que sa bonne foi n'est pas admissible, qu'il s'est laissé entraîner par un intérêt mercantile ;

Que la dame J... a trouvé, par suite de la connivence intéressée du pharmacien, la possibilité de se procurer un médicament toxique dont elle a fait un abus déplorable et qui a produit sur son organisme des ravages désastreux ;

Attendu que ces faits constituent les infractions prévues et réprimées par les articles 1er de la loi du 19 juillet 1845, 5 et 6 de l'ordonnance royale du 26 octobre 1846 qui sont ainsi conçus, etc. ;

Condamne Armand V... à 8 jours d'emprisonnement et à 1,000 fr. d'amende.

Et statuant sur la demande de la partie civile :

Condamne Armand V..., à payer à J... à titre d'indemnité pour le préjudice subi jusqu'à ce jour la somme de 9,000 fr. »

A la suite d'un rapport de M. Mayet, la Société de médecine légale a émis les vœux suivants (Séance du 9 juin 1884) :

1° En ce qui concerne les médecins, lorsque l'un deux prescrira une médication susceptible d'occasionner des accidents toxiques, soit par suite d'erreur dans l'emploi du médicament, soit par l'abus qui pourrait en être fait volontairement, l'ordonnance porte en toutes lettres, selon le texte de la loi, la quantité prescrite de la substance toxique, le mode d'administration du médicament, et lorsque cela lui paraîtra possible le nombre de fois au maximum que l'ordonnance pourra être exécutée sans un nouveau visa.

2° Toutes les fois que le pharmacien exécutera une prescription, alors même qu'elle serait déjà inscrite sur son registre, il devra apposer de nouveau son cachet, un numéro et un timbre indiquant la date du jour de l'exécution.

3° Enfin que les solutions pour injections hypodermiques ne devront en aucun cas être renouvelées sans une autorisation spéciale du médecin qui les a prescrites.

Nous nous associons pleinement aux vœux émis par la *Société de médecine légale* et nous pensons, qu'en présence des ravages croissants de la morphinomanie, le législateur sera obligé de prendre des mesures et de proscrire d'une façon absolue la vente de la morphine sans qu'une nouvelle ordonnance ait indiqué chaque fois la dose nécessaire.

Associations entre médecins et pharmaciens. — La nouvelle loi sur l'exercice de la médecine prohibe ces associations déjà condamnées par la législation. On en jugera par cet arrêt de la Cour de Paris (31 mai 1866) :

« Considérant qu'il est constant que l'appelant et l'intimé s'étaient associés ensemble en se chargeant réciproquement, l'un, de tenir dans une dépendance de l'officine un cabinet de consultations gratuites ; l'autre, d'exécuter les ordonnances afin de partager entre eux les profits à tirer de la vente des médicaments ; que par cette convention, ils ne manquaient pas seulement tous les deux aux règles et aux devoirs de leur profession ; le médecin en faisant commerce de son art et en se créant un intérêt à prescrire des remèdes superflus ; le pharmacien en se prêtant à cette spéculation abusive, et en privant les malades du seul contrôle qui puisse prévenir le danger des préparations médicinales infidèles ou défectueuses ; mais encore que cette association était viciée dans son principe même puisqu'elle reposait sur une combinaison frauduleuse destinée à tromper le public par l'appât de consultations gratuites en apparence, et rétribuées en réalité ; qu'il n'y a donc eu là qu'un pacte illicite, radicalement nul, et qui ne saurait servir de fondement à une action en liquidation et partage des bénéfices auxquels il a donné lieu ; considérant d'ailleurs que les opérations de la société de fait ont été liquidées à des époques successives... »

§ 1. — Des obligations imposées aux pharmaciens.

D'après l'exposé de la législation (voir la nouvelle loi) les obligations principales imposées aux pharmaciens en échange du privilège que leur confère la loi sont les suivantes :

1° Ils ne peuvent délivrer des médicaments que sur l'ordonnance d'un médecin et ne peuvent modifier cette ordonnance.

2° Ils doivent se conformer, pour la préparation des remèdes magistraux, aux formules insérées et décrites dans le Codex.

3° Ils ne peuvent faire, dans les mêmes lieux ou officines, aucun autre commerce que celui des drogues ou des préparations officinales.

Les médicaments ne doivent être délivrés que sur l'ordonnance du médecin ? — Cet article n'a pas besoin de commentaires. Délivrer un médicament à quiconque en fait la demande sans savoir s'il convient ou non au malade, c'est commettre une imprudence que la loi ne saurait tolérer. Cette interdiction s'applique à la fois aux médicaments magistraux et officinaux.

Le pharmacien ne doit jamais modifier l'ordonnance du médecin. S'il remarque quelque inadvertance qui puisse compromettre la santé du malade, ou si l'ordonnance lui paraît n'être pas conforme aux règles de l'art de formuler, il devra soigneusement éviter que la personne qui la lui remet s'aperçoive de son embarras, réclamer assez de temps pour la préparer, et, dans cet intervalle, consulter l'auteur de la formule et lui demander les éclaircissements nécessaires. « Il devra surtout, dit Bouchardat, se garder de faire, sous aucun prétexte, aucun changement ou substitution sans l'agrément du médecin, quelle que soit l'analogie de la substance substituée ; son premier et son plus impérieux devoir est la plus scrupuleuse exactitude, même pour les choses qui lui paraissent les plus insignifiantes. »

Les préparations pharmaceutiques peuvent-elles être brevetées ? — Aucun médicament ne peut être aujourd'hui l'objet d'un brevet ; la loi du 5 juillet 1844 le défend formellement.

ART. 3. — Ne sont pas susceptibles d'être brevetés les compositions pharmaceutiques ou remèdes de toute espèce ; lesdits objets demeurent soumis aux lois et règlements spéciaux sur la matière et notamment au décret du 18 août 1810, relatif aux remèdes secrets.

Cette prohibition s'étend également aux médicaments employés dans l'art vétérinaire. Elle ne s'applique pas aux substances alimentaires et aux cosmétiques. Les Tribunaux ont donc souvent à distinguer, pour l'application de la loi, s'il s'agit ou non d'un remède.

Il a été décidé par le tribunal de la Seine (13 avril 1838, 15 février 1860), qu'une composition uniquement destinée à servir d'enveloppe aux médicaments et à en masquer la saveur (capsules, enveloppes gélatineuses, etc.), pouvait être l'objet d'un brevet même au profit d'un individu non pharmacien.

Mais si le pharmacien n'a pas le droit de prendre un brevet pour un médicament, il peut, aux termes de la loi du 23 juin 1857, revendiquer la propriété exclusive des marques de fabrique dont il aura fait le dépôt au tribunal de commerce. Lorsqu'il a adopté pour ses produits une étiquette ou un flacon spécial, il peut poursuivre pour contrefaçon quiconque aura imité la forme, la couleur de l'étiquette ou du flacon.

Le nom donné par le premier préparateur à une nouvelle préparation pharmaceutique lui appartient exclusivement, à moins que ce nom ne soit un terme générique nécessaire pour la désignation du produit. Tous les pharmaciens ont évidemment le droit de préparer et de vendre le nouveau produit pharmaceutique, mais ils ne peuvent le livrer au commerce sous le nom dont l'inventeur s'est réservé la propriété.

Les remèdes magistraux doivent être préparés conformément aux formules du Codex. — Il arrive souvent que les médecins ne formulent pas les médicaments magistraux et se contentent de les indiquer sur leurs ordonnances par le nom sous lequel ils sont désignés au Codex. On conçoit donc qu'il est important que ces médicaments soient toujours préparés selon la même formule. Un décret du 5 décembre 1866 a décidé que le nouveau Codex (édition de 1884) serait obligatoire et que tous les pharmaciens seraient tenus d'en avoir chez eux un exemplaire et de s'y conformer.

Le même inconvénient, qui maintient en vigueur l'arrêt de 1748, fait appliquer une amende de 500 francs aux pharmaciens qui ne se conformeraient pas à cette troisième obligation.

Les pharmaciens ne doivent pas exercer d'autre commerce dans les mêmes lieux. — Les pharmaciens ne peuvent exercer dans leur officine d'autre commerce que celui des drogues et des préparations médicinales, mais il est permis d'avoir deux magasins, l'un pour la pharmacie, l'autre pour un autre commerce. Ils doivent, dans ce cas, se soumettre aux obligations et aux impôts qui se rattachent à chaque commerce.

§ 2. — De l'exercice illégal de la pharmacie.

La nouvelle loi sur l'exercice de la pharmacie règle toutes les questions se rattachant à l'exercice illégal.

Les pharmaciens ont seuls le droit de vendre les médicaments, mais comme il existe certaines substances qui ne sont pas exclusivement destinées à l'art pharmaceutique, on ne peut empêcher les autres commerçants de les vendre également. La loi a prévu ce cas et interdit aux épiciers et droguistes la vente soit en gros, soit en détail, des médicaments composés, et leur a également interdit la vente des drogues simples *au poids médicinal.*

En défendant la vente au poids médicinal, la loi n'a pas entendu proscrire seulement les ventes aux poids indiqués dans les formulaires, mais toutes les ventes en détail des drogues simples et préparations médicamenteuses. Ainsi l'épicier qui vend au détail du quinquina, de l'huile de foie de morue, etc., se rend coupable d'exercice illégal de la pharmacie et est passible d'une amende.

Nous avons vu (page 661) dans quelles circonstances le médecin pouvait légalement vendre des médicaments.

L'*herboriste* doit se borner à vendre les plantes médicinales indigènes et les parties usuelles de ces plantes ; il lui est interdit de vendre des plantes exotiques et toute préparation pharmaceutique, même les plus simples (tisanes, emplâtres, etc.) ; on sait qu'il existe sur ce point une tolérance regrettable.

Les *vétérinaires* ont-ils le droit de vendre des préparations et des médicaments relatifs à la pratique spéciale de leur art ? C'est là une question controversée. On sait que la pratique de l'art vétérinaire est libre et qu'on peut exercer la médecine des animaux sans diplôme. Il semblerait en résulter que les vétérinaires peuvent préparer eux-mêmes et administrer les médicaments destinés aux animaux. Un jugement rendu en 1839 en faveur d'un vétérinaire d'Arpajon admet en fait ce principe.

Exercice de la pharmacie par les vétérinaires. — La Société de médecine légale, consultée sur cette question par M. le D<r> Descoust (1), a émis l'opinion que les vétérinaires peuvent avoir chez eux des préparations pharmaceutiques, mais qu'ils ne peuvent les vendre ni les employer. Il existe un jugement qui leur donne cependant le droit d'avoir chez eux et de distribuer à leurs clients les substances médicamenteuses à l'exception des poisons qui figurent dans le tableau que nous avons reproduit plus haut.

On voit d'après ce que nous venons de dire, que la question de l'exercice de la pharmacie par les médecins vétérinaires n'est pas encore résolue. Il nous paraît cependant rationnel d'admettre que les vétérinaires doivent-être considérés à cet égard comme les médecins, c'est-à-dire qu'ils ne peuvent exercer la pharmacie dans les communes où il existe des pharmaciens.

1. Séance du 4 avril 1881.

CHAPITRE III

DES MÉDECINS DANS LEURS RAPPORTS AVEC LA JUSTICE. RÉ-
QUISITIONS. CERTIFICATS. RAPPORTS. CONSULTATIONS.

Nous allons, dans ce chapitre, examiner les questions qui se
rattachent à la réquisition et aux expertises médico-légales.
Nous parlerons ensuite des certificats, des consultations et
des rapports,

§ 1er. — De la réquisition des médecins.

La réquisition est l'invitation adressée au médecin, par une
autorité compétente, de faire un acte de sa profession (Tourdes). Elle est *judiciaire* ou *administrative* : dans le premier cas,
elle a pour but d'éclairer la justice dans les affaires criminelles ; dans le second cas, elle assure aux populations les secours de l'art.

Les dispositions légales sur lesquelles est fondée le droit
de réquisition se trouvent contenues dans les articles suivants :

Code d'instruction criminelle. — ART. 43. — « Le procureur de la République
se fera accompagner, au besoin, d'une ou de deux personnes *présumées par leur
art ou profession* capables d'apprécier la nature et la circonstance du crime ou du
délit. »

ART. 44. — « S'il s'agit d'une mort violente ou d'une mort dont la cause soit
inconnue ou suspecte, le procureur de la République *se fera assister d'un ou de
deux officiers de santé* qui feront leur rapport sur les causes de la mort et sur l'é-
tat du cadavre.

« Les personnes appelées dans le cas du présent article ou de l'article précédent
prêteront devant le procureur de la République le *serment de faire leur rapport
et de donner leur avis*, en leur honneur et conscience ».

ART. 47. — « Hors les cas énoncés dans les articles 32 et 46, le procureur de la République, instruit, soit par une dénonciation soit par toute autre voie, qu'il a été commis dans son arrondissement un crime ou un délit, ou qu'une personne qui en est prévenue se trouve dans son arrondissement, il sera tenu de requérir le juge d'instruction, d'ordonner qu'il en soit informé, même de se transporter, s'il est besoin, sur les lieux, à l'effet d'y dresser tous les procès-verbaux nécessaires ».

ART. 80. — « Toute personne citée pour être entendue en *témoignage* sera tenue de comparaître et de satisfaire à la citation, sinon elle pourra y être contrainte par le juge d'instruction qui, à cet effet, sur les conclusions du procureur de la République, sans autre formalité, ni délai, sans appel, prononcera une amende qui n'excédera pas 100 francs, et pourra ordonner que la personne citée sera contrainte par corps à venir donner son témoignage ».

ART. 269. — « Le président des assises pourra, dans le cours des débats, appeler, même par mandat d'amener, et entendre toutes personnes, ou se faire apporter toutes nouvelles pièces qui lui paraîtraient, d'après les nouveaux développement donnés à l'audience, soit par les accusés, soit par les témoins, pouvoir répandre un jour utile sur le fait contesté ».

Code pénal. — ART. 475. — « Seront punis d'amende, depuis 6 francs jusqu'à 10 francs inclusivement... § 12, ceux qui, le pouvant, auront refusé ou négligé de faire les travaux, le service, ou de prêter *le secours dont ils auront été requis*, dans les circonstances d'*accidents*, tumulte, naufrage, inondation, incendie, ou *autres calamités*, ainsi que dans les cas de brigandages, pillages, *flagrant délit*, clameur publique ou *d'exécution judiciaire* ».

ART. 478. — « La peine de l'emprisonnement, pendant cinq jours au plus, sera toujours prononcée, en cas de récidive, contre toutes les personnes mentionnées dans l'article 475 ».

ART. 236. — « Les *témoins* et jurés qui auront allégué une excuse reconnue fausse seront condamnés, outre les amendes prononcées pour la non-comparution, à un emprisonnement de six jours à deux mois ».

Loi du 3 mars 1882 sur la police sanitaire. — ART. 13. — « Sera puni d'un emprisonnement de quinze jours à trois mois et d'une amende de 50 francs à 500 fr. tout individu qui, n'étant dans aucun des cas prévus par l'article précédent, *aurait refusé d'obéir à des réquisitions d'urgence pour un service sanitaire* ou qui, ayant connaissance d'une maladie pestilentielle, aurait négligé d'en informer qui de droit ».

« Si le prévenu de l'un ou de l'autre de ces délits est *médecin,* il sera, en outre puni d'une interdiction d'un à cinq ans ».

Quelles sont les autorités qui ont le droit de requérir le médecin ? — C'est le juge d'instruction qui requiert le médecin dans les cas ordinaires. Lorsqu'il y a urgence ou flagrant délit, le procureur de la République et ses auxiliaires, c'est-à-dire le juge de paix, le commissaire de police, le brigadier de gendarmerie, le maire ou son adjoint peuvent réquisitionner. Le président d'une cour d'assises est investi du même droit en vertu de son pouvoir discrétionnaire (Code d'instruction criminelle, article 269). Un président de tribunal ou de cour peut également requérir en matière civile. Il en est de même des Préfets, qui ont le droit de faire tous les actes nécessaires à la constatation des crimes et des délits.

Qualités du médecin requis. — On s'est demandé si l'officier de santé pouvait être requis au même titre que le docteur en médecine. La réponse ne saurait être douteuse ; la loi ne tient aucun compte de la hiérarchie des titres, et par officier de santé, elle entend tout individu apte à donner des soins en cas de maladie et à éclairer la justice. L'article 43 du Code d'instruction criminelle est du reste fort explicite, puisqu'il dit que « le procureur de la République se fera accompagner au besoin d'une ou de deux personnes *présumées, par leur art ou profession*, capables d'apprécier la circonstance du crime ou délit. »

La loi n'établit aucune distinction entre les pharmaciens de première ou de seconde classe.

Il a été décidé que le médecin étranger reçu en France selon les formes légales pouvait être requis.

Le médecin est-il tenu d'obéir aux réquisitions de la justice ? — Aucune loi spéciale n'oblige le médecin à obtempérer à la réquisition, et cependant des condamnations ont été prononcées (1). On s'est basé sur les articles 80 et 475 du Code pénal. Le premier de ces articles s'applique aux témoins, qui peuvent être contraints par corps et condamnés à une amende s'ils refusent leur concours. Mais le médecin expert ne saurait être assimilé à un témoin. Le témoin sait d'une façon certaine les choses dont il doit témoigner, tandis que le médecin est simplement appelé pour apprécier et examiner certains faits qu'il ne connaissait pas.

Le second article (475) punit d'une amende de 5 à 10 francs les individus qui, le pouvant, auront refusé leur concours dans des circonstances accidentelles (naufrage, inondation, incendie, pillage, etc.) ; mais l'assistance judiciaire qu'on demande au médecin ne saurait être considérée comme se rattachan

______

(1) Tribunal correctionnel de Rodez, 22 nov. 1889.

à une circonstance accidentelle. L'homme de l'art peut du reste refuser son mandat en prétextant son incompétence ou en s'appuyant sur le fait que le nombre des médecins n'est pas limité et que la justice peut trouver ailleurs les renseignements dont elle a besoin.

Le service obligatoire du médecin ne peut inspirer aucune confiance. « Il suffit d'ailleurs d'aller au fond des choses, dit Dechambre, pour comprendre que la profession médicale en particulier proteste contre l'application de l'article qui rendrait la réquisition obligatoire. OEuvre de pure intelligence, œuvre occulte et échappant à l'appréciation du public, œuvre qui dégage la responsabilité personnelle, la pratique du médecin n'est possible et ne se comprend qu'à la condition de rester libre. »

Il est bien évident qu'il ne s'agit là que d'une question de principe. Le médecin doit à sa dignité d'accepter une mission d'expert toutes les fois qu'elle peut faciliter l'action de la justice ; mais, hors le cas d'urgence, il peut décliner cet honneur.

La nouvelle loi sur l'exercice de la médecine en présence de l'indécision des textes anciens précise du reste les obligations du médecin à cet égard et dit formellement : « tout docteur en médecine est tenu de déférer aux réquisitions de la justice».

Formes de la réquisition. — Serment. — D'après M. Tourdes, à qui nous empruntons les détails qui suivent, le moment et la forme de la réquisition peuvent varier.

Le médecin est appelé, le plus souvent, dès que les soupçons s'élèvent et que le crime se découvre ; d'autres fois, c'est pendant le cours de l'instruction qu'il doit procéder à de nouvelles recherches ; il peut encore être requis pendant les débats pour interpréter les faits de la cause, en tout ce qui est du ressort des sciences médicales.

La réquisition peut être verbale au moment du flagrant délit ; mais elle est le plus souvent écrite. Dans les cas ordinaires, le médecin est mandé auprès du juge d'instruction par une simple lettre, par un avertissement, sans citation, conformément à une instruction sur l'article 16 du décret du 18 juin 1811. Il est invité à se présenter pour prêter serment en qualité d'expert, aux fins d'une opération dont il lui sera donné connaissance. *Une ordonnance* le commet ensuite aux opérations dont elle énonce le détail.

Le procès-verbal de prestation de serment, préalable à l'opération, constate que le médecin *a accepté la mission* qui lui est confiée, et a, en conséquence, prêté serment aux termes de l'article 44 du Code d'instruction criminelle, de faire son rapport et de donner son avis en honneur et conscience. La prestation de serment est une formalité essentielle, sans laquelle le rapport n'aurait plus que la valeur d'un simple renseignement ; il doit précéder l'opération ; dans l'esprit de la loi, son influence s'exerce sur les opérations elles-mêmes. Le serment de témoin ne peut remplacer celui d'expert ; mais le serment d'expert, une fois prêté, donne un caractère légal à toutes les vérifications de même nature auxquelles il procède dans la même cause. La formule du serment n'est pas sacramentelle ; il peut être prêté en termes équivalents ; la mention que l'expert a prêté le serment *voulu par la loi* a été reconnue comme suffisante.

Conduite de l'expertise. — Après avoir accepté la mission qui lui était confiée par la justice et prêté le serment voulu, le médecin se transporte immédiatement sur les lieux du crime et procède, soit à l'autopsie, soit à l'examen du blessé, soit enfin à l'examen de l'individu inculpé, en se conformant aux règles que nous avons indiquées dans le cours de cet ouvrage.

Le médecin doit toujours se renfermer dans le cadre de sa mission. Il n'est pas nécessaire de dire que, dans les cas d'urgence, il donne les soins qu'il croit utiles. S'il s'agit d'un cadavre, il constatera l'état extérieur et le fera transporter dans un lieu convenable pour l'autopsie, qu'il ne pratiquera du reste que lorsqu'il aura reçu les indications du magistrat (voyez page 226, *Levée du cadavre*).

Legrand du Saulle donne les conseils qui suivent aux médecins chargés d'une expertise médico-légale.

« Avons-nous besoin de dire que si, dans le cours de l'opération, le médecin éprouve un doute, il doit se faire un devoir de mettre de côté tout amour-propre et d'appeler des hommes plus compétents que lui sur la matière spéciale qui fait l'objet de l'expertise ?

« Faut-il faire observer qu'il est important de ne pas permettre aux étrangers d'entrer dans la salle où se fait l'expertise, parce qu'il pourrait se rencontrer parmi eux des individus ayant intérêt à altérer ou à détruire le corps du délit, à faire disparaître des pièces à conviction ? Doit-on ajouter que si le médecin a besoin d'avoir avec lui des *aides*, il s'adressera à des hommes dont l'intelligence et l'honnêteté sont reconnues, mais que, malgré la présence de ces aides, il doit tout rechercher, tout voir par lui-même ?

« Est-il nécessaire enfin de faire remarquer que les médecins qui opèrent ne doivent se communiquer leur impression que lorsqu'ils sont seuls, car l'examen du corps du délit démontre souvent que les premières impressions n'étaient pas fondées, et qu'il faut dans l'intérêt de la justice et de la vérité, admettre d'autres conclusions que celles qu'elles autorisaient d'abord ? Quelle opinion aurait, en effet, un magistrat présent à l'expertise d'un médecin qui, interprétant une autopsie dès le début et s'expliquant à haute voix sur les faits observés, serait amené à émettre deux ou trois opinions différentes et successives sur le point soumis à son appréciation ? Quelle idée se ferait-il d'une science qui prête à des interprétations si variées ? Le juge d'instruction a le droit d'assister à l'expertise, car aucun texte ne le lui défend. Il exerce une sorte de surveillance sur la forme extérieure de l'expertise, et il précise les questions que le médecin doit étudier dans l'intérêt de la cause. Mais le médecin doit se rappeler qu'il est indépendant, que dans une certaine mesure il est juge lui-même, et que, par conséquent, s'il doit s'enquérir auprès du juge d'instruction de la nature et de la limite de sa mission, il ne doit interroger que ses connaissances et sa conscience pour la solution des questions qui lui sont posées. S'il suivait la voie que le juge d'instruction prétendrait lui imposer, il oublierait sa mission, il égarerait la justice, au lieu de l'éclairer. Le médecin doit la vérité à la justice, mais cette vérité, il doit la faire connaître comme elle s'est présentée à lui-même, avec ses obscurités et ses doutes, si les résultats qu'il a obtenus lui paraissent incertains et peu concluants. Son intervention n'est utile qu'autant qu'il exprime courageusement les seules données de la science.

§ 2. — Des certificats.

LÉGISLATION. — *Code civil.* — ART. 434. — Tout individu atteint d'une infirmité grave et dûment justifiée est dispensé de la tutelle ; il pourra même s'en faire décharger si cette infirmité est survenue depuis sa nomination.

Code d'instruction criminelle. — ART. 396. — Tout juré qui ne sera pas rendu à son poste sur la citation qui lui aura été notifiée sera condamné par la cour d'assises à une amende.

ART. 397. — Seront exceptés ceux qui justifieront qu'ils étaient dans l'impossibilité de se rendre au jour indiqué...

ART. 80. — Toute personne citée pour être entendue en témoignage sera tenue de comparaître et de satisfaire à la citation...

ART. 81. — Le témoin ainsi condamné à l'amende sur le premier défaut, et qui sur la seconde citation produira devant le juge d'instruction des *excuses légitimes,* pourra, sur les conclusions du procureur du roi, être déchargé de l'amende.

Code de procédure civile. — ART. 265. — Si le témoin justifie qu'il n'a pu se présenter au jour indiqué, le juge-commissaire le déchargera, après sa déposition, de l'amende et des frais de réassignation.

Code pénal. — ART. 160. — Tout médecin, chirurgien ou autre officier de santé qui, pour favoriser quelqu'un, certifiera faussement des maladies ou infirmités propres à dispenser d'un service public, sera puni d'un emprisonnement de deux à cinq ans ; et s'il y a été mû par dons ou promesses, il sera puni du bannissement ; les corrupteurs seront, en ce cas, punis de la même peine.

Code d'instruction criminelle. — ART. 86. — Si le témoin auprès duquel le juge se sera transporté n'était pas dans l'impossibilité de comparaître sur la citation qui lui aurait été donnée, le juge décernera un mandat de dépôt contre le témoin et l'officier de santé qui aura délivré le certificat ci-dessus mentionné. La peine portée en pareil cas sera prononcée par le juge d'instruction du même lieu et sur la réquisition du procureur du roi, en la forme prescrite par l'article 80.

Le certificat est un acte officieux relatant des constatations faites sur une personne ; ce n'est que l'attestation d'un fait ; il ne suppose aucune mission et n'entraîne pas la prestation de serment.

Comme on peut en juger par les articles de loi que nous venons de rapporter, le certificat, quoique n'étant pas un acte officiel, n'en a pas moins une certaine importance médico-légale.

Le médecin doit être aussi sobre que possible de certificats ; il doit surtout se garder de céder à des considérations d'amitié ou de rapports sociaux dans la délivrance de ces pièces, et ne pas oublier que sa complaisance peut être pour lui la source des plus graves inconvénients.

Le certificat doit être rédigé d'une manière très simple. Il doit contenir les nom, prénoms, profession et demeure de celui qui le demande ; l'énumération des maladies, le degré de gravité qu'elles présentent et l'incapacité qu'elles occasionnent ; et enfin l'indication du jour et du lieu où le certificat est délivré.

Timbre des certificats délivrés par les médecins. — Une décision du ministre des finances du 10 mars 1874 a établi que l'obligation du timbre pour certaines catégories d'actes écrits (médicaux ou non), obligation très étendue aujourd'hui par suite des nécessités actuelles du budget, serait réglée conformément aux dispositions de la loi du 13 brumaire, an VII. Ces dispositions, très explicites, très claires, ne laissent guère prise au doute pour la généralité des cas ; elles visent tous actes, écritures, extraits, copies et expéditions, *soit publics*, *soit privés*, devant ou pouvant faire titre ou être produits pour obligation, décharge, justification, demande ou défense. Cependant, en passant plus largement du domaine des administrations publiques et des offices publics dans celui des actes privés, elles avaient donné lieu à quelques difficultés d'interprétation, surtout en ce qui concerne les certificats de médecins, dont la nature est si diverse ; et nous savons pertinemment qu'à Paris le nombre des actions intentées de ce chef par le fisc contre les médecins a été, dans ces dernières années, très considérable.

C'est pour lever ces difficultés dans l'intérêt de la profession que la *Société locale de prévoyance et de secours mutuels de Melun* a pris des informations précises auprès de l'administration du timbre et de l'enregistrement ; et c'est en vertu de ces renseignements que la Société a dressé la liste de tous les certificats qu'on peut demander à un médecin, en plaçant en regard de chaque nature de certificat les indications relatives à la question du timbre.

1° Certificat aux nourrices pour obtenir un nourrisson. — Cette pièce ne paraît être exempte du timbre qu'autant qu'elle est délivrée à des nourrices destinées à des enfants assistés. (Déc. fin. du 25 février 1841, *Journal de l'enregistrement*, n° 12687-2.)

2° Certificat de vaccine. — *Exempt.*

3° Certificat de naissance ou de décès. — *Exempt.*

4° Certificat ou rapport médical pour coups, blessures ou meurtre, sur réquisition de M. le maire, ou de M. le juge de paix, ou de M. le juge d'instruction, ou de M. le procureur de la République, ou de M. le commissaire de police. — *Exempt.*

5° Certificat sur réquisition de M. le maire pour constater le décès d'une personne trouvée sur la voie publique par suite de maladie, d'accident, de meurtre ou de suicide. — Les certificats et rapports donnés par les médecins, sur la réquisition de l'autorité judiciaire ou de la force armée, sont *exempts* du timbre comme rentrant dans la catégorie des actes de police générale et de vindicte publique. Il importe peu que ces certificats soient provoqués par un particulier, si le particulier s'est muni au préalable d'une réquisition de l'une des autorités chargées de concourir à la répression des crimes et délits. (Décision fin. du 10 mars 1874.)

6° Certificat pour les aliénés. — Il y a une distinction à établir. Le certificat délivré par le médecin d'une maison d'aliénés au sujet de l'état d'un malade est *exempt* du timbre, s'il a un caractère purement administratif et ne doit servir que dans l'intérieur de l'asile.

Il est, au contraire, *sujet* au timbre dès qu'il est délivré à des particuliers ou qu'il est employé dans un intérêt privé. (Sol. 17 novembre 1864.)

7° Certificat de santé pour les Compagnies d'assurances sur la vie. — *Soumis au timbre.*

8° Certificat de décès pour les Compagnies d'assurances sur la vie. — *Soumis au timbre.*

9° Certificat de maladie ou d'infirmités à l'époque de la révision. — *Soumis au timbre.*

10° Certificat de maladie dans le cas d'impossibilité de se présenter lors du tirage au sort ou de la révision. — *Soumis au timbre.*

11° Certificat pour obtenir une prolongation de congé de convalescence (militaire ou civil). — *Soumis au timbre.*

12° Certificat de maladie délivré à un militaire ou à un ecclésiastique pour obtenir une saison aux eaux thermales. — *Soumis au timbre.*

13° Certificat d'infirmités pour obtenir une retraite avant l'âge voulu (prêtres, instituteurs, employés des postes, des ponts et chaussées, etc.). — *Soumis au timbre.*

14° Certificat d'aptitude pour obtenir l'admission dans certaines écoles ou administrations de l'État. — *Soumis au timbre.*

15° Certificat de maladie pour obtenir une indemnité pour

traitement médical des administrations ou des Sociétés de secours mutuels (instituteurs, ponts et chaussées, Sociétés de patronages, etc.). — *Exempt si le certificat du médecin est rédigé à la suite d'un certificat d'indigence.*

16° Certificat de maladie ou d'infirmité pour admission dans les hôpitaux ou hospices de vieillesse. — *Exempt.*

17° Certificat d'infirmités pour secours mutuels du département en cas d'indigence. — *Exempt.*

18° Certificat de maladie pour être dispensé de faire acte de présence en cas d'arbitrage, de juré ou de témoignage devant les tribunaux. — *Soumis au timbre.*

19° Certificat demandé par une veuve d'employé à l'effet d'obtenir une pension de l'administration. — *Soumis au timbre.*

Remarque importante. — Un médecin n'est pas passible d'amende quand un certificat non timbré, délivré administrativement et avec mention de la destination, est plus tard produit en justice.

Les médecins agiront donc prudemment en indiquant la destination de tout certificat délivré sur papier non timbré.

§ 3. — **Des rapports**.

Le rapport est un acte officiel rédigé sur la réquisition de l'autorité et après serment.

Il diffère du certificat parce que tous les médecins n'ont pas qualité pour le faire : il faut toujours une délégation judiciaire pour rapporter. Le certificat n'a qu'une importance secondaire aux yeux de la justice, tandis que le rapport est considéré par les magistrats comme un jugement porté sur les faits qu'ils ne peuvent apprécier.

On distingue les *rapports judiciaires* et les *rapports administratifs*. Les premiers ont pour but d'éclairer la justice dans les affaires criminelles ; les seconds se rapportent généralement à des questions d'hygiène et de salubrité publique.

Il y a encore les *rapports d'estimation*, qui ont pour objet de décider si les honoraires réclamés par un médecin ou les notes d'un pharmacien ne sont pas susceptibles de réduction.

Sous la dénomination de *rapports officieux*, Devergie désigne ceux que tout médecin ou chirurgien doit adresser à la justice lorsqu'il a été appelé à donner des soins à une personne dont la maladie ou les blessures lui paraissent être le résultat d'un crime ou d'un délit. L'article 30 du Code d'instruction criminelle est en effet très explicite sur ce point.

Toute personne qui aura été témoin d'un attentat contre la sûreté publique, soit contre la vie ou la propriété d'un individu, sera pareillement tenue d'en donner avis au procureur de la République soit du lieu du crime ou délit, soit du lieu où le prévenu pourra être trouvé.

Devergie fait justement remarquer qu'aucune sanction pénale n'est attachée à cet article, et que son exécution est soumise dans bien des cas à l'appréciation consciencieuse que fait des circonstances le médecin qui se trouve dans cette situation.

Forme du rapport. — Un rapport se compose en général de quatre parties : 1º le *protocole* ou formule d'usage ; 2º l'*exposition* ou description des faits ; 3º la *discussion* ou le raisonnement ; 4º les *conclusions*.

Le *protocole* contient généralement cinq parties : *a*, désignation du médecin rapporteur, avec titres et qualités, indication de la demeure ; *b*, indication et nature de la réquisition ; *c*, la date comprenant le jour, l'heure et le lieu ; *d*, l'indication du serment prêté ; *e*, l'indication des personnes présentes et surtout du magistrat commis pour assister à l'expertise.

L'*exposition* comprend tout ce que l'expert a observé (*quod visum et repertum*).

Dans la discussion l'expert insiste sur les points qui lui paraissent avoir de l'importance ; il s'efforce d'établir par des caractères précis la nature des faits observés.

Les *conclusions* qui résument l'ensemble du rapport doivent être aussi claires et aussi courtes que possible.

« La rédaction d'un rapport, dit Devergie, doit être claire, concise ; les phrases courtes, exprimant en général un seul fait. Il faut, autant que possible, éviter les termes techniques, afin de se faire comprendre de tout le monde. Lorsque la dénomination est trop vulgaire, et qu'elle peut faire taxer le médecin d'ignorance des termes de son art, on doit employer l'expression technique et placer la signification qu'elle représente entre deux parenthèses. Tous les faits qui conduiront à des conséquences, sous le rapport de la conclusion, seront annotés par un numéro d'ordre, de manière à pouvoir s'appuyer sur chacun d'eux. Cette méthode ne doit pas être nécessairement suivie, mais lorsqu'elle est employée avec succès, elle dénote un esprit méthodique et éclairé. Il ne faudra donc pas l'adopter lorsque l'on ne sera pas certain d'interpréter rigoureusement tous les faits en particulier. Voici quelles pourraient être les conséquences d'une interprétation vicieuse : tout rapport, quelque simple qu'il soit, peut être par la suite l'objet de commentaires de la part de nouveaux experts, soit dans le cabinet, soit devant le tribunal. Des consultations médico-légales peuvent être demandées à l'occasion de ce rapport ; et si l'interprétation des faits n'est pas rigoureuse, on ne manque jamais, par devoir ou par amour-propre, d'en relever l'inexactitude.

« Quant à la conclusion, elle ne saurait être que la conséquence rigoureuse de *chacun* des faits, *suivant les uns* ; ou l'expression de la *conviction morale* du médecin, *suivant les autres*. La manière de voir des premiers nous paraît trop exclusive. D'après elle, il faudrait prendre les faits *isolément,* les peser à leur juste valeur, et voir ce qu'ils prouvent. Eh bien, il arrive souvent que sur vingt faits isolés on n'en trouve pas un qui puisse devenir à lui seul *une preuve* de crime ; mais si l'on vient à grouper ces faits, on acquiert un ensemble de présomptions tellement graves, qu'elles équivalent à une preuve, ou au moins qu'elles suffisent pour établir une conviction ».

Nous donnons plus loin quelques rapports sur des faits de médecine légale qui pourront servir de modèles (voy. page 687 et suivantes) :

§ 4. — **Des consultations**.

La consultation médico-légale est un mémoire dressé pour apprécier, contrôler et quelquefois contredire les rapports officiels présentés à la justice par les experts.

La consultation peut être présentée par la défense ou demandée par le ministère public.

Dans le premier cas, elle n'est pas assimilée à la déclaration écrite d'un témoin, et la Cour ne peut empêcher le défenseur d'en donner lecture.

Dans le second cas, plusieurs médecins sont ordinairement consultés, à la fois, comme dans le cas d'un simple rapport; ils sont convoqués par un magistrat et réunis auprès de lui pour requérir et recevoir leur acceptation, ainsi que pour prêter serment. On met alors à leur disposition les différents rapports déjà présentés et toutes les pièces de l'instruction qui peuvent éclairer leur opinion.

La consultation doit être rédigée sur le même modèle que le rapport, mais les faits doivent y être exposés avec plus d'étendue. Le médecin ne doit rien négliger pour rendre ce document aussi complet que possible. Les faits peuvent être discutés et accompagnés de tous les commentaires et de tous les raisonnements jugés convenables. Le médecin appelé à rédiger une consultation peut entourer son opinion de tous les développements nécessaires et puiser des observations et des faits dans les auteurs qui ont traité de la même matière.

§ 5. — **Des honoraires dus aux médecins experts**.

Le tarif de ces honoraires a été fixé par un décret du 18 juin 1808 modifié par un autre décret du 7 avril 1813, et par une ordonnance du 28 novembre 1838.

Les indemnités accordées aux médecins experts sont dérisoires ainsi qu'on pourra en juger par le tableau que nous reproduisons plus loin. Ils seront prochainement établis sur une base plus équitable.

Le tableau suivant indique la forme à suivre dans la rédaction des mémoires que le médecin *habituellement employé* par la justice doit présenter (voy. page 684).

Expertises chimiques. — Elles demandent en général un temps considérable et nécessitent par conséquent plusieurs vacations.

Chaque vacation est considérée comme étant de trois heures, et l'expert, ne peut en compter plus de trois dans la journée: deux de jour et une de nuit. Pour compter une vacation de nuit, il faut en compter deux de jour, car celle de nuit est considérée comme nécessitée par l'achèvement indispensable d'un travail commencé dans la journée.

La somme allouée étant de 5 francs par vacation, l'expert ne peut donc réclamer plus de 17 fr. 50 c. par jour.

Le tribunal ne tenant pas compte des dépenses nécessitées par l'achat des appareils neufs de chimie et des réactifs absolument purs, l'expert est généralement autorisé à compter en plus un certain nombre de vacations pour s'indemniser des sommes qu'il a déboursées.

FRAIS DE JUSTICE
CRIMINELLE
Janvier 189..
—
X..... MÉDECIN.

Mémoire des honoraires dus à X..., docteur en médecine domicilié à . . . . . , canton de . . . . . , arrondissement de . . . . . pendant le mois de janvier 189 .

N° D'ORDRE	DATES des OPÉRATIONS.	ESPÈCES des CRIMES OU DÉLITS.	AUTORITÉ REQUÉRANTE.	OBJET DES OPÉRATIONS	NOMBRE DE			
					VISITES.	OPÉRATIONS plus difficiles que la simple visite	MYRIAMÈTRES PARCOURUS	JOURS de séjour.
1	5 janvier..........	Empoisonnement (affaire A....)	M. le procureur de la République.	Ouverture du cadavre de A..., présumé avoir avoir été empoisonné....................	1	1	»	»
2	8 Id...........	Id. (affaire B....)	Id.	Visite et rapport sur l'état de ce cadavre......	1	»	»	»
3	12 Id...........	Id. (affaire C....)	Id.	Parcouru pour cette opération 40 kilomètres, savoir : 20 pour me transporter à........., et 20 pour le retour, de plus, deux jours de séjour........................	»	»	2	2
4	20 Id...........	Blessure (affaire D....).......	M. le commissaire de police.	Visite de D. blessé par N..................	1	»	»	»
				Nota. — Si l'on avait fourni les médicaments, on inscrirait ici la note.				
				Totaux..........	3	1	4	2

RÉCAPITULATION	NOMBRE	PRIX	MONTANT
		fr. c.	fr. c.
Visites...	3	3	9 »
Opérations plus difficiles......................	1	5	5 »
Myriamètres parcourus..........................	4	2 50	10 »
Jours de séjour................................	2	2	4 »
Médicaments fournis suivant la note ci-dessus........	....	....	2 50
			30 50

ARTICLES DE RÈGLEMENT	TAXE DU JUGE	OBSERVATIONS
17 n° 1	fr. c.	Le juge doit remplir la dernière colonne, même lorsqu'il n'y a aucune réduction à faire.
17 n° 2	9 »	Il doit indiquer ici les articles du mémoire sur lesquels porteraient des réductions, et les motifs de ces réductions.
91 n° 1	5 »	
96 n° 1	10 »	
19	4 »	
	2 50	
	30 50	

Je soussigné, docteur en médecine (ou officier de santé), certifie le présent mémoire pour la somme de trente francs cinquante centimes.

A . . . . le . . . . . . 189 .

QUATRIÈME PARTIE

RAPPORTS ET OBSERVATIONS DE MÉDECINE LÉGALE EMPRUNTÉS A LA PRATIQUE DE

M. BROUARDEL

Professeur de médecine légale à la Faculté de Paris.

Nous avons publié à la fin de chacune de nos éditions antérieures une série de rapports se rattachant à la pratique médico-légale et destinés à servir de modèles aux élèves et aux médecins éloignés de nos centres d'instruction.

Grâce à l'obligeance du professeur Brouardel nous présentons aujourd'hui à nos lecteurs une série de Rapports inédits empruntés à la pratique de ce maître pendant ces dix dernières années. Les élèves et les praticiens auront ainsi sous les yeux des documents *vécus*, pour employer l'expression moderne, et se rattachant aux causes criminelles les plus récentes et encore présentes à la mémoire. Ces rapports doivent être considérés, non seulement comme des modèles par la précision, par le bon esprit qui a présidé à leur rédaction ; mais ils constituent des observations de grande valeur qui indiquent la méthode scientifique que doivent désormais suivre les médecins qui s'occupent habituellement ou accidentellement de médecine légale.

RAPPORT SUR UN CAS D'OUTRAGE PUBLIC A LA PUDEUR.

*L'accusé est-il atteint d'une infirmité qui le porte à des attouche-
ments pouvant faire croire à des actes attentatoires à la pudeur.
(Voyez p. 10).*

Je soussigné, Paul Brouardel, professeur de médecine légale à la
Faculté de médecine de Paris, commis par Monsieur E. Aignan, juge
d'instruction près le tribunal de première instance du département
de la Seine, en vertu d'une ordonnance, en date du 25 septembre 1879,
ainsi conçue :

« Vu la procédure commencée contre R..., âgé de 33 ans, inculpé
d'avoir en septembre 1879, au jardin des Tuileries, frotté son membre viril à nu, contre les jupes d'une jeune fille ; attendu qu'il prétend qu'il se grattait seulement dans son pantalon, par suite de maladie contagieuse et que cette maladie justifiait la présence de sa
main dans sa brayette pour empêcher le contact du drap contre la
verge tuméfiée.

« Attendu la nécessité de constater judiciairement l'état où se
trouve en ce moment le nommé R...

« Ordonnons qu'il y sera procédé par M. Paul Brouardel, docteur
en médecine, lequel, après avoir reconnu l'état où se trouve le
nommé R..., dira si l'excuse, invoquée par lui (en admettant que la
verge n'ait pas été exhibée à nu), peut s'expliquer médicalement, si
l'inculpé est en effet atteint d'écoulement aigu pouvant amener des
démangeaisons ou de la douleur au contact du pantalon. »

Serment préalablement prêté ai procédé à cet examen le 29 septembre 1879.

Cet homme est grand, vigoureux, paraît d'une bonne santé habituelle. Il ne tremble pas et ne paraît pas être sous l'influence d'une
intoxication alcoolique.

Il affirme n'avoir jamais eu la syphilis. Il déclare avoir depuis
quelques semaines une blennorrhagie interne.

La peau, la muqueuse de la bouche et celle de la gorge, des divers
orifices ne sont le siège d'aucune manifestation syphilitique (éruption récente ou cicatrices anciennes). Les ganglions du cou et ceux
des aines ne sont pas tuméfiés.

Les organes génitaux sont normalement conformés. La verge a
un volume moyen, le gland est découvert, il est un peu gros, mais
n'a pas la forme dite en massue.

L'urèthre pressé d'arrière en avant laisse apparaître entre les lèvres
du méat urinaire un peu d'humidité, mais on ne parvient pas à amener en ce point une goutte de liquide quelconque. La chemise que
porte l'inculpé ne présente sur le pan antérieur aucune tache sus-

pecte. Sur mon observation que mon examen ne me révèle pas de blennorrhagie aiguë l'inculpé déclare que depuis son arrestation, qui d'après lui daterait de dix jours (aujourd'hui 29 septembre), tous les accidents se seraient amendés avec une extrême rapidité.

L'anus n'est pas déprimé, il n'est ni rouge, ni déformé. Les plis sont nettement marqués. L'index introduit dans le rectum est fortement serré.

Conclusions : 1° Les organes génitaux et l'anus de R... ne présentent pas de déformation ou de lésion qui révèle l'existence d'habitudes de masturbation ou de pédérastie active ou passive.

2° Aujourd'hui 29 septembre les caractères de la blennorrhagie, dont il prétend souffrir depuis plusieurs semaines, ont complètement disparu. La muqueuse du gland ne présente pas de rougeur qui témoigne d'une inflammation récente.

3° Il n'est pas admissible qu'une affection inflammatoire, assez douloureuse pour que le malade ait été obligé d'empêcher le contact de la verge et du pantalon, ait disparu en dix ou douze jours.

RAPPORT SUR UN CAS D'OUTRAGE PUBLIC A LA PUDEUR

L'accusé présente-t-il des traces d'habitudes contre nature?
(*Voyez p.* 21.)

Je soussigné, Paul Brouardel, professeur de médecine légale à la Faculté de Paris, commis par ordonnance de M. Delahaye, juge d'instruction, serment préalablement prêté, ai procédé le dix-huit janvier 1879, à l'examen de L..., âgé de 44 ans, inculpé d'outrage public à la pudeur, afin de rechercher et de constater s'il ne soumet pas habituellement sa personne à des pratiques vicieuses et contre nature.

L... paraît d'une constitution vigoureuse et ne porte actuellement les traces d'aucune maladie constitutionnelle antérieure, et notamment de syphilis ou de blennorrhagie. Il aurait eu cette dernière affection il y a une vingtaine d'années.

Les organes génitaux sont normalement conformés. La verge est grosse, un peu déviée à gauche, le prépuce recouvre à demi le gland. Celui-ci n'a pas de déformation spéciale.

L'anus n'est pas enfoncé, il n'est pas rouge, il n'est pas dilaté. Il n'est pas déformé par des hémorrhoïdes.

Les ganglions des deux aines ne sont pas augmentés de volume.

Conclusion : La verge et l'anus ne présentent aucune déformation spéciale qui caractérise des habitudes de pédérastie active ou passive ou qui permette de reconnaître que L... soumet sa personne à des habitudes vicieuses et contre nature.

RAPPORT SUR UNE ACCUSATION MAL FONDÉE D'ATTENTAT À LA PUDEUR. — HERPÈS. (*Voyez page 11.*)

Nous soussignés, Alfred Fournier, professeur à la Faculté de médecine, et Paul Brouardel, professeur à la Faculté de Paris, commis par ordonnance de M. A. Foulhoux, juge d'instruction, serment préalablement prêté, avons procédé les 8 et 9 décembre 1878 à l'examen de H... et de la jeune Marie-Louise S..., sur laquelle un attentat à la pudeur aurait été commis.

I. — *Examen de l'inculpé.*

La santé générale de l'inculpé paraît excellente.

L'ulcération du gland constatée dans un précédent rapport est actuellement cicatrisée. La cicatrice forme une végétation lenticulaire à large pédicule, occupant toute l'étendue de l'ulcération ancienne ; sa surface est arborescente. Les tissus sous-jacents ne sont pas indurés.

La peau, les muqueuses, l'orifice de l'anus ne sont le siège d'aucune éruption.

Il n'y a pas d'adénopathie inguinale ou cervicale.

Conclusions : 1° La cicatrisation de l'ulcération du gland est aujourd'hui complète.

2° Les caractères de la cicatrice, l'absence d'induration des tissus sous-jacents, prouvent que cette ulcération n'était pas de nature syphilitique, qu'elle n'était pas un chancre induré.

3° Cette lésion, qui consiste aujourd'hui en une végétation simple, a succédé soit à une éruption d'herpès génital dont les premières phases n'ont pas été observées, soit à une érosion quelconque, traumatique ou inflammatoire.

4° H... n'est atteint d'aucune affection vénérienne, syphilitique ou blennorrhagique, ancienne ou récente.

II. — *Examen de la jeune Marie-Louise S..., âgée de six ans et demi (prétendue victime).*

La santé générale de l'enfant paraît excellente. Cette petite fille n'accuse plus de douleurs pendant la marche, la défécation ou la miction.

L'inflammation de la vulve a complètement disparu. L'hymen est intact. Les grandes lèvres, les petites lèvres ont repris leur volume normal. Seul le clitoris reste un peu volumineux. Les parties génitales ne sont plus le siège d'aucune sécrétion muqueuse ou purulente.

Les ulcérations décrites dans un précédent rapport, sont complètement cicatrisées. Dans les points qu'elles occupaient on note la présence de macules d'un rouge vineux, ne faisant pas de saillie. A leur niveau les tissus ont repris leur souplesse.

Les ganglions des aines ne sont plus douloureux ; ils sont à peine plus volumineux que dans leur état normal. Le gros ganglion de l'aine gauche a disparu.

Sur la peau du corps, sur les muqueuses, sur celle du voile du palais notamment, on ne trouve plus aucune espèce d'éruption.

Les quatre grosses dents en voie d'évolution n'ont pas encore percé les gencives.

Conclusions : 1º La jeune Marie S... n'est pas déflorée.

2º Elle n'est atteinte d'aucune affection vénérienne, syphilitique ou blennorrhagique.

3º L'inflammation de la vulve, les ulcérations constatées dans les visites des 11 et 23 novembre, les macules qui leur ont succédé, sont le résultat d'une éruption herpétique des parties génitales.

4º Cette inflammation herpétique peut avoir été provoquée par un traumatisme ou avoir succédé à une inflammation vulvaire spontanée.

5º L'éruption herpétique paraît, d'une part, avoir été plus intense et plus confluente que d'ordinaire, et, d'autre part, avoir pris des caractères ulcéreux peu communs ; ce qui peut être dû à la constitution lymphatique de l'enfant.

6º Aucune relation de cause à effet ne nous semble pouvoir être établie entre la lésion observée sur H... et l'herpès observée sur la jeune Marie S... ; car, d'une part, il n'est pas démontré que la lésion observée sur H... ait été de nature sûrement herpétique ; et, d'autre part, la contagion de l'herpès d'un sujet à un autre est un fait sinon absolument repoussé par la science contemporaine, du moins non encore établi.

7º L'éruption papuleuse du voile du palais, signalée dans la visite du 23 novembre, la rougeur des gencives, résultent du travail de dentition actuellement encore en évolution.

RAPPORT SUR UN CAS D'ATTENTAT A LA PUDEUR SUR UNE PETITE FILLE. — EXAMEN DE LA VICTIME ET DE L'INCULPÉ.

Y a-t-il défloraison et communication de maladie vénérienne ?
(*Voyez p. 21 et 39.*)

Je soussigné, Paul Brouardel, professeur de médecine légale à la Faculté de médecine de Paris, commis par M. Ed. Bertrand, substi-

tut de M. le procureur de la République, près le Tribunal de premièr
instance du département de la Seine, en vertu d'une ordonnance, en
date du 31 octobre 1879, ainsi conçue :

« Vu les articles 32 et 43 du Code d'instruction criminelle et le
procès-verbal dressé le 31 octobre par M. le commissaire de police du
quartier de Vincennes constatant un viol commis sur la personne
de la jeune R. O..., âgée de sept ans, demeurant à Vincennes,
par le nommé D....

« Commettons M. le docteur Brouardel, à l'effet de procéder à l'examen de l'enfant et de constater tous indices de crime ou délit. »

Serment préalablement prêté, ai procédé à cet examen le 3 et le
19 novembre 1879.

I. — *Examen de la victime.*

Cette petite fille, maigre, pâle, d'apparence souffreteuse, aurait eu
de la gourme autrefois. Elle n'a pas de ganglions sous le cou, de
maux d'yeux ni d'écoulements d'oreilles ; elle n'en aurait jamais eu.

On ne constate sur elle ni traces de contusions ou d'écorchures.

Après l'attentat qui daterait de huit jours, la petite fille aurait eu
un peu de douleur en urinant et en marchant, elle aurait été cons-
tipée trois jours. Aujourd'hui les douleurs auraient disparu. Le père
(qui est veuf) déclare ignorer si auparavant sa petite fille avait des
pertes blanches.

Les organes génitaux sont bien conformés. Les grandes lèvres
sont gonflées, couvertes de croûtes, desséchées sur leur ligne de jonction, la peau du haut des cuisses et celle du périnée jusqu'à l'anus
sont le siège d'un érythème interfessier dont la rougeur est interrompue par de petites crevasses superficielles.

Le clitoris est volumineux. L'orifice de l'urèthre, les petites lèvres,
la membrane hymen sont rouges, tuméfiés et couverts de' muco-
pus un peu jaunâtre. La membrane hymen, de forme annulaire,
présente à son tiers supérieur, de chaque côté et symétriquement,
une petite encoche congénitale. Elle n'est pas déchirée.

Les ganglions des aines sont volumineux.

La marge de l'anus est rouge mais non déformée.

(L'examen de l'inculpé nous ayant fait constater l'existence de
lésions contagieuses, nous avons dû procéder à un nouvel examen
avant de donner des conclusions définitives).

Examen du 19 novembre 1879. — La santé de la petite fille est
toujours assez mauvaise, elle paraît triste et fatiguée.

L'examen des organes génitaux nous a permis de constater que
toutes les lésions que nous avions notées dans notre visite du
3 novembre persistaient, mais très améliorées.

L'érythème interfessier a disparu, on ne trouve plus que quelques petites plaques épidermiques en voie de desquamation. — Les grandes lèvres sont moins volumineuses, mais encore couvertes sur leur bord libre par quelques croûtes de muco-pus desséché.

L'orifice de l'urèthre est rouge, nous ne pouvons par la pression faire sortir de gouttes de pus. La membrane hymen, non déchirée, est encore rouge et gonflée.

Les ganglions des aines sont moins volumineux.

L'anus n'est plus rouge.

Conclusions : 1° La jeune O... n'est pas déflorée.

2° Elle est atteinte d'une vulvite qui, très intense le 3 novembre, l'est beaucoup moins le 19 novembre.

3° L'absence de douleur persistant et l'absence d'uréthrite ne permettent pas d'affirmer que cette vulvite soit d'origine blennorrhagique.

4° Des violences exercées sur les parties génitales peuvent avoir suffi pour provoquer cette inflammation des organes génitaux, qui a une durée un peu plus longue que d'ordinaire, parce que l'enfant est lymphatique et qu'elle reçoit des soins de propreté insuffisants.

5° Les organes génitaux ne sont le siège d'aucune ulcération de nature syphilitique.

II. — *Examen de l'inculpé.*

Je soussigné, Paul Brouardel, professeur de médecine légale à la Faculté de médecine de Paris, commis par M. E. Ferey, juge d'instruction près le tribunal de première instance du département de la Seine, en vertu d'une ordonnance, en date du 5 novembre 1879, ainsi conçue :

« Vu la procédure commencée contre D..., âgé de 23 ans, inculpé d'avoir commis un attentat à la pudeur sur la jeune O..., âgée de 7 ans.

« Attendu la nécessité de constater judiciairement l'état où se trouve en ce moment l'inculpé.

« Ordonnons qu'il y sera procédé par M. Paul Brouardel, docteur en médecine, lequel, après avoir reconnu l'état où se trouve le sieur D..., nous transmettra son rapport ».

Serment préalablement prêté, ai procédé à cet examen les 6 et 16 novembre 1879.

Visite du 6 novembre 1879. — D..., âgé de 23 ans, est pâle et maigre. Il déclare avoir toujours eu une bonne santé et actuellement on ne constate aucune affection viscérale. Il ne semble pas alcoolique.

Il dit avoir eu des chancres il y a six ans et une orchite il y a quelques mois. L'examen de la peau, celui des muqueuses et en particulier de la gorge ne permet de voir aucune ulcération. Les ganglions de la région postérieure du cou sont volumineux.

La verge est grosse, à moitié congestionnée, le prépuce est couvert dans sa moitié inférieure d'ulcérations qui se touchent par leurs bords ; une d'elles médiane siége au niveau du frein, deux sur les parties latérales. Ces ulcérations ne sont pas entourées par une plaque d'induration, elles sont couvertes de croûtes desséchées et sanguinolentes. L'état de malpropreté ne permet pas de faire un diagnostic précis sur la nature de ces ulcérations.

Le gland est volumineux. Par l'urèthre il s'écoule par la pression du pus blanchâtre.

Les ganglions des aines sont volumineux. L'un d'eux placé à l'angle interne de l'aine droite est gros, enflammé, la peau qui le recouvre est rouge.

L'anus n'est ni rouge ni déformé.

(Nous faisons inscrire D... à l'infirmerie pour qu'il reçoive les soins que réclame son état, et pour qu'après nettoyage le diagnostic des ulcérations du prépuce soit possible.)

Examen du 16 novembre 1879. — Les ulcérations du prépuce sont manifestement des chancres mous en voie de guérison. Il ne s'est pas développé d'induration à leur circonférence.

Le ganglion de l'aine droite n'a pas suppuré.

Sur la peau du corps, dans le cuir chevelu, dans la gorge il n'y a ni éruption ni ulcération.

Conclusions : 1º D... est atteint de chancres mous du prépuce et d'une blennorrhagie qui date de plusieurs mois.

2º Il ne porte actuellement aucune trace de syphilis constitutionnelle. Si les chancres qu'il aurait eus il y a six ans ont donné naissance à cette maladie, il n'y en a pas de manifestation en ce moment.

RAPPORT SUR UN CAS DE PÉDÉRASTIE. ENFANT DE QUATRE ANS. — RECTITE (*Voyez page* 31).

Je soussigné, Paul Brouardel, commis par ordonnance de M. Desjardins, substitut de M. le procureur de la République, à l'effet de procéder à l'examen du jeune H. V..., âgé de 4 ans, demeurant à Colombes, et de constater tous indices de crime ou délit, serment préalablement prêté, me suis transporté le 8 mai 1878, à Colombes, et ai fait les constatations suivantes :

Le jeune V..., âgé de 4 ans et demi, est bien constitué, bien qu'actuellement il soit un peu pâle. Il est lymphatique, blond, mais il ne porte aux yeux, dans le cuir chevelu, aux oreilles, au cou, aucune trace de lésions antérieures de scrofule.

Il dit souffrir de l'anus, et sa mère prétend que depuis quelques jours on trouve dans ses matières fécales des mucosités analogues à du blanc d'œuf cuit. Celles-ci seraient dures, l'enfant n'aurait pas eu de diarrhée depuis quelques mois. Nous n'avons pu vérifier le fait, et nous avons en vain cherché la preuve de vers oxyures.

L'examen de l'anus montre que cet orifice est entouré par une rougeur érythémateuse assez nette, mais peu foncée. Elle a la forme d'un anneau de un centimètre environ. L'anus a sa forme normale, il n'est pas déprimé, et n'offre aucune déchirure ou exulcération. Le doigt introduit dans l'anus est peu serré, et on peut engager les deux premières phalanges de l'index sans provoquer de douleur.

Les ganglions du pli de l'aine des deux côtés sont un peu tuméfiés, non douloureux à la pression.

Sur aucun point du corps, et notamment sur les organes génitaux et sur les fesses on ne constate ni ecchymose, ni contusion.

Il n'existe aucune lésion de nature blennorrhagique ou syphilitique.

Conclusions : 1° L'orifice anal du jeune V..., est manifestement dilaté.

2° Cette dilatation est le résultat de l'introduction répétée d'un corps dur tel que le serait le membre viril en érection.

3° L'absence de déchirure semble démontrer que ce corps n'a pas dû être très volumineux.

4° Ces attouchements contre nature ont produit l'érythème de la marge de l'anus, le gonflement des ganglions des deux aines.

Dans le cas où la présence de mucosités dans les selles serait constatée, elle témoignerait en même temps d'une inflammation de la partie inférieure du rectum due probablement à la même cause.

5° L'enfant ne porte sur les autres parties de son corps aucune trace de violence, il n'est pas atteint d'affection vénérienne.

RAPPORT SUR UN CAS DE VIOL. — DÉFLORATION RÉCENTE. —
EXAMEN DE LA VICTIME, DE L'INCULPÉ ET DES LINGES.
(*Voyez pages* 11 *et* 20).

Je soussigné, Paul Brouardel, professeur de médecine légale à la Faculté de médecine de Paris, commis par M. Feuilloley, substitut de M. le procureur de la République, près le Tribunal de première instance du département de la Seine, en vertu d'une ordonnance, en date du 25 juin 1881, ainsi conçue :

« Vu les articles 32 et 43 du Code d'instruction criminelle et le procès-verbal dressé le 23 juin 1881 par M. le commissaire de police de Puteaux constatant le viol dont aurait été victime la nommée B..., âgée de seize ans accomplis, demeurant au Grand-Montrouge.

« Commettons M. le docteur Brouardel, à l'effet de procéder à l'examen médical de la nommée B... et de constater tous indices de crime ou délit. »

Serment préalablement prêté, ai procédé à cet examen le 27 juin 1881.

I. — *Examen de la victime.*

La nommée Amélie B..., âgée de seize ans, est grande et paraît vigoureuse. La dame R..., sa tante, qui l'accompagne et qui l'a élevée, nous déclare que la fille B... jouit habituellement d'une bonne santé. Elle n'aurait jamais eu de gourme dans les cheveux, de maux d'yeux, ni de ganglions sous le cou. Elle porte au sourcil gauche une cicatrice qui résulterait d'un coup de pied de cheval. Cette jeune fille serait réglée régulièrement et n'aurait jamais eu de pertes blanches.

L'attentat dont elle aurait été victime remonterait à la nuit du 19 au 20 juin.

A l'examen des organes génitaux nous constatons que ceux-ci sont normalement conformés. Les petites lèvres sont très développées. La membrane hymen présente deux déchirures, paraissant récentes. Ces déchirures sont situées à la partie inférieure, elles sont rouges, surtout celle de droite, et un peu blanchâtres à leur base. Le doigt indicateur pénètre facilement dans la cavité vaginale et permet ainsi de constater par le toucher que le col de l'utérus est petit et un peu conique. Le canal de l'urèthre est sain et on ne constate pas de traces de violences, d'érosions et d'ecchymoses, sur les différentes parties de la vulve ni sur la face interne des cuisses.

La fille B..., qui prétend avoir été maintenue vigoureusement par les bras, ne présente pas de traces de violences sur les membres supérieurs.

Les ganglions inguinaux ne sont pas tuméfiés.

L'anus a son aspect normal.

Conclusions : 1º La jeune Amélie B... est déflorée.

2º Cette défloration est de date récente, elle ne semble pas remonter à plus de sept ou huit jours.

3º On ne constate pas sur les différentes parties du corps de traces de violences actuellement appréciables.

4º Cette jeune fille n'est atteinte d'aucune affection vénérienne, syphilitique ou blennorrhagique.

II. — *Examen de l'inculpé.*

Le sieur S..., âgé de vingt-neuf ans, est bien portant et vigoureux. Il nous déclare qu'il jouit habituellement d'une bonne santé. Il y a quelques années il aurait eu une blennorrhagie avec orchite du côté gauche et actuellement on sent dans la tête de l'épididyme gauche un noyau d'épididymite ancienne. A l'examen des organes génitaux, nous constatons que le sieur S... est légèrement hypospade. Il ne présente pas de traces de chancre sur la verge, ni d'éruption sur la peau. Les ganglions inguinaux et cervicaux ne sont pas tuméfiés. La gorge est un peu rouge, mais elle n'est pas le siège de plaques muqueuses.

Si l'on fait étendre les bras et écarter les doigts, on constate un léger tremblement alcoolique des mains.

L'anus a son aspect normal.

Conclusions : 1° Le sieur S... n'est atteint actuellement d'aucune affection vénérienne, syphilitique ou blennorrhagique.

2° Il présente des signes caractéristiques de l'alcoolisme chronique.

III. — *Examen de la chemise de l'inculpé et de la victime.*

Scellé n° 2.

« La chemise que portait S... dans la nuit du 19 au 20 juin courant, lorsqu'il aurait violé la fille B..., par nous saisie et trouvée dans le grenier de la maison habitée par l'inculpé, à Sceaux.

« *Le commissaire de police,*
« ILLISIBLE. »

Cette chemise porte sur la face interne du pan de devant plusieurs taches d'une coloration rouge ou rosée, à bords mal limités, d'une forme très irrégulière et empesant en quelques points le tissu sous-jacent. L'examen microscopique de ces taches a été pratiqué de la façon suivante : des morceaux de la chemise ont été détachés avec des ciseaux, et imbibés pendant quelques minutes avec un peu d'eau distillée. Quand l'imbibition a été complète, les deux faces du tissu, principalement la face interne, ont été grattées avec un scalpel et le liquide ainsi obtenu a été étalé sur une lame de verre et porté sous le champ du microscope. — On a pu apercevoir alors dans la préparation un grand nombre d'éléments étrangers : bactéries, spores, corpuscules divers provenant de la poussière extérieure. Outre ces éléments accessoires, il existait une très grande quantité de cellules épithéliales toutes pavimenteuses, sans mélange de cellules prismatiques ou cylindriques. — On constatait encore la présence d'un certain nombre d'hématies, les unes encore entières, diminuées de volume et à contours dentelés, les autres réduites en fragments ou, au contraire, agglutinées les unes aux autres, et reconnaissables seulement à leur coloration spéciale. — Il a été impossible dans les diverses préparations d'apercevoir des spermatozoïdes. — Sur le pan de derrière, il existe plusieurs taches de matières fécales. On y remarque, en outre, deux larges taches d'une teinte grisâtre, à bords nettement marqués, mais non sinueux, empesant à peine le tissu sous-jacent. — L'analyse microscopique de ces taches a été pratiquée de la même façon qu'il a été dit précédemment. — Le liquide obtenu après raclage des fragments d'étoffe imbibés à l'eau distillée, contenait presqu'exclusivement, outre les éléments étrangers, des cellules épithéliales pavimenteuses. Bien que les recherches aient porté sur un grand nombre d'échantillons, et que la moitié environ de la matière des deux taches ait été examinée, il a été impossible d'apercevoir de spermatozoïdes dans les diverses préparations.

Conclusions : 1° La chemise du sieur S... porte sur le pan de nombreuses taches qui, d'après leur forme, leur aspect et leur composition histologique, doivent être considérées comme provenant du contact des parties génitales d'une femme se trouvant dans une époque menstruelle.

2° Ces taches, ainsi que celles qui sont sur le pan de derrière, ne contiennent pas les éléments caractéristiques du sperme.

Scellé n° 1.

« La chemise que portait la fille B... dans la nuit du 19 au 20 juin courant, lorsqu'elle a été violée ; par nous saisie et placée sous le présent scellé.

« Le commissaire de police,

« ILLISIBLE. »

Cette chemise est couverte sur ses deux pans de nombreuses et larges taches d'une coloration rouge ou rosée. Sur le pan de derrière ces taches acquièrent une certaine épaisseur, mais sans véritable empèsement du tissu sous-jacent. — En aucun point on ne remarque de taches à contours sinueux, bien limités, et empesant le tissu comme celles que produit le sperme en se desséchant sur du linge.

L'examen microscopique de ces taches a été pratiqué comme il est dit précédemment, à propos de la première chemise. — Elles se sont montrées composées d'un grand nombre de cellules épithéliales pavimenteuses et de corpuscules sanguins en proportion plus ou moins considérable suivant l'échantillon examiné. — Sur aucune préparation nous n'avons pu apercevoir de spermatozoïdes.

Conclusions : 1° La chemise de la fille B... est couverte de taches qui présentent l'aspect et la composition histologique des taches provenant d'un écoulement sanguin menstruel.

2° Il n'existe pas de taches de sperme sur cette chemise.

RAPPORT SUR UN CAS DE PÉDÉRASTIE. — ACCUSATION MAL FONDÉE PORTÉE PAR UNE FEMME CONTRE SON MARI. — EXAMEN. (*Voyez page* 31.)

Je soussigné, Paul Brouardel, professeur de médecine légale à la Faculté de médecine de Paris, membre de l'Académie de médecine, commis par la Cour d'appel de Riom en vertu d'un jugement en date du 29 juillet 1884, ainsi conçu :

« Ouï, à l'audience du 18 juin dernier les avoués des parties en leurs conclusions ; M. Georges Salvy, avocat pour l'appelant, M. Doumerc, avocat, pour l'intimée en leurs plaidoiries, M. Caron, avocat général en ses observations et conclusions verbales et motivées, ouï de nouveau à l'audience d'hier lundi, 28 juillet, les avoués des parties en leurs conclusions ; M. Caron, avocat général, en ses observations et conclusions verbales et motivées.

« La Cour dit et ordonne que par M. le docteur Brouardel, médecin légiste, demeurant à Paris, que la Cour commet d'office à cet effet, la femme P... sera vue et visitée, dira l'expert, si, sur la personne de cette femme et d'après l'état de ses organes, il existe des lésions, signes ou traces physiques caractéristiques des actes de sodomie auxquels son mari se serait livré sur elle ; le charge de préciser autant que possible l'époque à laquelle remonteraient ces actes contre nature, de constater les désordres qu'ils auraient occasionnés dans la région où les violences alléguées auraient été commises, dira aussi le dit expert, l'influence qu'elles ont pu avoir sur l'état général de la santé de la dame P.... Désigne pour recevoir le serment de l'expert, M. le Président du Tribunal civil de la Seine ou le magistrat qui sera délégué par ce dernier, dit que le rapport de M. le Docteur Brouardel devra par lui être adressé sous pli recommandé au greffe du Tribunal civil de Mauriac (Cantal) pour y être déposé, pour après le dit dépôt effectué et les enquêtes achevées être pour les parties conclu et par le Tribunal statué ce qu'il appartiendra.

Serment préalablement prêté entre les mains de M. le Président du Tribunal civil de la Seine, ai procédé à l'examen de madame P... le 14 février 1885.

Madame P.... âgée de 25 ans est d'une taille moyenne et paraît peu vigoureuse. Cette dame nous déclare avoir toujours eu une bonne santé jusqu'à l'époque de son mariage fin avril 1880. Elle serait restée avec son mari jusque vers la fin du mois d'août de la même année, et depuis cette époque elle n'aurait jamais eu de rapport avec ce dernier. Au début de son mariage cette jeune femme avait une bonne santé, nous déclare-t-elle, puis peu de temps après l'appétit aurait diminué, les digestions seraient devenues pénibles, elle aurait éprouvé des douleurs en allant à la garde-robe, et son état général se serait tellement aggravé que dans son pays on la croyait poitrinaire. D'après elle l'altération de la santé aurait eu pour cause, les actes contre nature auxquels son mari se serait livré sur elle. Après plusieurs tentatives infructueuses, par trois fois ces actes de sodomie auraient été complètement accomplis.

Avant son mariage la dame P... n'aurait jamais eu de pertes blanches, ses époques menstruelles auraient toujours été un peu irrégulières. Pendant les quelques mois de sa cohabitation avec son mari elle aurait eu des pertes blanches qui auraient complètement disparu après la séparation.

La dame P... n'aurait jamais eu de perte de connaissance, ni avant ni après son mariage ; elle n'accuse aucun trouble nerveux grave ni bien caractérisé, nous trouvons seulement un peu d'anesthésie, mais pas d'analgésie. Elle répond assez nettement aux questions qu'on lui pose. Les organes génitaux sont normalement constitués. Les grandes lèvres sont un peu maigres et les petites lèvres sont très peu développées. Le clitoris n'est pas volumineux. L'orifice du vagin est souillé par quelques mucosités. La membrane hymen présente une déchirure bilatérale avec un petit tubercule médian. Le vagin n'est pas très dilaté ; ses dimensions sont celles que l'on trouve chez les femmes qui n'ont pas eu d'enfant. Le canal de l'urèthre n'est le siège d'aucun écoulement anormal.

Les ganglions inguinaux ne sont pas tuméfiés.

L'anus présente son aspect normal. Il n'y a pas de dépression infundibuliforme et les plis radiés sont parfaitement conservés. A la partie antérieure de l'anus se trouve une petite hémorrhoïde. Le doigt introduit dans l'orifice anal est fortement serré par la contraction du muscle sphincter de l'anus. Sur aucune partie du pourtour de l'anus on ne voit et on ne sent de cicatrices ancienne ou récente, profonde ou superficielle.

Il n'existe donc chez cette femme aucun des signes considérés comme caractéristiques de sodomie. En effet, il n'y a pas de déformation infundibuliforme de l'anus, ni de relâchement du sphincter ; les plis anaux sont parfaitement conservés.

Notre examen personnel, fait le 14 février 1885, nous permet de conclure ainsi : Il n'existe sur madame P... aucun des signes qui ont été considérés comme caractérisant les actes de pédérastie passive.

RAPPORT SUR UN CAS DE DÉFLORATION ANCIENNE.

CICATRICES DE L'HYMEN.

(*Voyez pages* 11, 16 *et* 20).

Nous soussignés, Paul Brouardel et Laugier, docteurs en médecine, commis par M. Auguste Adam, Juge d'Instruction près le Tri-

bunal de première instance du département de la Seine, en vertu
d'une ordonnance, en date du 27 novembre 1880, ainsi conçue :

« Vu la procédure commencée contre C... Michel. Inculpé de
tentative de viol sur la personne de Louise F...

« Attendu la nécessité de procéder à un examen.

« Ordonnons qu'il y sera procédé par MM. Brouardel et Laugier,
docteurs en médecine. »

Serment préalablement prêté avons procédé à cet examen le 2 décembre 1880.

L'examen des organes génitaux a fourni les résultats suivants :
La membrane hymen n'est pas détruite, elle est en forme de bourrelet facilement dilatable ; sur le bord droit et inférieur on voit une
petite encoche qui se continue avec une petite cicatrice blanchâtre
mesurant un à deux millimètres.

L'orifice vulvo-vaginal est très facilement dilatable.

Les autres parties de la muqueuse ne présentent aucune lésion
récente ou ancienne.

La divergence qui existe entre les différents rapports s'explique
aisément si on considère les dates des examens. Celui du Docteur
Brouardel a eu lieu le 1er novembre (4 ou 5 jours après l'attentat).
celui du Docteur Laugier a eu lieu le 6 novembre (10 ou 11 jours
après l'attentat). Celui que nous avons fait en commun est en date
du 2 décembre (35 jours après l'attentat).

Or, dans le rapport du Docteur Brouardel on lit : En bas et à
droite, le bord de la membrane hymen présente une déchirure récente ayant deux à trois mill. d'étendue. Les lèvres de la déchirure
sont légèrement enflammées, un peu rouges et gonflées. La cicatrisation n'est donc pas encore complète.

Le Docteur Laugier six jours plus tard ne constate plus « aucune
déchirure ancienne ou récente. » Enfin dans notre examen en commun, le deux décembre, au niveau du point où le Docteur Brouardel
avait noté une déchirure non encore cicatrisée, nous trouvons une
petite cicatrice blanchâtre avec une petite encoche.

Cette divergence, dirons-nous, s'explique aisément. En effet on ne
distingue nettement une lésion de la membrane hymen qu'à deux
moments : 1° lorsque la déchirure est récente, que la cicatrice n'est
pas encore faite, que les lèvres de la plaie sont sanglantes ou tuméfiées rouges ; 2° lorsque cette période qui disparaît en six ou sept
jours est complètement terminée et que le travail de guérison est
arrivé à la formation d'une cicatrice blanchâtre. Celle-ci se distingue facilement par sa couleur.

Mais entre ces deux périodes caractérisées l'une par la rougeur de
la tuméfaction d'une plaie non encore complètement cicatrisée et
l'autre par la coloration blanche de la cicatrice, il existe une période intermédiaire où les lèvres de la plaie ont la couleur normale
des tissus environnants.

Ces diverses périodes ne diffèrent pas seulement par la couleur de la cicatrice, elles diffèrent également par le volume des parties blessées. Au début les lèvres de la plaie et la cicatrice sont gonflées et exubérantes, plus tard quand la guérison est complète, la cicatrice devenue blanche se rétracte et si elle siège sur une membrane dont le bord est libre comme l'hymen, elle détermine une encoche au point primitivement saillant.

Or, M. Brouardel a fait ses constatations quatre ou cinq jours après la lésion, alors que la cicatrice encore incomplète avait des lèvres rouges et gonflées. Nous avons fait notre examen en commun quand la cicatrice était blanche et rétractée. M. Laugier au contraire a fait son examen le 6 novembre alors que la cicatrice n'était plus tuméfiée, n'était plus rouge et n'était encore ni rétractée, ni blanche. Dans ces conditions une déchirure cicatrisée de deux ou trois millimètres devait presque fatalement passer inaperçue.

Conclusions : 1° La jeune F.... présente actuellement une cicatrice de la membrane hymen, trace d'une déchirure, dont nous ne pourrions fixer la date, si la jeune fille n'avait été examinée le 1er novembre.

2° Elle présente en outre une dilatation de l'anneau vulvo-vaginal qui permettrait l'introduction plus ou moins complète d'un corps volumineux comme le pénis en érection sans produire de nouvelles déchirures.

RAPPORT SUR UNE ACCUSATION DE VIOL MAL FONDÉE SUR UNE ENFANT DE CINQ ANS AYANT SUCCOMBÉ. — AUTOPSIE. — LA MORT EST DUE A LA DIPHTÉRIE (*Voyez page* 20).

Je soussigné, Paul Brouardel, professeur de médecine légale à la Faculté de médecine de Paris, commis par M. Dupont, substitut de M. le procureur de la République, près le Tribunal de première instance du département de la Seine, en vertu d'une ordonnance, en date du 22 avril 1880, ainsi conçue :

« Vu les articles 32 et 43 du Code d'instruction criminelle et le procès-verbal dressé le 21 avril, par M. le commissaire de police du quartier du Val-de-Grâce, constatant l'envoi à la Morgue du cadavre de la jeune L....., décédée, rue de Lourcine, 28.

» Commettons M. le docteur Brouardel, à l'effet de procéder à l'autopsie du cadavre, de rechercher les causes de la mort et de constater tous indices de crime ou délit. »

Serment préalablement prêté, ai procédé à cette autopsie, le 23 avril 1880.

Le cadavre est celui d'une petite fille âgée de 5 ans 1/2, bien constituée, un peu amaigrie, mesurant 1 m. 12 de longueur.

Le cuir chevelu ne présente pas de gourme ; les ganglions sous-maxillaires et sous-occipitaux sont un peu tuméfiés.

La peau du ventre commence à se putréfier.

La vulve exhale une odeur putride très prononcée. Elle est entourée d'une bordure noirâtre, non ecchymotique qui atteint sa plus grande largeur (1 centim.), au niveau de la partie antérieure (pénil).

Sur la face interne de chaque grande lèvre, on remarque des ulcérations. deux à droite, trois à gauche, irrégulièrement arrondies, mesurant de 1 cent. à 1 cent. 1/2.

Le clitoris et son prépuce sont entourés par une ulcération linéaire profonde. La fourchette est également ulcérée.

La membrane hymen est réduite à un mince bourrelet ; elle présente à son centre une large ouverture annulaire, admettant facilement l'extrémité de l'index, à bords nets, sans déchirures, mais partiellement détruits du côté gauche par une petite ulcération.

On constate une légère tuméfaction des ganglions des aines.

L'anus ne présente pas de lésions. Il existe sur les cuisses de nombreuses taches éruptives érythémateuses.

Ouverture du corps. — Le crâne et l'encéphale sont sains.

Les piliers du voile du palais, la luette et les amygdales sont recouverts de fausses membranes diphtéritiques.

Les replis aryténo-épiglottiques sont couverts de fausses membranes qu'on trouve également dans le larynx, la trachée et les grosses bronches jusqu'à leur troisième division. Ces organes contiennent aussi de l'écume spumeuse.

Les poumons sont volumineux, très congestionnés, ils sont peu crépitants, et surnagent incomplètement ; ils offrent en certains points, notamment aux bases un aspect carnifié (pneumonie lobulaire). Il n'existe pas d'ecchymoses sous-pleurales.

Le ventricule droit contient un petit caillot fibrineux. Le ventricule gauche est vide. Les valvules sont saines.

L'estomac renferme une petite quantité de liquide aqueux.

Les autres organes abdominaux sont sains ; le foie, la rate, les reins ont leur apparence normale.

Conclusions : 1° La mort de la jeune L...., est le résultat d'une diphtérie qui a envahi l'arrière-gorge, la gorge (angine diphtéritique), le larynx (croup), les grosses bronches ;

2° Les lésions constatées à la vulve sont des ulcérations gangréneuses, telles qu'on en voit survenir dans le cours des maladies infectieuses, chez les petites filles lorsqu'elles sont soignées dans des hôpitaux d'enfants ou chez celles qui sont isolées, mais entourées de soins de propreté insuffisants ;

3° Cette petite fille n'est pas déflorée. On ne constate sur les organes génitaux aucune trace de violence. Les ulcérations gangréneuses de la vulve ne résultent pas d'attouchements ou d'affections vénériennes, mais de la maladie générale elle-même.

RAPPORT SUR UN CAS D'AVORTEMENT CRIMINEL. — DEUX ACCUSÉS : UN MÉDECIN ET LA FEMME SUR LAQUELLE LES MANŒUVRES ONT ÉTÉ PRATIQUÉES AVEC SON CONSENTEMENT [1] (*Voyez page* 101).

Je soussigné, Paul Brouardel, professeur de médecine légale à la Faculté de médecine de Paris, commis par M. Ragon, juge d'instruction près le Tribunal de première instance du département de la Seine, en vertu d'une ordonnance, en date du 4 mars 1881, ainsi conçue :

« Vu la procédure en instruction, contre les nommés C....., Philippe, docteur en médecine et fille C....., fourreuse, inculpée d'avortement ;

« Attendu qu'à la date du 27 janvier 1881, M. le docteur Brouardel, commis par le Parquet, à l'effet d'examiner la fille C....., Anna, inculpée d'avortement ;

« Attendu que cette fille, actuellement détenue à Saint Lazare, accuse de violentes douleurs dans le bas-ventre, et un état de maladie grave qu'elle impute aux pratiques abortives, qui auraient été accomplies sur elle par le docteur C..... ;

« Commettons M. le docteur Brouardel, à l'effet de visiter à nouveau la fille C....., et après avoir recueilli d'elle les détails relatifs à l'opération qu'elle aurait subie, de l'examiner et de dire : l'état dans lequel elle se trouve, si les douleurs qu'elle ressent sont dues aux pratiques opérées sur sa personne, et qu'elles peuvent en être les conséquences. »

Serment préalablement prêté, ai procédé à l'examen de la fille C....., le 7 mars 1881.

La fille C....., est depuis notre visite du 28 janvier, très affaiblie. Elle nous paraît plus pâle, plus maigre qu'à cette époque.

Interrogée sur les maladies qu'elle a éprouvées d'abord avant la grossesse qui s'est terminée à la fin de janvier, puis sur les accidents qui sont survenus pendant la grossesse, et depuis cette fausse couche, elle nous répond sur le premier point, que depuis son arrivée à Paris en 1874, elle a eu des abcès autour du cou dont on voit les nombreuses cicatrices difformes.

Dès cette époque, elle aurait eu « une maladie de poitrine ». En 1875, elle aurait fait une fausse couche de deux mois. Cette fausse couche n'aurait pas été suivie de phénomènes inflammatoires. Mais bientôt elle aurait eu une arthrite du genou, les abcès du cou se se-

1. Cette affaire a eu un grand retentissement à Paris, le docteur C....., qui exerçait en même temps la pharmacie, a été condamné à cinq ans de prison.

raient reproduits, de nouveaux troubles pulmonaires seraient survenus et cette fille aurait dû pour ces diverses causes entrer à l'hôpital à plusieurs reprises, à l'Hôtel-Dieu, à la Pitié, à la Charité et à Necker. C'est pour des troubles analogues survenus dans sa santé qu'elle aurait été soignée par le docteur C....., depuis le mois de septembre 1879.

Pendant toute cette période, les accidents accusés par la fille C....., sont de nature scrofuleuse. La fausse couche de 1875 ne semble pas avoir provoqué des désordres utérins ou péri-utérins spéciaux. Si les règles ont été à diverses reprises supprimées, comme l'affirme la fille C,....., ce trouble menstruel s'explique facilement par l'état de la santé générale.

En août 1880, la fille C....., aurait pris un amant et serait presque de suite devenue enceinte. Pendant cette grossesse, il serait survenu des troubles nerveux caractérisés par des syncopes plus ou moins profondes, des douleurs dans les diverses régions du corps, des points de côté siégeant plutôt dans l'abdomen, mais sans localisation précise. L'appétit aurait diminué, la faiblesse aurait été très marquée, la marche difficile. Toutefois, il ne semble pas que cet état de santé ait forcé la fille C...., à prendre le lit, ni même à interrompre son travail.

En tous cas, la fille C..... affirme que ces douleurs auraient été en augmentant jusqu'à la visite qu'elle fit le 24 janvier, chez le docteur C.....

Pendant cette grossesse la fille C..... avoue qu'elle avait usé de drogues dans le but de se faire avorter. Elle dit qu'elle prenait du safran dans du café ; soit pur, soit mélangé à une certaine quantité de feuilles sèches.

Le 24 janvier, au matin, elle se serait rendue chez le docteur C.... Celui-ci l'aurait fait placer sur un fauteuil à bascule, et lui aurait introduit dans les parties génitales un instrument qu'elle n'a pas vu et dont elle ne peut définir ni la forme, ni la nature. L'introduction de cet instrument n'aurait pas été douloureuse, et n'aurait pas déterminé d'écoulement de sang ; l'inculpée n'aurait du reste pas constaté ultérieurement de taches sanguines sur sa chemise ; mais deux heures après environ, et alors qu'elle était revenue dans son atelier, elle aurait senti un liquide aqueux s'écouler petit à petit du vagin (et non de l'urèthre), et mouiller ses vêtements.

Après les manœuvres exercées sur elle, elle se serait sentie affaiblie, aurait eu des nausées, rendant l'alimentation presque impossible, et cet état général aurait persisté, mais sans augmentation de douleurs de ventre, jusqu'au moment de l'accouchement dans la nuit du 26 au 27 janvier, c'est-à-dire pendant trois jours.

La fille C..... donne, relativement aux circonstances qui ont accompagné et suivi son accouchement, les mêmes détails qui ont été exposés dans notre précédent rapport. Depuis notre première visite, elle aurait éprouvé de vives douleurs dans le ventre, son état de maladie augmentant, elle serait de nouveau entrée à l'Hôtel-Dieu, où elle aurait eu une inflammation du bas-ventre, une péritonite, dit-elle. Elle se plaint, en outre, d'avoir une toux très fatigante, de manquer d'appétit et de ne pouvoir dormir. Elle est, d'ailleurs, dans un état d'excitation nerveuse extrême ; son récit est continuellement interrompu par des sanglots, et elle parle avec exaltation des conséquences que sa faute pourra avoir pour elle-même et pour sa famille.

Le ventre n'est pas tuméfié, et ne paraît pas très douloureux à la pression ; les douleurs que la fille C..... éprouverait en cette région seraient spontanées et ne siégeraient pas toujours aux mêmes points. Le fond de l'utérus ne dépasse pas le bord supérieur du pubis.

Par le toucher vaginal, on constate que le col de l'utérus est un peu plus volumineux qu'à l'état normal, qu'il est mou, que le ballottement de l'utérus est douloureux. Mais il est difficile d'apprécier la réalité et l'intensité de la douleur, parce que l'inculpée pousse sans interruption, même quand on ne la touche pas, des cris et des plaintes inarticulés.

Par le toucher combiné avec la palpation abdominale, on trouve l'utérus un peu volumineux, en antéflexion et antéversion légères. Les culs-de-sac vaginaux sont libres, on ne perçoit aucune tuméfaction, ni pelvipéritonite, ni phlegmons des ligaments larges. Toutefois, l'utérus est peu mobile, il semble retenu par des fausses membranes, des adhérences résultant d'une pelvipéritonite antérieure, dont il serait d'ailleurs impossible de fixer la date.

L'examen au spéculum ne laisse voir aucune cicatrice du col, il n'y a pas d'ulcérations. L'orifice n'est pas entr'ouvert, il est transversal et mesure un centimètre environ. Les lèvres ne sont pas déchirées.

La percussion de la poitrine montre que les deux sommets des poumons, surtout le gauche, sont mats. L'auscultation permet d'entendre des craquements secs au sommet des deux poumons en arrière, et une respiration soufflante avec retentissement de la voix en avant.

Aujourd'hui, 7 mars, la fille C..... n'a pas de fièvre.

A la base du cœur, au premier temps on entend un souffle doux d'anémie.

Conclusions : 1° La fille C..... est atteinte d'une bronchite tuberculeuse ancienne ;

2° Les organes génitaux, utérus et annexes, ne sont pas actuellement le siège d'une inflammation en évolution ;

3° Les adhérences notées plus haut qui limitent l'étendue des mouvements que l'on peut imprimer à l'utérus, sont la conséquence d'une inflammation du péritoine du petit bassin ; on ne pourrait préciser la date de cette inflammation ;

4° En admettant que cette inflammation eut succédé à la fausse couche du 27 janvier, cette pelvipéritonite aurait été peu intense, car elle peut être dès maintenant considérée comme guérie. La cause réelle de cette lésion ne saurait être déterminée. En effet, la pelvipéritonite survient parfois après les fausses-couches spontanées, surtout lorsque les malades ne se soumettent pas à un repos rigoureux. Elles surviennent plus souvent après les fausses couches provoquées, précisément parce que cette nécessité du repos est alors généralement mal observée ;

5° On ne peut donc dire, si les douleurs accusées par la fille C..... et si la pelvipéritonite qu'elle aurait eue, doivent être attribuées aux pratiques abortives qui auraient été opérées sur sa personne, ou si elles ont pu survenir spontanément après un avortement naturel ou provoqué.

RAPPORT SUR UN CAS D'AVORTEMENT ET DE GROSSESSE
(Voyez pages 68 *et* 101).

Y a-t-il grossesse ? L'accouchement a-t-il eu lieu avant terme ?
A-t-il été provoqué ?

Je soussigné, Paul Brouardel, professeur de médecine légale à la Faculté de médecine de Paris, commis par M. Adolphe Guillot, juge d'instruction près le Tribunal de première instance du département de la Seine, en vertu d'une ordonnance, en date du 11 juin 1880, ainsi conçue :

« Vu la procédure commencée contre ;

« Commettons M. le Dr Brouardel, à l'effet : de visiter la fille F..., de dire si elle a subi des rapports sexuels, si elle a été enceinte, si elle est accouchée avant terme, si les moyens qu'elle indique comme ayant été employés pour la faire avorter ont pu produire l'avortement ».

Serment préalablement prêté, ai procédé à cet examen le 12 juin 1880.

I. — *Examen de la fille F...*

La demoiselle F... est âgée de 19 ans. Elle paraît d'une bonne santé et déclare n'avoir jamais fait de grande maladie. Elle ne porte pas de cicatrices de ganglions suppurés sous le cou, elle n'aurait jamais eu de maux d'yeux. Depuis quelque temps, elle serait devenue très impressionnable, aurait des sensations de boule nerveuse montant de la légion épigastrique à la gorge, elle aurait eu hier (11 juin) pour la première fois une attaque de nerfs. La sensibilité est bien conservée, le premier temps du cœur présente à la base un bruit de souffle anémique.

L'état général de la santé ne semble pas mauvais, il n'y a pas d'amaigrissement notable.

Les seins sont petits, les aréoles sont de couleur rose pâle, couvertes par quelques tubercules anciens, peu saillants.

La peau de l'abdomen est tendue, elle ne porte aucune vergeture ancienne ou récente. Le mont de Vénus est couvert de poils.

Le clitoris et les petites lèvres sont volumineux, les grandes lèvres peu saillantes. La muqueuse vulvaire est couverte de mucosités jaunâtres assez abondantes. La pression du canal de l'urèthre ne fait sourdre aucune goutte de pus ou de muco-pus. La fourchette n'est pas déchirée et ne présente pas de cicatrice ancienne ou récente.

L'hymen annulaire est un peu rouge, il est le siège de deux déchirures placées l'une à droite à l'union du tiers antérieur et du tiers moyen, l'autre à gauche à l'union du tiers moyen et du tiers postérieur. Son orifice est large, facilement dilatable. On introduit sans difficulté l'index tout entier. Le col de l'utérus est petit, fusiforme à orifice circulaire, sans traces de déchirures. Le corps de l'utérus est mobile, un peu en antéflexion, son volume ne semble pas exagéré.

Les ganglions des aines ne sont pas tuméfiés. L'anus n'est ni rouge ni déformé.

Conclusions : 1° La demoiselle F... est déflorée. Cette défloration remonte à une époque trop éloignée pour que l'on puisse en fixer la date.

2° Elle n'est pas atteinte d'une maladie vénérienne, syphilitique ou blennorrhagique.

3° Elle est anémique et présente quelques accidents de nature hystérique.

II. — *Dire si la demoiselle F... a été enceinte. — Si elle est accouchée avant le terme.*

L'état des seins, l'absence des vergetures sur la paroi de l'abdomen, l'absence de déchirure ou de cicatrice de la fourchette, la forme arrondie de l'orifice utérin, celle en fuseau du col utérin permettent d'affirmer que la demoiselle F... n'a pas eu de grossesse qui ait atteint son terme normal ou même celui de six ou sept mois.

Mais une grossesse qui se termine après le deuxième ou le troisième mois, ne laisse pas nécessairement de déformation persistante, et il serait impossible surtout après quatre ans de retrouver des traces caractéristiques, d'une grossesse qui n'aurait pas eu une plus longue durée.

Conclusion : L'examen de la fille F... ne permet pas de constater si réellement il y a quatre ans cette jeune fille a eu ou n'a pas eu une grossesse terminée vers le deuxième ou troisième mois.

III. — *Dire si les moyens que la fille F... indique comme ayant été employés pour la faire avorter ont pu produire l'avortement.*

La fille F... déclare que vers l'âge de 15 ans, elle serait devenue enceinte et que arrivée au troisième mois de sa grossesse, sur des conseils intéressés, elle aurait consenti à laisser pratiquer sur elle des manœuvres abortives.

Une sage-femme se serait servi dans ce but d'une seringue, munie d'un long col, mince et presque pointu, mais percé d'un orifice. Cette femme aurait introduit cette seringue dans les parties génitales, elle aurait recommandé à la fille F... de la prévenir aussitôt que celle-ci aurait ressenti de la douleur.

Dès l'introduction la fille F... aurait accusé une souffrance vive, à laquelle la sage-femme aurait refusé de croire. L'introduction n'aurait eu lieu qu'une seule fois, les douleurs auraient persisté deux heures environ. Pendant ces deux heures, la fille F..., d'après les recommandations expresses de la sage-femme, aurait marché dans sa chambre, puis après trois heures à peu près, elle aurait perdu du sang et des caillots. Elle ignore si parmi ces caillots il se trouvait autre chose.

Puis la fille F... aurait gardé le lit trois ou quatre jours et n'aurait pas senti d'autre malaise consécutif à l'opération qu'elle avait subie, et aux suites que celle-ci avait eues.

Depuis lors, bien que les règles aient été irrégulières, que souvent la fille F... ait eu des retards de trois ou quatre mois, cette jeune fille n'aurait pas eu de nouvelle grossesse. Depuis deux ans il n'y aurait plus eu de rapport sexuel.

Les déclarations précédentes sont de tout point d'accord avec les données de la science. Le délai de trois heures entre l'opération et l'expulsion du produit de la conception semble un peu court, mais il ne s'écarte pas beaucoup de ce qui s'observe après les injections abortives intra-utérines. Nos constatations sont absolument confirmatives de celles que Tardieu a résumées dans la phrase suivante : « Après une seule injection, si elle a bien réellement pénétré dans la cavité de la matrice, les contractions de l'organe commencent très vite et peuvent provoquer l'expulsion en quelques heures. Je ne l'ai pas vu tarder au delà de dix-huit heures et, dans deux cas, je l'ai vu accomplie en six et huit heures ». (Tardieu, *Etude médico-légale sur l'avortement*, 1864, p. 54.)

Conclusion : Les moyens employés, d'après les déclarations de la fille F..., dans le but de la faire avorter, ont pu amener ce résultat. Son récit est conforme aux données fournies par les observations antérieures.

RAPPORT SUR UN CAS D'INFANTICIDE. — DATE DE LA MORT DE L'ENFANT DÉTERMINÉE PAR L'EXAMEN DES PRODUITS PARASITAIRES (*Voyez page* 117).

Je soussigné, Paul Brouardel, professeur de médecine légale à la Faculté de médecine de Paris, commis par M. Ditte, substitut de M. le procureur de la République, près le tribunal de première instance du département de la Seine, en vertu d'une ordonnance, en date du 5 janvier 1884, ainsi conçue :

« Vu les articles 32 et 43 du Code d'instruction criminelle et le procès-verbal dressé le 1er janvier 1884 par M. le commissaire de police du quartier de la Muette et Porte Dauphine constatant le transport à la Morgue du cadavre de l'enfant de la nommée P..., L...

« Commettons M. le docteur Brouardel, à l'effet de procéder à l'autopsie du cadavre, de rechercher les causes de la mort et de constater tous indices de crime ou délit. »

Serment préalablement prêté, ai procédé à cette autopsie le 11 janvier 1884.

Le cadavre est celui d'un enfant nouveau-né du sexe féminin, mesurant une longueur totale de 50 centimètres et pesant 2 k. 700. La putréfaction est très avancée. La peau et le tissu cellulaire sous-cutané sont transformés en gras de cadavre. Le corps est recouvert en grande partie par du carton ramolli et dans les différents plis ou dépressions, que l'on constate sur le cadavre se trouvent des points bruns et d'autres grisâtres sur la nature desquels nous prions M. Megnin, vétérinaire des plus distingués, de vouloir bien nous éclairer. Le cordon ombilical est coupé au ras de l'ombilic et ne présente aucune trace de ligature.

Les cheveux sont très apparents ; sous le cuir chevelu on ne constate pas de suffusions sanguines. Le diamètre antéro-postérieur de la tête mesure 112 millimètres et le diamètre bipariétal 88 millimètres. Les os du crâne, voûte et base, ne sont pas fracturés. Le cerveau est en putréfaction complète. On ne constate pas la présence de corps étrangers dans l'arrière-bouche.

Le larynx, le pharynx et la trachée sont sains.

Il n'existe pas d'ecchymoses sous-pleurales, ni de bulles d'air d'emphysème sous-pleural.

Les poumons et le cœur plongés dans l'eau surnagent. Les poumons séparés du cœur surnagent également ainsi que leurs fragments. Ces derniers pressés sous l'eau font sourdre de fines bulles d'air qui viennent se réunir sous forme de plaques de mousse à la surface du liquide. Ces mêmes fragments, après avoir été exprimés et dilacérés, continuent à surnager.

Il n'y a pas d'ecchymoses sous-péricardiques. Le cœur est vide et les valvules sont saines.

Le foie est putréfié et tombe au fond de l'eau.

La rate et les reins paraissent sains.

Le méconium occupe la dernière partie du gros intestin.

Le sternum présente quatre points d'ossification.

Le calcanéum et l'astragale ont leurs points d'ossification également développés.

Les condyles de l'extrémité inférieure du fémur présentent un point d'ossification mesurant 3 ou 4 millimètres de diamètre.

Le maxillaire inférieur présente quatre alvéoles incomplètement cloisonnées.

Conclusions : 1° Le cadavre est celui d'un enfant nouveau-né du sexe féminin paraissant arrivé au terme normal de la gestation et ayant certainement dépassé le 8e mois de la vie intra-utérine.

2° Il a largement respiré.

3° Il est dans un état de putréfaction trop avancé pour qu'il soit actuellement possible de constater des traces de violences qui n'auraient intéressé que les parties superficielles de la peau.

4° La mort de cet enfant paraît remonter à six semaines ou deux mois environ.

Nous joignons à ce rapport une note de M. Megnin, qui arrive pour la détermination de l'époque de la mort aux mêmes conclusions.

EXAMEN DES PRODUITS PARASITAIRES PAR M. MEGNIN.

Les corpuscules blancs qui avaient l'apparence de petites larves d'insectes et qui adhéraient au carton enveloppant le cadavre en question n'étaient autre chose que des particules un peu grossières de sciure de bois blanc ; les larves chrysalides ou débris quelconques d'insectes manquaient complètement.

Il en était de même des acariens. Sur la tête seulement existait une végétation byssoïde très intéressante qui n'a pas encore été déterminée par les cryptogamologistes, je crois, mais qui a déjà été trouvée par Lebert sur la croûte d'un ulcère atonique de la jambe d'un malade [1]. C'est donc un des premiers produits parasitaires qui se développent sur une substance morte d'origine humaine.

Cette absence complète de traces ou de débris d'insectes des cadavres a une signification aussi importante que celle de leur présence dans certaines circonstances ; en effet, si l'on fait attention à la saison où la découverte du petit cadavre en question a été faite (les premiers jours de janvier) et si l'on note que pendant la saison froide tous les insectes des cadavres disparaissent, nous sommes conduits à admettre que la mort ne peut pas remonter au delà du

---

1. Ch. Robin. *Végétaux qui croissent sur l'homme et les animaux vivants.* Paris, 1848, page 31.

moment où les susdits insectes disparaissent et qu'elle a par conséquent eu lieu après l'apparition des premiers froids, c'est-à-dire, il y a un mois.

L'état de décomposition peu avancée du sujet concorde avec cette appréciation, aussi bien que la présence de la moisissure signalée plus haut, et l'absence d'acariens. Ceux-ci, en effet, quoique vivant parfaitement l'hiver, ne hantent que les substances organiques à moitié sèches, ce qui n'est pas le cas du petit cadavre qui est en voie de déliquescence.

RAPPORT SUR UN CAS D'INFANTICIDE PAR OMISSION. —
MATIÈRES FÉCALES CONTENUES DANS L'ESTOMAC.
(*Voyez page* 135)

Je soussigné, Paul Brouardel, professeur de médecine légale à la Faculté de médecine de Paris, commis par M. F..., substitut de M. le procureur de la République, près le Tribunal de première instance du département de la Seine, en vertu d'une ordonnance, en date du 19 décembre 1881, ainsi conçue :

« Vu les articles 32 et 43 du Code d'instruction criminelle et le procès-verbal dressé le 18 décembre 1881 par M. le commissaire de police de Boulogne constatant l'envoi à la Morgue du cadavre d'un enfant nouveau-né du sexe féminin dont est accouchée la fille L..., laquelle est actuellement consignée à l'Hôtel-Dieu.

« Commettons M. le Docteur Brouardel, à l'effet de procéder à l'autopsie du cadavre, de rechercher les causes de la mort, de procéder également à la visite de la fille L..., et de constater tous indices de crime ou délit. »

Serment préalablement prêté, ai procédé à cette autopsie le 20 décembre 1881 et à l'examen de la fille L... les 21 et 29 décembre 1881.

I. — *Autopsie d'un nouveau-né le 20 décembre 1881.*

Le cadavre est celui d'un enfant nouveau-né du sexe féminin. Il mesure dans sa longueur totale 52 centimètres et pèse 3 kilogrammes 150. Le cordon ombilical encore adhérent à l'ombilic mesure 30 centimètres et paraît avoir été arraché; il ne présente pas une ligne de section nette, il ne porte pas de ligature.

Cet enfant est vigoureux, les cheveux sont développés et les ongles affleurent les doigts. On ne trouve aucune trace de violence, d'ecchymoses, de coups d'ongle, de contusion sur la peau de la face et du cou. Dans le tissu cellulaire sous-cutané du cou il n'y a aucune suffusion sanguine. Pas d'ecchymoses sous-conjonctivales.

Sous le cuir chevelu se trouvent des ecchymoses ponctuées multiples.

A la partie postérieure de la région occipitale se trouve une bosse séro-sanguine assez volumineuse.

Il n'y a pas de fracture des os du crâne.

Le cerveau est très congestionné. Les membranes qui entourent le bulbe et le cervelet sont infiltrées de sang.

Dans l'arrière-bouche, le larynx et le pharynx, on ne trouve pas de corps étranger. La trachée contient un peu de mousse rougeâtre.

Les plèvres pariétales sont tatouées par un certain nombre d'ecchymoses sous-pleurales. Les poumons sont couverts d'un piqueté d'ecchymoses sous-pleurales. Jetés dans l'eau ils nagent ainsi que leurs fragments. Ces derniers pressés sous l'eau font sourdre à la surface du liquide un certain nombre de fines bulles d'air dont la réunion forme de véritables plaques de mousse.

Les cavités du cœur sont pleines de sang liquide.

Le foie est gros et paraît sain.

Les reins et la rate sont sains.

Les dernières parties du gros intestin sont remplies de méconium.

Le point d'ossification du fémur est très développé, il mesure environ 4 millimètres de diamètre mais sans continuité avec la diaphyse du fémur.

La mâchoire inférieure présente cinq alvéoles nettement cloisonnées.

Conclusions : — 1° Le cadavre soumis à notre examen est celui d'un enfant nouveau-né du sexe féminin, arrivé au terme normal de la gestation ou près du terme normal, sûrement à huit mois et demi.

2° Cet enfant a largement respiré.

3° Il a ingurgité une certaine quantité de sang et de matières fécales. Il est donc resté après sa naissance un certain temps la face plongée dans les liquides et excréments perdus par la mère au moment de l'accouchement.

4° La cause de la mort est le résultat d'une asphyxie. Celle-ci peut avoir eu pour cause une submersion incomplète, telle que l'immersion de la face dans les liquides perdus par la mère pendant le travail de l'accouchement.

5° Cet enfant ne porte sur le corps aucune trace de violence.

II. — *Examen de la fille L... les 21 et 29 décembre 1881.*

La fille L..., âgée de vingt et un ans est grande et vigoureuse. Elle déclare jouir habituellement d'une bonne santé et n'avoir eu qu'une seule grossesse. Elle nous déclare que dans la nuit du 16 au

17 décembre elle aurait été prise subitement d'une douleur assez vive dans le ventre, puis qu'elle serait accouchée.

Presque aussitôt après cet accouchement elle se serait endormie et en se réveillant aurait aperçu son enfant placé entre ses jambes et ne donnant plus signe de vie.

Elle déclare toutefois qu'elle aurait entendu son enfant crier sans préciser le moment où ce cri aurait été poussé. Elle ne saurait pas comment le cordon a été rompu. Elle aurait perdu peu de sang et serait venue à l'Hôtel-Dieu presque aussitôt emportant le cadavre de son enfant avec elle. Le délivre serait sorti presque de suite et une fois à l'hôpital elle aurait perdu beaucoup de sang.

Lors de notre première visite le 21 décembre nous avons trouvé la fille L... au numéro 10 de la salle Sainte-Madeleine. Elle avait à ce moment un peu de fièvre et perdait un peu de sang. Les seins contiennent un peu de lait. On trouve très peu de vergetures sur le ventre. Le corps de l'utérus dépasse de deux travers de doigt le pubis. Le bassin est large. Cette fille nous déclare ne pas avoir d'appétit et très peu de sommeil.

Aujourd'hui 29 décembre elle se lève, mange et dort bien et ne perd plus de sang. La fièvre a complètement disparu. L'utérus a repris sa position normale.

Le récit que la fille L..... fait de cet accouchement présente plusieurs invraisemblances. L'accouchement n'aurait provoqué qu'une seule douleur. Il faut remarquer que cette fille est primipare, que l'enfant était très volumineux, qu'il existait dans la région occipitale une bosse séro-sanguine. Cette bosse prouve que l'enfant s'est présenté par la tête, et que le travail de l'accouchement a certainement été assez prolongé (Plusieurs heures probablement).

Le sommeil qui se serait emparé de la fille L..... après son accouchement ne pourrait s'expliquer s'il a réellement existé que par l'épuisement causé par un travail prolongé. Il semble peu probable que ce sommeil ait envahi instantanément la fille L..... car elle sait que son enfant a crié, et elle a eu le temps d'arracher le cordon.

De nos diverses constatations, il résulte :

1º Que la fille L..... est récemment accouchée.

2º Que le travail de l'accouchement a eu une durée assez longue, que l'on peut estimer à une heure au moins.

3º Qu'il n'est pas démontré et qu'il semble peu probable que le sommeil impérieux se soit emparé de cette fille assez rapidement après l'accouchement, pour qu'elle ait été dans l'impossibilité de donner à son enfant les soins nécessaires pour l'empêcher de périr, asphyxié par immersion de sa face dans les liquides provenant de l'accouchement.

III. — *Examen du contenu de l'estomac.*

L'estomac renferme dix à quinze grammes de sang. Ce sang a été examiné au microscope. On aperçoit dans la préparation au milieu d'une infinité de globules sanguins très bien conservés, un assez grand nombre de corps étrangers. Pour mieux étudier ceux-ci, on détruit les hématies en ajoutant un peu d'eau à la préparation, et on distingue alors très nettement des débris végétaux constitués par de longues fibres à trachées, par de grandes cellules polygonales à parois épaisses, par des poils végétaux ; on rencontre aussi quelques cristaux de phosphate ammoniaco-magnésien et une assez grande quantité de matière amorphe, finement granuleuse et colorée en jaune. Ces corps proviennent de matières fécales ; du reste le sang retiré de l'estomac exhale l'odeur propre à ces matières et sur la préparation destinée à l'examen microscopique, on peut apercevoir à l'œil nu en comprimant légèrement la lamelle couvre-objet des stries d'un jaune brunâtre tranchant sur la couleur rouge du sang. — Le contenu de l'estomac est donc constitué par du sang mélangé à une petite quantité de matières fécales d'adulte.

RAPPORT SUR UN CAS D'INFANTICIDE. — MORT PAR FRACTURE DU CRANE. — L'ACCOUCHEMENT A-T-IL EU LIEU DANS LES CABINETS OU L'ENFANT SERAIT TOMBÉ ? (*Voyez pages* 138 *et* 141).

Je soussigné, Paul Brouardel, professeur de médecine légale à la Faculté de médecine de Paris, commis par M. Ragon, juge d'instruction près le Tribunal de première 'instance du département de la Seine, en vertu d'une ordonnance en date du 28 juillet 1881, ainsi conçue :

« Vu la procédure commencée contre la fille F...., 22 ans, domestique. — Détenue.

« Inculpée d'avortement.

« Attendu la nécessité de constater judiciairement l'état où se trouve en ce moment le cadavre d'un enfant nouveau-né trouvé dans la fosse d'aisance, sise avenue Duquesne, n° 1, et déposé à la Morgue.

« Ordonnons qu'il y sera procédé par M. Brouardel, docteur en médecine, lequel après avoir reconnu l'état où se trouve le cadavre procédera à son autopsie et à toutes contestations utiles. »

Serment préalablement prêté, ai procédé à cette autopsie le 29 juillet 1881.

I. — *Examen du nouveau-né.*

Le cadavre de ce nouveau-né est complètement putréfié ; il répand une odeur spéciale résultant de son immersion prolongée dans la fosse d'aisance.

Il mesure 48 centimètres comme longueur totale. Les os du crâne sont à nu par destruction du cuir chevelu. Ils sont séparés les uns des autres de sorte que le cerveau est sorti de sa cavité. Un seul des os est fracturé.

L'occipital est intact, ainsi que les frontaux, le pariétal gauche et les deux temporaux avec leur apophyse zygomatique.

Le pariétal droit est divisé en deux fragments par une ligne de fracture transversale qui occupe toute l'étendue de l'os, les bords de cette ligne de fracture ne présentent aucune coloration. La dure-mère et le périoste sont intacts mais séparés des fragments.

Le maxillaire inférieur est divisé par cinq alvéoles bien nettement cloisonnées.

La paroi abdominale est ouverte, la partie qui correspond à l'insertion du cordon est rongée par les vers. Le méconium occupe tout le gros intestin. Le foie et les reins sont putréfiés.

Les poumons n'existent plus, ils ont été complètement détruits par les vers, de sorte qu'il est impossible de pratiquer l'expérience de docimasie pulmonaire.

Le point d'ossification des condyles de l'extrémité inférieure du fémur est très nettement marqué et mesure 3 millimètres de diamètre.

A l'examen des organes génitaux internes nous constatons la présence d'un utérus.

Conclusions : 1° Le cadavre soumis à notre examen est celui d'un nouveau-né du sexe féminin.

2° Le nouveau-né est arrivé au terme normal de la gestation.

3° Il est dans un état de putréfaction très avancé. La destruction des poumons ne permet pas de reconnaître si ce nouveau-né a respiré.

4° La fracture du pariétal droit occupe le siège et a les caractères des fractures résultant du passage de la tête d'un nouveau-né à travers un orifice trop étroit tel que la lunette d'un appareil fermant les water-closets.

II. — *Examen des lieux.*

Nous avons ensuite été chargé par M. le juge d'instruction de nous rendre avenue Duquesne pour apprécier la véracité des déclarations faites par la fille G...., nous nous y sommes rendu trois fois en présence de l'inculpée, accompagné de l'architecte et de M. le commissaire de police.

La fille G..... nous a déclaré qu'elle était accouchée, surprise par les douleurs de l'enfantement, assise sur le siège, que l'enfant était tombé dans la cuvette et que son poids avait fait basculer l'appareil, que l'enfant et le délivre étaient sortis en même temps.

1° Il est impossible d'admettre que la fille G..... ait pu accoucher assise sur la lunette. Au moment de l'accouchement l'enfant sort du vagin, et la direction de ce conduit n'est pas verticale mais coudée de façon à ce que son axe s'incurve de haut en bas et d'arrière en avant. En sorte que si l'accouchement se fait pendant que la mère est assise sur la lunette la tête de l'enfant vient heurter le bord de cette lunette et que l'accouchement est arrêté jusqu'au moment où la mère change de position, pour se coucher complètement ou se tenir debout ou accroupie.

L'accouchement n'a donc pu avoir lieu pendant que la fille G... était assise sur la lunette.

2° Le poids de l'enfant n'a pu faire basculer la valve qui ferme la cuvette.

En admettant même la version précédente présentée par la fille G..., l'enfant en tombant dans la cuvette n'aurait pu faire basculer la valve. Il faut remarquer que la cuvette n'a, du bord de la lunette à la valve, que 24 centimètres, que le corps de l'enfant en a 48, qu'il ne tombait pas de haut, que c'est à peine si le corps entier pouvait être contenu dans cette cuvette.

De plus le diamètre de la valve est de 11 centimètres exactement. Le diamètre de la tête d'un nouveau-né dépouillée des parties molles est de 11 centimètres également. Bien que la tête d'un nouveau-né se prête par la laxité des articulations des os à une notable réduction, il faut pour l'obtenir exercer une pression assez énergique. La tête ne peut donc s'engager sans difficulté dans un orifice un peu plus étroit qu'elle ne l'est elle-même.

Aussi lorsqu'un enfant nouveau-né est jeté dans les fosses d'aisance à travers ces lunettes qui à Paris ont presque toutes le même diamètre, on trouve très fréquemment une fracture du crâne siégeant sur l'un des pariétaux absolument semblable à celle que nous avons notée sur le cadavre du nouveau-né trouvé dans la fosse.

Enfin les épaules et le reste du corps ont un diamètre plus considérable que la tête elle-même et on ne pourrait leur faire franchir cet orifice que par une pression très énergique.

Ajoutons que l'appareil du cabinet ne fonctionne que difficilement. Nous avons, devant la fille G..., pressé de toutes nos forces avec une canne, puis une bouteille sur cette valve sans parvenir à la faire basculer.

Il est donc impossible que le poids de l'enfant ait suffi à faire basculer cette valve.

En présence de ces constatations auxquelles elle assistait, la fille G... a déclaré qu'elle avait levé l'appareil à l'aide duquel s'ouvre la valve et que l'enfant avait disparu de lui-même sans qu'elle y apportât le moindre aide.

Cette assertion est également inexacte, nous avons dit que les dimensions relatives à l'orifice de cette soupape, et de celles de la tête et du corps de l'enfant nouveau-né, ne permettaient pas de l'admettre, et que l'enfant n'avait pu franchir cet orifice qu'à l'aide de pressions énergiques.

RAPPORT SUR UN CAS D'INFANTICIDE PAR STRANGULATION
(*Voyez page* 140).

Je soussigné, Paul Brouardel, professeur de médecine légale à la Faculté de médecine de Paris, commis par M. Bard, substitut de M. le procureur de la République, près le tribunal de première instance du département de la Seine, en vertu d'une ordonnance, en date du 26 octobre 1882, ainsi conçue :

« Vu les articles 32 et 43 du Code d'instruction criminelle et le procès-verbal dressé le 25 octobre 1882 par M. le commissaire de police du quartier de la Porte-Saint-Martin, constatant l'envoi à la Morgue du cadavre d'un enfant nouveau-né, du sexe masculin, trouvé à l'entrée de la cave de la maison située 95, faubourg Saint-Martin.

« Commettons M. le docteur Brouardel, à l'effet de procéder à l'autopsie du cadavre, de rechercher les causes de la mort et de constater tous indices de crime ou délit ».

Serment préalablement prêté, ai procédé à cette autopsie le 27 octobre 1882.

Le cadavre est celui d'un enfant, du sexe masculin, pesant 3 k. 350 gr. Sa longueur totale est de 54 centimètres. Le cordon est adhérent à l'ombilic et mesure 42 centimètres de longueur, il est mou, présente à son extrémité libre une ligne de section parfaitement nette. On ne constate aucune trace de ligature.

La putréfaction du cadavre n'est pas commencée.

Les iris sont bleus. Les conjonctives palpébrales des deux yeux sont ecchymotiques. On ne constate sur la face aucune trace de violence.

Le cou est entouré par un sillon blanc, étroit, faisant tout le tour, abaissé du côté de l'épaule droite et relevé presque un peu au-dessous de l'oreille gauche. Il n'existe pas de traces de coups d'ongles autour du cou ou des orifices de la face. La peau du sillon est parcheminée et mince, elle laisse passer la lumière par transparence.

On ne constate aucune trace de violence sur les autres parties du corps.

Sous le cuir chevelu se trouvent quelques ecchymoses sous-épicrâniennes. A la partie postérieure de l'occipital et du pariétal gauche on trouve une bosse séreuse.

Aucun des os du crâne n'est fracturé.

Les méninges et le cerveau sont très congestionnés.

L'œsophage et le pharynx sont sains et ne contiennent pas de corps étrangers.

La trachée également saine renferme une spume bronchique abondante.

Le cœur est rempli de sang liquide, et ne contient pas de caillots. Les valvules sont saines. On ne constate pas d'ecchymoses sous-péricardiques, mais quelques ecchymoses sous-pleurales parfaitement nettes.

Les poumons paraissent sains. Plongés dans l'eau en masse avec le cœur ils nagent parfaitement, les différents fragments des poumons nagent également. Ces derniers pressés sous l'eau font sortir un certain nombre de fines bulles d'air qui viennent se réunir à la surface du liquide sous forme de plaques de mousse.

L'estomac contient un peu de mucosité aérée.

Le foie est très congestionné.

Les reins sont également très congestionnés mais se décortiquent très bien.

La masse intestinale, plongée dans l'eau après ouverture de l'estomac, ne surnage pas. Le méconium occupe tout le gros intestin.

Les deux testicules sont dans le scrotum.

Le point d'ossification de l'extrémité inférieure du fémur est très développé et très net ; il mesure 4 ou 5 millimètres de diamètre et est séparé de la diaphyse par une lame cartilagineuse.

Dans le maxillaire inférieur, on constate quatre alvéoles nettement cloisonnées.

Conclusions : 1° Le cadavre soumis à notre examen est celui d'un enfant nouveau-né, du sexe masculin, arrivé au terme normal de la gestation ou tout au moins à huit mois et demi.

2° Cet enfant a largement respiré.

3° La mort a été causée par une strangulation pratiquée à l'aide d'un lien étroit tel que, une ficelle, une petite corde ou un cordon.

RAPPORT SUR UN CAS DE PENDAISON. — SUICIDE
(*Voyez page* 238).

Je soussigné, Paul Brouardel, professeur de médecine légale à la Faculté de médecine de Paris, commis par M. Feuilloley, substitut de M. le procureur de la République, près le tribunal de première instance du département de la Seine, en vertu d'une ordonnance, en date du 23 janvier 1882, ainsi conçue :

« Vu les articles 32 et 43 du Code d'instruction criminelle et le procès-verbal dressé le 22 janvier 1882 par M. le commissaire de police du quartier de Necker, constatant l'envoi à la Morgue du cadavre du nommé R... (Gustave), trouvé pendu dans l'atelier du sieur V...

« Commettons M. le docteur Brouardel, à l'effet de procéder à l'autopsie du cadavre, de rechercher les causes de la mort et de constater tous indices de crime ou délit ».

Serment préalablement prêté, ai procédé à cette autopsie le 24 janvier 1882.

Le corps est celui d'un jeune homme âgé de 16 ans, grand et très vigoureux pour son âge. La putréfaction est à peine commencée et la rigidité cadavérique a complètement disparu. Sur le corps, principalement sur la face postérieure et les parties déclives, on voit un grand nombre de sugillations cadavériques.

La corde qui nous est présentée comme étant celle dont le jeune R... se serait servi pour se pendre, est une corde à deux brins et présente plusieurs morceaux réunis par une ficelle un peu plus mince.

La face est très congestionnée et il sort par la bouche une mousse écumeuse et sanguinolente qui se répand sur presque toute la face.

Les oreilles sont très congestionnées, l'oreille droite est plus rouge que la gauche.

Les conjonctives sont très injectées. Les iris sont de couleur rousse.

La langue est placée en arrière des arcades dentaires sans être nettement appliquée sur elle.

On ne constate pas de piqueté hémorrhagique sur la surface du corps.

La verge est un peu congestionnée et le canal de l'urèthre est sain.

On ne trouve pas de traces de violences sur les différentes parties du corps.

A la région du cou nous remarquons un sillon assez large et parcheminé, beaucoup plus marqué à la région postérieure du cou qu'à la région antérieure et dont la direction générale est de bas en haut et d'arrière en avant. Dans la région comprise entre les deux muscles sterno-mastoïdiens le sillon est à peine marqué. Sous le menton nous trouvons une plaque parcheminée, produite très probablement par le nœud de l'anse, le plein se trouvant alors placé à la région postérieure.

Le tissu cellulaire sous-cutané du crâne est très congestionné, et présente quelques ecchymoses sous-péri-crâniennes.

Les os du crâne ne sont pas fracturés, mais ils sont encore très souples. Le cerveau n'est pas très congestionné, les méninges sont un peu injectées et se décortiquent très bien. On ne constate pas de lésions du 4e ventricule, du cervelet et du bulbe. Les sinus sont remplis de sang liquide.

A la partie antérieure de la trachée au-dessous du corps thyroïde, nous trouvons une suffusion sanguine. La dissection de la partie antérieure du cou nous permet de constater que les veines jugulaires et les artères carotides ne sont pas déchirées.

Nous trouvons des mucosités sanguinolentes finement aérées dans la trachée et des matières de vomissements dans l'œsophage.

Les plèvres ne renferment pas de liquide et les poumons n'ont pas d'adhérences pleurales.

Sur la surface des poumons on trouve quelques petites plaques d'emphysème sous-pleural, de nombreuses ecchymoses punctiformes et à la partie postérieure, quelques suffusions sanguines. La partie supérieure des poumons est crépitante et nage, la partie inférieure est très congestionnée, mais les fragments nagent également.

Dans le péricarde on trouve un peu de liquide séro-sanguinolent. Le cœur est vide de sang et de caillots et présente à sa surface quelques ecchymoses sous-péricardiques. Les valvules sont saines.

L'estomac contient des débris alimentaires au milieu desquels on reconnaît du lait, mais ces matières sont trop altérées pour qu'on puisse en déterminer exactement la nature.

Le foie un peu congestionné n'est pas très gras et paraît sain. La vésicule biliaire ne contient pas de calcul.

La rate, très volumineuse n'est pas diffluente.

Les reins sont très congestionnés, mais se décortiquent très facilement.

Les intestins ne sont pas très congestionnés et paraissent sains.

Le petit bassin ne contient pas de liquide.

La vessie est vide et paraît saine.

Conclusion : 1º La mort du sieur R... est le résultat d'une pendaison.

2º Le corps ne porte aucune trace de violence.

RAPPORT SUR UNE TENTATIVE DE PENDAISON. — SUICIDE OU HOMICIDE.
(*Voyez page* 238).

Je soussigné, Paul Brouardel, professeur de médecine légale à la Faculté de médecine de Paris, commis par M. Soleau, juge d'instruction près le tribunal de première instance du département de la Seine, en vertu d'une ordonnance, en date du 27 février 1883, ainsi conçue :

« Vu la procédure commencée contre D... Louis-Léon, 39 ans, détenu.

« Inculpé d'avoir commis une tentative d'homicide volontaire sur la personne de sa femme, blanchisseuse, à Boulogne, et cela à l'aide de pendaison.

« Attendu la nécessité de constater judiciairement l'état où se trouve en ce moment la femme D...

« Ordonnons qu'il sera procédé par M. Brouardel, docteur en médecine, lequel après avoir reconnu l'état où se trouve la femme D... déterminera s'il y a eu tentative d'homicide, ou de suicide de la part de cette femme et s'expliquera sur les causes de ces blessures, ainsi que sur les conséquences qu'elles pourront avoir. »

Serment préalablement prêté, ai procédé à l'examen de cette femme le 10 mars 1883.

Cette femme convoquée une première fois le 5 mars ne s'est pas rendue à notre appel et ce n'est que le 10 mars, après avoir écrit au commissaire de police de Boulogne, que nous avons pu procéder à son examen.

La femme D... est âgée de 37 ans ; elle n'est pas très grande mais paraît assez vigoureuse. Elle nous déclare jouir habituellement d'une bonne santé et n'avoir jamais été malade. Elle a eu sept grossesses dont deux terminées par des fausses couches. L'attentat dont elle aurait été victime remonte au 18 février 1883. Elle nous déclare que son mari après lui avoir passé une corde autour du cou, l'aurait suspendue à l'espagnolette de la croisée. Elle serait restée environ sept minutes (?) dans cette position touchant le sol et sans avoir perdu complètement connaissance. Elle aurait entendu ce qui se disait autour d'elle, mais elle était hors d'état de parler ou de crier. Cet attentat aurait eu lieu un dimanche matin et le lendemain elle aurait pu reprendre son ouvrage de blanchisseuse.

Actuellement nous constatons sur les parties latérales du cou, deux lignes parallèles, séparées l'une de l'autre par un espace de peau un peu foncé, de un centimètre environ, obliquement dirigées, d'avant en arrière, de bas en haut et partant sur la face antérieure du cou au niveau de la saillie du cartilage thyroïde (pomme d'Adam) pour aller se perdre en arrière, vers la nuque. A la partie postérieure du cou, ces deux lignes cessent d'être visibles et c'est au niveau de cette région que devait se trouver le nœud de la corde. La femme D... n'accuse aucune douleur en cette région notamment à la face antérieure du cou.

On ne constate aucune trace de violences sur les autres parties du corps.

Cette femme est enrouée, mais cet enrouement serait habituel, elle n'a pas eu de congestions pulmonaires après cette tentative de pendaison.

Conclusions : 1° La femme D...., porte sur les régions antérieures et latérales du cou, les traces d'un sillon paraissant résulter d'une tentative de pendaison.

2º Cette tentative, si elle a été complète, n'a pas eu et n'aura pas de conséquences graves pour la santé de cette femme.

3º La durée de 7 minutes pendant laquelle cette femme déclare avoir été suspendue est probablement une estimation erronée du temps réel.

4º Cette femme ne porte en aucune des autres parties du corps de traces de violence.

RAPPORT SUR UN CAS DE COUPS ET BLESSURES. — PERTE D'UN ŒIL. — INCAPACITÉ DE TRAVAIL (*Voyez pages* 187 *et* 209).

Je soussigné, Paul Brouardel, professeur de médecine légale à la Faculté de médecine de Paris, commis par M. Soleau, juge d'instruction près le tribunal de première instance du département de la Seine, en vertu d'une ordonnance, en date du 24 août 1881, ainsi conçue :

« Vu la procédure commencée contre la veuve R..... inculpée d'avoir volontairement porté des coups et fait des blessures au sieur F...

« Attendu la nécessité de constater judiciairement l'état où se trouve le sieur F.....

« Ordonnons qu'il y sera procédé par M. Brouardel, docteur en médecine. Lequel après avoir reconnu l'état où se trouve le plaignant nous dira si les coups portés l'ont été à l'aide d'une canne plombée ou non, ou à l'aide de tout autre instrument, et déterminera la nature et la cause de ses blessures en indiquant si elles entraîneront une infirmité permanente ou une incapacité de travail de plus de 20 jours. »

Serment préalablement prêté, ai procédé à l'examen du sieur F..., le 29 août 1881.

Cet homme, âgé de 62 ans est bien constitué et déclare jouir habituellement d'une bonne santé ; il présente des signes marqués d'alcoolisme chronique.

Le 4 mai il aurait été frappé de plusieurs coups de canne plombée à la tête et à la face ; l'un de ces coups aurait atteint l'œil gauche, et l'aurait si gravement blessé que le chirurgien aurait été obligé de l'extirper au bout de quelque temps.

Actuellement on constate en effet que l'œil gauche a été énucléé ; le moignon n'est pas encore complètement cicatrisé et l'œil artificiel n'a pu être introduit. L'œil droit est atteint de cataracte, et l'opacité du cristallin est assez prononcée pour qu'il en résulte un affaiblissement très notable de la vue.

Sur le côté droit du front il existe une cicatrice linéaire, d'une coloration blanc mat, non adhérente à l'os, et qui d'après le sieur F..... résulterait de l'un des coups portés le 4 mai.

En arrière de la tête, au niveau de la ligne courbe occipitale infé-rieure, il existe une bosse sanguine en voie de résorption, de 4 à 5 centim. de diamètre,

Conclusions : 1° Le sieur F...., a reçu à l'œil gauche des blessures qui ont nécessité l'ablation chirurgicale de cet œil. Il porte en outre sur le côté droit du front et en arrière de la tête des traces de fortes contusions.

2° Il est impossible aujourd'hui, en raison des opérations chirurgicales qui ont été pratiquées sur l'œil, et du temps écoulé depuis l'accident de reconnaître si ces blessures résultent réellement de coups portés avec une canne plombée.

3° Le moignon de l'œil enlevé n'est pas encore complètement cicatrisé ; cette cicatrisation ne sera pas terminée et l'œil artificiel ne pourra être mis en place avant un mois environ, à dater d'aujourd'hui 29 août.

4° L'incapacité de travail résultant de la lésion de l'œil gauche persiste encore aujourd'hui 29 août, elle persistera encore environ pendant un mois.

5° La perte de l'œil gauche est d'autant plus fâcheuse pour le blessé, que l'œil droit est atteint d'une cataracte (sans relation du reste avec les blessures) et que le sieur F..... se trouve ainsi presque aveugle et dans l'impossibilité de reprendre son travail d'homme de peine.

RAPPORT SUR UN CAS DE BLESSURES PAR PROJECTION D'ACIDE SULFURIQUE [1].

Je soussigné, Paul Brouardel, professeur de médecine légale à la Faculté de médecine de Paris, commis par M. Soleau, juge d'instruction près le tribunal de première instance du département de la Seine, en vertu d'une ordonnance, en date du 14 août 1881, ainsi conçue :

« Vu la procédure commencée contre les femme et fille L... — Détenues.

« Inculpées d'avoir volontairement fait des blessures à la dame T..., sage-femme, à l'aide de vitriol.

« Attendu la nécessité de constater judiciairement l'état où se trouve en ce moment là dame T...

« Ordonnons qu'il y sera procédé par M. Brouardel, docteur en médecine, lequel après avoir reconnu l'état où se trouve la plai-

---

1. Cette affaire a beaucoup occupé la presse. Les blessures par projection d'acide sulfurique ont généralement pour cause la jalousie. Dans le cas actuel la victime était une sage-femme très injustement poursuivie par la mère d'une de ses clientes à laquelle elle avait donné les soins les plus dévoués.

gnante s'expliquera sur les causes de ses blessures ainsi que sur les conséquences qu'elles pourront avoir au point de vue de la perte d'un membre et de l'incapacité de travail. »

Serment préalablement prêté, ai procédé à l'examen de la dame T... les 22 août, 16 et 24 octobre 1881.

La dame T... âgée de 32 ans est grande et paraît assez vigoureuse, elle déclare jouir habituellement d'une bonne santé.

L'attentat dont elle aurait été victime remonterait au 18 août, elle aurait reçu à la figure et sur différentes parties du corps, le contenu d'une boîte au lait, renfermant du vitriol. A la suite de cet attentat cette femme aurait eu de la fièvre pendant plusieurs jours, des vomissements pendant une dizaine de jours ; une perte complète de sommeil, malgré l'usage du chloral et de la morphine. La perte de l'appétit aurait persisté jusque vers la fin du mois d'octobre ; c'est-à-dire pendant plus de deux mois.

Lors de notre première visite, le 22 août, nous constatons sur presque toute la moitié droite de la face et du cou des brûlures au 3e degré ; la malade souffre beaucoup et a une grande difficulté pour parler, le liquide corrosif ayant atteint la commissure droite des lèvres et occasionnant par ce fait une gêne excessive pour l'articulation des sons et la mastication des aliments.

Nous constatons quelques brûlures au 2e et 3e degré sur les deux mains ainsi que sur le poignet droit.

A notre seconde visite, le 16 septembre 1881 la malade déclare souffrir toujours beaucoup et avoir encore, mais assez rarement, quelques vomissements, mais pas de sommeil ni d'appétit.

L'œil droit est complètement fermé, les paupières sont entièrement soudées par leur bord libre et la malade se plaint de souffrir de son œil. L'œil gauche n'a pas été atteint, non plus que la moitié gauche de la face.

Les plaies occasionnées par les gouttes de liquide corrosif qui avaient atteint les deux mains ainsi que le poignet droit sont aujourd'hui complètement cicatrisées ; les cicatrices sont cependant encore rouges, mais la malade peut se servir de ses mains.

A partir du 10 octobre la malade commence à se lever deux heures par jour, mais le sommeil et l'appétit font encore complètement défaut.

Sur toute la moitié droite de la joue, nous constatons lors de notre quatrième visite le 24 octobre une vaste plaie, occupant toute la moitié droite de la face depuis la racine des cheveux jusqu'à la mâchoire sur un espace de 10 cent. transversalement et 12 centim. en hauteur. L'oreille droite est complètement rétractée ainsi que le nez dont la pointe est déviée à droite.

La malade éprouve des élancements très douloureux dans l'œil droit qui est complètement obturé par la soudure des paupières. Celles-ci forment un sac dans lequel les larmes sont accumulées et forment un dépôt qui donne au toucher une fluctuation très nette et très appréciable. Le médecin traitant a dû pratiquer déjà plusieurs ponctions à la commissure externe de l'œil et évacuer ainsi un peu de liquide. Celui-ci est incolore, très clair et constitué par une accumulation de larmes. La malade nous déclare voir la lumière au travers des paupières de son œil droit, et distinguer les ombres formées par les doigts lorsque ceux-ci sont placés devant l'œil.

Toute la moitié droite de la face et du cou est encore très enflammée, tuméfiée ; la peau de la surface médiane de la joue et des paupières suppure encore. Les parties périphériques de la plaie forment une cicatrice rouge, qui se rétracte très nettement et déforme les traits.

Conclusions : 1º La dame T... porte sur la moitié de la face, sur les deux mains et le poignet droit des cicatrices et des plaies occasionnées par la projection d'un liquide corrosif, tel que l'acide sulfurique.

2º Il nous est impossible de dire si la surface de l'œil droit a été atteinte par le liquide corrosif, les paupières de cet œil le ferment complètement et nous ne pourrons savoir dans quelle mesure la vision sera conservée avant qu'une opération ait dissocié les paupières. Cette opération ne semble pas pouvoir se faire avant la fin de décembre.

3º La cicatrice de la plaie des paupières aura pour résultat de provoquer très probablement la formation d'un double ectropion (renversement des paupières en dehors). Cette rétraction laissera le globe de l'œil à découvert et par suite, alors même qu'il n'aurait pas été atteint par le caustique, il surviendra des inflammations secondaires capables de compromettre ultérieurement la vision.

4º Si les plaies de la face se cicatrisent sans qu'il survienne de complication, comme cela est à craindre tant qu'une plaie n'est pas entièrement cicatrisée, la dame T... aura une déformation hideuse des traits de la face. L'écartement des lèvres restera très limité par la rétraction de la cicatrice qui occupe la commissure droite et par suite la mastication et la parole seront gênées.

5º L'incapacité totale de travail durera au moins 5 ou 6 mois en admettant que les plaies de la face entièrement cicatrisées permettent d'opérer l'œil dans les derniers jours du mois de décembre.

RAPPORT SUR UN CAS D'EMPOISONNEMENT PAR L'ARSENIC
(*Voyez page* 488).

Nous soussignés, Paul Brouardel, professeur de médecine légale de la Faculté de médecine de Paris, et E. Boutmy, chimiste expert, commis par ordonnance de M. de la Fuge, substitut de M. le procureur de la République, à l'effet de procéder à l'autopsie du cadavre de F..., Pierre-Louis-Philippe, âgé de 48 ans, de rechercher les causes de la mort et de constater tous indices de crime ou délit, serment préalablement prêté, avons fait les constatations suivantes :

I. Le cadavre est celui d'un homme assez vigoureux ; les muscles de la mâchoire inférieure et des bras présentent un certain degré de rigidité cadavérique. La putréfaction n'est pas commencée. Les parties postérieures du dos et des cuisses sont tachetées par quelques lividités cadavériques. Les globes oculaires ont une consistance presque normale.

De la bouche s'écoule un liquide sanguinolent qui souille une partie de la face jusqu'à l'oreille droite. Sur les lèvres on ne découvre ni érosion, ni trace de contact avec un liquide corrosif. Sur aucun point de la surface de la peau du corps, du cou ou des membres, on ne trouve d'ecchymose, d'écorchure ou d'érosion.

Dans le tissu cellulaire et dans les muscles du cou et de la paroi antérieure du thorax, il n'y a pas d'ecchymose.

II. La cavité du crâne est ouverte à la scie. Les méninges sont saines, excepté en un point placé à la face inférieure de la deuxième circonvolution occipitale gauche ; là on note la présence d'une suffusion sanguine large de 2 à 3 centimètres en tous sens ; elle occupe les mailles de la pie-mère et la dure-mère. Les méninges se séparent de l'encéphale par une décortication très facile. Elles ne contiennent pas de granulations tuberculeuses. La pie-mère qui pénètre entre les circonvolutions est infiltrée par un peu de sérosité.

Le cerveau et le cervelet examinés par section en couches minces, parallèles sont absolument sains.

La moelle n'est pas congestionnée, elle paraît normale. Les méninges, au niveau du renflement lombaire, renferment dans leur épaisseur de fines lamelles osseuses ; crétification de date ancienne et sans importance.

III. La muqueuse buccale, le pharynx, le larynx ne présentent aucune lésion. La trachée artère et le larynx sont remplis par des mucosités sanguinolentes.

Les plèvres sont soudées par des adhérences anciennes, qui occupent toute leur étendue. Les poumons sont peu crépitants, rouges ; à la coupe il s'écoule une petite quantité de sang. Celui-ci a une couleur rosée. A la base du lobe inférieur droit, en arrière, on trouve un noyau apoplectique, du volume d'une grosse noix.

Le cœur a son volume normal ; il n'est pas en systole, ses orifices sont sains. Il ne contient pas de caillots ; il en est de même des gros vaisseaux qui laissent écouler par la section du sang fluide et noir. La face intra-ventriculaire du ventricule gauche est tapissée par quelques ecchymoses ayant 3 à 5 millimètres de diamètre. Dans le muscle cardiaque, à la partie antérieure on trouve une ecchymose plus large qui a dissocié les fibres musculaires.

IV. L'œsophage est sain. L'estomac contient 600 à 700 grammes d'un liquide roux verdâtre. La muqueuse stomacale est pâle, légèrement piquetée par quelques points rougeâtres. Au niveau de la grande courbure, on constate la présence d'une plaque, d'aspect lisse, gaufrée, un peu plus dure que les autres parties de la muqueuse ayant les caractères d'une cicatrice ancienne.

La muqueuse de l'intestin grêle est pâle, sans lésion, sans suffusion sanguine. Les glandes ne sont pas saillantes. Dans le jejunum nous trouvons un ver ascaride lombricoïde de 13 centimètres de longueur. La valvule de Bauhin est rouge, couverte de suffusions sanguinolentes. La muqueuse du gros intestin dans une étendue de 20 centimètres au-dessous de cette valvule est le siège d'une vive infection. Les autres portions de la muqueuse du gros intestin ont leur apparence normale.

Le foie est un peu volumineux, sur la face inférieure on note quelques ecchymoses diffuses, n'occupant que les parties les plus superficielles du tissu hépatique. A l'œil nu le foie ne paraît pas très gros. La section de la vésicule biliaire laisse écouler de la bile verte.

Le pancréas est très congestionné. Entre ses lobules le tissu cellulaire contient du sang extravasé.

La rate est un peu grosse, elle n'est pas diffluente.

Le rein droit est très congestionné. La muqueuse des calices et du bassinet est piquetée par de fines ecchymoses formant un pointillé sanguin.

Le rein gauche est un peu moins congestionné, mais présente les même altérations.

La vessie ne contient pas d'urine.

Résumé et conclusions : Pour répondre à la question qui nous est posée et déterminer les causes de la mort de F... nous pouvons nous appuyer :

a. Les accidents éprouvés par F... pendant les quelques heures de maladie qui ont précédé sa mort.

b. Les résultats de l'autopsie.

c. Les résultats de l'analyse chimique.

a. Les symptômes observés par le Dr Caillette, qui a assisté le sieur F... dans les derniers moments de sa vie, sont ainsi résumés dans sa déposition du 18 octobre 1878.

« Au milieu de la nuit, un sieur V... voisin de F... vint me prévenir de la part de sa femme qu'il avait des vomissements et une « diarrhée qu'on ne pouvait pas arrêter.......

«.... L'état de F... était lamentable. Le pouls était presque insensible, d'une fréquence qui atteignait 120, la respiration était stercoreuse, la face et le corps baignés d'une sueur froide. La perte « de connaissance n'était pas complète car le malade ébauchait un « mouvement quand on lui parlait et même essayait de répondre « mais sans pouvoir y réussir autrement que par des gémissements

« inarticulés..... Pendant le temps nécessaire aux préparatifs du
« traitement, le malade a expiré. »

Ces symptômes constituent un ensemble auquel on a donné le nom
d'accidents cholériformes : vomissements, diarrhée, algidité, fréquence et petitesse du pouls. Mais bien qu'ils puissent exister en
dehors de toute intoxication, dans le choléra nostras par exemple,
ils accompagnent un certain nombre d'intoxications, en particulier
l'empoisonnement par les préparations d'arsenic ou d'antimoine.

b. Les lésions constatées sur le cadavre de F... sont des suffusions
sanguines qui occupent un point des méninges cérébrales, l'endocarde, le muscle cardiaque, la première partie du gros intestin, la
face inférieure du foie, les mailles du tissu cellulaire péripancréatique et un noyau apoplectique à la base du poumon droit.

Ces lésions indiquent une altération du sang, probablement de
nature toxique, et résultant de l'ingestion d'un poison tel que l'arsenic, le phosphore, le mercure, la digitale, etc.

c. L'analyse chimique prouve que les viscères du sieur F..., les
liquides qu'ils renferment, les vomissements et les déjections sont
chargés d'une grande quantité de matière arsenicale.

Les symptômes observés pendant la vie, les lésions trouvées sur le
cadavre, sont donc en concordance parfaite et nous pouvons conclure
que *F... a succombé à une intoxication arsenicale aiguë.*

RAPPORT SUR UN CAS D'INTOXICATION ACCIDENTELLE PAR UN PHARMACIEN. —
SUBSTITUTION DU CHLORHYDRATE DE MORPHINE AU CHLORHYDRATE DE QUININE DANS UN SUPPOSITOIRE. — ACCIDENTS MORTELS. (*Voyez la Jurisprudence Médicale*).

Nous ne reproduisons que les conclusions de l'important rapport
de M. le professeur Brouardel sur cette affaire qui intéresse à la fois
la médecine légale, la toxicologie et la responsabilité des pharmaciens.

L'enfant R. D....., âgé de deux ans et neuf mois était soigné par
le Dr Dujardin-Beaumetz pour des accidents fébriles. Ce dernier prescrivit des suppositoires contenant dix centigrammes de chlorhydrate
de quinine. Le père de l'enfant qui avait été prévenu de la rareté
de ce sel dans les officines, s'adressa à la pharmacie Mialhe et appela tout particulièrement l'attention sur la confection de ces suppositoires.

Le premier suppositoire fut mis en place le samedi 10 mai à 9 h. 40
du soir. A 10 heures l'enfant présenta des symptômes alarmants, a
11 heures il était sans connaissance. Enfin il succomba le lundi suivant à 4 h. 1/2 du matin.

Les conclusions suivantes ont été présentées par M. Brouardel après avoir consulté la relation des symptômes observés chez l'enfant par M. Dujardin-Beaumetz, le rapport d'autopsie et l'analyse chimique ayant démontré dans les suppositoires non employés la présence du sel toxique.

Conclusions : 1° L'autopsie du cadavre de l'enfant D..... n'a pas permis de découvrir une lésion viscérale ancienne ou récente pouvant expliquer la mort par cause naturelle.

2° Le suppositoire, serré dans une boîte, portant l'étiquette de la pharmacie M... contenait une quantité de chlorhydrate de morphine de huit centigrammes environ.

3° Cette dose absorbée par un enfant de trois ans est capable de déterminer sa mort.

4° Les symptômes qui se sont montrés chez l'enfant D..... immédiatement après l'administration d'un suppositoire, ceux qui leur ont succédé dans les 42 heures suivantes reproduisent très exactement les symptômes décrits par les auteurs dans l'une des formes de l'intoxication par les préparations opiacées.

Les lésions notées pendant l'autopsie sont également celles que l'on trouve dans les cadavres après les intoxications déterminées par l'opium ou un de ses alcaloïdes.

Il y a donc lieu de considérer la mort de cet enfant comme provoquée par l'administration de ce suppositoire contenant de 5 à 10 centigrammes de chlorhydrate de morphine.

Le résultat négatif de l'analyse des viscères de l'enfant D...,. ne suffit pas pour faire rejeter cette cause de mort.

RAPPORT SUR UN CAS DE FOLIE LYPÉMANIAQUE AVEC DÉLIRÉ MYSTIQUE ET HALLUCINATIONS [1].

Nous soussignés, commis par arrêté de la cour d'assises du département de la Seine, en date du 23 octobre 1852, à l'effet de procéder à l'examen du nommé L.., et constater son état mental, après avoir prêté serment entre les mains de M. le Président, avons reçu communication du dossier relatif à l'instruction criminelle suivie contre le nommé L.

Nous avons pris connaissance des pièces judiciaires et administratives qui concernent l'accusé, ainsi que des lettres écrites par lui pendant son séjour à Bicêtre ; nous l'avons ensuite visité à plusieurs reprises, tant à la prison de Mazas qu'à la maison d'arrêt des Madelonnettes, l'avons interrogé et examiné avec le plus grand soin et nous sommes entourés de tous les renseignements que pouvaient nous fournir les gardiens de la prison et les codétenus de l'accusé. C'est sur ces éléments divers et d'après les résultats de l'enquête à

1. TARDIEU, *Étude médico-légale sur la* page 737 *foli.*

laquelle nous nous sommes livrés que nous avons établi notre jugement sur l'état du nommé L.

Nous devons rappeler que vers le milieu du mois de juillet dernier, l'accusé ayant donné à la maison de justice où il était enfermé des signes d'aliénation mentale, fut transféré à l'hospice de Bicêtre. Après un séjour de six semaines environ, il fut considéré comme guéri et réintégré en prison. Mais peu de temps après et quelques jours seulement avant celui où il devait paraître devant la cour d'assises, il était de nouveau signalé comme offrant un dérangement dans ses facultés intellectuelles, et son attitude à l'audience, le langage qu'il y tenait dénotaient un désordre d'idées qui motivait le renvoi de l'affaire à une autre session. C'est dans ces circonstances que nous sommes appelés à constater l'état mental du nommé L. Nous devons ajouter que placé, au sortir de la maison de justice, dans une des cellules de la prison Mazas où nous l'avons visité d'abord, il a été transporté en dernier lieu aux Madelonnettes, où il est en contact, sur le préau, avec un grand nombre d'individus et où il partage la chambre de deux détenus qui ont été à même d'apprécier sa tenue et ses discours et que nous avons interrogés avec un soin tout particulier.

Le nommé L. ne fait aucune difficulté de répondre aux questions qu'on lui adresse et entre dans de longues explications.

Toutes ces explications sont données d'un ton à la fois très simple et très convaincu. Les objections que chacun de nous adresse à L. viennent se briser contre la tenacité très calme avec laquelle il reproduit ce long exposé de sa mission céleste. Il s'anime à peine lorsqu'on lui objecte que sa mauvaise conduite, ses crimes même sont incompatibles avec son prétendu caractère divin. Une seule fois à l'une de nos visites, L. a paru avoir conscience de son état. Il lui faudrait, dit-il, quelque liberté pour se remettre ; il a beaucoup souffert et il a besoin d'air et de voyages pour se retrouver. Il porte la main à sa tête et sent en quelque sorte, le trouble et l'affaiblissement de son intelligence. Mais cette perception confuse du dérangement de ses facultés ne l'empêche pas de persister dans ses divagations. Il ajoute comme nouvelles preuves que depuis son arrestation des malheurs sont arrivés. Si on veut le saigner, il est sûr qu'au bout de quatre heures le ciel s'obscurcira et le tonnerre grondera. Du reste c'est par ses inspirations que Dieu se révèle à lui, mais il ne l'a jamais vu ni entendu. Et pressé sur ce point, il ne prétend en aucune façon être atteint d'hallucinations de cette nature.

Son état physique est parfaitement conforme à la nature et à la forme de son délire. Il est pâle, amaigri ; ses yeux sont caves, son regard fixe, ordinairement terne, mais prenant parfois un sombre éclat ; ses cheveux longs et incultes, relevés sur le front, pendent jusque sur le col ; les ongles démesurément longs et les mains dépourvues de toute callosité attestent une longue oisiveté. L'attitude est généralement recueillie, et comme en rapport avec la méditation intérieure à laquelle il est constamment livré. Son langage, même en dehors des idées délirantes qu'il exprime, n'est que l'écho trop facile à reconnaître des déclamations qui ont de tout temps défrayé les discours des prétendus réformateurs de la société et des faux prophètes de l'avenir.

De l'étude attentive des faits et des pièces soumis à notre appréciation ainsi que de l'examen de l'accusé, nous concluons que :

1° Le nommé L. est dans un état d'aliénation mentale caractérisée par un délire partiel, très probablement rémittent, qui, en lui enlevant la conscience de sa situation, le rend incapable de répondre de ses actes à la justice.

2° Cet état pouvant, à un moment donné, présenter des exacerbations et des accès du caractère le plus dangereux, nécessite la séquestration de l'accusé L.

(FALRET PÈRE, F. VOISIN et A. TARDIEU).

ANNEXES

Annexe n° 1.

Nouvelle loi sur l'exercice de la médecine (1).

Doctorat en médecine. **Article premier.** — Nul ne peut exercer la médecine en France s'il n'est muni d'un diplôme de docteur en médecine, délivré par le gouvernement français, à la suite d'examens subis devant un établissement d'enseignement supérieur médical de l'Etat.

Art. 2. — Toutefois, les officiers de santé reçus antérieurement à la présente loi et ceux reçus dans les conditions déterminées par l'article 4 ci-après, auront le droit d'exercer la médecine sur le territoire de la République.

Ils seront soumis à l'obligation de se faire assister par un docteur en médecine, hormis le cas d'urgence, dans les grandes opérations chirurgicales et obstétricales.

Un règlement d'administration publique en dressera la liste.

Art. 3. — Un règlement délibéré en Conseil supérieur de l'instruction publique déterminera les conditions dans lesquelles un officier de santé pourra obtenir le grade de docteur en médecine.

Art. 4. — Les élèves qui, au moment de la promulgation de la présente loi, auront pris leur première inscription pour l'officiat de santé, pourront continuer leurs études médicales suivant les règles précédemment en vigueur, et obtenir le diplôme d'officier de santé·

Dentistes. **Art. 5.** — L'exercice de la profession de dentiste est interdit à toute personne qui n'est pas munie d'un diplôme de docteur en médecine, d'officier de santé ou d'un brevet de dentiste, délivré par le gouvernement français à la suite d'examens subis devant un établissement d'enseignement supérieur médical de l'Etat et suivant un règlement d'études délibéré en Conseil supérieur de l'instruction publique.

Art. 6. — Le droit d'exercer la profession de dentiste est, par disposition transitoire, maintenu à tout dentiste, quelle que soit sa

____

(1) Cette loi, votée par la Chambre des députés, est en ce moment en discussion au Sénat (1892). Elle sera probablement l'objet de quelques modifications de détails. Il en est de même pour la loi relative à l'exercice de la pharmacie.

nationalité, justifiant, par la production de sa patente, d'une année d'exercice au jour de la promulgation de la présente loi.

Cette tolérance ne donne, dans aucun cas, aux dentistes se trouvant dans les conditions indiquées au paragraphe précédent, le droit de pratiquer l'anesthésie.

Art. 7. — La dispense de brevet prévue par l'article précédent sera également accordée à ceux qui, étant présents sous les drapeaux au moment de la promulgation de la présente loi, justifieront d'au moins un an de pratique comme dentistes dans un régiment ou un hôpital militaire.

Sages-femmes. Art. 8. — Les sages-femmes ne peuvent pratiquer l'art des accouchements que si elles sont munies d'un diplôme de 1re ou de 2e classe délivré par le gouvernement français, à la suite d'examens subis devant une Faculté de médecine, une Ecole de plein exercice, ou une Ecole préparatoire de médecine et de pharmacie de l'Etat.

Le droit de continuer l'exercice de leur profession est maintenu aux sages-femmes de 1re et de 2e classe, reçues en vertu des articles 30, 31 et 32 de la loi du 19 ventôse an XI, ou des décrets et arrêtés ministériels ultérieurs.

Les unes et les autres auront le droit d'exercer leur profession sur tout le territoire de la République dans les conditions de la présente loi.

Art. 9. — Il est interdit aux sages-femmes d'employer des instruments. Dans les cas d'accouchement laborieux, elles feront appeler un docteur en médecine.

Il leur est également interdit de prescrire des médicaments, sauf le cas prévu par le décret du 23 juin 1873 et par les décrets qui pourraient être rendus dans les mêmes conditions, après avis de l'Académie de médecine.

Les sages-femmes sont autorisées à pratiquer les vaccinations et les revaccinations varioliques.

Médecins étrangers. — *Exercice temporaire par les étudiants.* Art. 10. — A partir de la promulgation de la loi, les médecins, les dentistes et sages-femmes venant de l'étranger, quelle que soit leur nationalité, ne pourront exercer leur profession en France qu'à la condition d'avoir obtenu le diplôme de docteur en médecine, ou de sage-femme, ou le brevet de dentiste, dans les conditions prévues aux articles 1, 5, 8.

Des dispenses pourront être accordées par le ministre, conformément à un règlement délibéré en Conseil supérieur de l'instruction publique. En aucun cas, elles ne porteront sur plus de trois épreuves.

Art. 11. — Les internes des hôpitaux et hospices français, nommés au concours, et les étudiants en médecine dont la scolarité est terminée peuvent, sans avoir subi tous les examens, être autorisés à exercer la médecine pendant une épidémie ou à titre de remplaçants de docteurs en médecine ou d'officiers de santé.

Art. 12. — Les étudiants étrangers qui postulent le diplôme de docteur en médecine visé à l'article premier de la présente loi, sont soumis aux mêmes règles de scolarité et d'examens que les étudiants français.

Les diplômes et certificats d'études qu'ils ont obtenus à l'étranger peuvent être déclarés, par les autorités compétentes, équivalents aux diplômes exigés par les règlements pour l'inscription dans un établissement d'enseignement supérieur médical.

Art. 13. — Le grade de docteur en chirurgie est et demeure aboli.

Enregistrement des diplômes. Art. 14. — Les docteurs en médecine, les officiers de santé, les dentistes et les sages-femmes sont tenus, dans le délai d'un mois à partir du jour où ils ont fait élection de domicile, de faire enregistrer leur titre à la préfecture ou à la sous-préfecture et au greffe du tribunal civil de leur arrondissement.

Le fait de porter son domicile dans un autre département oblige à un nouvel enregistrement du titre, dans le même délai.

Ceux ou celles qui, n'ayant jamais exercé ou n'exerçant plus depuis deux ans, veulent se livrer à l'exercice de leur profession, doivent également, et dans les mêmes conditions, faire enregistrer leur titre.

Art. 15. — Il est établi chaque année dans les départements, par les soins des préfets et de l'autorité judiciaire, des listes distinctes portant les noms et prénoms, la résidence, la date et les lieux de réception des médecins, des dentistes visés par les articles 5 et 6, et des sages-femmes.

Ces listes sont affichées chaque année, dans la première quinzaine de janvier, dans toutes les communes du département. Des copies certifiées en sont transmises aux ministres de l'intérieur, de l'instruction publique et de la justice.

La statistique du personnel médical existant en France et aux colonies est dressée tous les ans par les soins du ministre de l'intérieur.

Prohibition de l'exercice simultané de la médecine et de la pharmacie. Art. 16.— L'exercice simultané de la profession de médecin, de sage-femme ou de dentiste avec celle de pharmacien est interdit, même en cas de possession des titres conférant le droit d'exercer ces professions. Cette disposition n'a pas d'effet rétroactif.

Prescription des honoraires. Art. 17.— L'action des docteurs en médecine, des officiers de santé, des dentistes et des sages-femmes pour leurs honoraires se prescrit par cinq ans.

Les créances privilégiées sur la généralité des meubles, stipulées au troisième paragraphe de l'article 2101 du Code civil, y figureront désormais dans les termes suivants :

3° « Les frais quelconques de dernière maladie, quelle qu'en ait été l'issue. »

Syndicats médicaux. ART. 18. — A partir de la promulgation de la présente loi, les médecins jouiront du droit de se constituer en associations syndicales dans les conditions de la loi du 21 mars 1884.

Médecins experts près les tribunaux. ART. 19. — Les fonctions de médecins et chirurgiens experts près les tribunaux ne peuvent être remplies que par des docteurs en médecine français ou naturalisés français.

Un règlement d'administration publique revisera les tarifs du décret du 18 juin 1811 en ce qui touche les honoraires et vacations des médecins, chirurgiens, sages-femmes, experts et interprètes, les frais de transport et de séjour et la qualité d'experts qu'ils doivent conserver devant les tribunaux.

Déclaration des maladies contagieuses. ART. 20. — Tout docteur, officier de santé ou sage-femme est tenu, sous les peines portées à l'article 26 de la présente loi, de faire à l'autorité publique, son diagnostic établi, la déclaration des cas de maladies épidémiques tombés sous son observation et n'engageant pas le secret professionnel. La liste de ces maladies sera dressée par arrêté du ministre de l'intérieur, après avis conforme de l'Académie de médecine et du Comité consultatif d'hygiène publique de France. Un règlement d'administration publique fixera le mode de déclaration desdites maladies.

Exercice illégal. Usurpation de titre. ART. 21. — Exerce illégalement la médecine :

1° Toute personne qui, n'étant pas munie d'un diplôme de docteur en médecine ou d'officier de santé, ou qui, n'étant pas dans les conditions stipulées aux articles 6, 7, 8, 9, 10 et 13 de la présente loi, prend part au traitement des maladies ou des affections chirurgicales, ainsi qu'à la pratique des accouchements et de l'art dentaire, soit par une direction suivie, soit par des manœuvres opératoires ou applications d'appareils ;

2° Toute sage-femme qui sort des limites fixées à l'exercice de sa profession par les articles 7 et 8 de la présente loi ;

3° Toute personne qui, munie d'un titre régulier, sort des attributions que la loi lui confère, notamment en prêtant son concours aux personnes visées dans les paragraphes précédents, à l'effet de les soustraire aux prescriptions de la présente loi ;

4° Tout dentiste qui contrevient à l'interdiction édictée par le dernier paragraphe de l'article 6 ci-dessus.

Les dispositions du paragraphe premier du présent article ne peuvent s'appliquer aux élèves en médecine qui agissent comme aides d'un docteur ou que celui-ci place auprès de ses malades.

Art. 22. — Le délit d'exercice illégal de la médecine, de la chirurgie, de la pratique des accouchements ou de l'art dentaire, sera dénoncé aux tribunaux de police correctionnelle, à la diligence du procureur de la République.

Les médecins, dentistes, sages-femmes, les associations de médecins régulièrement constituées, intéressés à la poursuite, pourront la provoquer et se porter partie civile.

Art. 23. — Quiconque exerce illégalement la médecine est puni d'une amende de 100 francs à 500 francs. En cas de récidive, l'amende sera de 500 francs à 1,000 francs. Le coupable peut, en outre, être puni d'un emprisonnement de quinze jours à six mois.

L'exercice illégal de l'art des accouchements ou de l'art dentaire est puni d'une amende de 50 francs à 100 francs et, en cas de récidive, de 100 francs à 500 francs. Un emprisonnement de six jours à un mois peut aussi être prononcé.

Art. 24. — Si l'exercice illégal de la médecine est accompagné d'usurpation du titre de docteur ou d'officier de santé, l'amende sera de 1,000 à 2,000 francs; en cas de récidive, elle sera de 2,000 à 3,000 fr. et le délinquant sera, en outre, passible d'un emprisonnement de trois mois à un an.

L'usurpation du titre de sage-femme ou de dentiste avec exercice illégal de la profession, sera punie d'une amende de 100 à 500 francs. En cas de récidive, l'amende sera de 500 à 1,000 francs et, en outre, la peine de l'emprisonnement de six jours à quinze jours pourra être prononcée.

Art. 25. — Est considéré comme ayant usurpé le titre français de docteur en médecine quiconque fait précéder ou suivre son nom de la qualité de docteur en médecine sans en indiquer l'origine, à moins que ce titre ne lui ait été délivré par le gouvernement français.

Pénalités. Art. 26. — Le docteur en médecine ou l'officier de santé qui n'aurait pas fait la déclaration prescrite par l'article 20 sera puni d'une amende de 50 à 200 francs.

Art. 27. — Quiconque exerce la médecine, l'art des accouchements ou l'art dentaire sans avoir fait enregistrer son diplôme dans les délais et conditions fixés à l'article 14 de la présente loi, est puni d'une amende de 25 francs à 100 francs.

Art. 28. — Pour tous les cas, il y a récidive lorsque, dans les cinq années antérieures, le prévenu a été condamné pour un des délits prévus et puni par la présente loi.

Art. 29. — L'exercice simultané de la médecine, de l'art des accouchements ou de l'art dentaire avec la pharmacie est puni d'une amende de 100 francs à 500 francs.

En cas de récidive, l'amende sera de 500 francs à 1, 000 francs, et les délinquants pourront, en outre, être condamnés à un emprisonnement de quinze jours à trois mois.

Art. 30. — Tout docteur en médecine est tenu de déférer aux réquisitions de la justice, sous les peines portées à l'article 29.

Art. 31. — L'article 463 du Code pénal est applicable dans tous les cas prévus par les articles 21, 22, 24, 25, 26, 27 et 29 de la présente loi.

Art. 32. — La présente loi est applicable à l'Algérie et aux colonies, sans préjudice des dispositions spéciales édictées par les lois, décrets et règlements qui visent l'exercice de la médecine sur leurs territoires respectifs.

Art. 33. — Sont et demeurent abrogés : la loi du 19 ventôse an XI, l'article 27 de la loi de germinal an XI, le troisième paragraphe de l'article 2101 du Code civil, le dernier paragraphe de l'article 2272 du même Code en ce qui concerne seulement les médecins, et généralement toutes les dispositions des lois et règlements contraires à la présente loi.

Art. 34. — La suspension temporaire ou l'incapacité absolue de l'exercice de la médecine peuvent être prononcées accessoirement à la peine principale contre tout médecin, officier de santé, dentiste autorisé ou sage-femme, qui est condamné :

1° A une peine afflictive ou infamante ;

2° A une peine correctionnelle prononcée pour crime de faux, pour vol et escroquerie, pour crimes ou délits prévus par les articles 316, 317, 331, 332, 334 et 345 du Code pénal ;

3° A une peine correctionnelle prononcée par une cour d'assises pour les faits qualifiés par la loi.

En aucun cas, la suspension temporaire ou l'incapacité absolue de l'exercice de la médecine n'est applicable aux crimes ou délits politiques.

Art. 35. — L'exercice de la médecine par les personnes contre lesquelles a été prononcée la suspension temporaire ou l'incapacité absolue de l'exercice de la médecine, dans les conditions spécifiées à l'article précédent, tombe sous le coup des articles 22, 23, 24, 25 et 26 de la présente loi.

Art. 36. — La présente loi sera applicable dans le délai d'un an à partir de sa promulgation.

Annexe n° 2

Nouvelle loi sur l'exercice de la pharmacie.

Diplômes et conditions d'établissement. Article premier. — Nul français ou étranger ne peut exercer la profession de pharmacien, s'il n'est pourvu d'un diplôme de première ou de deuxième classe, délivré par le Gouvernement français à la suite d'épreuves subies dans les Écoles supérieures de pharmacie, dans les Ecoles de plein exercice ou dans les Écoles préparatoires de médecine et de pharmacie.

ART. 2. — Les pharmaciens de 1re classe peuvent s'établir dans toute l'étendue du territoire de la République française.

Les pharmaciens de 2e classe ne peuvent s'établir ni dans les chefs-lieux de département et d'arrondissement, ni dans les villes dont la population dépasse 10.000 habitants ; ils ne peuvent exercer les fonctions d'experts près des tribunaux, ni celles de pharmaciens des hopitaux et hospices.

Déclaration de résidence. ART. 3. — Tout pharmacien, avant de prendre possession d'une officine déjà établie ou d'en établir une nouvelle, doit en faire la déclaration et produire son diplôme à la préfecture du département ou à la sous-préfecture de l'arrondissement.

Exploitation de l'officine; résidence; remplacements. ART. 4.—Aucun pharmacien ne peut tenir plus d'une officine ; il doit la tenir personnellement ; il ne peut faire dans le local affecté à son officine aucun autre commerce que celui des drogues et des médicaments, et, en général, de tous les objets se rattachant à l'art de guérir. Il doit avoir son nom inscrit sur son établissement, sur ses étiquettes et sur ses factures ; il doit en outre indiquer, par une étiquette spéciale, les médicaments destinés à l'usage externe. Il est tenu d'avoir sa résidence habituelle dans la localité où il exerce sa profession.

En cas de maladie ou d'empêchement grave, le pharmacien peut se faire remplacer, pendant une période qui n'excédera pas trois mois, par un élève agréé par la Faculté ou l'une des Écoles siégeant dans le ressort de l'Académie.

Le pharmacien doit faire immédiatement la déclaration de son remplacement à l'inspecteur du département créé par l'article 13 de la présente loi.

Associations interdites. ART. 5. — Aucune officine ne peut être exploitée en association que sous la forme de société en nom collectif entre pharmaciens diplômés. L'officine doit toujours être tenue personnellement par l'un des membres de l'association.

Gestion en cas de décès. ART. 6. — Après le décès d'un pharmacien, sa veuve ou ses héritiers peuvent, pendant un temps qui ne doit pas excéder une année à partir du jour du décès, maintenir son officine ouverte, en la faisant gérer soit par un pharmacien, soit par un élève agréé par la Faculté ou l'École siégeant dans le ressort de l'Académie où se trouve la pharmacie.

Interdiction de l'exercice des deux professions. ART. 7. — L'exercice simultané de la médecine et de la pharmacie est interdit même aux personnes pourvues du double diplôme, sauf l'exception prévue à l'article suivant.

Toute entente entre un pharmacien et un médecin dans le but d'exploiter une officine ou de vendre un médicament quelconque, toute convention par laquelle un médecin retirerait quelque gain ou profit sur le prix des médicaments vendus par le pharmacien, sont formellement prohibées.

Fournitures de médicaments par le médecin. Art. 8. — Les médecins établis dans les communes où il n'y a pas de pharmacien peuvent fournir des médicaments aux malades près desquels ils sont appelés et dont la résidence est éloignée de quatre kilomètres de toute pharmacie, mais sans avoir le droit d'avoir officine ouverte. Dans ce cas, ils sont soumis à toutes les obligations résultant pour les pharmaciens des lois et règlements en vigueur, à l'exception de la patente.

Médicaments pouvant être délivrés sans ordonnance. Art. 9. — Le pharmacien peut délivrer librement, sur la demande de l'acheteur, les substances simples ou les médicaments composés non dangereux à dose élevée, qui figurent sur une liste spéciale dressée au *Codex*.

Les médicaments, vendus ainsi sans ordonnance, doivent porter sur l'étiquette l'énumération et la dose de toutes les substances qui entrent dans leur composition, si ce n'est dans le cas où leur formule est inscrite au *Codex* et où ils sont vendus sous la même dénomination que celle du *Codex*.

Pour tous autres médicaments, le pharmacien doit exiger une prescription écrite par une personne que la loi sur l'exercice de la médecine autorise à signer une ordonnance.

Substances toxiques. Codex. Art. 10. — Les substances simples toxiques et les médicaments vénéneux à faible dose doivent porter, lors de leur délivrance par le pharmacien, une étiquette spéciale jaune orangé.

Sur cette étiquette est imprimé ou lisiblement écrit le mot *dangereux*.

La *liste* de ces matières sera publiée au *Codex*.

Provisoirement et jusqu'à la publication du nouveau *Codex*, la nomenclature inscrite dans l'ordonnance du 29 octobre 1846 et les décrets qui l'ont complétée, continuera à rester en vigueur.

En outre, il sera dressé dans le *Codex* une *liste* de médicaments dont chaque délivrance ne pourra être faite que sur une ordonnance nouvelle.

Monopole des pharmaciens. Herboristes. Art. 11. — Nul autre que les pharmaciens ne peut tenir en dépôt, vendre ou distribuer au détail, pour l'usage de la médecine, aucune préparation à laquelle sont attribuées des propriétés médicinales ou curatives, sauf les exceptions inscrites à l'article 12.

Cette prescription s'applique aux fabricants de produits chimiques et aux droguistes.

Art. 12. — Peuvent être librement vendus par des personnes dépourvues du diplôme de pharmacien, certains médicaments simples, d'un usage courant, ainsi que les plantes médicinales fraîches ou sèches dont la *liste* sera insérée au *Codex.*

Il n'est plus délivré de certificat d'herboriste.

Inspection. ART. 13. — Il est créé un corps d'inspecteurs de la pharmacie.

Les inspecteurs seront nommés par le Ministre du Commerce et de l'Industrie sur la présentation du Comité consultatif d'hygiène publique de France ; ils seront choisis parmi les pharmaciens de première classe.

Il y aura au moins un inspecteur par département.

Les inspecteurs seront assermentés et devront résider dans le département dont l'inspection leur sera confiée.

Un règlement d'administration publique déterminera le mode et les conditions d'exercice de l'inspection.

Pharmacies pour associations, communautés, hôpitaux. ART. 14. — Les associations commerciales et industrielles, les sociétés de secours mutuels, les communautés, les établissements reconnus d'utilité publique possédant un personnel nombreux, peuvent avoir une pharmacie pour leur usage particulier seulement, et sous la condition expresse de la faire gérer par un pharmacien qui en aura la direction effective et exclusive.

Ne peuvent, lesdits établissements, associations et communautés, vendre ni même distribuer gratuitement au dehors les médicaments autres que ceux dont la vente est libre en vertu de l'article 12.

Les pharmacies des hôpitaux et hospices doivent être pourvues d'un pharmacien de 1re classe. Celui-ci est autorisé à délivrer gratuitement des médicaments, sur l'ordonnance d'un médecin ou chirurgien des hôpitaux, aux malades qui se présentent à la consultation externe.

Codex. ART. 15. — Il est publié tous les dix ans une édition de la *Pharmacopée légale* ou *Codex.*

Le *Codex* est rédigé en langue française.

Il renferme :

1º Pour tous les médicaments usuels, les formules et les modes de préparation qui doivent être rigoureusement suivis par les pharmaciens, afin d'assurer l'uniformité des produits dans toutes les officines ;

2º La liste des substances simples et des médicaments qui peuvent être délivrés par le pharmacien sans ordonnance (art. 9) ;

3º La liste des substances toxiques mentionnées à l'article 10, et la nomenclature de celles dont la délivrance ne pourra être répétée que sur une ordonnance nouvelle ;

4º La liste des plantes, drogues simples et préparations désignées à l'article 12 et dont la vente est entièrement libre.

Une Commission permanente, instituée près des Ministres de l'Instruction publique et du Commerce et de l'Industrie, est chargée de la rédaction du *Codex* et, lorsqu'il y a lieu, de la publication des fascicules complémentaires.

La composition de cette Commission sera déterminée par un règlement d'administration publique.

Tout pharmacien doit être pourvu de la plus récente édition du *Codex* et de ses compléments.

Juqu'à ce qu'une nouvelle édition du *Codex* soit publiée conformément aux dispositions de la présente loi, les listes ci-dessus devront être annexées, à titre de *supplément*, à l'édition actuelle, qui ne pourra plus être vendue sans être accompagnée de ce supplément.

Exercice illégal. Pénalités. ART. 16. — Quiconque, sans être pourvu d'un diplôme de pharmacien délivré en France conformément à la loi, aura exercé la profession de pharmacien ou se sera immiscé par coopération, association ou tout autre accord dans l'exercice de cette profession, en dehors des cas prévus aux articles 4, 6 et 8 ci-dessus, sera puni d'une amende de 500 à 3,000 francs.

L'amende pourra être portée au double si le contrevenant est médecin.

ART. 17. — La peine de l'article précédent est applicable :

1° A la veuve et aux héritiers d'un pharmacien décédé qui auront contrevenu à l'article 6 ;

2° A l'élève autorisé par les articles 4 et 6 qui aura exercé en dehors des conditions desdits articles ;

3° Aux directeurs, chefs ou administrateurs des établissements autorisés à la gestion d'une officine intérieure qui auront contrevenu aux conditions de cette autorisation ;

4° Aux fabricants ou commerçants en gros qui auront, contrairement à l'article 11, débité ou livré directement aux consommateurs des drogues ou préparations pharmaceutiques autres que celles dont la vente est libre aux termes de l'article 12.

ART. 18. — Quiconque n'étant muni que d'un diplôme de 2ᵉ classe, aura contrevenu aux dispositions de l'article 2 sera puni d'une amende de 200 à 2,000 francs.

ART. 19. — Quiconque, sans faire profession de pharmacien, aura, en contravention aux dispositions et en dehors des exceptions de la présente loi, vendu ou distribué, mis en distribution ou en vente des médicaments ou subtances médicamenteuses, sera puni d'une amende de 16 à 500 francs.

L'amende pourra être portée au double si le contrevenant est médecin.

ART. 20. — Tout pharmacien qui se sera associé soit avec un médecin, soit avec toute autre personne, en contravention avec les dispositions de la présente loi pour l'exploitation soit d'une officine, soit d'un remède isolé, sera puni de la même peine que le contrevenant.

ART. 21. — Tout pharmacien qui, même pourvu d'un diplôme de

docteur en médecine ou d'officier de santé, aura simultanément exercé la médecine et la pharmacie sera puni d'une amende de 200 à 2.000 francs.

Art. 22. — Sera puni d'une amende de 500 à 2.000 francs tout pharmacien dans l'officine duquel auront été trouvés des médicaments ou des substances médicamenteuses reconnues dénaturées ou détériorées par suite de sa négligence, sans préjudice des peines portées par la loi en cas de falsification volontaire et de mise en vente de substances falsifiées ou corrompues.

Les substances saisies par application du précédent article seront confisquées et détruites aux frais du contrevenant.

Art. 23. — Toute autre infraction aux dispositions de la présente loi ou des règlements d'administration publique rendus pour son application sera punie d'une amende de 50 à 1.000 francs, sans préjudice des peines portées par la loi du 19 juillet 1845, en cas de contravention aux dispositions réglementaires relatives à la vente des substances vénéneuses.

Art. 24. — Les élèves autorisés par les articles 4 et 6 de la présente loi à faire temporairement fonctions de pharmacien seront soumis à toutes ces prescriptions et assimilés aux pharmaciens tutélaires pour l'application des dispositions pénales.

Ils seront également assimilés aux pharmaciens titulaires pour l'application des dispositions légales relatives au secret professionnel.

Les titulaires dans le cas de l'article 4, la veuve et les héritiers dans le cas de l'article 6, sont civilement et solidairement responsables des condamnations que les gérants auraient encourues en raison de leur gestion.

Art. 25. — En cas de récidive, les peines portées par les articles ci-dessus seront élevées au double et les contrevenants pourront être en outre condamnés à un emprisonnement de six jours à un mois.

Il y aura récidive lorsque la nouvelle contravention aura été constatée moins de douze mois révolus après une condamnation pour infraction aux dispositions de la présente loi.

Art. 26. — L'article 463 du Code pénal est applicable à toutes les condamnations prononcées en vertu de la présente loi.

Art. 27. — Dans tous les cas ci-dessus, les tribunaux pourront ordonner l'affichage et la publication du jugement aux frais du contrevenant et dans les conditions à déterminer par ledit jugement.

Ils pourront, selon les cas, ordonner la fermeture temporaire ou définitive des officines ouvertes ou fonctionnant en contravention à la loi.

Art. 28. — La présente loi est applicable à l'Algérie et aux colonies.

Art. 29. — Sont et demeurent abrogées toutes les dispositions des lois, ordonnances et décrets antérieurs qui seraient contraires à la présente loi.

ART. 30. — Dans l'année qui suivra la promulgation de la présente loi, il sera rendu un règlement d'administration publique portant revision de l'ordonnance de 29 octobre 1846 et du décret du 8 juillet 1850 [1].

1. L'ordonnance du 29 octobre 1846 a trait au commerce et à la vente des substances vénéneuses. Le décret du 8 juillet 1850 énumère les substances qui rentrent dans cette catégorie et qui sont les suivantes :

Acide cyanhydrique.
Alcaloïdes végétaux vénéneux et leurs sels.
Arsenic et ses préparations.
Belladone, extrait et teinture.
Cantharides entières, poudre et extraits.
Chloroforme.
Ciguë, extrait et teinture.
Cyanure de mercure.
Cyanure de potassium.
Digitale, extrait et teinture.
Émétique.
Jusquiame, extrait et teinture.
Nicotine.
Nitrate de mercure.
Opium et son extrait.
Phosphore.
Seigle ergoté.
Stramonium, extrait et teinture.
Sublimé corrosif.

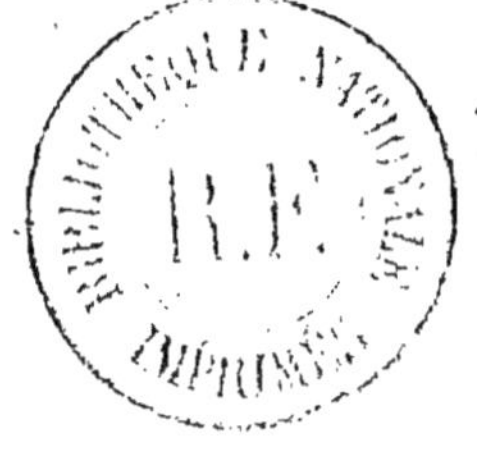

TABLE DES MATIÈRES

PREMIÈRE PARTIE

MÉDECINE LÉGALE

CHAPITRE PREMIER

ATTENTATS AUX MŒURS ET VIOL

CHAPITRE II

DU MARIAGE, DE LA GROSSESSE ET DE L'ACCOUCHEMENT

ARTICLE PREMIER. — DU MARIAGE.

ARTICLE II. — DE LA GROSSESSE.

ARTICLE III. — DE L'ACCOUCHEMENT. — QUESTIONS DE SURVIE. — VIABILITÉ. —
EXPOSITION, SUPPRESSION, SUPPOSITION ET SUBSTITUTION DE PART.

CHAPITRE III

DE L'AVORTEMENT

CHAPITRE IV

DE L'INFANTICIDE

CHAPITRE V

DES ATTENTATS A LA VIE

ARTICLE PREMIER. — DE LA MORT.

ARTICLE II. — DE L'HOMICIDE ET DES BLESSURES.

CHAPITRE VI

DE L'IDENTITÉ

CHAPITRE VII

MALADIES SIMULÉES, DISSIMULÉES ET IMPUTÉES.

CHAPITRE VIII

MÉDECINE LÉGALE MILITAIRE

CHAPITRE IX

DE L'ALIÉNATION MENTALE.

CHAPITRE X

ASSURANCES SUR LA VIE ET CONTRE LES ACCIDENTS

ARTICLE PREMIER. — ASSURANCES SUR LA VIE

ARTICLE II. — ASSURANCES CONTRE LES ACCIDENTS.

ARTICLE III. — RENTES VIAGÈRES

DEUXIÈME PARTIE

TOXICOLOGIE, CHIMIE ET MICROGRAPHIE LÉGALES

CHAPITRE PREMIER

TOXICOLOGIE

CHAPITRE IV

EXPLORATIONS ET RECHERCHES ÉTRANGÈRES A LA TOXICOLOGIE

TROISIÈME PARTIE

JURISPRUDENCE MÉDICALE

CHAPITRE PREMIER

LOIS, DÉCRETS ET ORDONNANCES QUI RÉGISSENT L'ENSEIGNEMENT ET L'EXERCICE DE LA MÉDECINE

ARTICLE PREMIER. — ENSEIGNEMENT DE LA MÉDECINE.

ARTICLE II. — EXERCICE DE LA MÉDECINE.

CHAPITRE II

LOIS, DÉCRETS ET ORDONNANCES QUI RÉGISSENT L'EXERCICE DE LA PHARMACIE

ARTICLE PREMIER. — ENSEIGNEMENT DE LA PHARMACIE.

ARTICLE II. — EXERCICE DE LA PHARMACIE.

CHAPITRE III

DES MÉDECINS DANS LEURS RAPPORTS AVEC LA JUSTICE

QUATRIÈME PARTIE

CHOIX DE RAPPORTS ET D'OBSERVATIONS EMPRUNTÉS A LA PRATIQUE DE M. LE PROFESSEUR BROUARDEL

ANNEXES

ANNEXE N° 1.

ANNEXE N° 2.

TABLE ALPHABÉTIQUE

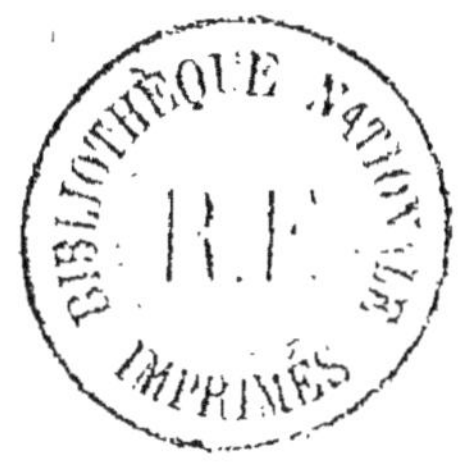

Imp. Peyre frères, 19, rue Tholosé, Paris.